Götz Blome

**Heile dein Kind
an Körper und Seele**

Götz Blome

Heile dein Kind
an Körper und Seele

*Das große
alternative Kinder-Gesundheitsbuch*

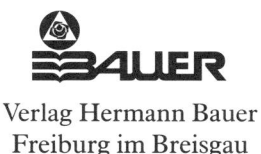

Verlag Hermann Bauer
Freiburg im Breisgau

Die Deutsche Bibliothek – CIP-Einheitsaufnahme

Blome, Götz:
Heile dein Kind an Körper und Seele : Das große
alternative Kinder-Gesundheitsbuch / Götz Blome. –
1. Aufl. – Freiburg im Breisgau : Bauer, 1997
　ISBN 3-7626-0480-0

1. Auflage 1997
ISBN 3-7626-0480-0
© 1997 by Verlag Hermann Bauer KG, Freiburg i. Br.
Das gesamte Werk ist im Rahmen des Urheberrechtsgesetzes geschützt.
Jegliche vom Verlag nicht genehmigte Verwertung ist unzulässig.
Dies gilt auch für die Verbreitung durch Funk, Fernsehen, photomechanische
Wiedergabe, Tonträger jeder Art, elektronische Medien sowie
für auszugsweisen Nachdruck.
Zeichnungen: Rainer Jäger, Freiburg-Tiengen
Einband: Berres & Stenzel, Freiburg i. Br.
Gesamtherstellung: Clausen & Bosse, Leck
Printed in Germany

Gedruckt auf chlorfrei gebleichtem Papier

Zum Andenken an
Beatrice,
*die so früh gehen mußte
und die mir mit ihrem offenen, liebesbereiten
und verletzlichen Herzen
die Augen für die Kinder öffnete.*

Inhalt

Übersicht 8
Ein detailliertes Inhaltsverzeichnis zur schnellen Orientierung.

Einführung 21
Das Konzept dieses Buches und Hinweise zum Gebrauch.

Die Situation des Kindes 25
Erläuterung der psychologischen und sozialen Situation des Kindes, der Familie und ihrer Probleme, sowie der Bedeutung und Aufgaben der Eltern. Anregungen zum guten Umgang mit Kindern und Hinweise für eine kindergerechte Erziehung. In einem besonderen Abschnitt: das kranke Kind, Krankheitsursachen und Verhaltensempfehlungen für den Krankheitsfall.

Diagnose 99
Ausführliche Orientierungshilfe zur Krankheitsdiagnose: entweder anhand der allgemeinen Symptomatik oder der erkrankten Körperbereiche.

Die Therapie mit homöopathischen Medikamenten 136
Alles für die Therapie: Gesundheitsvorsorge, Erste Hilfe, Darstellung der verschiedenen Therapien – besonders Homöopathie und Regenaplex-Therapie. Umfangreiches »Therapielexikon« der wichtigsten Krankheiten mit genauer Symptombeschreibung, besonderen Erläuterungen, Hinweisen auf die Grenzen der Selbstbehandlung sowie sofort durchführbaren Vorschlägen zur effektiven medikamentösen Behandlung – natürlich auch bei Erwachsenen.

Bach-Blüten-Therapie 276
Bach-Blüten-Therapie speziell für Kinder, mit Angabe der geeigneten Kombinationen sowie Therapievorschlägen für die häufigsten Alltagsprobleme.

Problematische psychische Eigenschaften 377
Erklärung der wichtigsten seelischen Probleme des Kindesalters mit praktischen Lösungsvorschlägen. Auch für Erwachsene interessant.

Die astrologischen Kindertypen 501
Die Kinder-Charaktere aus astrologischer Sicht, mit Erziehungsvorschlägen.

Literaturverzeichnis / Adressenverzeichnis 533/537

Ausführliches Register 547

Übersicht

Die Situation des Kindes

Das Kind
Die Startbedingungen 25
    Der erste Eindruck 25
    Erwachsene 26
Der gute Umgang mit Kindern 27
    Liebe 28
    Achtung 29
    Verantwortung 31
Die Beziehungen des Kindes 33
    Die Beziehung zu Mutter und Vater 34
    Mutter- oder Vater-Mangel 36
    Die Sexualität in der Eltern-Kind-Beziehung 37
    Unterschiede in der Vater- und Mutter-Beziehung 39
    Die Beziehung zu den Geschwistern 39
    Die Beziehung zu den Großeltern 41
    Die Beziehung zu anderen Kindern 42
    Die Beziehung zu Erzieher/innen und Lehrer/innen 42
    Die Beziehung zum anderen Geschlecht 43
Die Entwicklung des Kindes 45
    Der Säugling 45
    Das Kleinkind 45
    Sensible Phasen 46
    Das Kindergarten- und Schulkind 48
    Pubertät 49

Die Familie
Die ideale Familie 51
Familienprobleme 52
    Der Überlebenskampf 52
    Das »Revier« 53
    Familiäre Eifersüchte 57
    Generationskonflikte 59

Die Eltern
Elternliebe 60
Elterliche Partnerliebe 61
Die Aufgaben der Eltern 62
    Geben 62
    Beschützen 64
    Führen 66
    Erziehen 69
    Die Strafe 73

Krankheit
Grundsätzliche Überlegungen 76
    Wie kann man Gesundheit verstehen? 76
    Wie kann man Krankheit verstehen? 77
    Wie kann man Heilung verstehen? 80
    Krankheit und Schicksal 82
Krankheitsursachen 83
    Häufige körperlich wirksame Krankheitsursachen 83
    Häufige psychisch wirksame Krankheitsursachen 87
Verhalten bei Krankheit 94
    Organisation 94
    Verhalten bei Krankheiten 95
    Arztpflicht 96
    Klinikbehandlung 97
    Diagnose stellen 98

Diagnose

Diagnose anhand allgemeiner Krankheitszeichen
Ausschlag 99
Bewußtseinstörung, Bewußtlosigkeit: 100
Durchfall 100
Erbrechen 101
Fieber 102
Husten 103
Krampfanfälle 103
Schmerzen im Bereich von Kopf und Gesicht 104
Schmerzen im Bereich von Mund und Hals 105
Schmerzen im Bereich des Brustkorbes 105
Schmerzen im Bereich des Bauches 105
Schmerzen im Bereich des Rückens 107
Schmerzen im Bereich der Haut 107
Schwindel, Benommenheit 107
Schwitzen 107

Diagnose nach Körperbereichen
Kopf und Gesicht 108
Ohren 110
Augen 111
Mund und Hals 113
Brustkorb 115
Lungen 116
Herz 117
Magen, Darm, Leber, Bauchspeicheldrüse 118
Nieren, Blase 121
Weibliche Geschlechtsorgane 122
Männliche Geschlechtsorgane 123
Haut 124
Nervensystem 127
Psyche, Verhalten 132

Therapie

Gesundheitspflege und Vorsorge
Gesunde Lebensbedingungen 136
    Abhärten 136
    Wasser- oder Tautreten 137
    Gesunde Ernährung 137
Ärztliche Vorsorge 139
    Impfen 140

Selbsthilfe mit Wasser und Wärme 143

Therapeutische Verfahren
Die gute Therapie 147
Neuraltherapie 148
Elektroakupunktur nach Voll (EAV) 148
Alexander-Technik 149
Homöopathie 149
    Einzelmittel und Komplexmittel 150
Die Regenaplex-Therapie 151
Die Hausapotheke für akute Erkrankungen 153

Erste Hilfe
Unfall und Notfall 154
Bewußtlosigkeit: 154
Bewußtlosigkeit mit Atemstillstand 154
Bewußtlosigkeit mit Atemstillstand und Herzstillstand 155
Blutung 156
Ertrinken 156
Fremdkörper im Auge 157
Fremdkörper in den Atemwegen 157
Fremdkörper in Magen-Darm 158
Knochenbruch 158
Prellung, Schlag 159
Schädelverletzung 159
Schock 160
Verbrennung 160
Vergiftung/Verätzung 161

Therapeutisches Lexikon

Gebrauchshinweise 162

Afterfissur 164
Akne, Pickel 165
Allergie 165
Allergischer Schnupfen,
  Heuschnupfen 166
Alpträume 167
Amalgamprobleme 168
Anämie 169
Aphten 169
Arzneimittelallergie 170
Asthma 170
Augenentzündung 172
Ausfluß/Scheidenentzündung 172
Austrocknung/Dehydratation 173
Autismus 173

Bettnässen 174
Bewußtlosigkeit/Ohnmacht 175
Bindehautentzündung 175
Blasenentzündung
  → Harnwegsinfekt
Blinddarmentzündung 176
Blutschwamm 177
Blutung 177
Borreliose, Lyme-Krankheit 178
Brechdurchfall (Magen-Darm-Katarrh,
  Gastroenteritis) 178
Bronchitis 179

Cystische Fibrose
  → Mukoviszidose

Darmverschluß/Darmverschlingung/
  Darmlähmung 180
Daumenlutschen 180
Diabetes mellitus/
  Zuckerkrankheit 181
Diphterie 181
Dreitagefieber 182

Durchfall 183

Einkoten 183
Ekzem/Neurodermitis 184
Entwicklungsstörungen
  → Hodenretention
  → Hüftdysplasie
Epilepsie 186
Erbrechen 187

Fieber 187
Fieberbläschen
  → Herpes
Fieberkrämpfe 189
Funktionelle Herzbeschwerden 189
Furunkel 190
Fußpilz 190
Fußschäden 191

Gehirnentzündung 191
Gehirnerschütterung 192
Gehirnlähmung/Spastische
  Lähmung 192
Gehörgangs-Entzündung 193
Gelbsucht 193
Gerstenkorn 194
Gneis 195
Grindflechte/Impetigo 195
Grippe 196

Harnwegsinfekt/Blasen- und
  Nierenbeckenentzündung 196
Hautgrieß 197
Heiserkeit 197
Herd-Belastung 198
Herpes (simplex)/Fieberbläschen 199
Herzfehler 199
Herzrhythmusstörungen 200
Herzschwäche 200
Heuschnupfen
  → allergischer Schnupfen

Hirnhautentzündung/Meningitis 201
Hodenentzündung 202
Hodenhochstand/
 Hodenretention 202
Hornhautentzündung 203
Hüftdysplasie/angeborene
 Hüftgelenksverrenkung 203
Husten 204
Hyperaktivitäts-Syndro/
 hyperkinetisches Syndrom 204

Insektenstich 205
Intercostalneuralgie 206

Karies (Zahnfäule) 206
Keuchhusten 207
Kieferprobleme 208
Kinderlähmung/Polio 208
Klumpfuß 209
Knochenbruch 209
Kopfschmerz 210
Krätze 211
Krebs 211
Kreislaufschwäche 213
Kurzsichtigkeit 213

Läuse 214
Leberentzündung/Hepatitis 214
Leberschwäche 215
Legasthenie 216
Leistenbruch 216
Lippen-/Gaumenspalte 217
Leukämie 217
Lungenentzündung 218
Lymphknotenschwellung 218

Magenpförtnerkrampf/
 Pylorusstenose 219
Magenschleimhautentzündung/
 Magengeschwür 219
Magen-/Darmverschluß,
 angeboren 220
Mandelentzündung/Angina 220

Masern 222
Menstruationsstörung 223
Migräne 223
Milchschorf
 → Ekzem
Milzriß 224
Mittelohrentzündung 224
Mongolismus/Down-Syndrom 225
Mukoviszidose/Cystische
 Fibrose 225
Mumps 226
Mundgeschwüre
 → Aphten
Mundpilz
 → Soor
Muttermal, Feuermal,
 Storchenbiß 227

Nabelbruch 227
Nabelkoliken 227
Nagelbettentzündung/Umlauf/
 Panaritium 228
Nahrungsmittelallergie 228
Nasenbluten 229
(Nasen-)Nebenhöhlen-
 Entzündung 229
Nervosität/Neurasthenie 230
Nesselsucht/Urtikaria 231
Neuralgie 232
Neurodermitis
 → Ekzem
Nierenbeckenentzündung
 → Harnwegsinfekt
Nierenentzündung 232
Nierenschwäche 233

Ohr-Ekzem 234
Onanie 234

Pfeiffersches Drüsenfieber 235
Phimose/Vorhautverengung 235
Polypen
 → Rachenmandel-Wucherung

Prellung (oder Schlag) von Kopf oder
 Bauch 236
Pseudokrupp/Krupphusten 236

Rachenmandel-Wucherung/
 »Polypen« 237
Rachitis/englische Krankheit 238
Reisekrankheit 238
Rheumatisches Fieber 239
Ringelröteln 239
Rippenfellentzündung 240
Röteln 240
Ruhr
 → Brechdurchfall

Samonelleninfektion
 → Brechdurchfall
Scharlach 241
Scherpilzflechte/Trichophytie 242
Schielen 242
Schlafstörungen 243
Schmerzen 244
Schnupfen 245
Schreien 246
Schwerhörigkeit 247
Schwindel 247
Skoliose
 → Wirbelsäulenverkrümmung,
 → Rachitis
Sonnenstich, Hitzschlag 248
Soor/Mundpilz, Windelsoor 248
Spastische Lähmung
 → Gehirnlähmung

Stottern 249
Streß 250

Trichophytie
 → Scherpilzflechte
Trinkschwäche 251
Tuberkulose 252
Typhus
 → Brechdurchfall

Urinveränderungen 252

Verbrennung, Verätzung 253
Verdorbener Magen 254
Verstopfung 254
Vorhautentzündung/Balanitis
 255

Wachstumsschmerzen 255
Warzen 256
Wasserkopf 256
Windelausschlag/Wundsein
 257
Windpocken 257
Wirbelsäulenverkrümmung 258
Wundstarrkrampf/Tetanus 259
Würmer 259
Wutanfälle 260

Zahnschmerzen 261
Zahnungsbeschwerden 262
Zecken 262
Zöliakie 263

Liste der Regenaplexe 264

Wichtige homöopathische Mittel 269

Bach-Blüten-Therapie für Kinder

Warum Bach-Blüten-Therapie?	276
Der praktische Einsatz der Bach-Blüten-Therapie	277
Die Bestimmung der richtigen Mittel	278
Die Dosierung	282

Die Bach-Blüten-Essenzen

Nr. 1: Agrimony (Odermennig)	283
Nr. 2: Aspen (Zitterpappel)	286
Nr. 3: Beech (Rotbuche)	288
Nr. 4: Centaury (Tausendgüldenkraut)	290
Nr. 5: Cerato (Bleiwurz)	292
Nr. 6: Cherry Plum (Kirschpflaume)	294
Nr. 7: Chestnut Bud (Knospen der Roßkastanie)	296
Nr. 8: Chicory (Wegwarte)	297
Nr. 9: Clematis (Weiße Waldrebe)	299
Nr. 10: Crab Apple (Holzapfel)	301
Nr. 11: Elm (Ulme)	303
Nr. 12: Gentian (Herbstenzian)	305
Nr. 13: Gorse (Stechginster)	307
Nr. 14: Heather (Schottisches Heidekraut)	309
Nr. 15: Holly (Stechpalme)	311
Nr. 16: Honeysuckle (Geißblatt)	313
Nr. 17: Hornbeam (Hainbuche)	315
Nr. 18: Impatiens (Drüsentragendes Springkraut)	316
Nr. 19: Larch (Lärche)	318
Nr. 20: Mimulus (Gefleckte Gauklerblume)	320
Nr. 21: Mustard (Ackersenf)	322
Nr. 22: Oak (Eiche)	324
Nr. 23: Olive (Olive)	325
Nr. 24: Pine (Kiefer)	327
Nr. 25: Red Chestnut (Rote Kastanie)	329
Nr. 26: Rock Rose (Gelbes Sonnenröschen)	331
Nr. 27: Rock Water (Wasser aus einer heilkräftigen Felsenquelle)	332
Nr. 28: Scleranthus (Einjähriger Knäuel)	334
Nr. 29: Star of Bethlehem (Doldiger Milchstern)	335
Nr. 30: Sweet Chestnut (Edelkastanie)	338
Nr. 31: Vervain (Eisenkraut)	339
Nr. 32: Vine (Weinrebe)	341
Nr. 33: Walnut (Walnuß)	342
Nr. 34: Water Violet (Sumpfwasserfeder)	344
Nr. 35: White Chestnut (Roskastanie)	346
Nr. 36: Wild Oat (Waldtrespe)	348
Nr. 37: Wild Rose (Heckenrose)	349
Nr. 38: Willow (Weide)	351
Rescue Remedy (Das Notfall-Mittel)	352

Bach-Blüten-Therapie bei häufigen Problemen

Adoption 353
Akne 354
Alpträume 354
Amalgamprobleme 354
Anämie 354
Angst 355
Anpassung 355
Asthma 355
Asoziales Verhalten 356
Aufdringlichkeit 356
Autismus 356
Behinderung, geistige 356
Bettnässen 357
Bronchitis 357
Daumenlutschen 357
Drogenmißbrauch 358
Durchfall
 → Stuhlprobleme
Eifersucht 358
Einkoten
 → Stuhlprobleme
Einzelgängerei 358
Ekzem/Neurodermitis 359
Entwicklungsstörungen 359
Erpressung 359
Eßprobleme 360
Entwicklungsstörungen 360
Familienprobleme 360
Geburt 361
Grippe 361
Hautkrankheiten 362
Hemmungen 362
Heuschnupfen 362
Hyperaktivitätsyndrom 363
Kontaktprobleme 363
Konzentrationsstörungen
 → Lernprobleme
Krankheiten 363
Kreislaufschwäche 364
Kurzsichtigkeit 364
Leberkrankheiten 365

Legasthenie
 → Lernprobleme
Leistungsprobleme 365
Lernprobleme 366
Leukämie 366
Lungenentzündung 366
Magenpförtnerkrampf 367
Magenschleimhautentzündung 367
Magersucht 367
Migräne 367
Mißhandlung
 → schädigende Erlebnisse
Mongolismus
 → Behinderung
Nabelkoliken 368
Nesselsucht 368
Pubertät 368
Reisekrankheit/Seekrankheit 369
Revierprobleme 369
Schädigende Erlebnisse 369
Scham 370
Schlafstörungen 371
Schmerzen 371
Schüchternheit 372
Schul-/Kindergartenprobleme 372
Sexualprobleme 372
Stottern 372
Streß 373
Stuhlprobleme 373
Trost 374
Überempfindlichkeit 374
Unordentlichkeit 374
Unruhe 375
Verstopfung
 → Stuhlprobleme
Wirbelsäulenprobleme 375
Würmer 375
Wutanfälle 376
Zahnprobleme 376

Problematische psychische Eigenarten

Angst   377
(Furcht, Empfindlichkeit, Gefahr, Mut, Sehstörung, Tabu, Papiertiger, Todesangst, Körperkontakt.)

Aufdringlichkeit   383
(Distanz, Grenzen)

Beeinflußbarkeit   386
(Gutgläubigkeit, Verführung, Offenheit, Erziehung, Vertrauen, Schutz.)

Beleidigtsein   389
(Schmollen, Erpressung, Unrecht, Enttäuschung, Loslassen.)

Depression   391
(Lebensfreude, Mißstimmung, Niedergeschlagenheit, Schwermut, Selbstunterdrückung.)

Disziplin   395
(Selbstbeherrschung, Selbstkontrolle, Sexualunterdrückung.)

Ehrgeiz   399
(Leistungsfreude, Streß, Selbstüberforderung.)

Eifersucht   400
(Egoistische und altruistische Liebe.)

Feigheit   404
(Übervorsicht, Konfliktscheu, »Kneifen«, »Papiertiger«.)

Gefühlsprobleme   406
(Emotionen, Labilität, Ausnahmezustand, inneres Gleichgewicht, Wahrnehmungen, Gefühlsdruck, Psychose, Verrücktheit, innerer Konflikt, Triebunterdrückung, Hysterie, Stimmungen, Gefühlsausbrüche, Gefühlsnot, Aufgeregtheit, Moraldruck.)

Gehorsam   411
(Bescheidenheit, Gutmütigkeit, Unterordnung, Selbstlosigkeit, Nachgiebigkeit, Verzicht.)

Geltungssucht   413
(Angeberei, Eitelkeit, Schmeicheleien, Minderwertkeitsgefühl, Selbstdarstellung, Selbstwertprobleme.)

Herrschsucht   418
(Tyrann, Dominanz, Machtkämpfe, Rechthaberei, Widerstand, Autorität, Grenzen.)

Kontaktprobleme   421
(Schüchternheit, Verschlossenheiti, Reserviertheit, Unzugänglichkeit, Einzelgängerei, Isolation, asoziale Einstellung, Schüchternheit, Unterlegenheitsgefühle, Menschenscheu, Überheblichkeit, Zurückhaltung, Gefühlskälte.)

Konzentrationsstörungen   424
(Hingabe, innere Aufmerksamkeit, Selbstvergewaltigung).

Liebesbedürfnis 427
(Anhänglichkeit, Gefühls-Abhängigkeit, Verwöhnung, Selbstmitleid,
Stillen, Liebesentzug, Trennungsschock, Liebe, Egoismus, Altruismus.)
Minderwertigkeitsgefühl 430
(Bescheidenheit, Wirbelsäulenprobleme, Pubertät, Selbstwertgefühl,
Sexualkonkurrenz, Lob, Erfolgserlebnisse.)
Mitleid 433
(Mitgefühl, Leid, Sisyphus, Trostpflaster.)
Pessimismus 437
(Hoffnungslosigkeit, Hoffnung.)
Sauberkeit 438
(Ordentlichkeit, Schmutz, Natürlichkeit, Zwangshaltung, Ekel,
Sexualität, Unselbständigkeit, Perfektionismus.)
Scham 442
(Sexualität, Tabu, Schmutzigkeit, körperliche Liebe, Keuschheit, Moral,
Impotenz, Frigidität, Perversionen, Pubertät.)
Schuldgefühle 447
(Wachstum, Entwicklung, Grenzen, Verbote, Gebote, Strafe, autoritäre
Erziehung, Wohlerzogenheit, Psychoterror, Liebesentzug, Gewissen,
»Gott«, Sünden, Vorwürfe, Verantwortung, Selbstverantwortung, Kritik.)
Trauer 453
(Heimweh, Wunde, Verletzung, Verlust, Beziehungen, Existenzebenen,
Erinnerung.),
Überempfindlichkeit 456
(Wehleidigkeit, Verletzlichkeit, Abhärtung.)
Überforderung 458
(Flucht in die Krankheit, Körpersprache, Leistung.)
Unaufmerksamkeit 461
(Lernschwäche, Erfahrung, Entwicklung, Wissen, Lernen, Spielen.)
Unehrlichkeit 464
(Lügen, Wahrheit, Vertrauen.)
Unfreundlichkeit 468
(Negative Emotionen, Charakter, Verhaltensstörung, Ablehnung,
Aggression, Widerstand, Haß, christliches Prinzip.)
Unklarheit 473
(Sinn, Selbstentfremdung, innere Stimme, Kunst, Träume, Wahrheit,
Bewußtheit, Religiosität.)
Unruhe 477
(Nervosität, Bewegungsdrang.)
Unselbständigkeit 479
(Selbstverantwortung, Ratschläge, Furcht vor Fehlern, Eigenständigkeit.)
Verbissenheit 482
(Unnachgiebigkeit, Wille, Grenzen, Loslassen, Machtkämpfe.)

Verletzung 485
(Trauma, Verdrängung, Trennungstrauma, Wunde, Erziehung, Loslassen, Heilung.)
Verträumtheit 491
(Unordentlichkeit, Interesselosigkeit, Introversion, Extraversion, Weltfremdheit, Chaos, innere Emigration.)
Verzweiflung 494
(Glauben, Krise, Loslassen, Ziel, Schicksalsschlag.)
Willensschwäche 497
(Entmutigung, Veranlagung, Wachstum, Erfolgserlebnis, Probleme.)

Die astrologischen Kindertypen

Warum Astrologie?

Das Widder-Kind	503
Das Stier-Kind	506
Das Zwillinge-Kind	509
Das Krebs-Kind	511
Das Löwe-Kind	514
Das Jungfrau-Kind	516
Das Waage-Kind	519
Das Skorpion-Kind	521
Das Schütze-Kind	523
Das Steinbock-Kind	525
Das Wassermann-Kind	527
Das Fische-Kind	530

Literaturverzeichnis 533

Adressenverzeichnis 537

Register 547

Einführung

Liebe Leserin, lieber Leser,

in den letzten Jahren hat der Trend zur *Selbstbehandlung* stark zugenommen. Neben einem zunehmenden Bedürfnis nach Unabhängigkeit und Selbständigkeit dürfte ein wesentlicher Grund dafür im Mißtrauen gegenüber der sogenannten Schulmedizin liegen, die zunehmend die Beziehung zu den natürlichen Lebenszusammenhängen verliert und Krankheiten mit Therapien zu heilen versucht, die allzu oft aufgrund ihrer schädlichen Nebenwirkungen selbst krank machen.

Auch Sie wollen vermutlich – wie viele Eltern – die Gesundheitspflege ihres Kindes in die eigene Hand nehmen. Sie suchen nach einer Medizin, die natürlich, zuverlässig und gefahrlos ist, und Sie haben den Wunsch, Ihr Kind noch besser zu verstehen, damit Sie es gut und richtig behandeln können. Dabei soll Ihnen dieses Buch behilflich sein.

»Natura sanat, medicus curat« sagten die Ärzte des Altertums: Die Natur ist es, die die Heilung vollbringt, und die Aufgabe des Therapeuten ist es, sie dabei zu unterstützen. Dieses Wort bedeutet zugleich, daß wir uns auf die in uns ununterbrochen wirkende Heilkraft verlassen können und lediglich jene Umstände zu schaffen oder zu erhalten brauchen, unter denen sie sich optimal entfalten kann. Dafür ist die *homöopathische* und *biologische Medizin* bestens geeignet, da sie sich an den Gesetzmäßigkeiten, die der lebendigen Natur zugrundeliegen, orientiert und keine schädlichen Nebenwirkungen hat.

Oft begegnet man allerdings der Meinung, sie sei nur für leichte Befindlichkeitsstörungen geeignet und brauche lange Zeit, bis sie wirkte. Doch das ist ein auf Unwissen begründetes Vorurteil. Denn ganz im Gegenteil wirken *gut gewählte* homöopathische Mittel mindestens genauso schnell wie chemische, wobei sie aber den entscheidenden Vorteil haben, daß ihre Wirkung Heilung bedeutet, während die allopathische Medizin sich damit begnügt, den Kranken Linderung zu verschaffen, indem sie seine unangenehmen Heilreaktionen (die sie irrtümlich für die Krankheit hält) unterdrückt und blockiert. Es ist auch eine alte Erfahrung, daß Kinder, die richtig homöopathisch behandelt wurden, anschließend gesünder sind als vor der betreffenden Krankheit und dabei obendrein oft bemerkenswerte Fortschritte in ihrer ganzen Entwicklung machen.

Vielleicht kennen Sie bereits die wohltätige Wirkung der homöopathischen Medizin. Dann sind Ihnen solche Feststellungen nichts Neues. Andernfalls werden Sie, wenn Sie mit Hilfe der in diesem Buch hier gegebenen Behandlungsvorschläge selbst zu behandeln beginnen, schnell erkennen, wie gut sie Ihrem Kind tut. Zunächst werden Sie wahrscheinlich mit leichteren Störungen und Beschwerden beginnen, um mit der Zeit so viel Erfahrung und Vertrauen zu bekommen, daß Sie die gesundheitliche Betreuung weitgehend in eigener Regie durchführen können – nicht zuletzt deshalb, weil Ihr Kind unter guter homöopathischer Therapie eine so stabile Gesundheit bekommt, daß es kaum ernsthaft krank wird. Das bedeutet allerdings nicht, daß Sie jede schwere Krankheit selbst behandeln können – dies bleibt weiterhin der ärztlichen Kunst vorbehalten.

Natürlich sollen die kritischen Bemerkungen über die Schulmedizin nicht deren Sinn und ihre Existenzberechtigung in Frage stellen, denn sie hat zweifellos ihre großen Verdienste. Da sie aber hauptsächlich in den großen Universitätskliniken entwickelt wird, in denen nur die schweren »Fälle« behandelt werden, ist sie für die »normalen« Krankheiten des täglichen Lebens nicht gut geeignet. In diesem Zusammenhang muß ich auch darauf hinweisen, daß die in diesem Buch vertretenen Auffassungen in bezug auf Krankheit und Therapie nicht immer den Vorstellungen und Empfehlungen der offiziellen Schulmedizin entsprechen und daß es in Ihrer Verantwortung liegt, zu entscheiden, wann und wie weit Sie die hier angebotene Sichtweise und Therapie übernehmen wollen. So finden Sie auch bei jedem Therapievorschlag einen Hinweis auf die Grenzen der Selbstbehandlung, an die Sie sich halten sollten. Sehr erfahrene Leser/innen werden allerdings bemerken, daß manche Warnung mehr aus Vorsicht als aus unbedingter Notwendigkeit gegeben wurde und eigenverantwortlich entscheiden können, wie weit sie sich daran halten müssen.

Zwar soll Ihnen dieses Buch ein Ratgeber zur weitgehend selbständigen gesundheitlichen Betreuung Ihrer Kinder sein, doch kann es die ärztliche Betreuung nicht ersetzen. Bitte halten Sie auch in unproblematischen Zeiten Kontakt zu Ihrem Arzt oder Ihrer Ärztin (zum Beispiel in Form der Vorsorgeuntersuchungen), damit Sie sich in schwierigen Situationen mit ihm oder ihr verständigen und auch wegen einer eventuellen Selbstbehandlung beraten lassen können. Ihr Arzt oder Ihre Ärztin wird Sie freundschaftlich darin unterstützen, wenn Sie eine gute, vertrauensvolle Beziehung zu ihm/ihr haben. Im Kapitel »Arztpflicht« finden Sie genaue Angaben, wann Sie im Interesse Ihres Kindes ärztliche Hilfe beanspruchen sollten.

Sehr wichtig bei der Gesundheitspflege des Kindes ist die Rolle der Psyche, die heutzutage immer noch zu sehr vernachlässigt wird. Der Mensch ist eine Einheit aus Körper und Seele und kann letztlich auf Dauer nur dann gesund sein oder bleiben, wenn er sich auch seelisch in einem guten, harmonischen Zustand befindet. Die meisten krankhaften Störungen beginnen zunächst im psychischen Bereich, um dann später, weil sie meist kaum zur Kenntnis genommen werden, auch auf den Körper überzugehen. Daher habe ich versucht, Ihre Aufmerksamkeit besonders auf die seelischen Bedürfnisse und Probleme des Kindes zu lenken, damit Sie rechtzeitig negative Entwicklungen erkennen beziehungsweise Ihr Kind durch geeignete Maßnahmen davor bewahren können. Das Kind ist ja weitgehend den Einflüssen aus seinem sozialen Umfeld ausgeliefert.

Es kommt darauf an, nicht nur eventuelle seelische Störungen zu überwinden, sondern vor allem gute Bedingungen zu schaffen, die deren Auftreten verhindern. Dazu gehören auch die Bezugspersonen des Kindes, die es – ungewollt und unbewußt – mit ihren eigenen psychischen Problemen »anstecken«. Viele Bemerkungen und Erklärungen in diesem Buch sind deshalb vor allem für die Eltern und Erzieher/innen – vielleicht auch für Sie? – bestimmt und sollen sie zur Selbsterkenntnis und zur Arbeit an sich selbst anregen. Wir können nur das weitergeben, was wir sind und wissen, und die Grenzen unseres Handelns liegen meist in uns selbst.

Dieses Buch bietet Ihnen drei verschiedene Ansätze zur Gesundheitspflege Ihres Kindes: die *praktische Psychologie*, die Ihnen hilft, seine Bedürfnisse, sein Verhalten und seine Probleme zu verstehen; die bei Kindern sehr bewährte *Bach-Blüten-Therapie*, mit deren Hilfe Sie seine Psyche harmonisieren, seine Persönlichkeitsentwicklung fördern und krankhaften Störungen vorbeugen können; die *homöopathische Therapie*, mit der Sie beginnende oder bestehende körperliche Krankheiten behandeln können. Sie können je nach Situation direkt den Zugang wählen, der Ihnen am wichtigsten erscheint, wofür Ihnen die ausführliche Übersicht zur Verfügung steht. Die Querverweise in den einzelnen Kapiteln sollen Sie anregen, sich auch über die anderen Aspekte des Problems zu informieren, und schließlich besteht noch die Möglichkeit, gezielte Informationen über bestimmte Themen mit Hilfe des Stichwortverzeichnisses aufzusuchen. Das Diagnose-Kapitel, in dem Sie sich entweder an der allgemeinen Krankheitssymptomatik oder an der Lokalisation der Störung orientieren können, hilft Ihnen, eventuelle körperliche Krankheiten richtig zu identifizieren.

Zum Schluß möchte ich noch einen Dank und eine Bitte aussprechen:

Der Dank geht an *Nicola Hanefeld*, die als erfahrene Mutter, Lehrerin der F. M. Alexander-Technik und Bach-Blüten-Beraterin mit wertvollen Anregungen und unbestechlicher Kritik viel zum Konzept, Stil und Inhalt dieses Buches beigetragen hat. Und die Bitte geht an Sie: Schreiben Sie mir Ihre Meinung, Ihre Anregungen oder Einwände, damit ich sie bei den nächsten Auflagen berücksichtigen und auch selbst noch etwas dazulernen kann.

Götz Blome

PS: Ein Buch wie dieses ist nie fertig – es wird laufend verbessert und erweitert. Falls Sie hierüber regelmäßig informiert werden möchten, schicken Sie bitte die beiliegende Karte zurück oder schreiben Sie an die folgende Adresse.

Dr. Götz Blome, Postfach 5205, D-79019 Freiburg
Tel. 0761/400 11 44, Fax 400 11 48

Die Situation des Kindes

Das Kind

Die Startbedingungen

Entwicklung und Werdegang eines Kindes werden von verschiedenen Faktoren bestimmt, die schicksalhaft sind, weil es sie weder bewußt gewählt hat noch aus eigenem Willen beeinflussen kann. Es sind die *Erbanlagen*, das *soziale Milieu* sowie die materiellen *Lebensbedingungen*. Je günstiger sie ausfallen (das heißt: je besser die äußeren Bedingungen, je liebevoller die Menschen und je harmonischer die Veranlagung des Kindes), desto besser wird es gedeihen, und es ist die Aufgabe seiner Eltern und Erzieher/innen, ihm dazu so weit wie möglich zu verhelfen.

Während sich die materiellen Probleme, wie zum Beispiel Nahrung und Wohnung, in unserer wohlhabenden Gesellschaft meist irgendwie lösen lassen, ist es viel schwieriger, eine ungünstige familiäre Situation zu verbessern, weil hier viele schwer beherrschbare Emotionen ins Spiel kommen. Toleranz, Lebensweisheit und psychologisches Verständnis sind erforderlich, um familiäre Konflikte zu vermeiden oder zu lösen. Am schwierigsten aber ist es, den Charakter des Kindes grundlegend zu beeinflussen. Mit Liebe und Einfühlungsvermögen kann man aber – in gewissen Grenzen – die positiven Eigenschaften des Kindes gezielt fördern, so daß die problematischen nicht so sehr ins Gewicht fallen.

Der erste Eindruck
Zunächst ist es wichtig, sich klarzumachen, daß die wesentlichen Grundlagen für das spätere Leben in der frühen Kindheit geschaffen werden. Die Psyche des kleinen Kindes ist zwar nicht leer, weil es ja schon im Mutterleib Erfahrungen macht, doch gleicht sie in allem, was sie noch nicht kennt, einem unbeschriebenen Blatt Papier. Jedes Schriftzeichen, das man darauf setzt, bleibt für immer darauf stehen und hat seine besondere Aussage. Das heißt: alles, was ein Kind *zum ersten Mal* erlebt, hinterläßt in seinem Denken und Fühlen einen unvergänglichen, primären Eindruck und bekommt eine für sein weiteres Leben *grundsätzliche* Bedeutung – im positiven wie im negativen Sinn. Deshalb ist es so wichtig, gerade mit kleinen Kindern behutsam und bewußt umzugehen und Verletzungen zu vermeiden.

Sie kennen doch diese Situation: Sie kommen irgendwo an einen neuen Ort, vielleicht eine Wohnung oder einen Arbeitsplatz, an dem Sie in Zukunft bleiben müssen. Wie verhalten Sie sich ganz instinktiv? Sie achten auf den ersten Eindruck, den Sie davon haben, denn er beeinflußt ganz entscheidend Ihre künftige Einstellung dazu, er sagt Ihnen, ob Sie sich wohlfühlen werden oder sich mit Widrigkeiten herumschlagen müssen. Sie bekommen entweder ein gutes Gefühl oder sind frustriert und enttäuscht, vielleicht sogar verunsichert und verängstigt. Ähnlich geht es einem Kind, das auf die Welt kommt; es wird in eine bestimmte Familie, ein bestimmtes Milieu, ein bestimmtes geistiges Umfeld geboren, und darin muß es nun leben und sich entwickeln. Sein erster Eindruck entsteht allerdings nicht in einer Minute, sondern in den ersten Lebensjahren, und je besser er ist, desto wohler wird es sich im Leben fühlen.

Freude und Liebe sind die wichtigsten seelischen Bedürfnisse jedes Menschen, und ein Kind, das nicht genug davon bekommt, kann sich weder gesund entwickeln noch innerlich stark, optimistisch und lebensfähig werden. Sie haben – wie alle Gefühle – ihren Ursprung in unserem Inneren. Unser »Herz« ist es, in dem die Liebe zur gefühlten Realität wird, und unser »inneres Auge«, in dem das Bild des Schönen entsteht. Je mehr Liebe und Freude das Kind erfährt, desto besser können sich seine »Liebes- und Freude-Organe« entwickeln und desto mehr Vertrauen bekommt es in die Menschen und das Leben. Eltern, Bezugspersonen und Erzieher/innen sollten immer versuchen, dem kleinen Kind die Welt von ihrer erfreulichen Seite nahezubringen und, falls bestimmte Lebensumstände einmal sehr negativ sind, zu zeigen, daß es daneben zumindest auch immer etwas Positives gibt.

Ein Mensch, der in der Kindheit genügend Zuwendung und Liebe bekommen hat, wird auch in seinem weiteren Leben die Liebe als selbstverständlich betrachten und erwarten. Die »heile Welt«, die er in jener Zeit erlebt hat, als sein Bewußtsein sich zu entwickeln begann, wird zum grundsätzlichen Element seines Weltbildes und die Erinnerung daran wird ihm wie ein leuchtender Stern zum Führer durchs Leben. Selbst, wenn es einmal nicht so erfreulich zugeht, wird ihm die aus eigener Erfahrung entstandene Gewißheit, *daß es die Liebe gibt*, innere Wärme geben und ihn stets danach suchen lassen.

Viele Menschen hatten leider nicht dieses Glück, und es ließen sich viele Beispiel dafür anführen, wie mit frühkindlichen Negativ-Erlebnissen unerfreuliche oder traurige Lebenswege begannen. Ein Kind, das schon in den ersten Tagen, Wochen oder Monaten seines Lebens dringende Wünsche oder Bedürfnisse nicht erfüllt bekam, wird meist lebenslang vom frustrierenden Gefühl, zu kurz zu kommen, verfolgt und in dieser Hinsicht unersättlich sein. Viele Unfähigkeiten, Ängste und Neurosen erwachsener Menschen gehen auf einen entsprechenden schweren Mangel oder verständnislose Unterdrückung in der Kindheit zurück.

Erwachsene
Ein häufiger Grund dafür ist die Vorstellung der »Erwachsenen«, erwachsen zu sein, denn sie errichtet eine Barriere zwischen ihnen und den Kindern und macht es ihnen schwer, diese wirklich ernst zu nehmen. Aus der Höhe des Erwachsenen-Status sieht man auf die Kinder herab, als hätten sie noch keinen Anspruch auf respektvolle Behandlung und als merkten sie nicht, was man mit ihnen anstellt. Da

sie sich kaum wehren können, ignoriert man allzu oft ihre Wünsche und Proteste, mißachtet ihre Rechte, zieht (»erzieht«) an ihnen herum, gibt ihnen Befehle oder bestraft sie, wenn sie nicht gehorchen.

Es würde sich lohnen, einmal über den sogenannten Erwachsenen nachzudenken. Denn eigentlich gibt es ihn gar nicht. Erwachsen zu sein, würde ja bedeuten, daß das Wachstum abgeschlossen ist, daß man alles, was im Leben wichtig ist, weiß und kann. Haben wir wirklich diesen Meisterbrief? Zugegeben: wir sind körperlich ausgewachsen, stärker und weniger empfindlich als die kleinen Kinder, wir haben mehr Erfahrung, und unser Bewußtsein ist weiter entwickelt. Aber wo ist wirklich jener entscheidende Unterschied, aufgrund dessen wir meinen, die Kleineren und Jüngeren so behandeln zu dürfen, als seien sie noch gar keine »richtigen« Menschen? Lernen wir »älteren Kinder«, die wir vielleicht schon 30, 50 oder 70 Jahre auf dem Buckel haben, nicht auch jeden Tag etwas dazu, freuen und fürchten wir uns nicht genauso wie die jüngeren mit ihren 2, 5 oder 10 Jahren? Brauchen und suchen wir nicht wie sie Schutz und Trost, sind wir nicht ebenso verletzt, wenn wir schlecht behandelt, gedemütigt oder gequält werden, und tragen wir nicht noch heute Probleme in uns, die aus unseren ersten Kindesjahren stammen?

Wenn wir ein Kind als ein Wesen sehen können, das zwar noch etwas jünger, unerfahrener und schwächer ist, das aber die gleichen Bedürfnisse und Lebensrechte hat wie wir, das genauso wie wir fühlt und das uns mit seinem offenen, liebesbereiten und verletzlichen Herzen Vertrauen schenkt, dann werden wir gut mit ihm umgehen. Und wir werden erkennen, wieviel wir von ihm lernen können, weil in ihm noch der ursprüngliche, unverdorbene Mensch lebt.

Der gute Umgang mit Kindern

Ein gesundes Kind, das gut behandelt wird, ist fröhlich, vertrauensvoll, interessiert und aktiv – kurz gesagt: es hat Spaß am Leben. Dabei wächst es mit einer positiven Haltung in die Welt hinein, entwickelt seine Anlagen, verwirklicht seine Begabungen und wird fähig, seinen eigenen Lebensweg zu gehen.

Um es darin in jeder Hinsicht zu unterstützen, bringen ihm die Eltern *Liebe, Achtung, Verantwortung* entgegen. Die Liebe ist die Grundlage der Eltern-Kind-Beziehung, ohne sie hätte das Kind keine Überlebenschance. Die Achtung verhilft ihm zu einer positiven Haltung gegenüber sich selbst und seinen Mitmenschen. Die Verantwortung veranlaßt die Eltern zu einem überlegten, auf das Wohl ihres Kindes ausgerichteten Verhalten und Handeln. Dabei berücksichtigen sie seine körperlichen und geistig-seelischen Bedürfnisse sowie seine animalischen Instinkte.

Dies wären jedenfalls die idealen – und eigentlich ganz natürlichen – Voraussetzungen für das Wohlergehen des Kindes. Daß es in der un-idealen Realität oft anders aussieht, wissen wir alle – Überforderung, Unwissen, Irrtümer und eigene psychische Probleme machen es vielen Eltern unmöglich, ihrem Kind in optimaler Weise entgegenzukommen, und wenn sie bestimmte Aussagen in diesem Buch, in denen Ideal-Zustände oder -Lösungen gezeigt werden, zu wörtlich und persönlich nehmen, werden sie vielleicht entmutigt stöhnen: »Das schaffe ich doch nie!« oder deprimiert feststellen: »Offensichtlich habe ich alles falsch gemacht! Mein armes Kind!« Das wäre weder richtig noch beabsichtigt. Nein, sie haben keineswegs alles falsch, sondern es höchstens nicht ideal gemacht, und das ist kein Grund für Schuld- oder Versagensgefühle, weil sie – wie wir alle – so gut gehandelt haben, wie sie konnten und wußten. Zum Glück aber werden wir jeden Tag ein bißchen klüger und können daher auch täglich irgend etwas besser machen.

Liebe
Die Liebe ist das Wichtigste in unserem Leben und die Grundlage von Freude und Gesundheit. Sie hat viele Gesichter und Erscheinungsformen: zum Beispiel die körperliche und die seelische Liebe, die Mutter-, die Vater- und die Kindesliebe, die egoistisch-nehmende und die altruistisch-gebende Liebe. Daher ist es manchmal gut, sich darüber klar zu werden, in welcher Weise man gerade liebt, vor allem, wenn man – wie es den Eltern immer wieder einmal passiert – das Gefühl hat, immer nur zu geben und selbst zu kurz zu kommen.

Wenn wir Liebe als eine Art beglückender Lebens-Energie sehen, die zwischen zwei Lebewesen fließt, können wir an der Strömungsrichtung zwei Formen unterscheiden: einerseits jene Liebe, bei der die Energie von unserem »Liebesobjekt« auf uns zu fließt, bei der wir sie also entgegennehmen, und andererseits jene, bei der sie von uns weg auf das »Liebesobjekt« zu fließt, bei der wir sie demnach abgeben. Die erste hat einen selbstbezogenen oder egoistischen Charakter, die andere einen selbstlosen oder altruistischen. Normalerweise fließen immer beide Energieströme, das heißt: wir nehmen egoistische und geben gleichzeitig altruistische Liebe. Dies geschieht allerdings je nach Veranlagung und Situation in unterschiedlichem Umfang. Nicht nur besteht in uns veranlagungsmäßig ein bestimmtes Basis-Verhältnis zwischen unseren egoistischen und altruistischen Tendenzen, sondern entsprechend unseren jeweiligen Lebensumständen sind wir einmal mehr darauf eingestellt, Liebe zu geben, und ein andermal, Liebe zu fordern und zu empfangen.

In der Erwachsenen-Kind-Beziehung fließt die Liebesenergie vor allem von den Eltern zu den Kindern. Die Eltern gehen instinktiv in die gebende Rolle, und das Kind nimmt die Liebe seiner Bezugspersonen »mit vollen Händen« entgegen, die umso reichlicher fließen muß, je kleiner und abhängiger es ist. Die Eltern bemühen sich, immer für das Kind dazusein, geben ihm alles, was es braucht, trösten es, stellen sich ihm zur Verfügung oder opfern sich auf. Dennoch gehen sie nicht leer aus, denn das Kind gibt ihnen Freude zurück, indem es sie anlächelt und ihnen zeigt, daß es sich wohlfühlt. Später, wenn das Kind größer und selbständiger wird, beginnt es ebenfalls, aktiv Liebe zu geben, so daß zwischen Eltern und Kindern ein ständiger, gegenseitiger Austausch an Liebe, guten Gefühlen und Freude stattfindet. Eines Tages schließt sich dann der Kreis: Die Eltern werden schwach und gebrechlich und brauchen mehr die selbstlose Liebe der Kinder, die ihnen jetzt zurückgeben, was sie einst bekamen.

Achtung
Im weitesten Sinne beruht alles, was richtig und wichtig im Umgang mit Kindern ist, auf der Liebe, und so ist eigentlich auch die Achtung, die die Eltern ihnen entgegenbringen, nur ein spezieller Ausdruck von ihr. Achtung gegenüber dem Kinde bedeutet, auf seine *Äußerungen* und Mitteilungen zu achten, seine *Rechte* zu beachten und es in seiner persönlichen menschlichen *Würde* zu achten. Kinder spüren sehr genau, ob man sie beachtet und achtet, und solange ihnen die Eltern mit Aufmerksamkeit, Fairness und Respekt entgegenkommen, werden sie diese ihrerseits achten und respektieren und ihnen vor allem vertrauen. Dieses Vertrauen ist eminent wichtig, weil es die Voraussetzung dafür bildet, daß die Eltern ihr Kind positiv beeinflussen können. Wenn es seine Eltern nicht mehr für vertrauens- und achtenswürdig hält, nimmt es ihre Ratschläge nicht ernst und opponiert vielleicht sogar dagegen.

Ein Kind kann – jedenfalls, solange es sehr klein ist – seine Wünsche und Probleme nicht mit wohlüberlegten Worten bekannt geben. Dennoch hat es viele Möglichkeiten, sich verständlich zu machen. Die Körpersprache ist in bezug auf seine grundlegenden Bedürfnisse klar und ausreichend, vorausgesetzt, man achtet auf sie und versteht sie. Beim kleinen Kind sieht man am Gesichtsausdruck, wenn es zufrieden ist, man hört aus den vergnügten Lauten, die es von sich gibt, oder dem Lachen, daß es sich wohlfühlt, und man erkennt aus seiner ganzen Entwicklung, ob es ihm gut geht. Dagegen fällt ein psychisch belastetes oder unglückliches Kind durch unausgeglichene oder gehemmte Bewegungen, einen mißmutigen oder traurigen Ausdruck, unharmonisches Verhalten, Schlafstörungen, häufiges Kränkeln oder Entwicklungsstörungen auf. Eltern, die gut auf ihr Kind achten, bemerken solche Störungen schnell und können gleich zu Beginn etwas dagegen unternehmen, indem sie bestimmte Lebensumstände oder ihr eigenes Verhalten ändern und eventuell eine Therapie einleiten.

Beim kleinen Kind weisen Unruhe oder unzufriedene Laute darauf hin, daß es etwas Wichtiges braucht, Wimmern und Weinen zeigen einen quälenden Mangel oder Schmerz an und lautes Schreien kann ein Ausdruck von Not und Verzweiflung, aber auch von empörtem Protest sein. Daß man darüber nicht hinweggeht, ist eigentlich selbstverständlich. Dennoch gibt es Aussagen wie: »Schreien ist gut für die Lungen!« oder »Das Kind darf nicht immer seinen Willen haben!« Man braucht sich nur einmal vorzustellen, man selbst läge hilflos da und würde trotz lautem Schreien nicht beachtet, um zu verstehen, daß sich das Kind dadurch mißhandelt fühlt. Es hat ja einen guten Grund für sein Verhalten und kann sich nur in dieser Weise äußern. Dabei ist die Lautstärke übrigens kein allgemeingültiger Maßstab für die Dringlichkeit des Wunsches, denn manche Kinder sind von Natur aus leiser und diskreter, und bei ihnen kann das leise Weinen die gleiche Bedeutung haben wie bei einem anderen Kind das laute Schreien. Normalerweise kennen Eltern ihr Kind gut genug, um seine persönliche »Sprache« deuten zu können.

Wenn das Kind älter wird, kann es seine Wünsche und Meinungen sprachlich mitteilen (obwohl die Körpersprache auch weiterhin eine wichtige Kommunikationsmöglichkeit bleibt). Es erwartet, daß man ihm zuhört und seine Mitteilungen ernst nimmt. Darauf mit »Dummes Zeug!« zu antworten, würde eine Mißachtung, Beleidigung und eventuell eine seelische Verletzung bedeuten. Tatsächlich passiert es immer wieder, daß ein Kind, das häufig abwertende Reaktionen erlebt, einen Minderwertigkeitskomplex bekommt und sich nicht mehr traut, seine Meinung zu sagen.

Zur Achtung gehört auch, daß man das Kind davon unterrichtet, wenn man etwas mit ihm vorhat, und ihm den Grund dafür klarmacht; es sollte auch seine Meinung dazu äußern dürfen, damit es sich nicht unterdrückt oder mißachtet fühlt, und damit man sich vergewissern kann, ob man richtig handelt. Das bedeutet zugleich, daß man seine eventuellen Proteste und Einwände ernst nimmt. Wenn das Kind auch noch nicht so bewußt ist wie der Erwachsene, so hat es doch ein sehr feines Gefühl dafür, ob man seine Persönlichkeitsrechte respektiert und ihm einen Platz in der Welt einräumt. So ist es wichtig, es als gleichberechtigt zu betrachten und ihm dies auch zu zeigen.

Man sollte alles vermeiden, was dem Kind das Gefühl von Unterlegenheit und Rechtlosigkeit vermittelt, das heißt auch: es nicht bestrafen oder demütigen und es nicht – außer in Notfällen – zu etwas zwingen, wogegen es sich wehrt. Wenn es aber einmal unumgänglich ist, ohne Erklärungen oder gegen seinen Willen zu handeln, wird es doch auf der Basis des Vertrauens, das sich die Eltern durch die Bereitschaft zur Achtung erworben hat, bereit sein, ihnen zu folgen, weil es irgendwie fühlt, daß es sich jetzt vertrauensvoll in ihre Hand geben muß. Das kann zum Beispiel bei medizinischen Behandlungen wichtig sein. Voraussetzung für dieses blinde Vertrauen ist allerdings, daß die Eltern es nie belügen und betrügen, keine leeren Versprechungen abgeben und nicht entgegen den von ihnen selbst verkündeten Grundsätzen handeln. Hat das Kind einmal gemerkt, daß es ihnen nicht trauen kann, so beginnt es, sich innerlich von ihnen zu distanzieren.

Manchmal spricht ein Kind nicht über seine Probleme, sondern tut so, als sei alles in Ordnung oder weigert sich, gezielte Fragen zu beantworten. Dann kann man aber durch Beobachten seines Verhaltens und Körperausdrucks viele Aufschlüsse bekommen. Natürlich würde man es dann nicht zu einer Aussage zwingen, sondern ihm gewissermaßen in einer stillschweigenden Übereinkunft entgegenkommen. Zum Beispiel könnte man, ohne auf dem Problem herumzuhacken, bestimmte Lebensumstände so ändern, daß es sich lösen läßt. Das Kind registriert dies dankbar und wird irgendwann bereit sein, sich darüber auszusprechen. Der Grund für die Verweigerung ist meist die Furcht vor irgendwelchen schlimmen Folgen. Diese kann von schlechten Erfahrungen stammen, die das Kind einmal gemacht hat, als es sich den Eltern anvertraute; vielleicht wurde es daraufhin bestraft, vielleicht fühlte es sich unverstanden. Wie auch immer, solche Störungen des Vertrauensverhältnisses sollten Eltern beachten und sich fragen, welche Fehler sie selbst – wahrscheinlich nur aus Unwissenheit – gemacht haben.

Auch ein kleines Kind hat ein Gefühl für seinen Wert. Man sollte sich davor hüten, es in die Rolle des Unterlegenen zu drängen, weil es sonst kein gesundes

Selbstvertrauen entwickeln kann. Abschätzige Äußerungen der Bezugspersonen bleiben oft für alle Zeiten in der Psyche des Kindes haften, weil es ja von ihnen nur die Wahrheit erwartet. »Wenn schon meine Mutter (mein Vater) mich für so häßlich, so dumm oder so wertlos hält, dann muß es wirklich stimmen!«, sagt es sich und hat damit die Unschuld seines natürlichen Wertgefühls verloren. So sollte man ihm auch nicht demonstrativ klarmachen, wie wenig es kann und wieviele Fehler es macht, sondern es immer für das loben, was es bereits kann, und es ermuntern, darin noch besser zu werden. Nichts baut so sehr auf wie Lob und Anerkennung, und ein Kind, das davon genug bekommt (natürlich dürfen sie nicht ganz aus der Luft gegriffen sein), wird aufgrund seiner positiven Erwartung meist weitere lobenswerte Erfolge haben. Man braucht nicht zu befürchten, daß es deshalb überheblich oder eingebildet wird, denn so behandelt zu werden, ist eigentlich unter wohlwollenden Menschen selbstverständlich. Wenn es aber nicht genug Anerkennung bekommt, wird es möglicherweise nach dem Motto »Wer angibt, hat's nötig« den anderen durch seinen ständigen Wunsch nach Bestätigung auf die Nerven gehen. Kinder, die sich respektiert und anerkannt fühlen, werden selbstbewußt und selbständig, haben eine aufrechte Haltung und sind meist unbefangen im Umgang mit anderen.

Verantwortung
Auch die Verantwortung der Eltern ergibt sich aus der Liebe und der Achtung gegenüber dem Kind. Sie besteht einerseits in dem Bemühen, ihr Kind vor Schaden zu bewahren beziehungsweise alles für sein Wohlergehen zu tun und andererseits in einer fairen Haltung gegenüber seiner Unterlegenheit.

Was braucht ein Kind, damit es sich wohlfühlen und gedeihen kann? Ein warmes »Nest« – Nahrung, Kleidung, Wohnung, Schutz – und Liebe, Vertrauen, Wärme, Ruhe, Freiheit, Respekt und geistige Anregung. All dies sollte in ausreichendem Umfang vorhanden sein, wenn ein Kind »herbeigerufen« wird.

So beginnt die Verantwortung für das Kind bereits vor seiner Geburt – und genau genommen sogar noch früher. Denn da die Eltern in ihrer Erbmasse dem Kind einen Teil ihrer körperlichen Störungen oder Krankheiten mitgeben, wäre es richtig, sobald sie ein Kind zeugen wollen, für einen möglichst guten Gesundheitszustand zu sorgen. Nicht nur Alkohol und Tabakgenuß hinterlassen mehr oder weniger große Schäden, sondern auch chemische Medikamente, Drogen und Belastungen durch Umweltgifte (→ *Kap. Krankheitsursachen*). Besonders ist hier an das immer noch in Zahnfüllungen verwendete Amalgam zu denken (→ *Kap. Amalgamprobleme*). Mit homöopathischer Therapie lassen sich auch bei chronischen Krankheiten oft Besserungen oder Heilungen erreichen, die der chemischen Medizin unmöglich sind. Es ist einleuchtend, daß der Gesundheitszustand des Kindes umso besser sein wird, je gesünder die Eltern sind. Zum Teil läßt sich heute mit bestimmten Untersuchungsmethoden sogar in der Embryonalzeit feststellen, ob sich ein normales Kind entwickelt.

Die Eltern sind gewissermaßen die Anwälte ihres Kindes und haben die Aufgabe, seine Rechte zu wahren und es vor Schaden zu behüten. So gehört es zu ihrer Verantwortung, nicht nur seine äußeren Lebensbedingungen günstig zu gestalten, sondern ihm auch eine Erziehung zu geben, mit deren Hilfe es seine Anlagen, Möglichkeiten und Begabungen so weit wie möglich verwirklichen und sich gleichzeitig ohne Selbstverrat in die soziale Gemeinschaft einordnen kann.

Je größer das Kind wird, desto stärker kann der Konflikt mit seinen Mitmenschen werden, die ihm zuliebe Verzicht leisten müssen, aber ihm auch Verzicht abverlangen. Da das kleine Kind sich oft noch nicht durchsetzen und behaupten kann und da gleichzeitig auch die Eltern Ansprüche ans Leben haben, kann es zwischen dem Kind und den Eltern zu Interessenskonflikten kommen, die auf faire Art gelöst werden müssen. Das heißt: das Kind darf nicht aufgrund seiner Unterlegenheit benachteiligt werden. So müssen die Eltern gewissermaßen die Ansprüche ihres Kindes gegen die eigenen abwägen und eine Lösung finden, die beiden gerecht wird, wobei sie im Zweifelsfalle den Anspruch des Kindes über den eigenen setzen.

Jemandem gegenüber verantwortlich zu sein, bedeutet, ihm Antwort auf die Frage geben zu müssen: »Hast du es richtig gemacht – so, wie es dir aufgetragen ist?« Bei den Eltern würde sie – extrem formuliert – lauten: »Habt ihr Eltern eurem Kind alles zur Verfügung gestellt, was es zu seinem Wohlergehen braucht, und habt ihr jeden Schaden von ihm abgewendet.«

Es kann vorkommen, daß Eltern diese Verantwortung als übergroße Last empfinden und dadurch teilweise die Freude an ihrem Kind verlieren oder daß sie in Schuldgefühle verfallen, weil sie meinen, ihrer Pflicht nicht nachgekommen zu sein. Auch bei der Lektüre dieses Buches, in dem immer wieder die Idealzustände dargestellt werden, besteht die Gefahr, daß Sie meinen, Sie hätten Ihre Aufgabe nicht gut genug erfüllt und sich als schuldige Versager empfinden. Ich habe schon darauf hingewiesen, daß diese Denkweise unsinnig und nutzlos ist, weil dadurch nichts zum Besseren verändert wird (→ Kap. *Schuldgefühle*) und weil jeder Mensch immer so gut handelt, wie es unter Berücksichtigung aller mitwirkenden Umstände möglich ist. Richtiger wäre es, sich ständig bewußt zu bemühen, es *so gut wie möglich* zu machen, und dann auch *zu seiner scheinbaren Unzulänglichkeit zu stehen*. (Eigentlich ist diese nur die Folge eines überhöhten oder unrealistischen Anspruches: Würden wir immer nur so viel von uns verlangen, wie wir tatsächlich leisten können, gäbe es ja kein Versagen.)

Hüten Sie sich vor Pflicht- und Verantwortungsgefühlen, die die Liebe zu Ihrem Kind beeinträchtigen. Wenn wir uns zu etwas verpflichtet fühlen, das wir nicht leisten können, oder wenn wir beschuldigt werden, daß wir es nicht leisten konnten, ziehen wir zwar vielleicht das Genick ein und bemühen uns krampfhaft, es noch besser zu machen; gleichzeitig aber beginnen wir – meist uneingestanden – diejenigen zu hassen, die die Ursache dafür sind. So könnte sich aus einem übertriebenen Verantwortungsgefühl eine negative Haltung gegenüber Ihrem Kinde entwickeln, weil Sie es als Ursache Ihres Leidens betrachten. In diesem Falle wäre es richtiger, (falls möglich) von der Last so viel an andere (zum Beispiel den Partner, die Eltern, Kindermädchen usw.) abzugeben, daß Sie mit einem frohen Gefühl auf Ihr Kind zugehen können. Das Wichtigste für das Kind ist ja die freudige Zuwendung, die liebevolle Beziehung, und diese kostet keine Kraft und hat nichts mit Pflicht zu tun. Was nützt es Ihrem Kind, wenn Sie ihm jeden Vorteil und Komfort verschaffen, es aber aus Überbelastung nicht mehr annehmen können?

So könnte man – in einem positiven Sinne – auch sagen, daß die Verantwortung der Eltern darin besteht, sich ihren Kindern froh und liebevoll zuzuwenden. Dies müßte man zum Beispiel bedenken, wenn sich Familienväter so sehr in ihrem Beruf (angeblich für die Familie) engagieren, daß sie keine Zeit und seelische Kapazität mehr für ihre Kinder haben, oder wenn Mütter so viel für ihr Kind *tun*, daß sie nicht mehr für es da *sein* können. Eigentlich sind das aber Selbstverständlichkeiten, denn die Freude, die der gute Umgang mit einem Kind bringen kann, gehört zu den großen Reichtümern und Wundern des menschlichen Lebens.

Die Beziehungen des Kindes

Ein Kind braucht ein »warmes Nest«, in dem es sich geborgen, geliebt und zu Hause fühlt. Die Nestwärme entsteht nicht nur durch die äußeren Umstände wie Wohnung, Kleidung und Nahrung, sondern auch und besonders durch die guten Beziehungen zu seiner Umgebung, von denen seine geistige, soziale und sittliche Entwicklung entscheidend abhängt. Indem es seine Mitmenschen – in Gemeinsamkeiten, Ähnlichkeiten und Gegensätzlichkeiten – kennenlernt, kann es ein Gefühl für seine eigene Identität entwickeln. Es lernt nicht nur, Liebe zu nehmen und zu geben, sondern auch in der Welt seinen Platz zu finden und zu behaupten. Auch seine intellektuelle Entwicklung – die Fähigkeit zu sprechen, zu hören, wahrzunehmen, Beobachtungen zu deuten und in sozialen Zusammenhängen zu denken – wird maßgeblich vom Kontakt mit anderen gefördert.

Die menschlichen Beziehungen bewegen sich zwischen zwei Polaritäten: auf der einen Seite Entgegenkommen und Liebe, auf der anderen Ablehnung und Feindschaft. Wir versuchen zwar meist, sie nur auf einen Pol festzulegen, nämlich die Liebe und den Frieden, müssen aber, wenn wir uns genau beobachten, zugeben, daß wir jederzeit auch zu Kampf und Feindschaft bereit sind, nämlich wenn wir angegriffen oder wesentlicher Rechte beraubt werden. Grundlage dafür sind unsere animalischen Triebe, vor allem der Überlebenstrieb. Sie erzeugen das »wilde« Tier in uns, das sich in natürlicher Unschuld nimmt, was es braucht. Es spielt in unserem sozialen Leben eine größere Rolle, als uns üblicherweise bewußt ist, und wir müssen es in angemessener Weise berücksichtigen, damit es zahm und verträglich bleibt.

Hierfür sollte man dem Kind so viel wie möglich von seiner Natürlichkeit lassen und ihm keine Moral aufzuzwingen, die ihm gegen den Strich geht und die es nicht begreifen kann. Es muß auf seine Instinkte hören dürfen, die ihm von der Natur gegeben wurden, damit es sich verwirklichen kann, das heißt, es soll seine Ansprüche und Bedürfnisse anmelden und sich gegen Benachteiligung oder Unrecht wehren dürfen. Dadurch wird es keineswegs zur rücksichtslosen, asozialen Bestie – im Gegenteil: wenn es zu sich stehen kann, wird es fähig sein, großzügig und gelassen zu reagieren, und seine Ansprüche werden maß- und sinnvoll bleiben. Die natürliche, dem unverdorbenen Herzen entspringende Moral ist die beste Voraussetzung für gute menschliche Beziehungen, denn sie ermöglicht es dem Kind, unter Wahrung des eigenen Lebensrechtes seinem Mitmenschen freundschaftlich entgegenzukommen.

Unterdrückt man die natürlichen Triebe des Kindes, so sind sie damit nicht annulliert. Im Gegenteil – sie setzen sich in veränderter Form durch und bekommen eine destruktive Komponente, weil jede Unterdrückung – bewußt oder unterbewußt – Aggressions- und Haßgefühle erzeugt. Beim Sexualtrieb läßt sich dies besonders gut beobachten: wenn ein Kind hierin sehr stark behindert wird, verliert es entweder die positive Beziehung zu seiner eigenen Geschlechtlichkeit und wird asexuell bis sexualfeindlich oder gewöhnt es sich daran, seine Sexualität in einer aggressiven, gewalttätigen oder ungezügelten Weise auszuleben.

So ist es im sozialen Zusammenleben wichtig, dem Kind die Möglichkeit zu lassen, seine »Urnatur« soweit auszuleben, wie es nötig ist, ihm aber gleichzeitig klarzumachen, daß andere Menschen ähnliche Ansprüche haben und daß es diese in seinem eigenen Interesse berücksichtigen muß. Das leuchtet ihm mehr ein als eine unverständliche Moral oder der Begriff der Sünde und ermöglicht ihm bis zu einem gewissen Grade, rational und emotionsfrei zu bestimmen, wie weit es seinen Wünschen und Trieben nachgeben will. Dadurch wird auch verhindert, daß es sich wegen seiner unausrottbaren »Sündhaftigkeit« selbst ablehnt. Es ist ja klar: Aus einer negativen Haltung kann nichts Positives entstehen. Eine selbstbejahende Einstellung aber macht fähig, auch andere zu bejahen.

Die Beziehung zu Mutter und Vater
Zu seiner Mutter hat das Kind naturgemäß die innigste Beziehung, die man sich denken kann. Diese ist zugleich mit seiner eigenen Existenz entstanden, mit ihm vom ersten Tag an gewachsen und bleibt lebenslang in Form der »emotionalen Nabelschnur« erhalten. Viele Mütter wissen deshalb auch aus der Ferne, wie es ihrem Kinde geht. Diese Beziehung zwischen dem Kind und der Mutter ist ein Mysterium, das den Menschen durch sein ganzes Leben begleitet, und sie endet nie. Selbst wenn sie äußerlich gestört ist, bleibt sie in der Tiefe der kindlichen Psyche weiterbestehen und äußert sich zumindest in der Sehnsucht, von der – oder einer – Mutter geliebt zu werden.

Solange das Kind noch nicht aus eigener Kraft leben kann, hat die Mutter eine lebensentscheidende Bedeutung. So ist für das neugeborene Kind der – möglichst dauernde – Körperkontakt zwischen Kind und Mutter wichtig. Beim rooming-in und der Hausgeburt ist dies am besten möglich. Ideal ist es auch, wenn die Mutter in den ersten Lebensjahren (zumindest dem aber dem ersten) Zeit und Kraft hat, sich ihm ganz zur Verfügung zu stellen, es selbst zu pflegen und auch zu stillen. An sich nimmt ein Kind zu jedem Menschen, der ihm liebevoll entgegenkommt, eine positive Beziehung auf, doch die Mutter, die ihm die Brust bietet, bekommt eine besondere und privilegierte Stellung in seinem Gefühlsleben. In seiner Hilflosigkeit hat das Erlebnis der Mutterbrust (lateinisch: Mamma) für das Kind eine ganz elementare Bedeutung, weil es an ihr nicht nur Hunger und Durst, sondern auch das Bedürfnis nach liebevollem Kontakt stillen kann. Das Baby fühlt die warme Haut der Mutter, die weiche Brust, es nimmt ihren guten Duft (der übrigens nicht durch parfümierte Kosmetik verfälscht werden sollte), ihre zärtliche Stimme und die Konturen ihres Gesichts wahr – hier ist es glücklich und geborgen. Natürlich können auch andere Menschen diese Rolle zum Teil übernehmen, wenn sie ihm dieses Gefühl der Geborgenheit, der Wärme, des Schutzes, der Liebe vermitteln. Bis zu einem gewissen Grade kann auch die Flasche die Mutterbrust ersetzen, wenn sie liebevoll gereicht wird und vielleicht von einem guten Körperkontakt begleitet ist. Da das Gestillt-Werden aber ein natürliches Ur-Erlebnis ist, kann ein Kind, dem es vorenthalten wurde, möglicherweise irgendein Gefühlsdefizit bekommen – jedenfalls lernt es die Welt in einer nicht von der Natur vorgesehenen Weise kennen.

So ist die Mutter die wichtigste Bezugsperson des Kindes, sie verkörpert jene warme Geborgenheit, die es in ihrer Gebärmutter erlebte, und jene Freuden, die ihre weiche Mutterbrust so freigiebig spendet. Von ihr bekommt es alles, was es zum Leben braucht, es weiß sich von ihr geliebt, angenommen und verstanden. Dieses Verstehen, das aus dem Herzen und nicht aus dem Verstand kommt, bedeutet auch, daß sie immer bereit ist, ihm zu verzeihen. In der Tiefes seines Lebensgefühls bedeutet die Mutter für das Kind eine Art Lebensquelle, und aus der guten Beziehung zu ihr entsteht größtenteils sein Urvertrauen. Von ihr abgelehnt oder verstoßen zu werden, verursacht jedem Menschen – eingestanden oder nicht – immer eine schmerzende seelische Wunde.

Die Beziehung des Kindes zum Vater ist ähnlich wie zur Mutter: auch er gibt ihm Liebe, Wärme, Schutz, geistige Anregung, Nahrung. Er kann eine seiner wichtigsten Bezugspersonen sein und sollte sich möglichst an der Pflege des Kindes beteiligen – nicht nur, damit er seinem Kind und sein Kind ihm nahekommt, sondern damit auch eine Gemeinsamkeit in der Elternerfahrung mit seiner Frau entsteht und er ihre große Belastung verstehen kann.

Viele Väter stellen sich auch heute noch auf den Standpunkt, daß die Kinderaufzucht allein Sache der Frau sei, und weigern sich, einen fairen Beitrag zu diesem »Gemeinschaftsprojekt« zu leisten. Das führt auch oft bei der Verteilung der gemeinsamen Finanzen dazu, daß sie die Arbeit ihrer Frau nicht ernst nehmen und meinen, das von ihnen verdiente Geld sei ihr Eigentum, von dem sie der Frau großzügigerweise (oder gezwungenermaßen) einen ihnen angemessen erscheinenden Anteil abgeben, anstatt anzuerkennen, daß sie ihrem Beruf nur nachgehen können, weil ihre Frau sich in ununterbrochenem Einsatz um die Kinder kümmert.

Die väterliche Liebe ähnelt in wesentlichen Bereichen der mütterlichen: Zunächst weckt das Kind durch seine Hilf- und Schutzlosigkeit beim Vater zärtliche Gefühle und selbstlose Zuneigung, aktiviert also seinen Beschützer-Instinkt; dann liebt er es, weil er (im Idealfall) in ihm die geliebte Frau verkörpert sieht, und schließlich wächst bei ihm durch das Zusammenleben eine menschlich-liebevolle Beziehung, die durch vererbte Gemeinsamkeiten des Charakters (»Blutsverwandtschaft«) verstärkt werden kann.

Wenn sich die Eltern also auch weitgehend bei der Kinderaufzucht vertreten können, so gibt es doch einige grundlegende Unterschiede, die der Mutter eine besondere Stellung im Gefühlsleben des Kindes geben: Das Kind ist monatelang in ihr gewachsen und war Teil ihres Körpers, sie kennt es also 9 Monate länger als der Vater, sie hat es geboren und sie kann ihm die Mutterbrust bieten. Daraus entwickelt sich eine einzigartig intime Beziehung zwischen Kind und Mutter, ein Urgefühl der Verbundenheit, die dem Vater verwehrt ist. (Eigentlich kann er ja nicht einmal genau wissen, ob er der leibliche Vater ist.) Dadurch ist ihm das Kind immer etwas fremder als der Mutter, und bekanntlich ist er im Falle einer Trennung eher bereit, auf sein Kind zu verzichten als die leibliche Mutter.

Mutter- oder Vater-Mangel
Wenn sich Vater und Mutter auch in gewissen Bereichen in der Kinderaufzucht ersetzen können, so haben sie im Leben des Kindes doch jeweils eine ganz eigenständige Bedeutung. Sie repräsentieren wichtige Urprinzipien des Lebens, die man weitgehend aus der Bedeutung von *Eizelle* und *Samen* ableiten kann: Die Funktion der Eizelle ist das Erwarten, das Aufnehmen und das Ernähren, die des Samens das Suchen und das Eindringen. Diese Prinzipien finden wir auf den verschiedensten Ebenen des menschlichen Lebens wieder – der biologischen, der psychologischen, der soziologischen, der geistigen –, und aus ihrem Zusammenwirken entsteht immer, wie bei Eizelle und Samen, etwas Neues und Vollkommenes.

Das Prinzip »Mutter« umfaßt die immer bereite, gebende, aufnehmende und lebenserhaltende Funktion der Natur, weshalb man auch von Mutter Erde und Mutter Natur spricht. Die Mutter-Funktion hat eine mystische Komponente, die die Frage nach dem Ursprung des Lebens berührt, und die Mutter hat eine Schlüsselrolle im Leben jedes Menschen, weil jeder einmal im Leib einer Mutter herangewachsen ist und von ihr geboren – meist auch großgezogen – wurde. Der Vater symbolisiert in vielen Kulturen Macht, Autorität und Schutz (zum Beispiel »Gott-Vater«) und ist im Gegensatz zur warmen, körperlich fühlbaren Mutter ein eher geistiges, abstraktes Prinzip – er kann ja zum Beispiel dem Säugling keine warme, nährende Brust bieten.

Beide Prinzipien sind für die psychische Entwicklung des Kindes erforderlich. Es muß das weibliche und das männliche Prinzip fühlen und erfahren, braucht für eine gesunde, vollkommene psychische und geistige Entwicklung eine Mutter *und* einen Vater. Bei einem Kind, das nur einen Elternteil hat, entwickelt sich die Psyche meist nicht optimal – Probleme im sozialen Verhalten und Selbstwertstörungen können die Folge sein.

Da aber das Leben nicht immer ideal verläuft, ist auch diese Bedingung oft nicht erfüllt – schwere Krankheit oder Tod eines Elternteils, Beziehungen, die nicht tragfähig waren und nach der Geburt des Kindes zerbrachen, ungewollte Schwangerschaften führen dazu, daß ein Elternteil – meist ist es die Mutter – mit dem Kind allein bleibt. Dann wäre es gut, sich nach einer geeigneten männlichen Ersatzbezugsperson umzusehen und nicht das Kind als Privatbesitz zu betrachten. Oft sucht sich das Kind den Ersatzvater (oder die Ersatzmuter) selbst – eine/n Nachbarn/in, eine/n Freund/in der Familie, eine/n Lehrer/in, einen Onkel, eine Tante, den Großvater oder die Großmutter. Solche Kontakte sollten nicht eifersüchtig abgeblockt werden, denn das Kind braucht sie, um den Mangel auszugleichen, der durch das Fehlen von Vater oder Mutter bei ihm besteht. Früher gab es zu diesem Zweck auch die Paten, die teilweise die Vater- oder Mutterstelle einnahmen, und auch in den Großfamilien konnte das Kind meist einen Ersatz finden.

Oft müssen Kinder gewissermaßen vaterlos aufwachsen, weil sich der Vater ihnen entzieht. Wahrscheinlich ist ihm gar nicht klar, welch wichtige Aufgabe er im Leben seines Kindes hat und wie sehr dieses ihn braucht. Seine Art zu sprechen, sich zu bewegen, mit dem Kind zu spielen, Kommentare zum täglichen Leben abzugeben – einfach ein Mann zu sein –, unterscheidet sich von der der Mutter und sagt dem Kind etwas. Für den Sohn ist er unter anderem der Anführer und das Vorbild, für die Tochter das Geheimnis »Mann« und das Zielobjekt ihrer weiblichen Liebe. Auch der Vater gewinnt aus der Zuwendung zu seinen Kindern viel: Er bekommt vertrauensvolle Liebe und Offenheit, er begegnet dem Leben und dem Menschen in aller Klarheit und Unverdorbenheit, er erlebt pure Lebensfreude, er kann sich selbst und seine eigene Kindheit in seinen Kindern wiederfinden, und manchmal öffnet die unschuldige Weiblichkeit seiner kleinen Tochter sein verhärtetes oder verletztes Herz wieder für die Frauen.

So ist es wichtig, daß Frauen oder Männer, wenn sie sich ein Kind wünschen, darauf achten, daß sie eine/n Partner/in haben, mit dem/r sie es nicht nur zeugen, sondern vor allem auch *gemeinsam liebevoll aufziehen* können. Wir sollten den Heranwachsenden klar machen, daß sie lieber – gerade im Interesse der von ihnen gewünschten Kinder – so lange suchen sollen, bis sie den/die richtige/n Partner/in gefunden haben, als sich mit einer schnellen Verlegenheitslösung zufriedenzugeben.

Die Sexualität in der Eltern-Kind-Beziehung
Mutter und Vater haben noch eine weitere wichtige Bedeutung im Leben des Kindes, die sich aus ihrem unterschiedlichen Geschlecht, also der sexuellen Polarisierung von Mann und Frau ergibt. Um deren Auswirkungen verstehen zu können, müssen wir zwei Prinzipien beachten:

Das erste besteht in den erwähnten instinktiv-typischen männlichen und weiblichen Eigenschaften: die Psyche der Frau hat viel von der erwartenden, aufnehmenden und ernährenden Eizelle, die des Mannes vom suchenden und eindringenden Samen.

Das zweite ist die Tatsache, daß gegensätzliche Geschlechter sich anziehen, um eine höhere Einheit zu bilden. Mann und Frau gehen *instinktiv* aufeinander zu, weil sie ein potentielles Liebespaar sind und sich in diesem Sinne tiefer und ursprünglicher begegnen können als Frau und Frau oder Mann und Mann. Gleichgeschlechtliche Menschen stehen unter biologisch-sexuellem Aspekt immer in Konkurrenz zueinander (um ein andersgeschlechtliches »Liebesobjekt«), selbst wenn sie sich im übrigen sympathisch sind. Sie sind wie zwei gleiche Magnetpole, eine Verschmelzung ist unmöglich, es kann nur ein Nebeneinander geben, das unter günstigen Umständen faire Freundschaft, unter ungünstigen Konkurrenz oder Feindschaft bedeutet.

(Bei dieser schematischen Darstellung muß man allerdings berücksichtigen, daß jeder Mensch auch Komponenten des anderen Geschlechtes in sich trägt, die, wenn sie sehr stark sind, eine Frau »männlich« und einen Mann »weiblich« machen können. Dann stimmt das Schema scheinbar nicht, weil sich eine »männliche« Frau zu einer weiblichen und ein »weiblicher« Mann zu einem männlichen hingezogen fühlen kann – allerdings nur in psychologischer oder erotischer, nicht aber in sexueller Hinsicht, weil ja die anatomische Form und Funktion immer eindeutig sind.)

Aufgrund dieser geschlechtlichen Prägung haben Mann und Frau in der Familie unterschiedliche Rollen. Die Frau repräsentiert für alle männlichen – also andersgeschlechtlichen – Familienangehörigen (Ehemann, Sohn, Bruder) und der Mann für alle weiblichen (Mutter, Tochter, Schwester) die totale Liebe, das Gefühl und die Irrationalität, weckt also bei ihnen irgendeine Art von körperlich-instinktivem Liebesgefühl mit dem entsprechenden, entgegenkommenden Verhalten. Dagegen ist die Frau für die weiblichen – also gleichgeschlechtlichen – und der Mann für die männlichen Familienmitglieder die/der gleichberechtigte Freund/in, die/der Führer/in, die Autorität und die Konkurrenz. (In diese Beziehungen mischt sich immer noch ihre eventuelle Mutter- oder Vater-Funktion.)

Die Frau ist für ihren *Ehemann* (potentiell auch für den *Bruder*) die Liebes- und Lebensgefährtin, die Sexualpartnerin, und in gewissem Sinne auch die schutzbedürftige Tochter und die liebende Mutter. Welche dieser Funktionen im Vordergrund steht, hängt jewels von der Veranlagung, der Persönlichkeitsstruktur, der Lebenssituation und der Partnerkonstellation ab. Für das *Kind* ist sie die Mutter, bedeutet also den unmittelbaren Schutz, die Liebe, die Nahrung (»Mamma«), das Urvertrauen, das Verständnis, die Verzeihung, und hat gleichzeitig noch eine geschlechtsbezogene Rolle: für den *Sohn* als erste potentielle Liebespartnerin, für die *Tochter* als Sexual-Konkurrentin oder Führerin.

Die Rolle des Mannes ist jeweils derjenigen der Frau entgegengesetzt. Für die *Ehefrau* (potentiell auch für die *Schwester*) ist er der Liebes- und Lebensgefährte, der Sexualpartner, und in gewissem Sinne auch der liebesbedürftige Sohn und der beschützende Vater. Auch hier hängt es jeweils von der Veranlagung, der Persönlichkeitsstruktur, der Lebenssituation und der Partnerkonstellation ab, welche dieser Funktionen im Vordergrund steht. Für das *Kind* stellt er den väterlichen Schutz und die Autorität dar, hat aber auch eine gewisse (mütterliche) Pflege- und Sorgefunktion. Zugleich ist er für die *Tochter* der erste potentielle Liebespartner und für den *Sohn* der Sexual-Konkurrent oder Führer, woraus sich auch eine Autoritätsfunktion ergibt.

In ihrer Eigenschaft als erste potentielle Liebespartner ihres andersgeschlechtlichen Kindes prägen die Eltern vom ersten Tag sein Verhältnis zum anderen Geschlecht. Deshalb bringen die Kinder sowohl die schönen erotischen Gefühle, als auch die negativen Erfahrungen, die sie mit ihrem/r mütterlichen oder väterlichen Partner/in erleben, unbewußt in ihre späteren Liebesbeziehungen ein.

Die Mutter beeinflußt entscheidend die Haltung des Sohnes gegenüber allen Frauen, die er in seinem Leben kennenlernt. Eine gute und liebevolle Beziehung zu ihr erzeugt bei ihm eine positive Einstellung, wogegen sich unerfreuliche Erlebnisse – wenn sie zum Beispiel für ihn schwierig, unangenehm oder gefährlich war – meist störend auf seine späteren Partnerbeziehungen auswirken.

Ähnliches gilt für die Tochter: Der Vater ist ihr erstes untergründig erotisches Verhältnis, das Erlebnis »Mann«. Eine gute Beziehung zu ihm fördert ihre Fähigkeit und Bereitschaft, eine vertrauensvolle Liebes-Beziehung zu einem Mann einzugehen. Wirkt der Vater aber irgendwie unangenehm auf sie, ist er zu streng oder entzieht er sich ihr, so kann sie eine negative Erinnerung behalten, die sie unbewußt in alle späteren Männerbeziehungen einbringt.

Unterschiede in der Vater- und Mutter-Beziehung
Vergleicht man unter den obigen Kriterien die Beziehungen der Kinder zu den Eltern, so treten bei Sohn und Tochter grundsätzliche Unterschiede zutage: Die *Tochter* hat *zur Mutter* in deren Eigenschaft als Mutter eine positive Beziehung und in deren Eigenschaft als Geschlechts-Konkurrentin eine Problem-Beziehung; sie hat *zum Vater* als Autoritätsperson eine Problem-Beziehung und als Mann oder Liebhaber eine positive Beziehung. Es bestehen also jedesmal gleichzeitig positive und negative Elemente. Der *Sohn* dagegen hat *zur Mutter* eine doppelt positive Beziehung, da sie nicht nur seine Mutter, sondern auch eine Frau und potentielle Geliebte ist; dafür hat er *zum Vater* als Autoritätsperson und Geschlechtskonkurrenten eine doppelte Problem-Beziehung. Man sieht, daß die Tochter ausgewogenere, aber weniger intensive Beziehungen zu den Eltern hat (Mutter: + −, Vater: + −). Dadurch ist sie von ihnen unabhängiger als der Sohn, der in eine intensivere Liebesbeziehung zur Mutter (+ +) und eine stärkere Konkurrenzbeziehung zum Vater (− −) verstrickt ist. Diese Unabhängigkeit der Tochter ist biologisch wichtig, weil sie die Schlüsselfunktion für die Erhaltung der Art hat und mit der Geschlechtsreife Mittelpunkt einer neuen, eigenen Familie werden muß (müßte).

Bei solchen grundsätzlichen Feststellungen darf der Hinweis: »Ausnahmen möglich« nicht fehlen. Die menschliche Psyche ist so vielfältig und oft widersprüchlich, daß es immer wieder Abweichungen vom Normalverhalten gibt (»normal« nicht als Wertung gemeint, sondern als Ausdruck der allgemeinen Norm).

Die Beziehung zu den Geschwistern
Es gibt kaum etwas, das einem kleinen Kind mehr Spaß macht als ein anderes Kind. So sind Geschwister für ein Kind grundsätzlich ein erfreuliches Erlebnis, auch wenn es mit ihnen das »Nest« und die elterliche Zuwendung teilen muß. Sie können

zusammen spielen, gemeinsam die Welt erkunden, Erfahrungen austauschen und sich gegenseitig Liebe und Hilfe geben. Im Kontakt mit seinen Geschwistern erfährt es den Unterschied zwischen sich und anderen und lernt sich selbst kennen.

Das Besondere am geschwisterlichen Kontakt ist die gemeinsame Lebenssituation, aus der heraus sie sich verstehen und unterstützen können. Ältere Geschwister können bis zu einem gewissen Grade die Funktion der Eltern übernehmen, falls diese durch Tod, Krankheit oder Trennung ausfallen oder ihr Kind ablehnen. Oft hat dann die große Schwester die Rolle der Mutter oder der große Bruder die des Vaters, gibt dem kleinen Geschwister Liebe, schützt es und zeigt ihm, wie man mit dem Leben zurechtkommt. Solche Beziehungen pflegen sich lebenslang zu erhalten. Der große oder der kleine Bruder, die große oder die kleine Schwester gewesen zu sein, hinterläßt im sozialen Verhalten des Menschen dauerhafte Spuren: Er/sie hat schon auf natürliche Weise früh gelernt, sich unterzuordnen oder anzuführen.

Dabei – wie auch allgemein in der geschwisterlichen Beziehung – spielt die Art des Geschlechtes eine gewisse Rolle, weil andersgeschlechtliche Geschwister potentielle Liebespaare und gleichgeschlechtliche potentielle Konkurrenten sind. So können sich zwischen Bruder und Schwester tief empfundene, zärtliche Beziehungen mit einer latent inzestuösen Komponente entwickeln. (Biologisch und psychologisch ist der liebevolle Inzest ja nicht widernatürlich, sondern wirft hauptsächlich soziale und moralische Probleme auf.) Dagegen besteht zwischen Gleichgeschlechtlichen meist eine gewisse Konkurrenz, die sich zur untergründigen Feindschaft steigern kann, wenn die Sexualität ins Spiel kommt – wenn es also um die Liebe des andersgeschlechtlichen Elternteils geht (→ *Kap. Familiäre Eifersucht*) und natürlich in der Pubertät.

Die Eltern haben auf die geschwisterliche Beziehung oft einen großen Einfluß. Sie können sie zerstören, indem sie durch Ungerechtigkeiten Zwietracht unter sie säen (was manchmal geschieht, um die Zuwendung eines besonders geliebten Kindes ganz auf sich zu ziehen), oder sie können die Geschwister zusammenführen, indem sie die Kinder versöhnlich und verständnisbereit stimmen und durch schöne gemeinsame Unternehmungen miteinander verbinden. Sie sollten vor allem immer darauf achten, daß sich keines der Geschwister benachteiligt fühlt. Dabei geht es nicht darum, jedem gleich viel zu geben, sondern jedem so viel, wie es möchte und braucht. Jedes Kind hat andere Ansprüche, und es ist klar, daß ein sehr liebesbedürftiges, anhängliches Kind mehr Zuwendung will als ein unabhängiges und freiheitsbedürftiges.

Daher sollte auch jedes Kind eine exklusive Spezialbeziehung zu seiner Bezugsperson bekommen und das Gefühl haben können, an erster Stelle in ihrem Herzen zu stehen. Kinder, die in der ersten Lebensphase genügend Liebe bekommen haben, sind gewissermaßen »gesättigt« und können auch zu ihren Geschwistern sehr liebevoll und entgegenkommend sein; andernfalls werden sie diese als Konkurrenten empfinden und sie beneiden oder bekämpfen (→ *Kap. Der Überlebenskampf*). Besondere Schwierigkeiten können auftreten, wenn weitere Kinder hinzukommen, weil die bereits vorhandenen Kinder dem neugeborenen Platz machen müssen.

Dann ist es wichtig, keines der älteren Kinder beiseitezuschieben (→ *Kap. Das Revier*).

Falls Geschwister in eine deutliche Konkurrenz zueinander geraten, sei es im Liebesanspruch an die Eltern, sei es in bezug auf einen bestimmten Besitz oder soziale Anerkennung, so sollten sie eigene, getrennte »Reviere« bekommen, in denen sie »Alleinherrscher« sind, zum Beispiel in Form unterschiedlicher Sportarten, Freundeskreise oder Berufsbereiche. Auf keinen Fall dürfen solche Dissonanzen unter den Geschwistern von den Eltern zum eigenen Vorteil ausgenützt werden. Man muß sich sehr davor hüten, ein Kind gegen das andere auszuspielen, es zu benachteiligen oder gar zu demütigen. Daraus können sich lebenslange Eifersüchte und Feindschaften ergeben.

Jedes Kind hat seine persönliche Veranlagung, von der auch seine Sympathien und Antipathien abhängen. Diese ist zwar in den ersten Lebensjahren noch nicht so stark ausgeprägt, doch sieht man auch bei kleinen Kindern oft schon sehr deutlich individuelle Unterschiede in der Verhaltensweise und in den Vorlieben. Geschwister, die eine miteinander harmonisierende Veranlagung besitzen, entwickeln meist eine Freundschaft, die über die Gemeinsamkeit des Nestgefühls hinausgeht, wogegen sie bei konträrer Veranlagung ihre eigenen Wege gehen und auch später den Kontakt auf den allgemeinen familiären Umgang beschränken.

Die Beziehung zu den Großeltern
Die Beziehung zu den Großeltern hat eine eigene Qualität. Sie erfreuen sich bei den Enkelkindern meist großer Beliebtheit, weil sie ihnen normalerweise entspannt und gütig entgegenkommen. Sie sind ja durch ihr Alter etwas abgeklärter und nehmen viele äußerliche Probleme nicht mehr so ernst wie die Eltern. Zudem brauchen sie sich nicht mehr um die Erziehung der Kinder und die täglichen Belastungen zu kümmern, sondern können sich einfach an und mit den Enkeln erfreuen.

Oft verwöhnen sie die Enkelkinder allerdings zu sehr, um sich – mehr oder weniger unbewußt – in deren Herzen einzuschmeicheln und in ihrer Gunst vor den eigenen Eltern zu rangieren. Dadurch kann der familiäre Friede gestört werden und das Kind in einen Gefühlskonflikt zwischen Eltern und Großeltern geraten.

Die Großeltern können weitgehend die Stelle der Eltern einnehmen, wenn diese verhindert sind. Dabei besteht allerdings manchmal die Gefahr, daß sie dem Kind ihr eigenes, nicht mehr in die Zeit passendes Weltbild vermitteln, was speziell in Verbindung mit der sexuellen Erziehung erhebliche Probleme hervorrufen kann. Sie sollten sich daher in allen Erziehungsfragen mit den Eltern, also ihren eigenen Kindern, absprechen und im Zweifelsfall deren Autorität und Vorstellungen respektieren.

Die Beziehung zu anderen Kindern
Die Beziehungen zu den Freunden, Freundinnen und Schulkameraden ähneln weitgehend den geschwisterlichen Beziehungen, unterscheiden sich von ihnen aber durch die Tatsache, daß sie freiwillig gesucht und eingegangen werden. Während die familiären Beziehungen auf Blutsverwandtschaft beruhen, das heißt, vom Kind nicht selbst gewählt wurden, ist die Freundschaft eine Art Seelenverwandtschaft, weil sie auf Sympathie und Gemeinsamkeiten beruht. In solchen Beziehungen entsteht beim Kind eine gewisse Bewußtheit für seine Eigenart, weil es seine Wahl unbewußt auch trifft, um bestimmte eigene Anlagen entwickeln oder im Gegenüber erfahren zu können. Da sich mit zunehmendem Alter die Schwerpunkte in der Persönlichkeitsentwicklung verschieben, wechseln auch die Freundschaften im Laufe des Lebens, wobei manchmal sehr unterschiedliche Charaktere bevorzugt werden.

Eltern sollten (außer in negativen Extremfällen) nicht auf solche Freundschaften einwirken, sondern dem Kind die Möglichkeit geben, nach Neigung zu wählen und seine Freunde/innen auch nach Hause mitzubringen. Wenn Sie feststellen, daß Ihr Kind unter schlechten Einfluß geraten ist, nützen Verbote nichts; vielmehr käme es darauf an, Ihren eigenen Einfluß durch eine Verbesserung Ihrer Beziehung zu vergrößern, so daß es Ihre (hoffentlich berechtigten) Einwände ernst nimmt. Es wäre aber sehr zu empfehlen, daß Sie sich deswegen mit einem/r neutralen Berater/in darüber aussprechen, denn die Tatsache, daß Sie eine/n bestimmte/n Freund/in Ihres Kindes für katastrophal halten, bedeutet noch lange nicht, daß dies auch objektiv zutrifft und Ihr Kind durch diese Beziehung geschädigt wird. Manche Freundesbeziehung, die von den Eltern abgelehnt wird, ist eine unbewußte Rettungsaktion des Kindes, das sich dadurch ein Gegengewicht gegen einen problematischen elterlichen Einfluß schafft. Im Grunde braucht man bei allem, was man einem Kind gibt oder mit ihm unternimmt, immer nur darauf zu sehen, ob es sich wohlfühlt und gedeiht.

Die Beziehung zu Erzieher/innen und Lehrer/innen
Die übliche Beziehung zu Erzieher/innen und Lehrer/innen ist von einem Element gekennzeichnet, das auch in der Eltern-Kind-Beziehung vorhanden ist: der Autorität. Sie haben ja die Aufgabe, dem Kind die Regeln beizubringen, nach denen das gesellschaftliche Zusammenleben funktioniert und ohne deren Einhaltung es von der sozialen Gemeinschaft nicht akzeptiert wird. Sie sollen es also so zurechtziehen, daß es in das vorgegebene Raster paßt. Das ist etwas polemisch ausgedrückt, tatsächlich aber betrachten viele Erzieher/innen und Lehrer/innen das Kind als noch unfertiges, zu bearbeitendes Objekt, statt ihm mit Respekt und Wohlwollen entgegenzukommen und ihm zu zeigen, wie es sich ohne Verlust seiner inneren Freiheit und Menschenwürde in die Gesellschaft einfügen kann (→ *Kap. Erziehen*).

Das Kind wird normalerweise die Führungsqualität der Erzieher/innen akzeptieren, wenn sie auf persönlicher Überlegenheit, Integrität und Menschenfreundlichkeit beruht. Von einer Autoritätsperson, die durch Liebe, Respekt und Verständnis sein Vertrauen gewonnen hat, wird es sich willig führen und anleiten lassen. Es gibt sehr liebevolle Beziehungen zu Lehrern/innen, die das Leben des Kindes nachhaltig positiv prägen und ihm zum lebenslangen Vorbild werden. Im Prinzip ist jedes Kind lernwillig, wenn es Spaß dabei hat. Unerläßlich für einen guten Erfolg ist es aber, ganz individuell auf seine Eigenarten und Möglichkeiten einzugehen.

Normalerweise merken Eltern schnell, ob ihr Kind eine gute Beziehung zu seinen Erzieher/innen hat, denn es geht ja überall gern hin, wo es gut behandelt wird. Drückt oder fürchtet es sich vor der Schule, oder flüchtet es oft in vorgeschobene Krankheiten, so wäre es nötig, ihm zu Hilfe zu kommen. Lassen Sie Ihr Kind nicht in den Händen von Lehrern/innen, vor denen es sich fürchtet, zwingen Sie es nicht, in eine Schule zu gehen, in der es fertiggemacht wird. Suchen Sie notfalls so lange, bis Ihr Kind gut aufgehoben ist. Es geht ja um mehr als nur ein paar unangenehme Unterrichtsstunden, es geht um grundsätzliche Lebensfragen: nicht nur um die in der Kindheit so wichtige Freude am Leben, sondern auch um seine Einstellung zur Autorität und zur Arbeit. Wenn es jetzt die Freude am Lernen verliert, wird ihm wahrscheinlich der Weg zu einem gerne und gut ausgeübten Beruf verschlossen bleiben.

Die Beziehung zum anderen Geschlecht
Die Erfahrung des anderen Geschlechtes – der Tatsache, daß ein anderer Mensch in einer Weise anders ist, die man selbst nicht nachvollziehen kann, und daß man sich davon angezogen fühlt – ist ein sehr elementares und prägendes Erlebnis im Leben jedes Menschen. Eigentlich kann niemand von uns das Wunder des anderen Geschlechtes verstehen, und nicht zuletzt ist es dieses Geheimnis, das uns an einer Frau oder einem Mann so fasziniert. So ist der sexuelle Kontakt, wenn er nicht nur der primitiven Triebbefriedigung dient, auch zugleich die Suche nach etwas Unbegreiflichem, um dessen Existenz wir wissen; in der intimen Begegnung mit dem anderen Geschlecht offenbart es sich uns auf eine irrationale Weise.

Schon im Schulalter deutet sich beim Kind die Anziehung durch das andere Geschlecht an und wird in der Pubertät oft zum beherrschenden Thema in seinem Leben. Dabei gibt es Übergangsphasen, in denen sich seine Geschlechtlichkeit noch nicht klar ausgebildet hat, in denen das Kind sich selbst zu verstehen sucht, in denen es experimentiert und oft auch vorübergehende homosexuelle Erfahrungen macht. Das ist normalerweise kein Grund zur Beunruhigung.

Da die Sexualität aber in unserer Gesellschaft immer noch moralisiert und tabuisiert wird, ist es für das heranwachsende Kind oft schwer, eine natürliche und unbefangene Haltung zu ihr zu bekommen, beziehungsweise zu behalten. Die meisten Eltern, die selbst eine sexualverneinende Erziehung hinter sich haben, sind nicht in der Lage, hier eine gute Führung zu geben. Vielmehr könnten sie von ihren Kindern mehr lernen als diese von ihnen, denn ein Kind – vorausgesetzt, es wurde noch nicht erzieherisch verdorben – geht ja ganz natürlich, unvoreingenommen und »unschuldig« damit um und zeigt ihnen, wie wenig Schlechtes daran ist. Im Grunde ist die Sexualität genauso natürlich wie Essen und Schlafen – warum soll man sie nicht genauso unbefangen betrachten?

So ist es richtig, die Beziehung zum anderen Geschlecht in einer positiven Weise darzustellen, statt sie mit Vorstellungen von Schmutz und Sünde zu verderben (→ *Kap. Scham*). Man braucht nicht zu befürchten, daß das Kind daraufhin zum unersättlichen sexuellen Lüstling wird (weil man ihm keine hemmenden Schranken einprogrammiert hat) – im Gegenteil: gerade aus einer positiven Erwartung heraus wird es sehr viel behutsamer und natürlicher darauf zu- und damit umgehen. Daß sich der Trieb zur sexuellen Vereinigung auch durch Drohung und Verteufelung nicht unterdrücken läßt, hat sich in der gesamten Menschheitsgeschichte hinlänglich gezeigt. Daher ist es sinnvoller und in jeder Hinsicht gesünder, dem Kind Wege zu zeigen, auf denen es seine Geschlechtlichkeit erfreulich erleben kann. Die Eltern könnten ihrem Kind die anatomischen und biologischen Zusammenhänge erklären und ihm zugleich die seelische Bedeutung des intimen Kontaktes – immerhin handelt es sich hier um *körperliche Liebe* – vermitteln. Wenn das Kind diese auch nicht aus eigener Erfahrung nachvollziehen kann, entsteht doch ein unterbewußtes Wissen, daß es sich dabei um etwas außergewöhnlich Wertvolles handelt.

Bekanntlich ist es aber in unserer Zivilisation nicht möglich, ein völlig freies Liebesleben zu praktizieren, weil dabei – neben einem eventuellen Krankheitsrisiko – immer noch die *Verantwortung gegenüber einem eventuell gezeugten Kind* im Raume steht. Der/die Jugendliche kann dies durchaus verstehen und sich *selbstverantwortlich* danach richten. Vor allem die Mädchen sollten wissen, daß sie die »Hüterinnen des Lebens« sind und daß mit diesem Privileg auch große Verantwortung verbunden ist, die sie an keinen Mann delegieren können. Diese Tatsache darf allerdings nicht dazu mißbraucht werden, ihnen durch Angst-Moral die Sexualität und Liebesfähigkeit zu blockieren. Sie sollen – natürlich gilt dies auch für Jungen – fähig bleiben, einem geliebten Menschen auch körperlich zu begegnen und sich ihm mit allem Gefühl hinzugeben (→ *Kap. Scham*).

Neben der körperlichen und psychologischen hat der Unterschied zwischen den Geschlechtern auch noch eine soziale Bedeutung, die großen Einfluß auf Selbstwertgefühl und Liebesfähigkeit des Kindes haben kann. Wenn nämlich ein Mädchen oft signalisiert bekommt, daß es »nur« weiblichen Geschlechtes ist oder daß man eigentlich lieber einen Jungen gehabt hätte, wenn es sieht, daß der Bruder Rechte hat, die ihr verwehrt werden, oder daß er von der Mutter (weil er ein Mann ist) mehr geliebt wird, kann es vorkommen, daß sie ihr eigenes Geschlecht für minderwertig hält und es – mehr oder weniger bewußt – ablehnt. Die Jungen haben es scheinbar besser, denn sie sehen sich gegenüber den Mädchen höher geschätzt und bauen darauf oft einen Teil ihres Selbstwertgefühles auf. Da dieses aber nicht auf einer eigenständigen Qualität, sondern auf dem Unterschied zum vermeintlich minderwertigen Mädchen beruht, taugt es nicht viel und hindert sie daran, ihre eigentliche menschliche Qualität zu erfahren.

Wenn sowohl seitens der Mädchen als auch der Jungen ihr jeweiliges gesellschaftliches Rollenverhalten in die Liebesbeziehung eingebracht wird, kann keine echte Liebesbeziehung entstehen, in der sich das Wunder Frau mit dem Wunder Mann vereinigt und in der der Mann der Frau und die Frau dem Mann nackt und unmittelbar begegnet. Die Eltern sollten daher sehr genau darauf achten, jedem ihrer Kinder die ihm zustehende Achtung entgegenzubringen und keine geschlechtliche Diskriminierung zulassen (→ *Kap. Minderwertigkeitsgefühl*).

Die Entwicklung des Kindes

Körpergröße und Gewicht (durchschnittlich)		
Bei Geburt:	50 cm / 3000–3500 gr	
	Mädchen	Jungen
6 Monate	66 cm / 7,5 kg	68 cm / 7,5 kg
12 Monate	75 cm / 10 kg	76 cm / 10,5 kg
2 Jahre	86 cm / 12 kg	88 cm / 13 kg
4 Jahre	104 cm / 16,5 kg	105 cm / 17 kg
6 Jahre	118 cm / 21 kg	124 cm / 24 kg
8 Jahre	130 cm / 26 kg	129 cm / 26 kg
10 Jahre	140 cm / 32,5 kg	140 cm / 32,5 kg
12 Jahre	153 cm / 41,5 kg	150 cm / 40 kg
14 Jahre	162 cm / 52,5	163 cm / 50 kg

Der Säugling
Wenn ein Kind auf die Welt kommt, ist es von sich aus noch nicht lebensfähig, es benötigt deshalb ein Höchstmaß an Zuwendung und Liebe. Seine Sinnesorgane sind noch nicht richtig ausgebildet, es kann sich nicht selbständig fortbewegen, kann nicht bewußt kommunizieren. Die meisten Wahrnehmungen müssen erst durch die Lebenserfahrung einen Sinn bekommen. Im ersten Lebensjahr durchläuft das Kind die wesentlichen Entwicklungsstufen zur Lebensfähigkeit und besitzt normalerweise am Anfang des zweiten Jahres bereits eine gewisse Selbständigkeit: Es kann sprechen und beginnt zu laufen (mit ca. 11 Monaten kann es bereits stehen).

Das Kleinkind
Im Kleinkindesalter – bis das Kind mit ca. 3–4 Jahren in den Kindergarten kommt – wird es immer selbständiger und unabhängiger. Sein Leben ist eine ununterbrochene freiwillige Übung, in die man sich nicht mit Hilfestellungen oder Anweisungen einmischen sollte, im Gegenteil: je mehr das Kind aus eigenem Antrieb und in eigener Regie tun darf, desto schneller entwickelt es seine Fähigkeiten und desto selbständiger wird es. Jede neue, selbst eingeübte Fertigkeit bedeutet ein Erfolgserlebnis und erfüllt es mit Befriedigung und Stolz. Wie zufrieden ist ein Kind, wenn

es wieder etwas Neues gelernt hat, zum Beispiel einen Schuh zuzubinden! Es bemüht sich ernsthaft darum und will und darf dabei nicht gestört werden.

Parallel zur körperlichen Entwicklung nimmt seine geistige Kapazität schnell zu. Mit 1 1/2 Jahren besteht sein Wortschatz aus 10–20 Wörtern, mit 3 Jahren kann es fließend sprechen, mit 3 1/2 kommt eine Phase, in der es vorübergehend stottert, mit 4 Jahren erzählt es Geschichten und spricht mit 5 Jahren einigermaßen richtig. Es ist einleuchtend, daß es diese kommunikativen Fähigkeiten umso besser lernt, je mehr Gelegenheit es dazu bekommt.

Die Beziehung zur Mutter wird bewußter und intensiver. Sie ist in dieser Zeit, in der es sich in die Welt hinaus orientiert, Zuflucht und Trost, das sichere Nest, in das es jederzeit zurückfliehen kann. Im Laufe des zweiten Lebensjahres nimmt seine Zuneigung zur Mutter zu, während es mit anderen Kindern oder Tieren oft roh umgeht (Schlagen, Treten, Beißen). Mit 2 1/2 Jahren treten Eifersüchte auf jüngere Geschwister, Angriffe gegen andere Kinder und eine Tendenz zu Zeremonien (auch in Kußform) auf, mit 3 Jahren läßt die körperliche Aggressivität nach und freundlicheres Verhalten setzt sich durch. Wie stark sich diese typischen »asozialen« Verhaltensweisen ausprägen, hängt auch davon ab, wie es behandelt wird und welcher Geist in der Familie herrscht. Wenn es Aggressivität oder Unterdrückung erlebt, so wird es nicht nur entsprechende Widerstände dagegen entwickeln, sondern sie auch selbst als normal in sein Verhaltensrepertoire aufnehmen.

Ab etwa drei Jahren ist der Besuch eines Kindergartens möglich und günstig, weil es sich jetzt mehr und mehr nach außen orientiert. In diese Zeit fällt auch die sogenannte Trotzphase, in der es beginnt, mehr Eigenständigkeit zu entwickeln. Reagieren Sie darauf elastisch und verständnisvoll und versuchen Sie auf keinen Fall, seinen Willen zu brechen – denn den will es ja jetzt entwickeln. Man muß immer bedenken, daß das kleine Kind nicht aus bewußtem Vorsatz handelt, sondern aus einem inneren biologischen Antrieb, der in seiner Entwicklung einen Sinn hat.

In diesem Alter beginnt jedes Kind auf seine Weise die Welt zu erkunden, es kann ja jetzt laufen und sich selbständig irgendwohin begeben, seinen Aktionskreis nach eigenen Wünschen gestalten. Es kann auch immer besser sprechen, kommunizieren – die Welt und die Menschen werden zu Faktoren, mit denen es sich auseinandersetzt. Natürlich erweitert es dabei seine Beziehungen, nimmt Kontakt zu anderen Kindern auf, beginnt ein gewisses Eigenleben. Jetzt haben die Eltern die größte Freude an ihm, weil sich die werdende Persönlichkeit in einer sehr natürlichen und unverdorbenen Weise herausbildet und das Kind voll positiver Erwartungen und mit großer Offenheit auf die Menschen zugeht.

Sensible Phasen
Ein gesundes Kind ist ständig damit beschäftigt, seinen geistigen Horizont und seinen persönlichen Bewegungsradius zu erweitern. Das ist übrigens bei uns »Erwachsenen« nicht anders, auch wir lernen ja jeden Tag etwas dazu. Diese Lernprozesse verlaufen sehr individuell und wenig vorherplanbar. In welchem Umfang und in welcher Hinsicht sie stattfinden, bestimmt unser innerer, unterbewußter

Mensch. Sobald wir für einen bestimmten Wachstumsschritt beziehungsweise ein Lebens-Thema reif geworden sind, öffnet sich unser Bewußtsein dafür, sei es dadurch, daß wir darauf aufmerksam und neugierig werden, sei es, daß es sich uns als Problem entgegenstellt.

In diesen besonderen, »sensiblen Phasen« findet der größte Teil unsere Persönlichkeitsentwicklung statt, sind wir für den betreffenden Lerninhalt ganz offen und empfänglich. Das ist beim Kleinkind zum Beispiel jene Zeit, in der es zu hören, zu sehen, zu sprechen und zu gehen lernt; später ist es dann die bewußte soziale Kontaktaufnahme und die Entdeckung der Sexualität. Auch der Eintritt in den Kindergarten und die Schule, die Pubertät, die Gründung der eigenen Familie, die Integration in die soziale Hierarchie, die Schicksalsschläge, das Klimakterium und das Altern sind solche Phasen, in denen der Mensch besonders sensibel und empfänglich für eine bestimmte Lebensrealität ist, in denen sich seine Beziehung zur Welt ändert und sich sein Bewußtsein erweitert.

Wenn die sensible Phase gut und harmonisch verläuft, erwirbt das Kind die ihr zugeordnete Fähigkeit optimal, wogegen diese sich, wenn es dabei gestört oder behindert wird, nur eingeschränkt entwickelt und von unguten Gefühlen begleitet wird. Sicher erinnern Sie sich auch selbst an ähnliche Situationen: wie Sie sich mit Begeisterung und Offenheit auf irgend etwas Neues »stürzten« und wie Sie nach kurzer Zeit den Spaß daran verloren, weil man Sie auslachte, kritisierte oder sonstwie behinderte. Solche unerfreulichen Erlebnisse hat ein Kind oft. Je sensibler es ist, desto tiefer wird es davon getroffen und blockiert, nicht nur in bezug auf die betreffende Thematik, sondern auch in seinem ganzen Selbstvertrauen. Dabei kann es in einen Teufelskreis geraten: Sein reduziertes Selbstvertrauen führt dazu, daß es sich zu wenig zutraut; deshalb hat es kaum Erfolg, und dies wiederum verstärkt sein Minderwertigkeits- oder Unfähigkeitsgefühl.

Wird zum Beispiel ein Kind in jener Zeit, in der es sprechen lernt, oft durch ungeschicktes Verhalten seiner »Ansprechpartner« frustriert, die es in seinen unbeholfenen Versuchen nicht ernst nehmen oder auslachen, so kann es einen Teil seiner Freude daran verlieren und Probleme mit dem Sprechen bekommen. Ähnliches gilt für die Phase, in der das Kind von sich aus beginnt, die Windeln abzulehnen und selbständig die Toilette aufzusuchen. Einmischung oder psychischer Druck (durch zu akzentuiertes Lob oder durch Kritik) kann diesen wichtigen Umstellungsprozeß, bei dem viele körperliche und psychische Faktoren mitspielen, stören und eventuell langdauernde Probleme mit der »Stubenreinheit« erzeugen (→ *Bettnässen*, → *Einkoten*).

Alle wichtigen Umstellungs- und Entwicklungsphasen haben ihren eigenen Rhythmus; man sollte an ihnen nicht herummanipulieren. Eine Blume kann man auch nicht mit Gewalt zum Blühen bringen – man kann nur günstige Bedingungen schaffen und auf den Augenblick warten, an dem alle mitwirkenden Faktoren zusammenpassen. Gehen Sie deshalb, wenn möglich, immer auf das ein, was Ihr Kind momentan am meisten interessiert. Eigentlich erwartet es von Ihnen, daß die betreffende Thematik für Sie ebenso wichtig ist und daß Sie sie mit ihm »durchspielen«.

Die Situation des Kindes

Das Kindergarten- und Schulkind
Mit zunehmendem Alter wächst das Bedürfnis nach Kontakten. Im Kindergarten lernt das Kind andere Menschen und deren Eigenarten kennen. Dadurch erweitert sich sein geistiger Horizont erheblich. Zudem vertieft sich jetzt die Erfahrung – teilweise wurde sie schon im Umgang mit Geschwistern gemacht –, daß andere Menschen eigene Bereiche haben, die es respektieren, und daß es eine Ordnung gibt, in die es sich einfügen muß. Eine große Rolle spielen dabei die Erzieher/innen, die das Kind mit sanfter Hand zu einer neuen äußeren und sozialen Ordnung anleiten, wobei sie seine eigene Art als Ausdruck seiner Individualität berücksichtigen sollten.

Normalerweise gehen Kinder mit Freude und Interesse an diesen »Arbeitsplatz«. Deshalb wäre es ein warnendes Zeichen, wenn Ihr Kind nicht mehr gern in den Kindergarten ginge. Der Grund dafür könnten Erzieher/innen sein, die es nicht gut beziehungsweise richtig behandeln, oder andere, sich asozial verhaltende Kinder, die vielleicht aus einem problematischen Milieu kommen. Wenn sich solche Umstände nicht ändern lassen, kann es unumgänglich werden, den Kindergarten zu wechseln. Manchmal genügt auch einfach eine Pause. Natürlich könnte das Problem auch bei Ihrem Kind selbst liegen, das sich nicht einordnen kann oder zu ängstlich ist. Dann wäre eventuell eine kinderpsychologische Therapie erforderlich, um Probleme in seiner sozialen Entwicklung zu verhindern. Sie könnten es auch mit der *Bach-Blüten-Therapie* versuchen, die bei Kindern oft sehr erfolgreich ist.

Der Eintritt in die Schule bedeutet einen weiteren Fortschritt in der sozialen Eingliederung. Nun beginnt schon der Ernst des Lebens, weil das Kind sich nicht nur in eine strengere Ordnung einfügen, sondern auch Leistung erbringen muß. Aber auch hier kann man grundsätzlich davon ausgehen, daß ein Kind daran interessiert ist, zu lernen und arbeiten, wenn es ihm Spaß macht. So ist es wichtig, ihm den zu lernenden Stoff möglichst auf spielerische Weise anzubieten und ihm reichlich Gelegenheit zum Erfolgserlebnis zu verschaffen. Wenn Sie aber feststellen, daß Ihr Kind nicht mehr gerne lernt oder sich vor der Schule fürchtet, sollten Sie sofort den Grund dafür herauszufinden suchen. Vielleicht ist es ein ungeschicktes Verhalten der Lehrer/innen, was in Anbetracht der überfüllten Klassen verständlich ist; dann könnte eine Aussprache helfen, in der Sie mehr Verständnis für Ihr Kind wecken. Eventuell ist auch die Lehrmethode und Schulart nicht geeignet. Es gibt Kinder, die in den normalen, leistungsbetonten Schulen gut mitgekommen, aber es gibt auch Kinder, die zarter veranlagt sind und für den harten Konkurrenzdruck nicht geeignet sind, so daß sie eine andere Unterrichtsform brauchen. Es ist oft erstaunlich, wie Kinder nach einem Schulwechsel aufblühen.

Schon im Kindergartenalter beginnt das Kind, individuelle Freundschaften zu schließen und gezielte Beziehungen aufzunehmen. Dabei gibt es auch immer wieder die üblichen Komplikationen mit Eifersucht, Mißverständnissen und Enttäuschungen, und es wäre gut, dem Kind in solchen Fällen immer eine versöhnliche Erklärung zu geben, damit es lernt, den anderen Menschen nicht nur aus der eigenen Erwartungshaltung zu sehen, sondern auch als eigenständiges Individuum, das ebenfalls Ansprüche hat. Das schließt allerdings nicht aus, daß es, wenn es angegriffen wird, sich auch wehren darf und soll.

Manche Eltern legen großen Wert auf ihre gesellschaftliche Position und neigen dazu, ihre Kinder schon früh auf die soziale Rangordnung zu programmieren. Vielleicht verbieten oder erschweren sie ihren Kindern deshalb den Umgang mit Altersgenossen aus sozial schwächeren Kreisen. Davon ist abzuraten, weil das Kind, wenn es seine Beziehungen nicht »von Mensch zu Mensch« aufnehmen darf, die Fähigkeit, herzliche Beziehungen einzugehen, teilweise verlieren kann. Später kann es dann immer noch, falls es selbst will, auf gesellschaftliche Kriterien achten. Im Grunde sollte man alles, was aus dem freien, natürlichen Gefühl heraus geschieht, unterstützen, weil darin der seelische Reichtum eines Menschen liegt.

Pubertät

Mit der Pubertät endet die Kindheit. Sie beginnt bei den Mädchen mit etwa 11 bis 12 Jahren und bei den Jungen mit 13–14 Jahren. Das Kind wird geschlechtsreif und entwickelt die äußeren Zeichen seines Geschlechtes. Die Pubertät bedeutet nicht nur eine körperliche, sondern auch eine sozialen Umbruchsphase. Das Kind ist – biologisch gesehen – jetzt in der Lage, selbst Kinder zu zeugen und eine eigene Familie zu gründen.

Eigentlich müßte es jetzt den schützenden Kreis der Familie verlassen, von der es alles bekommen hat, was es zum Erreichen dieses Zieles brauchte. Üblicherweise sind in unserer Zivilisation aber die Kinder trotz ihrer körperlichen Reife psychisch noch ziemlich unreif. Es dauert meist noch Jahre, bis sie auf eigenen Beinen stehen können. Ursache dafür sind Eltern, die ihr Kind nicht konsequent auf die Selbständigkeit vorbereitet haben beziehungsweise es nicht aus ihrer Obhut entlassen, aber auch die komplexen psychischen Zusammenhänge unserer Gesellschaft, die sozialen Strukturen, das Erziehungs- und Schulsystem und die wirtschaftlichen Verhältnisse, die dem Jugendlichen meist erst mit 18–21 Jahren den Erwachsenen-Status einräumen. Dennoch sollte das Kind jetzt, wo es in der Pubertät zum Jugendlichen wird, bewußt auf die Selbständigkeit vorbereitet werden, indem man ihm mehr Freiheiten und Rechte gewährt und es zugleich an größere Verantwortung gewöhnt. Es sollte auch spätestens jetzt ein eigenes »Revier« bekommen (→ *Kap. Das Revier*).

Das wichtigste an der Pubertät ist allerdings die Sexualität, die jetzt zum ernstzunehmenden und grundlegenden Faktor in seinem Leben wird. In dieser Übergangsphase, die sich über mehrere Jahre hinziehen kann, fühlt sich das Kind sehr verunsichert, weil es merkt, daß es nicht mehr Kind, aber auch noch nicht erwachsen ist, und weil es mit seinem neuen Körpergefühl noch nicht richtig umgehen kann – nicht zuletzt, wegen der Tabuisierung der Sexualität.

In dieser Phase wäre es gut, wenn Eltern oder Erzieher ihm dadurch zu Hilfe kämen, daß sie es ernst nehmen. Es sollte auch alles erfahren, was es über das Geschlechtsleben zu wissen gibt – wahrscheinlich besitzt es bereits einige Kenntnisse –, und zwar in einer natürlichen, moralfreien Weise. Von einem unbefangenen

Verhältnis zur eigenen Sexualität hängt ganz wesentlich sein Selbstwertgefühl und auch seine Verantwortungsfähigkeit ab. Es ist sicher schädlich für seine Persönlichkeitsentwicklung, wenn ein Jugendlicher im Konflikt zwischen seinem natürlichen Trieb und einer auferzwungenen und unverständlichen Moral leben muß. Schuldgefühle, Minderwertigkeitsgefühle, Ängste, Hingabeunfähigkeit, Frustrationen, ein neurotisches Ausleben des Triebes oder krankhafte Schamgefühle sind meist die Folge. Es sollte die Sexualität als etwas ganz Natürliches erfahren – und keineswegs als schmutzig oder sündig. Wichtig ist dabei aber, neben der Erkrankungsgefahr auch auf die große Verantwortung hinzuweisen, die sie mit sich bringt. Denn es besteht ja immer die Gefahr, daß aus einem unbedachten Geschlechtskontakt ungewollt ein Kind entsteht (→ *Kap. Die Beziehung zum anderen Geschlecht*).

Die Familie

Die ideale Familie

Ein Kind braucht ein »warmes Nest«, in dem es sich wohlfühlen kann, in dem es Liebe, Nahrung, Schutz und Freude findet. Normalerweise ist dies die Familie mit allem Drumherum: den materiellen Gegebenheiten, den Angehörigen und nicht zuletzt dem guten Geist, der dort vorherrscht. Sie erhält und festigt sein Urvertrauen, weil sie ihm die Erfahrung vermittelt, daß es die »heile Welt« gibt.

Als Urmodell der menschlichen Gesellschaft bietet sie ihm auch die Möglichkeit, unter »abgepolsterten« Bedingungen soziales Verhalten zu erlernen, das darin besteht, sich ohne Selbstaufgabe in einem begrenzten Lebensraum zu verwirklichen und dabei die Rechte seiner Mitmenschen zu beachten. Hier kann sich das Kind darin üben, anderen mit Freundlichkeit und Toleranz entgegenzukommen, ihre Ansprüche ernstzunehmenm und zugleich die eigenen zu verteidigen, mit dem anderen Geschlecht liebevoll und mit dem gleichen Geschlecht freundschaftlich umzugehen, die Autorität, die von Eltern und älteren Geschwistern repräsentiert wird, anzuerkennen und sie gegenüber den jüngeren auszuüben, Verantwortung zu übernehmen und anderen selbstlos zu helfen, die eigenen Interessen zurückzustekken, sich aber auch im richtigen Maße durchzusetzen, und seine Kräfte in ein gemeinsames Werk einzubringen. So wird das Kind in der familiären Gemeinschaft liebesfähig, kontaktfreudig, umgänglich, tolerant, respektvoll und selbstbewußt, weil es gute und spielerische Rahmenbedingungen für den Umgang mit anderen Menschen findet.

Wenn alles gut geht, ist die Familie das gerne aufgesuchte, harmonische Zuhause. Oft allerdings wird sie zum unangenehmen Ort des Streites oder Zwanges, der Opfer oder des Verzichtes, der Demütigung oder Unterdrückung. Das ist schade und müßte nicht sein. Denn so viel gehört gar nicht dazu, um eine gute familiäre Atmosphäre zu erzeugen: Wir brauchen nur unsere Angehörigen in ihrer Art und ihren Wünschen zu respektieren, ihre Freiheiten nicht unnötig einzuschränken, in unseren Erwartungen und Forderungen nicht nur von uns selbst auszugehen und uns, wenn wir ihnen etwas vorwerfen, zuerst an die eigene Nase zu fassen.

Eigentlich sollte man von einem anderen Familienmitglied nie mehr verlangen, als er/sie freiwillig zu geben bereit ist. »Das geht doch nicht – wenn ich keinen Druck ausübe, tut mein Kind (oder mein/e Partner/in) überhaupt nichts!« werden Sie dagegen vielleicht einwenden. Zweifellos gibt es solche Situationen. Oft aber sind Verweigerung und Widerstand nur die Reaktion auf zu viel Zwang und würden bei mehr Toleranz und Entgegenkommen verschwinden. Auch die Art, wie wir unsere Wünsche äußern, spielt eine Rolle – es heißt ja »Der Ton macht die Musik«. Wie auch immer, sicher ist es besser, die Pflicht- und Familien-Programme zu reduzieren und sich auf das zu beschränken, *was wirklich nötig ist*, als die Familienatmosphäre durch Ansprüche (die doch nicht erfüllt werden), Vorwürfe und Streit zu vergiften.

Familienprobleme

Trotz den vielen Vorteilen, die die Familie aufweist, hat sie auch problematische Seiten, die man verstehen und berücksichtigen muß, wenn man dem Kind einen guten Start ins Leben ermöglichen will.

Dazu ist es wichtig, sich daran zu erinnern, daß menschliches Sein auf zwei »Ebenen« verläuft: der *irdisch-körperlichen* und der *seelisch-geistigen*. Die erste Ebene entspricht dem animalischen Instinktmenschen in uns, der wie ein Tier in freier Wildbahn mit allen möglichen Strategien zu überleben und sich zu entfalten versucht. Da wir gelernt haben, ihn zu unterdrücken oder zu verleugnen, ist uns meist nicht klar, wie sehr er – zum Beispiel in Form des Besitz- und Machtstrebens, aber auch der Sexualität – unser gesamtes Tun und Lassen bestimmt. Die andere Ebene entspricht unseren höheren menschlichen Qualitäten, die uns über die »primitive« Natur erheben: Bewußtheit, Icherkenntnis, Moral, Religion, Ethik, Verantwortung usw. Von ihr aus können wir das wilde Tier zähmen, die Rechte und Bedürfnisse anderer anerkennen und bei Bedarf liebevollen Verzicht leisten. Weder die eine noch die andere Ebene allein ermöglicht es uns, ein sinnvolles, erfülltes und wohltätiges Leben zu führen – das gelingt erst, wenn beide im richtigen Verhältnis zusammenwirken. So müssen wir nicht nur edel, sondern auch primitiv, nicht nur gewalttätig, sondern auch hilfsbereit, nicht nur selbstlos, sondern auch egoistisch sein.

Die meisten familiären Probleme entstehen dadurch, daß die irdisch-körperliche Ebene nicht genügend berücksichtigt wird, die animalischen Bedürfnisse – Überleben, Macht, Sex – nicht befriedigt und grundlegende Instinktgesetze mißachtet werden. Würden wir bewußter mit unseren Basis-Instinkten umgehen und sie weder zu sehr unterdrücken noch zu sehr betonen, so könnte unser soziales Zusammenleben wesentlich besser funktionieren.

Der Überlebenskampf
Jedes Lebewesen – Mensch wie Tier – befindet sich vom ersten Augenblick seines Daseins an in einem ununterbrochenen Konkurrenz- und Überlebenskampf, weil in unserer Welt ein begrenzter Raum unter einer ständig zunehmenden Anzahl von Lebewesen aufgeteilt werden muß, die alle wachsen und sich verwirklichen wollen. Wir müssen zusehen, daß wir bekommen, was wir zum Leben und zur Selbstverwirklichung brauchen, und notfalls darum kämpfen. Es ist wie im Dschungel: wer genügend Bananen bekommt, überlebt. Die Banane – das ist für das Kind zum Beispiel die Nahrung, die Liebe, der Platz bei der Mutter, und für den Erwachsenen außerdem noch der Vorteil, der/die Partner/in, der Lebensraum, der Besitz, das Ansehen, die

Macht. Wenn wir davon so viel bekommen, wie wir brauchen, geht es uns gut. Dann können wir so werden, wie wir veranlagt sind, und das tun, was wir wollen – wir können uns verwirklichen. Also versuchen wir, möglichst viele »Bananen« zu ergattern und schrecken notfalls nicht davor zurück, sie einem anderen wegzunehmen.

Betrachten wir es einmal ehrlich: Wenn es uns um ein wichtiges Bedürfnis geht oder wenn wir ernstlich bedroht werden, erwacht eine Art Raubtier in uns, das sich nimmt, was es braucht oder will, und seine Konkurrenten oder Feinde bekämpft. Dies ist uns nur oft nicht bewußt, weil wir dabei meist »zivilisiert« vorgehen, das heißt: wir kämpfen nicht nur subtiler und raffinierter, sondern verstehen es auch, unser Handeln moralisch zu rechtfertigen, indem wir alles, was uns paßt, für gut erklären, und das, was uns hinderlich oder schädlich ist, für schlecht.

Dieses natürliche und »wilde« Konkurrenzverhalten kann zwar nicht aus der Welt geschafft, aber doch durch eine gute Behandlung des Kindes humanisiert werden. Denn positive Erfahrungen und günstige Lebensbedingungen in den ersten Lebensjahren verhindern, daß sich in der kindlichen Psyche Bedrohungsgefühle, Feindbilder und Aggressionen festsetzen. Kinder, deren Grundbedürfnisse – neben Nahrung und Platz ist dies vor allem die liebevolle Zuwendung der Mutter oder Bezugsperson – ausreichend gestillt werden, leben aus einem Gefühl der Sicherheit und Zufriedenheit. Da ihnen nichts Wesentliches fehlt, sind sie friedlich, freundlich und verträglich. Kommen sie aber zu kurz, so beginnen auch sie instinktiv, ums Überleben zu kämpfen.

Bei solchen Situationen zeigt sich, daß ein Kind kein »unschuldiges« Wesen im Sinne der idealistischen Romantiker ist, sondern sich trotz seiner Hilflosigkeit effektiv und rücksichtslos durchsetzen kann. Zwei unterschiedliche Strategien lassen sich dabei beobachten: einerseits mitleiderweckende Schutzbedürftigkeit, andererseits fordernde Rücksichtslosigkeit. Im ersten Falle nimmt das Kind eine betont hilfsbedürftige, schwache oder jämmerliche Haltung ein, so daß niemand ihm die Erfüllung seiner Wünsche verweigern kann. Manchmal entwickelt es zu diesem Zweck sogar eine Krankheit, die seine Bezugsperson zu mehr Zuwendung und Aufmerksamkeit zwingt. (Denken Sie an diese Möglichkeit, wenn Ihr Kind ohne erkennbaren Grund krank wird – dann heißt es: Liebe ist die beste Medizin.) Im zweiten Fall erzwingt es seinen Willen durch »rücksichtsloses« Fordern, zum Beispiel durch wütendes Geheul oder ununterbrochenes Drängen oder auch, indem es irgendwelche Untaten verübt, von denen es weiß, daß sie die Aufmerksamkeit der Eltern erregen.

Das »Revier«
Viele Schwierigkeiten im familiären Zusammenleben entstehen aus dem instinktiven Bedürfnis der Mitglieder nach einem Bereich, in dem sie sich ungehindert entfalten können und in dem sonst niemand etwas zu suchen hat. Wir wollen ihn in Anlehnung an das Tierreich »Revier« nennen. Denn genau wie beim Tier hängen unser Überleben und unser Wohlergehen davon ab, daß uns genügend materieller und sozialer Lebensraum zur Verfügung steht – er ist bei uns nur etwas differenzierter und »zivilisierter«. Vom Prinzip her gesehen besteht aber kein wesentlicher Un-

terschied zwischen einem Hund, der sein Revier durch Bäume-Bepinkeln markiert und es wütend gegen Eindringlinge verteidigt, und einem Menschen, der einen Zaun um seinen Besitz zieht, eine gesellschaftliche Stellung beansprucht oder seine Konkurrenten »auf ihren Platz« verweist. Meist geht es uns, wenn wir an andere Menschen Ansprüche stellen oder uns gegen ihre Übergriffe wehren, um unser Revier, das heißt um Überlebens- und Entfaltungschancen. Besonders deutlich wird dies im Sexualleben, wo wir nicht nur werben und erobern, sondern auch eifersüchtig unseren »Besitz« am Fremdgehen – das heißt am Verlassen unseres Revieres – zu hindern und jeden Eindringling zu verjagen versuchen.

Wie stark diese Revieransprüche sind, hängt von der individuellen Veranlagung ab: Während dem einen Kind sein Bett genügt, beansprucht das andere das ganze Zimmer, während sich das eine bescheiden mit einer kleinen Anerkennung begnügt, verlangt das andere nach demonstrativen Belobigungen, und während das eine sich problemlos die Mutter mit Geschwistern teilen kann, will das andere sie ganz für sich allein. Daher sollte sich auch die elterliche Zuwendung am Bedarf des Kindes orientieren. Wenn das Kind soviel bekommt, *wie es selbst beansprucht*, gibt es keine schweren Komplikationen. Die Liebe »gerecht« auf alle Kinder zu verteilen, ist unmöglich, weil sie kein objektiv meßbarer Gegenstand ist; vielmehr geht es darum, jedem Kind gerecht zu werden, indem man sich an *seinem* persönlichen Bedürfnis orientiert.

Auch das kleine Kind erobert sich ein Revier und verteidigt es mit allen ihm zur Verfügung stehenden Mitteln: zum Beispiel den Platz im Bett der Mutter oder ein bestimmtes Spielzeug (»Das ist meins!«) oder eine Ecke in der Wohnung, aus der es die anderen vertreibt. Es gibt unzählige Revieransprüche, und worin auch auch immer sie bestehen, sie sind Bestandteil unserer Lebensmotivation und müssen gerade bei kleinen Kindern großzügig respektiert werden.

Beobachten wir einmal, was oft passiert, wenn ein zweites Geschwister geboren wird. Da ist zunächst das erstgeborene Kind, das Zuwendung und Lebensraum besitzt und sich, so gut es ging, in der Welt, also der Familie, eingerichtet hat. Nun kommt das Neugeborene – sozusagen aus dem Nichts – und nimmt ihm etwas weg: die liebevolle Zuwendung der Mutter, die sich jetzt bevorzugt mit dem Baby beschäftigt, eventuell auch den Platz im Bett der Mutter, Essen oder Vorrechte. Da Überleben und Selbstverwirklichung jedes Kindes von diesen Umständen abhängen, wittert das zurückgesetzte erstgeborene Kind instinktiv Gefahr und beginnt, sich gegen der Verlust seiner Privilegien zu wehren. Entweder geht es dann aktiv gegen den Eindringling vor, indem es zum Beispiel den Kinderwagen die Treppe hinunterschubst oder vorschlägt, das Geschwister ins Klo zu werfen oder es wieder in das Geschäft, wo es »gekauft« wurde, zurückzubringen. Oder es setzt seine Bezugspersonen gefühlsmäßig unter Druck, entwickelt Verhaltensstörungen oder wird krank. Typisch sind dann Bettnässen, Stottern, asoziales Verhalten, Rückfall in frühkindliches Verhalten oder Ängstlichkeit. Damit versucht es, noch bedürftiger als das Neugeborene zu werden, um dessen Platz zu bekommen (→ *Eifersucht*).

Solche Reaktionen treten allerdings kaum auf, wenn das Kind bis dahin immer bekommen hatte, was es brauchte, und wenn sich die Mutter ihm wie bisher widmet. Sie sollte ihrem erstgeborenen Kind die gleiche Zuwendung geben wie bisher und ihm, falls es eifersüchtig reagiert, immer wieder demonstrativ zeigen, daß es weiterhin *an erster Stelle* steht.

Das nachgeborene Kind hat dieses Problem nicht, denn es lernt die Welt von vorneherein mit ihrer bestehenden Ordnung kennen. Die Stellung seiner älteren Geschwister ist eine Tatsache, und es ordnet sich ganz instinktiv dort ein, wo ihm die Gruppe Platz macht. Auch in der Natur schließt sich das kleinste und jüngste Tier hinten an. Das ältere Geschwister wird ihm freundlich und großzügig entgegenkommen, wenn es sieht, daß ihm nichts weggenommen wird.

Wichtig ist auch, daß sich die Eltern aus den Revierkämpfen ihrer Kinder so weit wie möglich heraushalten, damit sie nicht die natürliche »Hackordnung« stören, in der das ältere Geschwister die Führungsrolle hat. Natürlich gibt es auch einmal Situationen, in denen man das jüngere Geschwister gegen das ältere schützen muß. Oft kann man allerdings beobachten, daß das kleinere Kind das größere herausfordert, weil es sich notfalls der elterlichen Hilfe sicher ist. Davor würde es sich hüten, wenn es die Folgen seines Verhaltens selbst tragen müßte.

Das Ausmaß des Revierbedürfnisses ist, wie wir gesehen haben, ausgesprochen subjektiv. Letztlich kann niemand für einen anderen Menschen bestimmen, was und wieviel dieser braucht, und wir müssen uns im Umgang mit Kindern stets an dem von ihnen geäußerten Anspruch, nicht aber an unseren eigenen Maßstäben orientieren. Während Sie vielleicht eine bestimmte organisatorische oder erzieherische Maßnahme, mit der Sie Ihrem Kind ein Recht oder einen Entfaltungsbereich beschneiden, für nicht schwerwiegend halten, können Sie es damit eventuell ungewollt so sehr treffen, daß es schwer erkrankt.

Manche Menschen meinen, man könne das »primitive« Revierverhalten durch Vernunft oder Moral überwinden. Man braucht es aber nur einmal in der Praxis auszuprobieren, um zu erkennen, daß es dabei Grenzen gibt. Wie fänden Sie es zum Beispiel, wenn Ihr Nachbar ohne Erlaubnis Ihre Wohnung betreten, wenn Ihre Schwiegermutter einfach die Führung des Haushalts übernehmen oder Ihr Schwiegervater, ohne Sie zu fragen, Ihr Auto benützen würde? Zumindest wollen Sie um Erlaubnis gefragt werden, denn die Frage: »Darf ich das?« besagt zugleich: »Ich erkenne an, daß dies eigentlich zu deinem Herrschaftsbereich gehört und ich darin keine Rechte habe«.

Die Rechte eines anderen Menschen zu achten, heißt nichts anderes, als sein persönliches Revier zu respektieren. Eltern ist es oft nicht klar, daß ihr Kind ähnliche Revier-Ansprüche und -Bedürfnisse wie sie selbst hat und daß *sein Wohlergehen davon abhängt, ob sie befriedigt werden und man ihm den gebührenden Respekt entgegenbringt.* Aber wie heißt es so oft: »Ein kleines Kind braucht so was nicht« oder »Sei mit dem zufrieden, was man dir gibt!« Erinnern Sie sich noch an solche Situationen, in denen man einfach über Sie verfügte und Ihnen unmißverständlich zeigte, daß ein Kind noch kein vollwertiger Mensch ist?

Man ahnt kaum, wieviele Persönlichkeitsstörungen und Krankheiten ihre Ursache in einer gewaltsamen Beschränkung oder einem Verlust des Revieres in der Kindheit haben. Dabei hängt die Art der Störung von der Veranlagung des Kindes ab. Hat es ein nachgiebiges, eher schwaches Gemüt, so wird dadurch sein Wille geknickt oder gebrochen, und es wird übertrieben angepaßt und gehorsam werden, immer schnell aufgeben und nie richtig »bei sich« sein. Besitzt es aber eine Kämpfernatur und einen starken Willen, so wird es in eine aggressive Dauer-Haltung kommen, sich stets widersetzen und »schwer erziehbar« werden. Es ist wichtig, diese Verhaltensweisen als Folge ungeschickter Behandlung zu verstehen, damit man sie dem Kind nicht vorwirft und es durch Ablehnung noch tiefer hineintreibt. Fatal ist daran auch, daß sie meist im späteren Leben fortbestehen, so daß der betreffende Mensch entweder eine Art angepaßtes Schattendasein (zum Beispiel als typischer Untergebener mit gebeugter Körperhaltung) führen oder auf jede Autorität übertrieben aggressiv reagieren wird (zum Beispiel als sogenannter Gerechtigkeitskämpfer, der sich eigentlich immer noch im Kampf gegen die elterliche Autorität befindet).

Sicher haben Sie beobachtet, wie gut es Ihrem Kind tut, wenn Sie seine Wünsche erfüllen – vorausgesetzt natürlich, daß sie realisierbar und gegenüber den anderen Familienmitgliedern vertretbar sind. Noch ein weiterer positiver Effekt ergibt sich daraus, daß Sie Ihrem Kind Revier und Recht zugestehen: Sie fördern damit seine Toleranz und Großzügigkeit. Denn wer das Gefühl hat, genug zu besitzen, kann entspannt und selbstlos davon abgeben. Wer sich aber zu kurz gekommen oder unterprivilegiert fühlt, wird um das Wenige, das er hat, kämpfen, weil – biologisch gesehen – davon ja sein Überleben abhängt.

In der Pubertät werden die Revier-Ansprüche besonders stark, weil das Kind jetzt eigentlich instinktiv darauf eingestellt ist, eine eigene Familie zu gründen. In jenen Kulturen, in denen die Kinder im Familienbereich bleiben und sich dieser durch angeheiratete Schwiegerkinder vergrößert, werden bestimmte Bereiche eingerichtet, in denen die junge Familie für sich sein kann. Früher war es auch üblich, daß der Sohn hinaus in die Welt zog, um sich dort ein eigenes Revier und eine Frau zu suchen. Die Tochter dagegen wurde verheiratet, womit auch sie ihren eigene Herrschaftsbereich bekam (falls sie nicht von der Schwiegermutter unterjocht wurde). In unserer Kultur aber werden die Kinder nicht mit der Pubertät aus dem Familienkreis entlassen, teils, weil das Geld fehlt und weil die Erziehungsstrukturen auf ein höheres Alter ausgerichtet sind, teils aber, weil die Eltern sie aus Überfürsorge, Lebensangst oder egoistischer »Liebe« nicht freigeben können. Dadurch wird ihre Entwicklung zum selbstverantwortlichen, selbständigen und geschlechtspotenten Menschen behindert und der Prozeß des Erwachsenwerdens verzögert (→ Kap. Pubertät).

Daher sollte Ihr Kind spätestens mit der Pubertät (eigentlich, sobald es darum bittet) einen eigenen Bereich bekommen, in dem niemand sonst etwas zu suchen hat. Falls (für Jugendliche) kein eigenes Appartement möglich ist, braucht es doch zumindest ein eigenes Zimmer – egal, wie klein – oder notfalls einen bestimmten Bereich, der ihm allein gehört. Sie als Vater oder Mutter sollten dieses Revier als

»fremdes Territorium« respektieren und darin nichts ohne Rücksprache mit Ihrem Kind unternehmen. Dadurch fördern Sie seine Fähigkeit, auch später seinen Lebensraum zu beanspruchen und zu verteidigen – zum Beispiel den Arbeitsplatz gegen Konkurrenten oder den Ehepartner gegen die Schwiegereltern.

Natürlich ist Ihr Kind für seinen Bereich verantwortlich, das heißt: es kann ihn so ordentlich oder unordentlich gestalten, wie es will. Die Eltern sollten ihm sein Zimmer lassen, wie es ihm gefällt, es nicht kontrollieren, nicht unerlaubt hineinplatzen, nicht stören, wenn Freunde/innen zu Besuch sind – kurz: ihr Kind so respektieren, wie sie es selbst gerne hätten. Es soll sich ja jetzt zum/r selbstbewußten »Revierhalter/in« entwickeln.

Keine Angst, es wird ohne Ihre dauernde Kontrolle nicht asozial werden oder unter die Räder kommen, denn falls Sie es liebevoll und respektvoll behandeln, wird es sich immer an Ihrem Rat und Beispiel orientieren – und: mit Gewalt läßt sich sowieso nichts erreichen.

Vielleicht werden Sie jetzt dagegen halten, daß diese schönen Vorschläge an der Realität vorbeigehen, weil Ihr Kind sich all Ihren guten Ermahnungen entzieht und grundsätzlich Widerstand leistet, wenn Sie in seinem Leben etwas in Ordnung bringen wollen. Dieser Einwand trifft sicher zu, aber nicht deshalb, weil hier nur unrealisierbare Ideen verbreitet werden, sondern weil Sie vermutlich von einer bereits verfahrenen Situation ausgehen. Wenn Eltern zu ihrem Kind keinen Zugang mehr haben, ist viel schiefgegangen und in seiner Psyche einiger Schaden entstanden, und man kann nicht erwarten, daß alles sofort und automatisch wieder gut wird, wenn sie Ihr Verhalten ändern. Man muß sich klar darüber sein, daß es, wenn das kindliche Vertrauen verlorengegangen ist, vieler liebe- und verständnisvoller, selbstloser und entgegenkommender Schritte seitens der Eltern bedarf, um den Schaden wieder gut zu machen.

In der Seele jedes Kindes ruht wie ein Samen in der Erde der Wunsch nach einem guten Verhältnis zu seinen Eltern, und an ihnen liegt es, die Umstände zu schaffen, unter denen sich daraus die blühende Pflanze entwickeln kann. Der erste Schritt dazu wäre das Eingeständnis, daß man nicht immer recht hat, und der zweite bestünde darin, auf das Kind zuzugehen, ohne irgend etwas von ihm zu erwarten. Seien Sie einfach immer offen und verständnisvoll, verurteilen Sie nie, behandeln Sie es als gleichberechtigt, und lassen Sie sich auch von ihm sagen, was es an Ihnen auszusetzen hat.

Familiäre Eifersüchte
Bei vielen Familienproblemen spielt die Eifersucht eine wesentliche Rolle. Sie ist an sich ein natürlicher und nützlicher Instinkt, der sich immer einschaltet, wenn die Gefahr droht, daß uns etwas Lebenswichtiges weggenommen wird. Dann warnt sie uns einerseits vor dem Verlust, so daß wir geeignete Gegenmaßnahmen ergreifen können, und aktiviert andererseits aggressive Kräfte, mit deren Hilfe wir uns wehren können (→ *Eifersucht*). Gelingt uns dies nicht, ist die Gefahr nur eingebildet oder nimmt die Eifersucht eine unangemessene Stärke an, so kann sie zerstörerisch

werden. Deshalb heißt es auch: »Eifersucht ist eine Leidenschaft, die mit Eifer sucht, was Leiden schafft.«

Besonders intensiv pflegt sie beim drohenden Verlust von Zuwendung oder einer Geschlechtsbeziehung zu werden, weil diese so existenziell wichtig sind: die Zuwendung für unser persönliches Überleben und die Sexualität für das Fortbestehen der Art. Beides spielt im Leben des Kindes eine große Rolle. In der ersten Lebensphase geht es vor allem ums Überleben, das umso mehr gefährdet ist, je weniger Zuwendung das Kind bekommt. Daher reagieren Kinder oft so empfindlich und eifersüchtig, wenn ihnen ein Geschwister vorgezogen wird, und manchmal entsteht daraus eine lebenslange Feindschaft. Besonders häufig leiden hierunter jene Mädchen, deren Bruder von der Mutter mehr geliebt wird als sie.

Mit zunehmendem Alter beginnt sich die kindliche Eifersucht auch auf die andersgeschlechtlichen Familienangehörigen zu beziehen. Oft kann man beobachten, daß die Tochter den Vater und der Sohn die Mutter für sich allein haben wollen und eifersüchtig auf alle »Konkurrenten« reagieren. »Wenn ich mal groß bin, heirate ich die Mama (oder den Papa)!« ist in diesem Zusammenhang eine typische Äußerung.

Die Eifersucht des Sohnes auf den Vater und der Tochter auf die Mutter ist zwar im Grunde natürlich und gefällt vielen Eltern, man muß aber doch vor ihr sehr auf der Hut sein. Sie kann nämlich das Kind dazu treiben, Zwietracht zwischen die Eltern zu säen, indem es zum Beispiel intrigant petzt oder die Eltern irgendwie gegeneinander aufhetzt. Es will ja instinktiv den gleichgeschlechtlichen, konkurrierenden Elternteil verdrängen, um selbst irgendwie dessen Position einnehmen zu können. Auf solche Versuche sollten Sie nie eingehen und sich auch nie mit einem Ihrer Kinder gegen Ihre/n Ehepartner/in verbrüdern. Die Eltern – eine liebevolle Beziehung vorausgesetzt – müssen dem Kind gegenüber eine unzerstörbare Einheit bilden. Selbst, wenn Ihr Kind mit seiner Petzerei oder seinen Klagen recht hat, sollten Sie deswegen nie mit ihm gegen Ihre/n Partner/in Partei ergreifen. Denn hier geht es nicht um äußere Tatsachen, sondern um Gefühlsbeziehungen, und diese haben mit Recht oder Unrecht nichts zu tun, sondern mit Vertrauen, Treue und Zusammenhalten. Ihr/e Partner/in würde sich von Ihnen verraten fühlen, wenn Sie ihn/sie Ihrem Kinde opfern würden.

Auch die Eltern können eifersüchtig auf ihr Kind sein. Zum Beispiel reagieren die Mütter beziehungsweise die Väter oft – versteckt oder offen – aggressiv, wenn ihr/e Partner/in eine zu enge Beziehung zum Kind unterhält. Sie versuchen diese dann durch kritische und abwertende Bemerkungen oder durch direkte Angriffe zu unterbinden. Beobachten Sie als Frau sich nicht manchmal dabei, daß Sie es »irgendwie« unpassend finden, wenn Ihre Tochter »zu viel« mit ihrem Vater – Ihrem Ehemann! – herumschmust, oder finden Sie als Mann es nicht bedenklich, daß Ihr Sohn so sehr an seiner Mutter – Ihrer Ehefrau! – hängt?

Solche übertrieben engen Beziehungen werden seitens der Eltern oft zur Kompensation einer schlechten Ehe aufgebaut; dann muß das Kind, psychisch gesehen, die Stelle des Ehepartners einnehmen. Aber Vorsicht: wenn Sie Ihr Kind zu sehr an sich binden, behindern Sie seine psycho-sexuelle Entwicklung. Sehr oft werden

Söhne, die von ihren Müttern, und Töchter, die von ihren Vätern gefühlsmäßig stark gebunden werden, unfähig, eine gute eigene Partner-Beziehung einzugehen. Damit ist dann auch schon das Scheitern ihrer Ehe (falls sie sich überhaupt darauf einlassen) vorprogrammiert.

Generationskonflikte
Normalerweise beginnt das Kind mit zunehmendem Alter, immer mehr Ansprüche zu stellen. Es verursacht größere Kosten, will ein eigenes Zimmer, das Auto des Vaters oder die Kleider der Mutter – kurz: Je mehr es will und braucht, desto mehr müssen die Eltern »bluten«, zurückstecken und verzichten. Da jetzt ihr Beschützer-Trieb nachläßt, empfinden sie normalerweise die Einschränkung ihrer eigenen Rechte als immer unangenehmer und beginnen, sich gegen die Kinder zu wehren oder sie zu unterdrücken. Solche Generationskonflikte, die auf Revieransprüchen beruhen, führen über kurz oder lang dazu, daß das Kind das »Nest« verläßt oder »rausfliegt«.

Bei genauem Hinsehen entdecken wir dabei auch einen Kampf um das »Geschlechts-Revier«. Mit der erwachenden Sexualität – vor allem in der Pubertät – kommt ja die Eifersucht ins Spiel, da das Kind einerseits mit zunehmendem Alter versteckte Ansprüche auf den gegengeschlechtlichen Elternteil erhebt und andererseits von Tag zu Tag attraktiver und damit »gefährlicher« wird. Dann bekämpft der Vater den Sohn, die Mutter die Tochter nicht nur wegen des sich allgemein verschiebenden Kräfteverhältnisses, sondern auch wegen der zunehmenden sexuellen Konkurrenz. Dies geschieht natürlich nicht offen und ist ihnen meist gar nicht bewußt.

Dabei drücken viele Eltern ihr Kind nieder – zum Beispiel durch abwertende Bemerkungen oder geschickte Demütigungen –, mit dem Ergebnis, daß die Töchter in ihrer Fraulichkeit unterentwickelt bleiben, ihre Periode spät oder schwach bekommen und es nicht wagen, ein erotisches Fluidum zu entfalten, und daß es den Söhnen nicht gelingt, ihre Potenz und sexuelle Ausstrahlung voll zu entwickeln (→ *Kap. Minderwertigkeitsgefühle*). Gelegentlich gehen Eltern auch dazu über, ihrem Kind mit Hilfe ihrer Erfahrung die Freundin oder den Freund auszuspannen (und sei es nur »platonisch«). Das Kind erlebt dann eventuell frustriert, daß es nicht mithalten kann, weil es noch zu jung, unerfahren und ungeschickt ist, und erleidet in dieser sensiblen Phase, in der es sich in seiner Sexualität zu erleben beginnt, einen entsprechenden Selbstwerteinbruch, während sich Mutter oder Vater zufrieden »die Hände reiben«.

Je schwächer in ihrer Persönlichkeit die Eltern sind, desto früher und stärker empfinden sie ihre Kinder als gefährliche Konkurrenz und verteidigen ihr relativ kleines »Revier« durch übertriebene und kleinliche Unterdrückung oder versuchen, sie durch strenge oder verächtliche Behandlung kleinzukriegen. Seelisch reife Eltern dagegen verfügen meist über ein so großes »geistiges Revier«, daß sie ihren Kindern großzügig etwas von ihren materiellen und sexuellen »Besitzständen« abgeben und eigene Rechte zugestehen können.

Die Eltern

Elternliebe

Die Eltern haben im Leben des Kindes eine so wichtige Schlüsselrolle, daß ihnen die christliche Religion ein eigenes Gebot einräumt. Es heißt: »Du sollst Vater und Mutter ehren, auf daß es dir wohlergehe und du lange lebest auf Erden.« Vordergründig wendet es sich zwar an die Kinder, spricht eigentlich aber die Eltern an, da das Kind ja ihr »Produkt« ist. So besagt es: »*Du sollst deinem Kinde eine solche Mutter oder ein solcher Vater sein, daß es dich ehren und lieben und in seinem Leben glücklich werden kann.*« Die Eltern sind es, die die zarte Pflanze der kindlichen Liebe und Achtung pflegen müssen, damit sie selbst in ihren Genuß kommen. Sie müssen ehrenwert und liebenswürdig sein, auf daß ihr Kind sie ehren und lieben kann.

Aber wieviele erwachsene Menschen gibt es, deren ganzes Leben von der schlechten Behandlung durch ihre Eltern überschattet, deren Partnerschaft oder Ehe zerstört, deren Lebensfreude reduziert, deren Sexualität blockiert, deren Selbstwertgefühl beschädigt, deren Selbständigkeit untergraben wurde! Und dies deshalb, weil ihre Eltern sie lieblos oder zu streng behandelt hatten, sie unterdrückt oder gedemütigt hatten, sie als ihr Eigentum oder ihre Diener betrachtet hatten, ihnen eifersüchtig ihre Liebesbeziehungen blockiert oder sie nicht frei gelassen, ihnen ständig Vorwürfe gemacht, sich ungebeten in ihr Leben eingemischt oder sie vernachlässigt hatten.

Statt sich zu beklagen, daß ihr Kind nichts mit ihnen zu tun haben will, ihnen nicht vertraut, sie nicht mehr liebt und ehrt, sollten solche Eltern sich fragen, wieso es sich so verhält. Ein Kind zerschneidet nie freiwillig das Band, das es mit seinen Eltern verbindet. Aber wenn es von ihnen schlecht behandelt wird, bleibt ihm, um als eigenständiger Mensch überleben zu können, nichts anderes übrig, als sich von ihnen zu distanzieren. Untergründig ist dann sein Leben aber von einer tief liegenden Traurigkeit durchsetzt, aus der die unausgesprochene Frage an Mutter oder Vater klingt: »Warum liebst du mich so wenig?« Ja, warum eigentlich? Kann es denn – außer Selbstgerechtigkeit oder Selbstsucht, Gefühlsverhärtung oder Intoleranz – einen Grund dafür geben, daß Eltern ihr Liebe suchendes Kind zurückweisen?

Gerade in der Beziehung zu ihren Kindern liegt für die Eltern eine der großen Möglichkeiten, Glück zu finden. Die bewußte Bereitschaft, für Ihr Kind dazu sein und seinem Wohlergehen zu dienen, wird Sie über die vielen Belastungen, Sorgen und Nöte, mit denen Sie konfrontiert werden, hinwegtragen und Sie in Ihrem innersten Empfinden mit der unerschöpflichen Quelle des Lebens verbinden. Denken Sie nur einmal daran, welche Freude in Ihnen entsteht, wenn Ihr Kind glücklich ist – oder andersherum: wie es Sie bedrückt, wenn es Ihrem Kind nicht gut geht. Denken Sie zurück an jene traurigen Tage in Ihrer eigenen Kindheit, an denen Ihre Beziehung zu Ihren Eltern getrübt war. Denken Sie auch an jene Situationen, in denen es Ihnen nicht gelungen ist, gut zu Ihrem Kind zu sein, in denen Sie es abgelehnt oder schlecht behandelt haben, in denen es Ihnen auf die Nerven ging, weil Sie keine Nerven mehr hatten, in denen Ihnen alles so sehr zuviel war, daß Sie für Ihr Kind nichts mehr übrig hatten: Sind das nicht schwarze Tage in Ihrem Leben, auf die Sie gerne verzichten würden?

Elterliche Partnerliebe

Wenn wir vorne sagten: »Ein Kind braucht Mutter und Vater«, so müssen wir jetzt noch hinzufügen: »*die sich lieben*«, denn nur aus einer liebevollen oder wenigstens sehr freundschaftlichen Beziehung heraus können sie dem Kind jenes warme Nest geben, in dem es sich ungestört entwickeln, Vertrauen in die Welt finden und Liebe erfahren kann. Hier stimmt das Wort: »Kleine Ursache – große Wirkung« besonders, denn jede/r weiß, wie sehr die unerfreuliche Atmosphäre einer schlechten Elternbeziehung die ganze Biographie des Kindes verderben kann. Für Kinder aus »kaputten« Familien ist es sehr schwer und oft sogar unmöglich, später selbst eine intakte Familie zu begründen.

Auch die Abtreibungsproblematik könnte aus diesem Ansatz heraus besser gelöst werden: nicht allein durch finanzielle oder soziale Unterstützung, sondern in erster Linie durch eine Stärkung des Verantwortungsbewußtseins gegenüber den eventuellen Kindern, das die künftige Mutter – natürlich auch den Vater – nach dem/r wirklich richtigen Partner/in suchen läßt und Verlegenheitslösungen unmöglich macht. Eine Frau, die sich in einer guten, liebevollen Beziehung befindet, wird sich (außer aus gesundheitlichen Gründen) nur selten *gezwungen* sehen, das in ihr wachsende Kind abzulehnen.

Wenn es vielleicht auch den Eltern aus Unreife oder Unwissenheit seinerzeit nicht gelungen ist, eine gute Partnerbeziehung einzugehen, so könnten sie doch wenigstens versuchen, ihren eigenen Kindern deren Wichtigkeit klar zu machen, um ihnen den gleichen Leidensweg zu ersparen.

Von der gegenseitigen Liebe der Eltern hängt das Gelingen der Ehe und die Atmosphäre der Familie ab. Sie ist der »heilige Geist«, der über die Kinder ausgegossen wird, und das verbindende, versöhnende Element, das ihnen hilft, die vielen, normalen familiären Probleme und Belastungen zu lösen und zu ertragen. Die Partner-Liebe ist auch die Voraussetzung für eine gute sexuelle Beziehung, die ihrerseits wieder die Beziehung lebendig hält. Nicht umsonst spricht man von »körperlicher Liebe«, denn ohne Zuneigung gibt es höchstens »Sex«, nicht aber jenes tief empfundene Verbundenheitsgefühl, das die Partner in der körperlichen Vereinigung füreinander aufschließt. Sie ist so wertvoll, daß man sich – zumindest solange die Kinder klein sind – immer bemühen sollte, sie lebendig zu halten und vor Verfall zu bewahren. Daher lohnt sich auch meist der Versuch, eine erkaltete Partner-Beziehung, die früher einmal gut war, zu reaktivieren. Meist sind nur mehr Toleranz, Ehrlichkeit, guter Wille und Versöhnlichkeit auf beiden Seiten erforderlich. Im Grunde braucht man nur den/die Partner/in so zu behandeln, wie man es selbst haben möchte: mit Liebe, Achtung und Verständnis.

Die Aufgaben der Eltern

Geben
Die Bedeutung der Eltern besteht in vier großen Funktionen: *Geben, Schützen, Führen, Erziehen.* Die Beziehung zu Mutter und Vater ist für jeden Menschen so elementar, daß er sie auch im Erwachsenen-Alter gefühlsmäßig nie ganz aus dem kleinkindlichen Anspruch entläßt. Das Kind in ihm will von ihnen geliebt und verstanden, in der Not auch getröstet und unterstützt werden. In welchem Alter er sich auch immer befindet: er verliert den Eltern gegenüber nie das Gefühl, Kind zu sein, wie auch die Eltern ihr Kind immer in der Kinder-Rolle sehen. Später, wenn das Kind dann ein eigenes Kind hat, geht es diesem gegenüber zwar in die gebende Elternrolle, empfindet sich aber gleichzeitig weiterhin als das Kind seiner eigenen Eltern.

Da das kleine Kind ganz von der Zuwendung und Fürsorge seiner Eltern (oder Bezugspersonen) abhängt, besteht deren wichtigste und natürlichste Funktion darin, ihm bedingungslos alles zu geben, was es braucht. Diese Funktion behalten sie, solange ihr Kind lebt, und zwar jeweils entsprechend seiner Bedürftigkeit. Hat das Kind in der entscheidenden ersten Lebensphase genug bekommen, so braucht es später seine Eltern kaum noch, ist es aber zu kurz gekommen, verfolgt es sie – eventuell lebenslang – mit seinen Ansprüchen und Hilferufen. Deshalb ist es so überaus wichtig, sich dem Kind in den ersten Lebensjahren ganz zuzuwenden und darauf zu achten, daß es keinen Mangel – weder körperlich noch seelisch – erleidet.

Besonders die Mutter ist normalerweise immer für das Kind da und bereit, ihm, ohne an sich selbst zu denken, alles zur Verfügung zu stellen, was es braucht. Mutter-sein ist daher ein echter Full-time-job und ein ernstzunehmender Beruf, denn die Devise der Kinder heißt: »Ich will alles und zwar sofort!«.

Vor allem gilt dies für das Stillen, bei dem die Liebe der Mutter sehr intensiv – in Form von Muttermilch, Zärtlichkeit, Wärme, Hingabe – zum Kind fließt. Es ist eine der wichtigsten und elementarsten Gebe-Funktionen der Mutter, fordert aber oft sehr viel aufopfernde Liebe von ihr, da das Kind *immer*, wenn es danach verlangt, und *so lange*, wie es jeweils will, die Brust bekommen sollte. (Vorausgesetzt natürlich, daß die Mutter genügend Kraft und Milch dazu hat.) Nur das Kind darf den Rhythmus seiner Nahrungsaufnahme bestimmen, nicht aber irgendwelche Zeitpläne, denn es *stillt* dabei auch sein Kontakt- und Liebesbedürfnis. Sagt man nicht sogar vom erwachsenen Menschen: »Die Liebe geht durch den Magen«?

Der unermüdliche, selbstlose Einsatz der Mutter (manchmal auch des Vaters) hat natürlich irgendwo seine Grenzen. Diese sind da erreicht, wo die Selbstlosigkeit zur Selbstaufgabe wird. Deshalb kommt jetzt möglicherweise der Einwand: »Aber wo bleiben denn bei dieser totalen Hingabe an mein Kind meine persönlichen Rechte? Ich bin doch nicht nur ein Elterntier, sondern auch ein Mensch mit eigenen Bedürfnissen!« Da dies zweifellos stimmt, hilft hier nur ein bewußter Kompromiß, in dem man alles gibt, was man geben kann, und gleichzeitig darauf achtet, daß man sich dabei nicht verausgabt. Es ist aber bekannt, daß die Eltern gerade dadurch, daß sie sich willig und so weit wie möglich ihrem Kind zur Verfügung stellen, mehr persönlichen Freiraum bekommen, als wenn sie ihre »Elternpflicht« nur widerstrebend und ungenügend erfüllen. Denn ein Kind, dessen Grundbedürfnisse voll befriedigt werden, ist angenehmer und selbständiger als eines, das nur halbherzig abgespeist wird.

Je mehr am Anfang in das Kind »investiert« wird, desto mehr kommt schließlich heraus, und, um bei diesem wirtschaftlichen Vergleich zu bleiben, desto weniger muß man später nachschießen und nachbessern. Meist sind es jene Kinder, bei denen man in den ersten Lebensjahren an Zuwendung und Aufmerksamkeit »gespart« hat, die Probleme beim Start ins eigene Leben haben und sich oft nicht richtig von ihren Eltern lösen können. Auch in den Mißerfolgen oder Untaten vieler sogenannter Sorgenkinder drückt sich der unbewußte und unausgesprochene Wunsch danach aus, beachtet und endlich einmal ganz angenommen zu werden.

Abgesehen hiervon werden die eventuellen Mühen und Belastungen der Eltern auch durch die tiefe Befriedigung aufgewogen, die die bereitwillige »Pflege der Brut« auslöst, weil sie ein natürlicher Instinkt ist und – vielleicht nur unbewußt – den Kontakt zu den Wurzeln menschlichen Seins herstellt. Die Sorgen und die Ängste, die Anstrengungen und der Ärger, die die Kinder ihren Eltern bereiten können, gleichen sie durch ihre Freude, ihr Vertrauen, ihre Offenheit, ihren Optimismus, ihr Gedeihen bei weitem wieder aus – und durch das Wunder der Schöpfung, das durch sie hindurchschimmert. Das ist vielleicht etwas romantisch ausgedrückt, und möglicherweise werden Sie einwenden, daß die Wirklichkeit bei Ihnen ganz anders aussieht. Trotzdem wird – vielleicht im hinteren Winkel Ihres Inneren – irgendein Teil von Ihnen verstehen, was damit gemeint ist. Und eventuell führt dies dazu, daß Sie die Schwerpunkte in Ihrem Leben ein bißchen verschieben und sich selbst mehr Freude gönnen, indem Sie Ihrem Kind mehr Freude geben.

Da das Kind seine Wünsche oft nur verschlüsselt, zum Beispiel durch Verhalten und Körpersprache mitteilen kann, müssen ihm die Eltern diese sozusagen »vom Mund ablesen«. Ein Kind, das ein Bedürfnis nach Nahrung und/oder Zuwendung hat, das also zum Beispiel gestillt werden möchte, kann seine Mutter ja nicht mit wohlgesetzten Worten darum bitten, sondern benützt das Repertoire seiner Ausdrucksmöglichkeiten, das im wesentlichen in Unruhe, unartikulierten Lauten, einem unzufriedenem Gesichtsausdruck, Wimmern, Weinen oder Schreien besteht. Es lohnt sich, gleich darauf einzugehen, denn Ihr Kind wird nicht ruhiger, wenn Sie es ignorieren – im Gegenteil: die Unruhe steigert sich zum Geschrei oder eventuell zu einer Krankheit. Im Grunde geht es immer nur darum, sich am Bedürfnis und Verhalten des Kindes zu orientieren und sich ihm »auf Abruf« zur Verfügung zu stellen wie eine Quelle, die jedem so viel Wasser spendet, wie er möchte. Im

Prinzip weiß es, was es braucht; zwängen Sie ihm nichts auf, bieten Sie ihm immer nur freilassend an.

Oft können Eltern *trotz bestem Willen* ihrem Kind nicht alles geben, was es braucht. Das ist zwar sehr bedauerlich, weil das Kind dadurch eventuell in einem Mangelzustand aufwachsen muß, darf aber kein Anlaß zu Schuldgefühlen sein. Wer will Ihnen Vorwürfe machen, wenn Sie alles gegeben haben, was Sie konnten? In unserem Leben ist nun einmal vieles nicht ideal und unser Schicksal schickt uns immer wieder einmal Probleme oder Leiden, damit wir einerseits unsere Lebenskraft und -kunst weiterentwickeln und andererseits lernen, uns hineinzugeben. Oft erkennen wir erst viel später, welchen Sinn eine bestimmte Schwierigkeit, eine Krankheit oder eine Katastrophe hatte und welche persönlichen Fortschritte wir dadurch gemacht haben. Jeder Mensch, jedes Kind hat sein Schicksal, von dem es unter oft nicht zu begreifenden und schwer zu akzeptierenden Umständen auf seinen persönlichen Lebensweg geschickt wird.

Beschützen
Da das kleine Kind nicht aus eigener Kraft überleben kann, stellt die Natur die Erwachsenen – vor allem natürlich die Eltern – durch den *Beschützer-Instinkt* in seinen Dienst. Seine Schutzbedürftigkeit ruft bei ihnen die Bereitschaft hervor, ihm zu helfen, es zu trösten, es zu schützen, sich selbstlos um es zu kümmern und sich notfalls sogar zu opfern. Jede Gefahr, die ihm droht, erweckt in ihnen eine instinktive Wachsamkeit und Angriffsbereitschaft. Um ihr Kind zu schützen, werden selbst ängstliche Mütter aggressiv, und es ist rührend, welch zarte Hilfsbereitschaft manchmal ruppige Männer angesichts eines jämmerlich weinenden Kindes entwickeln.

Einen anderen Menschen zu schützen, ist aber nur sinnvoll, wenn er auch schutzbedürftig ist, und auch dann sollte man sich nach erfolgter Unterstützung sogleich wieder zurückziehen, um ihm seine Selbständigkeit zu lassen. Dennoch kommt es oft vor, daß Eltern ihren Kindern ohne echte Notwendigkeit zu Hilfe kommen, sei es, weil es ihnen gefällt, sich in der starken Rolle des Beschützers zu fühlen oder weil sie überängstlich sind. Dem Kind aber tut das nicht gut, weil es dadurch abhängig und hilfsbedürftig bleibt.

Greifen Sie deshalb nur dann helfend ein, wenn es wirklich unumgänglich ist. Kinder sind nicht so dumm und ungeschickt, wie wir oft annehmen – sie werden höchstens von überbesorgten Eltern, die ihnen die wichtigen Erfahrungen vorenthalten, dazu gemacht. Wenn man sie ihrer instinktiven, inneren Führung überläßt, entwickeln sie eine erstaunliche Vorsicht und Sicherheit im Umgang mit Dingen, die sie noch nicht kennen.

Im übrigen schadet es auch nichts, wenn ein Kind einmal in Schwierigkeiten gerät – dadurch lernt es, Probleme zu lösen, sich in der Welt zurechtzufinden und seine eigenen Grenzen zu beachten. Um alles kennenzulernen, muß es ja alles ausprobieren, und die kleinen »Unfälle«, die dabei passieren können, sind wichtige Erfahrungen im kleinen, die das Kind dann später auf sein Leben überträgt. Die

Fähigkeit, in kritischen Situationen adäquat zu reagieren oder Gefahren richtig einzuschätzen, muß es so früh wie möglich aus praktischer Erfahrung erwerben. Zum Glück haben in der kindlichen Welt Fehler meist nicht so ernste Folgen wie in der Welt der Erwachsenen.

Ohnehin sollte man einem Kind bei seiner Entwicklung größtmögliche Freiheit lassen. Halten Sie lediglich eine gewisse Oberaufsicht und mischen Sie sich nur im Notfall ein. Anleitungen oder Eingriffe von außen sind meist nicht nur nicht nötig, sondern ausgesprochen störend, weil in jedem Kind bereits der spätere, individuelle Mensch in seiner Ganzheit vorhanden ist. Er will sich Schritt für Schritt selbst entfalten, und man braucht ihm nur freundlich und geduldig zu begegnen, ihn ernst zu nehmen und ihm zu geben, was er will, selbst wenn man den Grund dafür nicht versteht.

Bereits das Angebot, ihm bei einer schwierigen Aufgabe zu helfen, mit der es sich herumschlägt, oder ihm etwas zu zeigen, das es angestrengt herauszufinden versucht, kann das Kind tief frustrieren und ihm den Spaß daran rauben. Denn ein echtes Erfolgserlebnis hat es nur, wenn es das Problem aus eigener Kraft gelöst hat, und ein guter Lernprozeß setzt selbständiges Suchen voraus. »Learning by doing« sagt man – ja, lassen Sie Ihr Kind alles selbst machen, nehmen Sie ihm nichts ab, was es aus eigener Kraft können müßte, schützen Sie es nicht vor kleinen Gefahren, die es selbst bestehen kann.

Übrigens besteht der instinktive Beschützer-Trieb nur in der absteigenden Linie, das heißt von den Eltern zum Kind, nicht aber umgekehrt. Das Kind identifiziert seine Eltern normalerweise mit Stärke und Überlegenheit, und wehrt sich instinktiv, wenn sie, *ohne wirklich hilfsbedürftig zu sein*, von ihm verlangen, daß es ihnen zur Verfügung stehen oder ihnen helfen solle. Es spürt, daß daran etwas nicht stimmt und will sich von ihnen frei machen, um sein eigenes Leben leben zu können.

Planen Sie daher Ihr Kind möglichst nicht für Ihre Versorgung und Betreuung ein und lassen Sie es frei. Man muß immer wieder daran erinnern: die Kinder gehören nicht den Eltern, sie sind Menschen mit denselben Rechten und Bedürfnissen, keine billigen Arbeitskräfte oder Sklaven. Man darf von ihnen weder Hilfe noch Geschenke *erpressen*, was nicht ausschließt, jene Liebesdienste anzunehmen, die sie freiwillig anbieten und die sich aus einer herzlichen Kind-Eltern-Beziehung ergeben.

»Eure Kinder sind nicht eure Kinder. Sie sind die Söhne und Töchter der Sehnsucht des Lebens nach sich selbst. Sie kommen durch euch, doch nicht von euch; und wenn sie auch bei euch sind, so sind sie doch nicht euer«, schreibt Kahlil Gibran in seinem Weisheitsbuch *Der Prophet* (→ *Literaturverzeichnis*).

Falls Eltern durch Krankheit oder Alter gebrechlich werden und sich damit gewissermaßen wieder in Kinder verwandeln, wird der Beschützer-Trieb normalerweise auch bei ihren Kindern aktiv (falls sich keine zu tiefe Feindschaft entwickelt hat), die damit in eine Art Elternrolle kommen. Dann können sie ihren Eltern mit einer Mischung aus kindlicher und elterlicher Liebe jene Fürsorge und Hilfe zurückgeben, die sie einst von ihnen bekamen.

Führen

Solange ein Kind seelisch gesund ist, versucht es, immer so weit wie möglich zu gehen und für sich ein Maximum an Lebens- und Entfaltungsraum herauszuholen. Dadurch wächst es körperlich und geistig, denn zu wachsen bedeutet, die bestehenden Grenzen zu erweitern, also nicht nur, körperlich immer mehr Raum einzunehmen, sondern auch, die Welt zu erkunden und geistig zu erobern.

Dabei merkt es sehr schnell, daß es für alles eine Grenze gibt: Man darf nicht alles nehmen, darf nicht überall hingehen, darf nicht alles tun, darf nicht dauernd schreien, darf nichts verlangen, was anderen gehört, man darf nicht bei »Rot« über die Straße laufen oder im Bett mit Feuer spielen und so weiter und so weiter. Den Kindern dieses Wissen zu vermitteln, gehört auch zu den wesentlichen Aufgaben der Eltern. Sie dürfen dem Kind *in seinem eigenen Interesse* keinen unbegrenzten Entfaltungsspielraum zugestehen, sondern müssen es (allerdings nur so weit wie nötig) in die Ordnungssysteme, die seine Welt bestimmen, eingliedern, damit es darin überleben und sich verwirklichen kann.

Es geht also um die Autorität. In unserer Kultur wird sie primär vom Vater repräsentiert (wogegen die Mutter die Rolle der Verstehenden und Verzeihenden hat). Er muß stark und überlegen sein, die Führung übernehmen, dem Gesetz, der Vernunft, der Ordnung und der Gerechtigkeit Geltung verschaffen, notfalls auch mit Gewalt (Strafe). Damit steht er stellvertretend für die Gesellschaft, die dem Einzelmenschen seine Rechte beschneidet und ihm zugunsten des Gemeinwohls Verzicht abverlangt.

Hier also der autoritäre, fordernde Vater – dort die gebende, verzeihende Mutter. Doch dieses Klischee stimmt nur zum Teil. Denn erstens nimmt der Vater in der Beziehung zum Säugling eine mehr mütterliche (nicht autoritäre) Haltung ein, und zweitens kann auch die Mutter den Familienbetrieb führen und autoritär sein. Dies ist sie allerdings hauptsächlich gegenüber der Tochter, und das hat folgenden Grund: Autorität und Macht kann man nur ausüben, wenn man notfalls – also bei Widerstand – auch zu gewaltsamem (»lieblosem«) Vorgehen bereit ist. Dies ist aber aus Instinkt-Gründen eigentlich nur gegenüber dem gleichen Geschlecht möglich, das die (sexuelle) Konkurrenz repräsentiert. Wie der Vater gegenüber dem Sohn, neigt also die Mutter gegenüber ihrer Tochter (der potentiellen sexuellen Konkurrentin) mehr oder weniger unbewußt zu jenem autoritären Verhalten, das eigentlich der klassischen Vaterrolle entspricht.

Wir brauchen uns nur einmal im Familien- und Bekanntenkreis umzusehen: Die Mütter sind eher zu den Töchtern und die Väter eher zu den Söhnen streng; sie erziehen sie, zeigen ihnen, was sie zu tun und wie sie sich zu verhalten haben, geben ihnen Pflichten und bestrafen sie, wenn sie sich nicht unterwerfen (»gehorchen«). Dagegen sind die Mütter zu den Söhnen und die Väter zu den Töchtern meist auffallend entgegenkommend und nachgiebig (es sei denn sie werden durch liebloses Verhalten enttäuscht).

Während das Kind die selbstlose Mutterliebe gerne annimmt, ruft die »väterliche« Autorität (die, wie gesagt, auch von der Mutter praktiziert werden kann) oft seinen Widerstand hervor, da sie seine persönliche Freiheit beschränkt. Deshalb ist die Art, in der die Eltern ihr Kind anführen und Macht ausüben, für dessen soziale Entwicklung wichtig. Sie sollten großzügige, verständnisvolle, vertrauenswürdige Ratgeber und Führer sein, damit es eine positive Einstellung zu Autorität, Ordnung und sozialer Hierarchie entwickeln kann.

Haben Sie einmal beobachtet, wie Jungtiere sich in der Welt zurechtzufinden lernen? Sie folgen einfach ihrer »Bezugsperson« und machen es ihr nach. Wenn die Ente ins Wasser geht, hopsen ihre Jungen vertrauensvoll hinterher, weil sie instinktiv wissen, daß sie von ihrer Mutter nur etwas Gutes gezeigt bekommen. Auch das Menschenkind hat dieses Vertrauen und geht davon aus, daß sein »Leittier« ihm den richtigen Weg ins Leben zeigt. Es hat ja, abgesehen von seinem instinktiven Grundwissen, keine Ahnung davon, wie man mit dieser komplizierten Welt umgehen muß, die fast nur auf die Bedürfnisse der Erwachsenen ausgerichtet ist. Daher sind die Eltern das große Vorbild ihres Kindes. Es möchte genauso sicher, stark und überlegen werden, sich so gut im Leben zurechtfinden wie sie, und ist – solange sie es nicht enttäuschen – bereit, ihnen blindlings zu folgen.

Auch Sie haben diese Funktion, Sie wirken ständig mit dem, was Sie tun, und dem, was Sie sind, auf Ihr Kind ein. Allein schon Ihre Erscheinung, Ihre Ausstrahlung, der Tonfall Ihrer Stimme und Ihre Bewegungen beeinflussen nachhaltig die Psyche Ihres Kindes. Ist es nicht oft verblüffend und amüsant, wie kleine Kinder auf einmal den Gesichtsausdruck, die Körperhaltung oder die Stimme der Mutter oder des Vaters nachahmen? Auch bei Erwachsenen kann man oft noch in bestimmten Gewohnheiten den Einfluß der Eltern erkennen. Aber nicht nur Ihr Verhalten, sondern auch Ihre Werte und Maßstäbe, Abneigungen und Sympathien werden von Ihrem Kind zu einem großen Teil übernommen. Wenn Sie zum Beispiel immer auf Ihren Nachbarn schimpfen, so wird wahrscheinlich auch Ihr Kind ihn mit der Zeit ablehnen, und wenn in Ihrer Familie eine bestimmte politische Tradition gepflegt wird, tendiert auch Ihr Kind dazu – vorausgesetzt, Sie haben sein Vertrauen. So ergibt sich aus Ihrer Vorbildfunktion eine gewisse Verantwortung, weil Sie damit rechnen müssen, daß Ihr Kind auch einen Teil Ihrer negativen Verhaltensweisen übernehmen wird.

Um Kinder zu führen, ist es am besten, sie einfach am normalen Leben teilnehmen zu lassen. Betrachten Sie es nicht als Störung und Zeitverschwendung, wenn Ihr Kind auch das tun will, womit Sie gerade beschäftigt sind – wenn also zum Beispiel Ihr Sohn mit Ihnen, dem Vater, basteln und Ihre Tochter mit Ihnen, der Mutter, kochen will –, sondern als ernsthafte Auseinandersetzung mit der Welt, in die es hineinwachsen soll und will. Natürlich darf man dabei nicht erwarten, daß alles perfekt klappt, und muß sich mit Nachsicht wappnen, wenn etwas kaputt geht. Dennoch lohnen sich diese gespielten Lektionen, weil sie die Beziehung zwischen Ihnen und Ihrem Kind lebendig machen und seine Entwicklung sehr effektiv fördern. Auch Sie, die Eltern, können davon profitieren, weil Ihr Kind Sie durch seine ständigen Fragen zur Klarheit zwingt und in seiner Unvoreingenommenheit keinen Ihrer Fehler übersieht.

Ob Eltern dieses wunderbare Vertrauen ihres Kindes behalten, hängt bis zu einem gewissen Grad von ihrer »Unfehlbarkeit« ab. Gerät nämlich ihr Kind dadurch, daß es ihrem Beispiel gefolgt ist, in Schwierigkeiten, so wird es vorsichtig und mißtrauisch. Wichtig wäre es dann, die Fehler und Unzulänglichkeiten offen zuzugeben und auf keinen Fall verstockt auf ihnen zu beharren. Ihr Kind würde es ihnen nicht wirklich nachtragen, wenn sie nicht alles können und wissen – dadurch wird ja auch seine Unabhängigkeit gefördert –, aber es würde ihnen nicht verzeihen, von ihnen angelogen zu werden.

Denn die Lügen der Eltern stürzen das Kind in einen Konflikt zwischen dem natürlichen Vertrauen, das es ihnen entgegenbringt, und der Wahrheit, die es selbst erkennt. Soll es nun auf der Wahrheit bestehen? Dann kann es eventuell die Zuwendung der Eltern verlieren. Soll es ihnen einfach glauben? Dann begeht es einen Selbstverrat. Mit der Zeit verliert es in einem solchen Konflikt seinen klaren Blick, und dann dauert es nicht mehr lange, bis es sich anzupassen und die Eltern ebenfalls anzulügen beginnt.

Die vertrauensvolle Ehrlichkeit Ihres Kindes ist aber eine Kostbarkeit, die gepflegt und geschützt zu werden verdient. Ist es für uns vom Leben »verdorbene« Erwachsene nicht wunderschön und rührend, einem Kind zu begegnen, das uns arglos und vorbehaltlos in sein Inneres blicken läßt? Und hat seine Offenheit nicht auch einen guten Einfluß auf uns selbst? Oft ist es dann, als würde man zu trübem Wasser klares schütten.

Die gute, vertrauensvolle Beziehung zu Ihrem Kind ist wichtiger als Moral und Wohlverhalten, wichtiger als Erfolg und Ordnung und wichtiger als Ihre Autorität. Verurteilen oder bestrafen Sie Ihr Kind nie, wenn es Ihnen einen Fehler oder ein Vergehen gestanden – oder besser: anvertraut – hat. Es ist instinktiv darauf eingestellt, daß Sie es verstehen, ihm vergeben und seine Partei ergreifen. Wer, wenn nicht Sie als seine intimste Bezugsperson, sollte dies tun? Lehnen Sie Ihr Kind niemals ab, auch wenn Sie einmal mit seinem Verhalten nicht einverstanden sind. Im Grunde seines Herzens versteht es nicht, warum Sie nicht auf seiner Seite stehen, warum Sie es schlecht behandeln oder verstoßen. Sobald Sie die emotionale Nabelschnur, die Sie mit Ihrem Kind verbindet, verletzen oder zerreißen, schließt sich der innere Zugang zu ihm, und es wird seelisch verwaist. Abgesehen davon, daß es darunter leiden würde, verlören Sie dadurch den Zugang zu ihm und könnten es nicht mehr positiv beeinflussen.

Fragen Sie sich daher immer, wenn Sie Ihrem Kind etwas verbieten, warum Sie es tun und ob es *in seinem Interesse* nötig ist. Und machen Sie es sich vor allem zur Gewohnheit, ihm eine Erklärung dafür zu geben. Auch wenn es diese nicht in allen Details verstehen kann, übernimmt es doch gefühlsmäßig die Information, daß Sie es vor etwas Schlechtem bewahren wollen. Ihr Kind ist ja darauf eingestellt, Ihnen zu folgen, solange Sie sein Vertrauen besitzen.

Und noch etwas ist wichtig: Wenn ein Kind seine Eltern belügt, sollten sie ihm keinen moralisierenden Vorwurf machen, sondern sich fragen, warum es das tut. Meist tragen sie selbst die Schuld daran, weil sie die Offenheit ihres Kindes zu oft mit Strafe (auch ein Vorwurf kann bereits Strafe sein) »belohnt« oder weil sie ihm ein nicht einzuhaltendes Verbot auferlegt haben (→ *Kap. Unehrlichkeit*). Das Kind ist von Natur aus ehrlich, denn die Wahrheit ist ja das Natürlichste auf der Welt. Nach und nach macht es aber die schmerzliche Erfahrung, daß Ehrlichkeit Leiden erzeugt, weil es dafür, daß es die Wahrheit sagt oder zeigt, bestraft wird. So lernt es sehr schnell, nur noch das zuzugeben, was ungefährlich oder nützlich ist, und alles, was ihm Probleme und Strafen einbringen könnte, abzuleugnen – übrigens entsprechend dem schlechten Beispiel der Erwachsenen. Vielleicht können sie dann durch mehr Verständnisbereitschaft, Toleranz, Fairness und Selbstkritik sein Vertrauen wieder zurückgewinnen. Denn einer von beiden hat ja recht: die Eltern oder ihr Kind, und es ist keineswegs gesagt, daß es immer die Eltern sind. So sollten sie auch immer von Mensch zu Mensch, nicht wie der Herr zum Untergebenen, mit ihm reden und ihm verständlich machen, warum sie dies oder das nicht haben wollen. Kinder sind vernünftiger, als ihre Eltern oft glauben.

Erziehen
Vor mehr als 50 Jahren schrieb die große Pädagogin *Maria Montessori*: »... Alles, was die Seele des Kindes angeht, beurteilt der Erwachsene nach seinen eigenen Maßstäben ... Von diesem Blickpunkt aus erscheint ihm das Kind als ein leeres Wesen, das er mit etwas anzufüllen berufen ist ... als ein Wesen ohne innere Führung, das der Führung durch den Erwachsenen bedarf ... So wird der Erwachsene zum Maßstab von Gut und Böse. Er ist unfehlbar, nach seinem Vorbild hat sich das Kind zu richten, und alles im Kinde, was vom Charakter des Erwachsenen abweicht, gilt als ein Fehler, den der Erwachsene eilends zu korrigieren sucht. Mit einem solchen Verhalten glaubt er um das Wohl des Kindes eifrig, voll Liebe und Opferbereitschaft besorgt zu sein. In Wirklichkeit aber löscht er damit die Persönlichkeit des Kindes aus ... (aus: «Kinder sind anders» → *Literaturverzeichnis*).

Hat sich daran viel geändert? Dabei wäre eine kindergerechte und menschenwürdige Erziehung gar nicht so schwierig.

Man müßte sie nur primär am *Wohlergehen der Kinder* statt den eigenen Vorstellungen, gesellschaftlichen Zwängen und dem Wunsch nach Bequemlichkeit orientieren. Dabei gilt: *So viel Eigenständigkeit wie möglich und nur so viel Anpassung wie unbedingt nötig.* Eine solche Erziehung, die nicht auf Zwangsmaßnahmen beruht, sondern in liebevollen Angeboten besteht, ermöglicht es dem Kind, sich unter Berücksichtigung seiner individuellen Anlagen und ohne Selbstverrat in der Gemeinschaft zu verwirklichen, eine realistische und positive Lebensauffassung zu entwickeln und als anständiger Mensch zu leben. »Anständig« nicht im Sinne einer selbstverantwortungslosen Anpassung an die herrschende Moral, sondern als Fähigkeit, sich selbst treu zu bleiben, die Rechte anderer zu respektieren und niemals dringend benötigte Hilfe zu verweigern, die man geben kann.

Auch für die gute Erziehung gibt es drei wesentliche Voraussetzungen: *Liebe, Achtung und Verantwortung.*

Die *Liebe* führt in der Erziehung dazu, daß man sich dem Kind willig und freudig zur Verfügung stellt und bei allen Aktionen darauf achtet, ob sie ihm gut tun. Sie erzeugt ein freundliches Fluidum und öffnet das Herz, so daß man sich über das Wohlergehen des Kindes freuen kann. Die üblichen Vergewaltigungen und Quälereien werden dadurch unmöglich. Man kommt nicht in die Versuchung, den Willen des Kindes zu brechen oder es zum eigenen Vorteil zu manipulieren, und man opfert es auch nicht der Meinung anderer Leute. Wenn man ihm etwas beibringen möchte, bietet man es ihm so an, daß es dabei Freude hat. Da das Kind dieses Wohlwollen fühlt, akzeptiert es vertrauensvoll auch eventuelle Forderungen oder Einschränkungen.

Die *Achtung* vor dem Kinde macht Erziehung zum entgegenkommenden Angebot, das sich an seinen persönlichen Neigungen und Möglichkeiten orientiert. Man lehrt und erzieht durch das gute Vorbild und meidet Bestrafungen. Man bringt ihm genau so viel Respekt entgegen, wie man für sich selbst erwartet, man nimmt seine Wünsche oder Einwände ernst und tut sie nicht mit dem üblichen Hinweis ab, es sei noch zu klein oder zu dumm. Wenn man ihm etwas beibringen möchte, richtet man sich nach seinen Fähigkeiten und Eigenarten und unterstützt grundsätzlich die Ausbildung der in ihm angelegten Persönlichkeit, selbst wenn diese unbequem ist, denn man weiß aus eigener Erfahrung, daß Lebensfreude nur dann entstehen kann, wenn man so sein darf, wie man von Natur aus ist.

Aufgrund der *Verantwortung* versucht man in der Erziehung, sein Bestes zu geben und Nachlässigkeiten zu vermeiden, weil man immer bedenkt, daß alles, was einem Kind an Guten oder Schlechtem zugefügt wird, entsprechende Folgen für sein ganzes Leben hat. Man ist sich klar, daß das Kind seinen Eltern und Erziehern/innen relativ wehrlos ausgeliefert und ihnen anvertraut ist, damit sie sein Wohl und seine Selbstverwirklichung fördern.

Diese Aussagen klingen zugegebenermaßen sehr idealistisch und scheinen in der Praxis schwer zu realisieren. Dennoch ist es gut, gerade hier die Meßlatte so hoch wie möglich zu hängen, damit man eine gute Orientierung hat. Meist sind wir nicht unfähig zur guten Leistung, sondern nur unwissend oder unmotiviert. Viele erzieherische Fehler werden nicht aus schlechter Absicht, sondern aus Unkenntnis gemacht. Es lohnt sich, angesichts der Tragweite und Bedeutung, die ein Kind für seine Eltern und die Eltern für ihr Kind haben, so aufmerksam und bereit wie möglich zu sein.

Wenn wir die erwähnten drei Grundprinzipien in dem, was bei uns üblicherweise unter Erziehung verstanden wird, suchen, so finden wir nicht sehr viel davon – im Gegenteil: wir entdecken jene Gewalt, die schon im Wort »erziehen« steckt. Denn man ist darauf eingestellt, das Kind in jene Form zu ziehen, in der man es gerne hätte, oder es gegen seinen Willen dorthin zu ziehen, also zu schleifen, wo man es haben möchte. Jedenfalls läßt man es bei diesem Er-Ziehen weder so werden, wie es veranlagt ist, noch dorthin gehen, wohin es will.

So gleicht dann der normal »erzogene« Mensch einem beschnittenen Baum, der seine ursprüngliche und natürliche Gestalt verloren hat, dafür aber gut in den künstlichen Garten paßt. Das heißt, übertragen auf das Kind: seine innere Schönheit, sein persönlicher Willen und seine lebendige Kreativität werden reduziert und beschädigt. Aber immerhin – es macht sich ganz gut im Garten der Gesellschaft, es ist ein »*anständiger, verläßlicher, höflicher, moralisch einwandfreier*« Mit- und Staatsbürger geworden.

»Was ist denn daran falsch?« werden Sie jetzt vielleicht einwenden, »Sind das nicht lauter erstrebenswerte und erfreuliche Eigenschaften?« Natürlich sind sie dies, wenn sie nicht nur Äußerlichkeiten darstellen, sondern auf *Herzensgüte, Selbstverantwortung, Aufrichtigkeit und innerer Freiheit* beruhen. Diese Tugenden lassen sich aber weder durch Ziehen noch durch Schleifen erzwingen, sondern wachsen unter dem Einfluß von Entgegenkommen, Verständnis und Menschenfreundlichkeit sowie einer Erziehung, die sich als liebevolles, auf das Kind eingehendes Angebot – und nicht als Zwangsmaßnahme – versteht.

Dazu gehört auch, daß Erläuterungen, Ratschläge oder Hilfestellungen in spielerischer Form gegeben werden. Denn der eigentliche »Beruf« des Kindes ist das Spielen. Das Spiel bedeutet nicht nur Freude und das Privileg, ungestraft Fehler machen zu dürfen, sondern ist in Wirklichkeit ein kreativer Lernprozeß, bei dem das Kind das Leben ausprobiert, neue Fähigkeiten entwickelt und Grenzbereiche erforscht. Auch uns sogenannten Erwachsenen täte es gut, an alles mehr wie im Spiel heranzugehen, weil wir dann über unsere Fehler lachen und Mißerfolge ertragen, unsere Konkurrenten und deren Erfolge fair anerkennen, Unangenehmes loslassen und abgeben könnten. Daß bei uns das Spiel dem »Ernst des Lebens« weichen mußte, ist einer der wichtigsten Gründe all unserer Probleme. So sollten wir uns davor hüten, dem Kind die spielerische Einstellung auszutreiben. Zum Glück können nicht nur die Kinder von den Eltern, sondern auch die Eltern von den Kindern lernen.

Ein Kind ist von Natur aus neugierig. Sobald es kann, beginnt es, seine Welt zu erkunden. Mit großen Augen und »gespitzten« Ohren reagiert es auf seine Umwelt, ist von allem Unbekannten fasziniert, betrachtet interessiert Gegenstände, die ihm neu sind, krabbelt in jede Ecke, probiert alles aus, was es bei den Eltern beobachtet hat, faßt an, was ihm in den Weg kommt, steckt die seltsamsten Dinge in den Mund – es ist den ganzen Tag darauf eingestellt, zu lernen. Dabei gibt es allerdings eine Bedingung: es muß Spaß machen. Sobald ein Lernprozeß unangenehm wird, verliert es die Lust daran und zieht sich zurück.

Lernen ist ja wie Essen: Man verleibt sich etwas ein, um Kraft zu bekommen, zu wachsen und um sich eine Freude zu machen. Stellen Sie sich vor, man hätte Sie polizeilich gezwungen, zu einem bestimmten Zeitpunkt in ein Restaurant zu gehen. Kaum säßen Sie auf einem der dortigen unbequemen Stühle, so begänne der Kellner, Ihnen mit Gewalt das Essen, auf das Sie heute gar keine Lust haben, in den Mund zu stopfen und Sie, falls es Ihnen nicht bekäme oder Sie sich dagegen wehrten, zu bestrafen. So geht es oft den Kindern in der Schule – kein Wunder, daß viele die Freude daran verlieren, daß ihre geistige Verdauungsfähigkeit blockiert wird oder daß sie widerspenstig werden. Meist geht es dann zu Hause im gleichen Ton weiter, wenn Eltern oder Nachhilfelehrer unerbittlich versuchen, dem Kind die widerwärtige Kost doch noch einzutrichtern.

Geht Ihr Kind gerne in die Schule, befolgt es bereitwillig die Ratschläge, die Sie ihm »erzieherisch« geben? Falls nicht, wäre es sinnlos, Zwang auszuüben. Besser wäre es, sich – und Ihr Kind – zu fragen, wie man aus dem Ernst ein Spiel machen könnte. Eigentlich läßt sich dieses Problem mit einem Wort lösen: es muß Spaß machen!, und die Kunst der Erzieher/innen ist es – um beim obigen Beispiel zu bleiben –, das Essen so anzurichten und anzubieten, daß sich der freiwillig gekommene Gast mit Vergnügen darüber hermacht und danach Wohlbehagen empfindet. Dabei müßte man auch auf seine Mentalität achten; das heißt: jedes Kind spielt und lernt anders. Während das eine kämpferisch und ehrgeizig vorgeht, liebt ein anderes das behutsame, feinfühlige Kennenlernen und wieder ein anderes vor allem die Abwechslung.

Zum kreativen Spielen (Lernen!) braucht ein Kind möglichst viel Freiraum, in dem es suchen, experimentieren und Individualität entwickeln kann. Dabei sollte es (fast) immer tun dürfen, worauf es Lust hat, und die Grenzen, die es nicht überschreiten darf, sollten *so weit wie möglich* gesteckt werden. Denn niemand weiß besser als das Kind selbst, was es braucht – in ihm wirkt ja die sich entfaltende Persönlichkeit, die an »allen Ecken und Enden« wächst.

Versuchen Sie daher, seine Umgebung so zu gestalten, daß es mit ihr etwas anfangen kann: zum Beispiel Möbel, die auf seine Körpergröße zugeschnitten sind, oder Spielzeug, das seinen Interessen und Fähigkeiten entspricht. Auch die Wohnung sollte so eingerichtet sein, daß es sich darin »*nach Herzenslust*« ausleben kann. (Für sich selbst können Sie ja ein »Reservat« einrichten, in dem die Kinder nichts anstellen dürfen. Dazu sind sie auch bereit, wenn Sie ihnen deutlich signalisieren, daß dies Ihr Revier ist.) Sie werden sehr schnell merken, daß der schöne, weiße Teppichboden, der den dreckigen Kinderschuhen zum Opfer gefallen ist, genauso deplaziert war wie die wertvollen Ziergegenstände, die Ihr Kind beim Toben zerbrochen hat. Überlegen Sie einfach, was ein Kind in seinem Entdeckungsdrang und seiner Experimentierfreude alles anstellen *könnte*, und entfernen Sie alles, was gefährdet oder gefährlich sein *könnte*, aus seiner Reichweite.

Wahrscheinlich wird spätestens jetzt wieder die Bemerkung kommen, daß man einem Kind aber auch Grenzen setzen müsse, daß es nicht immer nur machen dürfe, was es will. Das ist zweifellos richtig, dennoch ist es eine alte Erfahrung, daß die Grenzen meist zu schnell und zu eng gezogen werden. Fragen Sie sich, wenn Sie Ihr Kind in einer Aktivität einschränken oder ihm etwas verbieten wollen, stets zuerst, ob dies tatsächlich unumgänglich ist und ob es ihm wirklich sehr schaden würde, wenn man es gewähren ließe. Es ist immer wieder erstaunlich, wie weit man ein Kind gehen lassen und wieviel man riskieren kann, ohne daß etwas Schlimmes passiert. Viele Grenzen und Gefahren existieren ja nur in unserer Vorstellung, sind nur Papiertiger.

Die Strafe
Noch ein wichtiges Thema müssen wir im Zusammenhang mit der Erziehung streifen: die Strafe. Wir haben oben gesehen, daß die beste Erziehungsmethode das gute Vorbild und das Spiel sind. Weil viele Eltern und Erzieher/innen damit überfordert sind (sie haben es selbst nicht anders gelernt), gehen sie immer sehr schnell zur Strafe über – »... und bist du nicht willig, so brauch ich Gewalt!« Dazu meinen sie berechtigt zu sein, weil sie ihr Kind noch nicht als vollwertigen Menschen, sondern als eine Art Untergebenen betrachten.

Man muß aber bedenken, daß bei einem lebendigen Organismus Druck immer Gegendruck erzeugt. Jene Zustände, die wir mit Gewalt schaffen, gleichen dem immer wieder hinunterrollenden Stein des Sisyphus: Sobald unsere Kraft nachläßt, stellt sich der alte Zustand wieder her. Das ist beim Kind nicht anders. Was wir hier mit Zwang erreichen, ist nicht nur sinnlos, weil es keine echte Entwicklung darstellt, sondern auch schädlich, weil dabei doch immer etwas kaputt geht. Andere Menschen gegen deren Willen zu ändern, ist unmöglich – es geht weder bei Ihrem Kind noch Ihrem/r Ehepartner/in. Wenn überhaupt, könnten wir versuchen, uns selbst zu ändern – das wäre schon eine Arbeit, die uns so sehr beschäftigen würde, daß wir die anderen in Ruhe lassen würden.

Liebe Eltern, vergeßt nie: Das Wichtigste in der Beziehung zu eurem Kind ist sein Vertrauen. Was auch immer geschieht und wie auch immer es sich verhält, hütet euch davor, es zu zerstören. Denn dann habt ihr keinen Zugang mehr zu ihm. Euer Kind hat euch gegenüber grundsätzlich eine positive Einstellung, es erwartet von euch Verständnis und Liebe. Es folgt euch – im Rahmen seiner persönlichen Eigenarten und Möglichkeiten – bereitwillig und vertrauensvoll. Solange ihr ihm liebevoll, vertrauenswürdig, respektvoll und vorbildlich entgegenkommt, braucht ihr keine Gewalt – keine Strafe – anzuwenden.

Tatsächlich aber ist die *Strafe* die häufigste Erziehungsmethode in unserer Zivilisation. Daher ist es wichtig, sich einmal ihre Bedeutung klar zu machen.

Sie wird zu zwei unterschiedlichen Zwecken eingesetzt: zur vorbeugenden Verhaltensmanipulation und zur nachträglichen Rache. Im ersten Fall versuchen wir, dem Kind durch einen vorsätzlich zugefügten Schmerz bewußt zu machen, daß es ein Verbot übertreten hat, und es von einer Wiederholung seiner »Untat« abzuschrecken; im zweiten Fall quälen wir das Kind, um an ihm ein unangenehmes Gefühl (Wut, Ärger, Schmerz) abzulassen, das uns im Zusammenhang mit seinem Verhalten überfallen hat.

Gelegentlich ist es zwar erforderlich, dem Kind mit einer wohldosierten und begründeten »Bestrafung« seine Grenzen zu zeigen. Es probiert ja ständig aus, wie weit es gehen kann. Diese »Strafe« wird es akzeptieren, wenn sie nicht übertrieben wird, wenn sie ihm verständlich ist und wenn sie *seinem Interesse*, nicht aber der Bequemlichkeit oder dem Vorteil der Eltern dient (was es unbewußt aus der Haltung des/der Strafenden erkennt). Das klingt vielleicht etwas spitzfindig, geht aber in der Praxis ganz natürlich vor sich. Wenn zum Beispiel ein Kind vorsätzlich und trotz mehrmaliger Ermahnung ein *berechtigtes und sinnvolles* Verbot übertritt und den Eltern dann »die Hand ausrutscht«, gibt es zwar ein kurzes Geschrei, aber anschließend ist alles wieder gut, weil das Kind ja den Grund dafür kennt und weiß, daß damit alles vergeben und vergessen ist. Es liegt eine gewisse Fairness darin. Solche Bestrafung ist in Wirklichkeit nur eine Zurechtweisung – im eigentlichen Sinne des Wortes –, eine mit körperlichem Nachdruck gegebene Erinnerung und die natürliche Folge eines Fehlverhaltens.

Daher sollte man bei einer »Bestrafung« (Zurechtweisung und Grenzsetzung!) sensibel darauf achten, ob das Kind sie akzeptieren kann. Falls nicht, muß man versuchen, ihm den Grund dafür verständlich zu machen. Wichtig ist auch, die bestrafende Zurechtweisung als Abschluß des »Verfahrens« zu betrachten, nicht nachtragend zu sein und das Kind danach wieder normal zu behandeln.

Manchmal kann es richtiger sein, die von ihm begangene Übertretung straffrei zu lassen, und zwar dann, wenn das betreffende Verbot für dieses Kind absolut nicht akzeptabel ist. Strafe darf das Kind nicht beschädigen oder zerbrechen. Würde man feststellen, daß es auf keinen Fall bereit ist, sich zu beugen, müßte man dies ernst nehmen und nicht nur auf die vorgesehene Strafe verzichten, sondern auch das Ge- oder Verbot aufheben.

Sie werden Ihr Kind aber nur selten in dieser Weise zu strafen beziehungsweise zurechtzuweisen haben, wenn Sie von ihm nichts (subjektiv!) Unmögliches verlangen und Ihre Beziehung zu ihm liebe- und vertrauensvoll ist. Es ist ja darauf eingestellt, Ihre gutgemeinten Anweisungen ernst zu nehmen und Ihnen keinen Kummer zu machen.

Die andere Form der Strafe ist die Rache. Sie sollte nie an einem Kind praktiziert werden, weil sie weder von ihm akzeptiert wird noch einen erzieherischen Sinn hat (natürlich kann es trotzdem einmal passieren, weil niemand perfekt ist). Im Grunde ist die Rache ein Ausdruck von Primitivität, manchmal auch von Machtbedürfnis oder Sadismus. »Strafe muß sein!« hört man vor allem aus dem Munde jener Menschen, die Freude daran haben, andere niederzudrücken. Eltern, die nur durch vorsätzliches Quälen »führen« können, sind offensichtlich weder des Vertrauens noch der Liebe ihres Kindes wert, denn andernfalls würde es ja auf sie hören und ihnen folgen. Zu ihrer Entschuldigung kann man nur annehmen, daß sie es selbst nicht besser kennengelernt haben.

Am schlimmsten ist übrigens nicht die körperliche Strafe, gegen die sich das Kind immerhin noch irgendwie wehren kann, sondern die psychische Bestrafung durch Liebesentzug und Erzeugung von Schuldgefühlen. Hüten Sie sich vor solchem Psychoterror – er ist nicht nur schädlich für Ihr Kind, sondern auch Ihr persönliches Armutszeugnis, weil er zeigt, daß Sie unfähig sind, Ihr Kind auf faire und positive Weise anzuleiten.

Ein Kind versteht im Grunde seines Wesen nie, warum seine Eltern es quälen. Was soll es zum Beispiel machen, wenn seine Bezugsperson es demonstrativ *längere Zeit* ablehnt oder mit ihm nicht mehr spricht? Da es von ihrer Zuwendung abhängig ist, bleibt ihm nichts anderes übrig, als klein beizugeben und »zu Kreuze zu kriechen«. Daß dies nicht gut für seine Persönlichkeitsentwicklung und sein Selbstwertgefühl ist, dürfte klar sein – vom Vertrauensschaden gar nicht zu sprechen. Dabei versteht es sich von selbst, daß niemand ein Übermensch ist, der immer ausgeglichen, überlegen und lieb sein kann. Wenn man einmal kurzfristig (aber berechtigt!) böse oder wütend ist, erleidet das Kind keinen psychischen Schaden, weil es diese Reaktion verstehen und einordnen kann. Oder anders gesagt: man darf es nicht »fertigmachen« und ihm die alleinige Schuld zuweisen, sondern muß immer auch bereit sein, seine eigenen Fehler einzugestehen. Am wichtigsten ist aber, dem Kind immer zu zeigen, *daß man es trotz allem liebt.*

Eine äußerst effektive Strafe ist auch das schlechte Gewissen. Es gehört eindeutig in die Kategorie »Kindesmißhandlung«, denn das Schulddenken erzeugt nicht nur Leiden, sondern bewirkt auch bleibende Schäden in der Persönlichkeit des Kindes. Einmal in seine Psyche eingepflanzt, kontrolliert es ständig dessen Verhalten. Wenn das Kind jene Gebote oder Verbote, die man ihm zur Lebensbedingung gemacht hat, nicht beachtet, schaltet sich das schlechte Gewissen automatisch ein und zwingt es durch einen erheblichen Leidensdruck zur Änderung seines Verhaltens. So verliert es seine innere Freiheit und wird unfähig, selbstverantwortlich zu handeln (→ *Kap. Schuldgefühle*).

Krankheit

Grundsätzliche Überlegungen

Wie kann man Gesundheit verstehen?
Bevor wir uns der Frage zuwenden, wieso ein Mensch krank wird, sollten wir uns darüber verständigen, was eine Krankheit ist und wie sie entsteht.

Beginnen wir mit der Gesundheit. Ein Mensch ist gesund, wenn sein *Körper*, seine *Psyche* und seine *Seele* richtig entwickelt sind und einwandfrei funktionieren, das heißt: bei optimaler physischer und psychischer *Selbstverwirklichung*.

Im einzelnen äußert sich dies folgendermaßen:

* Ein **gesunder Körper** ist bis in jede Zelle und jedes Organ altersentsprechend entwickelt und funktioniert optimal. Er macht keine Beschwerden, ist in der Lage, sich aus der Umwelt zu nehmen, was er braucht und auf ihre Belastungen und Bedrohungen erfolgreich zu reagieren, und er dient Psyche und Seele als gutes Werkzeug.
* eine **gesunde Psyche** (sie soll hier als Funktionssystem aus Instinkten, Gefühlen und Emotionen verstanden werden) erzeugt einen harmonischen emotionalen Zustand; sie steuert die Körperfunktionen und -reaktionen sinnvoll und konstruktiv im Hinblick auf Überleben und Selbstverwirklichung,
* eine **gesunde Seele** (das »Organ« der Bewußtwerdung, der Icherkenntnis, der Ethik und der überpersönlichen Werte) ist offen und frei für Bewußtseinserweiterung, höheres menschliches Wachstum und die transzendente Dimension (Ewigkeit, »Gott«, Jenseits) und ermöglicht es uns, mit dem Leben in erfreulicher Weise zurechtzukommen und einen Sinn darin zu finden.

Gesundheit bedeutet insgesamt Lebensfreude: Wohlbefinden, Gefühlsharmonie, Frieden, Zuversicht und transzendente Gewißheit.

Ein gesundes Kind ist altersgemäß entwickelt, körperlich beschwerdefrei und leistungsfähig, zufrieden, interessiert und unternehmungslustig, spielt und lernt gern, ist ehrlich, offen und kontaktbereit, kann sich sozial einordnen, ohne sich selbst dabei aufzugeben, hat Selbstvertrauen, ist fair, liebevoll und liebesfähig.

Diese Idealvorstellung von Gesundheit findet man allerdings nur selten. Denn in der Realität wird sie oft durch schicksalhafte Faktoren verhindert, wie zum Beispiel angeborene Krankheiten oder Mißbildungen, konfliktive psychische Anlagen, negative Einflüsse aus dem sozialen Milieu oder der Umwelt. Jeder Mensch hat aber sein persönliches Optimum an Gesundheit, seine eigene Norm. So kann auch ein behindertes Kind – bezogen auf seine persönliche Norm – gesund und normal sein, und erst Abweichungen von dieser bedeuten – seine persönliche – Krankheit.

Wie kann man Krankheit verstehen?
Entsprechend der obigen Definition entsteht eine Krankheit, sobald die körperliche und/oder seelische Selbstverwirklichung beeinträchtigt wird. Diese Beeinträchtigung äußert sich in den verschiedenen Bereichen des Menschen unterschiedlich:

* Im **körperlichen** Bereich kann sie in einer Störung der körperlichen Entwicklung bestehen, so daß keine normalen anatomischen Strukturen aufgebaut werden; sie kann auch in einer Behinderung der Zell- und Organfunktionen oder einer Beschädigung von Zellen und Organen bestehen. Bei Kindern können sich hieraus Mißbildungen, Entwicklungsstörungen, Kinderkrankheiten und Unfallschäden ergeben. Mögliche Ursachen: negative Einflüsse von außen, wie vergiftete Umwelt, schlechte Lebensbedingungen, ungeeignete Nahrung oder Klimabedingungen, gewalttätige Schädigungen durch Unfälle und andere Lebewesen (vom Krankheitserreger bis zum Menschen), negative innere (psychische und seelische) Zustände, krankhafter Streß oder Gen-Schädigungen.
* Im **psychischen** Bereich bedeutet die Beeinträchtigung, daß innere und äußere Gefühls- oder Instinktkonflikte aufgetreten sind oder Zerrissenheit oder Destruktivität herrscht. Bei *Kindern* äußert sich dies in einer Reduktion des psychischen Wohlbefindens und Störungen des Verhaltens.
* Im **seelischen** Bereich führt die Beeinträchtigung dazu, daß das innere Wachstum blockiert ist, daß das Leben keinen (oder zu wenig) Sinn hat, daß die Beziehung zur transzendenten Dimension und das tiefe Wissen um die göttliche Ordnung verloren gegangen sind. Daraus entstehen Verzweiflung, Verlust des Lebenssinnes und des Urvertrauens, die wichtige Kräfte und Funktionen im Organismus blockieren, so daß der Mensch auf Dauer todkrank wird oder sich selbst zerstört. Beim ganz kleinen Kind spielen diese Seelenkrankheiten keine große Rolle, da sie eine – sich erst entwickelnde – Bewußtheit voraussetzen. Mögliche Ursachen: schlechte Behandlung, psychische Verletzungen, jede Art von Unwahrheit und Einseitigkeit in der Erziehung (zu materialistisch, widernatürlich, dogmatisch oder verlogen).

Bei der Entwicklung einer Krankheit kann man bestimmte *Phasen* beobachten, denen charakteristische körperliche und psychische Zustände entsprechen. Da in jeder dieser Phasen zunächst ein *subjektives* Leidens- oder Krankheitsgefühl auftritt, dem dann schnell ein *objektiver* Krankheitsbefund folgt, kann man sich am psychischen Zustand gut und schnell über die allgemeine Situation orientieren.

Wie gesagt besteht der ideale Zustand in einer optimalen Selbstverwirklichung, die gleichzeitig Gesundheit bedeutet. Daher reagiert der Mensch auf jede Behinderung seiner Selbstverwirklichung mit gesteigerter Aktivität und eventueller *Aggres-*

sivität, um doch zu bekommen, was er braucht, oder um einen schädlichen Einfluß auszuschalten. Wenn er dabei Erfolg hat, normalisiert sich sein Zustand und er bleibt gesund. Gelingt ihm dies aber nicht, so gerät er in einen körperlichen oder psychischen Mangelzustand, der mit einer *Frustration* oder Unzufriedenheit (und funktionellen körperlichen Störungen) einhergeht. Natürlich versucht er weiterhin, die Störung, Behinderung oder Schädigung auszuschalten und sich die Verhältnisse zu verschaffen, die er braucht. Wenn ihm dies gelingt, ist alles wieder in Ordnung; anderenfalls bleibt er entweder in diesem unguten Zustand oder gerät in einen noch schlechteren, wobei sich die Frustration zur mehr oder weniger schweren *Depression* steigert (dabei treten die leichten und mittelschweren organischen Krankheiten auf). Auch in diesem Stadium versucht er noch, die guten Bedingungen wiederherzustellen, wozu ihm allerdings nicht mehr die ganze Kraft zur Verfügung steht, weil ein Teil von ihr durch die Depression verbraucht wird. Wenn diese Bemühungen erfolglos bleiben, hält der depressive, reduzierte Zustand an oder steigert sich zur *Resignation*, falls das zugrundeliegende Problem sich weiter verstärkt. Resignation bedeutet, daß er die Hoffnung auf Heilung aufgegeben hat, daß sich schwere oder unheilbare Krankheiten entwickeln und daß seine Seele mehr oder weniger schnell auf das erlösende Ende zusteuert.

Wichtig an diesem Schema ist die Erkenntnis, daß – streng genommen – *jede Krankheit in dem Augenblick beginnt*, in dem sich Frustration, das heißt Unzufriedenheit oder Unwohlsein, einstellt, *sobald sich das Kind also nicht mehr wohlfühlt*. Das klingt vielleicht etwas übertrieben, weil Unzufriedenheit und reduziertes Wohlbefinden normalerweise zu unserem Leben gehören und wir nicht auf die Idee kommen, sie als krankhaft zu betrachten. Wenn Sie aber Ihre eigenen Krankheiten genau analysieren, so werden Sie fast immer jenen Punkt finden können, an dem sie mit Unwohlsein oder Unzufriedenheit begannen und von dem Sie heute sagen würden: »Hätte ich nur damals besser aufgepaßt, dann wäre es nicht so weit gekommen!« Würden diese warnenden Zeichen ernster genommen, ließen sich die meisten Krankheiten verhüten.

Eine wichtige Rolle bei der Krankheitsentstehung spielt der *Streß*. Um dies verstehen zu können, müssen wir grundsätzlich zwischen gesundem und krankmachendem beziehungsweise krankhaftem Streß unterscheiden. Er ist gesund, solange wir ihn – wie beim sportlichen Training – als Zustand erhöhter Leistungsfähigkeit empfinden, in dem brachliegende Kräfte aktiviert werden, und *uns dabei wohlfühlen*. Krankmachend wird er, sobald er unser inneres Gleichgewicht zerstört und Kräfte, die der Organismus eigentlich für die Regeneration benötigt, verbraucht – wenn wir stöhnen: »Es ist zu viel!« und deutlich spüren, daß er uns *nicht gut tut*. Dieser zu starke Streß ist nicht nur krankmachend, weil er unseren Organismus an der Regeneration und Entgiftung hindert, sondern auch krankhaft, weil er die Folge einer Unfähigkeit zum guten, entspannten Umgang mit der Lebensrealität ist. Normalerweise besteht im Organismus ein ausgeglichenes Verhältnis zwischen Leistung und Ruhe, Anspannung und Entspannung, das vom vegetativen Nervensystem (mit seinen beiden Nervengeflechten »Nervus Sympathicus« und »Nervus

Parasympathicus«) aufrechterhalten und aus allen Bereichen des Organismus gesteuert wird. Es entspricht auch dem Tag/Nacht – Rhythmus. In der Tagesphase befindet sich der Organismus in einem gewissen Spannungszustand und erbringt Leistung, in der Ruhe- oder Nachtphase dagegen schaltet er auf Entspannung und Erholung um und erholt sich wieder. In diesem Entspannungszustand wird entgiftet und regeneriert, während im Spannungszustand Kraftverbrauch und Verschleiß stattfinden. So steht dem leistungsbedingten Abbau (Tag) stets ein entsprechender, durch Ruhe ermöglichter Aufbau (Nacht) gegenüber, der die Gesundheit erhält.

Dieses Gleichgewicht geht verloren, wenn wir überfordert oder bedroht werden. Dann kämpfen wir gewissermaßen ums Überleben und geraten in einen unnormalen Spannungs- beziehungsweise in einen krankhaften Streßzustand, der es uns unmöglich macht, uns zu entspannen, das heißt: Wir erbringen Leistung, ohne genügend auszuruhen. Solcher Dauerstreß kann sich in Schlaf- und Appetitlosigkeit, Fieber, Verkrampfungen, erhöhtem Blutdruck, Tumorwachstum oder anderen Zeichen krankhaft erhöhter Aktivität äußern. Das Krankhafte daran ist, daß dadurch der größte Teil jener Kraft verbraucht wird, die eigentlich für die Entgiftungs- und Regenerationsarbeit vorgesehen ist. So werden die vermehrt anfallenden Schlacken nicht mehr entsorgt, der übermäßige Verschleiß nicht durch Wiederaufbau ausgeglichen. Dabei entsteht auch die erwähnte *Frustration* und bei weiterer Überforderung die *Depression*.

Erst wenn der Streß aufhört, weil die Gefahr vorbei oder das Ziel erreicht ist, kann sich der Organismus wieder entspannen und (durch Umschaltung auf den Parasympathicus) genügend entgiften und aufbauen. Dabei schlägt aber das Pendel genauso stark in die andere Richtung aus, das heißt: Alles, was an Entgiftungs- und Reparaturarbeit versäumt wurde, wird jetzt im Expresstempo und in Form von intensiven Heilreaktionen nachgeholt, nämlich durch Entzündungen und Ausscheidungen aller Art. Meist unterbindet der Organismus dabei durch eine gleichzeitige starke Mattigkeit alle anderen Aktivitäten. Diese Symptome dienen also der Heilung.

Auch bei einer Grippe kann man zwei Phasen feststellen: zuerst einen durch psychische oder körperliche Überforderung entstandenen Streßzustand (zum Beispiel durch Angst oder Enttäuschung, Überanstrengung oder extreme Temperaturen), der mit einer gewissen Anspannung und vielleicht auch Fieber einhergeht; sobald der Streß nachläßt und die Entspannung eintritt, stellen sich Müdigkeit, Entzündungen (zum Beispiel Angina) und Ausscheidungen (zum Beispiel Schweiß, Rotz, Auswurf) ein.

In der Phase der Resignation fallen Streß und Heilreaktionen schwach aus, weil die Reserven zu Ende gehen – oft wird dann das Nachlassen der Krankheitssymptome irrtümlicherweise für eine Besserung gehalten. (Genauso meinen Eltern manchmal, wenn sie den Widerstand Ihres Kindes gebrochen haben und es endlich »brav« geworden ist, dies sei ein Fortschritt – tatsächlich haben sie es meist nur so geschädigt, daß es keine Kraft mehr hat, um aufzubegehren; solche innerlich geknickten Kinder entwickeln oft schon bei kleinen Belastungen schwere Krankheiten.)

Wir können also festhalten: Nicht die körperlichen Abwehr- und Entgiftungs-

Reaktionen sind die eigentliche Krankheit, sondern der ihnen vorhergehende Streß durch Überforderungen jeder Art.

Streng genommen ist ein Kind also schon dann krank, wenn es sich im krankhaften Streß befindet beziehungsweise sich nicht mehr wohl fühlt, und nicht erst, wenn es deutliche körperliche oder psychische Störungen aufweist. Diese Erkenntnis zeigt, daß eine Heilbehandlung bereits im Stadium *der subjektiven Leiden* und Störungen einsetzen und daß die seelische Not eines Kindes ernst genommen werden müßte: die Frustrationen, Enttäuschungen, Traurigkeiten, Einsamkeiten, Liebesprobleme, Überforderungs- und Minderwertigkeitsgefühle, Ängstlichkeiten und was sonst noch die Sonne im kindlichen Gemüt untergehen läßt.

Hier zeigt sich wieder einmal, daß das größte und wichtigste Heilmittel die Liebe ist. Sie macht die Eltern achtsam und entgegenkommend und veranlaßt sie, ihrem Kind das zu geben, was es braucht, oder vor dem zu beschützen, was ihm schadet. Wenn Sie es sich angewöhnen, bei Ihrem Kind auf jene Zustände zu achten, in denen seine Lebensfreude *deutlich* reduziert ist, und schnellstmöglich etwas dagegen zu unternehmen, können Sie es vor mancher Krankheit bewahren.

Wie kann man Heilung verstehen?
Heilung ist die Wiederherstellung des körperlichen, psychischen und seelischen Wohlbefindens. Sie findet in unserem Organismus ständig statt, da er ununterbrochen damit beschäftigt ist, Belastungen abzufangen und auszugleichen, Stoffwechselgifte auszuscheiden, den täglichen Abbau rückgängig zu machen und krankhafte Abweichungen vom guten Normalzustand zu korrigieren. Im psychischen und seelischen Bereich besteht sie im Bestreben, den Frieden mit sich selbst, den Menschen, der Welt und dem Leben wiederherzustellen, was zu einer ständigen Erweiterung des Bewußtseins und einer flexibel-realistischen Änderung des Verhaltens führt.

Heilung bedeutet nicht, daß der frühere Zustand rekonstruiert wird, sondern daß man – körperlich, psychisch und seelisch – wieder auf den richtigen Weg zurückgefunden hat. Sie ist persönliche Weiterentwicklung durch erfolgreiche Auseinandersetzung mit dem, was uns krank macht.

Beim *Kind* stehen die körperlichen und psychischen Probleme im Vordergrund, es wird dadurch geheilt, daß es bekommt, was es braucht (z. B. Vitamine oder Zuwendung), oder daß ein schädigender Einfluß (z. B. eine Infektionsquelle, ein ungünstiger Umwelteinfluß oder schlechte Behandlung abgestellt wird. Man sollte einem Kind krankmachenden Streß ersparen, das heißt sehr sensibel darauf achten, daß man es durch das eigene, unausgegorene Verhalten oder überzogene Erwartungen nicht unter krankmachenden Druck setzt.

Wie wir gesehen haben, setzt die Heilung immer dann ein, wenn der krankmachende Streß aufhört und der Organismus in die (parasympathische) Entspannungsphase kommt. War der Streß nicht sehr stark, fällt auch die Entgiftungs- und Reparaturarbeit nur leicht aus und wird kaum wahrgenommen. Von einem bestimmten Ausmaß – das der vorhergehenden Schädigung entspricht – aber wird sie unangenehm. Denn der Organismus vesucht durch intensive Heilreaktionen

(s. unten) möglichst schnell wieder normale, gesunde Zustände zu schaffen. Üblicherweise bezeichnen wir diese Reaktionen als Krankheit, wir sollten uns aber, um sie richtig deuten zu können, klar sein, daß sich in ihnen *die bereits einsetzende Heilung* zu erkennen gibt. (Unter sehr ungünstigen Bedingungen können diese Reationen so stark ausfallen, daß sie tödlich werden. In diesem Fall bleibt als letzte Möglichkeit nur ihre Blockierung mit allopathischer Therapie – s. unten.)

Auch die durch sogenannte Krankheitserreger erzeugten Symptome sind Bestandteil solcher Heilprozesse. Der Organismus setzt sie gewissermaßen für bestimmte Ziele ein, er läßt es zu, daß sie aktiv werden und ihre speziellen Funktionen erfüllen. Das erklärt, warum bei schweren Epidemien nicht alle Menschen krank werden.

Die wichtigsten dieser Heilreaktionen sind:

* *Fieber*, bei dem durch Erhöhung der Körpertemperatur verstärkte Abwehrarbeit geleistet und u. a. Krankheitserreger inaktiviert, »Gifte« neutralisiert und Abwehrstoffe erzeugt werden. Daher gibt es sogar ein Therapieverfahren, bei dem künstliches Fieber erzeugt wird.
* *Durchfall*, durch den der Körper in Form beschleunigter Ausscheidung Krankheitserreger und Gifte ausscheidet; auch psychische Erschütterungen werden oft auf diese Weise »abgeführt« (z. B. wenn man sich vor Angst in die Hose macht).
* *Husten*, mit dessen Hilfe der Organismus Fremdkörper, Gifte, störende Substanzen (Schleim und Eiter) aus den Bronchien entfernt.
* *Erbrechen*, mit dessen Hilfe der Organismus schädliche Stoffe und Substanzen aus dem Magen entfernt.
* *Entzündung*, die meist mit Erwärmung, Schwellung und Schmerz einhergeht und eine natürliche örtliche Abwehr- und Reparaturmaßnahme ist.
* *Eiter*, der unter Mitwirkung von bestimmten Bakterien aus weißen Blutkörperchen und eingeschmolzenem Gewebe entsteht und mit dessen Hilfe der Organismus geschädigte Zellen oder Gewebe ausscheidet.
* *Schwitzen*, bei dem der Organismus über die Haut entweder im Schnellverfahren überzähliges Wasser und/oder Stoffwechselgifte ausscheiden (der Volksmund sagt: »Die Haut ist die dritte Niere«) oder sich durch Verdunstung abkühlt.
* *Ausschlag oder Ekzem*, eine Hautreaktion, durch die der Organismus schädliche Substanzen loswird oder örtliche Schäden repariert.
* *Juckreiz*, der dazu führen soll, daß man Ausscheidungen von schädlichen (von innen ausgetretenen oder von außen aufgebrachten) Stoffen oder Gifte von Parasiten durch Kratzen von der Hautoberfläche entfernt.
* *Steine*, die eine Art Ablagerung schädlicher Substanzen sind.
* *Tumoren*, die man ja auch als »Neubildungen« bezeichnet und die einen Versuch des Organismus darstellen, allerschwerste körperliche oder psychische (diese vor allem!) Schädigungen zu reparieren oder auszugleichen.
* *Verhaltensauffälligkeiten, Neurosen, Psychosen*, die einen Versuch darstellen, aus einer unguten Situation das Beste zu machen.

Wenn man sich klar macht, daß die »Krankheitssymptome« in Wirklichkeit der Erhaltung und Wiederherstellung der Gesundheit dienen, erkennt man, wie unsinnig es ist, sie zu bekämpfen. Sinnvoller ist es, den Organismus in diesem seinem Heilbestreben zu unterstützen, so daß die Reaktionen leichter ausfallen und schneller beendet werden können – noch besser aber wäre es, dafür zu sorgen, daß der krankmachende Streß erst gar nicht entstehen kann.

Krankheit und Schicksal
Noch einige grundsätzliche Gedanken über das Wesen der Krankheit sind unerläßlich. Sie besteht ja nicht nur aus den äußerlich erkennbaren Veränderungen, Symptomen und Beschwerden, sondern gibt auch unserem Lebensweg eine andere, unerwartete Richtung und erzeugt seelische Leiden. *Sie ist also auch ein Ausdruck unseres Schicksals.*

Wie auch immer man dieses definieren will – das Wesentliche an ihm ist, daß sich in ihm eine höhere und unbegreifliche Wesenheit oder Ordnung äußert, die über uns bestimmt. (Man nennt das Schicksal ja auch »Bestimmung«.) Selbst wenn wir meinen, unser Leben aus eigener Verantwortlichkeit und nach unserem freiem Willen gestalten zu können, bleiben doch immer noch die Tatsachen, daß wir es uns weder selbst gegeben haben, noch beliebig lange erhalten können, daß wir zu allem, was wir unternehmen, »Glück« brauchen und daß wir das »Unglück«, das uns getroffen hat, nicht abwenden konnten.

Bei Krankheiten wird besonders deutlich, wie sehr wir dem Schicksal ausgeliefert beziehungsweise auf den »Segen des Himmels« oder unser Glück angewiesen sind. Denn obwohl wir uns so sehr dagegen absichern und so viele erfolgversprechende Therapien entwickelt haben, können wir sie oft weder verhindern noch heilen. Letztlich bleibt uns dann nichts anderes übrig, als sie innerlich anzunehmen (was nicht ausschließt, daß wir uns weiterhin um eine Besserung bemühen). Die Erkenntnis unseres Ausgeliefertseins ist deshalb wichtig, weil sie uns bewußt macht, daß es eine transzendente Dimension (»Gott«, Schicksalsmacht, kosmische Ordnung) gibt, die über allem Irdischen steht und in der wir geborgen sind. Daraus entsteht das Vertrauen, daß alle Geschehnisse unseres Lebens – auch die Schicksalsschläge – einen höheren Sinn haben und immer auch Chancen zu geistig-seelischem Fortschritt darstellen.

Gerade, wenn Eltern mit einer schweren, vielleicht sogar tödlichen Krankheit ihres Kindes konfrontiert werden – oder anders gesagt: mit dessen persönlichem, unbegreiflichen und ihnen unsinnig erscheinenden Schicksal –, brauchen sie, um positiv bleiben und ihrem Kind beistehen zu können, eine lebendige Verbindung nach »drüben«, eine positive Ahnung, Gewißheit oder Perspektive.

Begnügen Sie sich nicht damit, Ihr krankes Kind in eine gute ärztliche Behandlung zu geben, sondern suchen Sie auch für sich die Gewißheit, daß alles, was geschehen wird, seinen Sinn hat und für alle Beteiligten ein weiterer Schritt zum »Heil« ist. Dann werden Sie Ihr Kind mit innerer Ruhe begleiten und ernste therapeutische Entscheidungen, vor die Sie gestellt werden, richtig treffen können.

Auch eine angeborene Krankheit des Kindes ist eine Schicksalsprüfung für die Eltern, für die sie seelische Klarheit brauchen. Zum Beispiel kann die Behinderung ihres Kindes für sie bedeuten, daß sie mehr Selbstlosigkeit entwickeln oder eine andere Einstellung zum Leben finden müssen. Es kann aber auch richtig sein, das Kind in eine Pflege zu geben, die besser ist, als es ihre eigene sein könnte, weil sie ihr nicht gewachsen wären. Dazu braucht man große Ehrlichkeit sich selbst gegenüber sowie ein offenes Ohr und ein vertrauensvolles Herz für die göttliche Macht, die jeden Menschen auf seinem eigenen, richtigen (allerdings oft unbegreiflichen) Weg führt.

Krankheitsursachen

Häufige körperlich wirksame Krankheitsursachen

Erbmasse: Wenn wir jene Krankheitsursachen betrachten, die primär den Körper betreffen, so müssen wir eigentlich schon vor der Zeugung des Kindes beginnen, da die Eltern in ihrer Erbmasse an die Kinder einen Teil ihrer eigenen Krankheiten weitergeben. (Übrigens lassen sich bei den Kindern viele ererbte Krankheiten, falls sie nicht zu organischen Defekten geführt haben, mit Homöopathie bessern oder heilen.) Daher sollten sie, wenn sie ein Kind haben wollen, möglichst frühzeitig für einen guten Gesundheitszustand sorgen (→ *Kap. Verantwortung*).

Unfälle: Der sicherste Schutz gegen Gefahren aller Art besteht darin, dem Kind die Freiheit zur selbständigen Erkundung seiner Welt zu lassen. Wenn es sich körperlich austoben und seiner natürlichen Neugier nachgehen darf, entwickelt es seine grundlegenden Instinkte und wird fähig, sich in schwierigen oder gefährlichen Situationen richtig zu verhalten. Dennoch wird es natürlich gelegentlich einmal »auf die Nase fallen« und sich weh tun. Dann sollte man ihm nicht vorschnell Trost aufdrängen, sondern ihm zunächst einmal Gelegenheit geben, allein damit zurechtzukommen. Hilfe wäre nur dann angebracht, wenn ihm dies nicht gelingt, wenn es also sehr schockiert oder verletzt ist oder wenn es selbst ernsthaft danach verlangt. Sich ihm dann zu entziehen oder es zurückzustoßen, würde sein Vertrauen schädigen. Es schadet nichts, wenn sich ein Kind einmal weh tut oder einen Schrecken bekommt. Was es jetzt nicht lernt, muß es später in der Welt der Erwachsenen unter wesentlich ernsteren Bedingungen nachholen.

Es gibt aber Gefahren, vor denen man es unbedingt schützen muß. Dazu gehört vor allem die Elektrizität. Geschützte Steckdosen und sichere Elektrogeräte (die man vor kleinen Kindern wegschließt) sollten selbstverständlich sein. Ein vitales Kind ist von Natur aus neugierig und will alles, was es noch nicht kennt, einmal ausprobieren. Vergiftungen und Verbrennungen sind die häufigsten Unglücksfälle im kleinkindlichen Leben. Daher ist der umsichtige Umgang mit allem, was heiß ist, unbedingte Pflicht der Eltern. Ein kleines Kind weiß nicht, daß der heiße Kaffee, der auf dem Tisch steht, es verbrühen wird, wenn es die Tischdecke herunterzieht, und es kann sich nicht vorstellen, welche Folgen ein aus Spaß angezündetes Streichholz haben kann.

Giftige Substanzen (auch Medikamente): Diese müssen unbedingt für das kleine Kind unerreichbar sein, weil es in seinem Drang, die Welt kennenzulernen, alles ausprobiert. Es genügt meist nicht, das kleine Kind davor zu warnen oder ein Verbot auszusprechen, denn gerade dieses wirkt oft als Anreiz.

Ernährung: Daß chemisch behandelte Nahrungsmittel Gesundheitsschäden hervorrufen können, ist inzwischen allgemein bekannt. Sie würden erschrecken, wenn Sie wüßten, was hier alles verwendet wird und wie Ihre Nahrung üblicherweise behandelt wird! Unter gesundheitlichen Gesichtspunkten ist es dringend zu empfehlen, sich mit biologisch erzeugten Nahrungsmitteln zu ernähren, auch wenn sie etwas teurer sind. (Übrigens unterstützen Sie damit auch den Umweltschutz). Viele Schadstoffe in der Nahrung haben schleichende Langzeitwirkungen, die bei wachsenden Kindern die ganze Entwicklung beeinträchtigen können. Die Tatsache, daß Sie beim Verzehr nicht gleich tot umgefallen oder schwer krank geworden sind, bedeutet keineswegs, daß das betreffende Nahrungmittel gesund war, denn viele kleine Gifte addieren sich mit der Zeit. Sparen Sie nicht am Essen, essen Sie im Zweifelsfalle lieber etwas einfacher (dann wird auch die biologische Ernährung erschwinglich), dafür aber gesünder. Untergründige Vergiftungen durch chemisch behandelte Nahrungsmittel lassen sich mit den üblichen, zu groben Labormethoden im Körper nur selten nachweisen. Dazu muß man sich spezieller, bioelektronischer Methoden – zum Beispiel der *Elektroakupunktur nach Voll (→)* – bedienen, mit denen man übrigens auch geeignete Medikamente zur Ausleitung der Gifte bestimmen kann.

Physikalische Einflüsse und Strahlung: Hierzu gehören extreme Kälte, Hitze und Sonnenbestrahlung. Da Verbrennungen durch die Sonne meist erst erkennbar werden, wenn der Schaden bereits eingetreten ist *(→ Sonnenstich; → Augenentzündung)*, sollten Kinder bei starker Sonnenbestrahlung rechtzeitig dagegen durch Kleider (Mütze, evtl. Sonnenbrille) geschützt werden. Die Reduktion des schützenden Ozons hat die Aggressivität der Sonnenstrahlen offensichtlich deutlich erhöht. Dennoch sollen sich die Kinder in einem vernünftigen Ausmaß in der Sonne aufhalten, weil sie ein wichtiger Gesundheitsfaktor ist (u. a. bildet sie Vitamin D in der Haut). Übrigens sind die chemischen Sonnenschutzfaktoren gesundheitlich bedenklich, vor allem, wenn sie großflächig und oft verwendet werden. (Die Haut leitet nämlich Substanzen, mit denen sie in Kontakt kommt, zum großen Teil nach innen weiter.) Zudem ermöglichen sie eine unnatürlich starke Sonnenexposition. Im Prinzip kann man sich an der Hautreaktion orientieren: Starke Rötung und Hitzegefühl zeigen, daß die Grenze der Verträglichkeit erreicht ist. Biologische Sonnenschutzpräparate in Verbindung mit maßvoller Sonnenbestrahlung sind die beste Lösung.

Schädigungen, die man nicht direkt merkt, die aber Langzeitwirkungen haben und sich gegenseitig verstärken können, können von den modernen technischen Strahlungen (Radioaktivität, Röntgen, Mikrowellen, Fernsehen, Solarium) ausgehen. Seien Sie lieber vorsichtig damit, auch wenn man Ihnen deren Ungefährlichkeit beteuert. Lassen Sie Ihr Kind nur röntgen, wenn es unumgänglich ist. Fernsehen hat nicht nur einen körperlich ungünstigen Einfluß (Strahlen, Belastung von Augen und Nerven, lange Bewegungslosigkeit im Zimmer u. a.), sondern wirkt sich beim üblichen, unkritischen Konsum auch negativ auf die geistige Entwicklung des Kindes aus, das dabei in eine künstliche, manipulierte Welt entführt wird und keine wesentliche kreative Leistung erbringen muß. Dem Kind das Fernsehen ganz vorzuenthalten, ist aber auch nicht zu empfehlen, weil es dadurch in eine Außenseiterrolle geraten und den Kontakt zur Geisteswelt seiner Altersgenossen verlieren kann. Daher ist es guter Kompromiß, ihm bestimmte, geeignete Sendungen zu gestatten und zeitliche Grenzen zu setzen – nach dem Motto: nicht zu wenig, aber auch nicht zu viel. Das Fernsehen sollte und kann kein Ersatz für die menschliche Zuwendung sein. Übrigens wird das Interesse an der vorgekauten Fernsehkost umso geringer, je mehr man dem Kind kreative Anregungen, Spiele und interessante Unternehmungen bietet oder ermöglicht. (Die üblichen Computerbildschirme haben eine ähnliche Strahlenwirkung wie die Fernseher. Stellen Sie, wenn nötig und möglich, Ihrem Kind einen Computer mit strahlungsfreiem LCD-Bildschirm zur Verfügung.)

Auch der sogenannte Elektrosmog kann den Organismus, vor allem das Nervensystem, belasten. Er besteht in den Auswirkungen von elektrischen Apparaten aller Art, die Strahlung abgeben und sogenannte elektrische Felder erzeugen. Es ist sicher nicht günstig, in der unmittelbaren Nähe von Hochspannungsleitungen zu leben; auch in der Nähe von elektrischen Geräten sollten sich Kinder nicht dauernd aufhalten und schon gar nicht schlafen. (Es gibt jetzt kleine Meßgeräte, mit denen man solche Belastungen aufspüren kann.) Lampen und Radiowecker in der Nähe des Kopfes können Schlafprobleme und nervöse Störungen auslösen. Am einfachsten ist es, nachts die entprechenden Sicherungen auszuschalten. Auch schnurlose Telefone sind gesundheitlich bedenklich, denn sie können bestimmte Bereiche des Gehirns belasten.

Erdstrahlen«: Wenn Ihr Kind nicht gut gedeiht, schlecht schläft oder nervös ist, empfiehlt sich eine baubiologische Untersuchung, bei der nicht nur Elektrosmog, giftige Materialien und Farben, sondern auch eine sogenannte Erdstrahlung (Wasseradern u. ä.) festgestellt werden können. Zwar sind diese beim derzeitigen Stand der Wissenschaft noch nicht erklärbar, dennoch steht fest, daß sie in irgendeiner Form existieren. Dafür sprechen die unzähligen Erfolge bei der »Schlafplatzsanierung« durch einen erfahrenen Rutengänger. Es ist oft verblüffend, wie gut und gerne Kinder auf einmal schlafen, wenn ihr Bett an einen »strahlenfreien« Platz gestellt wird.

Krankheitserreger: Bakterien, Viren, Pilze u. ä. können charakteristische Krankheitserscheinungen hervorrufen. Dazu brauchen sie meist aber bestimmte Lebens- und Wachstumsbedingungen, die vom Zustand des Organismus abhängen. Oft (vielleicht immer) haben sie bestimmte Funktionen im Rahmen von Heilungsprozessen, und der Organismus bedient sich ihrer, indem er ein entsprechendes »inneres Milieu« erzeugt. Deshalb verschwinden sie normalerweise, sobald der Gesamtzustand wieder normal ist. Die meisten »Erreger« kann man mit den Schimmelpilzen in einer feuchten Wand vergleichen – sobald diese wieder trocken ist, verschwinden sie, ohne daß man direkt etwas gegen sie unternehmen muß. Ähnlich ist es bei der Therapie von Infektionskrankheiten: Wenn die eigentliche Krankheitsursache beseitigt und der innere Zustand normalisiert ist, verschwinden sie, ohne daß man sie mit speziellen Giften (Antibiotika) töten muß, die nebenher auch den Organismus schädigen. Die allermeisten Infektionskrankheiten lassen sich übrigens homöopathisch heilen; die antibiotische Therapie braucht daher nur sehr selten in Notfällen eingesetzt zu werden.

Daß eine gewisse Hygiene eingehalten werden sollte, die das Kind vor Kontakt mit gefährlichen, ansteckenden Krankheitserregern schützt, ist selbstverständlich. Eine (nicht ganz unumstrittene) Methode, das Entstehen jener Krankheitsbilder zu verhindern, an denen die Erreger beteiligt sind, ist die Impfung (→).

Parasiten: Dies sind kleine Lebewesen, die sich im Körper einnisten und/oder auf seine Kosten leben. Sie können erhebliche Störungen hervorrufen, weil sie Fremdkörper sind, giftige Stoffe absondern können und auch Zerstörungen hervorrufen können. Zu ihnen gehören Würmer, Krätzemilben, Läuse, Flöhe, Zecken (→ *Therapielexikon*). Hier ist vor allem Hygiene wichtig. Gewöhnen Sie Ihr Kind an Sauberkeit; vor allem soll es keine unsauberen Dinge in den Mund stecken, sich nicht von Tieren (vor allem im Gesicht) ablecken lassen und nach Kontakt mit Tieren die Hände waschen.

Verletzungen: Natürlich sollte man nicht jede kleine Prellung o. ä. hochspielen, dennoch ist es richtig, Verletzungen gut zu versorgen (→ *Notfälle*), um Folgeschäden zu verhindern, und eine gewisse, sinnvolle Vorsorge (zum Beispiel auch Tetanus-Impfung) zu treiben, indem man das Kind vor gefährlichen Situationen, die es nicht einschätzen kann, bewahrt. Wichtig ist noch zu wissen, daß Verletzungen jeder Art, vor allem schlecht geheilte Wunden, mit der Zeit Störungen im ganzen Körper auslösen können, die scheinbar in keinem Zusammenhang mit ihnen stehen. Zum Beispiel können Rheuma, Asthma, Migräne, Arthritis u. a. durch eine Narbe an irgendeinem Körperteil hervorgerufen werden. Solche »Störfelder« kann man relativ leicht mittels *Neuraltherapie nach Huneke* (→) »entstören«, woraufhin die entsprechende Krankheit (wie durch ein Wunder) wieder verschwindet. Falls Ihr Kind unter einer Krankheit leidet, deren Ursache unklar ist oder die sich nicht heilen läßt, empfiehlt sich unbedingt eine Untersuchung durch einen Neuraltherapeuten.

Gifte: Hierzu gehören nicht nur jene Chemikalien, die offiziell als giftig gelten (Pflanzenschutzmittel etc.), sondern auch jene Gebrauchschemikalien, die trotz der Unbedenklichkeitserklärung der Hersteller auf Dauer schädigend wirken können: Insektenschutzmittel (auch die Pyrethroide in den Verdampfungsplättchen, die Nervengifte enthalten), Lösungsmittel in Farben, Holzschutzmittel, Mottenschutzmittel in Textilien und Teppichböden. Im Zweifelsfalle lohnt sich eine baubiologische Untersuchung. Die gesundheitlichen Schädigungen können erheblich sein. Man muß bedenken, daß Stoffe, die auf irgendein Lebewesen (und sei es nur ein Insekt) schädlich wirken, dies in einem gewissem Umfang auch beim Menschen tun, da ja auch er ein Lebewesen ist.

Natürlich wirken auch Auto-Abgase an stark frequentierten Straßen giftig, weshalb man – wenn möglich – dort nicht wohnen sollte. Es ist auch nicht gut, auf ihnen kleine Kinder in Kinderwagen oder Fahrradanhängern herumzufahren, weil viele Schadstoffe nach unten sinken (abgesehen davon, daß man sie dabei total ungeschützt dem gefährlichen Verkehr aussetzt).

Daß die meisten chemischen Medikamente schädliche Nebenwirkungen haben, ist inzwischen allgemein bekannt (lesen Sie nur den Beipackzettel!). Daher sollten sie nur in wirklich dringenden Fällen – unter kritischer Abwägung von Vor- und Nachteil – angewendet werden. Bei den *allermeisten* Krankheiten sind homöopathische Medikamente nicht nur gesünder, sondern auch wirksamer. Schädliche Wirkungen kann auch das immer noch in der Zahnheilkunde verwendete Amalgam haben (→ *Kap. Das Amalgamproblem*).

Klima: Bestimmte Gegenden können gesundheitlich belastend sein (zum Beispiel viel Föhn, viel Regen, viel kalter Wind). Auch das Mikroklima einer bestimmten Gegend kann schlecht sein (zum Beispiel Sumpfgebiete, Gegenden mit Luftstau und Smog) und sogar das Wohnklima (zu feucht, schlechte Luft, zu dunkel, zu laut usw.). Eventuell ist es im Interesse des Kindes nötig, in eine andere Gegend oder Wohnung zu ziehen. Eine baubiologische Untersuchung kann bei der Entscheidung helfen. Man braucht nur einmal zu bedenken, wie stark schon das Gedeihen einer Pflanze vom richtigen Standort und Mikroklima abhängt, um sich klar zu machen, welch wichtiger Faktor dies auch beim heranwachsenden Kind ist.

Häufige psychisch wirksame Krankheitsursachen

Mit psychischen Krankheitsursachen sind jene Einflüsse und Erlebnisse gemeint, die das Kind nicht positiv verarbeiten kann und die Störungen hinterlassen.

Es sollte Sie immer alarmieren, wenn Ihr Kind nicht mehr so fröhlich, offen und kontaktbereit ist wie bisher, wenn es oft weint, ablehnend wird oder die Freude am Spielen verliert, wenn es ängstlicher als sonst oder auffallend anhänglich wird. Auch mangelnder Appetit und unruhiger Schlaf, ein blasses Gesicht oder Schatten unter den Augen – und natürlich Krankheiten jeder Art – weisen darauf hin, daß ihm etwas fehlt.

Nehmen Sie dann seine Klagen ernst, auch wenn sie objektiv unberechtigt oder übertrieben erscheinen, denn, wie wir gesehen haben, beginnt fast jede Krankheit als subjektive »Befindlichkeitsstörung«. Gerade bei kleinen Kindern werden die Zeichen seelischer Beschädigung, die Auffälligkeiten, Verhaltensstörungen und Kränklichkeiten, meist bagatellisiert, ignoriert oder unterdrückt. Das ist nicht nur problematisch, weil daraus Verhaltensstörungen werden können, sondern auch gefährlich, weil sie in ernste körperliche Krankheiten münden können (zum Beispiel Asthma beim verängstigten, Hautkrankheiten beim abgelehnten oder Leukämie beim gedemütigten Kind).

Zu wenig Zuwendung und Liebe: Wie wichtig die elterliche – vor allem die mütterliche – Zuwendung für ein Kind ist, ergibt sich aus der Tatsache, daß es völlig hilflos auf die Welt kommt. Sein Überleben hängt davon ab, daß sich jemand um es kümmert, es liebt, nährt, schützt, pflegt. Daher empfindet es jede stärkere Reduktion der Zuwendung instinktiv als lebensgefährlich (es kann ja nicht beurteilen, wie lange dieser Zustand anhalten und welches Ausmaß er annehmen wird) und gerät in eine Panik, die sich in Verhaltensauffälligkeiten wie Weinen, Still- und Starrwerden, ängstlichem Gesichtsausdruck oder Anklammern, aber auch in körperlichen Krankheiten äußern kann. (Oft treten im Anschluß an einen traumatischen Zuwendungsverlust Hauterkrankungen wie zum Beispiel Neurodermitis auf.) Das Schlimmste daran aber ist, daß das Kind dabei einen Teil seines Urvertrauens verlieren kann. Es kann einfach nicht verstehen, warum es abgelehnt wird und warum man ihm nicht gibt, was es braucht. Fortan lauert in ihm eine untergründige Angst, weil seine schlechten Erfahrungen ihm gezeigt haben, daß man sich in dieser Welt auf nichts und niemanden verlassen kann.

Wieviel Zuwendung ein Kind braucht, hängt zum Teil von seiner Veranlagung ab. Es gibt einerseits ausgesprochen anhängliche, liebesbedürftige Kinder, um die man sich ständig kümmern muß, und auf der anderen Seite unabhängige und freiheitsliebende, die mit weniger Zuwendung und Beachtung auskommen und diese sogar lästig finden können. Je nachdem, wie nun die Mutter oder die Bezugsperson veranlagt ist, können daraus Probleme entstehen. Eine von Natur aus eher unabhängige, kühle Mutter wird einem Kind, das sehr beziehungs- und liebesbedürftig ist, nie so viel Zuwendung geben können, wie es braucht. Umgekehrt kann eine sehr gefühlsbetonte und liebesbedürftige Mutter ihr Kind, wenn es einen nüchternen und unabhängigen Charakter besitzt, gefühlsmäßig zu stark bedrängen. Solche Problem-Konstellationen, die man unter dem Gesichtspunkt »Schicksal« betrachten muß, lassen sich nie richtig lösen. Während dann das eine Kind immer das Gefühl hat, nie genug Zuwendung zu bekommen, fühlt sich das andere ständig in seiner persönlichen Freiheit beschnitten, und es gibt sogar Menschen, auf die beides zutrifft.

Die Unfähigkeit, ihrem Kind genügend Zuwendung zu geben, kann auch die Folge einer psychischen Störung der Eltern sein – zum Beispiel zu viele Probleme mit sich selbst, keine echte Lebensfreude oder eine negative Lebenseinstellung. Zur Überwindung solcher Probleme hat sich neben der Psychotherapie besonders die *Bach-Blüten-Therapie* bewährt.

Weiterhin kann eine allgemeine berufliche, psychische oder körperliche Überlastung der Grund dafür sein, daß Eltern ihr Kind zu kurz kommen lassen. Manchmal beginnt aber mit dessen Krankheit ein umwälzender Bewußtwerdungsprozeß, der die Frage klärt, was denn das Wichtigste in ihrem Leben ist.

In diesem Zusammenhang müssen wir uns noch einmal daran erinnern, wie wichtig eine liebevolle Beziehung zwischen den Eltern ist – nicht nur, weil sich die Belastungen des Elternstandes gemeinsam leichter ertragen lassen, sondern weil es davon auch abhängt, ob jene gute Stimmung in der Familie herrscht, die das Kind braucht, um sich geborgen zu fühlen.

Schlechte Behandlung: Überall in der Welt werden Kinder, indem man ihre

Schwäche ausnützt und ihre Persönlichkeitsrechte mißachtet – schlecht behandelt: Strenge, Ungerechtigkeit, Unterdrückung, Demütigungen, Beleidigungen, Erpressungen, Bestrafungen oder seelische Quälereien gehören – oft sehr subtil – zum Alltag und zur Grunderfahrung der meisten Kinder. Eine schockierende Feststellung! Natürlich gehen sie daran meist nicht zugrunde, denn es heißt ja: »Was mich nicht umbringt, macht mich stark!« Aber ob sich ein Kind nun geknickt unterwirft und weitere Mißhandlungen in Kauf nimmt, ob es trotzig aufbegehrt, ob es innerlich unempfindlich oder verhärtet wird – die innere Harmonie geht dabei verloren und eine positive Einstellung zu den Menschen und zum Leben wird sehr erschwert.

Konkurrenz: Die Zuneigung ihrer Mitglieder ist die Grundlage der Familie. Gleichzeitig herrscht aber auch ein dauernder, latenter Konkurrenzkampf, weil hier ein begrenzter Lebensraum aufgeteilt werden muß und jedes Mitglied in der »Hackordnung« seinen ihm zustehenden Platz einnehmen will (→ *Kap. Der Überlebenskampf*). Dieses Gerangel und gegenseitige Kräftemessen, das manchmal recht subtil stattfindet, endet nie, kann aber durch einen insgesamt freundschaftlichen und versöhnlichen Geist in der Familie, den die Eltern verbreiten, neutralisiert werden.

Oft führt allerdings die latente Angst der älteren Generation vor der jüngeren zu unterdrückenden Erziehungsmaßnahmen. Besonders stark kann dieses Konkurrenzverhältnis in Verbindung mit der Sexualität sein, wo es sich schon sehr früh in Eifersüchten und Versuchen äußert, die heranreifende sexuelle Qualität des Kindes zu unterdrücken (→ *Kap. Familiäre Eifersucht*).

Ein intaktes Selbstwertgefühl ist die Basis der psychischen und physischen Gesundheit jedes Menschen. Wichtig ist es daher, dem Kind bei jeder geeigneten Gelegenheit durch anerkennendes Lob und Ermutigung ein gesundes Selbstvertrauen zu vermitteln. Herabsetzende Bemerkungen oder Demütigungen dürfen einfach nicht vorkommen, weil sie das unerfahrene Kind, das instinktiv darauf eingestellt ist, den Eltern Glauben zu schenken, in Selbstzweifel stürzen und damit seine Entwicklung behindern können. Notfalls sollten Vater oder Mutter ihr eigenes Licht zugunsten ihres Kindes unter den Scheffel stellen.

Auch zwischen Kind und gleichgeschlechtlichem Elternteil oder umgekehrt kann es zu krankmachenden Revierkämpfen kommen. Um diese zu verhindern, müssen die Eltern nicht nur liebevoll und tolerant sein, sondern auch ihren heranwachsenden Kindern immer mehr von ihrem »Revier« abtreten, damit diese zufrieden, selbständig und lebensstark werden können.

Eifersucht: → Familiäre Eifersucht, → Eifersucht.

Schlechte Stimmung in der Familie, Streitereien: Eine schlechte Stimmung innerhalb der Familie ist Gift für die psychische Entwicklung des Kindes. Meist sind es Streitereien zwischen den Eltern, die die Atmosphäre verpesten und das Kind belasten. Eine liebevolle oder zumindest freundschaftliche Beziehung zwischen den Eltern erzeugt Toleranz, Verständnis und Entgegenkommen. Aus einer schlechten Elternbeziehung aber ergeben sich wie bei allen Feind-Verhältnissen unangenehme

Intrigen, in die das Kind meist einbezogen wird. Daß ihm das nicht gut tut, braucht nicht besonders betont zu werden.

Grundsätzlich sollten Kinder nicht in elterliche Streitigkeiten, die es natürlich auch in guten Partnerbeziehungen gibt, hineingezogen werden. Sie können nicht verstehen, worum es dabei geht, und wollen eigentlich auch nicht Partei ergreifen, weil sie zu Vater und Mutter eigenständige Beziehungen haben. In einer guten Partnerbeziehung werden die Eltern ihre Meinungsverschiedenheit so klären können, daß das Kind nicht wesentlich davon berührt wird. Da die meisten Konflikte dadurch entstehen, daß ein Partner vom anderen etwas verlangt, das diesem unmöglich ist, kann mit Toleranz und Selbstkritik auch in einer problematischen Elternbeziehung der meiste Streit vermieden werden.

Trennung der Eltern: Falls Sie sich aber doch trennen müssen, sollten Sie die Kinder ganz aus Ihrem Partner-Konflikt heraushalten. Versuchen Sie niemals, Ihr Kind auf Ihre Seite zu ziehen und es gegen Ihre/n Partner/in aufzuhetzen. Es muß seine Beziehung zu beiden Eltern in aller Freiheit und in dem *von ihm gewünschten Maße* aufrechterhalten dürfen. Machen Sie ihm auf keinen Fall ein schlechtes Gewissen, wenn es nach der Scheidung seinen Vater oder seine Mutter gerne besucht. Genauso schlimm wäre es, dem Kind den Vater oder die Mutter schlecht zu machen. Abgesehen von der dabei entstehenden Mißstimmung wird dadurch sein Vater- oder Mutterbild beschädigt, dessen Intaktheit wichtig für seinen inneren Frieden und sein Selbstwertgefühl ist. Sagen Sie zum Beispiel nicht zu Ihrem Kind: »Dein Vater ist ein Lump (oder ein Säufer)!« oder »Deine Mutter ist eine Schlampe (oder eine Hure)!«, denn Ihr Kind will keinen versoffenen Vater oder keine liederliche Mutter haben. Seien Sie ihm ein Vorbild an Freundlichkeit und Toleranz, auch gegenüber Ihrem/r Partner/in, von dem/r Sie vielleicht enttäuscht sind.

Kindes-Mißbrauch: Unter Mißbrauch versteht man den bestimmungswidrigen und schädigenden Gebrauch eines Gegenstandes. Einen Menschen zu mißbrauchen, heißt also, ihn zu einem Gegenstand zu erniedrigen, seine subjektive Menschenwürde zu mißachten und ihm Schaden zuzufügen. Dies ist weit verbreitet; überall in der Welt werden Menschen unter Mißachtung ihrer Persönlichkeitsrechte für irgendwelche Ziele und Vorteile benützt. Die psychologischen Grundlagen hierfür werden schon in der Kindheit geschaffen, indem die Kinder daran gewöhnt werden, sich gebrauchen zu lassen und andere (auch Tiere!) zu ihrem Vorteil zu gebrauchen.

Wenn man die Eltern-Kindbeziehungen betrachtet, findet man viele Formen des Mißbrauchs, der, weil er allgemein üblich ist, gar nicht als solcher mehr erkannt wird. Dazu gehört zum Beispiel die Gewohnheit mancher Eltern, ihr Kind als Partner-Ersatz zu benützen. Dies ist zwar, wenn sie in einer schlechten Ehe leben, menschlich verständlich und kann dem betreffenden Elternteil viel Freude bereiten, bedeutet aber nicht nur eine Ausnützung der gefühlsmäßigen Abhängigkeit des Kindes, sondern auch »zweckwidrigen Gebrauch«, weil das Kind sich normalerweise mit zunehmendem Alter von den Eltern lösen soll. Daran wird es durch die latent inzestuöse Bindung gehindert und kann auch zu gegebener Zeit keine wirkliche Liebesbeziehung aufnehmen.

Für die älteren Mütter oder Väter, die ihr Leben in schöner Selbstverständlichkeit an der Seite ihrer »erwachsenen« Söhne oder Töchter (die natürlich ledig geblieben sind) verbringen, ist es sicher schön, einen Partner zu haben, den sie sich sozusagen selbst herangezogen zu haben und der von ihnen emotional abhängt. Für das Kind aber bedeutet es Behinderung oder Gefangenheit. Will es sich daraus lösen und eventuell sogar eine Liebesbeziehung aufnehmen, so gibt es meist Vorwürfe, Eifersucht, gefühlsmäßige Erpressung durch demonstratives Leiden oder Krankheit.

Im Grunde ist auch die Gewohnheit, Kinder als »seelischen Mülleimer« zu benützen, eine Art Mißbrauch. Viele Eltern ziehen ihr Kind in ihre Sorgen und persönlichen Schwierigkeiten hinein, um sich zu erleichtern. Bedenken Sie aber bitte, falls auch Sie dazu neigen, daß Sie damit Ihr Kind zwingen, gefühlsmäßig an Ihrem Leiden teilzunehmen, ohne daß es wegen seiner mangelnden Lebenserfahrung richtig damit umgehen kann. Manch tiefgründige Traurigkeit oder Angst der Kinder ist dadurch entstanden, daß es den Klagen oder Haßtiraden seiner Eltern ausgesetzt war oder ihr Unglück seelisch auffangen mußten.

In diesen Zusammenhang gehört ebenfalls die Unsitte, Kinder für die eigenen Lebenspläne einzusetzen. Manche Eltern haben sich zum Beispiel Kinder zugelegt, um einen Erben zu haben oder um ihre gesellschaftliche Position zu stärken, andere zögern nicht, das Leben ihres Kindes zu ihrem eigenen Vorteil oder nach ihren Vorstellungen zu verplanen. Es gibt Kinder, die stark genug sind, sich dagegen zu wehren, und die entweder aus freien Stücken das Elternhaus verlassen oder von den Eltern vertrieben werden. Es gibt aber auch jene, die sich dem elterlichen Zwang nicht entziehen können und gehorsam den Weg gehen, den man ihnen bestimmt hat, auf dem sie aber weder ihr Lebensglück noch ihre Selbstverwirklichung finden können.

Sexueller Mißbrauch: Schließlich müssen wir auch noch über den sexuellen Mißbrauch sprechen, der verbreiteter ist, als man meint. Wir können hier allerdings nur einige wichtige Gesichtspunkte erwähnen. Man muß sich bei dieser Problematik vor Augen halten, daß die menschliche Sexualität aus zwei Komponenten besteht: einer animalisch-naturhaften und einer menschlich-bewußten. So ist sie einerseits eine triebhafte Naturkraft, die sich nach naturgesetzlichen Kriterien umsetzen will und sich nicht nach menschlich-bewußten, moralischen oder sozialen Konditionen und Tabus richtet; und sie bedeutet andererseits die Möglichkeit, intimen seelischen Kontakt zum Mitmenschen aufzunehmen. Aus dem Zusammenspiel dieser beiden Faktoren entsteht menschliche Sexualität, die über die reine Fortpflanzungsfunktion hinausgehend ein sensibles und mystisches Medium zur menschlichen Kommunikation darstellt. Diese hochentwickelte, unser gesamtes Gefühlsleben beeinflussende Funktion macht unser Geschlechtsleben ausgesprochen anfällig für Störungen und Verletzungen, die weitreichende Folgen für die Psyche haben können.

Gesunde menschliche Sexualität könnte man als ein harmonisches Zusammenwirken von Körper und Seele – also triebhafter, animalischer Kraft und sensibler, kontaktbereiter Bewußtheit – bezeichnen. Wir können durch sie nicht nur ein wichtiges körperliches Bedürfnis lustvoll befriedigen und einem anderen Menschen nahekommen, sondern auch ein zeitlich extrem konzentriertes, »außerirdisches« Glück erfahren, indem wir uns fallenlassen und hingeben. Dabei können wir unsere eigene Begrenztheit durchbrechen, in der Vereinigung mit dem anderen Menschen die außerhalb von uns liegende Welt erfahren. In der intimen seelischen Berührung mit der/m Liebespartner/in verstehen wir nicht nur sie/ihn intuitiv, sondern erleben auch uns selbst und das große Mysterium des Lebens, das auf Gegensatz und Vereinigung beruht. Wenn Ihnen dies zu theoretisch oder zu »abgehoben« klingt, sagen wir es einfach: In einer guten Beziehung zu einem Menschen, dessen Geschlecht das unsere ergänzt und dessen Veranlagung harmonisch zu unserer paßt, können wir die totale, körperlich-seelische Liebe erfahren.

Umgekehrt kann man auch sagen, daß jedesmal, wenn ein sexueller Kontakt stattfindet, in dem die körperliche Vereinigung nicht mit einer seelischen einhergeht, eine tiefe, allerdings meist ignorierte Frustration entsteht. Das ist leider meist der Fall, denn man muß nicht nur den/die richtige/n Partner/in dazu haben, sondern auch fähig sein, sich auf ihn/sie einzulassen. Die Gründe hierfür sind einerseits die Erziehung, die dem Kind Sexualangst und -abwehr einpflanzt, und andererseits die vielen verletzenden Erfahrungen, die es mit dem anderen Geschlecht macht und die seine vertrauensvolle Offenheit für den anderen Menschen zerstört.

Die meisten derartigen Schäden werden nicht beachtet, weil das Geschlechtsleben – was für ein »schlechtes« Wort! –, weil also das Liebesleben als so problematisch und unanständig gilt, daß kaum jemand darüber zu reden wagt. So kann die Wunde nicht geheilt werden, sondern wird mit Trostpflastern (den verschiedenen Ersatzbefriedigungen) zugedeckt oder in die Tiefe des Unterbewußtseins verdrängt. Wie auch immer, wirkliche Lebensfreude kommt dabei nicht auf, und wer sich gut beobachtet, kennt die Frustrationen, Aggressionen oder Depressionen, die deshalb aufgetreten sind, weil »es« wieder mal nicht geklappt hat. Mit Sicherheit sind viele Katastrophen der Weltgeschichte hierauf zurückzuführen.

Um nun wieder zu unserem Thema, dem Mißbrauch, zurückzukommen, müssen wir leider feststellen, daß der sexuelle Mißbrauch, der darin besteht, daß Menschen in ihrer Geschlechtlichkeit falsch behandelt und geschädigt werden, äußerst weit verbreitet ist. Er ist in den meisten Ehen Alltag, in denen die körperliche Liebe von der seelischen abgekoppelt und zur Pflicht gemacht wird, wodurch sie eben nur noch »Sex« und (*menschlich* unbefriedigende) Triebbefriedigung darstellt. Eine echte menschliche Beziehung ist dabei unmöglich, weil man sich benützt, beschmutzt, vergewaltigt, unverstanden oder ungeliebt fühlt.

Während erwachsene Menschen noch gewisse Möglichkeiten haben, sich hiergegen zu wehren und nach Heilung zu suchen, ist das Kind dem sexuellen Mißbrauch wehrlos ausgeliefert. Er kann in inzestuösen Verhältnissen oder in der Anwendung von direkter Gewalt bestehen, bei der sich die triebhafte Naturkraft entfesselt und zerstörerisch entlädt, weil sie von der harmonisierenden seelischen Kontrolle abgekoppelt wurde. Da die *menschliche* Sexualität etwas mit der Bewußtheit zu tun hat, und da aus dieser wiederum unsere Leiden entstehen (denn wenn wir bewußtlos sind, leiden wir nicht), erzeugen alle sexuellen Erlebnisse, die der seelischen Verfassung des jeweiligen Menschen zuwiderlaufen, bei ihm Leiden und seelisches Trauma. So hinterläßt jede schlechte sexuelle Erfahrung des Kindes – zum Beispiel in der Pubertät und durch sexualverneinende Erziehung – ein mehr oder weniger großes Trauma, blockiert die Beziehungsfähigkeit, macht Offenheit und vertrauensvolle Hingabe unmöglich oder reduziert sie zumindest stark.

Besonders verheerend sind aber jene Schäden, die durch direkte, körperliche Gewalt erzeugt werden. Denn das Kind wird dabei zum Triebobjekt degradiert, in seiner menschlichen Würde mißachtet, in seiner Schwäche ausgenützt. Es erlebt den Mitmenschen von seiner negativsten Seite: seine rücksichtslose Gewalt, seine Bedrohlichkeit, seine Feindseligkeit, seine Verachtung, seine Fähigkeit, Schmerz zuzufügen. Die Folge sind meist tiefgehende Ängste, Depressionen, Verbitterung und Selbstwertkonflikte und natürlich auch Störungen seiner eigenen Sexualität, die zur bei jeder Berührung schmerzenden Wunde werden kann. Eine beglückendes Liebesleben und die Hingebung in eine intime Beziehung wird dadurch sehr behindert, manchmal sogar unmöglich.

Wenn dann noch eine moralisierende oder ablehnende Haltung seitens der Eltern und der Gesellschaft hinzukommt, die über das Kind mit Vorwürfen oder auch Schadenfreude herfallen, wird alles noch schlimmer und schwerer zu lösen, weil das Kind sich zusätzlich zu seinem traumatischen Erlebnis auch noch verstoßen fühlt.

Eine Wunde läßt sich umso schwerer heilen, je tiefer sie geht und je länger sie anhält. Deshalb sollte man sogleich mit der Heilung beginnen. Im Prinzip kann man sich dazu an der körperlichen Wunde orientieren. Wie heilt man diese? Man reinigt sie, falls nötig, stillt eventuelle Schmerzen, verbindet sie, falls angebracht, und läßt sie in Ruhe, damit sie heilen kann; wenn Eiter auftritt, entfernt man diesen und gibt dem kranken Menschen ein Heilmittel, das seinen Organismus in seinem Heilbestreben unterstützt.

Auf die seelische Wunde bezogen bedeutet die Reinigung, daß man das Kind alle momentan vorhandenen Emotionen möglichst vollständig aussprechen oder ausdrücken läßt (zum Beispiel durch Weinen, Schreien) und ihm Verständnis signalisiert; welches Verhalten auch immer das Kind dabei zeigt, man muß es als Heilreaktion (ähnlich wie Fieber, Entzündung und Eiter) betrachten. Die Schmerzstillung besteht in Trost, Zuwendung, Verständnis: Man geht ganz auf das Kind ein, ohne neugierige Fragen, irgendwelche Kommentare oder Vorwürfe. Die Wunde zu verbinden heißt, sie zu schützen: Man sorgt dafür, daß das Kind so wenig wie möglich daran erinnert wird, hält es also von Menschen und Umständen, die dabei eine Rolle spielten fern. Ruhe versucht man ihm dadurch zu verschaffen, daß man nicht in das Kind einzudringen versucht, sondern verständnisvoll das entgegennimmt, was es von sich aus mitteilt; denn innerlich sind die Heilungsprozesse in vollem Gang. Geradezu verheerend wäre es, die üblichen sexuellen Moral-Tabus mit ihren Schmutz- und Sündeassoziationen ins Spiel zu bringen, weil sich das Kind nicht nur mißbraucht und vergewaltigt, sondern auch beschmutzt und sündig fühlen wird. Auch wäre es sicher nicht richtig, Haß oder Angst zu schüren. Das Kind soll keine generell negative Einstellung zum anderen Geschlecht entwickeln. Es muß ja fähig bleiben, das traumatisierende Erlebnis vom normalen Leben zu trennen. Alles, was sein Vertrauen in die Menschen stärkt, ist gut. Schließlich empfiehlt es sich unbedingt, parallel zu diesen Maßnahmen eine medikamentöse Behandlung (*Bach-Blüten-Therapie* oder *Homöopathie*) durchzuführen.

Zu viel »Liebe«: Zu wenig Liebe ist schlecht für das Kind, aber auch zu viel »Liebe« – deshalb in Anführungsstrichen geschrieben, weil sie etwas zu sein scheint, was sie in Wirklichkeit gar nicht ist. Diese krankmachende »Liebe«, die manche Eltern ihren Kindern entgegenbringen, ist nicht primär am Wohl des Kindes orientiert, sondern am eigenen Vorteil. Nach außen scheint es Ausdruck starker Elternliebe und Selbstlosigkeit zu sein, wenn sie ihr Kind mit übertriebener Fürsorge betreuen. Genau betrachtet steckt aber dahinter oft der mehr oder weniger unbewußte Wunsch, Abhängigkeiten aufzubauen und davon zu profitieren. Manche Mütter (seltener auch die Väter) machen ihr Kind durch unentwegte Hilfestellung, ständige Problembeseitigung und dadurch, daß sie immer für es da sind und vor jeder Belastung bewahren, unselbständig. In ihrer Persönlichkeit unterentwickelt und damit unfähig, das Leben in seiner ganzen Bedeutung zu ertragen und den eigenen Weg zu gehen, führen solche Kinder oft ein farbloses behütetes Dasein im Schatten ihrer Über-Eltern.

Besonders schädlich wirkt sich aber jene »Liebe« aus, die das Kind daran hindert, eine eigene Liebesbeziehung einzugehen. Die unnatürlich engen Mutter-Sohn- oder Vater-Tochter-Beziehungen haben ja im Prinzip eine erotisch-sexuelle, also inzestuöse Komponente. Wenn auch der Inzest, solange er auf gegenseitiger Liebe beruht, *biologisch gesehen* nicht unbedingt abwegig ist, so kann er doch die seelisch-geistige und psychosexuelle Entwicklung des Kindes sehr beeinträchtigen. Abgesehen vom schweren Tabu, das darauf lastet und psychische Konflikte erzeugt, ist er auch noch schädlich, weil das Kind blockiert wird, einen zu ihm passenden Partner zu finden und ein fruchtbares sexuelles Verhältnis einzugehen.

Verhalten bei Krankheit

Organisation
Die Krankheit eines Kindes wirft viele praktische Probleme auf, auf die man vorbereitet sein sollte. Je besser Sie organisiert sind, desto unkomplizierter ist es, die richtigen Maßnahmen zu ergreifen. Erst im Ernstfall zu überlegen, was man tun soll, birgt die Gefahr in sich, daß man aus Panik Fehlentscheidungen trifft oder zumindest nicht optimal handelt.

Notieren Sie an einer für alle Familienangehörigen zugänglichen Stelle die Telefonnummern von:

* Ihrem/r Kinderarzt/ärztin
* dessen/deren Vertreter/in
* des Notarztes (evtl. Kinder-Notarzt)
* der nächsten Giftzentrale
* der Kinderklinik
* der Organisation, die Krankentransporte durchführt
* von Angehörigen, Nachbarn, Bekannten oder Freunden, an die Sie sich wegen der Versorgung der restlichen Familie wenden können, wenn Sie notfallmäßig mit Ihrem Kind in die Klinik müssen.

Auch eine *Anweisung für Erste Hilfe* (die Sie aus einem Buch kopieren könnten) sollte griffbereit liegen.

Ihre *Hausapotheke* sollte immer einsatzbereit sein – besorgen Sie Ersatz, wenn ein Medikament zu Ende gegangen ist, auch wenn Sie es momentan nicht brauchen.

Ein Fläschchen Notfall-Mittel (*Rescue Remedy Dr. Bach*) sollte an einem zentralen Platz griffbereit liegen.

Es hat sich bewährt, sich bei Epidemien über die typischen Krankheitssymptome zu informieren, um die Diagnose sogleich stellen zu können. Wenn die Symptome zwar nicht ganz typisch, aber doch irgendwie ähnlich sind, ist es richtig, davon auszugehen, daß es sich um die betreffende Krankheit handelt, denn die persönliche Abwehrkraft Ihres Kindes kann die Krankheitszeichen verändern. In diesem Fall können Sie eventuell gleich die entsprechende Therapie einleiten, weil Sie mit homöopathischen Medikamenten keinen Schaden anrichten können. Oft kann man auf diese Weise die Krankheit schon im Vorfeld abfangen.

Therapeutische Maßnahmen, die Sie selbst durchführen können, finden Sie im Kapitel »Therapie«.

Verhalten bei Krankheiten
Es gibt niemanden, der das Kind so gut kennt wie seine Mutter, deshalb wird sie auch meist sehr früh bemerken, ob sich eine Krankheit anbahnt. Normalerweise ist ein gesundes Kind rosig und munter, ist gut gelaunt, schläft gut, ißt gut. Wenn sich *sein Verhalten ändert*, wenn es unruhig, quengelig oder müde wird, dann ist das ein Zeichen für eine Störung, die sich verstärken und in eine richtige Krankheit übergehen kann.

Bei allen Störungen des Befindens empfiehlt es sich, morgens und abends die Temperatur zu messen ($\rightarrow$ *Therapielexikon*), die Sie dann bei Bedarf dem Arzt/der Ärztin mitteilen können.

Die wichtigste Frage bei jeder Krankheit ist der allgemeine Zustand des Kindes. Wenn es zum Beispiel trotz Fieber munter und gut gelaunt ist, können Sie davon ausgehen, daß die Situation momentan nicht gefährlich ist. Bei beginnenden Krankheiten werden Sie normalerweise selbst eine Behandlung einleiten. Wie weit Sie damit gehen können, hängt von Ihrer Erfahrung ab. Wenn Sie im Zweifel sind, wenden Sie sich lieber an Ihre/n Arzt/Ärztin – wenn er/sie Ihr Kind und Sie kennt, kann er/sie entscheiden, ob er/sie eingreifen muß oder nicht. Im folgenden *Therapielexikon* ist bei den einzelnen Krankheiten angegeben, ob Sie ärztliche Hilfe benötigen. Grundsätzlich können Sie die dort angegebene Therapie ohne Bedenken parallel zu jeder allopathisch-chemischen Therapie durchführen und dadurch viele Nebenwirkungen neutralisieren sowie zusätzliche Heilimpulse geben. Falls Sie zu einer homöopathischen Behandlung *Bach-Blüten* geben wollen, sollten Sie sich mit Ihrem Arzt absprechen, damit er eventuelle Wirkungen richtig einschätzen kann.

Wenn eine ärztliche Behandlung eingeleitet werden muß, lassen Sie unangenehme Untersuchungen (zum Beispiel Blutentnahme) nur vornehmen, wenn sie wirklich nötig sind. Ihr/e Arzt/Ärztin hat die Pflicht, Sie über alles zu informieren, was er/sie mit Ihrem Kind unternimmt. Wenn Sie ein Vertrauensverhältnis zu Ihrem/r Arzt/Ärztin haben, ist dies kein Problem.

Arztpflicht
Bedenken Sie bitte, daß ein Buch wie dieses nur allgemeine Vorschläge und Tips geben, Ihnen aber nicht die Verantwortung im Einzelfall abnehmen kann. So liegt die Entscheidung, was Sie selbst behandeln können, bei Ihnen. Mit der Zeit wird Ihre Erfahrung zunehmen. Während Sie anfangs vielleicht noch unsicher sind, werden Sie mit der Zeit immer mehr Krankheits-Störungen selbst behandeln können, da Sie aus den bisherigen Erfolgen lernen und den angegebenen Medikamenten zu vertrauen lernen. Sie werden relativ schnell ein Gefühl dafür bekommen, ob etwas Ernsthaftes hinter der Reaktion Ihres Kindes steckt. Manche Kinder reagieren immer schnell mit hohem Fieber, das nach kurzer Zeit vorübergeht, und andere mit langanhaltenden, mittleren Temperaturen. Das werden Sie bald richtig beurteilen können.

Folgende Angaben sind wichtig, wenn Sie ärztliche Hilfe suchen:

* Wann und wie hat die Krankheit begonnen? Schnell, langsam?
* Gibt es einen bestimmten Grund dafür?
* Welche Krankheitszeichen – möglichst komplett – bestehen jetzt?
* Wie haben Sie bisher behandelt?

In folgenden Situationen sollten Sie schnell eine/n Arzt/Ärztin hinzuziehen:

Wenn Ihr/e Arzt/Ärztin Sie gut kennt, können Sie mit ihm/r besprechen, ob ein Hausbesuch erforderlich ist beziehungsweise, wie Sie sich verhalten sollen. Zögern Sie nicht, wenn Ihnen die Lage gefährlich erscheint und Sie ihn/sie nicht erreichen können, den Notarzt zu rufen oder Ihr Kind gleich in die Klinik zu bringen. Besonders Säuglinge, deren Reaktionen nicht immer eindeutig sind, können schnell in die Gefahrenzone kommen – zum Beispiel durch Durchfall und Erbrechen.

Allgemein:
* wenn Ihnen der Zustand Ihres Kindes – vielleicht nur instinktiv – gefährlich erscheint (lieber zweimal zu viel als einmal zu wenig),
* wenn Sie sich *nicht sicher* über den Charakter der Krankheit sind,
* wenn sich trotz Ihrer Behandlung eine Verschlechterung einstellt oder
* wenn Ihre Behandlung in angemessener Zeit keine Besserung erzielt.

Fieber:
* beim Säugling über 38,5 °C, sonst über 39,0 °C,
* mit Krampfanfällen oder wenn dabei schon einmal solche aufgetreten sind,
* Fieber mit starkem Husten,
* Fieber mit Erbrechen und/oder Durchfall,
* Fieber mit deutlichen Bauchschmerzen,
* Fieber mit Nackensteife, Kopfschmerzen, Benommenheit,
* tagelanges Fieber,
* häufig auftretendes Fieber.

Erbrechen, Durchfall, evtl. Bauchschmerzen:
* beim Säugling Dauer über 6 Stunden,
* beim Kindergarten- u. Schulkind Dauer über 12 Stunden,
* Erbrechen und/oder Durchfall mit Fieber und Bauchschmerzen,
* Erbrechen mit Kopfschmerzen, Schwindel oder Bauchschmerzen,
* Erbrechen nach Unfall mit Schädelprellung,
* Bauchschmerzen nach Schlag, Sturz oder Prellung.

Husten:
* Husten mit Fieber und deutlichem Kranksein,
* plötzlicher Husten, nicht nachlassend, ohne Erkältung (Fremdkörper?),
* Husten mit Atemnot, vor allem nachts.

Bewußtlosigkeit, auch kurzdauernd.

Klinikbehandlung
Falls Ihr Kind in einer Klinik behandelt werden muß, sollten Sie bei ihm (in einem Mutter-und-Kind-Zimmer) bleiben und so viel Kontakt wie möglich und von ihm erwünscht halten. Wenn Sie hartnäckig bleiben, ist manche Ausnahme von der unpersönlichen Klinikroutine möglich. Noch besser wäre es aber, wenn Ihr Kind zu Hause bleiben könnte. Die allermeisten Krankheiten können bei guter Zusammenarbeit von Kinderarzt und Mutter zu Hause behandelt werden. Die Klinikatmosphäre, unangenehme Untersuchungen und fremde Menschen können auch

als Krankheitsfaktoren wirken. Es ist eine alte Erfahrung, daß man dort am schnellsten gesund wird, wo man sich wohlfühlt.

Hinweise zum *Verhalten bei Notfällen* finden Sie im Kapitel »Erste Hilfe«.

Diagnose stellen
Natürlich werden Sie versuchen, eine Diagnose zu stellen, um eventuell selbst eine Behandlung durchführen zu können oder Ihrem/r Arzt/Ärztin Informationen geben zu können. Nennen Sie ihm/ihr aber nicht Ihre fertige Diagnose, wenn Sie ihn/sie konsultieren, sondern immer nur die Symptome, damit er/sie sich sein eigenes Bild machen kann. Es ist manchmal auch für Ärzte verlockend, eine fertige Diagnose zu übernehmen, ohne sie zu überprüfen; daraus können sich aber schwerwiegende Therapiefehler ergeben. Eventuell könnten Sie am Ende Ihres Berichtes Ihre diagnostische Vermutungen aussprechen.

Um zur Diagnose zu kommen, können Sie sich im (folgenden) Kapitel *Diagnosen* entweder an den allgemeinen Krankheitszeichen oder an den Körperbereichen orientieren. Wennn Sie auf diese Weise eine Verdachtsdiagnose gestellt haben, überprüfen Sie diese bitte im *Therapielexikon*, wo Sie die restliche Krankheitsbeschreibung und auch einen Therapievorschlag finden.

Diagnose

1. Diagnose anhand allgemeiner Krankheitszeichen:

Gebrauchshinweis:
→ *mit fett und kursiv gedrucktem Stichwort* bedeutet: weitere Informationen im Therapielexikon oder im Kapitel »Problematische psychische Eigenschaften«.
→ *mit nicht fett und kursiv gedrucktem Stichwort* bedeutet: weitere Informationen siehe Register.

Ausschlag

Ausschlag mit kleinen rosa Flecken, der sich vom Gesicht auf den Körper ausbreitet, Drüsenschwellungen im Nackenbereich, leichtes Fieber → **Röteln**

Rotbrauner fleckförmiger Ausschlag, der sich vom Ohr auf den Körper ausbreitet, Fieber, Husten, Schnupfen, Bindehautentzündung, evtl. Gliederschmerzen → **Masern**

Ausschlag aus stecknadelkopfgroßen, dicht nebeneinanderstehenden roten Flecken, der sich von der Leisten- und Achselgegend über Rumpf und Kopf ausbreitet und ein blasses Dreieck in der Umgebung des Mundes freiläßt. Schüttelfrost, Kopfschmerzen und hohem Fieber, Mandelentzündung, Zunge rot mit himbeerartigem Aussehen → **Scharlach**

Plötzlich hohes, 3 Tage anhaltendes Fieber mit Unruhe, Kopf- und Bauchschmerzen, auf das ein Ausschlag aus rosa Flecken zunächst am Körper, später an Armen und Beinen folgt, der 1–3 Tage anhält → **Dreitagefieber**

Rötlicher Ausschlag auf Nase und Wangen, schmetterlingsförmig, sich nach 1 Tag auf die Streckseiten von Armen und Beinen ausbreitend, ring- und girlandenförmig, immer wieder abklingend und neu auftretend, Dauer 1–7 Wochen, nur geringe Temperaturerhöhung → **Ringelröteln**

Juckende Bläschen an den Lippen, die sich nässend öffnen und danach krustig verheilen → **Herpes**

Kleine, oft stark juckende wässrige Bläschen, die eitrig werden und nach Platzen verschorfen, schubweise 2–3 Tage lang am ganzen Körper (evtl. auch in Mund, After und Vagina) auftretend, evtl. mit Kopfschmerzen und Fieber → **Windpocken**

Juckende, rötliche oder weiße, plötzlich auftretende Quaddeln an unterschiedlichen Hautstellen → **Nesselsucht**

Rote schuppige Flecken, teils kleine Bläschen, die nässende und krustenbedeckte Hautbereiche hinterlassen. Starker Juckreiz, der das Kind zu dauerndem Kratzen zwingt → **Ekzem / Neurodermitis**

Gelbe, dicke, nicht juckende Schuppen oder Schorf auf dem behaarten Kopf des 1–2 Monate alten Säuglings, manchmal auch am Körper → **Gneis**

Rote, wunde Hautbereiche im Windelbereich → **Windelausschlag**

Bewußtseinstörung, Bewußtlosigkeit

Bewußtseinsverlust durch Unfall → **Erste Hilfe**

Plötzliche Bewußtlosigkeit bei Infekt mit schnell ansteigendem Fieber, starre oder schlaffe Körperhaltung, rhythmische Zuckungen an Armen und Beinen, Speichelfluß, danach Schlaf → **Fieberkrampf**

Bewußtlosigkeit nach Kopfprellung, evtl. nur sekundenlang, evtl. Erbrechen → **Gehirnerschütterung**.

Bewußtseinstrübung bei hohem Fieber, Kopfschmerzen und Nackensteife → **Hirnhautentzündung**, → **Gehirnentzündung**.

Bewußtlosigkeit mit Krampfanfällen → **Epilepsie**.

Durchfall

Plötzlicher, vorübergehender Durchfall bei psychischer Überforderung, ohne sonstige Krankheitszeichen → **Nervosität**

Durchfall (hellgelb bis grün, stinkend), Erbrechen, Fieber, evtl. Bauchschmerzen → **Brechdurchfall**

Durchfall (evtl. blutig-schleimig), Erbrechen, Fieber, evtl. Bauchschmerzen → **Salmonelleninfektion**, → **Ruhr**, → **Typhus**

Durchfall (plötzlich auftretend), Fieber, Bauchschmerzen durch verdorbene Nahrungsmittel → **Lebensmittelvergiftung**

Durchfall, Fieber, Übelkeit, evtl. Erbrechen, Bauchschmerzen besonders rechter Unterbauch oder Nabelgegend → **Blinddarmentzündung**

Durchfall, Übelkeit, evtl. kurzes Erbrechen und Durchfall, kein Fieber → **verdorbener Magen**

Durchfall, Ohrenschmerzen, Fieber → **Mittelohrentzündung**

Durchfall (viel fauliger, fetter Stuhl), Husten, Atemnot, aufgetriebener Bauch, Gedeihstörung → **Mukoviszidose**

Durchfall (saurer, fettiger, übelriechender ungeformter Stuhl), allgemeine Schmerzen im Bauchraum, Appetitmangel, Übellaunigkeit, ungenügende Gewichtszunahme, stark geblähter Bauch, magere Gliedmaßen → **Zöliakie**

Erbrechen

Erbrechen eines unruhigen Kindes, sonst keine Krankheitszeichen vorhanden → **Nervosität**

Erbrechen in einem Fahrzeug, Schiff oder Flugzeug → **Reisekrankheit/Seekrankheit**

Erbrechen (mit unverdauten Nahrungsbestandteilen) durch Überforderung des Magens → **verdorbener Magen**

Heftiges Erbrechen (junger Säugling – bis 10 Wochen) während oder kurz nach jeder Mahlzeit, wenig Stuhl, Abmagerung → **Magenpförtnerkrampf**

Erbrechen mit Fieber und Durchfall, evtl. Bauchschmerzen → **Brechdurchfall**, → **Lebensmittelvergiftung**

Erbrechen mit Bauchschmerzen (vor allem Nabel oder rechts unten), Durchfall, Fieber → **Blinddarmentzündung**

Erbrechen mit starken Bauchschmerzen (Bauch evtl. bretthart) und blutigem, schleimigem Stuhl → **Darmverschlingung/Darmverschluß**

Erbrechen mit vorangehendem Fieber, Kopfschmerzen, Benommenheit, Lichtscheu und Nackensteife, evtl. Krämpfe → **Hirnhautentzündung**

Erbrechen von glasigem Schleim bei anfallsweisem Husten → **Keuchhusten**

Erbrechen mit einseitigem Kopfschmerz, evtl. Schwindel, Sehstörungen → **Migräne**

Fieber

Plötzlich hohes, 3 Tage anhaltendes Fieber, auf das ein Ausschlag aus rosa Flekken zunächst am Körper, später an Armen und Beinen folgt → **Dreitagefieber**

Fieber, evtl. Schüttelfrost, Halsschmerzen, Schnupfem, Husten, evtl. Durchfall, Erbrechen, Bauchschmerzen, Gliederschmerzen → **Grippe**

Fieber mit Halsschmerzen → **Mandelentzündung**

Fieber mit Kopfschmerzen, Schnupfen → **Nebenhöhlenentzündung**

Fieber mit Ohrenschmerzen → **Mittelohrentzündung**

Fieber mit häufigem Wasserlassen und Schmerz dabei, evtl. Flankenschmerz → **Harnwegsinfekt**

Fieber mit Schwellung an einer oder beiden Backen → **Mumps**

Fieber mit Durchfall und Erbrechen → **Brechdurchfall**

Fieber mit Erbrechen, Bauchschmerzen (vor allem rechts unten oder Nabel), Durchfall oder Verstopfung → **Blinddarmentzündung**

Fieber mit Husten → **Bronchitis**

Fieber mit Husten und Atembeschwerden → **Lungenentzündung**

Fieber mit Kopfschmerzen, Nackensteife und evtl. Lichtscheu → **Hirnhautentzündung**, → **Gehirnentzündung**

Fieber mit Brechdurchfall und Verwirrtheit → **Typhus**

Hohes Fieber, grippeähnliche Symptome, allgemeine Muskelschwäche und zunehmende Lähmungen an den Beinen, Armen oder im Brustbereich → **Kinderlähmung**

Fieber mit juckendem, rotem Ausschlag an Bauch und Rücken → **Windpocken**

Hohes, evtl. tagelanges Fieber, Augenentzündung, Husten, weiße Flecken im Mund, roter Ausschlag → **Masern**

Fieber mit Halsschmerzen, evtl. Bauchschmerzen, roter Ausschlag → **Scharlach**

Fieber mit rotem Ausschlag, geschwollenen Halslymphdrüsen → **Röteln**

Fieber mit Bauchschmerzen, hellem Stuhl, dunklem Urin, Übelkeit → **Leberentzündung**

Husten

Häufiger Husten mit Auswurf → **Bronchitis**

Häufiger Husten mit Auswurf über längere Zeit → **chronische Bronchitis**

Krampfhafter Husten → **spastische Bronchitis**

Husten, Fieber, Atembeschwerden, evtl. Bauchschmerzen → **Lungenentzündung**

Husten mit anfallsartiger Atemnot, Pfeifgeräusch beim Ausatmen → **Asthma**

Bellender Husten aus dem Schlaf, Heiserkeit, deutliche Atemnot, Unruhe, Einziehung der Haut über den Schlüsselbeinen, Blauverfärbung des Gesichts; evtl. Bewußtlosigkeit → **Pseudokrupp**

Krampfartige Hustenstöße (häufig mit herausgestreckter Zunge), gefolgt von keuchender, hörbar ziehender Einatmung, oft mit bläulicher Verfärbung des Gesichts, und anschließendem Auswürgen oder Erbrechen von zähem, glasigem Schleim, vor allem nachts → **Keuchhusten**

Husten, evtl. mit eitrigem Auswurf, Atmenot, häufiger Durchfall → **Mukoviszidose**

Husten, Fieber, Augenentzündung, Ausschlag → **Masern**

Husten mit Atemnot ohne Fieber oder sonstige Krankheit → **Fremdkörper in Lunge** (→ *Kap. Erste Hilfe*)

Krampfanfälle

Plötzliche Krämpfe bei schnell gestiegenem Fieber, evtl. Bewußtlosigkeit oder Aufschreien → **Fieberkrämpfe**

Krämpfe mit Zuckungen von Armen und Beinen bei plötzlicher Bewußtlosigkeit, evtl. Schaum auf den Lippen, evtl. unkontrollierter Urin- und/oder Stuhlabgang → **Epilepsie**

Krämpfe bei hohem Fieber, Kopfschmerzen, Berührungs- und Lichtempfindlichkeit. Unruhe, Bewußtseinstrübung, weit nach hinten gebogener Kopf (Genickstarre); bei Säuglingen: deutliche, pralle Vorwölbung der Fontanelle → **Hirnhautentzündung**

Schmerzen im Bereich von Kopf und Gesicht

Schmerz allgemein, unterschiedliche Qualität. Kein Fieber, keine schwere Krankheit → **Kopfschmerzen**

Kopf und Gesicht, einseitig: Schmerz stark. Evtl. Erbrechen oder Sehstörungen → **Migräne**

Überall innen im Kopf: Schmerz sehr stark. Hohes Fieber, schwere Krankheit, Genickstarre, Benommenheit oder Bewußtlosigkeit → **Hirnhautentzündung**, → **Gehirnentzündung**

Innen im Kopf: Stirn, Hinterkopf, Nasen-Wangenbereich. Schmerz mittel bis stark, dumpf, ziehend. Meist in Verbindung mit Erkältung → **(Nasen-) Nebenhöhlenentzündung**

Kopfhaut oder Gesicht: Schmerz brennend, stechend oder ziehend. Mit oder ohne Infektionskrankheit → **Neuralgie**

Ohr-Wangen-Bereich beidseits: evtl. Schmerz beim Schlucken. Schwellung vor den Ohren → **Mumps**

Gesicht, Kiefer-Wangen-Bereich: Schmerz dumpf, ziehend oder brennend → **Zahn- oder Kieferentzündung**

Schmerzen, Tränen der Augen oder/und Absonderung von Schleim und Eiter, Rötung und Schwellung der das Auge umgebenden Schleimhaut, oft mit dem Gefühl verbunden, als befinde sich Sand unter den Lidern → **Bindehautentzündung**

Schmerzhafte, gerötete Vorwölbung (streichholzkopf-, erbsengroß) am Lidrand → **Gerstenkorn**

Schmerzen im vorderen Augenbereich → **Hornhautentzündung**

Stirnbereich: Schmerz dumpf, drückend, vor allem beim Lesen und Sehen → **Kurzsichtigkeit**

Ohr, Gehörgang: Schmerz ziehend, verstärkt bei Berührung, z. B. mit Wattestäbchen, insgesamt zunehmend → **Gehörgangsentzündung**

Ohr, vor allem in der Tiefe: Schmerz mittel bis stark, ziehend, stechend. Meist Fieber und allgemeines Krankheitsgefühl. Evtl. Schwellung hinter dem Ohr → **Mittelohrentzündung**

Ohr/en innen: Schmerz stechend, schießend, durch Schlucken ausgelöst: Begleiterscheinung von → **Mandelentzündung**

Schmerzen im Bereich von Mund und Hals

Halsschmerzen, Fieber, Mundgeruch. Mandeln gerötet, deutlich geschwollen und evtl. mit Eiterstippchen oder schmutzig-grauen Belägen bedeckt → **Mandelentzündung**

Halsschmerzen, Fieber, starke Rötung der Mandeln, Himbeerzunge, typischer roter Ausschlag → **Scharlach**

Halsschmerzen, weiße, membranenartige oder graue geschwürige Beläge auf den Mandeln, eigenartiger, süßlicher Mundgeruch → **Diphterie**

Halsschmerzen, geschwüriger Belag oder Eiterstippchen auf den Mandeln, Lymphknotenschwellungen am ganzen Körper → **Pfeiffersches Drüsenfieber**

Schmerz im Kieferbereich, evtl. Zahnfleisch- oder Wangenschwellung → **Zahnschmerzen**

Schmerzen im Bereich des Brustkorbes

Links, in der Tiefe, vorübergehendes Ziehen oder Stechen, das bei körperlicher Anstrengung verschwindet → **funktionelle Herzbeschwerden**

Stechender oder ziehender Schmerz links oder rechts im Rippenbereich, vorn oder hinten, bei bestimmten Bewegungen; im übrigen Wohlbefinden → **Intercostalneuralgie**

Schmerzen links oder rechts im Rippenbereich, vorn oder hinten, bei jedem Atemzug, wenn gleichzeitig Atembeschwerden und/oder Fieber bestehen oder bestanden → **Rippenfellentzündung**

Schmerzen beim Atmen, oberflächliches und mühsames Atmen (evtl. stöhnend, rasselnd oder gurgelnd), Fieber, Husten → **Lungenentzündung**

Schmerzen im Bereich des Bauches

Plötzliche Krämpfe im Nabelbereich ohne sonstige Krankheitserscheinungen → **Nabelkoliken**

Schmerzen im Oberbauch und Sodbrennen mit Appetitlosigkeit → **Magenschleimhautentzündung**

Starke Schmerzen im Oberbauch mit Appetitlosigkeit und evtl. Sodbrennen, evtl. 2–3 Stunden nach Essen → **Magengeschwür/Zwölffingerdarmgeschwür**

Schmerzen mit Erbrechen und häufigen Entleerungen von wässrigem Stuhl, Fieber → **Brechdurchfall,** → **Salmonellen,** → **Ruhr,** → **Typhus/Paratyphus**

Bauchschmerzen mit seltener Darmentleerung, Stuhl hart → **Verstopfung**

Schmerzen im ganzen Bauch (besonders rechts unten oder Nabelgegend), Fieber, Appetitlosigkeit, evtl. Erbrechen → **Blinddarmentzündung**

Bauchschmerzen, schrilles Schreien, Erbrechen, Verstopfung, evtl. blutiger Stuhl → **Darmverschluß, Darmverschlingung**

Schmerzen in der Leistengegend mit bläulicher Vorwölbung, evtl. Erbrechen → eingeklemmter **Leistenbruch**

Plötzliche auftretende Schmerzen mit Fieber und Atembeschwerden → **Lungenentzündung**

Schmerzen bei Stuhlgang evtl. mit etwas Blut auf dem Stuhl ohne sonstige Krankheitserscheinungen → **Afterfissur**

Allgemeine Schmerzen im Bauchraum, Appetitmangel, Übellaunigkeit, saure, fettige, übelriechende Durchfälle, ungenügende Gewichtszunahme, stark geblähter Bauch, magere Gliedmaßen → **Zoeliakie**

Schmerzen im Oberbauch, evtl. Ausstrahlung in den Rücken hinten links, mit Schwellung vor der Ohren → **Mumps**

Allgemeine oder dumpfe Schmerzen im rechten Oberbauch mit Gelbsucht, Appetitlosigkeit, grippeähnliche Symptome, Übellaunigkeit → **Leberentzündung,** → **Hepatitis**

Schmerzen oberhalb des Schambeins mit viel Harndrang, evtl. Erbrechen → **Harnwegsinfekt**

Schmerzen, dumpf oder krampfhaft, in Verbindung mit der Menstruation → **Menstruationsbeschwerden**

Bauchschmerzen, evtl. mit Erbrechen und Durchfall, ohne sonstigen eindeutigen Krankheitsbefund, oft nach dem Essen → **Nahrungsmittelallergie**

Bauchschmerzen, Appetitlosigkeit, Jucken am Po → **Würmer**

Schmerzen im Bereich des Rückens

Dumpfer oder ziehender Schmerz unterhalb der Rippen, evtl. häufiger Harndrang → **Harnwegsinfekt, Nierenentzündung, Nierenschwäche**

Schmerzen mit schlechter Haltung oder seitlich verzogenem bzw. nach vorn gekrümmtem Rücken → **Wirbelsäulenverkrümmung**

Stechende Schmerzen im Rippenbereich bei jedem Atemzug → **Rippenfellentzündung**, → **Intercostalneuralgie**

Schmerzen im Bereich der Haut

Schmerz bei Berührung, evtl. pochend im Bereich von Schwellung → **Furunkel**

Schmerz in der Haut, ziehend, stechend, evtl. bei Berührung stärker → **Neuralgie**

Schwindel, Benommenheit

Schwindel oder Benommenheit nach Sonneneinwirkung, evtl. mit Übelkeit, Kopfschmerz, Blässe → **Sonnenstich**

Schwindel oder Übelkeit durch Einwirkung von Abgasen, Chemikalien, chemischen Lösungsmitteln, Farben o. ä. → **Vergiftung** (→ Erste Hilfe)

Schwindel, Benommenheit oder Unsicherheit ohne sonstige krankhafte Erscheinungen → **Kreislaufschwäche**

Schwindel, Unsicherheit bei einem blassen, schwächlichen Kind → **Anämie**

Schwitzen

Schwitzen (vor allem nachts), Abgeschlagenheit, Müdigkeit, Appetitlosigkeit, Gewichtsverlust, evtl. hartnäckiger, trockener Husten → **Tuberkulose**

Schwitzen (vor allem am Hinterkopf) bei Säuglingen → **Rachitis**

Tagelanges Schwitzen nach Infektionskrankheiten → **Nierenschwäche**

2. Diagnose nach Körperbereichen

Kopf und Gesicht

Der Kopf wird von den Schädelknochen gebildet, die das innen liegende Gehirn sicher vor Verletzungen schützen. Beim Säugling sind sie noch weich und nicht miteinander verwachsen, so daß zwischen ihnen zunächst Lücken (Fontanellen) bleiben, die sich im zweiten Lebensjahr ganz schließen. Die wichtigste ist die sogenannte große Fontanelle oben auf dem Schädel. Das Gehirn wird von einer Gewebehülle, der Hirnhaut, geschützt; in ihr befinden sich auch viele Nerven und Blutgefäße. Wenn es im Inneren des Schädels schmerzt, sind sie gereizt. Seitlich sind die Öffnungen zum Mittel- und Innenohr (s. dort).

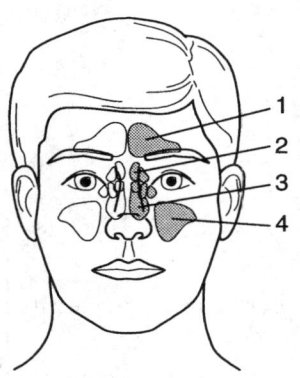

Im Bereich des Gesichtsschädels befinden sich unterhalb der Stirn die Augenhöhlen. Innerhalb des Gesichtsschädels liegen beidseits mit Schleimhaut überzogene Hohlräume (Nasen-Nebenhöhlen), die mit der Nasenhöhle verbunden sind: die Stirnhöhlen *(1)* hinter den Augenbrauen, die Siebbeinzellen bzw. -höhlen *(2)* im Bereich der Knochen, die die innere Begrenzung der Augenhöhle bilden, die Keilbeinhöhle *(3)* tief innen im Schädel auf Höhe der Nasenwurzel, die Kieferhöhlen *(4)* seitlich der Nase in den Backenknochen. Unterhalb der Augen kommen beiderseits die Jochbeine, und in der Mitte liegt die Nase. Weiter nach unten folgt der Oberkiefer, an den vor den Ohren der Unterkiefer mit Gelenken beweglich angehängt ist.

Schmerzen

Allgemein, z. B. dumpf. Kein Fieber, keine schwere Krankheit → **Kopfschmerzen**

Kopf- oder Gesichtsbereich, einseitig, Schmerz stark. Evtl. Erbrechen oder Sehstörungen → **Migräne**

Innen im Kopf: Schmerz sehr stark. Hohes Fieber, schwere Krankheit, Genickstarre, Benommenheit oder Bewußtlosigkeit → **Hirnhautentzündung**, → **Gehirnentzündung**

In Stirn, Hinterkopf, Nasen-Wangenbereich: Schmerz mittel bis stark, dumpf, ziehend. Meist in Verbindung mit Erkältung → (**Nasen-**) **Nebenhöhlenentzündung**

Kopf oder Gesicht: im Hautbereich brennender, stechender oder ziehender Schmerz → **Neuralgie**

Gesicht, Kiefer-Wangen-Bereich: Schmerz dumpf, ziehend oder brennend. Oft nach kalten, heißen oder süßen Speisen oder nach Erkältung → **Zahn- oder Kieferentzündung**

Stirnbereich: dumpf, drückend, vor allem beim Lesen und Sehen → **Kurzsichtigkeit**

Ohr-Wangen-Bereich beidseits: evtl. Schmerz beim Schlucken. Schwellung vor einem oder beiden Ohren → **Mumps**

Ohr, Gehörgang: Schmerz ziehend, verstärkt bei Berührung (z. B. mit Wattestäbchen) → **Gehörgangsentzündung**

Ohr, vor allem in der Tiefe: Schmerz mittel bis sehr stark, ziehend, stechend. Meist Fieber, allgemeines Krankheitsgefühl, evtl. Schwellung hinter dem Ohr → **Mittelohrentzündung**

Ohr/en innen: Schmerz stechend, schießend, durch Schlucken ausgelöst: Begleiterscheinung von → **Mandelentzündung**

Bewußtseinstrübung oder -verlust

Bewußtseinsverlust durch Unfall → **Erste Hilfe**

Bewußtlosigkeit nach Kopfprellung, evtl. nur sekundenlang, evtl. Erbrechen → **Gehirnerschütterung**

Bewußtseinstrübung bei hohem Fieber, Kopfschmerzen und Nackensteife → **Hirnhautentzündung**, → **Gehirnentzündung**

Bewußtlosigkeit mit Krampfanfällen, evtl. Schaum vor Mund, evtl. unwillkürliches Wasserlassen → **Epilepsie**

Sonstige Auffälligkeiten oder Reaktionen

Gedunsenes, sehr blasses Gesicht, verquollene Augenlider, Schwellung der Knöchel, evtl. Kopfschmerz, wenig Urin → **Nierenentzündung**

Benommenheit, vorübergehender Schwindel, Unsicherheit ohne andere Beschwerden, im Liegen besser → **Kreislaufschwäche**

Alles dreht sich, evtl. auch im Liegen → **Innenohrerkrankung**

Blauverfärbung des Gesichtes mit Atemnot (Erstickungsgefahr!) → **Pseudokrupp**, → **Keuchhusten**, → **Asthma**, → **Lungenentzündung**, → **Fremdkörper in Bronchien**

Ausschlag → **Ekzem**

Pickel → **Akne**

Schwellung im Wangenbereich vor den Ohren → **Mumps**

Blässe → **Anämie**, → **Kreislaufstörung**

Rotes Blut fließt aus der Nase → **Nasenbluten**

Runde, schuppenbedeckte, rote oder graue Bereiche im Haarbereich mit Kahlheit → **Scherpilzflechte**

Gelbe, dicke, nicht juckende Schuppen oder Schorf auf dem behaarten Kopf des 1–2 Monate alten Säuglings → **Gneis**

Juckreiz im Haarbereich, weißliche, stecknadelkopfgroße Eier an den Haarwurzeln → **Läuse**

Mißbildung durch Spalte in der Oberlippe → **Lippen-/Gaumenspalte**

Unnormal großer Kopf, Gesicht gegenüber Restschädel auffallend klein, vorgewölbte Fontanelle, evtl. geistige Behinderung, evtl. Erbrechen und Kopfschmerz → **Wasserkopf**

Ohren

Das Hörorgan besteht aus drei Abschnitten: dem äußeren Ohr mit dem Gehörgang, dem Mittelohr und dem Innenohr. Der Gehörgang beginnt an der Öffnung in der Ohrmuschel und führt in das Schädelinnere bis zum Trommelfell (1), das aus einer Art Membrane besteht. Diese trennt den äußeren Ohrbereich vom weiter innen gelegenen Mittelohr, einer luftgefüllten Höhle, die die winzigen Gehörknöchelchen »Hammer, Amboß, Steigbü-

gel« (2) enthält. Sie ist durch die Ohrtrompete (3) oder Eustachische Röhre, einen mit Schleimhaut ausgekleideten Gang, mit dem Rachenraum so verbunden, daß ein Luft- und Druckaustausch möglich ist. Weiter nach innen kommt dann das Innenohr, das aus einem inneren Gehörgang, einem schneckenartig gebildeten, flüssigkeitsgefüllten Organ (Schnecke) und dem sogenannten Labyrinth besteht.

Beim Hören versetzen die über den Gehörgang eintretenden Schallwellen das Trommelfell in Schwingungen, die über das System der Gehörknöchelchen ins Innenohr weitergeleitet und in der »Schnecke« (4) in Nervenimpulse umgewandelt werden. Diese gelangen über bestimmte Nervenbahnen ins Gehirn, wo sie uns als Ton oder Geräusch bewußt werden.

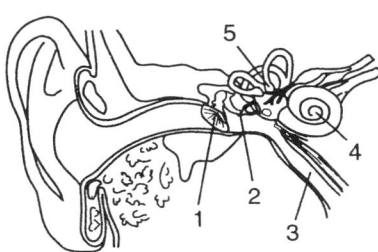

Das Labyrinth (5) ist das Gleichgewichtsorgan. Es besteht aus drei senkrecht zueinander angeordneten, bogenartigen Gängen. In jedem Bogengang liegen auf feinen, haarartigen Nervenendigungen winzige Kristalle, die sich bei jeder Bewegung des Kopfes leicht verschieben. Dabei werden spezielle Nervenimpulse ausgelöst, die zusammen mit Informationen aus Muskeln und Gelenken Lageveränderungen anzeigen und der Aufrechterhaltung des Gleichgewichts dienen.

Entzündete Pickel im Gehörgang, sehr schmerzhaft bei Berührung → **Gehörgangs-Entzündung**, → **Furunkel**

Schmerzen innen im Ohr mit Fieber und evtl. Kopfschmerzen, verbunden mit Schwerhörigkeit; evtl. Schwellung hinter dem Ohr → **Mittelohrentzündung**

Juckreiz und Ausschläge des äußeren Ohres, evtl. mit flüssiger Absonderung → **Ohrmuschel-Ekzem**

Herabgesetztes Hörvermögen mit Unaufmerksamkeit → **Schwerhörigkeit**

Eindruck, als drehe sich die Umgebung oder als schwanke der Boden, evtl. mit Fallneigung → **Schwindel**

Augen

Das Auge ist, vereinfacht dargestellt, eine flüssigkeitsgefüllte Kugel aus einem derben, weißen Gewebe (Lederhaut), das vorn eine Öffnung hat, durch die Licht auf die innere Hinterwand, die Netzhaut (6), fällt. Diese ist mit einem speziellen Nervengewebe ausgekleidet, das in der Lage ist, Licht in Nervenimpulse umzuwandeln, die dann vom hinten aus dem Augapfel austretenden Sehnerven ins Gehirn geleitet und dort zum bewußten Bild umgewandelt werden. Mit Hilfe vieler, kleiner Augenmuskeln (5) kann der Augapfel auf

Diagnose

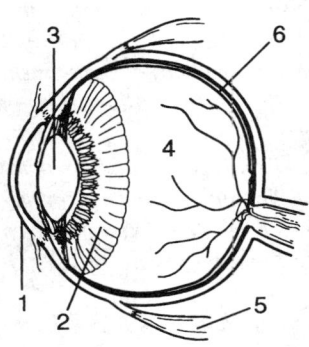

das, was betrachtet werden soll, eingestellt werden. In der erwähnten vorderen Öffnung liegt, unter einer durchsichtigen, schützenden, sehr schmerzempfindlichen Gewebeschicht, der Hornhaut (1), wie bei einer Kamera, ein linsenförmiges, glasklares Gebilde, die Linse (3), das seine Form verändern und damit die Sehschärfe auf nahe oder ferne Gegenstände einstellen kann. Die Linse ist von einer ringförmigen Gewebeschicht, der Regenbogenhaut oder Iris (2) umgeben, die dem Auge seine Farbe gibt und sich wie eine Kamerablende zur Regulierung der Lichtmenge erweitern oder zusammenziehen kann. Die Öffnung, die sie freiläßt, nennt man Pupille. Das Innere des Auges ist mit einer gallertigen Flüssigkeit, dem Glaskörper (4) gefüllt, die den Augapfel rund und prall hält; bei Verletzungen kann sie auslaufen. Der Augapfel liegt in einer aus Knochen gebildeten Höhle, der Augenhöhle, an die nach oben die Stirnhöhlen und nach innen die Siebbeinzellen angrenzen. Vorne wird der Augapfel von der schleimhautüberzogenen, roten Bindehaut eingefaßt und von den Lidern geschützt. Die Tränendrüsen, die am oberen, äußeren Augenrand liegen, sondern eine salzige Flüssigkeit ab, die das Auge als Schutzfilm gegen Infektion und Reibung überzieht und am inneren Winkel über den Tränenkanal in die Nase abfließt.

Rötung und Schwellung der das Auge umgebenden Schleimhaut, oft mit dem Gefühl verbunden, als befinde sich Sand unter den Lidern; evtl. Schmerzen, Tränen der Augen oder/und Absonderung von Schleim und Eiter → **Bindehautentzündung**

Schmerzen im vorderen Augenbereich → **Hornhautentzündung**

Schmerzhafte, gerötete Vorwölbung (streichholzkopf-, erbsengroß) am Lidrand → **Gerstenkorn**

Gelbliche Verfärbung der Augen → **Gelbsucht**

Unklares Sehen, das bei Annäherung an den betrachteten Gegenstand verschwindet → **Kurzsichtigkeit**

Augen blicken nicht in dieselbe Richtung → **Schielen**

Mund und Hals

Die Mundöffnung ist von den Lippen umgeben, die normalerweise rosig und gut durchblutet sind.

> Bläuliche Verfärbung der Lippen als Zeichen eines Sauerstoffdefizits durch Luftmangel bei → **Keuchhusten**, → **Pseudokrupp**, → **Lungenentzündung**, → **Asthma**, → **Herzfehler**
>
> Blasse Lippen → **Kreislaufstörung**, → **Anämie**
>
> Nässende Bläschen, meist im Rahmen einer Erkrankung oder nach Streß → **Herpes**

Hinter den Lippen liegen die Zähne im Ober- und Unterkiefer. Sie beginnen im 3. – 6. Lebensmonat durchzubrechen und bilden bis zum Alter von ca. 3 Jahren das aus 20 Milchzähnen bestehende kindliche Gebiß. Zwischen dem 6. und 17. Lebensjahr wird dieses nach und nach vom Gebiß des Erwachsenen, das 32 Zähne aufweist, abgelöst, wobei die Milchzähne ausfallen und sogleich von bleibenden Zähnen ersetzt werden.

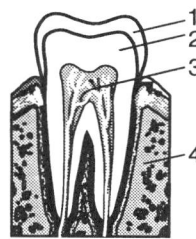

Der Zahn besteht aus dem knochenähnlichen Zahnbein (2) und dem darüberliegenden harten Schmelz (1). In seinem Inneren liegt in einem Kanal der »Nerv« (3), der aus nerven- und blutgefäßreichem Gewebe besteht und über den der Zahn in lebendiger Verbindung zum Kiefer steht. Der Zahn steckt mit seiner »Wurzel«, vom Zahnfleisch umgeben, in einer Höhlung im Kieferknochen, dem »Zahnbett« (4).

> Reizbarkeit, Störung des Allgemeinbefindens, Schlaflosigkeit oder Weinen und gesteigerte Anhänglichkeit beim Zahndurchbruch, evtl. Rötung und Schwellung im betreffenden Kieferbereich → **Zahnungsbeschwerden**
>
> Störungen der natürlichen Zahnfolge (Milchzahn fällt nicht rechtzeitig aus) → **Zahnschmerzen**
>
> Zerstörung der harten Schutzschicht des Zahnes (Schmelz) mit »Löchern«, Schmerzen bei Kontakt mit Heißem, Kaltem oder Süßem → **Karies**, → **Zahnschmerzen**
>
> Störungen der Kieferentwicklung → **Kieferprobleme**

In der Mitte, zwischen den Zähnen, liegt die mit einer Schleimhaut überzogene Zunge, die wichtige Funktionen beim Sprechen, Essen und Schmecken hat. Eine gesunde Zunge ist *rötlich, rein und feucht (= Katzenzunge); Veränderungen ihres Aussehens geben vor allem Hinweise auf den Zustand der Verdauungsorgane.*

> Kleine, rote und schmerzhafte Geschwüre auf der Zungenschleimhaut (evtl. auch an der Wangenschleimhaut) → **Aphten**
>
> Weißlicher oder grauer Belag = Störung im Magen-Zwölffingerdarm-Bereich;
> gelblicher Belag = Leber-Galle-Störung;
> bräunlicher Belag = Darmstörung;
> seitliche Zahneindrücke = Leberstörung;
> rote »Himbeerzunge« = Scharlach;
> »Landkartenzunge« (weiße und rote Flecken) = Leberstörung.

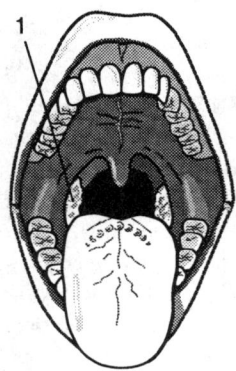

Hinten geht die Mundhöhle in den Rachen über, dessen Eingang oben vom sogenannten Zäpfchen und unten von der Zungenwurzel begrenzt wird. Auf beiden Seiten finden sich, hinter Schleimhautfalten die (Gaumen-)Mandeln (1); man kann diese, wenn man den Mund weit öffnet und die Zunge herunterdrückt, als kugelige Gebilde erkennen. Sie bestehen aus lymphatischem Gewebe, das überall im Körper eine besondere Bedeutung in der Krankheits-Abwehr hat. Außer den Gaumenmandeln gibt es noch die Rachenmandel, die weiter oben (unsichtbar) an der hinteren Rachenwand sitzt, sowie innen im Hals bis hinunter zum Kehlkopf eine Menge kleiner Mändelchen, die in ihrer Gesamtheit als Seitenstrang bezeichnet werden.

> Häufige Erkältungskrankheiten, Offenhalten des Mundes, gestörte Nasenatmung, Schnarchen → **Rachenmandel-Wucherung**
>
> Halsschmerzen, Schmerzen beim Schlucken, Fieber, Mundgeruch. Mandeln gerötet, deutlich geschwollen und evtl. mit Eiterstippchen oder schmutziggrauen Belägen bedeckt → **Mandelentzündung**/Angina
>
> Halsschmerzen, Fieber, starke Rötung der Mandelgegend bis zum vorderen Gaumengewebe, Himbeerzunge, typischer roter Haut-Ausschlag → **Scharlach**
>
> Halsschmerzen, weiße, membranenartige oder graue geschwürige Beläge auf den entzündeten Mandeln, leichtes Fieber, evtl. kloßige Stimme, eigenartiger, süßlicher Mundgeruch → **Diphterie**
>
> Halsschmerzen, geschwüriger Belag oder Eiterstippchen auf den Mandeln, Lymphknotenschwellungen am ganzen Körper, vor allem Hinterkopf, Hals, Kieferwinkel, Ohren → **Pfeiffersches Drüsenfieber**

Der Rachen mündet weiter unten, auf Höhe des Kehlkopfes, hinten in die Speiseröhre, die die Nahrung in den Magen weiterbefördert, und vorne in die Luftröhre, durch die die Atemluft in die Lunge geleitet wird. Am Beginn der Luftröhre sorgt eine Art Deckel dafür, daß keine Speisen in die Lunge geraten; unterhalb von ihm liegen die Stimmbänder, die zusammen mit dem an ihnen vorbeiströmenden Luftstrom für Lautbildung und Sprache zuständig sind.

Störung der Stimmbildung, evtl. Stimmverlust → **Heiserkeit**

Heiserkeit (durch Entzündung des Kehlkopfes), bellender Husten, der in deutliche Atemnot übergeht, Einziehung der Haut über den Schlüsselbeinen, Unruhe, Blauverfärbung des Gesichts; evtl. Bewußtlosigkeit → **Pseudokrupp**

Entzündung des Kehlkopfes mit weißen, membranenartige oder graue geschwürige Beläge im Mandel- und Luftröhrenbereich, die die Atmung behindern können, evtl. kloßige Stimme sowie süßlicher Mundgeruch → **Diphterie**

Brustkorb

Der Brustkorb wird von zwölf Rippen gebildet, die links und rechts von der Wirbelsäule hinten und zum Brustbein vorn verlaufen und mit diesen jeweils mit kleinen Gelenken verbunden sind. Er wird im wesentlichen von den Lungen und dem Herzen ausgefüllt. Vom Hals her treten Luft- und Speiseröhre sowie die großen Blutgefäße in ihn ein bzw. aus ihm aus und zum Bauchraum wird er vom aus Muskulatur bestehenden Zwerchfell abgeschlossen, das sich wie eine Kuppel nach oben wölbt und in der Mitte die Speiseröhre und die Blutgefäße zum Bauch hin durchtreten läßt.

Ziehen oder Stechen links, das bei körperlicher Anstrengung verschwindet → **funktionelle Herzbeschwerden**

Schmerzen irgendwo im Rippenbereich bei bestimmten Bewegungen ohne andere Krankheiten, plötzlich aufgetreten → **Intercostalneuralgie**

Schmerzen bei jedem Atemzug, wenn gleichzeitig Atembeschwerden, Husten und/oder Fieber bestehen oder bestanden → **Lungenentzündung**, → **Rippenfellentzündung**

Lungen

Die Lunge besteht aus dem rechten und dem linken Lungenflügel, die von einer feinen, doppellagigen Gewebeschicht, dem Rippenfell, eingehüllt werden. Hauptsächlich wird die Lunge von den Bronchien gebildet, die aus der Luftröhre entspringen, sich wie die

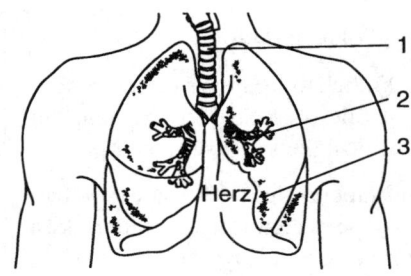

Zweige eines Baumes in feinste Röhrchen verästeln und sich schließlich in unzählige, traubenförmig angeordnete Bläschen erweitern. Diese ähneln winzigen Blasebälgen, die beim Ein- und Ausatmen auseinandergezogen und zusammengedrückt werden, wodurch ständig Luft angesaugt und ausgepreßt wird. Ihre hauchdünne Wand ist von kleinen Blutgefäßen umsponnen, in die der eingeatmete Sauerstoff übertreten und dann vom Blutstrom überall im Körper verteilt werden kann. Er hält die Lebensvorgänge in Form von chemischen Reaktionen aufrecht, bei denen als Abfallprodukt Kohlensäure entsteht, die vom Blut in die Lunge zurücktransportiert und in den Lungenbläschen im Austauch gegen den Sauerstoff ausgeschieden wird. Nach diesem Prinzip scheidet die Lunge auch Feuchtigkeit, Wärme und im Blut befindliche gasförmige Gifte aus.

Die Einatmung erfolgt dadurch, daß entweder der Brustkorb erweitert (Brustatmung) oder das Zwerchfell nach unten gezogen wird (Bauchatmung); da die Lungen mit ihnen durch das Rippenfell fest verbunden sind, werden dabei die Lungenbläschen erweitert und ziehen sauerstoffreiche Luft ein. Bei der Ausatmung wird die Lunge durch den wieder zusammensinkenden Brustkorb bzw. das hochtretende Zwerchfell zusammengepreßt, so daß die jetzt kohlensäurereiche Luft entweicht. Bei einem gesunden Menschen überwiegt die Bauchatmung, die nebenher noch den Blut- und Lymphstrom des Bauchraums fördert.

Wiederholtes, stoßartiges Ausatmen → **Husten**

Häufiger Husten mit Auswurf → **Bronchitis**

3–6 Wochen lang Anfälle (vor allem nachts) von krampfartigen Hustenstößen (häufig mit herausgestreckter Zunge), gefolgt von keuchender, hörbar ziehender Einatmung, oft mit bläulicher Verfärbung des Gesichts, und anschließendem Auswürgen oder Erbrechen von zähem, glasigem Schleim → **Keuchhusten**

Plötzlich (aus dem Schlaf heraus) auftretender, heiserer, bellender oder »knallender« Husten, mit Atemnot und Blauverfärbung → **Pseudokrupp**

Husten, schnelles, oberflächliches und mühsames Atmen (evtl. stöhnend, rasselnd oder gurgelnd). Beben der Nasenflügel. Fieber, evtl. Erbrechen, Durchfall oder Schmerzen bei jedem Atemzug → **Lungenentzündung**

Anfallsweise Behinderung der Atmung (keuchende Ausatmung), evtl. mit Blauverfärbung → **Asthma**

Beklemmung, Nicht-Durchatmen-Können ohne sonstige Krankheitszeichen → **Angst**, → **Depression**

Abgeschlagenheit, Müdigkeit, Appetitlosigkeit, Gewichtsverlust; hartnäckiger, trockener Husten, nächtliches Schwitzen → **Tuberkulose**

Herz

Das Herz ist ein in einer Gewebehülle (Herzbeutel) steckender, ballonartiger Muskel, der sich rhythmisch ausdehnt und zusammenzieht und dadurch das Blut durch den Körper pumpt. Es befindet sich links im Brustkorb und stellt das Zentrum des gesamten Gefäßsystems dar, das einerseits aus den Arterien und andererseits aus den Venen besteht.

Die Arterien sind jene Adern, in denen das sauerstoff- und nährstoffreiche Blut in die verschiedenen Körperteile und Zellen fließt. Sie entspringen dem Herzen in Form einer großen Schlagader und verästeln sich im ganzen Körper, bis sie überall ein Netz aus feinsten Äderchen bilden. Dieses umspinnt die einzelnen Zellen und geht dann in das ebenso feine System der Venen über, die, sich zu größeren Gefäßen vereinigend, in Form der großen Hohlvene schließlich wieder ins Herz einmünden. Das in den Arterien fließende sauerstoffreiche Blut ist rot, wogegen es in den Venen, da ihm die Zellen den meisten Sauerstoff entzogen haben, eine bläuliche Farbe hat.

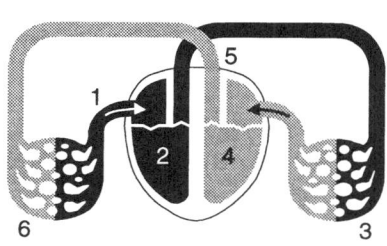

Das Herz, das wie eine Umwälzpumpe funktioniert, hält den Blutkreislauf aufrecht. Dabei sorgen ventilartige Gewebebildungen (die vier Herzklappen), die das Herz innen in einen Vorhof und die eigentliche Herzkammer teilen, dafür, daß das Blut immer nur in einer Richtung fließt, nämlich von den Venen in die Arterien. Zudem besitzt das Herz in seinem Inneren noch eine senkrechte Scheidewand, die es in zwei Hälften aufteilt, so daß man auch von zwei Herzen reden könnte, die zusammengewachsen sind und im Gleichtakt schlagen. Jede dieser Herzhälften hat eine andere Aufgabe. Während die linke durch ihre Pumparbeit den soeben besprochenen, sogenannten großen Körperkreislauf (6) aufrechterhält, versorgt die rechte den sogenannten kleinen Kreislauf (3), der das venöse, aus dem Körper ins Herz zurückströmende Blut durch die Lungen leitet, wo das Kohlendioxyd gegen Sauerstoff ausgetauscht wird (→ Lungen). Von dort gelangt es dann wieder ins linke Herz.

Das Blut fließt also, nachdem es Sauerstoff und Nährstoffe an die Zellen abgegeben und aus den Verdauungsorganen neue Nährstoffe aufgenommen hat, zunächst über die (1) Venen ins rechte Herz (2) und von dort über die Lungen (3), die es mit Sauerstoff anrei-

chern, ins linke Herz (4), das es über die Arterien (5) wieder in den Körper pumpt (6). So durchfließt das Blut ununterbrochen die beiden Kreisläufe: den großen Körperkreislauf und den kleinen Lungenkreislauf. Der Rhythmus, in dem sich das Herz zusammenzieht und ausdehnt, wird von einem speziellen Gewebe, dem Reizleitungssystem, bestimmt. Normalerweise schlägt es beim zehnjährigen Kind ca. 90 mal und beim zweijährigen ca. 120 mal in der Minute. Um seine Arbeit leisten zu können, benötigt das Herz, wie alle Organe, Sauerstoff und Nahrung. Diese bekommt es über die sogenannten Herzkranzgefäße.

Stechende oder ziehende Empfindungen in der Herzgegend, manchmal mit Herzklopfen oder unregelmäßem Puls, die bei körperlicher Belastung wieder verschwinden → **Funktionelle Herzbeschwerden**

Kurzatmigkeit, Leistungsschwäche, evtl. blaue Lippen → **Herzfehler**

Verminderte Leistungsfähigkeit, Kurzatmigkeit mit beschleunigtem Puls, evtl. Schwellung der Knöchel → **Herzschwäche**

Herzschlag unnormal schnell, langsam oder unregelmäßig → **Herzrhythmusstörung**

Magen, Darm, Leber, Bauchspeicheldrüse

Direkt unterhalb des Zwerchfells liegt der Magen (1), ein halbmondförmig gebogener Muskelbeutel, der innen mit Schleimhaut ausgekleidet ist. Oben mündet in ihn die Speiseröhre, die hier durch das Zwerchfell tritt. Sie gibt die Nahrung, die sie vom Rachenraum heruntergleitet hat, in den Magen weiter, der sie durchknetet und mit seinen scharfen, sauren Verdauungssäften vermischt, so daß sie davon zersetzt und aufgeschlossen wird. Dabei zieht er sich ringförmig in einer wurmartigen Bewegung (»Peristaltik«) zusammen und schiebt seinen Inhalt von oben nach unten in den anschließenden Zwölffingerdarm weiter. Am Übergang zu diesem befindet sich ein ringförmiger Muskel, der sogenannte Pförtner (Pylorus), der sich nach Bedarf zusammenziehen oder öffnen kann und so die Entleerung des Mageninhalts in den Darm regelt.

Mageninhalt wird nicht in den Darm abgegeben, sondern durch eine plötzliche Verkrampfung des Magens wieder durch den Mund ausgestoßen → **Erbrechen**

Erbrechen mit Entleerungen von wässrigem Stuhl → **Brechdurchfall**

Appetitlosigkeit und Sodbrennen → **Magenschleimhautentzündung**

Appetitlosigkeit und Sodbrennen mit starken Magenschmerzen → **Magengeschwür**

> Rückfluß von Nahrung oder Erbrechen vom 1., 2. oder 3. Lebenstag an, keine Stuhlentleerung: Verdacht auf → **Magen-/Darmverschluß**

Ungefähr auf Höhe der unteren Magenbegrenzung befindet sich außen am Bauch der Nabel, der aber mit den Verdauungsorganen nichts zu tun. Er stellt den Rest der Nabelschnur dar, über die das Kind im Mutterleib mit Blut versorgt wurde.

> Plötzliche Krämpfe im Nabelbereich ohne sonstige Krankheitserscheinungen → **Nabelkoliken**
>
> Nabel entzündet → **Nabeleiterung**

Am Ausgang des Magens (1) beginnt der Zwölffingerdarm, der im Oberbauch in einer hufeisenförmigen, nach links geöffneten Schlinge verläuft und in den die Ausführungsgänge von Galle und Bauchspeicheldrüse einmünden. Er setzt sich dann als Dünndarm (2) fort, der mehrere Meter lang ist und in vielen Schlingen fast den ganzen unteren Bauchraum ausfüllt. Im rechten Unterbauch geht er in den Dickdarm (3) über, der zunächst nach rechts oben bis in die Lebergegend, dann nach links quer durch den Oberbauch in die Milzgegend und von dort wieder in den linken Unterbauch zieht, um schließlich am After zu enden. Kurz nach der Übergangsstelle von Dünn- in Dickdarm – also im rechten Unterbauch – liegt eine kleine Ausstülpung (4), der Wurmfortsatz (üblicherweise »Blinddarm« genannt).

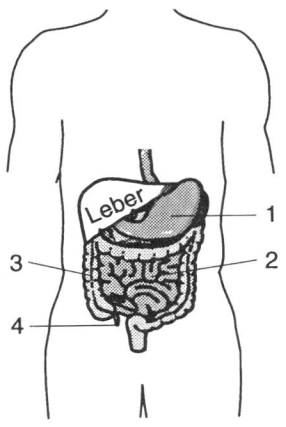

Der Darm ist eine Art Schlauch, dessen Wand reich mit Muskeln, Drüsen und Blutgefäßen durchsetzt ist; er hat in seiner Gesamtheit die Aufgabe, die in Mund und Magen vorverdaute und zerkleinerte Nahrung mit Hilfe spezieller Verdauungssäfte (zum Teil stammen diese auch aus Bauchspeicheldrüse und Leber) so aufzuschließen, daß die in ihr enthaltenen Nährstoffe (Kohlenhydrate, Eiweiß und Fett, Wasser, Vitamine, Mineralien usw.) durch seine Wand in die dort befindlichen Blutgefäße übertreten können. Diese Verdauungsarbeit wird im Dünndarm geleistet; der Darminhalt wird durch Peristaltik (→ Magen) weiterbefördert; im Dickdarm wird hauptsächlich dem Nahrungsbrei Wasser entzogen, wodurch der verdaute Nahrungsbrei sich zum festen Kot eindickt, der dann durch den After ausgeschieden wird.

Seltene Darmentleerung, Stuhl hart und knollig, evtl. blutig → **Verstopfung**

Zu häufige Entleerungen eines wässrigen Stuhls → **Durchfall**

Zu häufige Entleerungen eines wässrigen Stuhls mit Erbrechen und Bauchschmerz → **Brechdurchfall**

Länger anhaltender Brechdurchfall, Bauchschmerzen → **Salmonelleninfektion**

Sehr häufiger, schleimiger und blutiger Durchfall, Bauchschmerzen → **Ruhr**

Lang anhaltendes Fieber, stinkender Durchfall, Verwirrtheitszustände, Bauchschmerzen → **Typhus bzw. Paratyphus**

Bauchschmerzen ganzer Bauch, besonders im rechten Unterbauch, evtl. Spannung der Bauchdecken, Fieber, Appetitlosigkeit, evtl. Erbrechen → **Blinddarmentzündung**

Erbrechen, kolikartiger Bauchschmerz, aufgetriebener Bauch, schrilles Schreien, evtl. blutiger Stuhl, schwacher Puls → **Darmverschlingung (Invagination)**

Kugelige Vorwölbung des Nabels → **Nabelbruch**

Vorwölbung in der Leistengegend → **Leistenbruch**

Blut auf dem Stuhl ohne sonstige Krankheitserscheinungen (evtl. Verstopfung) → **Afterfissur**

Juckreiz am After, unklare Bauchschmerzen, schlechtes Gedeihen und evtl. Allergien, evtl. dunkle Ringe unter den Augen → **Würmer**

Appetitmangel, Übellaunigkeit, saure, fettige, übelriechende Durchfälle, ungenügende Gewichtszunahme, stark geblähter Bauch, magere Gliedmaßen → **Zoeliakie**

Durchfall (viel fauliger, fetter Stuhl), Husten, Atemnot, aufgetriebener Bauch, Gedeihstörung → **Mukoviszidose**

Außer Magen und Darm befinden sich noch zwei wichtige Organe im Oberbauch: Leber und Bauchspeicheldrüse. Die Bauchspeicheldrüse liegt etwas oberhalb des Nabels in Nachbarschaft des Zwölffingerdarmes und gibt Verdauungssäfte (»Bauchspeichel«) in ihn ab. Außerdem produziert sie Hormone, vor allem das Insulin, das direkt in das Blut abgesondert wird und eine wichtige Rolle bei der Regulation des Zuckerhaushaltes spielt.

Diagnose 121

Schmerzen im Oberbauch, geschwollene Backe(n) → **Mumps**

Große Urinmengen, Gewichtsverlust, viel Durst, Atem riecht evtl. nach Obst, reduzierte Widerstandskraft, schlechte Wundheilung → **Diabetes mellitus**

---

*Die **Leber** ist ein sehr blutreiches Organ, das im rechten Oberbauch, im Schutze der Rippen, liegt. Sie wird von zwei verschiedenen Gefäßsystemen durchzogen: dem normalen, arteriellen System, das sie ernährt und mit Sauerstoff versorgt (→ Herz), und der Pfortader, die ihr das venöse, mit Nährstoffen angereicherte Blut der übrigen Verdauungsorgane zuführt. Die Leber entgiftet das Blut, reichert es selbst mit hochwertigen Nährstoffen an und produziert die Galle, die im Darm bei der Verdauung benötigt wird.*

Die Galle sammelt sich im Inneren der Leber in feinen Kanälchen, die sich zu einem großen, zum Zwölffingerdarm führenden Ausführungsgang vereinigen. Von ihm zweigt die Gallenblase mit einem kurzen Verbindungskanal ab. Sie ist ein kleines, muskulöses Säckchen, in dem die Galle gespeichert und konzentriert wird, um bei Bedarf (für die Verdauung) durch eine Zusammenziehung der Gallenblase abgegeben zu werden.

Die Leber hat verschiedene, lebenswichtige Funktionen: das Blut zu entgiften und mit Nährstoffen zu versorgen, die Reste des sich ständig erneuernden Blutes in Gallenfarbstoff (Bilirubin) zu verwandeln, wichtige Körperfunktionen zu regeln und die Verdauung zu ermöglichen.

Appetitlosigkeit, Magenbeschwerden, Gelbsucht, etwas Fieber und grippeähnliche Symptome, Übellaunigkeit → **Leberentzündung, Hepatitis**

Leistungsschwäche, Übellaunigkeit, Verdauungsschwäche und evtl. eine leicht gelbliche Hautverfärbung → **Leberschwäche**

Nieren, Blase

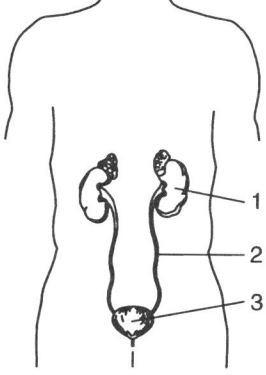

*Die beiden **Nieren** (1) liegen im rückwärtigen Bauchraum, dicht neben der Wirbelsäule auf Höhe der untersten Rippen. Sie haben eine bohnenförmige Gestalt. Ihre Hauptaufgabe ist es, Giftstoffe und Abfallprodukte des Stoffwechsels aus dem Blut zu entfernen, sowie seinen Wasserhaushalt zu regulieren. Sie besteht überwiegend aus feinsten, knäuelartig angeordneten und von zarten Kapseln umfaßten Blutgefäßen. Während das Blut diese durchfließt, wird ihm Wasser entzogen, und zugleich wird es auf komplizierte Weise von Stoffen gereinigt, die der Körper loswerden will. Dies ist der Urin, der sich in den Kapseln ansammelt. Aus ihnen fließt*

er zunächst in feine Harnkanälchen, dann in die Nierenkelche und schließlich in das Nierenbecken. Aus ihm entspringt der Harnleiter (2), der den Urin in die Harnblase (3) weiterleitet, die in der Mitte des Unterbauchs hinter und (in gefülltem Zustand) oberhalb des Schambeins liegt. Hier wird der Urin bis zur Entleerung gesammelt und durch die Harnröhre nach außen abgegeben. Normalerweise ist der Urin klar und honiggelb und riecht nicht unangenehm.

> Urin auffällig: wasserhell, braun, schaumig, rot, stinkend, trüb, süß, sehr viel → **Urinveränderungen**
>
> Schmerzen beim Wasserlassen, häufiger Harndrang, Druckgefühl in der Blasengegend, Gesichtsblässe – bei Kleinkindern und Säuglingen meist mit Fieber, Appetitlosigkeit und evtl. Erbrechen → **Harnwegsinfekt**, → **Blasenentzündung**, → **Nierenbeckenentzündung**
>
> Gedunsenes, sehr blasses Gesicht, verquollene Augenlider, vermindertes Wasserlassen, hell- oder dunkelrötlicher Urin → **Nierenentzündung**
>
> Unkontrolliertes nächtliches Wasserlassen von älteren Kindern (ab ca. 4 Jahren), die bereits trocken waren → **Bettnässen**
>
> Brennen beim Wasserlassen, Juckreiz, Rötung im Schambereich beim Mädchen → **Ausfluß / Scheidenentzündung**

Weibliche Geschlechtsorgane

Man unterscheidet zwischen den äußeren und den inneren Geschlechtsorganen. Die äußeren werden auch als weibliche Scham bezeichnet und bestehen im wesentlichen aus den großen und den kleinen Schamlippen, dem Kitzler und dem Scheideneingang, die inneren aus der Scheide, der Gebärmutter, den Eileitern und den Eierstöcken.

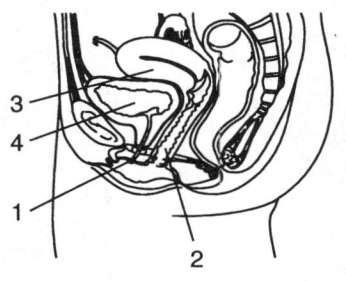

Von den großen Schamlippen verdeckt liegt im vorderen Bereich ein rundliches Organ, der Kitzler, der bei sexueller Erregung, ähnlich wie der Penis des Mannes, anschwillt und bei Reibung Lustgefühle vermittelt. Weiter nach hinten liegt die Harnröhre (1) und dann der Eingang zur Scheide (2), die außen von den kleinen Schamlippen eingefaßt wird. Am Scheideneingang befinden sich zahlreiche Drüsen, die bei Erregung Schleim absondern. Die Scheide ist ein muskulöses, schleimhautausgekleidetes Organ, das zur Aufnahme des männlichen Gliedes beim Geschlechtsverkehr, der Ausscheidung des Menstruationsblutes und als Austrittskanal für das geburtsreife Kind dient.

In das innere Ende der Scheide mündet der Muttermund. Er stellt den unteren Auslau-

fer der Gebärmutter *(3) dar, die die Form einer auf den Kopf gestellten Birne hat. Sie besteht aus mit Schleimhaut bedecktem Muskelgewebe und liegt unten im Becken hinter dem Schambein und der Harnblase (4). Sie geht nach oben hin links und rechts in die beiden* Eileiter *über, dünne Gewebeschläuche, die trichterförmig in unmittelbarer Nähe der Eierstöcke münden und die befruchtungsfähigen Eier in die Gebärmutter weiterleiten. Die* Eierstöcke *liegen im seitlichen Beckenbereich. In ihnen befinden sich die* Eizellen, *die nach ihrer Reifung in die Eileiter abgegeben werden. Jeder Eierstock umfaßt etwa 100 000 Eizellen, von denen im Laufe des Lebens allerdings nur 200–500 befruchtungsfähig werden. Die Eierstöcke produzieren außerdem bestimmte Hormone, die für die Schwangerschaft von Bedeutung sind. Im weiteren Sinne ist hierher auch die weibliche* Brust *(Mamma) zu zählen. Sie produziert in zahlreichen Drüsen, die in die Brustdrüse einmünden, die Milch für den Säugling.*

Die Menstruation *(Monatsblutung, Periode) ist eine etwa alle 28 Tage auftretende, 3–5 Tage dauernde Blutung aus der Gebärmutter der geschlechtsreifen Frau (Beginn mit etwa 13 Jahren, Ende mit ca. 50 Jahren). Sie wird durch Hormone des Eierstocks gesteuert und entsteht dadurch, daß bestimmte Teile der Uterusschleimhaut, die sich in den ersten Tagen des Zyklus zur Aufnahme eines evtl. befruchteten Eies gebildet hatte, bei Nichtbefruchtung wieder abgestoßen werden. Setzt eine Schwangerschaft ein, wobei das über den Eileiter in die Uterushöhle wandernde befruchtungsfähige Ei sich mit einem durch den Muttermund aufgestiegenen männlichen Samenfaden vereinigt, so nimmt die Schleimhaut das befruchtete Ei auf, und die Menstruation bleibt aus.*

Schmerzen oder Empfindlichkeit im Bereich der Scheide, Rötung von Schamlippen und Scheideneingang, Ausfluß, Juckreiz, Brennen beim Wasserlassen evtl. gelb-grünlich und übelriechend → **Ausfluß/Scheidenentzündung**

Schmerzen im Unterleib, evtl. Kreislaufstörungen, Kopfschmerzen, Übelkeit im Zusammenhang mit der Periode des jungen Mädchens → **Menstruationsstörung**

Männliche Geschlechtsorgane

Man unterscheidet zwischen äußeren und inneren Geschlechtsorganen. Die äußeren bestehen aus dem männlichen Glied (1), dem Penis, und dem Hodensack (2). Die inneren aus den Hoden, den Nebenhoden, dem Samenstrang (3), dem Samenleiter, der Samenblase und der Vorsteherdrüse (4), der (Prostata). Das männliche Glied ist einerseits Harnausscheidungs- und andererseits Begattungsorgan. Der Urin wird durch die in seinem Inneren verlaufende Harnröhre (5) ausgeschieden. Für die sexuelle Funktion richtet sich das Glied mit Hilfe von sogenannten Schwellkörpern, die sich bei Erregung mit Blut füllen, steif auf, wobei es sich wesentlich vergrößert. So kann es für den Geschlechtsverkehr in die weibliche Scheide eingeführt werden und dort den Samen ausstoßen. Der Penis endet in einer, von einer dünnen Haut umkleideten knospenförmigen Spitze, der Eichel, die sich in erschlafftem Zustand hinter die Vorhaut zurückzieht.

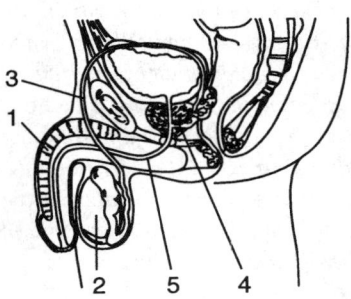

Die beiden eierförmigen Hoden *befinden sich im unterhalb des Gliedes hängenden* Hodensack *und produzieren den männlichen* Samen, *der über* Nebenhoden *und* Samenleiter *in die* Samenblase *(im Prostata-Harnblasenbereich gelegen) und von dort in die Harnröhre geleitet wird. Die* Nebenhoden *lassen sich als weiche Gewebeauflagerung an der inneren oberen Seite der derben Hoden fühlen. Die* Samenstränge *sind von den Hoden aufsteigende Gewebestränge, in denen u. a. die Samenleiter verlaufen. Sie sind in der Leistengegend tastbar. Die* Prostata *ist eine kastanienförmige Drüse; sie befindet sich, wie die Samenblasen am unteren, äußeren Pol der Harnblase und umgreift ringförmig die dort austretende Harnröhre. Sie fügt dem Samen ein helles Sekret zu. Zudem produziert sie bestimmte Hormone.*

Entzündung im Bereich der Eichel bei Vorhautverengung → **Vorhautentzündung/Balanitis**

Schmerzen im Hodenbereich → **Hodenentzündung**

Hoden nicht oder als kleine, kugelige Gebilde in der Leistengegend tastbar → **Hodenretention**

Vorhaut läßt sich nicht über die Eichel zurückstreifen, Urin kommt nicht in normalem Strahl → **Phimose/Vorhautverengung**

Weiche Schwellung im Hodenbereich → **Leistenbruch/Wasserbruch**

Haut

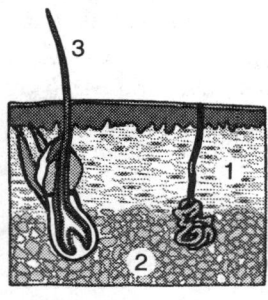

Die menschliche Haut besteht aus zwei Schichten: der Oberhaut *und der* Lederhaut. *Die Oberhaut, die nach außen mit unterschiedlich stark verhornenden Zellen abschließt, enthält die wichtige Keimschicht, in der ständig neue Zellen zum Ersatz für die durch Abnützung dahinschwindenden, oberflächlichen Schichten gebildet werden. In der Lederhaut (so genannt, weil sie nach dem Gerben der Haut das Leder liefert) befinden sich die kleinen Blutgefäße und spezielle Nervenapparate der Haut (1). Hier liegen auch die Schweiß- und Talgdrüsen sowie die Wurzeln der Haare (3). Nach innen kommt eine weitere Schicht, die* Unterhaut (2), *die aus wei-*

chem, elastischem Gewebe und Fett besteht, das die Haut abpolstert und sie gegenüber den tieferen Körperbereichen verschieblich macht.

Die Haut hat viele lebenswichtige Funktionen: Schutz des Organismus gegen schädliche Einflüsse aus der Umwelt; Regulierung des Wärmehaushalts; Aufnahme von Strahlung und kosmischer Energie; Produktion von Vitamin D; Entgiftung in Form von Schweiß; Reaktion auf Umweltreize und seelische Erschütterungen, Kommunikation mit der Umwelt. An ihr kann man gut beobachten, wie sinnvoll alle Reaktionen des Organismus sind. Nichts geschieht ohne guten Grund, nichts wird verschwendet, alles dient dem Überleben, der optimalen Entfaltung. Die Hautfarbe wird rot, wenn die Durchblutung aufgrund einer Erweiterung der kleinen Arterien vermehrt ist. Dabei wird überschüssige Wärme abgegeben, die durch Anstrengung, Entzündungen oder Fieber entstanden ist. Rotverfärbung der Haut kann auch bei psychisch schwierigen Situationen als Ausdruck einer Verteidigungs- oder Angriffshaltung auftreten. Dagegen wird die Haut durch Zusammenziehen der Arterien blaß, wenn sich der Körper gegen Wärmeverluste schützen will: bei äußerer Kälte, ungenügender innerer Wärmeentwicklung, schwachem Stoffwechsel (z. B. Anämie) oder bei seelischer Verkrampfung. Blaue Hautverfärbung ist das Zeichen eines Sauerstoffmangels im Blut oder eines Blutstaus in den Venen (bei Durchblutungstörungen oder Krampfadern). Schmerzhaftigkeit auf Druck zeigt eine Reizung oder Entzündung an. Vermehrte Feuchtigkeit oder Trockenheit geben Aufschluß über den Wasserhaushalt und die Grundverfassung des Körpers. Eine sehr trockene Haut ist oft das Zeichen von Bauchspeicheldrüsen- oder Leberstörungen, schwachem Blut oder einem Mangel an wichtigen Substanzen. Vermehrte Hautfeuchtigkeit bedeutet dagegen, daß der Körper überschüssiges Wasser ausscheidet, entweder um durch Verdunstung die Körperwärme zu senken oder um auf diese Weise das Blut von schädlichen Substanzen zu befreien, wenn die normalen Entgiftungswege (Niere, Darm) nicht ausreichen oder gestört sind. Daher heißt es auch: Die Haut ist die dritte Niere.

Infektionskrankheiten mit deutlichen Hautreaktionen

Ausschlag aus rosa Flecken, zunächst am Körper, später an Armen und Beinen, nach plötzlichem, hohem, 3 Tage anhaltendem Fieber → **Dreitagefieber**

Rotbrauner fleckförmiger Ausschlag, der sich vom Ohr auf den Körper ausbreitet, mit tagelangem hohem Fieber, entzündeten Augen und trockenem Husten → **Masern**

Ausschlag mit kleinen rosa Flecken, der sich vom Ohr auf den Körper ausbreitet, Drüsenschwellungen im Nackenbereich, leichtes Fieber → **Röteln**

Rötlicher Ausschlag auf Nase und Wangen, schmetterlingsförmig, sich nach 1 Tag auf die Streckseiten von Armen und Beinen ausbreitend, ring- und girlandenförmig, immer wieder abklingend und neu auftretend, Dauer 1–7 Wochen, nur geringe Temperaturerhöhung → **Ringelröteln**

Ausschlag aus stecknadelkopfgroßen, dicht nebeneinanderstehenden roten Flecken, der an der Innenseite der Oberschenkel oder in der Achselgegend beginnt und sich über den ganzen Rumpf und den Kopf ausbreitet, wobei ein blasses Dreieck in der Umgebung des Mundes freibleibt, Mandelentzündung, Fieber, himbeerartig aussehende Zunge → **Scharlach**

Kleine, stark juckende Bläschen, die eitrig werden und nach Platzen verschorfen, schubweise 2–3 Tage lang am ganzen Körper auftretend, evtl. mit Kopfschmerzen und Fieber → **Windpocken**

Sonstige Reaktionen und Störungen

In der Pubertät auftretende, entzündete Pickel (Mitesser) im Gesicht, an Nakken, Brust oder Rücken, die oft mit Narben abheilen → **Akne**

Juckende Bläschen an den Lippen, die sich nässend öffnen und danach krustig verheilen → **Herpes**

Gelbliche Verfärbung der Haut → **Gelbsucht**

Im Bereich eines Zeckenbisses sich ständig (manchmal wochenlang) vergrößernde ringförmige Hautrötung (die bei Zunahme in der Mitte abblaßt) → **Borreliose**

Stark juckende, gerötete, teils nässende, teils krustige Flecken → **Ekzem, Neurodermitis**

Große, schmerzhafte eitergefüllte Pustel → **Furunkel**

Gelber, dicker Schorf auf dem behaarten Kopf → **Gneis**

Eiterbläschen im Gesicht, die nach Aufplatzen gelblich-braune Krusten bilden → **Grindflechte/Impetigo**

Kleine, weiß-gelbe Pickelchen auf Wangen und Nase des Säuglings → **Hautgrieß**

Stark juckender geröteter und daher meist zerkratzter Ausschlag, unter der Haut kurze, dünne Gänge, mit schwarzen Punkt endend (vor allem zwischen den Fingern) → **Krätze**

Langanhaltendes Schwitzen, vor allem nachts → **Grippe**, → **Nierenschwäche**, → **Tuberkulose**

Übelriechender Schweiß → **Leberschwäche**, → **Nierenschwäche**

Jucken am Kopf, weißliche, stecknadelkopfgroße Eier an den Haarwurzeln → **Läuse**

Schmerzhafte Entzündung am Fingernagel → **Nagelbettentzündung/Umlauf**

Juckende, rötliche oder weiße, plötzlich aufgetretene Quaddeln → **Nesselsucht**

Schuppige, graue oder rote kahle Flecken am behaarten Kopf, juckend → **Scherpilzflechte**

Kleine, erhabene, nicht schmerzende Hautknötchen, plötzlich aufgetreten → **Warzen**

Rote, wunde Hautbereiche, vor allem im Windelbereich → **Wundsein/Windelausschlag**

Stecknadelkopf- bis erbsgroßes, graues, fest haftendes Gebilde im Zentrum einer juckenden, geröteten Stelle → **Zecken**

Dunkelroter, über die Haut erhabener Fleck, stecknadel- bis handtellergroß → **Blutschwamm**

Juckende weißliche Hautstellen zwischen den Zehen, die beim Ablösen rote Wunden hinterlassen → **Fußpilz**

Rote oder braune Flecken, bei der Geburt vorhanden oder in den ersten Lebensmonaten erscheinend → **Muttermal, Feuermal, Storchenbiß**

Nervensystem

Das Nervensystem besteht aus dem Gehirn, dem Rückenmark und den Nerven. Das Gehirn, das innerhalb der schützenden Schädelknochen liegt, ist die Zentrale des Denkens, Fühlens und Handelns. In ihm werden die unzähligen Informationen und Sinneswahrnehmungen, die ununterbochen auf uns einströmen bzw. in uns entstehen, bewußt und von ihm aus gehen an den Körper fast alle Impulse zum Reagieren und Handeln aus. Über das Rückenmark, das ein hochkompliziertes Nervenbündel darstellt und in einem Knochenkanal innerhalb der Wirbelsäule liegt, laufen alle diese Informationen und Impulse vom Körper ins Gehirn und vom Gehirn in den Körper. Aus dem Rückenmark treten große Nervenstränge aus, die sich im Körper in einem immer feiner werdenden Geflecht bis zu den einzelnen Zellen verteilen; sie übermitteln diesen die aus dem Gehirn (über das Rückenmark) kommenden Befehle zu bestimmten Reaktionen. Parallel dazu gibt es ein ähnliches Geflecht aus Nerven, in dem die Informationen und Sinneswahrnehmungen von den Zellen ins Gehirn geleitet werden.

Neben diesem Nervensystem exstiert noch ein weiteres, das man autonom nennt, weil es – weitgehend ohne direkte Steuerung durch das Gehirn – die unbewußten, automatischen

Grundfunktionen wie Herzschlag, Darmtätigkeit, Kreislaufregulation etc. des Körpers regelt. Dieses System besteht aus zwei Anteilen: einerseits dem sogenannten sympathischen Nervensystem, das alle Funktionen regelt, die mit Leistung und Streßbewältigung zu tun haben, und andererseits das parasympathische Nervensystem, das für Ruhe, Entspannung, Entgiftung und Aufbau zuständig ist. Sympathisches und parasympathisches Nervensystem arbeiten in einem fein ausgewogenen Wechselspiel Hand in Hand: je aktiver das eine ist, desto inaktiver wird das andere. Sie haben bei Krankheit und Heilung wichtige Funktionen (→ Kap. Wie kann man Krankheit verstehen?)

Bei hohem Fieber: plötzliche Bewußtlosigkeit mit rhythmischen Zuckungen von Armen und Beinen. Evtl. unkontrollierter Urin- und/oder Stuhlabgang → **Fieberkrämpfe**

Hohes Fieber, Kopfschmerzen, Erbrechen, Unruhe, Genickstarre, evtl. Krampfanfälle, evtl. Vorwölbung der Fontanelle → **Hirnhautentzündung**

Zunächst Grippesymptome, dann hohes Fieber, Kopfschmerzen, Zeichen von → **Hirnhautentzündung**, Benommenheit, Bewußtseinstrübung, Schlafsucht. Doppeltsehen, bzw. die Unfähigkeit, etwas richtig ins Auge zu fassen (dies ist häufig das erste Symptom), Unruhezustände mit krampfhaften Zuckungen → **Gehirnentzündung**

Hohes Fieber, grippeähnliche Symptome, Hals- und Kopfschmerzen, Erbrechen, Nackensteife, Lähmungen an den Beinen oder im Brustbereich mit Atemnot → **Kinderlähmung/Poliomyelitis**

Verhärtung und Verkrampfung der Muskeln mit Steifheit und Unbeweglichkeit; zunächst am Mund mit Kieferklemme, dann an Gesichtsmuskulatur mit verzerrtem Gesichtsausdruck, dann Hals, Rücken, Arme und Beine; Rücken nach hinten durchgebogen → **Wundstarrkrampf/Tetanus**

Plötzliche Bewußtlosigkeit. Kind stürzt zu Boden. Zunächst Versteifung, dann rhythmische Zuckungen an Armen und Beinen. Evtl. Schaum auf den Lippen, evtl. unkontrollierter Urin- und/oder Stuhlabgang. Evtl. vorausgehende Wahrnehmung eines komischem Zustandes im Körper, seltsamer Töne oder farbiger Erscheinungen → **Epilepsie**

Infolge einer Schädelprellung: Schwindel, Übelkeit, Erbrechen oder Bewußtlosigkeit → **Gehirnerschütterung**

Schießende, brennende oder ziehende Schmerzen in der Kopf- oder Gesichtshaut, oft mit Empfindlichkeit bei Berührung oder Kälte → **Neuralgie**

Lese- und Rechtschreib-Schwäche, u. a. mit Vertauschen von Buchstaben beim Schreiben oder Verwechseln ähnlicher Worte → **Legasthenie**

Leichte bis mittelschwere geistige Behinderung mit freundlicher Wesensart, aufwärts geschlitzte, mongolisch aussehende Augen, breite Hände mit kurzen Fingern, tiefer Furche der Innenhand, gedrungener Körperbau → **Mongolismus**

Unnormale Körperhaltungen, Reaktionen und Reflexe, evtl. Sitzen und Gehen verzögert, Starre oder Verkrampfung in bestimmten Gliedmaßen → **Gehirnlähmung/Spastische Lähmung**

Wirbelsäule, Knochen, Gelenke

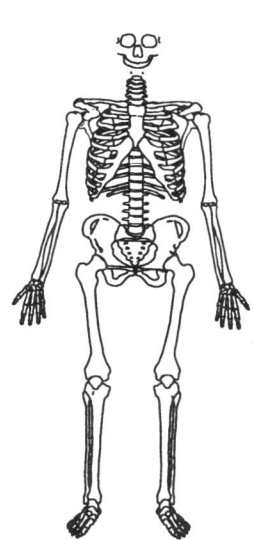

Die Wirbelsäule ist eine Art elastisches Rohr, das aus vielen, beweglich miteinander verbundenen Knochen, den Wirbeln, besteht. Man teilt sie in verschiedene Bereiche ein: die Halswirbelsäule mit 7, die Brustwirbelsäule mit 12, die Lendenwirbelsäule mit 5 Wirbeln; daran schließen sich die 5 Kreuzbein- und etwa 4 Steißbeinwirbel an, die zwischen 20. und 25. Lebensjahr zum Kreuz- und Steißbein verschmelzen. Die Wirbelsäule ist das tragende und zentrale Element des Körpers; an ihr sind die verschiedenen Körperteile befestigt: oben ruht auf ihr der Kopf, darunter sind im Bereich der Brustwirbelsäule die Schultern mit den Armen und der aus den Rippen gebildete Brustkorb und im Bereich des Kreuzbeins das Becken mit den Beinen »befestigt«. Im Inneren der Wirbelsäule verläuft in einem von den Wirbeln gebildeten, schützenden knöchernen Kanal das Rückenmark, aus dem seitlich an der Wirbelsäule die einzelnen Nervenstränge austreten. Die Grundstruktur der Gliedmaßen (Schultergürtel, Arme und Beine) wird von einzelnen Knochen gebildet, die, an beiden Enden verdickt und mit Knorpel überzogen, in Gelenken miteinander verbunden sind. Durch eine Vielzahl von raffiniert aufeinander abgestimmten Muskeln werden sie in diesen bewegt.

Unbestimmte, dumpfe, vorübergehende Schmerzen in Beinen oder Armen, besonders abends → **Wachstumsschmerzen**

Schlechte Haltung, Verbiegung der Wirbelsäule nach vorn oder zur Seite (→ **Skoliose**), evtl. flacher, breiter Brustkorb, Trichterbrust, Hühnerbrust, evtl. Schädel etwas plattgedrückt, evtl. O-Beine oder Fußverbiegungen, allgemeine Kränklichkeit → **Rachitis/englische Krankheit**

Fieber mit Gelenkschwellungen und -schmerzen, evtl. Ausschlag am Körper (rote Flecken) → **rheumatisches Fieber**

Kleinkind: Gang unsicher und watschelnd oder hinkend, seitliches Hin- und Herpendeln des Oberkörpers bei jedem Schritt. Säugling: evtl. Verkürzung und/oder eingeschränkte Spreizfähigkeit eines Beines → **Hüftdysplasie**

Fuß nach außen abgeknickt (Knickfuß); evtl. Innenrand des Fußes zum Boden durchgedrückt (Plattfuß); evtl. Zehen gespreizt (Spreizfuß) → **Fußschäden**

Nicht Fußsohle (einseitig oder doppelseitig), sondern äußerer Fußrand nach unten gerichtet, Fuß nach innen umgeschlagen, verformt, plump, dick, verkürzt → **Klumpfuß**

Schlechte Haltung oder seitlich verzogener oder nach vorn gekrümmter Rücken → **Wirbelsäulenverkrümmung**

Blut

Das Blut macht ca. 1/12 des Körpergewichtes aus und ist, obwohl es keine feste Form hat, das wichtigste Organ des Körpers. Es versorgt jede einzelne Zelle mit Sauerstoff und Nahrung (→ Herz) und ist wesentlich an der Bekämpfung schädlicher Eindringlinge, an der Wundheilung, der Temperaturregelung, der hormonellen Steuerung beteiligt. Es läßt sich in einen flüssigen und einen festen Anteil trennen. Der flüssige enthält Eiweißstoffe, Wasser, Salze, Hormone, Enzyme, Nährstoffe. Die festen Bestandteile sind:

* *rote Blutkörperchen (Erythrozyten), die den roten Blutfarbstoff (Hämoglobin) enthalten; sie transportieren den in der Lunge aufgenommenen Sauerstoff zu den Zellen, an die sie ihn abgeben. Solange das Blut sauerstoffreich ist, hat es eine hellrote Farbe; wenn es den Sauerstoff abgegeben hat und zum Herzen zurückfließt, ist es eher bläulich. Die roten Blutkörperchen haben eine Lebensdauer von ca. 4 Wochen und müssen deshalb ständig (im Knochenmark) erneuert werden.*
* *weiße Blutkörperchen (Leukozyten und Lymphozyten), die aus verschiedenen Untergruppen bestehen und ebenfalls überwiegend im Knochenmark bzw. der Milz gebildet werden. Sie wehren feindliche Bakterien ab, produzieren Enzyme und Schutzstoffe und sind an der Eiterbildung beteiligt.*
* *Blutplättchen (Thrombozyten), die eine wichtige Rolle bei der Blutgerinnung spielen.*

Leistungsschwäche, Hautblässe, Müdigkeit, Konzentrationsschwäche, evtl. Schwindelanfälle und Atemnot bei körperliche Belastung → **Anämie**

Symptome der → **Anämie**, zusätzlich Infektanfälligkeit und Blutungsneigung → **Leukämie**

Lymphsystem, Milz, Thymus

Das lymphatische System besteht aus über den ganzen Körper verteilten Organen und Zellen, die sich in Aufbau und Funktion ähneln. Hierzu gehören die Lymphgefäße, die Lymphknoten, die Lymphe, die Milz, der Thymus und im weiteren Sinne die Mandeln und der Blinddarm.

Die Lymphgefäße *durchziehen, ähnlich wie die Blutgefäße, den ganzen Körper und leiten die Lymphe, eine Art Gewebewasser, das u. a. aus Blutflüssigkeit, Lymphzellen, Abwehr- und Nährstoffen besteht, ins Blut. Sie führt Schlacken, Gifte, Bakterien und andere Fremdkörpern ab und transportiert im Darmbereich die dort aufgenommenen Nährstoffe weiter. Wo mehrere Lymphgefäße zusammentreffen, befinden sich die Lymphknoten – jene linsen- bis haselnußgroßen Knoten, die man im Volksmund auch als »Drüsen« bezeichnet. Sie sind über den ganzen Körper verteilt, finden sich jedoch gehäuft und relativ gut tastbar in der Achsel- und Leistengegend, am Hals, sowie im Bauchraum. Sie haben bestimmte Abwehrfunktionen und filtern schädliche Bakterien und Stoffe aus der Lymphe (geschwollene »Drüsen«). Außerdem produzieren sie die die Lymphzellen (Lymphozyten), die mit dem Lymphstrom mitgeschwemmt und ans Blut abgegeben werden.*

Die Milz, *die im linken Oberbauch unter den Rippen liegt, ist ein fast nur aus Blutgefäßen und lymphatischem Gewebe bestehendes Organ. In ihr wird das Blut wie durch einen Filter geleitet, wobei es gereinigt und regeneriert, mit Lymphozyten und anderen Abwehrzellen angereichert und mit Immunstoffen versehen wird. Außerdem stellt die Milz, da sie ihre Größe verändern kann, einen Blutspeicher dar.*

Der Thymus *(Bries) ist eine weiche, läppchenförmige Drüse, die oben hinter dem Brustbein liegt. Er gehört zusammen mit den Mandeln und dem Blinddarm zu den primären Immunitätsorganen, das heißt, von ihnen hängt ein großer Teil der körpereigenen Abwehr ab. Der Thymus wächst bis zur Geschlechtsreife und bildet sich danach wieder zurück, was darauf hinweist, daß er für das Kind eine besondere Bedeutung hat. Er hat dann wichtige Steuerfunktionen bei der körperlichen und sexuellen Entwicklung, wahrscheinlich auch bei der Knochenverkalkung; auch Aufbau und Entwicklung des gesamten lymphatischen Systems werden entscheidend von ihm beinflußt.*

Verdickte, evtl. etwas schmerzhafte Knoten (»Drüsen«), vor allem an Hals, Nacken und Leistengegend → **Lymphknotenschwellung**

Nach Bauchprellung Schmerzen im linken Oberbauch mit Blässe, Benommenheit, schnellem Puls → **Milzriß**

Psyche, Verhalten

Das Verhalten des Kindes – also die Art, in der es seine Wünsche äußert und seine Bedürfnisse zu befriedigen sucht, an das Leben herangeht und mit seinem sozialen Umfeld umgeht – wird im wesentlichen von zwei Faktoren bestimmt: seiner Veranlagung und seiner Umwelt. In der Veranlagung sind seine persönliche Eigenart, seine Verständnis- und Reaktionsmöglichkeiten festgelegt. Diese können, je nachdem, was es erlebt, einen harmonischen, gesunden oder aber einen verzerrten, krankhaften Ausdruck annehmen und dann Störungen des Verhaltens erzeugen. Wenn das Kind die Menschen, die Welt und das Leben als positiv und erfreulich kennenlernt, entwickeln sich vor allem die positiven Seiten seiner Anlagen – es blüht auf. Erlebt es dagegen Unverständnis oder Ablehnung, Unterdrückung oder Mißhandlung, so zieht es sich entweder mehr oder weniger aus dem Leben zurück und verkümmert oder entwickelt vorwiegend jene Eigenschaften, die ihm im Überlebenskampf nützlich sind: Härte, Rücksichtslosigkeit, Aggressivität, Selbstunterdrückung, Asozialität.

Da das Leben in uns ununterbrochen auf maximale Entfaltung drängt, ist jeder Zustand, in dem wir uns befinden – also auch eine Krankheit – immer die den vorherrschenden Umständen entsprechend bestmögliche Lösung hierfür. Daher bedeutet auch jede Verhaltensauffälligkeit oder -störung, jedes Persönlichkeitsdefizit und jede Neurose eines Kindes (wie diese im einzelnen aussehen, hängt hauptsächlich von der angeborenen Persönlichkeitsstruktur ab) stets seine momentan bestmögliche Weise, in und mit der Welt zurechtzukommen. Versteht man sie nicht in diesem Sinne und als Ausdruck eines bemitleidenswerten Lebenslaufes, sondern verfolgt und bestraft sie, als seien sie eine vom Kind selbst zu verantwortende Schuld, so verstärkt man die negative Entwicklung und treibt es noch tiefer in seine Störung.

Die Kriterien, die die Gesundheit eines Kindes zeigen, sind: Lebensfreude und Fröhlichkeit, guter Schlaf und Appetit, Aktivität, Interesse, Optimismus, Offenheit, Neugier, geistiges und körperliches Wachstum. Diese Eigenschaften kann ein Kind, das man verängstigt, bestraft, unterdrückt oder überfordert, mißachtet oder zu einem Verhalten zwingt, das ihm widerstrebt, nicht entwickeln. Um es zu heilen, muß man ihm endlich das geben, was es entbehren mußte: Liebe, Entgegenkommen, Verständnis, Achtung, Toleranz und Großzügigkeit.

Das Kind erwacht verängstigt, weinend oder schreiend, weil es etwas Schreckliche geträumt hat → **Alpträume**

Zeitweilige, wiederholt auftretende Unfähigkeit, flüssig zu sprechen → **Stottern**

Unfähigkeit, abends einzuschlafen oder bis zum Aufstehen durchzuschlafen → **Schlafstörungen**

Übertrieben häufige sexuelle oder zwanghafte Selbstbefriedigung → **Onanie**

Unkontrolliertes nächtliches Wasserlassen von älteren Kindern (ab ca. 4 Jahren), die bereits trocken waren → **Bettnässen**

Ungewollter oder unkontrollierter Stuhlabgang des bereits sauberen Kindes → **Einkoten**

Plötzliche Anfälle von nackter Wut, in denen sich das Kind schreit, sich auf den Boden wirft, um sich tritt und schlägt, und sich evtl. im Gesicht blau verfärbt und bewußtlos wird → **Wutanfälle**

Unruhe, Erregbarkeit, unberechenbares, unkontrolliertes oder unbedachtes Verhalten, Sprunghaftigkeit, Konzentrationsschwäche → **Hyperaktivitäts-Syndrom/Hyperkinetisches Syndrom**

→ **Daumenlutschen**

Als Reaktion auf unerfreuliche oder bedrohliche Lebensumstände: psychische und körperliche (krankhafte) Anspannung (Unruhe, Angst, Aggression, Verlust der Lebensfreude, Niedergeschlagenheit, Schlaflosigkeit, Appetitmangel, Fieber, Verspannungen usw.) → **Streß**

Lautstarke Äußerungen von Unzufriedenheit → **Schreien**

Ungenügende Kontaktaufnahme, Zurückziehung in eine innere Welt, Teilnahmslosigkeit, fixierte, sich wiederholende Verhaltensmuster, evtl. fortgesetzte wiegende Bewegungen, Abneigung gegen Veränderungen → **Autismus**

Problematische psychische Eigenarten

Das Kind leidet unter allen möglichen Ängsten → **Angst**

Das Kind ist sehr aufdringlich, wenn es etwas will → **Aufdringlichkeit**

Das Kind ist zu beeinflußbar, gutgläubig und verführbar → **Beeinflußbarkeit**

Das Kind ist sehr schnell beleidigt, enttäuscht oder verbittert → **Beleidigtsein**

Das Kind ist oft niedergeschlagen oder betrübt → **Depression**

Das Kind ist zu diszipliniert; es ist nur selten unbeschwert oder ausgelassen → **Disziplin**

Das Kind ist zu ehrgeizig und gestresst → **Ehrgeiz**

Das Kind ist sehr eifersüchtig → **Eifersucht**

Das Kind hat Probleme mit seinem Gefühlsleben, es ist zu emotional → **Gefühlsprobleme**

Das Kind geht grundsätzlich allen Unannehmlichkeiten und Problemen aus dem Wege → **Feigheit**

Das Kind ist zu bescheiden oder gehorsam → **Gehorsam**

Das Kind ist geltungssüchtig, eitel oder angeberisch → **Geltungssucht**

Das Kind neigt dazu, andere zu beherrschen und zu unterdrücken → **Herrschsucht**

Dem Kind fällt es schwer, mit anderen Kontakt aufzunehmen, es zieht sich zurück oder ist sehr schüchtern → **Kontaktprobleme**

Das Kind kann sich nicht richtig konzentrieren → **Konzentrationsstörungen**

Das Kind hat ein übertriebenes Verlangen nach Zuwendung und Liebe → **Liebesbedürfnis**

Das Kind hat nicht genügend Selbstvertrauen, ist zu bescheiden und traut sich zu wenig zu → **Minderwertigkeitsgefühl**

Das Kind ist zu mitleidig → **Mitleid**

Das Kind kann sich nicht mehr richtig auf etwas freuen → **Pessimismus**

Das Kind ist zwanghaft sauber, ordentlich und zuverlässig → **Sauberkeit**

Das Kind ist zu verschämt und/oder verklemmt → **Scham**

Das Kind hat zu viele Skrupel und oft ein schlechtes Gewissen → **Schuldgefühle**

Das Kind ist (oft) traurig oder hat Heimweh → **Trauer**

Das Kind ist zu empfindlich oder wehleidig → **Überempfindlichkeit**

Das Kind fühlt sich überfordert → **Überforderung**

Das Kind ist zu unaufmerksam und lernt schlecht → **Unaufmerksamkeit**

Das Kind lügt zu oft und leichtfertig → **Unehrlichkeit**

Das Kind ist oft schlecht gelaunt und unfreundlich → **Unfreundlichkeit**

Das Kind weiß oft nicht, was es will → **Unklarheit**

Das Kind ist oft verbissen und unnachgiebig → **Verbissenheit**

Das Kind ist nervös und unruhig → **Unruhe**

Das Kind ist zu unsicher und unselbständig → **Unselbständigkeit**

Das Kind ist schockiert oder seelisch verletzt → **Verletzung**

Das Kind ist oft still, verträumt oder unordentlich → **Verträumtheit**

Das Kind ist verzweifelt → **Verzweiflung**

Das Kind ist willensschwach und zu schnell entmutigt → **Willensschwäche**

Therapie

Gesundheitspflege und Vorsorge

Gesunde Lebensbedingungen
Ein Kind, das sich in einem einwandfreien körperlichen und seelischen Zustand befindet, kann normalerweise nicht in jenen Streß kommen, aus dem, wie wir gesehen haben, die Krankheiten entstehen (→ *Wie kann man Krankheit verstehen?*). Dafür können Sie viel tun.

Das Wichtigste ist die *gute Behandlung* – Liebe, Zuwendung, Aufmerksamkeit, Respekt und Verständnis –, die Ihrem Kind das Gefühl gibt, in dieser Welt gut aufgehoben und willkommen zu sein. Kinder, die sich nicht geliebt fühlen, befinden sich ständig in einer untergründigen Angst- oder Abwehr-Haltung, die sich schon durch relativ kleine Belastungen zur Krankheit steigern kann.

Natürlich braucht nicht nur die Seele, sondern auch der Körper gute Behandlung, und seine natürlichen Bedürfnisse sollten so weit wie möglich befriedigt werden. Da im Kind unbewußte Naturkräfte wirken, die für seine gesunde Entwicklung sorgen, braucht man es eigentlich nur gewähren zu lassen. Es sollte – so weit wie möglich – in seinem eigenen Rhythmus leben können, es sollte das bekommen, wonach es verlangt, sich soviel bewegen dürfen, wie es will, und sich mit dem beschäftigen dürfen, wofür es sich interessiert. Weiterhin: viel frische Luft, ausreichend Sonne, genügend Schlaf. Wenn dies unter Großstadtbedingungen nicht möglich ist, kann man durch Ferien auf dem Lande einen gewissen Ausgleich schaffen, wo das Kind seinen Geist erholen, einen gesunden Tag-Nacht-Rhythmus entwickeln und sich austoben kann.

Zur Stabilisierung der Gesundheit sind die von *Sebastian Kneipp* entwickelten Anwendungen besonders zu empfehlen. Effektiv und einfach ist das *Wasser- oder Tautreten* und die *Abhärtung* mit kaltem Wasser, durch die die Anfälligkeit für Erkältungskrankheiten deutlich reduziert und die allgemeine Vitalität erhöht wird.

Abhärten
Kleine Reize wirken auf den Organimus anregend, starke dagegen belastend oder zerstörerisch. Bitte beachten Sie bei der Anwendungen von kaltem Wasser, daß das Kind dabei nicht frieren darf. Normalerweise entwickelt der Körper nach einem wohldosierten Kältereiz wohltuende Wärme. Schwächliche und verfrorene Kinder darf man zunächst nur minimalen Kältereizen aussetzen, die so kurz sein müssen, daß sie nicht als unangenehm empfunden werden. Das Wasser braucht nicht ausge-

sprochen kalt zu sein, es genügt anfangs, wenn es kühler als die Umgebungstemperatur ist. Wichtig ist auch, daß die Anwendungen von viel Spaß begleitet sind – am besten wäre es, wenn Sie selbst irgendwie mitmachen würden. Die geringe anfängliche Abwehr verliert sich wegen des anschließenden Wohlbehagens schnell.

Man kann beim Säugling schon im vierten bis fünften Monat mit täglichen Wasserabgießungen beginnen, indem man nach dem Bad erst seine Vorderseite und dann den Rücken *kurz* mit handwarmem Wasser aus einer Kanne begießt. Im Laufe der nächsten zwei bis drei Monate wird schrittweise immer kühleres Wasser genommen, bis das Kind an kaltes Wasser gewöhnt ist. Gießungen aus einer Kanne sind dem Abduschen vorzuziehen. Evtl. kann man das Kind anschließend noch einmal kurz ins warme Wasser tauchen und dann gut abfrottieren. Kurzes Strampeln und Luftholen ist normal; wenn es dagegen jämmerlich weint und sich fürchtet, sollte man es verschonen. Dieses Verhalten bedeutet allerdings, daß seine Widerstandskraft nicht voll entwickelt ist, weshalb man es zu einem späteren Zeitpunkt wieder versuchen sollte. Als Einstieg wäre dann ein kurzer, kalter Guß aus einer Kanne o. ä. auf die Füße und Hände nach einem warmen Bad geeignet.

Wasser- oder Tautreten
Wenn Sie das Wasser- oder Tautreten zusammen mit Ihrem Kind praktizieren, macht es nicht nur ihm mehr Spaß, sondern Sie selbst haben auch etwas davon (und verlieren vielleicht Ihre kalten Füße). Suchen Sie sich ein Stück Rasen (evtl. öffentlicher Park), auf dem Sie mit Ihrem Kind morgens gleich nach dem Aufstehen im taunassen Gras solange barfuß herumgehen, bis Sie das Gefühl haben, daß es reicht, oder bis Sie merken, daß die Kälte »hineinzieht«. Im Sommer werden das einige Minuten sein, im Winter (im Schnee!) nur einige Sekunden. Trocknen Sie dann sogleich die Füße mit einem Handtuch gut ab, ziehen Sie Ihrem Kind *warme Socken an und laufen Sie mit ihm solange herum, bis die Füße richtig warm sind.* Diese Aufwärmung ist entscheidend für den guten Effekt und hält stundenlang an. Für den Fall, daß kein Rasen zur Verfügung steht, kann man sich mit Wassertreten in der Bade- oder Duschwanne, in die man so viel kaltes Wasser einläßt, daß es dem Kind über die Knöchel reicht. Darin geht es dann ca. 30 Sekunden (bzw. solange, bis es ihm reicht) auf der Stelle, wobei es bei jedem Schritt die Füße aus dem Wasser hebt. Anschließend abtrocknen, warme Socken anziehen und herumgehen lassen, bis die Füße warm sind.

Gesunde Ernährung
Eine gesunde Ernährung gehört zu den wichtigsten Voraussetzungen für das Gedeihen des Kindes. Hier sollte man nicht nachlässig sein oder sparen.

Daß die gesündeste – und natürlichste – Nahrung für den Säugling die Muttermilch ist, ist allgemein bekannt. Sie enthält nicht nur die für die Entwicklung nötigen Grundstoffe, sondern auch Antikörper gegen die meisten Kinderkrankheiten und Vitamin D, dessen Fehlen zur → **Rachitis** führt. Außerdem nimmt das Kind beim Trinken an der Brust den für sein Urvertrauen wichtigen liebevollen Kontakt zur Mutter auf. Da alles, was die Mutter ißt und trinkt, teilweise in die Muttermilch übergeht, sollte sie (zumindest) während der Stillperiode keine schädlichen Stoffe zu sich nehmen, z. B. Alkohol, Nicotin, Drogen, starke Gewürze. Auch chemische Medikamente gehören dazu; sie sollten nur im Notfall genommen werden (evtl. darf dann nicht mehr gestillt werden). Falls das Kind aus irgendwelchen Gründen vorübergehend nicht gestillt werden kann (z. B. Aufenthalt in der Klinik), sollte nicht abgestillt, sondern die Milch abgepumpt und dem Kind in dieser Form gegeben werden. Bei ungenügender Milchmenge hat sich *Milchbildungs-Tee (Weleda)*, 3 x täglich eine Tasse, bewährt. (Trinkschwäche → *Therapielexikon*.)

Bei Brustkindern beginnt man ab dem 4. – 5. Monat, bei Flaschenkindern ab der 8. Woche mit der Zufütterung von Gemüse (Karotten, Spinat, Blattgemüse), später kommen Kartoffeln und Getreide hinzu. Für weitere Einzelheiten der Säuglings- und Kinderernährung empfiehlt sich die Lektüre einschlägiger Bücher (→ *Literaturverzeichnis*). Über die bewährte Säuglingsernährung mit Frischmilch und Getreideschleim (die man der Konservenkost vorziehen sollte) können Sie bei *Dr. zur Linden: »Geburt und Kindheit«* nachlesen (→ *Literaturverzeichnis*).

Grundsätzlich empfiehlt es sich, biologische erzeugte Nahrungsmittel zu verwenden und die Ernährung so vollwertig und natürlich wie möglich zu gestalten. Frische Nahrung ist immer besser als behandelte oder konservierte, weil sie mehr Vitalstoffe und mehr Lebenskraft enthält. (Zum Beispiel steckt in einem rohen Getreidekorn die ganze, lebendige Pflanze und in frisch geerntetem Gemüse mehr Leben als in einem verwelkten oder gekochten. Diesen Faktor »Leben«, der sich auch heute noch nicht wissenschaftlich erklären läßt, nehmen wir mit »lebendiger« Nahrung auf.) Biologisch und giftfrei erzeugte Ernährung ist eine Investition in die Zukunft Ihres Kindes, die sich lohnt, und die, wenn Sie einfache Kost geben, auch erschwinglich ist. Süßigkeiten sind nicht gesund (sie schädigen die Zähne und belasten den Stoffwechsel), und es wäre gut, wenn Sie Ihr Kind erst gar nicht daran gewöhnen würden; das schließt eine *gelegentliche* Leckerei (möglichst in Form süßer Früchte) nicht aus. Stark gewürzte erzeugen ebenso wie stark gesüßte oder gesalzene Speisen das Bedürfnis, mehr zu essen und zu trinken, als zur Hungerstillung erforderlich ist; sie belasten die Verdauungsorgane und können Gewichtsprobleme erzeugen. Die Ernährung sollte überwiegend vegetarisch und zuckerfrei sein, Fleisch und Obst (wegen Übersäuerung) sollten nur die Rolle von Zugaben haben (→ *Literaturverzeichnis*).

Wichtig ist, daß das Essen Ihrem Kind schmeckt. Wenn es bestimmte Speisen ablehnt, sollten Sie es nicht dazu zwingen. Der Widerwille, der dabei entsteht, stört nicht nur seine Verdauungssysteme, sondern kann auch allgemein eine latend negative Haltung zum Essen – und damit zu einer wichtigen Quelle der Lebensfreude – erzeugen. Richten Sie sich, so weit es geht, nach den Wünschen Ihres Kindes, die umso unkomplizierter sein werden, je einfacher und natürlicher die Ernährung ist. Übrigens sind kleinere und häufigere Mahlzeiten bekömmlicher als große und seltene.

Kräuter-Tees können zur Erhaltung des Gesundheit nützlich sein. Man muß dabei aber bedenken, daß sie meist sehr wirksame Drogen und Medikamente darstellen, die mit Bedacht eingesetzt werden sollten. Am besten ist für alle Situationen dünner Kamillen-Tee (evtl. mit etwas Honig und Zitrone geschmacklich »aufgewertet«). Er entgiftet und wirkt gegen Entzündungen. Tees mit ätherischen Ölen (z. B. Pfefferminz) sind nicht zu empfehlen. Sie können die Heilungsprozesse behindern. Bei Erkältungen ist Lindenblüten- und Holunderblüten-Tee mit Goldrute zu empfehlen. Für Tagestees eignen sich Himbeer- und Brombeer-Blätter. Übrigens trinken Kinder gerne reines Wasser, solange sie nicht an Kunstgetränke gewöhnt werden.

Ärztliche Vorsorge
Wenn auch ein wirklich gesundes Kind im Prinzip mit allen Krankheitsbelastungen allein fertig werden kann, muß man doch im normalen Alltag damit rechnen, daß dies nicht immer gelingt. Deshalb brauchen Sie eine/n Kinderarzt/ärztin, der/die nicht nur für Sie da ist, wenn Sie selbst nicht mehr weiter wissen, sondern der/die auch die bewährte medizinische Vorsorge durchführt. Man weiß heute viel über bestimmte Krankheiten des Kindes, die bei rechtzeitigem Eingreifen verhindert, geheilt oder gebessert werden können.

Sehr wichtig ist eine Beziehung zu Ihrem/Ihrer Arzt/Ärztin, die auf gegenseitiger Sympathie und einer gemeinsamen Betrachtungsweise beruht. Er/sie sollte eine Art Freund/in sein, mit dem/der Sie offene Fragen und Probleme besprechen können und von dem/der Sie sich verstanden fühlen. Wenn Sie für Ihr Kind eine biologische oder homöopathische Behandlung wünschen, sollten Sie sich eine/n Arzt/Ärztin suchen, der/die sich darin auskennt oder ihr wenigstens wohlwollend gegenübersteht. Andernfalls können Konflikte entstehen, die auf Kosten Ihres Kindes gehen. Die Namen geeigneter Ärzte/innen können Sie von anderen Müttern, in den Apotheken oder von den entsprechenden ärztlichen Vereinigungen (→ *Adressenverzeichnis*) erfahren.

Besonders wichtig ist dieses Vertrauensverhältnis, wenn Sie Ihr Kind (was grundsätzlich zu empfehlen ist) selbst behandeln wollen, weil Sie sich dann bei Unklarheiten mit dem/r Arzt/Ärztin absprechen können und ihn/sie bei unerwarteten Problemen »in Reserve« haben. Damit er/sie Ihnen dann richtig raten und eventuell nahtlos die Therapie übernehmen kann, muß er/sie natürlich wissen, was Sie bisher unternommen haben, und Sie sollten in dieser Beziehung offen sein. Der/die Arzt/Ärztin sollte Ihr Kind, Sie selbst und Ihren familiären Hintergrund kennen, weil er dann auch aus der Ferne die von Ihnen angegebenen Symptome und Beschwerden richtig beurteilen und Ihnen weiterhelfen kann.

Ihr/e Kinderarzt/ärztin sollte möglichst von Anfang an die Betreuung Ihres Kindes übernehmen und die vorgesehenen 9 Vorsorgeuntersuchungen (U1-9) durchführen, deren Ergebnis in das gelbe Kinderuntersuchungsheft eingetragen werden. Es bleibt in Ihrem Besitz, und falls Sie einmal einen anderen Arzt konsultieren müssen, können Sie ihm damit alle wichtigen Informationen geben.

Die Vorsorgeuntersuchungen werden von den Kassen bezahlt und haben den Sinn, eventuelle Entwicklungsstörungen oder Krankheiten bei Ihrem Kind rechtzeitig aufzudecken. Sie sind so geplant, daß sie in den jeweils wichtigen Phasen vorgenommen werden. Es empfiehlt sich deshalb, sie pünktlich einzuhalten. Das hat nicht nur den Vorteil, daß Ihr Kind eine gute Gesundheitsvorsorge bekommt, sondern auch unter entspannten Umständen Vertrauen zum/r Arzt/Ärztin entwikkeln kann.

> U1: Erstuntersuchung des Neugeborenen gleich nach der Geburt. Kontrolliert werden Herzschlag, Atmung, Reflexe, Muskelspannung, Hautfarbe, Gewicht und Größe, Durchgängigkeit der Speiseröhre und des Enddarmes. Die Ergebnisse werden in das gelbe Heft eingetragen, das die Mutter ausgehändigt bekommt.
> U2: Gründliche Untersuchung durch den Kinderarzt zwischen 3. und 10. Lebenstag, bei der die körperliche Reife sowie Lunge, Herz, Bauchorgane, Nervensystem, Reflexe, Knochensystem (vor allem Hüftgelenke) und Stoffwechselfunktionen (Blutprobe) kontrolliert werden.
> Die Untersuchungen U3 bis U9 finden zu bestimmten, in der Entwicklung wichtigen Terminen statt und sollen sicherstellen, daß keine Störungen der Entwicklung oder spezielle Krankheiten des Säuglingsalters übersehen werden.
> U3:   4. –   6. Lebenswoche
> U4:   3. –   4. Lebensmonat
> U5:   6. –   7. Lebensmonat
> U6: 10. – 12. Lebensmonat
> U7: 21. – 24. Lebensmonat
> U8: 43. – 48. Lebensmonat
> U9: 60. – 64. Lebensmonat (Vorschuluntersuchung)
> J1: Jugendgesundheitsberatung im 12. Lebensjahr.

Impfen
Zur ärztlichen Vorsorge gehört auch das Impfen. Dabei werden abgeschwächte oder abgetötete Krankheitserreger durch Spritzen oder Einnahme in den Körper gebracht, damit er gegen sie Abwehrstoffe entwickelt (Immunität). Diese stehen dann zur Verfügung, um bei einer »richtigen« Infektion den Erreger unschädlich zu machen. Die Immunität kann je nach Erregertyp vorübergehend sein oder lebenslang bestehen beiben.

In der Impffrage gibt es unterschiedliche Meinungen bei der alternativen und der offiziellen Medizin, wobei jede Seite einleuchtende Argumente vorbringen kann. Deshalb empfiehlt sich eine kritische Haltung und gute Information. Besprechen Sie diese Frage mit Ihrem/r Kinderarzt/ärztin, um die für Ihr Kind geeignete Lösung zu finden. Auch in dieser Hinsicht ist ein vertrauensvolles Verhältnis wichtig, weil nicht alles, was in der offiziellen Medizin empfohlen wird, richtig ist. (Es kommt laufend vor, daß offiziell anerkannte Therapien und Medikamente wegen ihrer Schädlichkeit wieder aus dem Verkehr gezogen werden müssen.) Letztlich müssen Sie entscheiden, welchen Weg Sie gehen wollen. Da es weder bei der offiziellen noch der alternativen Medizin absolute Sicherheit gibt (auch die Impfung schützt nicht in jedem Fall), ist es wichtig, nach gründlicher Information ($\rightarrow$ *Literaturverzeichnis*) und Abwägung der unterschiedlichen Weltanschauungen eine klare Haltung zu finden, die auch in kritischen Situationen weiterhilft.

Während man in der offiziellen Medizin dazu neigt, so viel wie möglich zu impfen, hält man sich in der biologisch orientierten Medizin eher zurück, weil man weiß, daß Impfungen – entgegen den offiziellen Angaben – gewisse Schäden verursachen können. Diese bestehen allerdings meist nicht in schweren Komplikationen, sondern hauptsächlich in einer krankhaften Veränderung der Grundbefindlichkeit des Kindes und seiner Art, auf Belastungen zu reagieren. Chronische Krankheiten, Infektanfälligkeiten, ja selbst Verhaltensstörungen können auftreten. Daß im Impfgesetz eine Schadensersatzregelung für Impfschäden vorgesehen ist, zeigt, daß Impfungen doch nicht ganz so unproblematisch sind, wie meist dargestellt wird.

Impfungen sollen hier nicht in Bausch und Bogen abgelehnt werden. Man könnte aber – aus Sicht der biologischen Medizin – sagen, daß nur gegen jene Krankheiten geimpft werden sollte, die wirklich gefährlich verlaufen und gegen die es keine zuverlässige Therapie gibt, also *Tetanus* und je nach Situation evtl. auch *Polio* (Kinderlähmung) und *Diphterie*. Während die offizielle Medizin sehr früh impft, werden bei der alternativen Medizin Impfungen erst nach dem 10. bzw. 15. Lebensmonat vorgenommen, um das Kind in der Zeit der größten Entwicklungsschritte nicht unnötig zu belasten.

Der offiziell empfohlene Impfplan dagegen sieht folgendermaßen aus:

3. Monat	Diphterie-Tetanus-Injektion
	1. Polio-Schluckimpfung
4. Monat	Diphterie-Tetanus-Injektiom
5. Monat	Diptherie-Tetanus-Injektion
	2. Polio-Schluckimpfung
2. Jahr	Diptherie-Tetanus-Injektion
	3. Polio-Schluckimpfung
6. Jahr	Diptherie-Tetanus (Auffrischung)
11. – 15. Jahr	Diptherie-Tetanus (Auffrischung)
	Polio-Schluckimpfung (Auffrischung)

Es gibt noch Impfungen gegen *Keuchhusten, Haemophilus influenzae Typ b, Masern, Mumps, Röteln, Hepatitis A, Hepatitis B, Zecken-Enzephalitis (FSME), Tuberkulose und Grippe*, die von der biologisch orientierten Medizin nicht empfohlen werden. Voraussetzung dafür ist allerdings eine gute ärztliche Betreuung, die dem Kind meist eine stabile Gesundheit und effektive Abwehrkraft gibt. Diese sind der beste

Schutz gegen Krankheiten jeder Art. Übrigens werden kranke oder kränkelnde Kinder auch bei der offiziellen Medizin nicht geimpft.

Falls Sie Ihr Kind impfen lassen, könnten Sie vorsichtshalber zur »Entschärfung« eine homöopathische Begleittherapie mit den entsprechenden »Nosoden« (homöopathisch hergestellte Präparate aus Krankheitserregern oder Schadstoffen) durchführen. Bitte besprechen Sie dies mit Ihrem/r homöopathisch erfahrenen Arzt/Ärztin.

Wegen einer eventuellen prophylaktischen Gabe von Vitamin D lesen Sie bitte im Therapielexikon unter *Rachitis* nach.

Selbsthilfe mit Wasser und Wärme

Kalte Waschung

Bei Einschlafstörungen, Infektanfälligkeit, fieberhaften Krankheiten (mehrmals täglich).

Im warmen Zimmer (Kind darf nicht frieren) ein Frottiertuch in kaltes Wasser tauchen, kurz ausdrücken und schnell Hände und Arme, Füße und Beine, anschließend Brust, Bauch und Rücken (jeweils in Herzrichtung) abwaschen. Das Kind wird dabei nur wenig naß. Schlafanzug anziehen, zu Bett bringen und zudecken. Wirkung: wohlige Wärme und entspannter Schlaf. Evtl. zum Eingewöhnen mit Teilwaschungen der Hände oder Füße beginnen. Bei Krankheiten (Fieber) einige Tropfen Regena-Haut Fluid W oder Rescue Remedy Dr. Bach dem Wasser zufügen.

Einlauf

Bei hohem Fieber, bei Kopfschmerzen, Erbrechen, Durchfall, Unwohlsein, Verstopfung; wirkt fiebersenkend, beruhigend. Kinder akzeptieren ihn nach anfänglichem Sträuben wegen der guten Wirkung gern. (Empfohlen von Dr. Stellmann in »Kinderkrankheiten natürlich behandeln« → Literaturverzeichnis.)

Gummiklistier mit dünnem Kamillen-Tee (bei Austrocknung 1 Prise Salz, bei Fieber 3–5 Tropfen Regenaplex Nr. 62b dazu) füllen. Säugling: 70–100 ml, Kleinkind 250 ml, größeres Kind 500 ml. Bei Fieber und Verstopfung zimmerwarm, bei Erbrechen und Durchfall gut lauwarm. Klistierspitze mit Salbe rutschfähig machen, in After einführen, mit kräftigem Druck entleeren. Kann bis 4 mal täglich wiederholt werden.

Sitzbad

Bei Hautentzündung am Po, Vorhautentzündung, Harnwegsinfekten.

> Schüssel oder Wanne bis Hüfthöhe des Kindes mit 37°C warmem Wasser füllen, Temperatur durch vorsichtig nachgegossenes warmes Wasser auf 39°C erhöhen. Dauer 10 Minuten. Evtl. 10 Tropfen Regena-Haut-Fluid W dazu. Anschließend 30 Minuten Bettruhe.

Ansteigendes Fußbad

Beginnende Grippe, Frösteln, kalte Füße, chronische Erkrankungen der Atemwege, Bronchitis, Asthma, Harnwegsinfekt, Nierenschwäche, Schlafstörungen. Verbessert nicht nur die Durchblutung der Haut, sondern auch der inneren Organe, vor allem der Nieren. Sehr zu empfehlen.

> Wanne (es gibt spezielle Fußbadewannen aus Plastik) oder hohes Gefäß mit angenehm warmem Wasser (ca. 35°C) bis etwas über die Knöchel füllen (am besten mit etwas Kamillen-Tee). Vorsichtig und langsam so lange heißes Wasser dazugießen, wie es vom Kind noch als angenehm empfunden wird (ca. 39°C). Badedauer ca. 10 Minuten. Danach Füße ganz kurz (!) mit einem Gefäß kalt übergießen, gut abtrocknen, warme Wollsocken anziehen, 20 Minuten Bettruhe.

Gesichtsdampfbad

Zur Durchblutung der Haut und Schleimhäute des Kopfes, bei Erkältungskrankheiten und Nebenhöhlenentzündungen.

> 2 Liter kochendes Wasser mit 1 Eßlöffel Salz und 1 Tasse kräftigen Kamillentee (falls keine Allergie gegen Kamille) in große Schüssel gießen. Das Kind hält das Gesicht darüber und atmet den Dampf etwa 10 Minuten durch die Nase ein. Kopf und Schultern mit großem Tuch abdecken, so daß kein Dampf entweichen kann. Gesicht anschließend gut abtrocknen.

Wadenwickel

Fieber, evtl. mit Unruhe, Benommenheit, Kopfschmerzen.

Pro Unterschenkel: Leinentuch in Längsrichtung falten, in zimmerwarmes Wasser (ca. 18°C) tauchen, auswringen und straff um die Wade wickeln. Darüber ein trockenes Leinen- oder Frottiertuch und darüber ein Wolltuch oder lange Socken. Dauer 1/2 Stunde, danach Beine abtrocknen. Wiederholung nach einer Stunde möglich. Oder: 2 Stunden lang alle 15 Minuten Wickel erneuern, dann 2 Stunden Pause und evtl. noch einmal.

Halswickel

Mandelentzündung, Mumps, Lymphknotenschwellungen

Leintuch in Längsrichtung falten, so daß es um den Hals paßt, in kaltes Wasser tauchen, auswringen und dicht um den Hals wickeln. Darüber ein trockenes Leintuch oder Frottiertuch, darüber ein Wollschal. Dauer 10–15 Minuten. Danach Hals abtrocknen und mit Seiden- oder Wolltuch umwickeln. Wiederholung nach 1 Stunde möglich.

Ohrenwickel

Bei akuten Ohrenschmerzen zur Schmerzlinderung.

Rohe Zwiebeln klein hacken, in dünnes Tuch wickeln, über das schmerzende Ohr legen und mit einem schräg über den Kopf gebundenen Tuch befestigen. Wirkungssteigerung durch zusätzliche Wärmflasche.

Brustwickel

Bei Husten, Bronchitis, Asthma.

Wickel mit Quark (besonders wirksam): Frottiertuch, das um den Brustkorb des Kindes reicht, in Längsrichtung falten. Darauf eine Windel o. ä., die nach unten über das Frottiertuch nach unten herausragt, mit einem Streifen aus fettarmem, zimmerwarmem Quark bestreichen – 1 cm dick, 10 cm hoch und so breit, daß er wie ein Ring um den Brustkorb reicht. Die Windel nach oben umschlagen, so daß der Quark abgedeckt ist. Kind auf diesen Wickel legen, Quarktuch und Frottiertuch um den Brustkorb wickeln und fixieren. Verweildauer mindestens 1 Stunde, evtl. die ganze Nacht.

Trocken-warmer Wickel: Kind mit erhobenen Armen rücklings auf ein Frottiertuch oder Badehandtuch legen, das auf Größe des Brustkorbes gefaltet wurde und um ihn herumreicht. Ein auf Heizung oder im Backofen erwärmtes dickes Tuch auf den Brustkorb legen, mit einem zweiten Tuch abdecken, darüber das Frottiertuch schlagen und fixieren (evtl. mit darüber gezogenem Hemd). Kann die Nacht über liegenbleiben.

Feucht-warmer Wickel: Wie oben beschrieben. Statt des trockenen ein Tuch nehmen, das mit heißem Wasser übergossen und in einem trockenen Handtuch ausgewrungen wurde. Möglichst warm auf den Brustkorb legen (Vorsicht vor Verbrennung!). Kann 2–3 Stunden liegenbleiben.

Bauchwickel

Bei Durchfall, Blähungen, Erbrechen, Bauchschmerzen und Krämpfen. Bei Verdacht auf Blinddarmentzündung nur kalte Wickel! (Verstärkungsgefahr).

Kamillen-Wickel: Kind mit erhobenen Armen rücklings auf ein Frottiertuch oder Badehandtuch legen, das auf Größe des Bauches gefaltet wurde und um ihn herumreicht. Ein mit heißem Kamillentee getränktes Tuch möglichst warm (aber Vorsicht vor Verbrennung!) auf die schmerzende Stelle (nicht rechter Unterbauch!) legen, mit einem zweiten Tuch abdecken, darüber das Frottiertuch schlagen und fixieren – evtl. mit darüber gezogenem Hemd. Wärmeflasche zur zusätzlichen Erwärmung möglich. Dauer ca. 1–2 Stunden.

Statt des warmen Tuchs kann man auch ein Säckchen mit gekochten, heißen und ungeschält zerdrückten Kartoffeln legen. Dauer ca. 2 Stunden.

Die gute Therapie

Wenn man die »Krankheitssymptome« als Überlebens- und Heilreaktionen versteht (→ *Kap. Wie kann man Heilung verstehen?*), erkennt man, wie widernatürlich und evtl. gefährlich es ist, den Organismus dabei zu behindern. Eine biologisch unsinnige Therapie *blockiert und unterdrückt* sie, um schnelle Beschwerdefreiheit zu erzielen, die dann mit Heilung verwechselt wird. Weil dabei aber die schädigende Ursache unberücksichtigt bleibt und der Organismus obendrein an der Heilarbeit gehindert wird, nimmt die Krankheit – vielleicht eine Zeitlang unbemerkt – im Inneren zu, um dann eines Tages an anderer Stelle um so stärker und zerstörerischer wieder aufzutauchen.

Diese unüberlegte Symptomunterdrückung herrscht in der modernen, allopathischen Medizin vor. Sie ist zwar wegen ihrer schnellen Linderungseffekte angenehm, führt aber oft dazu, daß das Kind immer wieder kränkelt, sich nicht gut entwickelt, nicht leistungs- und widerstandsfähig ist oder psychische Störungen bekommt. Heute sind die unzähligen Schäden und Folgekrankheiten, die durch die chemisch-technische Medizin erzeugt werden, genügend bekannt; bei Kindern sind sie besonders tragisch, weil sie Auswirkungen auf das ganze Leben haben.

Da die offizielle Medizin in den Universitätskliniken entwickelt wird, ist sie eigentlich nur für schwere Krankheiten und Notfälle geeignet, die ja dort vor allem behandelt werden. Für die »normalen« Krankheiten taugt sie wegen ihrer schädlichen Nebenwirkungen wenig. Die meisten Krankheiten können mit biologisch-homöopathischer Medizin behandelt werden, die den Organismus bei seiner Heilarbeit unterstützt und die krankmachenden Umstände beseitigt. Besonders bei Kindern fällt auf, daß sie, wenn ihre Krankheiten in dieser Weise behandelt wurden, hinterher gesünder als vorher sind, weil dabei jedesmal auch untergründige, nicht beachtete Störungen überwunden werden.

Eine gute, natürliche Therapie beschleunigt und fördert die Heilreaktionen, verbessert die Entgiftung und stärkt die allgemeine Abwehrkraft des Kindes. Außerdem löst sie seine krankmachenden Konflikte und befreit es aus zu belastenden Lebensumständen.

Dr. M. Stellmann schreibt zur Problematik der allopathisch-antibiotischen Therapie sehr treffend in seinem Buch »Kinderkrankheiten natürlich behandeln« (→ *Literaturverzeichnis*): »*Ich möchte nochmals darauf hinweisen: Bakterien lösen wohl die Krankheit des Scharlachs aus, doch nur das Kind erkrankt daran, das von seiner Gesamt-*

entwicklung her hierfür bereit ist. Diese Vorstellung finden Sie auch in der Tatsache bestätigt, daß ein zum Beispiel durch Penicillin unterdrückter Scharlach sich nach wenigen Wochen wiederholen kann. Nicht die Unterdrückung eines notwendigen Entwicklungsprozesses soll unser therapeutisches Ziel sein, sondern die sinnvolle Begleitung des heranwachsenden Menschen in einer Sondersituation, auf die wir durch die Erkrankung aufmerksam gemacht werden.«

Hierfür hat sich neben den oben erwähnten, allgemein gesundheitsfördernden Maßnahmen und der *Bach-Blüten-Therapie* besonders die *homöopathische Medizin* in ihren verschiedenen Varianten bewährt. Wir können dabei vor allem zwischen der Einzelmittel-Homöopathie und der Komplexmittel-Homöopathie unterscheiden, zu der auch die besonders wirksame *Regenaplex*-Therapie gehört. Es gibt noch andere gute Heilsysteme, die jeweils ihr eigenes Konzept haben. Hier sollen vor allem diejenigen Verfahren vorgestellt werden, die zu der in diesem Buch besprochenen homöopathischen Einzelmittel- und Regenaplex-Therapie passen.

Neuraltherapie
Begründet von den Gebrüdern *Drs. Huneke*. Charakteristik: Besserung oder Heilung von (meist chronischen) Störungen, Schmerzzuständen oder Krankheiten durch gezielte Injektionen von Lokalanästhetika (z. B. Procain) an und in gestörte oder entzündete Gewebe- und Organbereiche (u. a. Narben). Zwei Therapieeffekte sind möglich: 1. Besserung im Bereich der Injektion (Segment-Therapie), 2. Besserung von krankhaften Störungen in einem von ihr entfernten Bereich (Fernwirkung, Störfeld-Therapie). Besonderheit: Jede (noch so kleine) chronische Entzündung oder Narbe (»Störfeld«) kann irgendwo im Körper eine Krankheit erzeugen; diese klingt ab, wenn das »Störfeld« durch Injektion »entstört« wird. Besonders häufige Störfelder sind bei → **Herd-Belastung** aufgezählt. (→ *Adressenverzeichnis*)

Elektroakupunktur nach Voll (EAV)
Begründet von *Dr. Reinhard Voll*. Mittels Hautwiderstandmessungen an bestimmten Akupunkturpunkten wird der funktionelle Zustand der ihnen zugehörigen Organe festgestellt. Sehr feine und aussagekräftige Ganzheits-Diagnose, mit deren Hilfe man krankhafte Störungen schon im Beginn erfassen und behandeln kann. Gut geeignet zur Feststellung von → **Herd-Belastungen**. Besonderheit: die Testung der energetischen Wirkung von Medikamenten und Substanzen auf den Körper, womit sich die Möglichkeit ergibt, nicht nur die geeigneten (meist homöopathischen) Medikamente herauszufinden, sondern auch Gift-Belastungen (Umwelt, Nahrung) festzustellen. Diese können dann mittels homöopathisch zubereiteter »Nosoden« aus dem Körper ausgeleitet werden. Aus der EAV haben sich verschiedene Methoden zur bioelektronischen Funktionsdiagnostik (z. B. BFD, Vegatest, MORA) entwickelt, die in ähnlicher Weise diagnostizieren und therapieren. (→ *Adressenverzeichnis*).

Bach-Blüten-Therapie → entsprechendes Kapitel.

Alexander-Technik

Begründet von *F.M. Alexander*. Charakteristik: Durch sanfte, manchmal kaum wahrnehmbare, korrigierende Manipulation am Körper des Kindes wird die natürliche, entspannte Haltung im Bereich von Kopf, Genick und Wirbelsäule wiederhergestellt und die durch Streß, Ängste oder psychische Konflikte hervorgerufenen Fehlhaltungen und Verspannungen aufgelöst. Das Kind erlernt wieder seine ursprünglichen, harmonischen Bewegungsabläufe. Besonderheit: Die hierbei erzielte körperliche Entspannung wirkt sich in gleicher Weise auf die Psyche des Kindes aus, das innerlich freier, aufrechter und lebensfroher wird. Zu empfehlen vor allem bei Kopf- und Rückenschmerzen, Verspannungen, Wirbelsäulenstörungen und gestörter Persönlichkeitsentwicklung. (→ *Adressenverzeichnis*).

Homöopathie

Vor mehr als 200 Jahren entdeckte der Arzt *Dr. Samuel Hahnemann*, daß die krankmachende Wirkung bestimmter Substanzen und Pflanzen in einen Heilungseffekt umgekehrt werden kann, wenn man eine aus ihnen hergestellte Lösung »potenziert«, das heißt in einem bestimmten Verhältnis mit Alkohol oder Milchzucker bei gleichzeitiger Verschüttelung oder Verreibung verdünnt. Diese Verdünnungen sind oft so stark, daß in ihnen von der Ausgangssubstanz kein einziges Molkül mehr vorhanden ist. Durch die Potenzierung verliert die Substanz ihre evtl. schädliche Wirkung und bekommt die Fähigkeit, im Organismus Heilungsreaktionen auszulösen oder/und zu verstärken. Dieser (wissenschaftlich nachgewiesene) Umkehreffekt bedeutet, daß man zum Beispiel die schädliche Wirkung von Arsen durch homöopathisch potenziertes Arsen oder eines Bienenstichs durch homöopathisch potenziertes Bienengift neutralisieren bzw. aufheben kann. Auf dieses Prinzip weist der Name »Homöopathie« hin: Gleiches wird mit Gleichem geheilt. Die Potenzierungs- und Verdünnungstufe der homöopathischen Mittel wird mit dem Zusatz »D«, »C«, »Q« oder »LM« angegeben, der jeweils auch auf die Art der Potenzierung hinweist. (Weitere Einzelheiten finden Sie in speziellen homöopathischen Büchern → *Literatur-Verzeichnis*.) Heute sind ca. 2000 verschiedene homöopathische Mittel bekannt, die durch ihr spezielles »Arzneimittelbild« charakterisiert sind. Dieses besteht in all jenen Krankheits-Symptomen, die von der betreffenden Substanz, wenn sie nicht potenziert ist, hervorgerufen werden können (sozusagen ihre Giftwirkung), und jene Störungen, die mit ihnen irgendwann einmal geheilt wurden. Oft sind dies Hunderte von einzelnen Symptomen bzw. Einsatzmöglichkeiten.

Die Aufgabe des homöopathischen Therapeuten besteht nun darin, das Krankheitsbild des Patienten in allen Einzelheiten exakt zu erfassen und jenes homöopathische Medikament herauszufinden, dessen Arzneimittelbild möglichst genau damit übereinstimmt. Je größer die Übereinstimmung, desto besser die Heilwirkung. Zwar kann man sich heute dabei teilweise durch Computer unterstützen lassen, dennoch ist die Bestimmung des richtigen Mittels immer noch eine große Kunst, weil man nicht nur einen Blick auch für die feinsten Symptome des Kranken, sondern auch eine umfassende Kenntnis der einzelnen Medikamente haben muß. Daher ist die Behandlung schwieriger, chronischer oder lebensgefährlicher Krankheiten den professionellen Therapeuten vorbehalten. Einfache akute Krankheiten und Befindlichkeitsstörungen können aber auch von erfahrenen Laien behandelt werden, da hierfür bewährte Anweisungen existieren.

Eine Kurzbeschreibung der meistgebrauchten homöpathischen Einzelmittel (für die Kindertherapie) finden Sie im Anschluß an das Therapielexikon.

Einzelmittel und Komplexmittel
In der Homöopathie gibt es zwei Richtungen: die klassische *Einzelmittel*-Homöopathie, bei der immer nur ein einziges, genau ausgesuchtes Mittel gegeben wird, und die *Komplex*-Homöopathie, bei der mehrere, zueinander passende und sich gegenseitig ergänzende Mittel in einem Medikament vereinigt werden. Beide Verfahren haben ihre Vor- und Nachteile. Die Wahl des zutreffenden Einzelmittels ist oft schwierig und zeitraubend. Hat man aber das richtige Mittel gefunden, so kann man manchmal wahre Wunderheilungen erleben, die das Kind neben der momentan angestrebten Heilung in seiner ganzen Konstitution und Persönlichkeit positiv verändern. Die Wahl des geeigneten Komplexmittels ist einfacher, weil sich seine Beschreibung auf die vorliegende Krankheitsdiagnose bezieht; sie kann daher oft auch von Laien vorgenommen werden. Ihre Wirkung bezieht sich meist mehr auf die momentan im Vordergrund stehende Problematik. Unter dem Gesichtspunkt einer Selbstbehandlung spricht vieles für die leicht und schnell zu bestimmenden Komplex-Mittel.

Viele erfahrene Therapeuten benützen bei chronischen und komplizierten Krankheiten Einzelmittel und bei einfachen, akuten Krankheiten bewährte Komplexmittel. So schrieb der Homöopath und Kardiologe Dr. Joe D. Goldstrich: »Aufgrund meiner Ausbildung in klassischer Homöopathie habe ich Komplexmittel zunächst voller Verachtung gemieden. Als dann aber meine Praxis nach und nach größer wurde, mußte ich feststellen, daß ich enorm viel Zeit mit der Behandlung von Erkältungs- und Grippekrankheiten verbrachte. Selbst wenn ich beim erstenmal das richtige Mittel erwischte, änderten sich oft die Symptome nach ein paar Tagen, die Patienten kamen zurück und verlangten ein neues Mittel, und ich mußte erneut zahlreiche Symptome bedenken. Dann probierte ich, als ich Grippe hatte, an mir selbst ein Komplexmittel aus. Verblüffenderweise war die Grippe nach 36 Stunden weggeblasen. Als nächstes probierte ich es ebenso erfolgreich an meinem Sohn aus. Dann gab ich es auch meinem anderen Sohn und sagte ihm, er sollte es schon bei den ersten Anzeichen von Erkältung nehmen. Daraufhin wurde er erst gar nicht krank – dank einer einzigen Gabe! Mittlerweile haben viele meiner Patienten auf meine Empfehlung Komplexmittel in der Hausapotheke, damit sie schon bei den ersten Krankheitszeichen mit der Einnahme beginnen können. Das klappt wunderbar, und meine Arbeit wird dadurch um vieles leichter.« (Aus: D. Ulman, Homöopathie für Kinder → *Literaturverzeichnis*).

Falls Sie an Einzelmittel gewöhnt sind, sollten Sie es, wenn Sie einmal damit nicht weiter wissen, mit einem Komplexmittel versuchen. Übrigens kann man in diesem

Falle immer noch ein Einzelmittel hinzugeben, sobald man sich sicher ist: Es wird seine Wirkung trotz der übrigen Therapie klar erkennbar entfalten. Falls Sie aber neu zur homöopathischen Therapie kommen, können Sie mit Komplex-Mitteln sofort »einsteigen« und sich von ihrer guten Wirkung überzeugen.

Die Regenaplex-Therapie
Üblicherweise sind die Komplex-Mittel nur im Hinblick auf die zu behandelnde Krankheit zusammengestellt, wobei deren mögliche und unterschiedliche Symptome durch entsprechende Mittel »abgedeckt« werden.

Die *Regenaplex-Therapie*, die wegen ihrer hervorragenden Wirksamkeit in der biologischen Medizin einen besonderen Ruf hat, geht einen Schritt weiter. Sie wurde von dem Biologen *G.C. Stahlkopf* entwickelt und besteht aus einem ausgeklügelten System von Komplex-Mitteln, in denen nicht nur die homöopathisch bewährten, sondern darüber hinaus auch spezielle, zell-regenerierende Wirkungen berücksichtigt sind. Ihr liegt die Erkenntnis von C.G. Stahlkopf zugrunde, daß alle krankhaften Störungen auf einer Verschlackung und Vergiftung des Organismus mit nachfolgender Funktionsstörung oder Beschädigung der einzelnen Zellen und Organe beruhen.

Die Ursache dafür sieht er vor allem in Umwelt- und Nahrungsgiften, unterdrükkenden und blockierenden (»einheilenden« statt »ausheilenden«) Therapien, Impfungen, ungesunder Ernährung und ererbten Krankheitsanlagen. Aufgrund solcher Vorschädigungen verliert auch die Psyche einen Teil ihrer Widerstandskraft gegen Belastungen wie andererseits durch starken psychischen Streß die Leistungsfähigkeit der Entgiftungs- und Reparatursysteme beeinträchtigt wird.

Das Therapieprinzip der Regenaplex-Therapie ist neben der Vermeidung weiterer Schädigungen vor allem die Befreiung des Köpers von seinen Stoffwechselschlacken und Krankheitsgiften, so daß die Zellen sich regenerieren und wieder normal funktionieren können. Hierbei spielt die Sanierung und Regeneration der Entgiftungsorgane (Niere, Leber, Galle, Darm, Lunge, Haut, Blut und Lymphsystem) eine besonders wichtige Rolle. Je »sauberer« und gesünder Blut und Lymphsystem werden, desto leichter können sie die schädlichen Schlacken aus den einzelnen Zellen herauslösen, aufnehmen und abtransportieren. Die Zellen regenerieren sich dabei (wie Fische, die aus einem verschmutzten, sauerstoffarmen Industriegewässer in einen klaren Bach gesetzt werden), und die Krankheit verschwindet. Daß dieses therapeutische Konzept keine bloße Theorie ist, zeigen die erstaunlichen Erfolge, die mit den Regenaplexen erzielt werden. Ein Beweis dafür ist zum Beispiel die Tatsache, daß ich dank der Regenaplexe in den vergangenen 20 Jahren niemals ein Antibiotikum einsetzen mußte.

Die Besonderheit dieses Systems besteht weiterhin in einem sehr differenzierten Angebot unterschiedlicher Mittel, die – nach dem Baukastenprinzip – gezielt entsprechend der jeweiligen Situation kombiniert werden. Dabei wird normalerweise nicht nur die momentan im Vordergrund stehende Krankheits-Symptomatik, sondern immer auch ihre tiefere Ursache, das heißt die Vorschädigung durch frühere, unausgeheilte Krankheiten, Zellverschlackung und Insuffizienz der Entgiftungsorgane, mitbehandelt. Diese echte Ganzheitstherapie ist damit zugleich eine wirksame Prophylaxe gegen weitere Erkrankungen.

Auf den ersten Blick erscheint es vielleicht ungewöhnlich, für eine Krankheit immer mehrere Mittel einzusetzen. Wenn man sich aber klarmacht, wie sehr alle krankhaften Störungen und Reaktionen unseres Körpers miteinander verzahnt sind und daß jede akute Krankheit auf der Basis von bereits bestehenden, untergründigen Belastungen und Beeinträchtigungen entsteht, leuchtet dieses ganzheitliche Prinzip ein. Man sagt ja: »Ein gesunder Mensch wird nicht krank.« Das bedeutet zugleich, daß die akute Krankheit eines Kindes nur die Spitze eines aus Vorschädigungen bestehenden Eisbergs ist. Man kann ihn an den vielen kleinen Störungen und Schwächen des Kindes erkennen, die es zwar nicht richtig krank machen, die aber doch zeigen, daß kein Idealzustand besteht. Es leuchtet ein, daß sie für eine *dauerhafte und gründliche* Heilung ebenfalls in die Therapie einbezogen werden müssen. In der Regenaplex-Therapie werden sie neben der vorherrschenden Symptomatik berücksichtigt und in Form einer maßgeschneiderten Mittel-Kombination behandelt. Eine solche Behandlung ist eine Investition für das ganze Leben, denn normalerweise verstärken sich mit der Zeit die kleinen Störungen zu deutlichen Beschwerden und diese zu schweren Krankheiten. Ein weiterer Vorteil ist, daß auch Laien, wenn sie einmal das einfache Grundprinzip verstanden haben, eine wirksame Selbstbehandlung fast aller akuten und »normalen« Krankheiten des täglichen Lebens mit den Regenaplexen durchführen können. Genaue Anweisungen hierzu finden sich im Therapielexikon. (Natürlich kann die dort für Kinder angegebene Therapie mit etwas höherer Dosierung auch bei Erwachsenen durchgeführt werden.)

Es ist für Eltern beruhigend, eine Therapie zu besitzen, die zuverlässig hilft, die keinerlei schädliche Nebenwirkungen hat und die sie leicht anwenden können.

Ein weiterer wichtiger Gesichtspunkt ist die Möglichkeit, auch bei eventueller schulmedizinischer Therapie etwas für das Kind tun und damit seine Heilungschancen wesentlich erhöhen zu können, denn man kann die angegebenen Mittel jederzeit parallel dazu geben.

Es empfiehlt sich, für alle Eventualitäten eine Grund-Ausstattung mit den wichtigsten Mitteln im Haus zu haben, damit Sie auch nachts, am Wochenende oder auf Reisen nicht »aufgeschmissen« sind (→ *Hausapotheke*). Übrigens wird ein großer Teil der Regenaplexe von den Kassen erstattet. Regenaplexe bekommen Sie in jeder Apotheke.

Eine genaue Anleitung zum praktischen Einsatz der Regenaplexe steht am Anfang des Therapielexikons. (Adressen von Therapeuten → *Adressen-Verzeichnis*). Eine beschreibende Liste der Regenaplexe finden Sie im Anschluß an das Therapielexikon.

Die Hausapotheke für akute Erkrankungen

Regenaplex (Grundausrüstung)
Nr. 3   Kopfgrippe, alle Entzündungen im Kopf
Nr. 4   Lungengrippe
Nr. 38a   Husten, Bronchitis
Nr. 6   alle Entzündungen
Nr. 41a   Fieber
Nr. 45a   Mandelentzündung
Nr. 48a   Blinddarmentzündung
Nr. 50a   Nierenentzündung
Nr. 62a + b   Darmgrippe, Durchfall, Fieber
Nr. 71a   Nebenhöhlenentzündung, Schnupfen, Kopfschmerz
Nr. 86a   Blasenentzündung
Nr. 215   Mittelohrentzündung
Nr. 510a   Entgiftung; Insektenstiche
Regena Haut-Fluid W für Wunden, Verbrennungen, Allergien, Prellungen, Blutergüsse, Juckreiz, Insektenstiche, Ekzeme, zur Desinfektion.

Erweiterter Bestand (evtl. zur Sicherheit):
Nr. 5   Lungenentzündung
Nr. 34a   Blutung
Nr. 64a,b,c   akute Magenbeschwerden, Lebensmittelveriftung
Nr. 71b   Nebenhöhlenentzündung zu 71 a
Nr. 86a   Blasenentzündung
Nr. 114   Augenentzündung

Sonstiges:
Notfall-Mittel (Rescue Remedy Dr. Bach) für alle Notfälle
Wund-Heilsalbe (Cosmochema) für alle Wunden
Fieberzäpfchen für beginnende Grippe und Fieber
Isonettin Tabl. (ISO) zur Vorbeugung gegen Grippe und bei Unwohlsein
Paracetamol-Zäpfchen zur Schmerzbekämpfung im Notfall
Brechwurzsaft (Ipecacuanha) zum Erbrechen von nicht ätzenden Giften
Arnica D6 Tropfen für Verletzungen

2 Mullbinden, je 4, 6 u. 8 cm breit, 2 Verbandspäckchen, Heftpflaster, Wundverband, Wundschnellverband, 2 Dreieckstücher, 1 elastische Binde, 1 digitales Fieberthermometer, Gummi-Klistier, Zeckenzange, Splitterpinzette.

Erste Hilfe

Unfall und Notfall

Vorgehen:
1. Bewußtsein überprüfen. Wenn nicht vorhanden →
2. Atmung überprüfen. Wenn nicht vorhanden →
3. Herztätigkeit überprüfen.

Bewußtlosigkeit:
Keine Reaktion auf Zuruf, Kitzeln oder Kneifen. Evtl. Erbrechen. Atmung und Herzschlag vorhanden.
→ Schnelle ärztliche Hilfe erforderlich (Notarzt).

* Schnelle und vorsichtige Orientierung, ob Verletzung oder Blutung.
* Keine Lageveränderung bei Verdacht auf Wirbelsäulenverletzung.
* Stabile Seitenlage: Kind wegen Erstickungsgefahr durch Erbrochenes vorsichtig auf die Seite drehen, wobei der untere Arm und das untere Bein etwas nach hinten zu liegen kommen, so daß es leicht nach vorne rollt und das Gesicht auf einer Wange liegt. 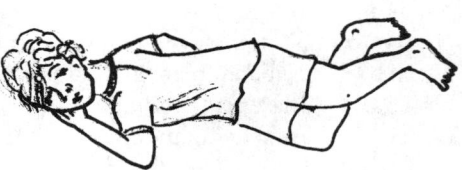 Wenn möglich, den oberen Arm so lagern, daß das Gesicht auf der dazu gehörenden Hand ruht. Kopf soll möglichst weit in den Nacken gebeugt sein. Kind soll so liegen, daß die Zunge nicht nach hinten fallen und Erbrochenes nicht eingeatmet werden kann, sondern aus dem Mund fließt.
* Atmung und Herztätigkeit kontrollieren.

Bewußtlosigkeit mit Atemstillstand
Keine Bewegung des Brustkorbes, Blauverfärbung von Lippen und Fingernägeln oder Gesicht, Bewußtlosigkeit, Puls tastbar.

Atmung überprüfen: Ohr an Mund und Nase des Kindes legen, um Atemgeräusch zu hören, und gleichzeitig Brustkorb beobachten, ob Atembewegungen vorhanden sind. Oder: eine Hand seitlich an den unteren Brustkorb und die andere Hand auf die Magengrube legen, um Atembewegungen des Brustkorbes zu fühlen. Wenn Atmung vorhanden, in stabile Seitenlage bringen (s. o.).

* *Atemwege von nach hinten gerutschter Zunge freimachen:*
  Kind auf feste Unterlage legen. Kopf möglichst weit nach hinten beugen (bei Säuglingen und Kleinkindern nicht extrem) und in dieser Stellung festhalten. Kiefer anheben, so daß Kinn nach vorne kommt. Wenn Fremdkörper oder Erbrochenes erkennbar, schnell mit Finger entfernen.
* *Atemspende:* bei Säugling und Kleinkind gleichzeitig in Mund und Nase, bei größerem Kind in Mund oder Nase atmen (bei Nasenbeatmung Unterlippe des Kindes gegen Oberlippe drücken, um Mund zu schließen). Atemluft tief aus der Lunge holen. Häufigkeit der Atmung im eigenen normalen Atemrhythmus, bei Säuglingen schneller und nur »anhauchen«: 30 mal pro Minute (jeweils 1 Sekunde ein- und 1 Sekunde ausatmen). Dabei muß sich der Brustkorb des Kindes heben. Ist dies nicht der Fall: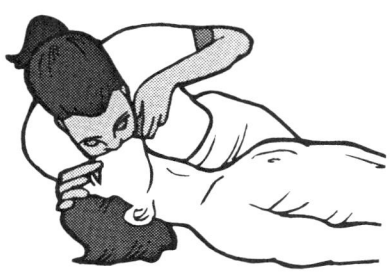
* *Kontrolle, ob Fremdkörper oder Erbrochenes* im Mund und vorsichtig mit Finger entfernen (schnell!). Säuglinge kopfüber halten und auf Rücken klopfen. Dann erneuter Versuch der Atemspende.

Bewußtlosigkeit mit Atemstillstand und Herzstillstand
Kein Puls an der Halsschlagader. Evtl. Pupillen weit, ohne Reaktion auf Licht. Außerdem Atemstillstand und Bewußtlosigkeit.

Pulskontrolle: am Hals in der Tiefe zwischen Luftröhre und Halsmuskel, unterhalb des Unterkiefers.
Pupillenkontrolle: Augen mit Augenlid oder Hand zudecken und dann durch Abdecken bzw. Lidöffnen Licht hineinfallen lassen: Normalerweise zieht sich dann die Pupille zusammen.

* *Herzmassage* (darf wegen Verletzungsgefahr nur bei entsprechender Erfahrung, z. B. durch Erste-Hilfe-Kurs, durchgeführt werden):
* Kind auf den Rücken auf harte Unterlage legen.
* Mit Atemspende (s. o.) beginnen (dann ständig mit Herzmassage abwechseln: 5 mal Massage, 1 Atemspende usw.).
* Mit zwei oder drei Fingern (Säugling) oder dem Handballen (größere Kinder) – flach aufgelegt – den Brustkorb 80–100 mal zusammendrücken, je nach

Alter 2–4 cm tief (Vorsicht: Gefahr von Rippenbrüchen!). Druckstelle bei größeren Kindern: untere Hälfte des Brustbeins, bei Säuglingen: Brustbein auf der Höhe der Brustwarzen.
* Nach ca. 1 Minute am Puls überprüfen, ob Herz schlägt, andernfalls Herzmassage und Atemspende fortführen und alle 3 Minuten überprüfen.
* Fortfahren, bis Puls vorhanden oder Rettungsdienst übernimmt.
* Sobald Puls wieder tastbar, Herzmassage aufhören, aber Atemspende fortführen, bis Atmung einsetzt; wenn Puls und Atmung vorhanden, aber noch Bewußtlosigkeit besteht: stabile Seitenlage und laufende Kontrolle.

Blutung

Hellrotes, herausspritzendes Blut aus Arterie / *eher dunkles Blut, gleichmäßig laufend aus* Vene.
→ Grundsätzlich keine größeren Fremdkörper aus der Wunde entfernen, weil Blutung dadurch stärker werden kann. Wunden nicht auswaschen.
→ Tetanus-Impfung bei Bedarf auffrischen.
→ Bei größeren blutenden oder blutgestillten Wunden innerhalb von 6 Stunden ärztlich überprüfen lassen, ob Naht erforderlich.
Nasenbluten → *Therapielexikon.*

* Blutenden Körperteil höher als das Herz lagern.
* Bei kleinen Wunden genügt leichter Druck während 4–5 Minuten.
* Bei stärkeren Blutungen Mullbinde o. ä. auf die Wunde pressen und fest mit einem Tuch umwickeln.
* Bei sehr starken Blutungen Druckverband anlegen: auf den ersten Verband eine Verbandrolle oder ein sauberes, zusammengerolltes Tuch legen und durch Binde oder zweiten Verband so befestigen, daß der erste Verband davon angedrückt wird.

(*Weitere Behandlung* → *Blutung / Therapielexikon*).

Ertrinken

Bewußtlosigkeit, Atemstillstand.

* Vorgehen wie bei → **Unfall** beschrieben: Bewußtsein, Atmung, Herztätigkeit überprüfen und entsprechend handeln. Sofort mit der Atemspende beginnen, evtl. noch im Wasser.

* Nasse Kleidung entfernen, Kind warm halten.
* Auf keinen Fall zu früh aufgeben, immer bis zum Eintreffen des Notarztes fortführen. Die Wiederbelebung kann noch nach langer Zeit erfolgreich sein.

→ Auch bei Rettung können Spätschäden (vor allem Lunge) eintreten, deshalb ein beinahe ertrunkenes Kind unbedingt in die Klinik bringen.

Fremdkörper im Auge

Tränen, Rötung, Schmerzen, krampfhafter Lidschluß.
→ Fremdkörper, die feststecken oder sich unter dem Oberlid befinden, ärztlich entfernen lassen.

Bei beweglichen Fremdkörpern unter dem Unterlid:
* Kind nach oben und außen sehen lassen
* Unterlid vom Auge wegziehen, mit feuchtem, weichem Tuch nach innen auswischen.

Fremdkörper in den Atemwegen

Kleine Gegenstände, die das Kind eingeatmet oder verschluckt hat. Starker, langdauernder Hustenanfall, evtl. Erstickungsanfall.

* Bei Erstickungsgefahr (Blauwerden) Kind über das Knie legen, so daß Oberkörper nach unten hängt. Mit flacher Hand so lange zwischen die Schulterblätter klopfen, bis Fremdkörper los- oder ausgehustet ist.
* Säuglinge mit Gesicht nach unten so auf den Unterarm legen, daß sich der Kopf tiefer als die Brust befindet, und zwischen Schulterblätter kopfen.
* Erkennbaren Fremdkörper aus Rachen entfernen: Beim liegenden Kind Unterkiefer mit den Daumen herunterdrücken, mit einem Daumen Mund offenhalten, mit der anderen Hand in den Rachen greifen. Vorsicht: nicht tiefer hineinschieben!

→ Bei Weiterbestehen der Beschwerden sofort Notarzt.
→ Achtung: wenn Fremdkörper hinunterrutscht, können nach vorübergehender Beruhigung evtl. in der folgenden Zeit Atembeschwerden (Husten, Bronchitis, Lungenentzündung) auftreten, die ärztlich abgeklärt werden müssen.

Fremdkörper in Magen-Darm

Normalerweise kein Problem, da die meisten Fremdkörper wieder ausgeschieden werden. Bei spitzen Gegenständen (evtl. Gefahr von Darmverletzung) ärztliche Kontrolle (z. B. Röntgen), bis Ausscheidung erfolgt ist. Bei erfolglosem Erbrechen oder Würgereiz (Fremdkörper in Speiseröhre steckengeblieben) ärztliche Therapie erforderlich. Viele Kartoffeln und Gemüse zu essen geben.

Hitzschlag / Sonnenstich → Therapielexikon

Insektenstich → Therapielexikon

Knochenbruch

Extremitätenbruch: Schwellung, Schmerz, Bewegungseinschränkung, Veränderung der Form, Bluterguß.
Geschlossener Bruch: Haut unverletzt.
Offener Bruch: Haut über Bruchstelle verletzt, evtl. offene Wunde, aus der der Knochen herausragt.
Grünholzfraktur (oft bei Kindern): *Knochen gebrochen, aber von Knochenhaut zusammengehalten.*
Rippenbruch: starke Schmerzen bei Atmen, evtl. Bluthusten.
Wirbelbruch: Schmerzen im Wirbelsäulenbereich, evtl. Taubheit in Armen oder Beinen.
→ Bei jedem Verdacht auf Knochenbruch (auch wenn die äußere Form des Gliedes nicht verändert ist) Röntgenaufnahme erforderlich.
→ Bei klar erkennbarem Bruch: Notarzt.

* Bruchenden dürfen nicht verschoben werden, weil dabei Blutgefäße und Nerven verletzt werden können. Keinesfalls versuchen, ein evtl. verformtes Glied gerade zu richten!
* Falls kein Arzt erreichbar: Transport in die Klinik. Dafür vorsichtiges Anlegen einer Notschiene, die mit Mullbinden oder irgendwelchen Tüchern am gebrochenen Glied festgebunden wird, so daß ein weiteres Verschieben der Bruchstellen verhindert wird. Dazu können Kochlöffel, Brettchen oder ähnliches dienen, die über das oberhalb und unterhalb der Bruchstelle liegende Gelenk hinausreicht, um eine Bewegung des gebrochenen Glied zu verhindern.
* *Brüche am Unterarm oder Handgelenk:* Tragetuch.

* *Oberarm- oder Schulterbruch*: dickes Polster in die Achselhöhle und Oberarm am Brustkorb festbinden.
* *Offene Brüche*: sofort steril mit Verbandsmull oder einem frisch gewaschenen Tuch abdecken, damit keine Infektion erfolgen kann, nicht berühren, nicht auswaschen.
* *Wirbelsäulenbruch*: Kind nicht umlagern.
* Nichts zu essen oder zu trinken geben, da evtl. Operation erforderlich. Das Kind warm halten und beruhigen.
* Rescue Remedy (Dr. Bach) alle 5 Minuten 1–2 Tropfen auf die Zunge.

(*Weitere Behandlung* → *Knochenbruch / Therapielexikon*).

Prellung, Schlag

Schwellung, Schmerz, evtl. Bluterguß.
→ Kopf: bei (auch nur kurzer) *Bewußtlosigkeit oder Erbrechen* ärztliche Untersuchung erforderlich (Gehirnblutung? Schädelbruch?).
→ Bauch: *anhaltender Schmerz, schmerzhafte Abwehrspannung beim Berühren, bleiches Gesicht, schneller Puls*: schnelle ärztliche Untersuchung erforderlich, evtl. gleich in die Klinik (innere Blutung?, → **Milzriß?**)!

* Abkühlung (z. B. Eis) bei normalen Prellungen und Beulen, um Schwellung zu vermeiden.
* Rescue Remedy (Bach) innerlich und äußerlich, Regena Haut-Fluid W.

Schädelverletzung

Gehirnerschütterung: *kurze Bewußtlosigkeit, Übelkeit oder Erbrechen, Kopfschmerzen, Erinnerungslücke, Schwindel.*
Schädelbruch: *evtl. Blutung aus Ohren, Nase, Mund, Bewußtlosigkeit, Kopfschmerz, evtl. Beule oder Platzwunde.* Evtl. Tage danach einseitig »blaues Auge.«

* Vorgehen wie bei → **Unfall** besprochen:
  Bewußtsein, Atem- und Herztätigkeit prüfen und evtl. entsprechend handeln.
* Jede stärkere Schädelprellung – vor allem bei Bewußtlosigkeit und/oder Erbrechen – ärztlich überprüfen lassen (Klinik – Röntgen), da Spätschäden durch innere Blutungen auftreten können.
* Prophylaktisch immer Arnica D6 3 × 3–5 Tropfen 2–3 Tage lang geben.
* Kind nach Schädelprellung 1–2 Tage genau bobachten und bei Auffälligkei-

ten (Kopfschmerzen, Schwindel, Benommenheit usw.) sogleich ärztliche Untersuchung.

(Weitere Behandlung → Gehirnerschütterung / Therapielexikon)

Schock

Bleiches, evtl. bläulich-graues Gesicht (vor allem Lippen), kalte Haut, schneller Puls, evtl. Haut kalt und nass, Atmung schnell und oberflächlich, evtl. Benommenheit, Bewußtlosigkeit oder Unruhe.

Ursache: Kreislaufstörung durch Blut- und Flüssigkeitsverlust, → **Verbrennungen**, Stromschlag, innere Verletzung (→ **Milzriß**), → **Austrocknung**, → **Allergie**, starke Schmerzen.
→ Sofortige ärztliche Therapie erforderlich.

* Pulsschlag und Atemtätigkeit kontrollieren (wie bei Notfall beschrieben).
* Kind beruhigen, warm halten, Füße hoch lagern (nicht bei Verletzungen des Kopfes, des Bauches und großen Knochenbrüchen!).
* Bei → **Bewußtlosigkeit** stabile Seitenlage (s. oben).
* Rescue Remedy (Bach): alle 5 Minuten 1–2 Tropfen auf die Zunge.

Verbrennung

Schmerzhafte Hautverletzung durch Hitzeeinwirkung oder ätzende Chemikalien. Verbrennung 1. Grad = Rötung der Haut ohne weitere Schäden, 2. Grad = Blasenbildung nach einigen Minuten, 3. Grad = tiefgehende Zerstörung der Haut mit späterer Narbenbildung, evtl. → Schock. Bei Stromverbrennung: schwärzliche Stelle.

→ Feuer sofort mit Wasser löschen oder mit einer nicht leicht brennbaren Decke ersticken (Vorsicht: keine synthetischen Stoffe verwenden, da diese schmelzen können). Brennende Kleidungsstücke vom Körper entfernen.
→ Rescue Remedy alle 5 Minuten 1–2 Tropfen auf die Zunge und äußerlich in verdünnter Form – auch als Rescue-Creme.
→ Regena-Haut-Fluid W äußerlich (nicht in offene Wunden, sondern auf sterile Abdeckung oder außen herum).
→ Bei sehr starken Schmerzen Paracetamol-Zäpfchen.

* *Kleine Verbrennungen* mit fließendem, kaltem Wasser (etwa 10 Minuten) behandeln, bis Schmerz nachläßt. Regena-Haut-Fluid W oder Rescue Remedy. Verbrannten Körperteil erhöht lagern, da Blutstau den Schmerz verstärkt.
* *Größere Verbrennungen* mit Blasen und offenen Wunden: Wunden vor jeder Verunreinigung schützen, nur mit einem sauberen Tuch abdecken, Wunden nicht berühren, nichts auf die Wunde aufbringen (Infektionsgefahr! – kein Wasser, keine Salbe, kein Öl, keinen Puder, kein Mehl!) Versorgung durch Notarzt oder Klinik. Bei Kreislaufschock mit Blässe, schnellem Puls und evtl. Bewußtlosigkeit Füße hoch lagern (→ **Schock**).
* *Verbrennungen durch Strom*: Kind nicht mit bloßen Händen anfassen, falls es noch in Kontakt mit der Stromquelle ist. Zuerst Stecker ziehen oder Sicherung ausschalten. Ärztliche Versorgung erforderlich (Notarzt).

(Weitere Behandlung → Therapielexikon / Verbrennungen).

Vergiftung / Verätzung

Erbrechen, Durchfall, Krämpfe, Verätzungen um den Mund, evtl. Bewußtlosigkeit nach Einnahme von giftigen Substanzen (z. B. Medikamente, Haushaltsbedarf, Giftpflanzen, Lösungsmittel, Pflanzenschutzmittel etc.).

→ Sofort Notarzt rufen und die Art des Giftes angeben. Anruf bei Giftzentrale (Kinderklinik) und Verhaltensmaßregeln erfragen.
→ Immer die Art des Giftes feststellen, evtl. ausgetrunkene Flasche, leere Medikamentenschachtel o. ä. für geeignete Gegenmaßnahmen aufheben.

Mundhöhle und Speiseröhre:
* *Laugen, Unkrautvertilgungsmittel oder Bleichmittel*: nicht erbrechen lassen, viel zu trinken geben.
* Bei Verätzung durch *Säuren* Milch trinken lassen, bei *Laugen* Wasser mit Zitrone, bei Unklarheit lauwarmes Wasser.
* *Medikamente, Giftpflanzen, Tabak, Alkohol*: Erbrechen lassen (Finger in den Mund stecken und auf Zungenwurzel drücken oder Brechwurzel-Saft). Verschluckter Tabak für kleine Kinder sehr gefährlich.
* *Knopfbatterien*: Ärztliche Untersuchung (Röntgen) und evtl. Maßnahmen nötig, weil schwere Vergiftung möglich.
* *Gase und Abgase:* in frischer Luft tief durchatmen lassen, evtl. Atemspende.
* *Hautverätzungen:* mit reichlich Wasser abspülen, Regena-Haut-Fluid W, Rescue-Remedy (Dr. Bach) Tropfen oder Creme; evtl. ärztliche Behandlung.
* *Augenverätzungen:* Mit lauwarmem Wasser 5 Minuten lang ausspülen. Zu Augenarzt.

Therapeutisches Lexikon

Gebrauchshinweise:
Bitte bedenken Sie, daß die Verantwortung für eine evtl. Selbstbehandlung immer bei Ihnen liegt, und beachten Sie die Hinweise auf eine evtl. erforderliche ärztliche Therapie. Die hier gegebenen Behandlungsvorschläge werden unter dem Vorbehalt gemacht, daß Sie Ihre persönlichen Grenzen beachten. Bitte wenden Sie sich an eine/n Arzt/Ärztin, wenn Sie sich über die Art der Krankheit nicht im klaren sind, wenn die Symptome sehr schwer sind, wenn sie eine deutliche Tendenz zur Verstärkung haben oder wenn Ihre Behandlungsmaßnahmen nicht in angemessener Zeit Erfolg haben.

Der Hinweis: »*Evtl. zusätzliche* naturmedizinische Behandlung:« bedeutet, daß die Therapie primär von einem Fachmann durchgeführt werden muß. Zwar werden erfahrene Eltern nicht immer die empfohlene ärztliche Hilfe benötigen, doch das liegt in ihrer Verantwortung. Falls Ihr Kind allopathisch-chemisch behandelt wird, können Sie die unten angegebene Therapie mit homöopathischer Medizin parallel dazu durchführen.

Vorschläge zur Selbstbehandlung mit Regenaplexen
Die Selbstbehandlung beschränkt sich auf akute, nicht gefährliche Störungen und Erkrankungen. (Die Therapie schwerer und chronischer Krankheiten ist den erfahrenen Therapeuten/innen vorbehalten.) Grundsätzlich empfiehlt es sich, neben den Regenaplexen für die akuten Beschwerden immer auch Entgiftungmittel hinzuzufügen. Daher sind in fast allen Kombinationen auch Mittel für Nieren, Blut und Lymphe enthalten. Die wichtigsten Mittel für die Entgiftungsorgane sind: Nr. 50a für die Nieren, Nr. 62a + b für den Darm, Nr. 23a, 26a oder 36a für das Blut, Nr. 6, 510a oder 48a für die Lymphe, Nr. 95 für das Genitalsystem, Nr. 79, 211a für Leber und Galle. Sie können diese Mittel bei entsprechendem Verdacht hinzufügen oder in einem eigenen Therapiezyklus zwischendurch einsetzen.

Normalerweise wird je nach Krankheitssituation eine Kombination aus 3–6 Mitteln (selten auch bis 9) eingesetzt. Die im Therapielexikon angegebenen Kombinationen sind bewährt, und Sie können normalerweise davon eine schnelle Besserung erwarten. (Falls diese ausbleibt, sollte das Kinder häufigere Schlucke nehmen.) Andernfalls beraten Sie sich mit ihrem Arzt oder ihrer Ärztin.

Die *Tages-Dosis* ist: Säuglinge und Kleinkinder bis 2 Jahre: 1 Tropfen, danach für jeweils für 2 Jahre ein weiterer Tropfen, z. B. Kinder von 8 bis 10 Jahre 5 Tropfen, ab 16 Jahre 8 Tropfen, danach 8–10 Tropfen (Erwachsenen-Dosis). Bei sehr schweren und akuten Krankheiten sollte die Dosis verdoppelt oder verdreifacht werden.

Am besten mischen Sie die Tropfen in der angegebenen Dosierung in 1, 2 oder 3 Gläsern mit abgekochtem Wasser oder Quellwasser (kein Mineralwasser), die das Kind abwechselnd schluckweise im Laufe des Tages austrinken soll. Pro Glas werden normalerweise 2–4 (evtl. bis zu 5) Mittel zusammengemischt; das heißt: bei 6 Mitteln setzen Sie zwei Gläser à 3 Mittel an. Grundsätzlich sind alle Mittel miteinander kombinierbar, doch ist es noch günstiger, wenn Sie sich an die bei den Therapievorschlägen empfohlenen Mittelgruppen halten, die jeweils durch »+« getrennt sind. Zwei schräge Trennstriche (//) geben Hinweise auf spezielle Zusatzmittel.

Bei akuten Beschwerden soll das Kind häufige Schlucke nehmen (evtl. halbstündlich bis stündlich), sonst alle 2–3 Stunden 1 Schluck. Die Gläser sollen im Laufe des Tages (oder der Nacht) ausgetrunken und jeweils morgens neu angesetzt werden. Für das Fiebermittel Nr. 41a nehmen Sie ein eigenes Glas (je nach Alter 3–30 Tropfen), aus dem das Kind je nach Fieberhöhe bis zur Besserung alle 15–30–60 Minuten einen Schluck nimmt.

Bei chronischen Krankheiten und zur Nachbehandlung genügen 3 große Schlucke täglich. Sie können Ihrem Kind die Mittel dann auch einzeln entsprechend der aufgedruckten Gebrauchsanweisung geben.

Für komplizierte oder chronische Krankheiten ist jeweils die Start-Kombination angegeben. Die Therapie sollte dann durch eine/n erfahrene/n Regena-Therapeuten/in weitergeführt werden.

Vorschläge für die Bach-Blüten-Therapie
Bach-Blüten-Mittel sollten bei körperlichen Krankheiten nur *begleitend* zur angegebenen Therapie gegeben werden. Grundsätzlich richtet man sich in der Bach-Blüten-Therapie immer nach dem momentan vorherrschenden psychischen Zustand – dieser wird behandelt, wodurch die dadurch hervorgerufene körperliche Störung automatisch mit erfaßt wird. Im Kapitel »Bach-Blüten-Therapie« finden Sie viele Therapievorschläge für körperliche Störungen; darauf weist jeweils die Bemerkung: »→ *Bach-Blüten-Therapie: s. dort*« hin. Der Hinweis: »→ *Rescue Remedy*« bedeutet, daß nur das Notfall-Mittel (Rescue Remedy) einzusetzen ist (meist zusätzlich zur homöopathischen oder allopathischen Therapie) und im Kapitel »Bach-Blüten-Therapie« keine weiteren Vorschläge stehen.

Vorschläge für eine Behandlung mit homöopathischen Einzelmitteln
Für Leser/innen, die mit der Homöopathie Erfahrung haben, finden sich bei den akuten Krankheiten Vorschläge für die evtl. geeigneten Medikamente, aus denen aber das zutreffende Mittel anhand einer homöopathischen Arzneimittel-Lehre individuell ausgesucht werden muß (→ *Literaturverzeichnis*). Wegen der großen Anzahl möglicher Mittel konnten nicht alle, sondern nur die am häufigsten verwende-

ten angegeben werden. Eine kurze Beschreibung der am meisten verwendeten Mittel finden Sie im Anschluß an das Therapielexikon. Schwere oder gefährliche Krankheiten sollten Sie nicht selbst behandeln. Sie haben aber mit den vorgeschlagenen Mittel für den Fall, daß keine ärztliche Hilfe möglich ist beziehungsweise, bis sie eintrifft, eine gewisse Chance. Das Problem bei der Homöopathie liegt darin, daß die Differenzierung und Auswahl des geeigneten Mittels – selbst für Fachleute – oft schwierig ist und man bei den akuten Krankheiten der Kinder nicht viel Zeit zum Suchen und Ausprobieren hat. Falls Sie keines der angegebenen Mittel als geeignet finden oder keine Erfahrung mit der Homöopathie haben, ist daher die Therapie mit Regenaplexen vorzuziehen, die zuverlässig ist und von Ihnen ohne spezielle Vorkenntnisse sofort durchgeführt werden kann. Bei Krankheiten, deren Behandlung von einem Fachmann durchgeführt werden muß, sind keine Vorschläge gemacht.

→ + **fett** gedrucktes Stichwort bedeutet: weitere Informationen in diesem Therapielexikon.
→ + *kursiv*, nicht fett gedrucktes Stichwort = weitere Informationen an anderer Stelle; bitte sehen Sie im Register oder im angegebenen Kapitel (Kap.) nach.

Afterfissur

Schmerzen beim Stuhlgang, hellrotes Blut auf dem Stuhl, evtl. Verstopfung.

Häufige Ursachen: Einriß der Schleimhaut am After aufgrund von hartem Stuhl (→ **Verstopfung**), ungeschicktem Fiebermessen, Kratzen bei Juckreiz durch → **Würmer**, evtl. entzündliche Veränderungen.

→ *Ärztliche Untersuchung zum Ausschluß ernster Erkrankung erforderlich.*

Naturmedizinische Behandlung:
→ Regenaplex Nr. 59a, 59b, 510a, 6. Äußerlich Haut-Balsam rot a.
→ Ergänzende Bach-Blüten-Therapie: Rescue-Remedy-Creme.
→ Homöopathie: Acid. nitricum, Aesculus, Arsenicum alb., Calcium fluor, Paeonia, Ratanhia, Sedum acre, Silicea, Thuja u. a.
Sonstiges: Vorsichtige Reinigung mit Kamillentee nach Stuhlgang, evtl. Behandlung der Verstopfung; evtl. Behandlung der Wurmerkrankung.

Akne, Pickel

In der Pubertät auftretende, entzündete Pickel (Mitesser) im Gesicht, an Nacken, Brust oder Rücken, die oft mit Narben abheilen.

Verstopfung von Talgdrüsen mit nachfolgender Entzündung. Ursache: zu fette Haut, hormonelle Störungen, ungenügende körperliche Entgiftung, psychische Probleme, Minderwertigkeitsgefühle (Sich-nicht-schön-finden). Isolierte Hautunreinheiten (Pickel) weisen oft auf chronische Entzündungen im darunter liegenden Gewebe hin (z. B. Stirn = evtl. Stirnhöhlenentzündung; Wange = evtl. Zahn-, Kieferentzündung).

→ *Ärztliche Therapie bei Versagen der Selbstbehandlung zu empfehlen.*

Naturmedizinische Behandlung:
→ Regenaplex Nr. 6, 36a, 50a + 23a, 510a, 95 // danach als 2. Serie: 37a, 100/1, 36b +33/5, 109, 36c. Äußerlich: Regena-Haut-Balsam rot a. Gesichtswaschungen mit Haut-Fluid W (10 Tropfen ins Waschwasser). Evtl. weitere Behandlung durch eine/n erfahrene/n Regena-Therapeuten/in.
→ Ergänzende Bach-Blüten-Therapie: s. dort.
Sonstiges: Viel Sport. Evtl. Kneipp-Kur. Psychische Stabilisierung durch Förderung des Selbstwertgefühls (→ *Kap. Minderwertigkeitsgefühle*); Klärung sexueller Probleme (→ *Kap. Scham*). Ernährung: kein Zucker, kein Schweinefleisch; biologische Herkunft.

Allergie

Überschießende Abwehrreaktionen mit Entzündungssymptomen, Schwellung, Rötung, Juckreiz, Absonderungen, Fieber, Durchfall etc. auf schädliche Stoffe aus Umwelt, Nahrung, Chemikalien, Medikamente u. ä.

»Allergie« bedeutet eine unnormale, übertriebene Reaktion des Körpers auf Substanzen und Einflüsse, die er nicht verträgt (Unverträglichkeitsreaktion). Sie kann alle Schweregrade aufweisen – vom Juckreiz und Hautrötung bis zum lebensgefährlichen Schock. Die Reaktion kann sofort, verzögert oder erst nach 2–3 Tagen auftreten und unterschiedlich lang anhalten. Die allergischen Abwehrreaktionen können sich bei jedem erneuten Kontakt verstärken.

Die eigentliche Ursache der Allergie ist nicht klar, man weiß aber, daß vor allem folgende Faktoren eine Rolle spielen können:
– ererbte Allergiebereitschaft (Menschen mit Allergien und Ekzemen, die ein Kind haben wollen, sollten sich daher homöopathisch behandeln lassen).

- die verstärkte Giftbelastung durch Chemikalien in Umwelt und Nahrung – auch Medikamente. (Daher natürliche, gesundheitlich unbedenkliche Werkstoffe, Farben, Textilien, Baumaterialien usw. sowie giftfrei erzeugte Nahrung bevorzugen; chemische Medikamente nur im Notfall einnehmen.)
- allopathisch unterdrückte Krankheiten, möglicherweise auch Impfungen. Nach antibiotischer Behandlung gehen Entzündungen oft »nach innen« und tauchen später in schlimmerer Form (z. B. als Allergie), wieder auf. Ekzeme, die mit cortisonhaltigen oder *ähnlich wirkenden* Medikamenten, behandelt werden, können sich in Heuschnupfen und Asthma verwandeln.
- psychische Konflikte. (Man kann auch auf eine bestimmte Situation oder einen Menschen allergisch reagieren.)

Die Behandlung beruht auf zwei Prinzipien:
* Kein Kontakt mit dem Allergen (Umweltsanierung, gesunde Lebensweise).
* Abbau der Bereitschaft zur allergischen Reaktion durch homöopathische Medizin. Die offizielle Medizin beschränkt sich darauf, den Körper so zu blockieren, so daß er nicht reagieren kann (auch die sogenannte Desensibilisierung reduziert lediglich die Reaktionsbereitschaft). Man sollte nicht aufgeben, wenn die Heilung nicht gleich gelingt, sondern solange suchen, evtl. auch den Therapeuten wechseln, bis sich ein Erfolg eingestellt hat. Denn eine Allergie überschattet das ganze Leben des Kindes.

Bei Kindern tritt vor allem die → **Nahrungsmittelallergie**, die → **Arzneimittelallergie**, der → **allergische Schnupfen** und **Heuschnupfen**, das → **Ekzem** und die → **Neurodermitis** sowie das → **Asthma** auf.

→ *Meist ärztliche Untersuchung und Therapie erforderlich.*
*** Beratungsmöglichkeit → Adressenverzeichnis.

> **Evtl. zusätzliche naturmedizinische Behandlung:**
> → Regenaplex Nr. 6, 510a, 26a + 47a, 50a, 26c (Basistherapie//als 2. Serie die bei der speziellen allergischen Krankheit angegebenen Mittel.
> → Ergänzende Bach-Blüten-Therapie: *Beech* als Basismittel (s. dort)
> Sonstiges: baubiologische Untersuchung.

Allergischer Schnupfen, Heuschnupfen

Allergischer Schnupfen: *Häufiges Niesen, reichliches, ziemlich flüssiges Sekret aus der Nase oder nur verstopfte Nase. Evtl. unangenehmes Jucken des Gaumens; Jucken, Rötung der Augen mit Tränenfluß oder* → **Bindehautentzündung**. *Immer von mehr oder weniger ausgeprägter* → **Nebenhöhlenentzündung** *begleitet. Manchmal Atemnot* (→ **Asthma**) *mit pfeifendem Atmen.* Heuschnupfen: *Diese Symptome treten nur in der Blütezeit bestimmter Pflanzen auf.*

Allergische Reaktion der Nasenschleimhaut auf unterschiedliche Substanzen: z. B. Hausstaub, Milben, Tabakrauch, Schimmelsporen, Hautschuppen und Haare von Tieren, Pollen von Blumen, Bäumen und Gräsern. (Erle: Februar, Haselnuß: März, Birke: April, Gräser: Mai – Juli, Beifuß u. Wegerich: August.) Manchmal Folge antibiotischer Therapie. Amalgamfüllungen in den Zähnen können die Allergie verstärken. Unterdrückung mit allopathisch-chemischen Medikamenten kann den Schnupfen in → **Asthma** umschlagen lassen.

→ *Bei Versagen der Selbstbehandlung ärztliche Therapie zu empfehlen.*

Naturmedizinische Behandlung:
→ Regenaplex Nr. 97a, 6, 71a +71b, 50a, 36a//+114 bei Augenreizung//+ 24c bei Atembeschwerden (→ **Asthma**).
→ Ergänzende Bach-Blüten-Therapie: s. dort.
→ Homöopathie: Allium cepa, Arundo, Euphrasia, Galphimia, Luffa, Natrium mur., Sabadilla, Sulfur, u. a.
Sonstiges: bei Augenreizungen: ISO Augentropfen, Euphrasia-Augentropfen (Wala).

Alpträume

Nächtliches Erwachen mit Angst, evtl. auch Weinen oder Schreien, aufgrund eines schrecklichen Traumes.

Im Traum bietet die Psyche bestimmte Wahrnehmungen, Gedanken oder Probleme, die im Wachzustand ungenügend beachtet, bearbeitet oder gelöst wurden, in Form von Symbolen, einfachen Bildern oder Ur-Situationen zur weiteren bzw. erneuten Bearbeitung und Bewußtwerdung an. Wichtige Geistesinhalte können auf diese Weise wiederholt auftauchen, besonders wenn sie sich auf schwere psychische Belastungen oder ungeheilte Verletzungen beziehen. Dabei kann das Problem oder Trauma erneut durchlebt und der Mensch zur bewußten Auseinandersetzung – und Heilung – gezwungen werden. Kindliche Alpträume weisen meist auf einen Angst-Konflikt mit der Umwelt (und damit auch den Verlust seiner heilen Welt hin), z. B. durch ein nachgeborenes Geschwister, zu schwere Pflichten (Schule), schockierende Erlebnisse, schreckliche Vorstellungen (z. B. Fernsehen) oder Liebesmangel. Ursache können auch körperliche Störungen durch Umweltgifte, ungesunde Ernährung oder Elektrosmog sein (→ *Kap. Krankheitsursachen*).

→ *Ärztliche Untersuchung auf körperliche Störungen und Therapie (evtl. auch psychologische) bei häufig wiederkehrenden Alpträumen zu empfehlen.*

> **Naturmedizinische Behandlung:**
> → Regenaplex Nr. 60b, 50a, 6, 33/5 + 79, 510a, 27a.
> → Ergänzende Bach-Blüten-Therapie: s. dort.
> → Homöopathie: Ignatia, Nux vomica, Natrium mur., u. a.
> Sonstiges: Versuch, den schrecklichen Trauminhalt herauszufinden, und evtl. praktische Lösung des Problems (z. B. Reduktion von Pflichten und Leistungsdruck, Änderung belastender Situationen, Klärung von Angstvorstellungen), evtl. Erlaubnis, wieder ins schützende elterliche Bett zu kommen. Schlafplatzsanierung (»Erdstrahlen«) ist oft hilfreich.

Amalgamprobleme

Krankhafte Störungen an Haut (z. B. Allergien), Mund (z. B. Aphten) Darm (z. B. Durchfälle) und Nieren (Nierenschwäche) durch quecksilberhaltige Zahnfüllungen.

Trotz großer technischer Perfektion ist auch heute noch die Reparatur eines erkrankten Zahnes problematisch, weil jedes dafür verwendete Material unnatürlich ist. Am besten ist immer noch das Gold, das vor allem an stark belasteten Stellen wegen seiner großen Haltbarkeit und relativ guten Verträglichkeit den meisten anderen Materialien vorzuziehen ist. Das sogenannte Amalgam, das einen großen Anteil giftigen Quecksilbers enthält, ist trotz vielfacher Beweise für seine Schädlichkeit noch nicht aus dem zahnärztlichen Alltag verschwunden, weil es billig und leicht zu verarbeiten ist. Die Fälle, in denen es (bei sehr sorgfältiger Verarbeitung und gesundem Speichel) nicht schädlich ist, sind eher die Ausnahme. Meistens gelangt das Quecksilber (das durch den Speichel aus der Füllung herausgelöst wird) in winzigen Spuren in den Organismus (besonders bei gleichzeitig vorhandenen Goldfüllungen) und kann dort neben eventuellen → **Allergien** Krankheiten vor allem an den Nieren, dem Magen, dem Darm, der Leber, dem Nervensystem, der Haut und der Mundschleimhaut hervorrufen. Bei chronischen Erkrankungen an diesen Organen sollte daher immer das Amalgam entfernt und durch geeigneteres Material ersetzt werden, was man mit Elektroakupunktur nach Voll (→) testen kann. Bei Kindern sollte man auf Amalgamfüllungen verzichten.

→ *Untersuchung und evtl. Entfernung des Amalgams durch speziell erfahrenen Zahnarzt zu empfehlen, der dann auch die Ausleitung (!) des in den Körper gelangten Quecksilbers mit homöopathischen Medikamenten vornimmt.*

> **Evtl. zusätzliche naturmedizinische Behandlung:**
> → Regenaplex Nr. 50a, 6, 510a (zur Entgiftung).
> → Ergänzende Bach-Blüten-Therapie: s. dort.

Anämie

Leistungsschwäche, Hautblässe, Müdigkeit, Konzentrationsschwäche, evtl. Herzklopfen, Schwindelanfälle und Atemnot bei körperlicher Belastung, evtl. Infektanfälligkeit, manchmal »Faulecken« in den Mundwinkeln.

Ursache: Zu wenig roter Blutfarbstoff oder rote Blutkörperchen aufgrund von Eisenmangel, der durch Blutverlust, zu wenig eisenhaltige Nahrung (Gemüse, Eier, Fleisch) oder eine Verwertungsstörung des aufgenommenen Eisens entstehen kann. Frühgeborene Kinder neigen besonders zur Anämie. Normalgeborene Kinder bekommen kurz vor der Geburt von der Mutter einen ausreichenden Eisenvorrat. Diagnose durch Blutuntersuchung. Eine ausgeprägte Anämie läßt sich auch daran erkennen, daß die Schleimhaut an der Innenseite des vorgeklappten Unterlides sehr blaß ist.

Ärztliche Diagnose und evtl. Therapie erforderlich.

> **Naturmedizinische Behandlung:**
> → Regenaplex Nr. 1a, 1b, 23c +33/1, 50a.
> Sonstiges: bei nichtgestillten Kindern ab der 6.–8. Lebenswoche Gemüsesaft, und ab 3. Monat Gemüsebrei zufüttern. Evtl. auf Vollwertkost umstellen.

Aphten

Schmerzhafte, flache, oft weißliches Geschwüre an Gaumen, Wangen, Zunge, Zahnfleisch, übler Mundgeruch, evtl. Fieber und allgemeines Krankheitsgefühl.

Mögliche Ursachen: Schwächung der allgemeinen Widerstandskraft, ungenügende körperliche Entgiftung, Infekte (z. B. → **Herpes**), Amalgamfüllungen (→), → **Allergien** auf zahnärztliches Material.

→ *Ärztliche Untersuchung zur Ursachenklärung erforderlich.*

> **Naturmedizinische Behandlung:**
> → Regenaplex Nr. 28b, 6 + 510a, 36a//+507 bei Hartnäckigkeit//+28a bei Zahnfleischbefall. Spülungen mit Regena-Mundfluid.
> → Homöopathie: Borax, Mercurius, Sulfur u. a.
> → Ergänzende Bach-Blüten-Therapie: Spülungen mit Verdünnung von Rescue Remedy (3 Tropfen auf 1 Glas Wasser).
> Sonstiges: Kamillentee. Wegen der Schmerzen Gefahr von Essensverweigerung, daher flüssige, breiige Nahrung, evtl. mit Strohhalm trinken lassen. Keine säurehaltigen Speisen (z. B. Obst), kein Zucker.

Arzneimittelallergie

Typische und mögliche Symptome: *Roter, evtl. juckender Ausschlag, evtl. innen weiß mit rotem Hof, evtl.* → **Nesselsucht**, *evtl. Schwellungen der Augen- und Mundschleimhaut, evtl. Fieber, Durchfall, Erbrechen.*

→ **Allergie** auf – meist chemische – Arzneimittel (vor allem Schmerzmittel, Antibiotika), die sich zum lebensgefährlichen Schock steigern kann, wenn die betreffende Substanz mehrmals hintereinander in (oder auf) den Körper gelangt. Ursache: ernst zu nehmende Grund-Störung des Organismus.

→ *Ärztliche Diagnose und konsequente Therapie erforderlich.*

> → Regenaplex Nr. 6, 510a, 50a +26c, 47a, 23a//weitere Behandlung → **Allergie**. Äußerlich Nr. 510a oder Haut-Fluid G oder W.
> → Ergänzende Bach-Blüten-Therapie: Rescue Remedy innerlich u. äußerlich.
> → Homöopathie: Apis u. a. Konstitutionstherapie erfolgversprechend.
> Sonstiges: das auslösende Medikament aufschreiben, in Allergiepaß eintragen lassen.

Asthma

Anfallsweise Behinderung der Atmung ist beim Ausatmen (keuchend, röchelnd oder pfeifend). Kind sitzt angsterfüllt und angestrengt im Bett, will seine Ruhe haben. Bei schweren Anfällen Erstickungsgefühle oder/und bläuliche Verfärbung der Lippen durch Sauerstoffmangel.

Krampfhafte Verengung der Bronchien mit Anschwellen der Schleimhäute, die von fest haftendem Schleim überzogen sind, wodurch der Luftaustausch in den Lungenbläschen blockiert wird. Die Lungenbläschen verharren in einem aufgeblähten Zustand, ähnlich einem Blasebalg, dessen Öffnung man verschlossen hat. Bei häufigen Asthmaanfällen verliert die Lunge mit der Zeit ihre Elastizität, bleibt dauernd aufgebläht, und auch der Brustkorb verformt sich entsprechend.

Ursache des Asthmas, das oft mit → spastischer **Bronchitis** beginnt, sind (neben einer erblichen Komponente) meist allergische Reaktionen (zum Beispiel auf Pollen, Staub, Tabakrauch, Pollen, Tierhaare, Farbdämpfe, Chemikalien usw.) und psychische Störungen (vor allem Ängste). Oft tritt das Asthma erstmalig als Folge einer symptomunterdrückenden, allopathisch-chemischen Therapie von akuten Krankheiten (zum Beispiel Lungenentzündung, Ekzem oder Heuschnupfen) auf. Deshalb sollte in der Vorgeschichte nach unterdrückten Krankheiten gefahndet werden, um sie mit Hilfe von homöopathischen Medikamenten ausheilen zu können.

Behandlung wegen vieler unerkennbarer Faktoren oft schwierig. Wichtig ist der Abbau der → **Allergie** und jener Ängste, die das Kind am freien Durchatmen hindern. Meist müssen Eltern und Bezugspersonen in die Therapie mit einbezogen werden.

Die Heilerfolge der Homöopathie sind bei Asthma-Kindern recht gut (erfahrenen Therapeuten suchen!). Deshalb sollte man sich nicht mit einer allopathischen Dauer-(Unterdrückungs-)Therapie (Cortison u. ä.) abfinden. Allergieauslösende Substanzen müssen gemieden werden. Man kann diese evtl. mit Hilfe spezieller Tests (Allergietests, Elektroakupunktur nach Voll, bioelektronische Untersuchungs-Verfahren) feststellen.

→ *Ärztliche (homöopathische, bei schwerem Anfall auch allopathische) Therapie erforderlich; bei Erstickungsanfällen Notarzt.*
*** Beratungsmöglichkeit → Adressenverzeichnis.

Evtl. zusätzliche naturmedizinische Behandlung:
- → Regenaplex Nr. 6, 42, 38a + 506c, 50a, 39a + 24c, 203. Weitere Behandlung durch eine/n erfahrene/n Regena-Therapeuten/in.
- → Ergänzende Bach-Blüten-Therapie: s. dort.
- → Homöopathie: Akuter Asthmaanfall nach Voegeli (→ *Literaturverzeichnis*): Blatta or., Ipecacuanha, Sticto pulm., Chelidonium, China, Ambra gris., Dulcamara, Carbo veg., Pulsatilla, Coccus cacti, Grindelia, Pothos foet., Bellodonna, Ptelea, Lobelia, Stercula, Viscum alb.

Sonstiges: Im Anfall beruhigen, Angst abbauen. Für eventuelle Notfälle sollte immer ein Spray mit einem Bronchospasmolytikum oder Cortison greifbar sein. Alles vermeiden, was Allergie provoziert (Milch, Milchprodukte, Tiere, Staub, Federbetten) und Angst oder seelischen Druck erzeugt. Ansteigendes Fußbad (→), evtl. nachts vorbeugend Brustwickel mit Salzwasser (→). Akupunktur.

Augenentzündung durch Sonne

Nach Sonneneinwirkung: Augenschmerzen, Kopfschmerzen, Sehstörungen, starke Lichtempfindlichkeit.

Ursache: Entzündliche Reaktion auf zu starke Sonneneinstrahlung, zum Beispiel am Meer oder im Gebirge. Wegen stärkerer Aggressivität der Sonne in Gegenden mit hoher Sonnenintensität (Meer, Gebirge) Sonnenbrille tragen lassen.

Augenärztliche Untersuchung und ggfs. Therapie bei starken Beschwerden.

> **Evtl. zusätzliche naturmedizinische Behandlung:**
> → Regenaplex Nr. 76a, 114, 6, 510a. Augenkompressen mit Nr. 510a.
> → Ergänzende Bach-Blüten-Therapie: Rescue Remedy innerlich und als Augenkompressen, mit Wasser verdünnt.
> Homöopathie: Aconitum, Arnica, Apis, Belladonna, Cantharis, Euphrasia, u. a.
> Sonstiges: dunkles Zimmer, anschließend einige Zeit Schutz vor starkem Licht.

Ausfluß / Scheidenentzündung

Schmerzen oder Empfindlichkeit im Bereich der Scheide, Rötung von Schamlippen und Scheideneingang, Juckreiz, Ausfluß (evtl. gelb-grünlich und übelriechend), evtl. Brennen beim Wasserlassen.

Mögliche Ursachen: Ungenügende Entgiftung der Genitalorgane, latente Entzündung, mangelnde Hygiene; mechanische Überreizung durch Herumspielen; Fremdkörper in der Scheide. Psychische Faktoren können eine Rolle spielen (z. B. Scham u. Schuldgefühle). Ausfluß dient der Entgiftung (daher nicht unterdrücken).

→ *Ärztliche Untersuchung und Therapie erforderlich.*

> **Evtl. zusätzliche naturmedizinische Behandlung:**
> → Regenaplex Nr. 98a, 6, 50a +95, 23a, 26c//+82a, 111a bei Hartnäckigkeit. Evtl. weitere Therapie durch erfahrene/n Regena-Therapeuten/in.
> Tägliche Spülungen oder Sitzbäder mit abwechselnd Haut-Fluid W und G in dünnem Kamillen-Tee (25°C) oder Leitungswasser.
> → Ergänzende Bach-Blüten-Therapie: bei Scham (→), Schuldgefühlen (→) oder Ekel (→ *Sauberkeit*).
> Sonstiges: Warme Unterwäsche, bessere Hygiene (Stuhl von vorn nach hinten abputzen). Evtl. moralfreie Sexual-Aufklärung.

Austrocknung / Dehydratation

Mund und Lippen trocken, Apathie, dunkelgelber Urin, eingesunkene Fontanelle bei Babys unter 18 Monaten.

Mögliche Ursachen: Wasserverlust und Elekrolytverlust durch starkes Erbrechen, Durchfall oder Fieber mit Schwitzen. Gefährlicher Zustand, besonders bei Säuglingen und Kleinkindern, der zu Gehirnschäden oder Tod führen kann.

→ *Schnelle ärztliche Therapie erforderlich, wenn Durchfall oder Erbrechen länger als 6 Stunden anhalten, Zeichen der Austrocknung vorhanden sind und das Kind keine Getränke bei sich behält.*

> **Evtl. zusätzliche naturmedizinische Behandlung:**
> → Regenaplex siehe betreffende Grundkrankheit (→ **Brechdurchfall**, → **Fieber**)
> → Ergänzende Bach-Blüten-Therapie: Rescue Remedy.
> → Homöopathie: bei starkem Brechdurchfall Arsenicum album LM 6, 10 Tropfen in Glas Wasser, viertelstündlich 1 Teelöffel geben oder Zunge benetzen bis zur Besserung, dann reduzieren.
>
> Sonstiges: Sofort Flüssigkeitsersatz durch häufiges Trinkenlassen (alle 10 Minuten) von kleinen Mengen Kamillentee oder Wasser, der/das mit 1 Prise Salz und 1 Teelöffel Traubenzucker (keinen normalen Zucker nehmen) auf 100 ml und 1 Tropfen Rescue Remedy versetzt wird (Flüssigkeitsmenge ungefähr entsprechend der bisherigen Nahrungsmenge, bzw. ungefähr 100–200 ml pro kg Körpergewicht in 24 Stunden). Keine sauren Fruchtsaftgetränke, kein Zucker.

Autismus

Zurückziehung aus der Umwelt in eine innere Welt, Teilnahmslosigkeit, fixierte, sich wiederholende Verhaltensmuster, ungenügende Kontaktaufnahme (Sprechen, Hören, Sehen), evtl. fortgesetzte wiegende Bewegungen. Abneigung gegen Veränderungen. Wutanfälle möglich bei Störung des eigenen Rhythmus.

→ *Spezielle Therapie (vor allem Verhaltenstherapie) erforderlich.*
*** Beratungsmöglichkeit → Adressenverzeichnis.

> **Evtl. zusätzliche naturmedizinische Behandlung:**
> → Regenaplex 109, 23a, sowie Therapie evtl. bestehender körperlicher Störungen.
> → Ergänzende Bach-Blüten-Therapie: s. dort.

Bettnässen

Unkontrolliertes (vor allem nächtliches) Wasserlassen älterer Kinder (über 4 Jahren).

Normalerweise werden Kinder im zweiten bis dritten Lebensjahr »trocken«. Man sollte dem Kind die Initiative dazu weitgehend selbst überlassen. Freilassendes Lob wirkt unterstützend, zu viel erzieherischer Druck ist ungünstig und erzeugt eine negative Haltung im Zusammenhang mit Stuhlgang und Wasserlassen. Von Bettnässen kann man erst ab dem 4. Lebensjahr sprechen, wenn das Kind bereits trocken war. Mögliche Ursachen: psychische Probleme (zu wenig Zuwendung, Eifersucht, Angst), latenter Reizzustand im Urogenitalsystem, evtl. → **Harnwegsinfekt**, → **Diabetes**.

→ *Ärztliche Untersuchung zum Ausschluß einer organischen Krankheit zu empfehlen; bei Versagen der Selbstbehandlung ärztliche Therapie.*

> **Naturmedizinische Behandlung:**
> → Regenaplex Nr. 88a, 6, 50a, 86b//+95 bei Genitalreizung.
> → Ergänzende Bach-Blüten-Therapie: s. dort.
> → Homöopathie: Causticum, China, Equisetum, Ferrum met., Kalium phosph., Kreosot, Natrium mur., Plantago, Pulsatilla, Rhus tox., Sepia, Staphisagria, Sulfur, u. a.
>
> Sonstiges: Vor dem Schlafengehen nichts zu trinken geben, Blase entleeren. Kein Drama daraus machen, weitgehend unbeachtet lassen, damit kein »Komplex« daraus wird. Auf Verhalten oder Aussagen des Kindes achten, aus denen man sein Problem heraushören kann, und dafür eine Lösung finden; evtl. auf Wunsch vorübergehend wieder ins Bett nehmen. Evtl. Gummieinlage ins Bett.

Bewußtlosigkeit / Ohnmacht

Plötzliche Hautblässe, Zusammensinken, evtl. krampfhaft verdrehte Hände, Puls fühlbar, Verlust des Bewußtseins.

Kurze Ohnmacht (Sekunden bis Minuten) = harmlose, vorübergehende Durchblutungsstörung des Gehirns aufgrund von psychischer Überforderung (Angst, Schreck, Erregung) oder im Rahmen von Infekten, Anämie, Kreislaufschwäche, oder → **Schock**.

→ *Achtung: Ärztliche Untersuchung und Therapie erforderlich bei Bewußtlosigkeit nach Schädelprellung (→* **Gehirnerschütterung**), *bei →* **Hirnhautentzündung**, → **Gehirnentzündung**, → **Epilepsie**, *und schweren Stoffwechselkrankheiten (z. B.* → **Diabetes**). *Verhalten bei Bewußtlosigkeit:* → **Erste Hilfe**.

Naturmedizinische Behandlung:
→ Regenaplex: Nr. 7, 91 bei Ohnmacht. Spezielle Behandlung: siehe bei den betreffenden Krankheiten.
→ Homöopathie: Aconitum, Carbo veget., Chamomilla, China, Ignatia, Nux vomica, Nux moschata, Pulsatilla, Sepia, Veratrum alb. u. a.
→ Ergänzende Bach-Blüten-Therapie: Rescue Remedy.
Sonstiges: Ruhe bewahren, *Ohnmacht*sanfälle sind meist harmlos. Beine hoch lagern, abwarten, das Kind ansprechen, um seine Aufmerksamkeit anzuregen.

Bindehautentzündung

Rötung und Schwellung der Augenschleimhaut, oft mit Gefühl wie Sand unter den Lidern. Evtl. Schmerzen, Augentränen und Schleim-/Eiterabsonderung.

Ursachen: Reizung durch Reiben oder Fremdkörper, durch → **Allergie** (s. auch → **Heuschnupfen**), Infektion oder latente → **Nebenhöhlenentzündung**.

→ *Bei starker Ausprägung augenärztliche Therapie erforderlich.*

Evtl. zusätzliche naturmedizinische Behandlung:
→ Regenaplex Nr. 114, 6, 71a, 50a//+36a, 77a bei Hartnäckigkeit//+97a bei Heuschnupfen. Auflage von Kompressen mit Haut-Fluid W.
→ Homöopathie: Apis, Argentum nitr., Belladonna, Allium cepa, Euphrasia, Ferrum phosph., Hepar sulf., Mercurius, Nux vomica, Pulsatilla, Sulfur.
Sonstiges: bei häufigen Beschwerden Sanierung des Wohnmilieus (Tabakrauch?, Smog?, Wohngifte?); baubiologische Untersuchung.

Blasenentzündung → Harnwegsinfekt

Blinddarmentzündung

Schmerzen im ganzen Bauch oder Nabelgegend, besonders aber im rechten Unterbauch, mäßiges Fieber (im Darm 1°C höher als unter der Achsel), Durchfall oder Verstopfung, Übelkeit, Appetitlosigkeit, evtl. Erbrechen. Bei Druck auf rechten Unterbauch: deutlicher Schmerz. Bauchmuskulatur oft in Abwehrspannung. Evtl. Loslaßschmerz: deutlicher Schmerz im rechten Unterbauch nach Eindrücken und schnellem Loslassen der Bauchdecke des linken Unterbauchs. Schmerzen bei Hüpfen auf rechtem Bein. Kind liegt evtl. mit angezogenen Beinen auf rechter Seite (Schmerzen).

Ursache: Entzündung des sogenannten Wurmfortsatzes (→ *Abb. Kap. Diagnosen*) mit Verschluß. Auslöser auch Leistungsstreß. Ähnliche Beschwerden auch bei → **Darmverschluß**, → **Magengeschwür**, Gallenblasenentzündung, Nieren- oder Gallenkolik, Entzündung des Darmes oder der weiblichen Geschlechtsorgane möglich. Bei akuter Entzündung Operation erforderlich; sonst Gefahr von Blinddarm-»Durchbruch« mit Ausfluß von Eiter in die Bauchhöhle und lebensgefährlicher *Bauchfellentzündung.*

→ *Bei Verdacht (unklarer Bauchschmerz mehr als 2 Stunden) oder akuten Beschwerden schnelle ärztliche Untersuchung/Therapie erforderlich.*

Evtl. zusätzliche naturmedizinische Behandlung:
- → Regenaplex Nr. 48a, 6, 510a +36b, 26a, 50a +65a, 65b, 65c//+41a bei hohem Fieber//+45a bei häufigen Mandelentzündungen. Äußerlich: Haut-Fluid W.
- → Ergänzende Bach-Blüten-Therapie: Rescue Remedy, auch äußerlich.
- → Homöopathie: Arsenicum, Belladonna, Bryonia, Echinacea, Lachesis, Mercurius sol., u. a.

Sonstiges: Bettruhe. Keine Wärmeanwendung! Evtl. kalter Wickel oder Eisbeutel auf die schmerzhafte Bauchregion. Nichts zu essen geben (evtl. Operation). Keine Abführmittel.

Blutschwamm

Dunkelroter, über die Haut erhabener Fleck, stecknadel- bis handtellergroß, oft vermehrt auftretend.

Gutartige Wucherung aus erweiterten Blutgefäßen, die sich vergrößern kann, meist aber im 2. – 3. Lebensjahr von allein wieder verschwinden.

→ *Ärztliche Therapie bei starkem Wachstum oder ungünstiger Lage.*

Naturmedizinische Behandlung:
→ Regenaplex Nr. 23a, 25b.

Blutung

Hellrotes oder dunkelrotes Blut fließt spritzend (Arterie) oder gleichmäßig (Vene) aus.

Blutung aus Arterie (→ *Kap. Diagnosen/Herz*): Hellrotes Blut spritzt mit dem Pulsschlag aus der Wunde. Blutung aus Vene: Dunkelrotes (»blaues«) Blut läuft oder sickert gleichmäßig heraus.
  Natürliche Blutstillung: durch geronnenes Blut und Wundverklebung. Bis dahin zieht sich verletzte Arterie so zusammen, daß kein Blut mehr austreten kann; bei Vene nicht möglich, deshalb hier längere Blutung.
  Gefährlich: innere Blutung, z. B. nach Bauch- oder Schädelprellung (→ **Milzriß**, → **Gehirnerschütterung**). *Bluter-Krankheit* (Hämophilie): Störung der Blutgerinnung durch Erbfehler, Kind kann an kleiner Wunde verbluten. Siehe auch → **Nasenbluten**.

→ *Bei Notfall:* → **Erste Hilfe**. *Bei starker Blutung aus großer Wunde ärztliche Therapie (Naht) und evtl. Impfung gegen* → **Tetanus** *erforderlich.*

Evtl. zusätzliche naturmedizinische Behandlung:
→ Regenaplex Nr. 34a (Blutstillung), 23c (Neigung zu Blutungen). Äußerlich: Haut Fluid W.
→ Bach-Blüten-Therapie: Rescue Remedy, auch äußerlich.
→ Homöopathie: Aconitum, Aesculus, Arnica, Belladonna, Calendula, China, Crotalus, Erigeron can., Hamamelis, Ipecacuanha, Millefolium, Phosphor, Vipera ber. u. a.
Sonstiges: Kleine Blutungen: etwas Druck (3–5 Minuten) und Pflaster.

Borreliose, Lyme-Krankheit

Im Bereich eines Zeckenbisses sich ständig (evt. wochenlang) vergrößernde ringförmige Hautrötung (in der Mitte blaß), manchmal begleitet von Krankheitsgefühl, Fieber, Schüttelfrost, Kopfschmerzen.

Bakterielle Infektion durch → **Zecken**-Biß. Evtl. Folgen: → **Neuralgie**, Gelenkbeschwerden oder → **Herzrhythmusstörung**. Spätschäden möglich.

→ *Ärztliche Untersuchung/Therapie erforderlich. Nachweis durch Blutuntersuchung. Zur Verhinderung von Spätschäden gibt man schulmedizinisch Antibiotika.*

Evtl. zusätzliche naturmedizinische Behandlung:
→ Regenaplex Nr. 6, 26a, 510a +50a, 11a. Zusätzlich äußerliche Behandlung mit Nr. 510a und Haut-Fluid W (jeweils 5–10 Tropfen in Wasser verdünnt). Evtl. weitere Behandlung durch erfahrene/n Regena-Therapeuten/in.
→ Homöopathie: Belladonna, Lachesis, Ledum, u. a.
Sonstiges: Nach Aufenthalt in Zeckengebieten Kind immer genau absuchen.

Brechdurchfall (Magen-Darm-Katarrh, Gastroenteritis)

Bauchschmerzen, Durchfall, Übelkeit, mit oder ohne Erbrechen, Fieber, Appetitlosigkeit. In schweren Fällen Zeichen von → **Austrocknung**.

Ursache: Infektion mit Viren oder Bakterien, meist durch verunreinigtes oder verdorbenes Essen oder Wasser. (Vorsicht vor allem im Ausland mit Eis, Eiern, Wasser, Salat.) Immer auch an → **Blinddarmentzündung** denken. Vorsicht vor Austrocknung.

Durch Stuhluntersuchung läßt sich feststellen, ob es sich um eine der folgenden, ansteckenden und meldepflichtigen Infektionskrankheiten handelt:

Salmonelleninfektion = Durchfall besteht längere Zeit; Stuhl kann auch ohne Krankheitserscheinungen ansteckend bleiben. Sauberkeit!

Ruhr = anfangs Symptome wie bei Brechdurchfall, dann verstärkter Durchfall. Stuhl braun, dünn, schleimig, blutig.

Typhus = Appetitlosigkeit und Fieber im Vordergrund, evtl. Verwirrtheit, kann 3–4 Wochen bestehen bleiben, ab 2. Woche mehrmals täglich umfangreiche, hellbraune, stinkende Durchfälle, evtl. Bauchschmerzen und Husten.

→ *Ärztliche Untersuchung (Stuhlprobe) u. schnelle ärztliche Therapie erforderlich bei Erbrechen und/oder Durchfall: Säugling länger als 6 Stunden, Schulkinder länger* als 12 Stunden, vor allem bei Austrocknung, schlechtem Allgemeinzustand und wenn getrunkene Flüssigkeit wieder erbrochen wird. Stuhluntersuchung wichtig. Klinikbehandlung bei Ruhr u. Typhus.

Evtl. zusätzliche naturmedizinische Behandlung:
- → Regenaplex Nr. 62a, 6, 510a, 62b + 48a, 64a, 506c, 68 a// + 41a bei hohem Fieber.
- → Homöopathie: Aconitum, Antomonium crudum, Arsenicum album, Belladonna, Bryonia, Carbo vegetabilis, Chamomilla, Colocynthis, Ipecacuanha, Mercurius sublim., Mercurius sol., Nux vomica, Podophyllum, Pulsatilla, Sulfur, Veratrum alb. u. a.
- → Ergänzende Bach-Blüten-Therapie: Rescue Remedy + Crab Apple.

Sonstiges: Flüssigkeitsersatz gegen Austrocknung (s. dort).

Bronchitis

Häufiger Husten mit Auswurf, evtl. Fieber, evtl. Schleimerbrechen.

Akute Reizung der Bronchien-Schleimhäute mit Absonderung von Flüssigkeit, Schleim oder Eiter, die durch Husten entfernt werden. Ursache: meist Infektionskrankheiten, Luftverunreinigung, aber auch psychische Probleme (Angst).

Chronische Bronchitis = Symptome Wochen oder Monate lang anhaltend, oft nur morgens, meist Folge einer nicht ausgeheilten Infektion; manchmal auch durch Reizstoffe in der Luft (z. B. Tabakrauch).

Spastische (krampfhafte) Bronchitis = quälender, fester Husten mit erschwerter Atmung (oft Vorläufer von → **Asthma**).

→ *Bei Fieber und Atemnot schnelle ärztliche Untersuchung/Therapie erforderlich, ebenfalls bei länger als 1 Woche dauerndem Fieber über 38,5°C, gelblich-grünem Auswurf länger als 1 Woche oder bei wochenlangem Husten.*

Evtl. zusätzliche naturmedizinische Behandlung:
- → Regenaplex Nr. 38a, 6, 50a, 4//+36a, 506c bei stärkeren Beschwerden// +41a bei Fieber//+42 bei chronischer Bronchitis.
- → Ergänzende Bach-Blüten-Therapie: s. dort.
- → Homöopathie: Aconitum, Antimonium tart., Belladonna, Bryonia, Allium cepa, Drosera, Dulcamara, Ferrum phosph., Hepar sul., Ipecacuanha, Kalium bichrom., Phosphor, Pulsatilla, Rumex u. a.

Sonstiges: Frische Luft tut gut. Ansteigendes Fußbad (→). Brustwickel (→). Feuchte Tücher im Zimmer aufhängen. Bei chron. Bronchitis evtl. Klimakur. Evtl. Ängste (Ursache?) abbauen.

Cystische Fibrose → Mukoviszidose

Darmverschluß / Darmverschlingung / Darmlähmung

Schwallartiges Erbrechen, evtl. mit Magen- und Darminhalt, schrilles Schreien, starke kolikartige Leibschmerzen mit Anziehen der Beine (zwischendurch Ruhe), aufgetriebener, evtl. brettharter Bauch, evtl. blutiger, schleimiger Stuhl, Blässe, evtl. Benommenheit, schlechter Allgemeinzustand.

Verschluß des Darmes durch Fremdkörper, durch Darmlähmung (durch schwere Infektion) oder Darmverschlingung, so daß Darminhalt nicht weitertransportiert werden kann. *Darmverschlingung*: Einstülpung eines Darmteils, dadurch Verschluß des Darmrohres und Absterben des eingestülpten Darmstücks (daher wenig blutiger Stuhl nach evtl. normaler Stuhlentleerung). Nahrung kann nicht mehr passieren und wird erbrochen (zunächst normales Aussehen, im fortgeschrittenen Stadium stuhlartige, braune, stinkende Masse). Lebensgefahr! Auch beim eingeklemmten → **Leistenbruch** kommt es zum Darmverschluß.

→ *Schnelle ärztliche Therapie erforderlich, Operation innerhalb der ersten 6 Stunden. Im frühen Stadium kann evtl. der zur Diagnose durchgeführte Einlauf eine Verschlingung wieder lösen.*

Evtl. zusätzliche naturmedizinische Behandlung:
- → Regenaplex: Nr. 53a, 65a, 65b, 6+65c, 53b, 506c, 48a. Nachbehandlung nach Operation (auch zur Vorbeugung gegen Verwachsungen): 65a, 6, 510 +161a, 48a, 65b +65c, 506c, 161b. Äußerlich: Haut-Fluid W.
- → Ergänzende Bach-Blüten-Therapie: Rescue Remedy.
- → Homöopathie: Arsenicum alb., Lachesis u. a.

Daumenlutschen

Das Kind lutscht oft bei bestimmten Gelegenheiten am Daumen.

Ersatz für das Saugen an der mütterlichen Brust, das für den Säugling Lust bedeutet (Körperkontakt, Beschütztsein und Befriedigung seines wichtigsten Bedürfnisses) und subtiler Hilferuf. Diese Lust verschafft sich das Kind (als Ersatzbefriedigung) selbst, wenn es in seelischer Not ist, Angst hat und mehr Trost, Liebe, Kontakt oder Zufriedenheit braucht. Evtl. können dadurch Deformierungen des Oberkiefers eintreten.

> **Naturmedizinische Behandlung:**
> → Ergänzende Bach-Blüten-Therapie: s. dort.
> Sonstiges: dem Kind mehr entgegenkommen, Konfliktsituationen bereinigen (→ *Kap. Eifersucht,* → *Kap. Liebesbedürfnis,* → *Kap. Das Revier,* → *Kap. Trauer,* → *Kap. Kontaktprobleme,* → *Kap. Verletzung*). Keine Verbote, kein Beschmieren des Daumens mit Senf o. ä.!

Diabetes mellitus / Zuckerkrankheit

Sehr große Urinmengen, viel Durst, Gewichtsabnahme, Leistungsschwäche, evtl. obstartig riechender Atem, evtl. Bettnässen und Krankheitsanfälligkeit.

Ursache: Mangel des in der Bauchspeicheldrüse produzierten Hormons *Insulin*, das für die Regulation und Verwertung des Blutzuckers zuständig ist. Dadurch in den Zellen Mangel an verfügbarer Energie (Leistungsschwäche, Krankheitsanfälligkeit) bei gleichzeitigem Anstieg des unverwertbaren Zuckers im Blut mit unnormal hohen Blutzuckerwerten. Diesen versucht der Körper durch vermehrte Ausscheidung von Zucker im Urin auszugleichen, wofür er große Wassermengen benötigt (Folge: viel Urin, viel Durst).

→ *Ärztliche Diagnose (Bestimmung der Zuckerwerte in Blut und Urin) und Therapie in Form von Insulinspritzen und Zucker-Diät erforderlich. Heilung nicht möglich.*
*** Beratungsmöglichkeit → Adressenverzeichnis

> **Evtl. zusätzliche naturmedizinische Behandlung:**
> → Regenaplex Nr. 33 Za, 33/5, 50a + 6, 506a, 506c, 51a (von Zeit zu Zeit als Kur).
> Sonstiges: Viel Sport und körperliche Tätigkeit. Diät. Kind soll lernen, sich pünktlich allein zu versorgen und normal zu leben.

Diphterie

Leichtes Fieber, Appetitlosigkeit, Übelkeit, Kopfschmerzen, Mattigkeit, eigenartig süßlich-fader oder fauliger Mundgeruch und Mandelentzündung. Typisch: zusammenhängender, weißer Belag auf den Mandeln, der in schweren Fällen auch schmutzig-grau-gelb werden kann. Bei Befall der Stimmbänder (heisere kloßige Stimme oder Stimmverlust sowie bellender Husten) Erstickungsgefahr (Kehlkopfdiphtherie). Lymphknoten am Hals geschwollen. Gefahr von Herzschädigung, Herzstillstand und Lähmungen durch Bakte-

riengifte. Bei Säuglingen: hauptsächlich starker, evtl. blutiger Schnupfen; borkige Beläge in der Nase mit Atembehinderung (Nasendiphterie).

Ursache: Ansteckung durch Diphteriebakterien, 2–4 Tage nach Kontakt mit kranken Menschen oder bakteriell verunreinigten Gegenständen. Sehr ansteckend! Vorsicht, wenn in der Nachbarschaft oder Schulklasse Diphterie auftritt. Bei Erkrankung Kontakt mit anderen Kindern verhindern. Mögliche, gefährliche Komplikationen: Kreislauf- und Herzversagen, Erstickung durch Kehlkopfentzündung, Lähmungen. Die Krankheit hinterläßt keine Immunität. Schutzimpfung möglich (→ *Kap. Impfung*).

→ *Bei Verdacht sofort ärztliche Untersuchung/Therapie (Klinik) erforderlich.*

Evtl. zusätzliche naturmedizinische Behandlung
→ Regenaplex Nr. 40a, 6, 50a, 45a +45b, 11a, 26a//+74, 203 bei Lähmungen. (Auch zur Nachbehandlung nach evtl. Klinikaufenthalt.)
→ Ergänzende Bach-Blüten-Therapie: Rescue Remedy.
→ Homöopathie: Acidum nitricum, Ailanthus, Apis, Arsenicum, Baptisia, Belladonna, Echinacea, Mercurius cyanatus, Mercurins jod. flav., Kalium bichromicum, Kalium chloratum, Lachesis, Lycopodium, u. a.
Sonstiges: Nach der Krankheit mindestens 14 Tage strenge Bettruhe wegen der Gefahr eines Herzschadens. Evtl. Lähmungen machen sich als Schluckstörungen, Schielen oder Störungen beim Greifen und Gehen bemerkbar.

Dreitagefieber

Plötzlich hohes, 3 Tage anhaltendes Fieber mit Unruhe, Kopf- und Bauchschmerzen, evtl. → **Fieberkrampf.** *Danach Ausschlag aus rosa Flecken, zunächst am Körper, später an Armen und Beinen, der 1–3 Tage anhält.*

Ansteckende, aber harmlose Viruserkrankung des Säuglings- und Kleinkindesalters. Hinterläßt lebenslange Immunität.

→ *Ärztliche Diagnose zur Abgrenzung gegen Masern und Scharlach erforderlich.*

Naturmedizinische Behandlung:
→ Regenaplex Nr. 41a, 6, 50a//+3 bei Fieberkrämpfen.
→ Homöopathie: → **Fieber.**
Sonstiges: Wadenwickel (→). Reichlich zu trinken geben.

Durchfall

Häufige, zu dünne Stühle – je nach Schwere der zugrundeliegenden Erkrankung breiig, zerhackt, wässrig, grünlich, schleimig oder blutig.

Versuch des Körpers, durch beschleunigte Ausscheidung Krankheitserreger und Gifte loszuwerden; auch psychische Erschütterungen können auf diese Weise »abgeführt« werden (z. B. »sich vor Angst in die Hose machen«). Die begleitenden Symptome geben Hinweise auf die Ursache (→ *Kap. Diagnosen/Allgemeinsymptome*). Bei Säuglingen immer auch an → **Mittelohrentzündung** denken. Durchfall kann – vor allem für Säuglinge – durch Flüssigkeitsverlust schnell gefährlich werden (→ **Austrocknung**).

→ *Ärztliche Therapie erforderlich bei jedem Durchfall, der länger als 6 Stunden (Säugling) und 12 Stunden (Kleinkind) besteht. In schweren Fällen Infusionstherapie in der Klinik.*

Naturmedizinische Behandlung:
- → Regenaplex Nr. 62a, 6, 510a +62b, 35c// + evtl. die bei den jeweiligen Krankheiten angegebenen Mittel.
- → Ergänzende Bach-Blüten-Therapie: Rescue Remedy
- → Homöopathie: Aconitum, Aethusa, Antomonium crudum, Arsenicum alb., Belladonna, Carbo veget., Chamomilla, Colocynthis, Ipecacuanha, Mercurius sublim., Mercurius sol., Nux vomica, Podophyllum, Rheum, Sulfur, Veratrum alb. u. a.

Sonstiges: Einlauf (→) zu Fiebersenkung und teilweisem Flüssigkeitsersatz. Bauchwickel (→). *Ernährung:* viel zu trinken geben, zunächst 1 Tee-Tag. Sobald danach verlangt wird, feste Kost in jeweils kleinen Portionen: Säugling Reisschleim, Karottensuppe, geriebener Apfel, gemuste Kartoffeln oder Heilnahrung (Apotheke); Kleinkinder: Reis, Karotten, getoastetes Brot, Kartoffeln. Anfangs keine Haferflocken, keine Milch, kein Zucker.

Einkoten

Unwillkürlicher oder unkontrollierter Stuhlabgang des bereits sauberen Kindes.

Manchmal Begleiterscheinung einer → **Verstopfung**. Meist psychische Ursache (z. B. Geburt eines zweiten Kindes, Streit in der Familie, Mangel an Zuwendung, Schulstreß).

→ Ärztliche Diagnosesicherung und bei Versagen der Selbstbehandlung Therapie durch Kinderpsychologen zu empfehlen.

Evtl. zusätzliche naturmedizinische Behandlung:
→ Regenaplex Nr. 59a, 59b.
→ Ergänzende Bach-Blüten-Therapie: s. dort.
Sonstiges: Lösung des psychischen Problems. Keinen Ekel zeigen, keine Bestrafung oder Kritik, sondern Verständnis demonstrieren und Vertrauen suchen.

Ekzem / Neurodermitis

Rote schuppige Flecken, teils kleine Bläschen, die nässende und krustenbedeckte Hautbereiche hinterlassen. Starker Juckreiz, der das Kind zu dauerndem Kratzen zwingt.

Sinnvolle Hautreaktion, durch die der Organismus schädliche Substanzen los wird oder örtliche Schäden repariert. Viele Krankheiten gehen mit typischen Hautreaktionen einher, die für die Diagnose hilfreich sind. Eventueller Juckreiz soll dazu führen, daß »giftige« Ausscheidungen oder Absonderungen von Parasiten durch Kratzen von der Hautoberfläche entfernt werden.

Das sogenannte atopische Ekzem (üblicherweise *Neurodermitis*, beim Säugling »*Milchschorf*« genannt) tritt in der akuten Form ab dem 3. bis 6. Lebensmonat vor allem im Bereich von Gesicht, Kopf, Hals, Oberkörper, Arme und Beinstreckseiten auf. Rückbildung meist im 2. bis 3. Lebensjahr. Im Spiel- und Schulkindalter besteht es meist in Form verdickter, trockener und juckender Hautbereiche in den großen Gelenkbeugen (Ellenbeuge, Handgelenke, Kniekehlen, Fußgelenke); es kann aber auch erstmalig in dieser Form auftreten. Offensichtlich spielen Erbfaktoren, eine → **Allergie**, z.B. auf Milch, Eiweiß, Eier, Nüsse, Wolle, Haustiere (!), chemische Medikamente, Impfungen, Chemikalien, Waschmittel, sowie psychischer → **Streß** eine wichtige Rolle. Oft treten Heuschnupfen, Asthma oder andere allergische Reaktionen (z.B. Penicillinallergie) auf, wenn das Ekzem durch unterdrückende Therapie abklingt, können aber auch gleichzeitig bestehen. Meist verstärken bestimmte Nahrungsmittel (Milch, Eier, Getreide, Nüsse) das Ekzem; werden diese gemieden, läßt es nach. Bei schweren Allgemeinkrankheiten beobachtet man oft eine Rückgang des Ekzems. Ekzemkinder neigen zu Erkältungskrankheiten und Durchfall. Wenn andere Krankheitserreger in die wunden Stellen gelangen, können Vereiterungen auftreten, die das Kind schwer krank machen. Oft bessert ein Aufenthalt am Meer oder im Hochgebirge.

Psychische Konflikte können die Symptome verstärken bzw. auslösen – vor allem Trennungskonflikte und Liebesmangel, da die Haut das primäre Kontaktorgan zwischen Kind und Mutter ist. Scheinbar paradoxerweise verstärken sich dann die Symptome, wenn der Konflikt gelöst ist (Ekzem = Heilreaktion). Oft erstmaliges

Auftreten der Neurodermitis nach erzwungener Trennung des Kindes von der Mutter (zum Beispiel Klinikaufenthalt o. ä.).

Kontaktekzem: durch direkten Kontakt mit einem allergisierenden Stoff hervorgerufen, auf den Kontaktbereich beschränkt (z. B. → **Windelausschlag** durch bestimmte Waschmittel, Ohrekzeme durch nickelhaltigen Modeschmuck, Fußekzem durch chemisch behandeltes Schuhwerk, Fingerekzem durch chemisch behandeltes Papier u. ä.). Kontaktekzem verschwindet, wenn Allergen gemieden wird, ist aber das Zeichen für eine grundsätzliche Störung.

→ *Ärztliche Therapie bei erfolgloser Selbstbehandlung erforderlich. Die offizielle Medizin gibt nur juckreizstillende, entzündungs- und reaktionshemmende Mittel, die zwar lindern, aber auf Dauer die Krankheit vertiefen.*

Evtl. zusätzliche naturmedizinische Behandlung:
→ Regenaplex Nr. 50a, 26c, 6, 510a +47a, 23a, 98a, 507//+ die Mittel für evtl. gleichzeitig akut auftretende Störungen. Äußerlich: Haut-Fluid W ins Wasch- oder Badewassser, Haut-Balsam rot a und türkis a (abwechselnd) zur Hautpflege. Verstärkungen sind Heilreaktionen, die wieder abklingen (es sei denn, es fand erneuter Kontakt mit Allergenen statt). Weitere Behandlung durch erfahrene/n Regena-Therapeuten/in.
→ Ergänzende Bach-Blüten-Therapie: s. dort.
→ Homöopathie: bei erfahrenen Therapeuten oft erfolgreich.
Sonstiges: keine Kosmetika, keine Seife, kein Shampoo. Auf Sauberkeit achten, Fingernägel kurz schneiden. Evtl. bei starkem Juckreiz nachts Handschuhe anziehen, um Aufkratzen zu verhindern. Gesunde, biologische Ernährung ohne Zucker und Chemikalien. Milch und Milchprodukte (auch kleinste Mengen!) weglassen, wenig Obst. Kontakt mit Chemikalien jeder Art meiden (Waschmittel, Weichspüler etc.) Evtl. Wolle meiden, statt dessen Baumwolle verwenden. Keine behandelten Textilien verwenden. Evtl. Haustier abgeben. Staubsauger mit Milbenfilter. Keine Aromalampen, keine ätherischen Öle. Keine Aufregungen, kein Ärger, kein Streß. Weitere Hinweise → **Allergie**. Baubiologische Untersuchung.

Entwicklungsstörungen   → Hodenretention, → Hüftdysplasie,
→ Lippen/Gaumenspalte

Epilepsie

Plötzliche Bewußtlosigkeit. Kind stürzt zu Boden, wird zunächst steif, beginnt dann an Armen und Beinen rhythmisch zu zucken. Evtl. Schaum auf den Lippen, evtl. unkontrollierter Urin- und/oder Stuhlabgang. Anfallsdauer: einige bis 20 Minuten. Keine Erinnerung an den Anfall. Evtl. vorausgehende Wahrnehmung eines komischem Zustandes im Körper, seltsamer Töne oder farbiger Erscheinungen (Aura). Anschließend längerer Erschöpfungsschlaf.

Epilepsie ist eine Art vorübergehender Kurzschluß im Gehirn, der am Körper Krämpfe hervorruft. Ursache: wahrscheinlich meist extrem starke emotionale Belastungen, die in der Entspannungsphase Krämpfe hervorrufen (ähnlich wie Migräne) oder Gehirnverletzungen. Die oben beschriebenen Anfälle nennt man »grand mal«. »Petit mal«-Anfälle: keine Krämpfe, sondern nur sekundenlange geistige Abwesenheit, evtl. mehrmals täglich (Vorsicht im Straßenverkehr). Epilepsie beeinträchtigt weder die Intelligenz und noch das übrige Verhalten. Epilektiker können ein normales Leben führen. Häufige, schwere Anfälle sind auf Dauer ungünstig für das Gehirn.

→ *Spezielle ärztliche Therapie erforderlich. Ziel: Verhütung weiterer Krämpfe. Ärztlich verordnete Medikamente nicht eigenmächtig reduzieren, da dies zu schweren Krämpfen führen kann.*
*** Beratungsmöglichkeit → Adressenverzeichnis.

Evtl. zusätzliche naturmedizinische Behandlung:
- → Regenaplex Nr. 92a, 6, 510a + 89a, 506a, 3 + 89b, 36a, 506c. Weitere Behandlung durch erfahrene/n Regena-Therapeuten/in.
- → Ergänzende Bach-Blüten-Therapie: Rescue Remedy während des Anfalls; in der anfallsfreien Zeit passende Mittel zur Überwindung der emotionalen Konflikte.
- → Homöopathie: Acidum hydrocyan., Agaricus, Argentum nitric., Bufo, Causticum, Cicuta, Cuprum, Helleborus, Hyoscyamus, Oenanthe, Opium, Zincum u.a (gute Aussichten, wenn keine Hirnschädigung).

Sonstiges: Während des Anfalls Kind vor Verletzungen schützen, evtl. Kopf abpolstern, Möbel wegrücken; nicht festhalten; sobald es geht, stabile Seitenlage (→ **Erste Hilfe**), damit evtl. Erbrochenes nicht in die Luftröhre gelangt oder die zurücksinkende Zunge die Atmung behindert. Anfall ist nicht lebensgefährlich, man kann abwarten, bis er vorbei ist. Alle emotional belastenden Faktoren (meist familiäre oder erzieherische Spannungen) ausschalten. Wichtig wäre es, herauszufinden, welcher emotionale Streß dem Anfall vorausgegangen ist, um ihn gezielt abbauen zu können.

Erbrechen

Mageninhalt wird durch plötzliche Verkrampfung des Magens durch den Mund ausgestoßen.

Ausspeien von Nahrung bei einem Säugling während oder nach der Mahlzeit, wobei er aber gut gedeiht (Gewichtskontrolle!) ist harmlos und nur vorübergehend (Überfütterung). (Evtl. homöopathische Behandlung: Aethusa Cyn., Antimonium crud., Bismutum.)

Erbrechen ist meist Begleiterscheinung ernster Erkrankungen (→ *Diagnose/Allgemeinsymptome*). Versuch des Organismus, unverträgliche Nahrung oder schädliche Stoffe und Substanzen aus dem Magen zu entfernen. Schweres oder häufiges Erbrechen, evtl. mit Fieber, Durchfall oder irgendwelchen Schmerzen weist auf eine ernsthafte Krankheit hin; für Säuglinge und Kleinkinder durch Flüssigkeitsverlust evtl. lebensgefährlich.

→ *Ärztliche Therapie bei unklarem, schwerem oder häufigem Erbrechen (mehr als 6 Stunden oder zwei Mahlzeiten hintereinander) erforderlich.*

> **Evtl. zusätzliche naturmedizinische Behandlung.**
> → Regenaplex Nr. 68a, 510a, 64a//+ Behandlung der zugrundeliegenden Krankheit.
> → Ergänzende Bach-Blüten-Therapie: Rescue Remedy.
> → Homöopathie: Aethusa cyn., Antimon. crud., Antimon. tart., Amygdalus pers., Arsenicum album, Bismutum, Calcium carb., China, Colchicum, Ferrum met., Ipecacuanha, Kreosotum, Nux vomica, Pulsatilla, Veratrum alb. u. a.
> Sonstiges: Wegen Gefahr von Austrocknung Flüssigkeitsersatz erforderlich (→ **Austrocknung**). Einlauf (→).

Fieber

Erhöhung der meßbaren Körpertemperatur über 37,7°C im Darm (37,2°C unter der Achsel).

Fieber ist keine Krankheit, sondern eine Heil-Reaktion des Organismus auf krankhaften Streß oder eine »Vergiftung« durch Krankheitserreger bzw. schädliche Substanzen. Einerseits Folge verstärkter Abwehrarbeit (der Körper läuft »heiß«), andererseits Versuch, durch Änderung des Körpermilieus Krankheitserreger zu schädigen und »Gifte« zu zerstören. Temperaturerhöhung auch bei Wachstumsschüben oder starker körperlicher Bewegung möglich. Entscheidendes Kriterium zur

Beurteilung der Bedeutung des Fiebers ist das Allgemeinbefinden. Solange ein Kind dabei munter ist und keinen schwerkranken Eindruck macht, ist das Fieber nicht gefährlich – der Körper arbeitet sozusagen im Hintergrund an der Überwindung einer Krankheitsbelastung. Gewaltsame Fiebersenkung ist unsinnig und letztlich auch schädlich, weil man dadurch dem Körper bei der Heilarbeit in den Rücken fällt. Im Rahmen einer guten Therapie sinkt das Fieber automatisch, weil der Körper es nicht mehr braucht. Oft folgt auf einen Fieberschub ein deutlicher Vorwärtssprung in der Persönlichkeitsentwicklung. Bei Babys unter 6 Monaten kann Fieber über 38,5° einen gefährlichen Zustand anzeigen (Arzt/Ärztin konsultieren!). Bei extrem hohem oder sehr lange anhaltendem Fieber (über 41° oder mit → **Fieberkrämpfen**) kann (allopathische) Fiebersenkung *ausnahmsweise* erforderlich sein. Meist steigt das Fieber am Abend; oft steigert es sich zu einem Höhepunkt, um dann – meist mit Schweiß – in die Genesungsphase überzugehen.

Bei kleinen Kindern Fieber im After (am besten mit einem modernen digitalen Thermometer) messen, bei größeren Kindern auch im Mund oder unter der Achsel möglich (Meßergebnisse um 0,5° niedriger als in After oder Mund).

Wichtig ist, zu erkennen, in welchen Krankheits-Zusammenhang das Fieber gehört, damit eine gezielte Therapie möglich ist (→ *Kap. Allgemeinsymptome/Fieber*).

* **bis 37,8°C** = normale Temperatur; kann im Laufe des Tages schwanken und ist abends oft etwas erhöht. Nach körperlicher Aktivität oder allgemeiner Hitze Steigerung bis 38°C möglich, manchmal auch bei Wachstumsschüben.
* **38°C** = leichtes Fieber: von Zeit zu Zeit kontrollieren und auf andere Krankheitssymptome achten.
* **38,8°C** = deutliches Fieber: Kontakt mit Arzt/Ärztin aufnehmen;
* **39,8°C** = hohes Fieber: ärztliche Untersuchung erforderlich;
* **41°C** = kritisches Fieber: sofort Arzt/Ärztin rufen.

→ *Ärztliche Untersuchung/Therapie bei hohem oder langdauerndem Fieber, das mit einem schlechten Allgemeinzustand einhergeht, erforderlich.*

Evtl. zusätzliche naturmedizinische Behandlung:
→ Regenaplex Nr. 41a, 6, 510a (Basiskombination)/+3 bei Fieberkrämpfen//
    + Behandlung der zugrundeliegenden Krankheit.
→ Ergänzende Bach-Blüten-Therapie: Rescue Remedy
→ Homöopathie: Aconitum, Arsenicum alb., Belladonna, Bryonia, Ferrum phosph., Gelsemium, Nux vomica, Pulsatilla, Rhus tox., Sulfur u. a.
Sonstiges: Wenn keine Tropfeneinnahme möglich, Fieberzäpfchen (Cosmochema). Lindenblüten-Tee, Holunderblüten-Tee. Einlauf (→), kalte Waschung (→), Wadenwickel (→). Wegen Gefahr von → **Austrocknung** Kleinkindern viel zu trinken geben.

Fieberbläschen → Herpes

Fieberkrämpfe

Schneller Fieberanstieg über 39°C. Kind (meist unter 5 Jahren) wird plötzlich steif, zuckt rhythmisch an Armen und Beinen. Dabei Bewußtlosigkeit, Speichelfluß, evtl. Aufschreien. Dauer: eine bis einige Minuten. Danach Erschöpfungsschlaf. Evtl. unkontrollierter Urin- und/oder Stuhlabgang.

Ursache: Gehirnreizung bei Viruskrankheiten (z. B. → **Grippe**, → **Dreitagefieber**). Krämpfe sehen gefährlicher aus, als sie sind.

→ *Ärztliche Therapie erforderlich bei Dauer länger als 1 Minute (Notarzt), bei evtl. Atemstillstand, Mund-zu-Mund-Atmung (→ **Erste Hilfe**). Nach erstem Auftreten Arzt/Ärztin informieren; evtl. Untersuchung zum Ausschluß organischer Nervenkrankheit.*

> **Evtl. zusätzliche naturmedizinische Behandlung:**
> → Regenaplex Nr. 41a, 3, 6//+ Behandlung der zugrundeliegenden Krankheit. Äußerlich auf Kopf: Haut-Fluid W.
> → Ergänzende Bach-Blüten-Therapie: Rescue Remedy, auch äußerlich auf Kopf.
> → Homöopathie: siehe bei Fieber.
> Sonstiges: Während Bewußtlosigkeit: stabile Seitenlage (→ **Erste Hilfe**). In Zukunft bei allen fieberhaften Erkrankungen rechtzeitige Fiebersenkung (s. oben) durch Abkühlungsbad, Wadenwickel, Einlauf.

Funktionelle Herzbeschwerden

Stechende oder ziehende Empfindungen in der Herzgegend, manchmal mit Herzklopfen oder unregelmäßigem Puls, die meistens bei körperlicher Belastung wieder verschwinden.

EKG normal, ungefährliche Symptome, die aber auf nicht richtig ausgeheilte Infektionskrankheiten oder seelischen Streß hinweisen. Nicht mit → **Intercostalneuralgie** verwechseln.

Naturmedizinische Behandlung:
→ Regenaplex Nr. 7, 13, 6, 50a.
Sonstiges: Evtl. mehr körperliches Training. Auf Herd-Belastung untersuchen.

Furunkel

Große, schmerzhafte, eitergefüllte Pustel.

Vereiterung im Bereich einer Haarwurzel, pflegt nach »Reifwerden« (Inhalt flüssig) zu platzen und Eiter zu entleeren; manchmal auch spontane Rückbildung. Furunkel an Oberlippe, Nase und Wangen sind gefährlich (Eiterverschleppung ins Gehirn möglich). Häufiges Auftreten von Furunkeln: Hinweis auf allgemeine Krankheitsbelastung (evtl. → **Herd-Belastung**).

→ *Ärztliche Untersuchung bei häufigen Furunkeln und Therapie bei sehr großen oder im Gesicht gelegenen Furunkeln erforderlich.*

Naturmedizinische Behandlung:
→ Regenaplex Nr. 23a, 6, 510a, 26a//+36a, 36b, 36c bei Gesichtsbefall. Äußerlich: Haut-Fluid W oder 510a.
→ Ergänzende Bach-Blüten-Therapie: Rescue-Remedy-Creme.
→ Homöopathie: Arnica, Belladonna, Hepar sulfuris, Lachesis, Mercurius sol., Myristica seb., Silicea, Sulfur u. a.
Sonstiges: Nicht herumdrücken, evtl. durch Pflaster schützen. Furunkel geht von allein auf, wenn reif.

Fußpilz

Juckende, weißliche Hautstellen zwischen den Zehen, die beim Ablösen rote Wunden hinterlassen, evtl. verdickte, gelbliche Zehennägel.

Pilz-»Infektion«, meist in Schwimmbädern übertragen. Begleiterscheinung tiefersitzende Krankheitsbelastung (Pilz ist nicht Ursache, sondern Folge und Begleiterscheinung). Unschön und potentiell ansteckend, daher andere Familienmitglieder schützen: nicht die gleichen Badetücher, nicht dasselbe Badewasser. Zum Gedeihen feuchtes Milieu erforderlich, daher Begünstigung durch Schweißbildung an den Füßen. Pilzbefall zwischen 5. und 4. Zehe weist oft auf Nieren- und Gallen-Störungen hin.

→ *Bei starker Ausdehnung oder Versagen der Selbstbehandlung ärztliche Therapie zu empfehlen.*

> **Naturmedizinische Behandlung:**
> → Regenaplex Nr. 6, 50a, 23a +63a, 47b, 510a// +26c bei starkem Juckreiz. Äußerlich: Waschungen mit Haut-Fluid G, in Wasser 1:5 verdünnt. Evtl. weitere Behandlung durch erfahrene/n Regena-Therapeuten/in.
> Sonstiges: Versuch mit Mandelöl zwischen den Zehen oder Abtupfen mit verdünntem Obstessig. Füße trocken und luftig halten (Sandalen). Mindestens einmal täglich Strümpfe (nicht synthetisch) wechseln, Schuhe wechseln, wenn feucht. Viel Barfußlaufen. Die von der offiziellen Medizin angewendeten Pilzmittel wirken nur oberflächlich und sind ungesund, weil teilweise von der Haut aufgenommen. Ernährung: nichts Süßes!

Fußschäden

Fuß nach außen abgeknickt (Knickfuß); evtl. Innenrand des Fußes zum Boden durchgedrückt (Plattfuß); evtl. Zehen gespreizt (Spreizfuß).

Teilweise veranlagte, meist aber durch falschen Fußgebrauch (Schuhe!) entstandene Deformierung, die die Funktions- und Leistungsfähigkeit des Fußes dauerhaft beeinträchtigt. Grundsätzlich: Kinder so viel wie möglich barfuß laufen lassen, so wenig und so spät wie möglich Schuhe tragen lassen (erst wenn sie auf die Straße gehen), die viel Spielraum für die Zehen, eine weiche, biegsame Sohle und keinen Absatz haben (Typ Mokassin).

→ *Untersuchung durch orthopädischen Arzt und evtl. Behandlung mit geeigneten Turnübungen oder Alexander-Technik (→) zu empfehlen.*

Gehirnentzündung

Beginn meist mit Grippesymptomen, danach hohes Fieber, Kopfschmerzen, Symptome einer → **Hirnhautentzündung** *(vor allem Nackensteifigkeit), Erbrechen, Benommenheit, Bewußtseinstrübung, Schlafsucht. Doppeltsehen, bzw. die Unfähigkeit, etwas richtig ins Auge zu fassen (häufig das erste Sympton), Unruhezustände mit krampfhaften Zuckungen.*

Gefährliche Infektionskrankheit, die bei körperlicher oder psychischer Überforderung auftreten kann. Möglich bei → **Masern**, → **Windpocken**, → **Röteln**, → **Mumps**, → **Herpes**, → **Mittelohrvereiterung**, → **Kinderlähmung**, → **Zeckenbiß**.

→ Ärztliche Therapie (Klinik) erforderlich, kann lebensgefährlich werden und schwere geistige Schäden hinterlassen.

> **Evtl. zusätzliche naturmedizinische Behandlung:**
> → Regenaplex Nr. 41a, 3, 6 + 510a, 76a, 3b + 76b, 26a, 50a. Nachbehandlung durch erfahrene/n Regena-Therapeuten/in.
> → Homöopathie: Aconitum, Apis, Arnica, Baptisia, Belladonna, Bryonia, Helleborus, Lachesis, Mercur. sol., Opium u. a.
> → Ergänzende Bach-Blüten-Therapie: Rescue Remedy

Gehirnerschütterung

Infolge einer Schädelprellung: Kopfschmerz, Schwindel, Übelkeit, evtl. Erbrechen oder Bewußtlosigkeit.

Vorübergehende Schädigung des Gehirns durch Prellung. Gefahr einer inneren *Blutung* (in den nächsten Tagen): zunehmender Kopfschmerz, evtl. Benommenheit oder Lähmungen. Kind 1–2 Tage lang beobachten.

→ *Schnelle ärztliche Untersuchung/Therapie (evtl. Klinik) falls im Laufe der folgenden Tage irgendwelche Auffälligkeiten auftreten.*

> **Evtl. zusätzliche naturmedizinische Behandlung:**
> → Regenaplex Nr. 3, 6, 89a, 34a einige Tage lang. Äußerlich auf Kopf Haut-Fluid W.
> → Ergänzende Bach-Blüten-Therapie: Rescue Remedy.
> → Homöopathie: 2 Tage lang Arnica D6 3x5 Tropfen/Globuli; Acid. phosphoricum, Belladonna, Glonoinum, Hypericum, Natrium carbonicum u. a.
> Sonstiges: Bettruhe. 3wöchige körperliche und geistige (!) Schonung.

Gehirnlähmung / Spastische Lähmung

Unnormale Körperhaltungen, Reaktionen und Reflexe, evtl. Sitzen und Gehen verzögert, Starre oder Verkrampfung in bestimmten Gliedmaßen.

Schädigung des Gehirns (meist in der Schwangerschaft oder während der Geburt) mit Lähmung bestimmter Muskelpartien, die sich in Starre und Verkrampfung äußert. Beim Neugeborenen und Säugling oft kaum bemerkbar, durch Vorsorgeuntersuchung (→) feststellbar.

→ *Ärztliche Untersuchung und Einleitung einer konsequenten Therapie zur Entwicklung der vorhandenen Fähigkeiten und evtl. bestimmter normaler Bewegungsabläufe erforderlich.*
*** Beratungsmöglichkeit → Adressenverzeichnis.

Evtl. zusätzliche naturmedizinische Behandlung:
→ Regenaplex Nr. 3, 6, 89a + 203, 74, 89b.
→ Ergänzende Bach-Blüten-Therapie: Chestnut Bud.

Gehörgangs-Entzündung

Pickel oder → **Furunkel**, *oft tief innen im Gehörgang liegend, sehr schmerzhaft bei Berührung.*

Grund: äußere Verunreinigungen oder entzündliche Prozesse in der Tiefe des Ohres, die auf diese Weise nach außen abgeleitet werden. Absonderung von Eiter ist daher vorteilhaft.

→ *Bei starken Schmerzen ärztliche Untersuchung/Therapie erforderlich.*

Evtl. zusätzliche naturmedizinische Behandlung:
→ Regenaplex Nr. 6, 215, 36a + 50a, 70a, 26a. Äußerlich: Betupfen der Umgebung mit Haut-Fluid W.
→ Ergänzende Bach-Blüten-Therapie: Rescue-Remedy-Creme.
→ Homöopathie: Arnica, Belladonna, Hepar sulfuris, Lachesis, Mercurius sol., Myristica seb., Pulsatilla, Silicea, Sulfur u. a.
Sonstiges: häufiges Auftreten Zeichen für → **Herd-Belastung** oder latente → **Mittelohrentzündung**.

Gelbsucht

Haut und Augapfel gelblich verfärbt, evtl. auch Stuhl hell, Urin dunkelbraun mit gelbem Schaum, Appetitlosigkeit und Übelkeit.

Gelber Gallenfarbstoff (Bilirubin), der sich im Überschuß im Blut befindet, lagert sich in Haut und Augäpfel ein (wird normalerweise von der Leber ausgeschieden). Mögliche Ursachen für den Überschuß: vermehrter Blutabbau, Schädigung der Leberzellen oder Verschluß der ableitenden Gallengänge.

* *Neugeborenen-Gelbsucht*: Nach der Geburt wird überschüssiger roter Blutfarbstoff (Hämoglobin) abgebaut, wobei Bilirubin entsteht. Bei 2/3 aller Neugeborenen ist die Leber noch nicht leistungsfähig genug, um ihn auszuscheiden, so daß er vorübergehend im Haut und Augäpfel eingelagert wird. Ab einer bestimmten Bilirubin-Menge (über 15 mg%) sind Schädigungen möglich – daher Blutuntersuchung erforderlich. Nach einigen Tagen hat die Leber genügend entgiftet, und die Gelbsucht verschwindet.

* *Gelbsucht durch Blutgruppenunverträglichkeit* zwischen Mutter und Kind (Rhesus-Unverträglichkeit), die zu einer verstärkten Blutzerstörung mit vermehrtem Anfall von Bilirubin beim Kind führt. Diese seltene Gefahr kann man durch die üblichen Routineuntersuchungen erkennen und therapeutisch abwenden.
* *Gelbsucht bei* → **Leberentzündung/Hepatitis** (s. dort).

→ *Ärztliche Diagnose/Therapie erforderlich: Bei* Neugeborenen-Gelbsucht*: Fototherapie (Lichtbehandlung) zum beschleunigten Abbau des Bilirubins. Bei* Rhesus-Unverträglichkeit*: Blutaustausch-Transfusionen.*

Evtl. zusätzliche naturmedizinische Behandlung:
Neugeborenen Gelbsucht:→ Regenaplex Nr. 35a, 79, 510a, 50a.
Rhesus-Unverträglichkeit: → Regenaplex 23c, 1a, 1b.
Leberentzündung: siehe dort.
Sonstiges: Regelmäßige Mutterschafts- und Vorsorgeuntersuchungen.

Gerstenkorn

Schmerzhafte, gerötete Vorwölbung (streichholzkopf- bis erbsengroß) am Lidrand.

Entzündung oder Vereiterung von Liddrüsen (ähnlich wie → **Furunkel**). Folge einer örtlichen Reizung (z. B. Reiben mit schmutzigen Fingern) oder einer latenten → **Nasennebenhöhlen-Entzündung**. Oft bildet sich das Gerstenkorn spontan zurück oder geht unter Eiter-Absonderung auf.

→ *Ärztliche Therapie bei starken Beschwerden oder Versagen der Selbstbehandlung erforderlich.*

Naturmedizinische Behandlung:
→ Regenaplex Nr. 117a, 6, 36a + 50a, 71b. Äußerlich: Haut-Fluid W.
→ Ergänzende Bach-Blüten-Therapie: Rescue-Remedy-Creme.
→ Homöopathie: Apis, Belladonna, Pulsatilla, Staphisagria, Sulfur u. a.
Sonstiges: Nicht daran herumdrücken.

Gneis

Gelbe, dicke, nicht juckende Schuppen oder Schorf auf dem behaarten Kopf des 1–2 Monate alten Säuglings, manchmal auch am Körper.

Nicht nässende Form des → **Milchschorfs**. Ursache: besonders fettige Haut. Harmlos, verschwindet im Laufe des 4.–5. Lebensmonats wieder.

→ *Ärztliche Beratung zur Diagnose und evtl. richtigen Hautpflege zu empfehlen.*

> **Naturmedizinische Behandlung:**
> → Regenaplex Nr. 47b, 23a, 50a. Äußerlich: verdünntes Haut-Fluid G (1:5). Gereizte Stellen: Haut-Balsam rot a.
> Sonstiges: Schuppen über Nacht mit Babyöl oder Olivenöl ablösen, morgens vorsichtig auswaschen. Hautpflege mit Öl. Tägliches Bürsten mit weicher Bürste kann die Schuppenbildung verhindern.

Grindflechte / Impetigo

Pfennig- bis handflächengroße Blasen vor allem im Gesicht und am Kopf, die nach Aufplatzen gelblich-braune Krusten bilden.

Ansteckende, bakterielle Infektion durch Eiterreger (Staphylokokken). Zeichen für geschwächte Abwehrkraft.

→ *Ärztliche Diagnose und evtl. Therapie erforderlich.*

> **Evtl. zusätzliche naturmedizinische Behandlung:**
> → Regenaplex Nr. 26a, 6, 510a, 3//+98a bei starkem Juckreiz. Äußerlich Haut-Fluid W.
> → Homöopathie: Antimonium crudum, Arsenicum alb., Graphites, Hepar sulf., Mercurius. sol., Silicea, Rhus rox., Sulfur u. a.
> Sonstiges: Hygiene wichtig. Hände waschen. Wäschetrennung zum Schutz der übrigen Familienmitglieder. Vorsicht vor Verschleppung auf andere Hautpartien durch Kratzen (auch kein Daumenlutschen, Nasebohren, Fingernägelkauen). Fingernägel kurz schneiden. Kontakt mit anderen Kindern verhindern.

Grippe

Fieber, evtl. Schüttelfrost, Halsschmerzen, Kopfschmerzen, Schnupfen, Husten, evtl. Durchfall, Erbrechen, Bauchschmerzen, Schwitzen, Gliederschmerzen.

Virusinfektion, meist im Anschluß an Streß mit Überforderung auftretend (psychisch, Klima, körperlich). Mögliche Komplikationen: → **Nebenhöhlenentzündung**, → **Bronchitis**, → **Lungenentzündung**, → **Mittelohrentzündung**. Verwechslung mit → **Masern** möglich. Bei Auftreten von Lähmungen: Verdacht auf → **Kinderlähmung**, bei Nackensteifigkeit: Verdacht auf → **Hirnhautentzündung**. Gefährlich bei Kindern mit Asthma und Diabetes.

→ *Ärztliche Therapie bei schweren oder unklaren Symptomen (Fieber über 39°C) oder irgenwelchen Komplikationen erforderlich.*

> **Evtl. zusätzliche naturmedizinische Behandlung:**
> - → Regenaplex Nr. 6, 510a, 50a, 62a//+3 bei Kopfschmerzen//+71 a bei Schnupfen, Nebenhöhlenentzündung, Kopfschmerzen//+4, 38a bei Husten, Bronchitis//+41a bei hohem Fieber//+62b bei Durchfall.
> - → Ergänzende Bach-Blüten-Therapie: s. dort.
> - → Homöopathie: Aconitum, Arsenicum alb., Belladonna, Bryonia, Eupatorium perf., Ferrum phosph., Gelsemium, Rhus tox., Sulfur u. a.
>
> Sonstiges: Einlauf (→), Wadenwickel (→), ansteigendes Fußbad (→), Gesichtsdampfbad (→). Bei Grippe-Epidemien nicht ins Schwimmbad. Vorbeugend in der Grippezeit Isonettin-Tbl. (ISO). Grippeimpfung ist nicht zu empfehlen. Körperlichen und psychischen Streß vermeiden.

Harnwegsinfekt/Blasen- und Nierenbeckenentzündung

Schmerzen beim Wasserlassen, häufiger Harndrang, evtl. übelriechender Urin, Druckgefühl in Blasen- oder Lendengegend, Gesichtsblässe. Bei Kleinkindern und Säuglingen vor allem Fieber, Appetitlosigkeit, evtl. Erbrechen, evtl. erneutes Einnässen.

Entzündung im Blasen- oder Nierenbeckenbereich, wobei sich meist im Urin Bakterien nachweisen lassen. Mögliche Ursachen: krankmachender Streß (körperlich oder psychisch) und/oder Erkältung im Unterleibsbereich, evtl. anatomische Anomalitäten. Urinuntersuchung zur Diagnosestellung erforderlich (eigene Voruntersuchung mit Teststreifen: → **Urinveränderungen**).

→ *Ärztliche Untersuchung (Mißbildungen?) und bei starken Beschwerden oder Versagen der Selbstbehandlung Therapie erforderlich. Antibiotische Behandlung gegen Bakte-*

rien erzielt meist nur Scheinerfolge (oft Rückfälle), weil diese lediglich Begleiterscheinung, nicht aber Ursache der Krankheit sind.

> **Evtl. zusätzliche naturmedizinische Behandlung:**
> → Regenaplex Nr. 86a, 50a, 6 + 510a, 62a, 50d// + 86b, 507, 95, 23a bei Hartnäckigkeit.
> → Ergänzende Bach-Blüten-Therapie: s. dort unter »Revierprobleme, die hierbei oft eine Rolle spielen.
> → Homöopathie: Aconitum, Belladonna, Berberis, Cantharis, Allium cepa, Dulcamara, Equisetum, Mercurius sol., Pulsatilla, Sarsaparilla, Staphisagria, Sulfur u. a.
> Sonstiges: Warmhalten, viel trinken lassen (am besten leichten Kamillen-Tee mit Goldrute). Sitzbäder (→) mit je 5 Tropfen Regenaplex 86a, 50d. Ansteigendes Fußbad (→). Streß-Belastung abstellen.

Hautgrieß

Kleine, weiß-gelbe Pickelchen auf Wangen und Nase des Säuglings in den ersten drei Lebenswochen.

Harmlose, vorübergehende Erscheinung.

Heiserkeit

Störung der Stimmbildung, die evtl. bis zum Stimmverlust gehen kann.

Ursache: Entzündliche Veränderung der Stimmbänder, meist im Rahmen von Erkältungen → **Grippe**, Infektionskrankheiten (z. B. → **Diphterie**), → **Pseudokrupp**, bei chronischen Entzündungen im Rachen-Mundbereich (→ **Herd-Belastung** oder bei seelischem Streß (unterdrückte Schrei- oder Weinimpulse). Normalerweise Rückbildung nach einigen Tagen.

→ *Bei längerer Dauer oder Unklarheit ärztliche Untersuchung erforderlich.*

> **Naturmedizinische Behandlung:**
> → Regenaplex Nr. 20a, 6, 45a +50a, 72a//+71a, 71b bei Schnupfen//+4, 38a bei Husten.
> → Ergänzende Bach-Blüten-Therapie: s. dort bei »Schädigende Erlebnisse«.

→ Homöopathie: Aconitum, Allium cepa, Argentum nitr., Causticum, Chamomilla, Eupatorium, Hepar sulf., Ignatia, Kalium bichrom., Mercurius sol., Phosphor, Pulsatilla, Sambucus, Spongia u. a.

Herd-Belastung

Immer wieder aufflackernde Krankheiten oder Beschwerden ohne klar erkennbaren Grund, Infektanfälligkeit, Reduktion der gesundheitlichen Gesamtverfassung.

Ein »Herd« ist eine chronische (meist unterschwellige) Entzündung in einem bestimmten Organ, die wie eine schwelendes Feuer jederzeit aufflackern und nicht nur in dem zugehörigen, sondern auch in anderen Körperbereichen (Fernwirkung) Störungen oder Beschwerden hervorruft. Herde verändern die Grundverfassung des Organismus im Sinne einer erhöhten Krankheitsbereitschaft durch Reizung des vegetativen Systems und durch Streuung von »Giftstoffen«; sie verhindern (blokkieren) oft die Heilung und spielen bei den meisten chronischen Krankheiten eine wichtige Rolle.

Typische Herde: chronische Entzündungen im Bereich von Nebenhöhlen, Mandeln, Ohren, Zähnen und Kiefer, Gallengängen und -blase, Blinddarm, Genitalsystem (vor allem Eileiter, Gebärmutter u. Prostata), Drüsen. Auch Narben und Reste von Verletzungen und eitrigen Entzündungen (z. B. Furunkel) können eine »Herdwirkung« haben. Jeder Herd kann fast jede beliebige Krankheit in einem anderen Körperbereich hervorrufen – Beispiel: Migräne durch Blinddarm- oder Genitalherd, Rheuma durch Mandelherd oder Herzbeschwerden durch Zahnherd. Immer, wenn eine Krankheit oder krankhafte Störung nicht normal ausheilt oder ständig aufflackert, ist an einen Herd zu denken, der aufgespürt und ausheilt werden muß (vor allem mit *Regenaplex-Therapie, Neuraltherapie, Elektroakupunktur nach Voll*). Als letzte Möglichkeit kann eine Operation (Mandeln, Blinddarm, Gallenblase) sinnvoll sein, die den Herd entfernt. Die Herdsanierung ist oft schwierig und erfordert spezielle Kenntnisse, sollte aber unbedingt durchgeführt werden, weil ein chronischer Herd das ganze Leben des Kindes belasten kann.

→ *Ärztliche Untersuchung und Therapie durch eine/n in der Herdtherapie erfahrene/n Arzt/Ärztin erforderlich.*

Evtl. zusätzliche naturmedizinische Behandlung:
→ Regenaplex Nr. 6, 26a, 510a, 48a + 23a, 50a, 62a, 506a (Basis-Therapie)// + bei speziellen Herden: 36a, 36b, 36c (Zähne), 71a, 71b, 36a (Nebenhöhlen), 215 (Ohren), 95 (Genitalbereich), 81a (Galle). Weitere Behandlung durch erfahrene/n Regena-Therapeuten/in. Da Herd die Folge einer nicht ausgeheilten Krankheit ist, muß diese noch einmal nachbehandelt werden.

→ Neuraltherapie. Oft Soforterfolge. Unbedingt versuchen.
Sonstiges: Bei Zahn-Extraktion immer auch Entzündungen im Kiefer beseitigen, damit keine Herde entstehen bzw. bestehen bleiben. Einfaches Ziehen genügt nicht! (Besonders erfahren: Zahnärzte mit Elekroakupunktur n. Voll.)

Herpes (simplex), Fieberbläschen

Juckende Bläschen an Lippen, Zahnfleisch, Nase oder Gesicht, die schnell auftreten, sich nässend öffnen und danach krustig verheilen.

Ursache: körperlicher oder psychischer → **Streß**, (z. B. Lungenentzündung, Überanstrengung oder starke Sonnenbestrahlung) durch den das Herpes-Virus aktiviert wird. Nicht gefährlich, aber Wiederholungs- und Ansteckungsgefahr (nicht küssen, nicht aus demselben Gefäß trinken. Häufiges Auftreten weist auf latente Krankheitsbelastung (evtl. → **Herd-Belastung**) hin.

→ *Ärztliche Untersuchung/evtl. Therapie bei sehr starker Ausdehnung (vor allem Augenbereich) oder Vereiterung erforderlich.*

Naturmedizinische Behandlung:
- → Regenaplex Nr. 28b, 6, 50a//+23a, 150, 36a bei schwerem Verlauf oder wiederholtem Auftreten. Äußerlich: Haut-Fluid W.
- → Ergänzende Bach-Blüten-Therapie: Rechtzeitiges Betupfen mit Rescue Remedy (sehr bewährt). Evtl. Behandlung von Streß: s. dort.
- → Homöopathie: Apis, Croton tigl., Mercurius sol., Natrium mur., Rhus tox., Mezereum, Ranunculus, Sulfur, Thuja u. a.

Herzfehler

Kurzatmigkeit, Leistungsschwäche, evtl. blaue Lippen.

Angeborene Erkrankung der Herzklappen. Wenn man das Ohr auf den Brustkorb in der Herzgegend legt, hört man manchmal ein rauschendes oder gießendes Geräusch. Meist keine spezielle Therapie erforderlich, aber Vorsicht bei Infektionen. Immer konsequent behandeln. Die offizielle Medizin gibt Antibiotika. Schwere Herzfehler können evtl. mit guten Aussichten operiert werden.

→ *Ärztliche Untersuchung und evtl. Therapie erforderlich.*

> **Evtl. zusätzliche naturmedizinische Behandlung:**
> → Regenaplex: Nr. 9a, 6, 26a +36a, 50a, 10a// + die bei der entsprechenden Krankheit angegebenen Mittel.
> Sonstiges: Kein Leistungssport. Evtl. Therapie einer → **Herd-Belastung.**

Herzrhythmusstörungen

Unregelmäßiger Puls (beschleunigt, verlangsamt, gelegentliche oder regelmäßige »Aussetzer« oder völlige Unregelmäßigkeit).

Puls (am Handgelenk oberhalb des Daumenballens fühlbar) unnormal beschleunigt, verlangsamt oder unregelmäßig. Pulsveränderungen, die bei körperlicher Belastung verschwinden, sind ungefährlich, sprechen aber für eine latente Krankheitsbelastung. Pulsunregelmäßigkeiten nach Infektionen zeigen, daß die betreffende Krankheit nachbehandelt werden muß (vor allem bei → **Scharlach,** → **Diphtherie**), Rheuma, chronisch schwelenden Entzündungen an den Zähnen, Mandeln, der Gallenblase (→ **Herd-Belastung**).

→ *Ärztliche Untersuchung bei Puls über 180 und unter 60 Schlägen pro Minute (bei Säuglingen unter 80) erforderlich.*

> **Naturmedizinische Behandlung:**
> → Regenaplex Nr. 50a, 16, 11a, 6 + 26a, 510a.
> Sonstiges: Evtl. auch nach einer → **Herd-Belastung** fahnden.

Herzschwäche

Verminderte Leistungsfähigkeit, Kurzatmigkeit und beschleunigter Puls bei Anstrengung. In schwereren Fällen tagsüber zunehmende Stauung der Knöchel, die über Nacht wieder verschwindet.

Der Herzmuskel kann aufgrund einer Erkrankung nicht mehr die erforderliche Menge Blut durch den Körper pumpen und gleicht durch schnelleren Pulsschlag die mangelnde Pumpleistung aus. Flaches Liegen kann unangenehm sein, so daß das Kind den Oberkörper mit Hilfe von Kissen höher lagert. Da die meisten Infektionskrankheiten (vor allem → **Mandelentzündung** und → **Scharlach**) den Herzmuskel angreifen können, sollten diese immer konsequent behandelt werden. Weitere mögliche Ursachen: angeborene Anomalie, → **Herzfehler.**

→ *Ärztliche Therapie erforderlich, evtl. Sanierung einer* → **Herd-Belastung**.

Evtl. zusätzliche naturmedizinische Behandlung:
- → Regenaplex Nr. 7, 33/5, 6+50a, 11a, 506a +100/1, 13. Weitere Behandlung durch erfahrene/n Regena-Therapeuten/in.
- → Ergänzende Bach-Blüten-Therapie: Olive.
- → Homöopathie: Ammonium carb., Arnica, Arsenicum alb., Crataegus, Digitalis, Iberis am., Kalium carb., Lachesis, Laurocerasus, Naja u. a.

Sonstiges: Keine besondere körperliche Belastung.

Heuschnupfen → allergischer Schnupfen

Hirnhautentzündung / Meningitis

Hohes Fieber, Kopfschmerzen, oft auch Erbrechen. Berührungs- und Lichtempfindlichkeit. Unruhe, Bewußtseinstrübung. Typisch: weit nach hinten gebogener Kopf (Nackensteifigkeit), Wirbelsäule bogenförmig nach hinten überstreckt, Beine angezogen; evtl. Krampfanfälle. (Prüfung: Kann der Fuß vom Kind in Rückenlage zum Kinn gezogen werden?) Bei Säuglingen: Benommenheit, Fieber, Apathie, Krampfanfälle, deutliche, pralle Vorwölbung der Fontanelle, evtl. vorübergehender masernartiger Ausschlag.

Sehr schmerzhafte und gefährliche Entzündung der feinen Gewebeschicht, die das Gehirn umhüllt. Kann in → **Gehirnentzündung** übergehen oder geistige Schäden hinterlassen. Bei praktisch allen Kopfschmerzen besteht eine leichte Hirnhautreizung. Ursachen: Infektion mit Bakterien oder Viren (→ **Mumps**, → **Masern**, → **Röteln**, → Zecken-Biß) auch bei schwerer → **Mittelohrentzündung**, → **Nebenhöhlenentzündung** oder → **Tuberkulose**.

→ *Schnelle ärztliche Therapie – Klinik – erforderlich.*

Evtl. zusätzliche naturmedizinische Behandlung:
- → Regenaplex: Nr. 41a, 3, 6 +76a, 50a, 36a +3a, 510a, 203//+71a, 71b bei Nebenhöhlenentzündung//+215 bei Mittelohrentzündung. Äußerlich auf den Kopf: Haut-Fluid W.
- → Ergänzende Bach-Blüten-Therapie: Rescue Remedy.
- → Homöopathie: Aconitum, Apis, Arnica, Baptisia, Belladonna, Bryonia, Helleborus, Lachesis, Mercur. sol., Opium u. a.

Sonstiges: Wadenwickel (Fiebersenkung). Beim Kind in der Klinik bleiben.

Hodenentzündung

Schmerzen in einem oder beiden Hoden, evtl. Schwellung.

Evtl. Begleiterscheinung von → **Mumps**. Beeinträchtigung der Zeugungsfähigkeit möglich. Auch leichte Beschwerden behandeln.

→ *Ärztliche Therapie bei starker Entzündung erforderlich.*

> **Evtl. zusätzliche naturmedizinische Behandlung:**
> → Regenaplex Nr. 95, 49a, 6 +82a, 50a//+ die bei Mumps angegebene Behandlung. Äußerlich: Haut-Fluid W.
> → Ergänzende Bach-Blüten-Therapie: Rescue Remedy äußerlich.
> → Homöopathie: Aconitum, Arnica, Aurum met., Belladonna, Clematis, Pulsatilla, Plumbum met., Staphisagria u. a.
> Sonstiges: Evtl. Hochlagerung des Hodens.

Hodenhochstand, Hodenretention

Hoden des Säuglings liegt/en nicht im Hodensack oder ist/sind als kleine, kugelige Gebilde in der Leistengegend tastbar.

Entwicklungsstörung. Hoden ist (sind) nicht in den Hodensack hinabgestiegen, liegt(en) im Leistenbereich oder im Bauch. Folge: Unfruchtbarkeit beim Fehlen beider Hoden (ein Hoden genügt zur Zeugung). Hoden, die in die Leistengegend hinaufrutschen, sich aber leicht in den Hodensack hinabdrücken lassen = Wanderhoden/Pendelhoden; nicht behandlungsbedürftig, normalisieren sich mit der Pubertät.

→ *Ärztliche Untersuchung/Therapie erforderlich: evtl. Hormonkur oder Operation, um Unfruchtbarkeit und Selbstwertprobleme zu verhindern.*

> **Evtl. zusätzliche naturmedizinische Behandlung:**
> → Regenaplex Nr. 23b, 109.
> Sonstiges: Regelmäßige Kontrolle, ob Hoden herabsteigt. Behandlung muß bis zum 2. Lebensjahr beendet sein, sonst Gefahr von Unfruchtbarkeit.

Hornhautentzündung

Schmerzen im vorderen Augenbereich.

Ursache: mechanische Reizung, starke Sonnenbestrahlung oder Infektionen (evtl. gefährlich: Gürtelrose).

→ *Bei starken Schmerzen ärztliche Untersuchung erforderlich.*

Evtl. zusätzliche naturmedizinische Behandlung:
- → Regenaplex Nr. 114, 6 // + 36a, 85, 76a, 76b bei Infektion. Äußerlich: Augenkompressen mit Haut-Fluid W.
- → Ergänzende Bach-Blüten-Therapie: Rescue Remedy.
- → Homöopathie: Aconitum, Arnica, Aethiops antim., Arsenicum, Aurum met., Belladonna, Pulsatilla u. a.

Hüftdysplasie / angeborene Hüftgelenksverrenkung

Säugling: eingeschränkte Spreizfähigkeit der Beine, oberste Pofalte auf unterschiedlicher Höhe. Kleinkind: Gang unsicher und watschelnd oder hinkend, seitliches Hin- und Herpendeln des Oberkörpers bei jedem Schritt.

Angeborene Entwicklungsstörung. Für Laien beim Säugling oft schwer zu erkennen, daher Vorsorgeuntersuchung U2 und U3 wichtig. Bei rechtzeitiger Behandlung mittels *Spreizhöschen* gute Aussichten. Später langwierige orthopädische Therapie oder Operation unvermeidlich.

→ *Rechtzeitige ärztliche Diagnose und Therapie erforderlich, um bleibende Schäden zu vermeiden.*

Evtl. zusätzliche naturmedizinische Behandlung:
- → Regenaplex Nr. 73a N, 23a. Äußerlich Haut-Balsam türkis a.

Husten

Wiederholtes, stoßartiges Ausatmen.

Versuch, Fremdkörper (z. B. Schleim) aus den Bronchien zu entfernen, oder Abwehr gegen reizende Bestandteile in der Luft (z. B. Tabakrauch, Smog) oder nervöse Reaktion. Begleiterscheinung verschiedener Infektionskrankheiten (→ *Kap. Diagnosen/Husten*).

→ *Ärztliche Untersuchung bei Husten, der länger als 2 Wochen anhält, erforderlich (→ **Keuchhusten**?).*

Naturmedizinische Behandlung:
→ Regenaplex Nr. 6, 38a bei normalem Husten, 38b bei trockenem Husten, 38c bei Kitzelhusten. Dazu kommen evtl. die bei den zugrundeliegenden Krankheiten angegebenen Mittel.
→ Homöopathie: Aconitum, Antimonium tart., Belladonna, Bromum, Bryonia, Drosera, Dulcamara, Ferrum phosph., Hepar sulf., Ipecacuanha, Kalium bichrom., Phosphpor, Pulsatilla, Rumex, Spongia, Sticta u. a.
Sonstiges: Brustwickel (→).

Hyperaktivitäts-Syndrom / hyperkinetisches Syndrom

Unruhe, Unaufmerksamkeit, Sprunghaftigkeit, Schlafstörungen, übertriebene Aktivität, »Zappelphilipp«.

Mögliche Ursachen bei *Hyperaktivität*: nicht ausgeheilte oder vererbte Krankheitsbelastungen, zu viele Anregungen (z. B. Fernsehen), aufputschende Nahrungsmittel (z. B. Kaffe, Tee), schädliche Umweltbedingungen, ungesunde Ernährung und Wohnverhältnisse, spannungsreiche Konflikte im sozialen Umfeld, zu hohe Leistungsanforderungen oder zu starke Bremsung des natürlichen ausgeprägten Aktivitätsbedürfnisses (vitale, geistig aufgeweckte Kinder). Zu unterscheiden vom *hyperkinetischen* Syndrom, bei dem die erwähnten Belastungen schwerer sind und wahrscheinlich eine leichte Funktionsstörung des Gehirns besteht: neben sehr impulsivem Verhalten und unüberlegten Handlungen (Unfälle!) fallen eine ausgeprägte Aufmerksamkeitsschwäche und evtl. Unfähigkeit zur sinnvollen Selbstkontrolle auf. Beginn oft schon im Kleinkindesalter.

→ *Bei Versagen der Selbstbehandlung ärztliche Diagnose und spezielle Therapie (Homöopathie und evtl. strukturierte Spieltherapie) erforderlich.*

Naturmedizinische Behandlung:
- → Regenaplex Nr. 6, 50a, 3+33/5, 27a, 23a +109, 95, 36a (Basisbehandlung, siehe auch → **Herd-Belastung**). Evtl. weitere Behandlung durch erfahrene/n Regena-Therapeuten/in.
- → Ergänzende Bach-Blüten-Therapie: s. dort
- → Homöopathie: Acid. fluoricum, Argentum nitr., Borax, Calcium phosph., Chamomilla, Cina, Hyoscyamus, Jodum, Lachesis, Phosphor, Stramonium, Sulfur, Tarantula u. a.

Sonstiges: Keinen Druck auf das Kind ausüben. Aktiven Kindern genügend Möglichkeit zum Austoben geben. Konflikte meiden oder lösen. Aufputschende und phosphatreiche Nahrung vermeiden, kein schwarzer Tee, kein Kaffee, keine coffeinhaltigen Getränke, wenig Fernsehen, keine Computerspiele, viel Sport (Verein), fesselndes Hobby. Baubiologische Untersuchung auf Wohngifte, Erdstrahlen und Elektrosmog. Kalte Waschungen (→). »Entgiftungskur« von Umwelt- und Nahrungsgiften mittels Elektroakupunktur nach Voll (→). Untersuchung auf → **Würmer**.

Insektenstich

Schwellung und Rötung, evtl. Jucken und Schmerz, evtl. Übelkeit und Schwindel, evtl. Atemnot (Stich in Mund).

Normalerweise ungefährlich, aber unangenehm. Es gibt zunehmend sehr giftige Stiche, die erhebliche Reaktionen verursachen. Vorsicht im Sommer mit Wespen und Bienen (Getränke, Kuchen). Starke allergische Reaktionen auf Insekten weisen auf eine allgemeine Krankheitsbelastung hin (evtl. → **Herd-Belastung**).

→ *Schnelle ärztliche Therapie erforderlich bei starken Reaktionen, Notarzt bei Atemnot (vor allem nach Stich in Mund), dann evtl. Mund-zu-Nase-Beatmung.*

Evtl. zusätzliche naturmedizinische Behandlung:
- → Regenaplex Nr. 510a, 6. Äußerlich 510a auftupfen, auch im Wechsel mit Haut-Fluid W. Bei starker allergischer Reaktion Nachbehandlung mit Nr. 510a, 23a, 6, 47a + wie unter → **Herd-Belastung** angegeben.
- → Ergänzende Bach-Blüten-Therapie: Rescue Remedy innerlich und äußerlich.
- → Homöopathie: Apis, Arnica, Belladonna, Hypericum, Lachesis, Ledum, Naja, Staphisagria u. a.

Sonstiges: Bei allergischen Kindern Notfall-Medikament (z. B. Cortison) auf Wanderungen mitnehmen.

Intercostalneuralgie

Schmerzen links oder rechts im Rippenbereich vorn oder hinten bei bestimmten Bewegungen; evtl. umschriebener Druckschmerz; im übrigen Wohlbefinden.

Reizung von Nerven, die von der Wirbelsäule ausgehend entlang den einzelnen Rippen nach vorn zum Brustbein verlaufen, manchmal auch Gewebereizungen im Rippen- und Rippengelenksbereich. Ursache: Wirbelsäulenstörungen durch schlechte Haltung, Verspannung oder unharmonische Bewegungen oder »rheumatische« Reaktionen. Verwechslung mit → **funktionellen Herzbeschwerden** möglich.

→ *Ärztliche Untersuchung bei starken Beschwerden und Therapie (evtl. vorsichtige Chiropraktik oder Neuraltherapie) zu empfehlen.*

Naturmedizinische Behandlung:
→ Regenaplex Nr. 6, 108a + 108b, 50a, 203. Äußerlich: Haut-Fluid W.
→ Ergänzende Bach-Blüten-Therapie: s. dort (Wirbelsäulenstörungen).
→ Homöopathie: Aconitum, Hypericum, Ranunculus, Rhus tox u. a.
Sonstiges: Haltungskorrektur durch Krankengymnastik oder Alexander-Technik (→). Bei häufigem Auftreten oder hartnäckigem Fortbestehen an → **Herd-Belastung** denken.

Karies (Zahnfäule)

Zerstörung der harten Schutzschicht des Zahnes (Schmelz) mit »Löchern«, Schmerzen bei Kontakt mit Heißem, Kaltem oder Süßem (→ Zahnschmerzen).

Mögliche Ursachen: Angeborene Schwäche des Zahnschmelzes, »Bakterien, die auf Plaques« (Schichten aus Speiseresten und Speichel) wachsen, unzureichende Reinigung, Ernährungsfehler (keine vollwertige Kost) und ungenügende Kautätigkeit. Vor allem Zucker und Süßigkeiten in jeder Form sind für die Zähne (übrigens auch für den übrigen Organismus) belastend; sie sollten deshalb soweit wie möglich reduziert werden und auf keinen Fall abends gegeben werden (Zähneputzen!). Zugabe von Fluor zum Trinkwasser soll Schmelz hart machen; Erfolg und Sinn dieser Maßnahme wegen möglicher Nebenwirkungen umstritten. Zur guten Zahnbildung des Kindes kann die Mutter ab dem 4. Monat *Aufbaukalk 1 und 2* (Weleda) nehmen. Karies führt meist zur Zerstörung des Zahnes, wenn das Loch nicht zahnärztlich versorgt wird. Ein kranker Zahn kann praktisch an jedem Körperteil Störungen auslösen (→ **Herd-Belastung**). Wenn bewährte Therapien ohne Erfolg bleiben, sollte man auch hieran denken.

→ *Zahnärztliche Untersuchung erforderlich.*

Naturmedizinische Behandlung:
- → Regenaplex Nr. 73a N (zur Entwicklung widerstandsfähiger Zähne)//+ bei
- → **Zahnschmerzen** die dort angegebenen Mittel. Zahnpflege mit Regena-Zahncreme und Mundfluid.
- → Homöopathie: Calcium carb., Calcium fluor., Calcium phosph. u. a.

Sonstiges: Regelmäßiges Zähneputzen gilt als wichtigste Verhütungsmaßnahme. Genauso wichtig ist die Ernährung: faser- und rohkostreiche, zuckerfreie Vollwerternährung, die genügend Mineralien zum Aufbau eines gesunden, harten Schmelzes enthält und die gründlich gekaut werden muß.

Keuchhusten

*1. Phase: 1–3 Wochen lang normaler Husten wie bei Erkältung, hauptsächlich nachts. (Akut auftretender, heiserer und bellender Huste mit Atemnot → **Pseudokrupp**). 2. Phase: 3–6 Wochen lang Anfälle von krampfartigen Hustenstößen (häufig mit herausgestreckter Zunge), gefolgt von keuchender, »juchzender« und ziehender Einatmung, oft mit bläulicher Verfärbung des Gesichts, und anschließendem Auswürgen oder Erbrechen von zähem, glasigem Schleim. Anfälle vor allem nachts. 3. Phase: Husten wird wieder normal und klingt ab.*

Übertragung durch Ansteckung (infektiös in den ersten 6 Wochen). An Keuchhusten denken, wenn Kind Kontakt mit erkrankten Kindern hatte. Es entsteht jahrelange Immunität (bis 20 Jahre). Je jünger das Kind, desto schwerwiegender; bei Säuglingen u. U. lebensgefährlich. Bei Fieber Gefahr einer → **Lungenentzündung**. Die offizielle Medizin empfiehlt Impfung. Meist folgt der Krankheit ein deutlicher Entwicklungsschub.

→ *Ärztliche Untersuchung (Husten über 2 Wochen) und Therapie erforderlich, vor allem bei Säuglingen (evtl. Klinik).*

Evtl. zusätzliche naturmedizinische Behandlung:
- → Regenaplex Nr. 38a, 30a, 6, 510a +30b, 42, 62a, 68a//+41a bei hohem Fieber//+3 bei Benommenheit oder Kopfschmerz//+5 bei Gefahr einer Lungenentzündung.
- → Ergänzende Bach-Blüten-Therapie: Rescue Remedy.
- → Homöopathie: Belladonna, Drosera, Cuprum met., Coccus cacti, Ipecacuanha u. a.

Sonstiges: Ruhe bewahren, Kind nicht verängstigen, Hustenanfälle verlaufen dann milder. 0,4% Kupfersalbe (Weleda), zwischen den Schulterblättern 2 x tgl.

eingerieben, reduziert Hustenanfälle. Leichte Speisen, kleine häufige Portionen. Frische Luft tut gut. Andere Kinder vor Ansteckung schützen.

Kieferprobleme

Unvollständige oder fehlerhafte Entwicklung des bleibenden Gebisses.

Vor allem Komplikationen, wenn zurückgebliebene Zähne (besonders Weisheitszähne) die Wurzeln benachbarter, gesund entwickelter Zähne durch Druck schädigen. Bei Kieferfehlentwicklung Versuch, durch Regulierung normale Verhältnisse zu schaffen. Entwicklung des Kiefers unterliegt auch psychischen Einflüssen. Bei evtl. kieferorthopädische Regulierung ist deshalb zu bedenken, daß man damit auch in die psychische Individualität des Kindes eingreift.

→ *Zahnärztliche Untersuchung und evtl. Therapie erforderlich.*

Evtl. zusätzliche naturmedizinische Behandlung:
→ Regenaplex Nr. 204 a, 109, 23 a.
→ Ergänzende Bach-Blüten-Therapie: s. dort.
→ Homöopathie: Konstitutionstherapie durch erfahrene/n Therapeuten/in.
Sonstiges: Kauen von harter, trockener Nahrung (z. B. trockenes Brot) fördert eine gesunde Kieferentwicklung.

Kinderlähmung / Polio

Beginn mit grippeähnlichen Symptomen, hohem Fieber, Hals- und Kopfschmerzen, evtl. Erbrechen; danach fieberfreies Intervall von 1–3 Tagen; dann (ca. 6 Tage nach Beginn) erneut Fieber, Kopf-, Rücken- und Gliederschmerzen Steife von Nacken und Rücken (→ **Hirnhautentzündung**), *Berührungsempfindlichkeit, allgemeine Muskelschwäche und zunehmende Lähmungen an den Beinen, Armen oder im Brustbereich (evtl. mit Atemnot).*

Ursache: Zusammentreffen von Virusinfektion (aus Wasser, Nahrungsmitteln, Stuhl von Erkrankten, stehenden Badegewässern) und körperlich/seelischem Streß. Kann unterschiedlich schwer verlaufen – entweder nur allgemeine Grippeerscheinungen oder vorübergehende Schwäche oder bleibende Lähmungen. An Polio denken, wenn die Krankheit in der Umgebung aufgetreten ist oder geimpft wurde. Gefahr der Krankheitsentwicklung umso größer, je stärker der Organismus belastet oder vorgeschädigt ist. Seit Impfung sehr selten geworden. Gute → **Grippe**-Behandlung (s. dort) ist zugleich gute Vorbeugung.

→ *Ärztliche Diagnose bei Verdacht (Fieber mit Lähmungserscheinungen!) und Therapie (Klinik) erforderlich, vor allem bei Atemproblemen, sowie zur Nachbehandlung.*

> **Evtl. zusätzliche naturmedizinische Behandlung:**
> → Regenaplex Nr. 41a, 203, 510a + 50a, 6, 74 + 26a + 89a, 39a. Weitere Behandlung durch erfahrene/n Regena-Therapeuten/in.
> → Ergänzende Bach-Blüten-Therapie: Rescue Remedy.
> → Homöopathie: die bei Grippe angegebenen Mittel, Baryum chloratum, Conium, Gelsemium, Plumbum met. u. a.
> Sonstiges: Schluckimpfung möglich (→ *Kap. Impfung*). Absolute Bettruhe. Vorsicht vor Ansteckung. Kein Zucker, keine Süßigkeiten!

Klumpfuß

Nicht Fußsohle, sondern äußerer Fußrand nach unten gerichtet, Fuß nach innen umgeschlagen, verformt, plump, dick, verkürzt.

Angeborene Mißbildung, die sich bei sofortiger Korrektur in den ersten Lebenstagen einigermaßen beheben läßt. Sonst lebenslange Gehbehinderung. Wird normalerweise bei Vorsorgeuntersuchung entdeckt.

→ *Schnelle ärztliche Therapie erforderlich.*

Knochenbruch

Schwellung, Schmerz, deutliche Veränderung der Form, evtl. offene Wunde, aus der der Knochen herausragt.

Verschiedene Schweregrade: »*Grünholzbruch*« = Knochen ist noch weich und verbiegt sich, wobei er teilweise bricht; *einfacher Bruch* = Knochen ist an einer Stelle durchtrennt; *komplizierter Bruch* = Knochenenden sind verschoben und verletzen das umliegende Gewebe (Blutgefäße, Nerven, Muskeln) und durchstoßen evtl. die Haut (offener Bruch). Einfache Brüche werden mit einem festen Verband oder einer Gipsschiene ruhiggestellt, komplizierte Brüche müssen operativ gerichtet werden. Bei offenen Brüchen besteht die Gefahr einer Infektion, die oft nur schwer zu beherrschen ist und langwierige Behandlung erfordern kann. Deshalb Vorsicht vor Verschmutzung, wenn die Bruchwunde offen ist. → **Erste Hilfe.**

→ *Ärztliche Untersuchung (auch bei Verdacht auf Bruch!) durch Röntgenaufnahme und geeignete Therapie (evtl. Klinik) erforderlich.*

> **Evtl. zusätzliche naturmedizinische Behandlung:**
> → Regenaplex Nr. 6, 73a N, 89a +506c, 100/1. Äußerlich, soweit möglich, Haut-Fuid W.
> → Ergänzende Bach-Blüten-Therapie: Rescue Remedy, auch äußerlich.
> → Homöopathie: Arnica, Bryonia, Calcium phosph., Ruta, Symphytum u. a.
> Sonstiges: Bei Gipsverbänden oder -schienen darauf achten, daß keine Stauungen oder Druckstellen entstehen.

Kopfschmerz

Schmerzen an unterschiedlichen Stellen des Kopfes.

Häufige Kopfschmerzen weisen immer auf eine latente krankhafte Störung hin, die behandelt werden muß. Schmerz im Nacken-Hinterkopfbereich, evtl. bis zur Stirn ausstrahlend, wird oft von schlechter Haltung mit Verspannung an der Halswirbelsäule ausgelöst (aufgrund von Angst, Streß oder Agressionen). Kopfschmerz ist oft Begleiterscheinung anderer krankhafter Störungen: → **Nebenhöhlenentzündung**, → **Hirnhautentzündung**, → **Kurzsichtigkeit**, → **Neuralgie**, → **Zahn- u. Kiefererkrankungen**. Die Stelle des Auftretens weist meist auf die zugrundeliegende Störung hin. Kopfschmerzen nach Schädelprellung, die länger anhalten oder zunehmen, können Zeichen einer Hirnblutung sein → **Gehirnerschütterung**.

→ *Ärztliche Untersuchung/Therapie bei starken, anhaltenden oder oft auftretenden Schmerzen erforderlich.*

> **Evtl. zusätzliche naturmedizinische Behandlung:**
> → Regenaplex Nr. 71a, 3, 94a +6, 33/5, 36a +62a, 50a//+ evtl. Mittel für die zugrundeliegende Erkrankung (s. dort)//evtl. weitere Behandlung durch erfahrene/n Regena-Therapeuten/in.
> → Ergänzende Bach-Blüten-Therapie: Rescue Remedy.
> → Homöopathie: Acid. phosph., Antimonium crud., Argentum nitr., Arsenicum alb., Bryonia, Chamomilla, China, Cimicifuga, Coffea, Cocculus, Ferrum met., Gelsemium, Glonoinum, Hepar sulf., Hypericum, Ignatia, Ipecacuanha, Iris, Kalium bichrom., Lachesis, Natrium carbon., Natrium mur., Nux vomica, Phosphor, Pusatilla, Rhus tox., Sanguinaria, Silicea, Spigelia, Valeriana u. a.
> Sonstiges: möglichst keine Kopfschmerzmittel, sondern konsequente homöopathische Therapie, die meist Erfolg hat. Evtl. baubiologische Untersuchung. Evtl. Alexander-Technik zur Haltungskorrektur.

Krätze

Geröteter, sehr stark juckender und daher meist zerkratzter Ausschlag, bei dem man unter der Haut kurze, dünne Gänge, die in einem schwarzen Punkt enden, sehen kann. Lokalisation vor allem zwischen den Fingern, aber auch Ellbogen, Genitalbereich, Füße, Zehen.

Ursache: Milben, die sich in die Haut eingefressen und dort Eier abgelegt haben.

→ *Ärztliche Therapie mit abtötendem Mittel erforderlich.*

> **Evtl. zusätzliche naturmedizinische Behandlung:**
> → Regenaplex Nr. 510a innerlich u. äußerlich.

Krebs

Wucherung von Zellen mit Geschwulstbildung (Tumor) in bestimmten Organen. Tumor kann die normalen Organe zerstören oder sich selbst geschwürig auflösen; meist treten weitere Tumoren in anderen Organen (sog. Metastasen) auf.

Über die Ursachen herrscht weitgehend Unkenntnis beziehungsweise werden erbitterte, gegensätzliche Diskussionen geführt:

Die *offizielle Schulmedizin* geht davon aus, daß bestimmte Zellen aus bisher unbekannten Gründen zu Krebszellen entarten und sich ungeordnet vermehren, wobei sie die Tendenz haben, sich über Blut oder Lymphe im Körper zu verteilen und an anderen Stellen weitere Tumoren zu bilden. Ausgehend von dieser (übrigens nie bewiesenen) Annahme versucht man, die entarteten Zellen durch Operation zu entfernen oder durch Chemotherapie und Bestrahlung zu zerstören, damit sie nicht weiterwachsen und sich nicht verbreiten können. Demgegenüber versucht die biologisch orientierte Medizin die Abwehrkräfte des Organismus so zu stärken, daß er sich gegen die Krebszellen wehren kann.

Ein ganz andere Ansicht von der Krebsentstehung hat die von *Dr. R.G. Hamer* begründete »Neue Medizin«. Bei ihr gilt der Krebs – wie jede Krankheit – als Heilreaktion des Organismus, mit der er schädigende Einflüsse abzuwehren oder Schädigungen zu reparieren versucht. Dr. Hamer konnte in Tausenden von Fällen nachweisen, daß der Krebs die sinnvolle Antwort des Organismus auf einen *schweren psychischen Konflikt* (bzw. Trauma) ist und den Versuch bedeutet, sich durch zelluläre »Neubildungen« aus einer an sich tödlichen Situation, in der man im Lebensnerv getroffen wurde, zu retten. Die Krebszelle ist aus dieser Sicht keine chaotische Entartung, sondern eine vom Körper gezielt eingeleitete Reaktion, die eine ersatzweise Organ-Neubildung ermöglichen soll, und die Metastasen sind eigenständige, aus einer komplexen psychischen Konfliksituation entstandene Begleit-Krebse oder durch weitere psychische Traumatisierung hervorgerufene Folge-Krebse (durch Horrorvorstellungen, rücksichtlose Diagnosestellung oder/und schreckliche schulmedizinische Behandlung). Die Therapie besteht hier primär in der Lösung des psychischen Konfliktes bzw. der Heilung der seelischen Wunde, sekundär in Linderungsmaßnahmen und Steuerung der (oft tödlichen) Heilreaktionen. Die »Neue Medizin« besitzt eindeutig das humanere Konzept und hat sich in zu vielen (auch ärztlich bescheinigten Fällen) als richtig erwiesen, als daß man sie – wie es die Schulmedizin tut – einfach als Scharlatanerie abtun dürfte. Doch auch hier sind noch viele Fragen offen, die weiterer Forschung bedürfen. Es lohnt sich für Krebskranke bzw. die Eltern krebskranker Kinder, auch diese Krankheitssicht kennenzulernen (→ *Literatur-Verzeichnis*) um dann – besser informiert – den *für sie richtigen* Weg einschlagen zu können. Dieser könnte evtl. in einer individuell zugeschnittenen Kombination aus Maßnahmen beider Richtungen bestehen (z. B. eine lebensnotwendige Operation und zugleich psychische Sanierung).

→ *Ärztliche Untersuchung und Therapie erforderlich. Vor allem gründliche Information über alle Konzepte und Therapien zu empfehlen. Behalten Sie einen klaren Kopf und lassen Sie sich von sogenannten Fachleuten nicht entmündigen oder in Panik versetzen. Es gibt auch spontane Heilungen. Fragen Sie immer genau (auch nach evtl. Therapieerfolgen) und prüfen Sie alle Vorschläge, auch unter humanen Aspekten (→ Kap. Krankheit und Schicksal).*

Evtl. zusätzliche naturmedizinische Behandlung:
- → Regenaplex 23a, 6, 510a, 50a + 507, 36a, 202, 180a + 79, 39a, 26a, 26b// + Behandlung aller sonstiger bestehender Krankheiten, vor allem im Organbereich des Krebses. Weitere Behandlung durch eine/n erfahrene/n Regena-Therapeuten/in erforderlich. Jedenfalls läßt sich mit Hilfe dieser Therapie eine erheblich größere Lebensqualität und relative Schmerzfreiheit erreichen.
- → Ergänzende Bach-Blüten-Therapie: Rescue Remedy bei akuten Problemen, sowie jene Mittel, die die der psychischen Problematik entsprechen.

Sonstiges: Unbedingt alle psychischen Belastungen beenden. Alles vermeiden, was Angst erzeugt! Streß und Panik sind das Schlimmste bei der Krebserkrankung und verhindern eine evtl. mögliche Heilung! Bei Schmerzen hat sich Neuraltherapie (→) bewährt. Vollwerternährung ohne Zucker. Baubiologische Untersuchung auf Erdstrahlen.

Kreislaufschwäche

Vorübergehender Schwindel oder Benommenheit bei schnellem Aufstehen oder plötzlicher Anstrengung.

Ungefährliche Anpassungsstörung des Blutkreislaufs nach Krankheiten, bei Erschöpfung oder bei ungenügendem körperlichem Training, bei der das Blut nach unten sackt und einen leichten, vorübergehenden Blutmangel im Kopf erzeugt. Bei häufigem Auftreten evtl. Zeichen einer unterschwelligen chronischen Krankheit oder → **Herd-Belastung.**

→ *Bei häufigem Auftreten ärztliche Untersuchung zu empfehlen.*

Naturmedizinische Behandlung:
- → Regenaplex Nr. 7 / / + 13, 50a, 23a, 510a, 109 bei häufigem Auftreten.
- → Ergänzende Bach-Blüten-Therapie: Sofortbehandlung mit Rescue Remedy, weitere Mittel s. dort.

Sonstiges: Kneippsche Anwendungen, vor allem morgendliches Tau- oder Wassertreten, Wechsel-Arm- und Fuß-Bäder. Körperliche Ertüchtigung, Sport. Spielen an der frischen Luft.

Kurzsichtigkeit

Unklares Sehen, das bei Annäherung an den betrachteten Gegenstand verschwindet.

Zusammenkneifen der Augenlider verbessert oft das Bild = typischer Gesichtsausdruck bei Kurzsichtigkeit. Ursache: Deformierung oder Elastizitätsverlust der Linse (Brille = Hilfslinse). Mögliche Ursachen: Störung der normalen Entwicklung des Auges, oft auf genetischer Basis; chronische → **Nebenhöhlenentzündung** und → **Nierenschwäche.** Oft Folge von Angst.

→ *Augenärztliche Untersuchung erforderlich.*

Evtl. zusätzliche naturmedizinische Behandlung:
- → Regenaplex Nr. 50a, 36a, 71a, 6. Evtl. weitere Behandlung durch erfahrene/n Regena-Therapeuten/in.
- → Ergänzende Bach-Blüten-Therapie: s. dort.
- → Homöopathie: Acid. phosph., Calcium carbon., Cyclamen, Lycpodium, Phosphor, Physostigma, Pulsatilla, Sulfur u. a.

Sonstiges: Verordnung einer Brille nicht übereilen. Für gute Lichtverhältnisse beim Arbeiten sorgen. Vorher sollte ein Versuch gemacht werden, die Störung wie angegeben medikamentös zu überwinden und die psychische Situation zu verbessern (Bach-Blüten-Therapie). Augenübungen sind zu empfehlen.

Läuse

Juckreiz im Haarbereich. Weißliche, stecknadelkopfgroße Eier (Nissen) an den Haarwurzeln. Evtl. vergrößerte Lymphknoten am Hals und im Genick.

Übertragung durch läusebefallene Personen (z. B. in Schule und Kindergarten).

Bei Unklarheit ärztliche Untersuchung; Behandlung mit abtötendem Mittel (in der Apotheke). Evtl. müssen Geschwister mitbehandelt werden.

Naturmedizinische Behandlung:
→ Regenaplex Nr. 510a, 6 (Begleit-Therapie). 510a in Wasser verdünnt für Kopfwaschungen.
Sonstiges: Die in der Volksheilkunde angewendeten Mittel gegen Läuse sind unzuverlässig. Schule oder Kindergarten und befreundete Familien benachrichtigen. Zum Auskämmen der Nissen den Läusekamm mit Essig tränken, da dieser den Klebstoff, mit dem sie an den Haaren hängen, auflöst.

Leberentzündung / Hepatitis

Grippeähnliche Beschwerden, Appetitlosigkeit, Übelkeit, Schmerzen im rechten Oberbauch, Mattigkeit, Übellaunigkeit, evtl. Fieber und Durchfall, später Gelbverfärbung der Augen und der Haut (manchmal nur sehr leicht.). Stuhl evtl. hell, Urin dunkelbraun mit gelblichem Schaum.

Ursache: Virusinfektion (meist Hepatitis-Virus Typ A, durch Nahrung übertragen). Gelbe Hautverfärbung aufgrund Leberzellschädigung (Bilirubin kann nicht mehr richtig ausgeschieden werden). Der Körper versucht, das Bilirubin aus dem Blut zu entfernen, indem er es in die Haut einlagert und über die Niere ausscheidet (Verfärbung des Urins). Aufgrund ungenügender Produktion von Gallenflüssigkeit keine Braunfärbung des Stuhls. Genaue Diagnose nur durch Blutuntersuchung möglich.

→ *Ärztliche Untersuchung bei Verdacht und ggfs. Kontrolle erforderlich. Die offizielle Medizin hat keine spezielle Therapie.*

> **Evtl. zusätzliche naturmedizinische Behandlung:**
> → Regenaplex Nr. 35 b, 211 a, 6, 62 a + 62 b, 510 a, 35 a + 50 a + 506 c, 33/5.
> Weitere Behandlung durch erfahrene/n Regena-Therapeuten/in.
> → Ergänzende Bach-Blüten-Therapie: s. dort.
> → Homöopathie: Belladonna, Bryonia, Carduus, Chelidonium, China, Lycopodium, Mercurius sol., Nux vomica u. a.
> Sonstiges: ruhige, streßfreie, ausgeglichene Lebensweise, viel Bettruhe (vor allem nach dem Essen), leichte Nahrung. Bauchwickel (→) auf die Lebergegend. Vorsicht vor Ansteckung: eigene Wäsche und Geschirr, WC reinigen, Hände waschen. Vorsicht auf Reisen ins Ausland: evtl. nur gekocht, gebraten und geschält essen, Getränke fabrikabgefüllt. Vor Reise Impfung oder Gammaglobulin-Injektion möglich.

Leberschwäche

Leistungsschwäche, Übellaunigkeit, Verdauungsschwäche, evtl. leicht gelbliche Hautverfärbung, evtl. unangenehmes Gefühl im rechten Oberbauch; Schweiß oft übelriechend.

Folge einer irgendwann einmal durchgemachten, aber noch nicht ganz ausgeheilten Leberkrankheit (evtl. als Säugling) oder dauernder Leberbelastung durch Umweltgifte oder psychischen Streß (Leistungsdruck, Ärger).

→ *Ärztliche Untersuchung und evtl. (homöopathische) Therapie zu empfehlen.*

> **Naturmedizinische Behandlung:**
> → Regenaplex Nr. 35 e, 33/5, 211 a + 62 b, 6, 510 a. Evtl. weitere Behandlung durch erfahrene/n Regena-Therapeuten/in.
> → Ergänzende Bach-Blüten-Therapie: s. dort.
> → Homöopathie: s. Leberentzündung.
> Sonstiges: Aufregung und Streß meiden, Ruhepause nach dem Essen. Kein Alkohol. Biologische Vollwertkost. Evtl. baubiologische Untersuchung auf leberschädigende Wohngifte.

Legasthenie

Lese- und Rechtschreib-Schwäche u. a. mit Vertauschung von Buchstaben beim Schreiben oder Verwechslung ähnlicher Worte.

Wahrscheinlich leichte Hirnleistungsschwäche (möglicherweise durch frühkindliche Krankheits- oder Umweltbelastung), die die übrige Intelligenz nicht beeinträchtigt.

→ *Spezielle lernpsychologische Behandlung erforderlich und aussichtsreich. Es besteht andernfalls die Gefahr, daß das Kind durch den Mißerfolg insgesamt im Lernen demotiviert wird oder sogar in psychische Krisen gerät.*

✱✱✱ Beratungsmöglicheit → *Adressenverzeichnis*

Evtl. zusätzliche naturmedizinische Behandlung:
- → Regenaplex Nr. 109, 50a, 6 + 112, 3, 36a. Evtl. weitere Behandlung durch erfahrene/n Regena-Therapeuten/in.
- → Ergänzende Bach-Blüten-Therapie: s. dort.
- → Homöopathie: Calcium carb., Kalium carb., Lycopodium, Luesinum, Nux moschata, Phosphor, Pulsatilla u. a.

Sonstiges: Baubiologische Untersuchung des Wohnmilieus (Wohngifte, Elektrosmog, Erdstrahlen). Evtl. Lehrer- oder Schulwechsel, weil demotivierende Lehrmethode Störung verstärken kann.

Leistenbruch

*Vorwölbung der Leistengegend (gelegentlich beidseitig), bei Knaben evtl. bis zur Hodengegend reichend. Bei Einklemmung: starke Schmerzen, schrilles Schreien, Vorwölbung hart und bläulich werdend (→ **Darmverschluß**).*

Muskellücke in der Bauchwand, durch die Darmteile austreten; vergrößert sich durch Schreien, Pressen, Husten. Lebensgefährlich, wenn eingeklemmt, da der Darm abstirbt. Manchmal handelt es sich bei der Vorwölbung nur um einen harmlosen Wasserbruch, bei dem sich Wasser um Hoden und/oder Samenstrang ansammelt, und der mit der Zeit wieder zu verschwinden pflegt.

→ *Ärztliche Untersuchung und Therapie (Operation) erforderlich, bei Einklemmug Notoperation.*

> **Naturmedizinische Behandlung:**
> → Regenaplex Nr. 89a, 89a, 506c, 6 (Nachbehandlung nach Operation).
> → Homöopathie: Versuch mit Nux vomica.

Lippen-/Gaumenspalte

Mißbildung durch Spalte in der Oberlippe.

Entwicklungsstörung, Ursache nicht immer feststellbar, manchmal erblich. Unterschiedliche Ausdehnung: Oberlippe = »Hasenscharte«, Gaumen = »Wolfsrachen«, manchmal beides zugleich, manchmal doppelseitig. Normales Saugen unmöglich, Flaschenfütterung mit speziellem Sauger erforderlich.

→ *Ärztliche Therapie erforderlich. Operative Korrektur, die je nach Ausdehnung in mehreren Etappen vorgenommen wird, möglich.*

Leukämie

Leistungsschwäche, Hautblässe, Müdigkeit, Konzentrationsschwäche, unerklärliche Abmagerung, evtl. Schwindelanfälle und Atemnot bei körperlicher Belastung, Infektanfälligkeit, Blutungsneigung (Nasenbluten, Blutergüsse).

Leukämie wird als Blutkrebs bezeichnet, weil zu viele weiße Blutkörperchen gebildet werden, die den Körper überschwemmen. Die Folge davon sind Blutungen, schwere Infektionen und allgemeine Entkräftung. Die Diagnose wird durch Blutuntersuchung gestellt, die Krankheit ist lebensgefährlich. Ursache nicht bekannt, besondere Häufung im Bereich von radioaktiver Strahlung. Nach Auffassung der »Neuen Medizin« Heilungsreaktion nach schwerem Selbstwertkonflikt (→ **Krebs**).

→ *Spezielle ärztliche Untersuchung/Therapie erforderlich. Die offizielle Medizin behandelt mit Chemotherapie und Bestrahlung.*
*** Beratungsmöglichkeit → Adressenverzeichnis

> **Evtl. zusätzliche naturmedizinische Behandlung:**
> → Regenaplex Nr. 50a, 6, 510a +23a, 1a, 1b +48a, 507, 23c (Basisbehandlung). Weitere Behandlung durch erfahrene/n Regena-Therapeuten/in erforderlich.
> → Ergänzende Bach-Blüten-Therapie: s. dort.

Sonstiges: Vermeidung von Panik und allen Situationen, die das Selbstwertgefühl und Selbstvertrauen beeinträchtigen können.

Lungenentzündung

Fieber, Husten, schnelles, oberflächliches und mühsames Atmen (evtl. stöhnend, rasselnd oder gurgelnd), evtl. Schmerzen bei jedem Atemzug. Evtl. leicht blaue Lippen, Beben der Nasenflügel. Deutlicher Krankheits-Eindruck. Evtl. Erbrechen, Bauchschmerzen, Durchfall.

Entzündung der Bronchien und der Lungenbläschen; dadurch ist bei zuviel Schleim- oder Eiteransammlung »innere Erstickung« möglich. Beginnt mit → **Bronchitis**. Besonders gefährlich für Säuglinge. Ursachen: Infektion, begünstigt durch schweren psychischen Streß (meist Angst). Stechende Schmerzen beim Atmen evtl. Zeichen für → **Rippenfellentzündung**.

→ *Schnelle ärztliche Untersuchung und Therapie erforderlich, Neugeborene und Säuglinge unter 4 Monaten meist Klinikbehandlung.*

Evtl. zusätzliche naturmedizinische Behandlung:
- → Regenaplex Nr. 5, 41 a, 6 + 38 a, 50 a, 510 a + 4, 506 c, 507 / / + 44 a, 44 b, 44 c, 44 d bei → **Rippenfellentzündung**// + 62 a, 62 b bei Darmgrippe.
- → Ergänzende Bach-Blüten-Therapie: s. dort.
- → Homöopathie: Aconitum, Belladonna, Bryonia, Carbo veget., Ferrum phosph., Gelsemium, Phosphor, Ipecacuanha, Tartarus em., Veratrum vir. u. a.

Sonstiges: Oberkörper hoch lagern. Frische Luft tut gut. Immer wieder tief durchatmen lassen. Viel Kamillentee zu trinken geben. Fieber mit Wadenwickel (→) oder Einlauf (→) senken. Säuglinge nicht auf den Bauch legen.

Lymphknotenschwellung

Verdickte, evtl. etwas schmerzhafte Knoten (»Drüsen«), vor allem an Hals, Nacken und Leistengegend.

Örtliche Abwehrreaktion von Lymphknoten bei Infektionen oder »Blutvergiftung«. Besonders deutlich bei → **Pfeifferschem Drüsenfieber** und → **Röteln**, evtl. bei → **Läusen**. Hinweis auf Entzündungen (evtl. auch bei → **Krebs**) in dem betreffenden Organbereich.

→ *Bei Unklarheit ärztliche Diagnose/Therapie erforderlich.*

> **Naturmedizinische Behandlung:**
> → Regenaplex Nr. 6, 202, 510a, 50a//+507, 26a bei Vereiterung oder Blutvergiftung//+ die bei den entsprechenden Krankheiten angegebenen Mittel. Äußerlich Haut-Balsam türkis a.

Magenpförtnerkrampf (Pylorusstenose)

Schwallartiges Erbrechen des Säuglings nach jeder Nahrungsaufnahme. Erbrochenes nicht gelb. Beginn ca. 3–5 Wochen nach Geburt. Meist im Oberbauch von links nach rechts wandernde Krampfwelle sichtbar. Gequälter Gesichtsausdruck. Kein Stuhlgang. Schlechtes Gedeihen, Abmagerung. Erbrechen meist von Schlaf gefolgt.

Ursache: Verdickung und Verkrampfung des Pförtner-Muskels am Magenausgang, so daß nur wenig oder keine Nahrung in den Darm gelangen kann und das Kind hungert. Der Magen versucht, durch Zusammenkrampfen die Enge zu überwinden (sichtbare Krampfwelle). Beruhigung nach dem Erbrechen bedeutet keine Besserung des Zustandes, sondern Erschöpfung.

→ *Schnelle ärztliche Untersuchung und evtl. Therapie (Operation) erforderlich.*

> **Evtl. zusätzliche naturmedizinische Behandlung:**
> → Regenaplex Nr. 68a, 6, 510a.
> → Ergänzende Bach-Blüten-Therapie: s. dort.
> Sonstiges: In leichteren Fällen (auf ärztlichen Rat) lohnt sich ein Versuch mit Hochlagerung (Kopfende des Bettes höher stellen); dazu Lagerung des Säuglings auf die rechte Seite; kleinere, dafür häufigere Nahrungsportionen; nach Erbrechen noch einmal zu füttern versuchen. Oberbauch mit 0,1 % Kupfersalbe (Weleda) zweimal täglich sanft einreiben (rechts herum).

Magenschleimhautentzündung/Magengeschwür

Appetitlosigkeit (vor allem morgens), Schmerzen im Oberbauch (krampfartig, brennend, stechend), Schmerzen bei Druck. Unruhe, Übelkeit, Brechreiz, Erbrechen, Sodbrennen, evtl. weißliche belegte Zunge. Nervöse, leicht verdrießliche, überempfindliche und oft übelnehmerische Stimmung. Magengeschwür: Schmerzen gleich nach dem Essen, Zwölffingerdarmgeschwür: Schmerzen 2–3 Stunden nach dem Essen. In schweren Fällen Bluterbrechen (kaffeesatzartig) oder teerschwarzer Stuhl.

Ursachen: meist seelischer Streß in Form von Überforderung oder Ärger (vor allem »Revierprobleme«); manchmal Ernährungsfehler (z. B. Kaffee, Alkohol); manchmal unverträgliche → **Amalgam**-Füllungen. Das Magengeschwür entwickelt sich aus der Magenschleimhautentzündung (dabei auch bestimmte Bakterien – Helicobacter pylori – nachweisbar). Es besteht in einem Defekt in der Magenschleimhaut, der Schmerzen hervorruft, weil die scharfen Verdauungssäuren in die Schleimhautwunde eindringen.

→ *Ärztliche Untersuchung und Therapie erforderlich.*

Evtl. zusätzliche naturmedizinische Behandlung:
- → Regenaplex Nr. 64a, 6, 510a +64b, 211a, 68a +506c, 68b, 33/5. Evtl. weitere Behandlung durch erfahrene/n Regena-Therapeuten/in.
- → Ergänzende Bach-Blüten-Therapie: s. dort.
- → Homöopathie: Anacardium, Arsenicum, Belladonna, Bismutum subn., Bryonia, China, Graphites, Kalium bichrom., Lycopodium, Nux vomica, Origanum u. a.

Sonstiges: Seelischen Streß ausschalten, Ängste abbauen, keine Leistungen verlangen, mehr Freiraum geben, Wünsche des Kindes ernstnehmen. Leichte, gut verträgliche Kost, keine Hülsenfrüchte, kein Kohl, keine gebratenen, fetten Speisen. Dünner Kamillentee.

Magen-/Darmverschluß, angeboren

Rückfluß von Nahrung oder Erbrechen vom 1., 2. oder 3. Lebenstag an, keine Stuhlentleerung.

Angeborener Verschluß des Magens (= Nahrung fließt sogleich wieder aus dem Mund) oder Darms oder Afters (= Erbrechen am 2. oder 3. Tag, weil Nahrung nicht normal passieren kann). Verhungerungsgefahr.

→ *Schnelle ärztliche Untersuchung/evtl. Operation erforderlich.*

Mandelentzündung (»Angina«)

Halsschmerzen, Schmerzen beim Schlucken, Fieber, Mundgeruch. Mandeln gerötet, deutlich geschwollen und evtl. mit Eiterstippchen oder schmutzig-grauen Belägen bedeckt (→ Abb. Kap. Diagnose). Evtl. geschwollene, schmerzhafte Lymphknoten am Hals und unter den Ohren.

Mögliche Ursachen: Erkältung, Streß (Überforderung; unbefriedigte Wünsche), Infektionen. Mandelentzündung weist auf eine gestörte Entgiftungsfunktion der Nieren hin, weshalb diese immer mitbehandelt werden müssen (→ **Nierenschwäche**). Auch kranke Zähne (→ **Zahnschmerzen**) und Amalgamfüllungen (→ **Amalgamprobleme**) können verursachend sein. Bei häufigen Entzündungen bestehen die Mandeln manchmal nur noch aus zerklüftetem Gewebe mit Eiterherden und wirken als »Herde« (→ **Herd-Belastung**); dann ist eine operative Entfernung sinnvoll.

Die Mandeln bestehen aus sogenanntem lymphatischem Gewebe (ähnlich wie die Lymphknoten), das die Aufgabe hat, Entzündungsprodukte und Gewebegifte zu neutralisieren bzw. abzuleiten. Sie sind als örtliche »Filter« für den Kopfbereich (Kiefer, Nebenhöhlen, Ohren) zu betrachten. Wenn sie entzündet oder vereitert sind, erfüllen sie ihre Aufgabe »mit Volldampf«, sind also selbst eigentlich nicht krank. Eitrige Ausscheidungen sind grundsätzlich gut, denn sie entgiften den Körper. Daher verlagern sich nach vorschneller Mandelentfernung oft die Infekte in andere Bereiche (Seitenstrang oder Bronchien). Eiter, der nicht abfließt, sondern sich im Inneren einer Mandel staut, führt zu *Mandelabszeß*, der meist operativ behandelt werden muß. Falsch behandelte Mandelentzündung kann Herz und Nieren schädigen.

Schwere Krankheiten mit Mandelentzündung:
* → **Scharlach**: plötzlicher Beginn mit Fieber, starke Rötung bis zum vorderen Gaumengewebe, Himbeerzunge, typischer roter Ausschlag.
* → **Diphterie**: weiße, membranenartige oder graue geschwürige Beläge, die, falls sie gelöst werden, bluten; eigenartiger, süßlicher Mundgeruch; evtl. Sprach- und Atembehinderung.
* → **Pfeiffersches Drüsenfieber**: geschwüriger Belag oder Eiterstippchen auf den Mandeln, Lymphknotenschwellungen am ganzen Körper: Hinterkopf, Hals, Kieferwinkel, Ohren, Achseln, Leisten.

→ *Ärztliche Untersuchung/Therapie erforderlich.*

> **Evt. zusätzliche naturmedizinische Behandlung:**
> → Regenaplex Nr. 45a, 6, 50a, 26a//+36a (statt 26a) bei Entzündungen im Nebenhöhlen-, Kieferbereich//+41a bei hohem Fieber//+48a bei Blinddarmbeschwerden//+45b bei häufiger oder chron. Angina.
> → Homöopathie: Aconitum, Apis, Arsenicum, Belladonna, Ferrum phosph., Hepar sulf., Ignatia, Lachesis, Lycopodium, Mercurius, Phytolacca, Sulfur u. a.
> Sonstiges: Halswickel (→). Bei starken Schluckbeschwerden flüssige Nahrung. Kleinkinder müssen unbedingt genügend trinken (Kamillentee). Bei häufig auftretenden Mandelentzündungen an eine → **Herd-Belastung** denken.

Masern

Beginn mit Fieber, Husten, Schnupfen, → **Bindehautentzündung** *mit Lichtempfindlichkeit. Leicht gequollenes, mißmutiges Gesicht. An der Wangenschleimhaut neben den Backenzähnen kleine weiße Flecken feststellbar. 3–4 Tage nach ersten Krankheitszeichen rotbrauner fleckförmiger Ausschlag, der sich vom Ohr auf den Körper ausbreitet; im Gegensatz zum Scharlach bleiben dabei immer wieder Hautbereiche normal. Erneuter Fieberanstieg bis 40°C, noch ca. 4–5 Tage anhaltend. Dann Rückbildung aller Erscheinungen.*

Infektion mit Masern-Virus; ansteckend, solange Ausschlag besteht. Hinterläßt lebenslange Immunität. Symptome können manchmal nur ganz leicht ausgeprägt sein. Als ernstzunehmende Komplikation evtl. → **Mittelohrentzündung,** → **Lungenentzündung,** → **Gehirnentzündung.**

→ *Ärztliche Diagnose und Therapie (bei Komplikationen) erforderlich.*

> **Evtl. zusätzliche naturmedizinische Behandlung:**
> → Regenaplex 508a, 38a, 41a +6, 50a, 62a//+76a, 3b bei starken Kopfschmerzen//+215 bei Ohrenschmerzen//+5 bei sehr starkem Husten oder Atembeschwerden.
> → Homöopathie: Aconitum, Apis, Belladonna, Bryonia, Ferrum phosph., Euphrasia, Gelsemium, Kalium bichrom., Pulsatilla, Sulfur u. a.
> Sonstiges: Bettruhe bis 1 Tag nach Entfieberung. Genügend zu trinken geben (Kamillentee). Ausschlag soll gut »herauskommen«, andernfalls Abwaschung mit lauwarmem Salzwasser im warmen Zimmer, anschließend abtrocknen, warm anziehen und zu Bett; dadurch Verhinderung von Komplikationen. Keine Wickel, keine gewaltsame Fiebersenkung.

Menstruationsstörung

Schmerzen im Unterleib, evtl. Kreislaufstörungen, Kopfschmerzen oder Übelkeit im Zusammenhang mit der Periode des jungen Mädchens.

Mögliche Ursachen: hormonelle Störungen, Zustände nach unerkannten Entzündungen im Gebärmutterbereich, psychische Probleme im Zusammenhang mit der Sexualität (Ängste, Schuldgefühle, Trotz).

→ *Bei längerem Bestehen oder sehr starken Beschwerden ärztliche Untersuchung zum Ausschluß von organischen Störungen erforderlich; evtl. ärztliche Therapie bei Versagen der Selbstbehandlung.*

Evtl. zusätzliche naturmedizinische Behandlung:
→ Regenaplex Nr. 43, 50a, 6, 506c + 111a, 100/1, 29, 89a//+12 bei Kreislaufbeschwerden//+95, wenn eine frühere Entzündung bekannt ist. Evtl. weitere Behandlung durch erfahrene/n Regena-Therapeuten/in.
→ Ergänzende Bach-Blüten-Therapie: Rescue Remedy.
→ Homöopathie: Belladonna, Chamomilla, Cimicifuga, Cuprum met., Magnesium phosph., Nux vomica, Pulsatilla, Veratrum alb. u. a.

Migräne

Halbseitige Kopfschmerzen, evtl. mit Lichtscheu, Sehstörungen, Bauchschmerzen, Übelkeit oder Erbrechen.

Auslöser meist psychischer Streß, jedoch auch hormonelle Störung und Allergie (Nahrungsmittel) möglich. Fast immer besteht gleichzeitig eine unterschwellige Reizung/Entzündung in den Nasennebenhöhlen, die behandelt werden sollte (→ **Nebenhöhlenentzündung**), oft auch Störungen im Genitalsystem oder Leber-Galle-Bereich.

→ *Ärztliche Diagnosestellung und Therapie bei Versagen der Selbstbehandlung zu empfehlen.*

Naturmedizinische Behandlung:
→ Regenaplex Nr. 50a, 6, 94a +3, 71a, 36a//+95, 510a, 203 bei Hartnäckigkeit. Auch im beschwerdefreien Intervall behandeln. Evtl. weitere Behandlung durch erfahrene/n Regena-Therapeuten/in.
→ Ergänzende Bach-Blüten-Therapie: s. dort.
→ Homoöpathie: Arsenicum alb., Belladonna, Cimicifuga, Cyclamen, Coffea, Gelsemium, Glonoinum, Iris, Kalium bichrom., Natrium mur., Nux vomica, Pulsatilla, Sanguinaria, Sepia, Silicea, Spigelia u. a.

Milchschorf   → Ekzem

Milzriß

Nach Bauchprellung: Schmerzen im linken Oberbauch mit Blässe, Benommenheit und schnellem Puls.

Da die Milz sehr blutreich ist, besteht bei Verletzung (Unfall, starke Bauchprellung, starker Schlag) *Verblutungsgefahr*. Eine gerissene Milz muß meist operativ entfernt werden.

→ *Schnelle ärztliche Untersuchung und evtl. Operation erforderlich.*

> **Evtl. zusätzliche naturmedizinische Behandlung:**
> → Regenaplex Nr. 34a (Blutstillung)//6, 510a, 23c, 506c, 89a Nachbehandlung nach Operation.
> → Ergänzende Bach-Blüten-Therapie: Rescue Remedy.
> → Homöopathie (Blutstillung): Aesculus, Arnica, Calendula, Crotalus, Hamamelis, Millefolium, Phosphor u. a.

Mittelohrentzündung

Starke Schmerzen im Ohr mit Fieber und evtl. Kopfschmerzen, verbunden mit Schwerhörigkeit. Lymphknoten-Schwellung hinter dem Ohr und ausgeprägtes Krankheitsgefühl. Bei Säuglingen Unruhe. Evtl. zusätzlich Brechdurchfall.

Meist Infektionskrankheit, aus dem Nasen-Rachen-Raum aufsteigend. Dabei wird die Ohrtrompete durch Schwellung verschlossen, so daß Eiter sich schmerzhaft staut und evtl. erst nach Durchbruch durch das Trommelfell abfließen kann. Ohrenschmerzen ernst nehmen und behandeln, weil jederzeit Gefahr einer Mittelohrentzündung. Mögliche Komplikation: → **Hirnhautentzündung**, Schwerhörigkeit. Bei richtiger Behandlung klingt entweder die Entzündung nach einigen Tagen wieder ab oder das Trommelfell öffnet sich, wobei der Eiter abfließt. Bei wiederholtem Auftreten gründliche Nachbehandlung (s. auch → **Herd-Belastung**) erforderlich. Häufiges Zufallen der Ohren weist auf latente Entzündung hin.

→ *Ärztliche Untersuchung und Therapie erforderlich.*

> **Evtl. zusätzliche naturmedizinische Behandlung:**
> → Regenaplex Nr. 70a, 6, 3, 215 +50a, 71b, 36a// +41a bei hohem Fieber// +71a bei Schnupfen oder Nebenhöhlenentzündung// +76b bei sehr starken Schmerzen. Äußerlich Haut-Balsam türkis a.
> → Ergänzende Bach-Blüten-Therapie: Rescue Remedy, auch äußerlich.

→ Homöopathie: Aconitum, Belladonna, Capsicum, Chamomilla, Ferrum phosph., Hepar sulf., Mercurius, Pulsatilla u. a.
Sonstiges: Ohrenwickel mit Zwiebeln (→) oder Wärmflasche.

Mongolismus / Down-Syndrom

Leichte bis mittelschwere geistige Behinderung mit freundlicher Wesensart, breiter Schädel, aufwärts geschlitzte, mongolisch aussehende Augen, breite Hände mit kurzen Fingern und tiefer Furche der Innenhand, gedrungener Körperbau, evtl. mißgebildete Ohren und angeborener Herzfehler u. a.

Chromosomen-Störung, deren Wahrscheinlichkeit mit dem Alter der Mutter deutlich zunimmt. Bereits im Mutterleib durch Fruchtwasserpunktion diagnostizierbar. Die Stärke der Behinderung ist wechselnd, oft ist eine soziale Integration mit gewissen beruflichen Fähigkeiten erreichbar. Die Kinder sind ausgesprochen gutmütig, gesellig und entgegenkommend.

→ *Spezialbehandlung und -förderung erforderlich, um die vorhandenen, oft relativ großen Fähigkeiten zu entwickeln.*
*** Beratungsmöglichkeit → Adressenverzeichnis.

Evtl. zusätzliche naturmedizinische Behandlung:
→ Ergänzende Bach-Blüten-Therapie: s. dort.
Sonstiges: Soziale Isolation vermeiden, das Kind voll in die Gemeinschaft aufnehmen.

Mukoviszidose, Cystische Fibrose

Durchfall (viel fauliger, fetter, übelriechender Stuhl), Husten mit eitrigem Auswurf, häufig Atemwegsinfekte, Atemnot, aufgetriebener Bauch, Gedeihstörung, typisch: salzig schmeckende Haut beim Säugling.

Erbkrankheit, bei der von den Schleimhautdrüsen der Luftröhre und Bronchien sowie der Bauchspeicheldrüse klebrig-zäher statt dünnflüssiger Schleim abgesondert wird, der die Ausführungsgänge der Drüsen verstopft. Folge: Hustenanfälle und Atemwegsinfekte. Zudem produziert die Bauchspeicheldrüse bestimmte, für die Verdauung wichtige Enzyme nicht, so daß die Nahrung nicht richtig verdaut werden kann (Gedeihstörung) und übelriechender Durchfall entsteht. Eine Heilung ist nicht möglich.

→ Ärztliche Untersuchung und Vorbeugung bzw. Therapie der Komplikationen erforderlich.
*** Beratungsmöglichkeit → Adressenverzeichnis.

Evtl. zusätzliche naturmedizinische Behandlung:
→ Regenaplex Nr. 72a, 6, 33/1 + 33/5, 38a, 510a zur Linderung (intervallmäßig wiederholen).
Sonstiges: Atemgymnastik, Spezialdiät, Luftbefeuchtung im Kinderzimmer. Heidelbeeren: 3–5 getrocknete Beeren vor dem Essen kauen oder als Tee (4–5 Teelöffel in 1/2 l kaltem Wasser einweichen, 5–10 Minuten kochen) 3 x 1 Tasse täglich.

Mumps

Wangenschwellung vor und unter den Ohren (zunächst nur eine Seite, nach einigen Tagen auch die andere) mit deutlichem Abstehen der Ohrläppchen, evtl. schmerzhaft. Evtl. Fieber und Krankheitsgefühl. Behinderung des Kauens. Evtl. Bauchschmerzen oder Hodenschmerzen.

Ungefährliche Entzündung der Ohrspeicheldrüsen, die sich nach 1–2 Wochen zurückbildet. Ansteckend während der gesamten Krankheitsdauer. Hinterläßt lebenslange Immunität. Mögliche Komplikationen: Bauchspeicheldrüsen-Entzündung mit Schmerzen oberhalb des Nabels, → schmerzhafte **Hodenentzündung** oder Eierstockentzündung, → **Gehirnentzündung**, → **Hirnhautentzündung**.

→ Ärztliche Untersuchung und Therapie bei den genannten Komplikationen erforderlich.

Evtl. zusätzliche naturmedizinische Behandlung:
- → Regenaplex: Nr. 6, 50a, 202//+41a bei Fieber//+33/5 bei Bauchschmerzen//+95 bei Hoden- bzw. Eierstockschmerzen//+ evtl. Therapie einer → **Hirnhautentzündung**. Äußerlich: Haut-Balsam türkis a.
- → Homöopathie: Aconitum, Belladonna, Carbo veg., Lachesis, Mercurius sol., Phytolacca, Pulsatilla, Rhus tox. u. a.
Sonstiges: Bettruhe. Halswickel (→). Warme Auflagen bei Schmerzen der Drüsen oder Einreibungen mit Rosmarin-Öl.

Mundgeschwüre → Aphten

Mundpilz → Soor

Muttermal, Feuermal, Storchenbiß

Rote oder braune Flecken auf der Haut von Säuglingen.

Harmlose Erscheinungen, verschwinden meist in den ersten Lebensjahren von allein. Feuermal: Flecken aus erweiterten Blutgefäßen, die bei der Geburt vorhanden sind oder in den ersten Lebensmonaten erscheinen; blassen bei Druck vorübergehend ab. Storchenbiß: Ansammlung kleiner rosa Flecken in Stirnmitte oder Nacken. Muttermal (Leberfleck): braune runde Flecken, die lebenslang bleiben.

→ *Bei sehr störenden Malen ärztliche Therapie möglich.*

Nabelbruch

Kugelige Vorwölbung im Nabelbereich, die sich leicht eindrücken läßt.

Lücke in der Bauchdecke, aus der beim Pressen oder Schreien Darmteile austreten. Ungefährlich, aber unschön, verschwindet meist mit Kräftigung der Bauchmuskulatur von allein.

→ *Bei Fortbestehen und Versagen der Selbstbehandlung Operation erforderlich.*

> **Naturmedizinische Behandlung:**
> → Regenaplex Nr. 155a, 23a.
> → Homöopathie: Versuch mit Nux vomica.
> Sonstiges: Nabel in einer nach innen gestülpten Falte 8–12 Wochen mit Heftpflaster fixieren.

Nabelkoliken

Plötzliche Krämpfe im Nabelbereich ohne sonstige Krankheitserscheinungen. Bauch weich. Dauer: wenige Minuten, evtl. bis zu 2 Stunden. Nach Anfall Beschwerdefreiheit.

Meist psychische Ursachen (Streß, Ärger).

→ Bei häufigem Auftreten ärztliche Untersuchung. → **Blinddarmentzündung** ausschließen!

> **Naturmedizinische Behandlung**
> → Regenaplex Nr. 6, 33/5, 510a, 53a. Äußerlich: Haut-Fluid W.
> → Ergänzende Bach-Blüten-Therapie: s. dort; Rescue Remedy innerlich und äußerlich.
> → Homöopathie: Belladonna, Bryonia, Chamomilla, Colocynthis, Ignatia, Magnesium phosph., Natrium phosph., Nux vomica, Pulsatilla u. a.
> Sonstiges: Wärmflasche auf den Bauch. Hand auflegen.

Nagelbettentzündung, Umlauf (Panaritium)

Schmerzhafte, zur Vereiterung neigende Entzündung am Fingernagel.

Bakterielle Infektion durch Verletzung oder Reizung des Nagelbettes.

→ *Ärztliche Therapie bei starken Beschwerden erforderlich.*

> **Evtl. zusätzliche naturmedizinische Behandlung:**
> → Regenaplex Nr. 26a, 6, 63d. Äußerlich: Haut-Balsam rot a oder/und Haut-Fluid W.
> → Ergänzende Bach-Blüten-Therapie: Rescue Remedy, auch äußerlich, Rescue-Creme.
> → Homöopathie: Apis, Hepar sulf., Lachesis, Silicea u. a. (→ **Furunkel**)
> Sonstiges: Finger mit Watte und Pflaster vor jeder Berührung schützen.

Nahrungsmittelallergie

Evtl. Rötung, Schwellung, Juckreiz an der Haut; evtl. Schwellung von Lippen und Mundschleimhaut, Atembeschwerden, Bauchschmerzen, Blähungen, Durchfall, Koliken. Auftreten meist innerhalb desselben oder folgenden Tages (manchmal 3 Tage) nach Verzehr.

Allergien häufig gegen: Milch, Getreide, Nüsse, chemisch behandelte Nahrung. Bei Verdacht das betreffende Nahrungsmittel 2–3 Wochen weglassen und auf Besserung bzw. bei erneutem Verzehr auf negative Reaktionen innerhalb von 3 Tagen achten. Mögliche Ursachen: ererbte Krankheitsbelastung, unausgeheilte Krankheiten, → **Herd-Belastung**, Umwelt- und Nahrungsgifte. Psychischer Streß kann verstärkend wirken. Stillen ist der beste Schutz für den Säugling. Siehe auch → **Allergie**, → **Ekzem**, → **Nesselsucht**.

→ *Ärztliche Untersuchung/Therapie zu empfehlen.*

Evtl. zusätzliche naturmedizinische Behandlung:
- → Regenaplex Nr. 6, 50a, 510a +62a, 33/5, 47a +23a, 507, 48a. Evtl. weitere Behandlung durch erfahrene/n Regena-Therapeuten/in.
- → Ergänzende Bach-Blüten-Therapie: Beech, Holly, Willow.

Sonstiges: Allergietest. Feinstoffliche Untersuchung mit bioelektronischen Methoden (z. B. → *Elektroakupunktur nach Voll*).

Nasenbluten

Blut fließt aus der Nase.

Normalerweise ungefährlich. Ursache meist ein geplatztes Blutgefäß (Schlag auf Nase, Niesen, Schnupfen), auch psychischer Streß.

→ *Bei längerer Dauer (über 30 Min.), nach Schädelprellung (Schädelbruch?) oder bei häufigem Auftreten ärztliche Untersuchung erforderlich.*

Naturmedizinische Behandlung:
- → Regenaplex Nr. 34a//+23c, 6, 36a, 71a bei häufigem Auftreten. Äußerlich auf den Nasenrücken: Haut-Fluid W.
- → Ergänzende Bach-Blüten-Therapie: Rescue Remedy, auch äußerlich.
- → Homöopathie: Aconitum, Arnica, Hamamelis, Ipecacuanha, Phosphor, Pulsatilla u. a.

Sonstiges: Aufrechte Sitzhaltung, leichter Druck auf die Nasenflügel oder Auflage von kalten Tüchern in den Nacken. Zusammengedrehter Wattebausch in die Nase.

(Nasen-)Nebenhöhlenentzündung

Schmerzen in einem bestimmten Gesichtsbereich, der evtl. geschwollen und gerötet ist. Oft Kopfschmerzen. Meist bei oder nach einem Schnupfen, evtl. mit Fieber. Evtl. gelb-grünliches Sekret aus der Nase oder schleimig-klebrig innen an der Rachenwand hinunterlaufend und Husten verursachend.

Die Nasennebenhöhlen sind mit Schleimhaut überzogene Hohlräume, die mit der Nasenhöhle verbunden sind (→ *Abb. Kap. Diagnosen*). Bei Entzündung Schleimabsonderung oder Eiter. Schmerzen treten vor allem im Bereich der entsprechenden Nebenhöhle auf, können sich aber auch auf den übrigen Schädel und den Hinterkopf erstrecken. Starke Anschwellung oder Verdickung der Schleimhäute kann zum Stau von Eiter führen. Sehr starke Schmerzen und erkennbare Schwellung sind gefährliche Zeichen, es kann zur → **Mittelohrentzündung** oder → **Hirnhautentzündung** kommen. Latente Nebenhöhlenentzündungen bestehen praktisch bei allen → **Kopfschmerzen** und → **Augenerkrankungen**. Oft Folge einer → **Nierenschwäche** oder chronischen Entzündung im Kieferbereich (→ **Herd-Belastung**), Allergie (→ **Heuschnupfen**) oder schlechter Luft (Tabakrauch, Abgase). Ursache oft auch psychischer Streß (»die Nase voll haben«) und unterdrücktes Weinen. Nebenhöhlenentzündungen sind Heilreaktionen zur Ausscheidung von Stoffwechsel- und Bakterien»giften«. Man braucht sich nur zu fragen, ob man möchte, daß der ausgeschiedene »Rotz« im Kopf bleibt, um zu erkennen, wie schädlich eine allopathische Unterdrückungstherapie ist. Auch ätherische Öle wirken unterdrückend; sie lindern zwar, verhindern aber die richtige Ausheilung.

→ *Ärztliche Untersuchung/Therapie bei starken Beschwerden erforderlich. Bei extremer Vereiterung evtl. Operation.*

Evtl. zusätzliche naturmedizinische Behandlung:
- → Regenaplex Nr. 71a, 3, 6 + 50a, 71b, 36a//+95, 506c, 33/5, 72a bei Hartnäckigkeit//+41a bei hohem Fieber.
- → Homöopathie: Aconitum, Allium cepa, Arsenicum, Belladonnna, Bryonia, Cinnabaris, Corallium, Dulcamara, Euphrasia, Hepar sulf., Kalium bichr., Mercurius sol., Nux vomica, Natrium mur., Pulsatilla, Rhus tox., Silicea, Spigelia u. a.

Sonstiges: Gesichtsdampfbad (→). Euphorbium-Nasenspray (Heel). Nasenspülungen zum Reinigen und Abtransport der Ausscheidungen (muß wohltun, sonst nicht vornehmen): Kamillentee und Regenaplex Nr. 6, 71a, 36a (je 3 Tropfen) oder 1 große Prise Meersalz auf 1 Tasse lauwarmen Wassers, durch die Nase aufziehen, so daß die Flüssigkeit hinten in den Rachen läuft (nicht im akuten Stadium).

Nervosität/Neurasthenie

Unruhe, Reizbarkeit, nervliche Labilität, Aufgeregtheit; Neigung zu Durchfall, Erbrechen, Schwitzen oder Pulsbeschleunigung bei Aufregung, → **Schlafstörungen**.

Mögliche Ursachen: unterschwellige chronische Krankheiten oder Entzündungen, allgemeiner psychischer Streß, familiäre Konflikte, ungesunde Lebens- oder

Wohnverhältnisse, Überflutung mit Reizen (Unterhaltungsmedien). Siehe auch →
Herd-Belastung), → **Hyperaktivitäts-Syndrom.**

→ *Ärztliche Untersuchung (zum Ausschluß ernster Erkrankung) zu empfehlen.*

Naturmedizinische Behandlung:
- → Regenaplex Nr. 27a, 23a, 33/5 +50a, 6, 510a. Evtl. weitere Behandlung durch erfahrene/n Regena-Therapeuten/in.
- → Ergänzende Bach-Blüten-Therapie: s. dort
- → Homöopathie: Acidum phosph., Ambra, Argentum nitr., Chamomilla, Coffea, Nux vomica, Pulsatilla, Sulfur u. a.

Sonstiges: Familiären Frieden herstellen, Konflikte lösen, wenig Fernsehen und Radio; genügend Schlaf; Vollwertkost; ansteigende Fußbäder (→); Ferien auf dem Land. Evtl. baubiologische Untersuchung auf Wohngifte/Elektrosmog. Untersuchung auf → **Herd-Belastung.**

Nesselsucht/Urtikaria

Juckende, rötliche oder weiße, plötzlich auftretende Quaddeln an unterschiedlichen Hautstellen.

Allergische Reaktion, kann nach Kontakt mit Pflanzen, Chemikalien (z. B. Kosmetik, Waschmittel), Medikamente (z. B. Penicillin, Aspirin) oder Nahrungsmittel (z. B. Erdbeeren) auftreten. Juckreiz ist typisch. Klingt meist nach einiger Zeit wieder ab. Evtl. gefährlich im Gesichts- und Mundbereich. Bei wiederholten Auftreten homöopathische Therapie zum Abbau der → **Allergie** zu empfehlen, da diese sich oft mit der Zeit verstärkt und verallgemeinert. Evtl. **Amalgam**füllungen (→) entfernen.

→ *Schnelle ärztliche Therapie erforderlich bei Auftreten in Mund und Atemwegen – Erstickungsgefahr!*

Evtl. zusätzliche naturmedizinische Behandlung:
- → Regenaplex Nr. 6, 98a, 26c, 510a. Äußerlich Nr. 510a oder/und Haut-Fluid W und G im Wechsel. (Weitere Behandlung → **Allergie.**)
- → Ergänzende Bach-Blüten-Therapie: s. dort//Rescue Remedy.
- → Homöopathie: Apis, Arsenicum alb., Calcium carb., Nux vomica, Pulsatilla, Rhus tox., Sulfur, Urtica urens u. a.

Sonstiges: Bei allergischen Kindern sollten Notfallmedikamente (z. B. Cortison, ärztlich verschrieben) vorhanden sein, um evtl. starke allergische Reaktionen schnell dämpfen zu können.

Neuralgie

Schießende, brennende oder ziehende Schmerzen in der Kopf- oder Gesichtshaut, oft mit Empfindlichkeit bei Berührung oder Kälte.

Reizung der dort verlaufenden Nerven. Können im Rahmen von grippeähnlichen Erkrankungen auftreten und verschwinden normalerweise mit Besserung des Allgemeinzustandes.

→ *Bei Versagen der Selbstbehandlung oder unklarer Situation ärztliche Untersuchung/ Therapie erforderlich.*

Naturmedizinische Behandlung:
- → Regenaplex Nr. 6, 203, 100/1, 108 b / / + die Mittel für die evtl. zugrundeliegende Erkrankung. Äußerlich Haut-Fluid W.
- → Ergänzende Bach-Blüten-Therapie: Rescue Remedy, auch äußerlich.
- → Homöopathie: Aconitum, Arsenicum alb., Belladonna, Chamomilla, Gelsemium, Hypericum, Magnesium phos., Spigelia, Rhus tox., Verbascum u. a.

Sonstiges: Wärmeanwendung (z. B. Wärmflasche) tut oft gut.

Neurodermitis → Ekzem

Nierenbeckenentzündung → Harnwegsinfekt

Nierenentzündung

Gedunsenes, sehr blasses Gesicht, verquollene Augenlider, Schwellungen an Unterleib und Knöcheln, vermindertes Wasserlassen, hell- oder dunkelrötlicher (durch Blut) Urin, evtl. Kopfschmerzen.

Entzündung der Nieren, die mit einer Störung ihrer Funktion und mit allgemeiner Schädigung der kleine Blutgefäße einhergeht (daher Schwellungen). Tritt manchmal im Anschluß an → **Mandelentzündung** oder → **Scharlach** auf. Seelische Faktoren spielen eine Rolle (»Das geht mir an die Nieren!«). Leichte Nierenentzündungen (→ **Nierenschwäche**) liegen vielen anderen Krankheiten zugrunde (Entgiftung gestört). Daher bei allen chronischen Krankheiten Nieren mitbehandeln.

→ *Ärztliche Untersuchung und Therapie erforderlich, da ernste Krankheit, die chronisch werden kann.*

Evtl. zusätzliche naturmedizinische Behandlung:
→ Regenaplex Nr. 50a, 6, 26a +50b, 45a, 506c +50c, 62a, 506a. Weitere Behandlung durch erfahrene/n Regena-Therapeuten/in.
→ Ergänzende Bach-Blüten-Therapie: alle psychischen Probleme berücksichtigen.
→ Homöopathie: Aconitum, Apis, Ammonium benz., Berberis, Cantharis, Colchicum, Dulcamara, Ferrum met., Helleborus, Phosphor, Solidago, Terebinthina u. a.
Sonstiges: Warmhalten, Bettruhe mit Liegen. Salz- und eiweißarme Nierenschonkost entsprechend ärztlicher Empehlung.

Nierenschwäche

Tagelanges Schwitzen nach Infektionskrankheit (z. B. Grippe), evtl. ziehendes Gefühl oder Frösteln im Rücken. Infektanfälligkeit. pH-Wert nicht zwischen 5 und 6 (→ **Urinveränderungen***).*

Sehr häufig! Leichte Entzündung der Nieren, die zwar nicht gefährlich ist, aber doch die Entgiftungsleistung der Nieren herabsetzt. Ursache vieler Krankheiten, bei denen Flüssigkeit oder Eiter ausgeschieden wird (»die Haut ist die dritte Niere«) oder immer wieder Entzündungen auftreten (z. B. Mandelentzündung, Rheuma, Hautausschläge, Grippe).

Naturmedizinische Behandlung:
→ Regenaplex Nr. 50a, 6, 510a +26a, 51c, 26b.
→ Homöopathie: Aconitum, Apis, Ammonium benz., Berberis, Cantharis, Colchicum, Dulcamara, Equisetum, Ferrum met., Helleborus, Phosphor, Sepia, Solidago, Terebinthina u. a.
Sonstiges: Täglich ansteigendes Fußbad (→) mit Goldrute-Tee. Dünner Kamillentee mit Goldrute.

Ohr-Ekzem

Juckreiz und Ausschläge, oft mit flüssiger Absonderung.

Zeichen für entzündliche Störungen im Inneren des Ohres, manchmal auch Ausdruck einer → **Allergie** (evtl. nickelhaltiger Ohrschmuck). Hautreaktionen sind immer Entgiftungsversuche, meist spielt eine → **Nierenschwäche** eine Rolle. Symptomunterdrückene Salben, die Cortison oder ähnliches enthalten, verdrängen das Problem in die Tiefe und können Ohrenkrankheiten erzeugen. Siehe auch→ **Ekzem**.

→ *Ärztliche Therapie bei Versagen der Selbstbehandlung zu empfehlen.*

Naturmedizinische Behandlung:
- → Regenaplex Nr. 47b, 215, 6 + 50a, 36a, 71b. Äußerlich Haut-Fluid W oder G.
- → Ergänzende Bach-Blüten-Therapie: Beech, Crab Apple.
- → Homöopathie: Calcium carb., Clematis, Graphites, Oleander, Petroleum, Staphisagria, Sulfur, Tellurium, Viola tricolor u. a.

Onanie

Übertrieben häufige sexuelle oder zwanghafte Selbstbefriedigung.

In »normalem« Umfang ist Onanie nichts Krankhaftes. Sie hilft dem Kind, den anschwellenden Sexualtrieb zu befriedigen und sich selbst kennenzulernen. Wann die Onanie übertrieben wird, ist oft schwer zu entscheiden. Wenn aber das Kind selbst das Gefühl hat, seinem Geschlechtstrieb ausgeliefert zu sein und sich dabei nicht wohl fühlt, ist Versuch einer Normalisierung möglich. Auf keinen Fall dürfen falsche Scham- und Schuldgefühle geweckt werden (→ *Scham*, → *Schuldgefühle*). Oft wird die Onanie als Ventil für psychische Probleme benützt, zum Beispiel bei Kontaktproblemen (→), Heimweh (→) oder Liebesmangel (→ *Liebesbedürfnis*), so daß hier der Hebel angesetzt werden müßte. Auch Reizzustände im Urogenitalsystem können eine Rolle spielen.

→ *Auf Wunsch des Kindes evtl. psychologische Beratung.*

Naturmedizinische Behandlung:
→ Regenaplex 50 a, 6, 86 b, 49 a bei genitalen Reizungen.
→ Ergänzende Bach-Blüten Therapie: s. dort beim entsprechenden psychischen Problem.
→ Homöopathie: Caladium, Murex, Origanum, Rana bufo, Lycopodium, Phosphor (Kleinkinder), Staphisagria u. a.

Pfeiffersches Drüsenfieber

Allgemeine Grippesymptome mit langwieriger Mandelentzündung, oft mit weißlich-gelblichem Belag bzw. Geschwür auf einer Mandel, Müdigkeit, evtl. Fieber. Typisch: Lymphknotenschwellungen (»Drüsen«) zunächst am Nacken und Hinterkopf, später auch unter den Achseln und in der Leistengegend. Vergrößerte Milz.

Ursache: Virusinfektion, meist im Teenageralter (durch Küssen übertragen?). Gute Aussichten, aber oft Rückfälle. Langdauernde Erholungsphase, Erschöpfungszustände und Leberstörungen sind möglich.

→ *Ärztliche Diagnose (Blutuntersuchung) und in schweren Fällen Therapie erforderlich.*

Naturmedizinische Behandlung:
→ Regenaplex: Nr. 45 a, 6, 50 a, 202 +45 b, 36 a. Evtl. weitere Behandlung durch erfahrene/n Regena-Therapeuten/in.
→ Homöopathie: Calendula, Echinacea, Phytolacca, Sulfur, Vincetoxicum u. a.
Sonstiges: Keine Anstrengungen, evtl. monatelange Schonung.

Phimose / Vorhautverengung

Vorhaut des Penis läßt sich nicht über die Eichel zurückstreifen, Urin kommt nicht in normalem Strahl, evtl. ballonartige Ausweitung der Vorhaut beim Wasserlassen.

Öffnung der Vorhaut verengt, manchmal rüsselförmig. Urinentleerung dadurch behindert: Strahl kraftlos, abgelenkt oder zur Seite spritzend. Mögliche Folge: Entzündungen im Bereich der Eichel (→ **Vorhautentzündung**), weil Reinigung unmöglich; später Störung beim Geschlechtsverkehr.

→ *Ärztliche Untersuchung und Therapie erforderlich, wenn Entzündungen auftreten oder Störung über das 5. Lebensjahr hinaus besteht (Dehnungsversuch oder Operation).*

Polypen → Rachenmandel-Wucherung

Prellung (oder Schlag) von Kopf oder Bauch

Schwellung und evtl. Bluterguß. Evtl. Bewußtlosigkeit und Erbrechen. Evtl. Bauchschmerzen, Blässe und Hinfälligkeit.

Gefahr einer inneren → **Blutung** im Kopf (→ **Gehirnerschütterung**) oder im Bauch (→ **Milzriß**). Kind beobachten. *Blutung im Kopf:* zunehmende Kopfschmerzen, evtl. Benommenheit, Lähmungen, evtl. erst nach Stunden oder Tagen. *Milzriß:* Schmerzen im Bauchraum, Abwehrspannung, bleiches Gesicht, beschleunigter Puls.

→ *Bei jedem Verdacht auf innere Blutung sofort ärztliche Untersuchung/Therapie. Verhalten:* → **Erste Hilfe**.

Evtl. zusätzliche naturmedizinische Behandlung:
- → Regenaplex 6// +34a bei Blutung. Äußerlich Nr. 510a und Haut-Fluid W.
- → Ergänzende Bach-Blüten-Therapie: Rescue Remedy, Rescue Creme.
- → Homöopathie: Apis, Arnica, Bellis per., Calendula, Hypericum, Ledum, Ruta, Symphytum u. a.

Sonstiges: kalte Umschläge, Eisbeutel.

Pseudokrupp / Krupphusten

Abends oder nachts (evtl. aus dem Schlaf) bellender Husten mit deutlicher Atemnot, Keuchen, Unruhe, hörbares Einziehung der Luft, dabei auch Einziehen der Haut über den Schlüsselbeinen, Angst. Stimme unverändert. Blauverfärbung des Gesichts; bei Zunahme Bewußtlosigkeit und Erstickungsgefahr. Oft vorher Erkältungssymptome.

Schwellung der Kehlkopfschleimhaut mit möglicher Verlegung der Atemwege. Ursache: nicht ganz klar, Infektionen, ungünstige Wetter- und Luftverhältnisse. Auftreten auch bei → **Diphterie**, → **Scharlach**, → **Masern** möglich.

→ *Bei Blauwerden oder deutlicher Atemnot schnelle ärztliche Therapie (Notarzt) erforderlich (Erstickungsgefahr). Sonst: Arzt/Ärztin über ersten Krupp-Anfall informieren und künftiges Verhalten besprechen.*

Evtl. zusätzliche naturmedizinische Behandlung:
→ Regenaplex Nr. 20a, 45a, 6 + 45b, 72a, 38c + 89a, 50a. Evtl. weitere Behandlung durch erfahrene/nen Regena-Therapeuten/in.
→ Ergänzende Bach-Blüten-Therapie: Rescue Remedy.
→ Homöopathie: Aconitum/Spongia im Wechsel, Cuprum, Hepar sulf., Jodum, Kalium chlor., Sambucus u.a.
Sonstiges: Keine Panik! Kind beruhigen und aufsitzen lassen. Frische Luft bei geöffnetem Fenster oder im Badezimmer feucht-warme Luft atmen lassen, die man durch Laufenlassen von heißem Wasser bei geschlossenen Fenstern erzeugt. Evtl. vom Arzt verordnete Cortison-Zäpfchen geben.

Rachenmandel-Wucherung / »Polypen«

Häufige Erkältungskrankheiten, Offenhalten des Mundes, gestörte Nasenatmung, Schnarchen, evtl. Schwerhörigkeit.

Vergrößerung der am Dach des Nasen-Rachen-Raumes liegenden Mandel bei »lymphatischer Veranlagung«, die mit einer allgemeinen Erkältungsneigung, Schwellung von Lymphknoten und oft auch einer gewissen geistigen Langsamkeit einherzugehen pflegt. Die Rachenmandel kann so anschwellen, daß die Verbindung zwischen Nase und Rachen oder zwischen Ohr und Rachen unterbrochen wird, was man vor allem daran erkennt, daß das Kind ständig den Mund offenhält, schwerhörig wird oder Ohrenschmerzen bekommt.

→ *Bei starker Behinderung der Atmung evtl. Operation erforderlich.*

Naturmedizinische Behandlung:
→ Regenaplex Nr. 36a, 6, 23a + 202, 50a, 45a. Evtl. weitere Behandlung durch erfahrene/n Regena-Therapeuten/in.
→ Homöopathie: oft gut Erfolge mit Konstitutionsbehandlung.

Rachitis / englische Krankheit

Schlechte Haltung, Verbiegung der Wirbelsäule nach vorn oder zur Seite (→ Skoliose), evtl. flacher, breiter Brustkorb, Trichterbrust, »Hühnerbrust«, evtl. Schädel etwas plattgedrückt, evtl. O-Beine oder Fußverbiegungen. Schwitzen (vor allem am Hinterkopf), allgemeine Kränklichkeit, Schreckhaftigkeit, evtl. Krampfanfälle bei Säuglingen.

Ursache: Mangel an Vitamin D, das für Kalkeinbau in die Knochen sorgt (daher weiche, verbiegbare Knochen mit entsprechenden Deformierungen). Vitamin D ist in der Muttermilch vorhanden und wird später durch Sonnenbestrahlung in der Haut gebildet. Rachitis kann daher auftreten, wenn Kind nicht gestillt wird oder zu wenig an die Sonne kommt.

Zur *Vorbeugung* wird in der offiziellen Medizin Vitamin D gegeben, das allerdings evtl. die Gefahr einer zu raschen und starken Mineralablagerung in Knochen, Sehnen, Musken und Gefäßen mit sich bringt. In der biologischen Medizin gibt man vorbeugend entweder *Apatit/Phosphor comp.* und *Conchae/Quercus comp.* (Weleda) 1–2 Jahre lang oder *Regenaplex Nr. 73 a N* täglich 1 Tropfen ca. zwei Jahre lang.

→ *Ärztliche Diagnose/Behandlung erforderlich (Vitamin-D).*

Evtl. zusätzliche naturmedizinische Behandlung:
- → Regenaplex Nr. 73 a N, 109, 1 a.
- → Homöopathie: Barium carb., Calcium carb., Calcium phosph., Phosphor, Silicea u. a.

Sonstiges: Frische Luft (Luftbäder) und Sonne. Säugling viel strampeln lassen, täglich auf den Bauch legen.

Reisekrankheit

Schwindel, Übelkeit, Erbrechen, Kreislaufstörungen, evtl. Kopfschmerzen in Fahrzeugen und Schiffen.

Reizung des Gleichgewichtsorgans im Innenohr. Wird durch schaukelnde Bewegungen im Auto oder Schiff ausgelöst, verstärkt durch schlechte, warme Luft.

Naturmedizinische Behandlung:
- → Regenaplex Nr. 212a, 12//+71b, 215, 6 zur Vor- oder Nachbehandlung.
- → Ergänzende Bach-Blüten-Therapie: (s. dort).
- → Homöopathie: Borax, Cocculus, Colchicum, Lobelia, Petroleum, Sepia, Tabacum, Theridion u. a.

Sonstiges: Frische Luft, in Fahrtrichtung sitzen, kein Tabakrauch.

Rheumatisches Fieber

Im Anschluß an Mandel- oder Mittelohrentzündung: schmerzhafte Gelenkschwellungen (Knie-, Ellbogen-, Sprung-, Handgelenke), die wechseln können, Fieber mit Blässe, Müdigkeit, Kopfschmerzen, Bauchschmerzen, Schweißausbrüche. Evtl. nur Gelenkschmerzen, evtl. Ausschlag am Körper (rote Flecken), evtl. Schmerzen in der Brust.

Mögliche, seltene Folgeerkrankung nach Infektion mit Streptokokken. Am schwerwiegendsten können die Folgen für das Herz sein (→ **Herzschwäche**). Deshalb Mandel- und Mittelohrentzündungen immer konsequet behandeln.

→ *Ärztliche Diagnose und Therapie (die offizielle Medizin gibt Antibiotika) erforderlich.*

Evtl. zusätzliche naturmedizinische Behandlung:
→ Regenaplex Nr. 6, 510a, 50a +45a, 9a, 10a +26a, 41a, 23a. Weitere Behandlung durch erfahrene/n Regena-Therapeutin/en erforderlich.
Sonstiges: Körperliche Schonung. Zuckerfreie Vollwerternährung.

Ringelröteln

Rötlicher Ausschlag auf Nase und Wangen, schmetterlingsförmig, sich nach 1 Tag auf die Streckseiten von Armen und Beinen ausbreitend, ring- und girlandenförmig, immer wieder abklingend und neu auftretend, Dauer 1–7 Wochen, nur geringe Temperaturerhöhung.

Ansteckende, gutartig verlaufende Viruserkankung, vor allem des Schulalters. Kann bei schwangeren Frauen das ungeborene Kind schädigen, daher entsprechende Kontakte verhindern.

→ *Ärztliche Untersuchung zur Diagnosestellung erforderlich. Keine Behandlungsmöglichkeit in der offiziellen Medizin.*

Naturmedizinische Behandlung:
→ Regenaplex Nr. 6, 50a, 26a +98a, 62a.

Rippenfellentzündung

Schmerzen an einer bestimmten Stelle des Brustkorbes bei jedem tiefen Atemzug meist im Rahmen einer → **Lungenentzündung.** In schweren Fällen Atemnot.

(Nicht mit → **Intercostalneuralgie** verwechseln.) Entzündung der beiden Häute, die die Lunge einhüllen. Sie reiben bei jedem Atemzug schmerzhaft aneinander (»trockene« R.) oder es sammelt sich – meist bei → **Tuberkulose** – zwischen ihnen Flüssigkeit an (»nasse« R.)

→ *Ärztliche Untersuchung und Therapie erforderlich.*

> **Evtl. zusätzliche naturmedizinische Behandlung:**
> → Regenaplex Nr. 6, 50a, 44a, 44b +44c, 44d, 507 (auch zur Nachbehandlung)// + bei Lungenentzündung die angegebenen Mittel.

Röteln

Ausschlag mit kleinen rosa Flecken, der sich vom Gesicht auf den Körper ausbreitet, Lymphknotenschwellungen im Nackenbereich (wie Perlenschnur tastbar), leichtes Fieber.

Virusinfektion, durch Ansteckung übertragen. Normalerweise keine schwere Krankheit. Sehr selten → **Gehirnentzündung.** In den ersten 3 Schwangerschaftsmonaten kann es bei Ansteckung zu schweren kindlichen Mißbildungen kommen; daher sollten schwangere Mütter in dieser Zeit jeden Kontakt mit erkrankten Kindern meiden (rechtzeitig warnen!). Impfung junger Mädchen wird empfohlen, falls sie nicht durch eigene Erkrankung bereits immun geworden sind.

→ *Ärztliche Diagnosestellung zu empfehlen, Therapie bei schwerem Verlauf – z. B. Gehirnentzündung – erforderlich.*

> **Naturmedizinische Behandlung:**
> → Regenaplex Nr. 6, 23a + 62a, 50a.
> → Homöopathie: Aconitum, Belladonna, Ferrum phosph., Pulsatilla u. a.

Ruhr → Brechdurchfall

Salmonelleninfektion → Brechdurchfall

Scharlach

Plötzlicher Beginn aus voller Gesundheit mit Schüttelfrost, Kopfschmerzen und hohem Fieber, starkem Krankheitsgefühl, manchmal Erbrechen, Gliederschmerzen und → **Mandelentzündung**. *Mandeln und ihre Umgebung feuerrot, zum Gaumen deutlich abgegrenzt. Zunge rot mit himbeerartigem Aussehen (durch kleine Anschwellungen). Am 2. Tag an der Innenseite der Oberschenkel oder in der Achselgegend Ausschlag aus stecknadelkopfgroßen, dicht nebeneinanderstehenden roten Flecken, der sich über den ganzen Rumpf und den Kopf ausbreitet und ein blasses Dreieck in der Umgebung des Mundes freiläßt. Am 3. Tag langsamer Abfall der Temperatur bis zur Normalisierung gegen Ende der ersten Woche. Ausschlag bildet sich nach wenigen Tagen wieder zurück, wird anfangs kleieförmig, großschuppig und läßt sich oft an Händen und Füßen in Fetzen abziehen. Zu Beginn der 2. Woche treten Gelenkschmerzen auf.*

Ursache: Infektion mit Bakterien (Streptokokken) in Verbindung mit körperlich-seelischem Streß. Heutzutage selten typischer Krankheitsverlauf, manchmal nur vorübergehende Halsschmerzen. Bei ungenügender Behandlung Gefahr von → **Mittelohrentzündung**, Herzmuskelentzündung (→ **Herzschwäche**), → **rheumatischem Fieber** und in der 3. Woche von → **Nierenentzündung**. Scharlach ist ansteckend, Kontakt mit anderen Kindern verhindern. Es entsteht keine Immunität, Wiederansteckung (auch Erwachsene) daher möglich. Die offizielle Medizin gibt Penicillin; in diesem Falle Isolierung für 8 Tage, ohne Penicillin 6 Wochen (Zur Problematik der antibiotischen Behandlung → *Kap. Die gute Therapie*).

→ *Ärztliche Diagnosestellung (Abstrich von den Mandeln) und Therapie wegen der möglichen, folgenschweren Komplikationen erforderlich; homöopathische Behandlung möglich.*

Evtl. zusätzliche naturmedizinische Behandlung:
→ Regenaplex Nr. 50a, 6, 45a +41a, 26a, 507//+ evtl. vorbeugend oder bei Beschwerden: 215 (Ohren), 9a + 10a (Herz).
→ Homöopathie: Belladonna D6 (50 Tropfen auf 1 Glas Wasser, 2 Tage lang etwa viertelstündlich einen kleinen Schluck, dann stündlich 1 Teelöffel). Ärztliche Überwachung erforderlich.
Sonstiges: 3 Wochen Bettruhe zur Verhinderung von Komplikationen auch nach Entfieberung. (Dr. Stellmann: *Die Erfahrung zeigt, daß die Kinder, die eine dreiwöchige Bettruhe einhalten, in der Regel anschließend völlig gesund sind.*)

Scherpilzflechte / Trichophytie

Runde, schuppige, manchmal juckende, graue oder rote Flecken, vor allem am behaarten Kopf, in deren Bereich die Haare fehlen (abgebrochen). Bei Ausdehnung: am Außenrand Schuppen, innen abheilend.

Infektion mit Hautpilz als Ausdruck eines gestörten Gesamtstoffwechsels und ungesunden Hautmilieus. Ansteckung möglich, daher Hygiene beachten. Kämme, Bürsten, Mützen wegwerfen; Wäschetrennung gegenüber den übrigen Familienmitgliedern. Vorsicht bei ähnlich erkrankten Tieren, Übertragung möglich (dann tierärztliche Therapie erforderlich).

→ *Ärztliche Diagnose und Therapie erforderlich.*

Evtl. zusätzliche naturmedizinische Behandlung:
→ Regenaplex Nr. 63a, 6, 50a +47b, 36a, 23a. Haut-Fluid G innerlich und äußerlich (Verdünnung 1:5).
Sonstiges: Ernährung ohne Zucker u. Süßigkeiten.

Schielen

Die Augen blicken in verschiedene Richtungen.

Die beiden Augen können nicht auf einen Punkt gerichtet werden, eines »wandert« zur Seite. Bis zum 3.–4. Monat normal. Danach Therapie erforderlich, denn Sehfähigkeit des schielenden Auges geht mit der Zeit verloren. *Konvergentes* Schielen: die Augen blicken nach innen, *divergentes* Schielen: die Augen blicken nach außen.

→ *Bei Verdacht schnelle Untersuchung und Einleitung der Therapie – beim Säugling meist Abdecken ausreichend.*

Evtl. zusätzliche naturmedizinische Behandlung:
→ Homöopathie: gute Behandlungsmöglichkeit bei A. Voegeli »Homöopathische Therapie der Kinderkrankheiten« (→ *Literaturverzeichnis*).

Schlafstörungen

Unfähigkeit, abends einzuschlafen oder bis zum Aufstehen durchzuschlafen, wodurch das Kind tagsüber müde, unkonzentriert oder lustlos wird.

Einschlafstörung: das Kind liegt abends wach, weil sein Geist noch nicht zur Ruhe gekommen ist oder weil sein Körper unter Streß steht.

Durchschlafstörung: das Kind erwacht nachts aus dem Schlaf, evtl. erschreckt oder weinend.

Grundsätzlich muß man berücksichtigen, daß jeder Mensch seinen eigen Schlafrhythmus und sein persönliches Schlafbedürfnis hat. Daher kann man von einer Schlafstörung nur dann sprechen, wenn das Kind offensichtlich unter Schlafmangel leidet, das heißt, nicht munter, fröhlich und leistungsfähig ist oder in keinen tiefen Schlaf fallen kann. Der Schlafrhythmus von Säuglingen richtet sich vorwiegend nach seinem Hunger.

Es gibt unterschiedliche Konstitutionen: lebhafte, aktive, nach außen orientierte Kinder, die weniger Schlaf brauchen (sozusagen keine Zeit dafür haben) als die stillen, verträumten, zarten, die sich gerne in den Schlaf zurückziehen. Diese introvertierten Kinder brauchen allgemein mehr Ruhe, weil alle Eindrücke sie tiefer und intensiver berühren (und entsprechend verarbeitet werden müssen), als die extravertierten, die auf ununterbrochene Anregungen und Kontakte eingestellt sind. Daher sollten Schlafmaß und Schlafzeit – natürlich in vernünftigen Grenzen – individuell an die Eigenart des Kindes angepaßt werden.

Unser Organismus funktioniert nach einem bestimmten Rhythmus, der in abwechselnden Leistungs- und Ruhephasen besteht. Im Wachzustand, am Tage, wird Leistung erbracht und gewissermaßen ums Überleben gekämpft, in der Ruhephase wird entgiftet und regeneriert. Nur bei einem ausgewogenen Verhältnis zwischen ihnen ist Gesundheit möglich. Schlaflosigkeit bedeutet, daß die Leistungsphase zu sehr überwiegt, daß sich also das Kind im → **Streß** (»Überlebenskampf«) befindet. Dieser muß nicht unbedingt in äußeren Umständen bestehen, sondern kann auch nur geistiger Natur sein, also in der Vorstellung oder Phantasie (Vorsicht vor Fernsehen o. ä.) stattfinden. Kummer durch Zuwendungsentzug, Verlust oder Bestrafung, Schulstreß, Niedergeschlagenheit durch schlechte Familienstimmung, Angst vor Strafe, Unheil oder zu hohem Leistungsdruck, Verlassenheitsgefühle, schreckliche Erlebnisse (→ **Alpträume**) werden vom Organismus entsprechend ihrer Intensität mit Abwehr und erhöhtem Einsatz beantwortet, was zugleich einen ruhigen, erholsamen Schlaf unmöglich macht. Auch körperlicher Streß durch belastende Wohnverhältnisse, ungesundes Raumklima, Elektrosmog, sogenannte Erdstrahlen, Lärm, ein unbequemes Bett, zu warme oder zu kühle Decken, Lärm, zu spätes und schweres Essen beeinträchtigen den Schlaf. Schlafstörungen zwischen 23 und 3 Uhr weisen meist auf Leber-Galle-Störungen hin, und Erwachen zwischen 3 und 5 Uhr ist meist Folge von Leistungs- oder Problemstreß. Schlaflosigkeit durch Juckreiz am After läßt an → **Würmer** denken.

→ Anhaltende Schlafstörungen sollten ärztlich abgeklärt werden, um eine organische Störung auszuschließen; evtl. homöopathische Therapie (keine chemischen Schlafmittel!).

> **Naturmedizinische Behandlung:**
> → Regenaplex Nr. 60 a, 6, 50 a + 71 a, 33/5, 79// + 95, 36 a bei Hartnäckigkeit// 60 b bei Schreckhaftigkeit und Alpträumen statt 60 a. Evtl. weitere Behandlung durch erfahrene/n Regena-Therapeuten/in.
> → Ergänzende Bach-Blüten-Therapie: s. dort.
> → Homöopathie: Acidum phosph., Aconitum, Ambra, Argentum nitr., Arsenicum alb., Chamomilla, Coffea, Ferrum, Ignatia, Kalium phosph., Nux vomica, Passiflora, Phosphor, Pulsatilla, Rhus tox., Stramonium, Staphisagria, Zincum val. u. a.
> Sonstiges: Möglichst keine Schlafmittel geben. Ansteigendes Fußbad (→) oder kalte Waschung (→) abends fördern Schlaf. Abends soll nur leicht gegessen werden. Keine abendliche Auf- und Anregung (Fernsehen, Radio, spannende Bücher). Bei Weinen oder Angst: Trost geben und das Gefühl von Behütetsein vermitteln. Abendliches Ritual mit Vorlesen, Gutenachtsagen, Kuß o. ä. kann als Einschlaf-Signal wirken. Auf Wunsch Tür offen- und Licht anlassen oder das Kind ins elterliche Bett nehmen. Nie zur Strafe ins Bett schicken, damit sich keine Abneigung dagegen entwickelt. Oft hilft Entstörung von sogen. Erdstrahlen (durch einen Rutengänger).

Schmerzen

Verschiedene Schmerz-Arten: brennend, stechend, klopfend, ziehend, krampfartig u. a.

Schmerzen zeigen eine krankhafte Störung an. Sie wollen Aufmerksamkeit erwecken und eine rettende Maßnahme sowie Schonung des betreffenden Organs oder Körperbereichs bewirken. Die Schmerzqualität weist oft auf die Art der Störung hin; zum Beispiel: klopfend = akute Entzündung mit Eiterbildung; stechend, brennend, bohrend = Reizung von Nerven; kolikartig = Versuch, die Blockierung eines Ausführungsgangs gewaltsam zu überwinden; krampfartig = überschießende Aktivität in Muskulatur, die nicht in sinnvolle Bewegung umgesetzt werden kann (oft psychischer Auslöser).

Gute Therapie beseitigt die Blockaden, saniert das »innere Milieu« durch Entgiftung, verbessert die Funktionsfähigkeit der Zellen und löst psychische Konflikte, die Verkrampfungen und Durchblutungsstörungen hervorrufen. Unsinnige Therapie (chemische Schmerzmittel, Psychopharmaka) betäubt die Schmerzempfindung und treibt den Organismus dadurch noch tiefer in die Krankheit. (Es gibt allerdings Grenzsituationen, in denen man sich damit *vorübergehend* behelfen muß.) Schmerzen bei Kindern sollten immer durch gesundmachende biologische (ggfs. auch chirurgische) Therapie, nicht durch Unterdrückung und Betäubung behandelt werden, da sich daraus Belastungen für das ganze Leben ergeben können.

→ *Ärztliche Untersuchung bei unklaren, schweren oder anhaltenden Schmerzzuständen sowie evtl. Therapie erforderlich.*

> **Evtl. zusätzliche naturmedizinische Behandlung:**
> → Regenaplex Nr. 6, 50a, 100/1 + 510a, 89a, 506c (Basisbehandung)//+ Behandlung der zugrundeliegende Störung. Äußerlich Haut-Fluid W entweder pur oder 1:5 mit Wasser verdünnt. Evtl. weitere Behandlung durch erfahrene/n Regena-Therapeuten/in.
> → Ergänzende Bach-Blüten-Therapie: Rescue Remedy, auch äußerlich.
> → Homöopathie: Aconitum, Apis, Arsenicum, Bryonia, Cantharis, Chamomilla, Coffea, Colocynthis, Cuprum, Ignatia, Magnesium phosph., Phosphor, Pulsatilla, Spigelia, Sulfur u. a.
> Sonstiges: Bei Koliken und Krämpfen Wärmeanwendung (Wärmflasche, Bauchwickel), bei akuten Entzündungs-Schmerzen (bei denen Wärme verschlimmert) Kälteanwendung (z. B. Eisbeutel). Beruhigung, Ablenkung oder Handauflegen hilft, wenn Schmerzen psychisch (z. B. Angst) bedingt oder verstärkt sind. Bei Schmerzzuständen durch Herde (→ **Herd-Belastung**) ist Neuraltherapie (→) oft sofort hilfreich, evtl. auch Akupunktur.

Schnupfen

Absonderung von wässriger, schleimiger oder eitriger Flüssigkeit aus der Nase, manchmal auch etwas Blut.

Versuch des Körpers, über die Nasenschleimhäute Giftstoffe loszuwerden (Reinigung). Grundsätzlich: Jede Absonderung oder Ausscheidung ist eine Entgiftungs- und Heilreaktion des Körpers, die nicht unterdrückt werden soll.
  Schnupfen ist meist Ausdruck einer → **Nierenschwäche**. Wässriger Schnupfen tritt auf Beginn einer Grippe, anfallsweise bei Allergie (→ **allergischer Schnupfen**) oder starker Nervosität. Schleimige oder eitrige Absonderungen weisen auf eine Infektion und → **Nebenhöhlenentzündung** hin. Bei Säuglingen mit starkem, evtl. blutigem Schnupfen und borkigen Belägen in der Nase mit Atembehinderung Verdacht auf → **Diphterie**. Häufiger Schnupfen oder dauernd verstopfte Nase (»Stockschnupfen«) bei → **Allergie** oder → **Nebenhöhlenentzündung**.

→ *Bei häufigem oder sehr schwerem Schnupfen ärztliche Untersuchung zum Ausschluß einer ernsten Erkrankung erforderlich.*

> **Naturmedizinische Behandlung:**
> → Regenaplex Nr. 71a, 71b, 6, 50a (Basistherapie)//+ evtl. Behandlung der Grundkrankheit, wie dort angegeben (z. B. Grippe, allergischer Schnupfen, Heuschnupfen, Nebenhöhlenentzündung).
> → Homöopathie: siehe Nebenhöhlenentzündung, allergischer Schnupfen.
> Sonstiges: Allopathische Nasentropfen nur in Ausnahmefällen. Ätherische Öle bringen zwar oft momentan Erleichterung, behindern aber eine echte Ausheilung und erzeugen chronische Störungen. Luftverschmutzung (z. B. Tabakrauch) vermeiden. Euphorbium-Nasentropfen (Heel) bei behinderter Atmung.

Schreien

Lautstarke Äußerungen eines Gefühlszustandes.

Es gibt zwei unterschiedliche und gegensätzliche Gründe, um zu schreien: Freude und Lebenslust oder Unbehagen und Schmerz. *Freudengeschrei* sollte man so wenig *wie möglich* unterbinden, weil man damit auch einen Teil der Lebensfreude des Kindes (und damit seiner Gesundheit) unterdrückt. Das Kind braucht Freiräume, in denen es sich austoben und -schreien kann. Natürlich gibt es hierbei Grenzen, die durch die Rücksicht auf die Mitmenschen gezogen werden, doch sollte man bedenken, daß die Rechte der Kinder von Natur aus über denen der Erwachsenen stehen.

Schmerz- und Leidensgeschrei sollte man dadurch abzustellen versuchen, daß man die darin liegende Mitteilung des Kindes ernst nimmt und ihm gibt, was es braucht – zum Beispiel eine trockene Windel, die Brust oder die Flasche, Wärme, Körperkontakt, Schutz, Liebe. Vor allem kleine Kinder sind ganz vom Wohlwollen ihrer Bezugspersonen abhängig, die damit große Verantwortung für deren Wohlergehen tragen. Ein Kind hat immer gute Gründe für sein Geschrei. Ein zufriedenes, glückliches Kind schreit nicht empört oder schmerzerfüllt.

Trotzgeschrei weist auf ungenügende Beachtung oder schlechte Behandlung hin. Die Lösung besteht hierbei aber nicht immer darin, dem Kind seinen Willen zu erfüllen, sondern mit ihm in einer vertrauens- und verständnisvollen Kommunikation Kompromisse zu erarbeiten, die beiden Seiten gerecht werden. Dabei soll es sich zwar ernst genommen sehen, zugleich aber auch Respekt für seine Mitmenschen und ein Verständnis für die Lebensrealität entwickeln, in der nicht alles möglich ist.

→ *Ärztliche Untersuchung bei langanhaltendem, häufigem oder schmerzlichem Schreien, wenn der Grund nicht klar ist, zu empfehlen.*

> **Naturmedizinische Behandlung:**
> → Ergänzende Bach-Blüten-Therapie: (s. dort).

Schwerhörigkeit

Vermindertes Hörvermögen mit Unaufmerksamkeit.

Mögliche Ursachen: → **Mittelohrentzündung**, → **Nebenhöhlenentzündung**, → **Polypen**, Erbfehler, Tubenkatarrh (Ohrtrompete zugeschwollen), Ohrenschmalz (typisch: plötzlicher Hörverlust auf einer Seite ohne sonstige Krankheit). Schwerhörigkeit beeinträchtigt die geistige Entwicklung. Test: laute Geräusche bei abgewendetem Kopf des Kindes.

→ *Ärztliche Untersuchung erforderlich, um evtl. geeignete Maßnahmen ergreifen zu können.*

> **Evtl. zusätzliche naturmedizinische Behandlung:**
> → Regenaplex Nr. 70a, 71b, 6 + 215, 50a, 36a//+ evtl. Behandlung einer Mittelohrentzündung. Evtl. weitere Behandlung durch erfahrene/n Regena-Therapeuten/in.
> → Homöopathie: Arnica, Calcium jodatum, China, Dulcamara, Graphites, Hydrastis, Petroleum, Phosphor, Pulsatilla u. a.
> Sonstiges: Evtl. Ohrenschmalz ausspülen lassen.

Schwindel

Eindruck, als drehe sich die Umgebung, evtl. mit Fallneigung, oder als schwanke der Boden.

Meist Entzündung oder Durchblutungsstörung im Innenohr. Vorübergehender Schwindel bei schnellem Aufstehen: → **Kreislaufschwäche** oder → **Anämie**. Übelkeit und Schwindel beim Autofahren oder auf einem Schiff → **Reisekrankheit**. Auch Störung im Halswirbelsäulenbereich möglich.

→ *Ärztliche Untersuchung/Therapie bei häufig auftretendem oder schwerem Schwindel erforderlich.*

> **Evtl. zusätzliche naturmedizinische Behandlung:**
> → Regenaplex Nr. 212a, 12, 6 + 50a, 506a, 506c//+215, 71b, 33/5 bei Hartnäckigkeit//+3 nach Kopfgrippe.
> → Homöopathie: siehe Reisekrankheit.

Skoliose → Wirbelsäulenverkrümmung, → Rachitis

Sonnenstich, Hitzschlag

Hitzschlag *(durch hohe Temperatur): roter, heißer Kopf, trockene Haut, Unruhe, aufgedunsenes Gesicht, erhöhte Temperatur, evtl. Benommenheit oder Bewußtlosigkeit.* Sonnenstich *(Sonnenbestrahlung des Kopfes): zusätzlich Erbrechen.*

Ursache: Übermäßige Sonnenbestrahlung und allgemeine Überhitzung, die nicht abgeleitet werden kann. Bei starker Sonne Kopf bedecken!

Sofortige ärztliche Therapie (Notarzt) erforderlich, wenn Zustand bedrohlich erscheint, Benommenheit eintritt oder die Körpertemperatur über 40°C liegt. Bei Bewußtlosigkeit: Verhalten → **Erste Hilfe**.

> Evtl. zusätzliche naturmedizinische Behandlung:
> → Regenaplex Nr. 3, 6, 41a, 7. Äußerlich großflächig auf den Kopf: Haut-Fluid W.
> → Ergänzende Bach-Blüten-Therapie: Rescue Remedy, äußerlich.
> → Homöopathie: Aconitum, Apis, Belladonna, Gelsemium, Glonoinum, Veratrum vir. u. a.
> Sonstiges: Sofort für Abkühlung sorgen: Kind in Schatten, entkleiden, kalte Umschläge, Eisbeutel auf Stirn, Ventilator, reichlich kühle Getränke. Bei blassem Gesicht: Beine hochlagern.

Soor/Mundpilz, Windelsoor

An Wangen, Zunge oder Gaumen weiße Auflagerungen, die sich zu Flecken ausdehnen können, bei Entfernung blutend. Auch im Windelbereich möglich (deutliches Wundsein).

Pilzinfektion, die auch nach Antibiotikagabe auftreten kann. Pilze sind nicht die Ursache, sondern Begleiterscheinung der Störung, daher ist ihre Vernichtung nur ein oberflächlicher Effekt. Ursache: gestörte Abwehrkraft bzw. krankhaftes Hautmilieu (feucht; mit ausgeschiedenen Stoffwechselgiften, auf denen Pilze gedeihen) durch chronische, teilweise ererbte Belastung oder krankmachenden Streß.

→ *Ärztliche Diagnose und evtl. Therapie erforderlich.*

Evtl. zusätzliche naturmedizinische Behandlung:
- → Regenaplex Nr. 6, 23a, 50a +62a, 510a//+28b, 36a bei Mundbefall// +47b, 26c, 63a bei Hautbefall. Spülungen mit Regena-Mundfluid oder Fluid G (auch äußerlich).
- → Homöopathie: Borax, Mercurius sol. u. a.

Sonstiges: Keine Süßigkeiten, da diese den Stoffwechsel krankhaft verändern können (günstig für Pilze jeder Art).

Spastische Lähmung → Gehirnlähmung

Stottern

Zeitweilige, wiederholt auftretende Unfähigkeit, flüssig zu sprechen, die entweder in krampfhaften Wiederholungen von Worten und Wortteilen oder in Wortbildungsschwierigkeiten besteht.

Das Kind möchte sich ausdrücken und etwas mitteilen, wird dabei aber gehemmt, weil es entweder noch nicht genügend geübt ist (vorübergehende Störung) oder weil ihm dabei irgendwelche Gedanken oder Emotionen »in die Quere kommen«. Häufigere Störfaktoren sind Ängste und Befürchtungen, die die ungehemmte Selbstdarstellung (denn dies ist im Grunde jede Aussage, die wir machen) behindern: zum Beispiel Angst vor Versagen und Blamage, Schuldgefühle, Angst vor Kritik, Angst, sich zu verraten, Angst vor den Folgen des Gesagten. Wenn Kinder, die normal gesprochen haben, zu stottern beginnen, haben sie meist etwas erlebt, das ihr Vertrauen in sich selbst und/oder die Umwelt gestört hat. Dieses Trauma wird durch das Stottern selbst verstärkt, das als Versagen empfunden wird und meist mit einem Demütigungsgefühl durch Verlachtwerden einhergeht.

→ *Da Stottern umso schwieriger überwunden werden kann, je länger es andauert, sollte bald eine logopädische und/oder psychologische Therapie eingeleitet werden.*
*** Beratungsmöglichkeit → *Adressenverzeichnis*.

Evtl. zusätzliche naturmedizinische Behandlung:
- → Regenaplex Nr. 6, 20a, 50a +23a, 109 (Basisbehandlung).
- → Ergänzende Bach-Blüten-Therapie: s. dort.
- → Homöopathie: Belladonna, Euphrasia, Mercurius, Platin, Sulfur u. a.

Sonstiges: Es geht vor allem darum, das Selbstvertrauen wiederherzustellen. Daher alles vermeiden, was demütigend wirkt (nicht auslachen) und die Erwartungsangst nährt; das Kind darf sich nicht als mit einem Mangel behaftet empfinden; möglichst wenig darauf achten oder offen und unvoreingenommen darüber sprechen, als sei es nur eine vorübergehende Störung wie z. B. Grippe; nicht beim Sprechen nachhelfen, wenn es stockt. Das dahinter steckende psychische Problem sollte gefunden und gelöst werden. – Bewährtes Verfahren: Kind langsam mehrmals ein- und ausatmen lassen, wobei es beim Ausatmen in die Hände klatscht; danach soll es jeweils beim Ausatmen – aber nicht beim Einatmen! – einige Worte sprechen. Bei täglicher Übung oft Erfolg.

Streß

Psychische und/oder körperliche krankhafte Anspannung, die mit Unruhe, Angst, Aggression, Verlust der Lebensfreude, Niedergeschlagenheit, Schlaflosigkeit, Appetitmangel, Fieber, Verspannungen usw. einhergehen kann. Offensichtlicher Ausnahmezustand.

Streß ist die Reaktion auf Lebensumstände, die tatsächlich oder vermeintlich unerfreulich oder bedrohlich sind, von denen man also annimmt, daß sie Leiden bringen werden. Dieses Leiden kann körperlicher oder geistiger Natur sein und entsteht dadurch, daß ein lebenswichtiges Bedürfnis (z. B. körperlich: Nahrung und Wärme, oder geistig: Zuwendung, Freiheit und Sicherheit) nicht befriedigt wird, indem man das Benötigte entweder nicht bekommt oder wieder verliert. Diese Erkenntnis oder Annahme führt zu instinktiver Anspannung und Mobilisierung von zusätzlicher Kraft, um das Leiden zu verhindern. In einem gewissen Umfang ist unser gesamtes Verhalten von diesem Prinzip des Luststrebens und der Leidvermeidung bestimmt und solange wir uns dabei nicht überfordert fühlen, entsteht vitale Aktivität, sozusagen gesunder Streß. *Krankhafter Streß* – um den es hier geht – entsteht dagegen, wenn wir nicht sicher sind, daß wir das erwünschte Ziel erreichen werden, also die Gefahr abwenden oder das lebenswichtige Bedürfnis befriedigen können.

Am Zustandekommen dieses Stresses sind neben herabgesetzter Leistungsfähigkeit durch krankhafte Störungen einerseits die Lebensumstände und andererseits die Veranlagung (unsere Bedürfnisse und Schwächen) beteiligt. Sein psychologischer Hintergrund ist Angst: Man empfindet die Lage als ernst und kann nicht (wie bei einem Spiel) auch einen Verlust oder eine Niederlage akzeptieren. Dieses Problem besteht für das Kind genauso wie für den erwachsenen Menschen. Krankhafter Streß ist auch die Ursache jener Erscheinungen, die wir Krankheit nennen (→ *Kap. Wie kann man Heilung verstehen?*). Man erkannt ihn immer am Verlust der Lebensfreude. Er sollte möglichst vermieden werden, weil er körperliche Störungen oder Krankheiten erzeugt. Man sollte bei einem Kind immer genau auf die Grenze zwischen aktiver, lebensfroher Leistung und zerstörerischer Überforderung achten. Bei einem kränklichen, schwachen oder angeschlagenen Kind ist diese schneller ereicht, als bei einem gesunden und stabilen. Streß kann auch durch ungesunde Lebensbedingungen (z. B. Lärm, Kälte, Hitze, Klima, Umweltgifte usw.) entstehen.

→ *Ärztliche Untersuchung bei unklarer Situation erforderlich.*

Naturmedizinische Behandlung:
- → Regenaplex Nr. 6, 50a, 23a +39a, 79, 33/1 (Basisbehandlung zu allgemeinen Leistungs- und Gesundheitssteigerung). Evtl. weitere Behandlung durch erfahrene/n Regena-Therapeuten/in.
- → Ergänzende Bach-Blüten-Therapie: s. dort.
- → Homöopathie: Acidum phosph., Aconitum, Ambra, Argentum nitr., Arsenicum alb., Belladonna, Capsicum, Chamomilla, Coffea, Hyoscyamus, Ignatia, Kalium phosph., Lachesis, Mercurius solub., Natrium mur., Nux vomica, Pulsatilla, Phosphor, Silicea u. a.

Sonstiges: Beendigung jener Umstände, die das Kind in Streß stürzen. Forderungen und Ansprüche müssen immer an der Leistungsfähigkeit des Kindes orientiert sein. Behandlung evtl. körperlicher Störungen zur Verbesserung der Leistungsfähigkeit.

Trichophytie → Scherpilzflechte

Trinkschwäche

Säugling lehnt die mütterliche Brust ab.

Mögliche Ursachen: Schwäche, → **Nebenhöhlenentzündung**.

→ *Ärztlich abklären lassen.*

Naturmedizinische Behandlung:
- → Gentiana, Choledoron u. Digestodoron (Weleda) als Mischung zu gleichen Teilen in der Apotheke anfertigen lassen, vor dem Anlegen 3 Tropfen geben.

Tuberkulose

Abgeschlagenheit, Müdigkeit, Appetitlosigkeit, Gewichtsverlust; bei Befall der Lunge: hartnäckiger, trockener Husten (evtl. mit eitrigem Auswurf). Typisch: andauerndes nächtliches Schwitzen.

Die TBC gilt als Infektionskrankheit, bei der durch spezielle Bakterien das Gewebe von Lungen, Nieren und Hirnhäuten zerstört werden kann. Eine wesentliche Rolle spielen dabei auch schwere psychische Belastungen: Angst, Heimweh, Kummer, schlechte Behandlung, Lieblosigkeit, die die Widerstandskraft herabsetzen.

→ *Ärztliche Untersuchung und Therapie erforderlich.*
*** Beratungsmöglichkeit → *Adressenverzeichnis*.

> **Evtl. zusätzliche naturmedizinische Behandlung:**
> → Regenaplex Nr. 6, 23a, 50a +26a, 510a, 62a//+42, 121a, 38a bei Husten oder Lungenbefall. Weitere Behandlung durch erfahrene/n Regena-Therapeuten/in.
> → Homöopathie: Pulsatilla, Silicea, Umckaloabo u. a.
> Sonstiges: Psychische Probleme lösen, Ängste abbauen. Die sicherste Prophylaxe ist Lebensfreude.

Typhus → Brechdurchfall

Urinveränderungen

In Notsituationen scheidet der Körper durch die Nieren Stoffe aus, die normalerweise auf andere Weise entfernt werden. Veränderungen von Aussehen, Geruch und Menge des Urins geben Hinweise auf Störungen.

* Braune Verfärbung und/oder starker Schaum (bei Gelbsucht geblich) = Leberstörung (→ **Leberschwäche**, → **Gelbsucht**?)
* Sehr heller Urin (vor allem morgens) = ungenügende Entgiftung über Niere → **Nierenschwäche**, evtl. → **Nierenentzündung**.
* Roter Urin = Blutung durch → **Harnwegsinfekt** oder Stein (evtl. Tumor). Achtung: Rote Bote färben Urin rot.
* Trüb und stinkend = → **Harnwegsinfekt**.
* Auffallend viel heller Urin → **Diabetes mellitus**?

Mit in der Apotheke erhältlichen Teststreifen (z. B. Combur-8-Sticks) kann man auf einfache Weise viele Nieren- Blasenkrankheiten diagnostizieren:
* pH-Wert soll zwischen 5 und 6 liegen, sonst evtl. → **Nierenschwäche**.
* Eiweiß → **Nierenentzündung**.
* Blut → **Harnwegsinfekt**, evtl. Stein, selten Tumor, schleichende Tuberkulose in Niere oder Blase.
* Nitrat (= Bakterienbefall) bei → **Harnwegsinfekt**.
* Zucker → **Diabetes mellitus**.

Verbrennung, Verätzung

Schmerzhafte Hautverletzung durch Hitzeeinwirkung oder ätzende Chemikalien. Verbrennung 1. Grad = Rötung der Haut, evtl. mit Schmerzen, ohne weitere Schäden, 2. Grad = Blasenbildung nach einigen Minuten bzw. weißliche, glänzende Wundflächen, 3. Grad = tiefgehende Zerstörung der Haut mit späterer Narbenbildung, weißgraue Hautbereiche, im Verbrennungsgebiet keine Berührungsempfindlichkeit, aber Randbereich sehr schmerzhaft. Bei Verbrennung durch Strom: schwärzliche Stelle.

Alle größeren Verbrennungen sind gefährlich, weil sie einen Schock auslösen, sich infizieren oder häßliche Narben hinterlassen können. Achtung: Das Ausmaß einer elektrischen Verbrennung läßt sich meist nicht erkennen, da die Schäden innerlich auftreten.

→ *Bei allen größeren Verbrennungen und Verätzungen sofortige ärztliche Versorgung erforderlich.*

> **Evtl. zusätzliche naturmedizinische Behandlung:**
> → Regenaplex Nr. 6, 23a, 89a + 1b, 100/1, 506c (auch zur Nachbehandlung). Sofort äußerlich: Haut-Fluid W (pur oder verdünnt 1:10).
> → Bach-Büten-Therapie: Rescue Remedy, auch äußerlich (nicht in evtl. offene Wunde, sondern auf die umgebende gesunde Haut, pur oder verdünnt; auf geschlossene Wunden auch Rescue-Remedy-Creme).
> → Homöopathie: Arnica, Cantharis, Causticum, Urtica urens u. a.
> Sonstiges: Verhalten → **Erste Hilfe**. Wenn Arzt nicht schnell kommt, bei starken Schmerzen Paracetamol-Zäpfchen. Kleine Verbrennungen: an eine Hitzequelle annähern, bis Schmerz vergeht (homöopathische Wirkung).

Verdorbener Magen

Leibschmerzen, Übelkeit, evtl. Erbrechen und kurzer Durchfall nach zu üppigem oder schwerem Essen, Mattigkeit.

Überforderung des Magens (z. B. unreifes Obst, zuviel Kuchen oder Schokolade). Kein Fieber, Erbrechen nur anfangs. Keine schwere Allgemeinstörung, aber evtl. Zeichen einer untergründigen Labilität – ein gesunder Magen verträgt fast alles.

Naturmedizinische Behandlung:
- → Regenaplex Nr. 64a, 64b, 510a + 6, 64c.
- → Homöopathie: Arsenicum alb., Antimonium crud., Bryonia, Carbo veg., Ipecacuanha, Nux vomica, Pulsatilla, Veratrum alb. u. a.

Sonstiges: Wärmflasche auf den Oberbauch, Bettruhe.

Verstopfung

Stuhl hart und knollig, Stuhlhäufigkeit deutlich geringer als bisher; evtl. Schmerzen beim Stuhlgang und/oder Blut in Windel oder Wäsche.

Wenn ein gut gedeihender Säugling oder ein gesundes Kind nur alle 2–3 Tage einen normal geformten Stuhl entleert, besteht keine Verstopfung. Entscheidend für diese Diagnose sind die oben erwähnten Zeichen. Unnatürlich harter Stuhl kann den Darm reizen oder verletzen (Stuhl blutig). Die Verletzung (→ **Afterfissur**) macht Schmerzen beim Stuhlgang, so daß das Kind den Stuhl zurückhält. An den eingedickten Kotballen kann dünner Stuhl vorbeilaufen und aus dem After sickern (→ **Einkoten**).

Mögliche Ursachen: ungeeignete Ernährung (zu wenig Gemüse und Ballaststoffe, zuviel Zucker), chronisch Störungen der Verdauungsorgane (Leber, Galle, Bauchspeicheldrüse mit gestörtem Gesamtstoffwechsel), Verkrampfungen des Darms und des Afterschließmuskels durch psychischen Streß.

→ *Ärztliche Untersuchung bei stärkerer oder häufiger Verstopfung, um organische Störungen auszuschließen (z.B Darmerweiterung, Darmverengung), bei Versagen der Selbstbehandlung ärztliche Therapie.*

Naturmedizinische Behandlung:
- → Regenaplex Nr. 6, 510a, 64a +64b, 79, 33/1. Bei hartnäckiger Verstopfung weitere Behandlung durch erfahrene/n Regena-Therapeuten/in.
- → Ergänzende Bach-Blüten-Therapie: s. dort.

→ Homöopathie: Alumina, Bryonia, Calcium carb., Nux vomica, Sepia, Silicea u. a.
Sonstiges: Nahrungsumstellung (viel Gemüse und Rohkost, Müsli, kein Zukker, keine Schokolade, Vollkornbrot, Haferflocken). Entspannte Atmosphäre herstellen. Viel Bewegung.

Vorhautentzündung / Balanitis

Rötung und Schwellung der Penisspitze, evtl. Eiterabsonderung, evtl. Verengung der Vorhaut.

Entzündung durch Sekretstau bei → **Phimose**, mechanische Reizungen oder allergische Reaktion auf Waschpulver (Windeln).

→ *Ärztliche Therapie erforderlich, falls sich die Vorhaut nicht zurückziehen und die Eichel reinigen läßt oder die Entzündung sehr stark ist.*

Evtl. zusätzliche naturmedizinische Behandlung:
→ Regenaplex Nr. 6, 26a. Äußerlich Haut-Balsam rot a.
Sonstiges: Vorsichtige Reinigung mit Kamillentee. Sitzbäder (→)

Wachstumsschmerzen

Unbestimmte, dumpfe, vorübergehende Schmerzen in Waden und Schienbeinen (evtl. Armen), besonders abends oder auch nach körperlicher Anstrengung; nicht im Bereich schmerzender Gelenke.

Harmlose Störungen während des Wachstums von Knochen und Muskeln. Nicht mit Arthritis (Gelenkentzündung) verwechseln.

→ *Bei stärkeren, dauernden oder unklaren Beschwerden ärztliche Untersuchung zum Ausschluß einer ernsteren Krankheit und evtl. (homöopathische) Therapie erforderlich.*

Naturmedizinische Behandlung:
→ Regenaplex Nr. 73a N, 1a, 1b. Streichelnde Massage mit Haut-Balsam rot a.
→ Homöopathie: Calcium carb., Calcium phosph., Causticum, Guajacum u. a.

Warzen

Plötzlich auftretende, kleine, erhabene, nicht schmerzende Hautknötchen, in deren Mitte kleine schwarze Punkte erkennbar sind.

Gutartige Hautveränderungen, die möglicherweise unter Mitwirkung eines Virus entstehen. Ansteckung ist evtl. möglich. Warzen sind ein Hinweis auf eine untergründige Gesamtstörung des Körpers.

→ *Bei Versagen der Selbstbehandlung ärztliche (homöopathische) Therapie zu empfehlen.*

Naturmedizinische Behandlung:
→ Regenaplex Nr. 23a, 6, 26b, 47b. Evtl. weitere Behandlung der Grundbelastung durch erfahrene/n Regena-Therapeuten/in.
→ Homöopathie: Tägliches Betupfen mit Thuja (Urtinktur) und Einnahme von Thuja LM 18 (1 x 3–5 Tropfen) bringt meist Erfolg; Antimonium crud., Calcium carb., Causticum, Dulcamara u. a.
Sonstiges: In der Volksheilkunde haben sich Bestreichen mit Schneckenschleim, Betupfen mit Schöllkrautsaft und gelegentlich sogar Besprechen bewährt. Auf gesunde Ernährung (Vollwert ohne Zucker) achten.

Wasserkopf

Unnormal großer, gewölbter Kopf (bei Geburt oder danach schnell wachsend), wobei das Gesicht gegenüber Restschädel auffallend klein ist; stark vorgewölbte Fontanelle; evtl. geistige Behinderung, evtl. Erbrechen, Kopfschmerz, Krämpfe.

Ursache: unnormale Vermehrung des Hirnwassers durch Fehlbildungen, Tumore oder Hirnentzündungen, die dessen normalen Kreislauf behindern. Gestautes Wasser drückt den Schädel auseinander und das Gehirn zusammen, wodurch dieses geschädigt wird. Folge: z. T. schwere geistige Behinderung. Wasserkopf kann bereits bei Geburt bestehen oder sich erst danach entwickeln. Diagnose anläßlich Vorsorgeuntersuchung.

→ *Ärztliche Therapie erforderlich, evtl. Operation, bei der – meist mit gutem Erfolg – das überschüssige Wasser mit einem Röhrchen aus dem Gehirn ins Gefäßsystem geleitet wird.*
✳✳✳ *Beratungsmöglichkeit* → *Adressenverzeichnis.*

> **Evtl. zusätzliche naturmedizinische Behandlung:**
> → Regenaplex Nr. 3, 6 23 a, 50 a (gegen evtl. Entzündungen).

Windelausschlag / Wundsein

Rote, wunde Hautbereiche, vor allem im Windelbereich.

Ursache: Feuchtigkeit, ungenügende Hygiene, zu dichte schließende Gummihosen oder Windeln, → **Allergie** gegen Waschmittel in den Windeln.
 Bei ausgeprägtem Wundsein Verdacht auf → **Soor**-Pilzkrankheit, vor allem wenn auch im Mund Soor besteht.

→ *Bei Versagen der Selbstbehandlung ärztliche Therapie erforderlich.*

> **Naturmedizinische Behandlung:**
> → Regenaplex Nr. 63 a, 6, 23 a + 50 a, 47 b, 510 a. Regena-Haut-Balsam rot a.
> → Homöopathie: Calcium carb., Sulfur u. a.
> Sonstiges: Grundsätzlich nach jedem Stuhl vorsichtiges Waschen mit warmem Wasser und gründliches Abtrocknen. Häufiges Wechseln der Windeln. Säugling nicht im Stuhl liegen lassen. Sitzbäder (→) mit Haut-Fluid W (5–10 Tropfen). Möglichst viel Luft an die Haut lassen (Luftbäder). Keine Windel oder Gummihosen, die die Feuchtigkeit stauen. Calendula-Salbe.

Windpocken

Kleine, oft stark juckende wässrige Bläschen, die eitrig werden und nach Platzen verschorfen, schubweise 2–3 Tage lang am ganzen Körper (evtl. auch in Mund, After und Vagina) auftretend, evtl. mit Kopfschmerzen und – manchmal hohem – Fieber.

Virusinfektion, ansteckend bis zum Abfallen des Schorfes, der 2–3 Wochen besteht. Kratzen kann zu häßlichen Narben führen. Jahrelange Immunität; evtl. später erneutes Auftreten in Form von Gürtelrose möglich.

→ *Ärztliche Diagnose/Therapie (bei schwerem Verlauf) erforderlich.*

> **Naturmedizinische Behandlung:**
> → Regenaplex Nr. 98 a, 23 a, 6 + 26 c, 50 a, 62 a.
> → Ergänzende Bach-Blüten-Therapie: Rescue-Remedy-Creme bei starkem Juckreiz.

→ Homöopathie: Aconitum, Antimonium crud., Antimonium tart., Apis, Belladonna, Pulsatilla, Rhus tox., Sulfur u. a.
Sonstiges: Wegen Ansteckungsgefahr von anderen Kindern fernhalten.

Wirbelsäulenverkrümmung

Schlechte Haltung oder seitlich verzogener oder nach vorn gekrümmter Rücken.

* **Schlechte Haltung**, vorübergebeugte Haltung, ungenügende Aufrichtung im Rücken durch mangelhafte Entwicklung kräftiger Rückenmuskulatur und psychische Faktoren (vor allem Minderwertigkeitsgefühle und Ängste).
* **Skoliose** = seitliche Verkrümmung der Wirbelsäule; angeboren, durch → **Rachitis** oder durch unterschiedlich lange Beine. Bei Betrachtung von hinten Höhenunterschied der Schultern; schiefe Haltung beim Nach-vorn-Beugen.
* **Rundrücken** (Morbus Scheuermann) = Veränderungen an den Wirbelkörpern durch Wachstumsstörungen der Wirbel und psychische Faktoren (vor allem Minderwertigkeitsgefühle und Ängste).
* **Buckel** = starke Verkrümmung der Wirbelsäule nach hinten durch → **Rachitis**.

Wirbelsäulenverkrümmungen stellen nicht nur ein optisches und soziales Problem dar, sondern können mit zunehmendem Alter Beschwerden und Lungenstörungen hervorrufen.

→ *Möglichst frühzeitige ärztliche Diagnose (Röntgen) und Einleitung spezieller krankengymnastischer Therapie erforderlich (evtl. Korsett; bei Rachitis Vitamin D); Alexander-Technik (→) sehr zu empfehlen.*
*** Beratungsmöglichkeit → *Adressenverzeichnis.*

Evtl. zusätzliche naturmedizinische Behandlung:
→ Regenaplex Nr. 109, 108a, 108b + 50a, 23a.
→ Ergänzende Bach-Blüten-Therapie: s. dort.
Sonstiges: Möglichst viel Sport (besonders Schwimmen), zur Muskel- und Knochenentwicklung. Klimmzüge. Bei Säuglingen den Bewegungsdrang nicht einschränken; viel krabbeln lassen, täglich auf den Bauch legen. Dem Säugling die Initiative zum Aufsitzen, Gehen und Stehen überlassen (immer warten, bis er selbst damit beginnt; keine Hilfestellungen dabei geben, um seine Selbständigkeit nicht zu beeinträchtigen). Bei schüchternen oder ängstlichen Kindern systematisch Selbstvertrauen und Mut fördern (Unterstützung durch Bach-Blüten-Therapie), gutes Körpergefühl geben (Alexander-Technik).

Wundstarrkrampf / Tetanus

Tage oder Wochen nach einer Verletzung: Verhärtung und Verkrampfung der Muskeln mit Steifheit und Unbeweglichkeit; zunächst am Mund mit Kieferklemme, dann an Gesichtsmuskulatur mit verzerrtem Gesichtsausdruck, dann Hals, Rücken und Bauch, wobei Rücken nach hinten durchgebogen wird. Bewußtsein dabei voll erhalten.

Bakterielle Infektion von Wunden, die auch ganz klein sein können. Tetanusbazillen finden sich in Erde (Garten, Spielplatz) und Straßenstaub.

Die Erkrankung ist lebensgefährlich und läßt sich durch Impfung verhindern, die in bestimmten Intervallen dreimal durchgeführt werden muß.

→ *Bei jedem Verdacht (Muskelversteifung, vor allem am Mund, im Anschluß an eine Verletzung) schnelle ärztliche Therapie (Klinik) erforderlich. Sofortige Impfung bei Verletzung, falls nicht bereits Impfschutz besteht.*

Evtl. zusätzliche naturmedizinische Behandlung:
→ Ergänzende Bach-Blüten-Therapie: Rescue Remedy.

Würmer

Unklare Bauchschmerzen, schlechtes Gedeihen, evtl. dunkle Ringe unter den Augen, evtl. nächtliches Jucken am After, weiße Würmer im Stuhl (Madenwürmer), evtl. Allergien oder Nasenjucken.

Würmer weisen meist auf eine Darm- und Stoffwechselstörung hin, denn in gesundem Darm fehlen ihnen die richtigen Lebensbedingungen.

Befall durch verschiedene Wurmarten möglich:

* **Madenwürmer** (Fadenwürmer, Oxyuren): dünne, weiße, 1–2 cm lange Würmchen, gelegentlich im Stuhl sichtbar. Verursachen starken Juckreiz am After, vor allem nachts, wenn die weiblichen Würmer herauskommen, um ihre Eier abzulegen, die beim Kratzen unter die Fingernägel und von dort wieder in den Mund gelangen. Dieser Kreislauf muß durch strenge Hygiene unterbrochen werden (kurze Fingernägel, häufiges Händewaschen, nachts enge Unterhose, damit die Finger nicht an den After kommen). Übertragung auf die übrige Familie häufig, deshalb Trennung von Wäsche, Badezimmerartikeln etc. Keine gemeinsamen Bäder.
* **Spulwürmer**: 10–15 cm lange, weiße, regenwurmähnliche Würmer, gelegentlich im Stuhl zu finden. Sie gelangen über die Nahrung in den Körper und durchwandern ihn als 2–3 mm lange Larven. Folgen: evtl. Darmentzündungen (sogar

→ **Darmverschluß**, wenn sie in großen Knäueln auftreten), Leber- und Bauchspeicheldrüsenentzündungen, Husten, Allergien. Meist nur unklare Bauchschmerzen, Schlappheit, schlechtes Gedeihen.

* **Rinderbandwurm**: gelangt in Form kleiner Larven mit rohem oder ungenügend gekochtem Rindfleisch in den Körper. Aus dem im Darm festgesaugten Kopf entwickelt sich der mehrere Meter lange Bandwurm, dem ständig neue Glieder wachsen, die mit dem Stuhl ausgeschieden werden (1 cm breite, helle, platte Stücke). Symptome relativ gering: Appetitlosigkeit, Kopfschmerzen, Abgeschlagenheit, Bauchschmerzen, Hautallergien.

* **Hundebandwurm (Echinokokkus)**: Zwar nur 5 mm lang, kann aber schwere Krankheiten hervorrufen, indem er in verschiedenen Organen (vor allem Lunge und Leber) große Blasen entwickelt, in deren Innerem weitere Bandwurmköpfe sind. Die Blasen zerstören die Organe, und wenn sie platzen, wird der Körper weiter verseucht. Kind zu Sauberkeit im Umgang mit Tieren anhalten; es soll sich nicht das Gesicht ablecken lassen, die Hände nach Kontakt waschen und nicht aus Geschirr essen, das von Tieren benützt wurde.

→ *Ärztliche Diagnosestellung durch mikroskopische Untersuchung des Stuhles, in dem sich oft ganze Würmer oder Teile von ihnen finden. Diese Untersuchung muß mehrmals durchgeführt werden. Therapie mit speziellen Wurmgiften erforderlich.*

Evtl. zusätzliche naturmedizinische Behandlung:
→ Regenaplex Nr. 6, 510a, 116a, 116b +64b, 64c, 62a, 62b. Evtl. weitere Behandlung durch erfahrene/n Regena-Therapeuten/in.
→ Ergänzende Bach-Blüten-Therapie: s. dort.
→ Homöopathie: Aesculus, Calcium carb., Cina, Lycopodium, Natrium phosph., Ratanhia, Sabadilla, Stannum, Spigelia, Viola odorata. Evtl. konstitutionelle Wurmkur siehe *Voegeli, »Homöopathische Therapie der Kinderkrankheiten«* (→ *Literaturverzeichnis*).
Sonstiges: Nahrungsumstellung (sogen. Vollwertkost mit viel Gemüse, Vollkorn, keine Süßigkeiten, kein Zucker). Kein Gemüse essen, das mit menschlichen Ausscheidungen gedüngt wurde!

Wutanfälle

Plötzliche Anfälle von nackter Wut, in denen das Kind schreit, sich auf den Boden wirft, um sich tritt und schlägt und sich evtl. im Gesicht blau verfärbt und bewußtlos wird.

Versuch, sich durchzusetzen oder verständlich zu machen. Ausdruck eines nicht akzeptierten Unterlegenheitsgefühles jähzorniger, willensstarker Kinder. Oft die Folge ungenügenden Respektes seitens der Eltern (Machtkampf, Unterdrückung).

Trotz evtl. dramatischer Situation ungefährlich; die evtl. Bewußtlosigkeit endet von allein.

→ *Bei zu starker Häufung Klärung der Problematik und Therapie durch einen Kinderpsychologen zu empfehlen.*

> **Naturmedizinische Behandlung:**
> → Ergänzende Bach-Blüten-Therapie: s. dort.
> → Homöopathie: Aurum, Belladonna, Bryonia, Chamomilla, Cicuta, Hepar sulf., Hyosyamus, Lycopodium, Nux vomica, Phosphor, Stramomium u. a.
> Sonstiges: Nicht beachten, nicht erpressen lassen, damit dieses Verhalten nicht zur Routine wird. Überprüfen Sie aber, ob Sie sich in einen Machtkampf mit Ihrem Kind eingelassen haben, ob Sie an der Stelle Ihres Kindes nicht ebenso reagieren würden und ob Sie nicht evtl. toleranter und verständnisvoller sein können.

Zahnschmerzen

Ziehende oder pochende Schmerzen im Bereich eines Zahnes, evtl. bis zum Ohr ausstrahlend. Empfindlichkeit des betreffenden Zahnes bei Beklopfen. Bei Vereiterung der Wurzel (Abszeß): rote entzündeten Beule, evtl. Schwellung der Gesichtshälfte.

Ursachen: meist → **Karies**, die zur Entzündung des bloßgelegten »Nerven« geführt hat *(Abb. → Kap. Diagnosen)*. Auch im Rahmen einer Grippe können vorübergehend Zahnschmerzen auftreten. Übermäßiger Kaudruck als Folge von ungeklärten seelischen Spannungen und Aggressionen kann den Zahn schädigen. Auch Störungen der natürlichen Zahnfolge können Komplikationen auslösen: Wenn ein Milchzahn nicht rechtzeitig ausfällt, kann der nachrückende Zahn Schmerzen erzeugen, und evtl. wird ein zahnärztlicher Eingriff nötig. Wenn ein Milchzahn (z. B. durch Karies) vorzeitig verlorengegangen ist, kann der nachrückende schief wachsen. Milchzähne, die sich nicht rechtzeitig lösen, müssen evtl. gezogen werden.

→ *Zahnärztliche Untersuchung erforderlich.*

> **Evtl. zusätzliche naturmedizinische Behandlung:**
> → Regenaplex Nr. 73 a N, 6, 28 a, 36 a. Spülungen mit Regena-Mund-Fluid.
> → Ergänzende Bach-Blüten-Therapie: Rescue Remedy, auch lokal.
> → Homöopathie: Aconitum, Arnica, Belladonna, Bryonia, Calcium carb., Chamomilla, Coffea, Hepar sulf., Hypericum, Magnesium phosph., Mercurius sol., Nux vomica, Nux mosch., Plantago, Pulsatilla, Staphisagria u. a.

Zahnungsbeschwerden

Reizbarkeit, Störung des Allgemeinbefindens, Schlaflosigkeit oder Weinen und gesteigerte Anhänglichkeit beim Zahndurchbruch, Rötung und Schwellung im betreffenden Kieferbereich.

Beschwerden bei Durchtritt der Zähne (zwischen 4. und 14. Monat). Übergangssituation, in der das Kind oft vermehrt Zuwendung braucht.

Naturmedizinische Behandlung:
- → Regenaplex Nr. 204 a, 6.
- → Ergänzende Bach-Blüten-Therapie: s. dort.
- → Homöopathie: Belladonna, Calcium carb., Calcium phosph., Chamomilla, Cina, Magnesium phosph., Plantago u. a.

Sonstiges: Etwas Hartes zum Kauen geben, z. B. Apfel, hartes Brot.

Zecken

Stecknadelkopf- bis erbsgroßes, graues, fest haftendes Gebilde im Zentrum einer juckende, geröteten Stelle.

Zecken sind kleine, blutsaugende Parasiten, von denen man hauptsächlich im Frühsommer in waldreichen Gebieten befallen wird. Sie beißen sich in der Haut fest und lösen sich wieder, wenn sie sich mit Blut vollgesaugt haben. Zeckenbiße erzeugen anhaltenden Juckreiz, wodurch sie auf sich aufmerksam machen. Nicht wegkratzen oder herausreißen, da sonst Entzündungen auftreten können. Möglichst bald mit einer Pinzette (spezielle Zeckenpinzetten in der Apotheke) *gegen den Uhrzeigersinn* (also links herum) vorsichtig aus der Haut herausdrehen. Zecken können verschiedene Krankheiten übertragen, die auch mit zeitlichem Abstand auftreten können: → **Borreliose**, → **Gehirnentzündung (sogen. FSME = Frühsommermeningoencephalitis**), gegen die bei der offiziellen Medizin die Impfung empfohlen wird.

→ *Ärztliche Untersuchung und Therapie bei Verdacht auf Komplikationen: rote Ringe, die sich verbreitern, (Borreliose). Grippeähnliche Symptome, Kopfschmerzen, Fieber nach einem Zeckenbiß müssen immer als verdächtig betrachtet werden.*

> **Naturmedizinische Behandlung:**
> → Regenaplex: Nr. 3, 6, 26a, 41a prophylaktisch nach verdächtigem Zeckenbiß einige Tage lang jeweils 1x täglich. Bei Komplikationen Behandlung wie dort angegeben.
> Homöopathie: Ledum u. a.
> Sonstiges: Nach Aufenthalt in verdächtigem Gebiet Kind immer nach Zecken (klein!) absuchen.

Zöliakie

Schmerzen im Bauchraum, Appetitmangel, Übellaunigkeit, saure, fettige, übelriechende Durchfälle, ungenügende Gewichtszunahme, stark geblähter Bauch, magere Gliedmaßen.

Ursache: Unverträglichkeit von Weizen, Gerste, Roggen und Hafer, durch die die Darmschleimhaut (infolge einer Allergie gegen den Bestandteil *Gluten*) geschädigt wird, was zu den obengenannten Beschwerden und einer Ernährungsstörung führt. Bei glutenfreier Ernährung normales Leben möglich.

→ *Ärztliche Diagnose bei entsprechendem Verdacht erforderlich.*
*** Beratungsmöglichkeit → *Adressenverzeichnis.*

> **Naturmedizinische Behandlung:**
> → Regenaplex Nr. 65a, 6, 65c, 56a + 33/1, 65b, 510a + 48a, 79, 56b. Wiederholte Kuren zur Besserung der Allgemeinsituation.
> Sonstiges: Lebenslange Diät, in der Gluten fehlt. Heidelbeeren: 3–5 getrocknete Beeren vor dem Essen kauen oder als Tee (4–5 Teelöffel in 1/2 l kaltem Wasser einweichen, 5–10 Minuten kochen, 3 x 1 Tasse tgl.

Liste der Regenaplexe

Auf den nächsten Seiten folgt eine *Aufstellung jener Regenaplexe*, die in diesem Buch erwähnt werden. Die einzelnen Mittel sind durch Nummern bezeichnet. Hinter diesen sind in Klammern die Organe angegeben, auf die sich ihre Wirkung in erster Linie erstreckt. Danach folgen, kursiv gedruckt, die wichtigsten Einsatzmöglichkeiten bei Kindern. Das komplette Therapiesystem ist noch umfangreicher.

(Falls Sie sich für eine Beschreibung *aller* Regenaplexe mit kurzer Einführung und Gebrauchsanweisung oder ein handliches Etui für Ihre Regena-Hausapotheke interesssieren, schreiben Sie mir bitte (Adresse → *Einführung*).

Nr. 1a	(Blut) *Anämie, Appetitlosigkeit, Zell- u. Blutaufbau*
Nr. 1b	(Lymphe) *Regeneration des Lymphsystems*
Nr. 2	(Bronchien) *chronische Bronchitis*
Nr. 3	(Kopf) *Entzündungen im Kopfbereich, Kopfgrippe, Kopfschmerzen, Vorbeugung gegen Hirnhautentzündung*
Nr. 3a	(Kopf) *Hirnhautentzündung*
Nr. 3b	(Kopf) *Gehirnentzündung*
Nr. 4	(Bronchien) *akute Bronchitis, Lungengrippe*
Nr. 5	(Lungen) *Lungenentzündung*
Nr. 6	(Lymphe) *Entzündungen und »Vergiftungen« jeder Art*
Nr. 7	(Herz, Kreislauf) *Kreislauf- u. Blutdruckstörungen*
Nr. 9a	(Herz) *Herzentzündung, Schutz bei Rheuma*
Nr. 10a	(Herz) *Herzmuskelentzündung, Herzbeutelentzündung*
Nr. 10b	(Herz) *Herzmuskelentzündung, Herzklappenentzündung*
Nr. 11a	(Herz) *Herzmuskelentzündung, Rhythmusstörung, Herzödeme*
Nr. 12	(Herz) *seelisch bedingte Herz-, Kreislaufbeschwerden, Reisekrankheit*
Nr. 13	(Herz) *Herz- u. Kreislaufschwäche durch Infektionen, Wetterfühligkeit*
Nr. 16	(Herz) *Herz-, Kreislaufschwäche, Herzklopfen*
Nr. 20a	(Kehlkopf) *Heiserkeit, Kehlkopfentzündung*
Nr. 21c	(Knochen, Muskeln) *akutes Rheuma, auch muskulär*
Nr. 23a	(Blut, Zellen) *allgemeine Entgiftung, Blutreinigung, ererbte Krankheitsbelastungen, Hautkrankheiten*
Nr. 23b	(Keimdrüsen) *(ererbte) Störungen des Genital-Systems*
Nr. 23c	(Blut, Zellen) *Blutgerinnungsstörung, Anämie, Paradentose*

Nr. 24 a	(Bronchien, Schilddrüse) *Asthma, Kropf*
Nr. 24 c	(Bronchien) *Asthma*
Nr. 25 b	(Blutgefäße) *Störungen der Blutgefäße, Hämorrhoiden*
Nr. 26 a	(Zellen, Blut) *Eiterungen, Hautprobleme, Allergien, »Herde«*
Nr. 26 b	(Zellen) *Zellentgiftung und -regeneration bei allen chronischen Krankheiten, Knochenbruch, Warzen u. a.*
Nr. 26 c	(Nerven, Lymphe) *Juckreiz, Nervenentzündungen*
Nr. 27 a	(Zellen) *Organ-Entgiftung, Unruhe, Schlafstörungen, Migräne*
Nr. 28 a	(Mund) *Paradentose*
Nr. 28 b	(Mund) *Herpes, Zahnfleischentzündung, Aphten*
Nr. 30 a	(Bronchien, Lunge) *Keuchhusten*
Nr. 30 b	(Bronchien, Lunge) *Keuchhusten mit Erbrechen und Blutstau*
Nr. 33/1	(Bauchspeicheldrüse) *Verdauungsschwäche, allgemeine Drüsenschwäche, Appetitmangel, Hauttrockenheit*
Nr. 33/5	(Bauchspeicheldrüse) *Verdauungsstörung, Bauchkrämpfe, alle Störungen im Kopfbereich durch Stoffwechselschwäche: Schwindel, Schlafstörung, Sehstörungen, Hyperaktivität, Müdigkeit*
Nr. 34 a	(Blut) *alle Blutungen, starke Periode, vor u. nach Operationen*
Nr. 35 a	(Leber) *Gelbsucht*
Nr. 35 b	(Leber) *Hepatitis*
Nr. 36 a	(Blut, Lymphe) *Schleichende Entzündung/Eiterung vor allem im Kopfbereich (Nebenhöhlen, Zähne), Herd-Belastung*
Nr. 36 b + c	(Blut, Lymphe) *Entgiftung u. Wirkungsverstärkung v. 36 a*
Nr. 37 a	(Haut) *Akne*
Nr. 38 a	(Bronchien) *Husten, Bronchitis*
Nr. 38 b	(Bronchien) *Bronchitis mit trockenem Husten*
Nr. 38 c	(Kehlkopf) *Kehlkopfentzündung, Kitzel-Husten, Pseudo-Krupp*
Nr. 39 a	(Zellen) *Störungen aller Drüsen, Schilddrüsenprobleme*
Nr. 44 a + b + c + d	(Rippenfell) *Rippenfellentzündung*
Nr. 53 a	(Darm) *Darmkrämpfe, Verstopfung, Darmverschluß*
Nr. 53 b	(Darm) *Wirkungsverstärkung von 53 a*
Nr. 41 a	(Lymphe, Blut) *Fieber, Blut-Lymph-Entgiftung, akute fieberhafte Erkrankungen*
Nr. 42	(Bronchien, Lunge) *chron. Bronchitis, Lungen-Grippe, Asthma*
Nr. 45 a	(Blut, Lymphe, Mandeln) *Mandelentzündung, Scharlach, »Herde«*
Nr. 45 b	(Blut, Lymphe, Mandeln) *Wirkungsverstärkung von 45 a*
Nr. 47 a	(Haut) *Allergien, Ekzeme, Neurodermitis, Psoriasis, Aktivierung der Zell-Reaktionen*

Nr. 47 b	(Haut) *Chronische Hautkrankheiten, trockene/nässende Ekzeme*
Nr. 48 a	(Blinddarm; Lymphe) *Blinddarmentzündung, Herd-Belastung, chron. Kiefer- u. Nebenhöhlenentzündung*
Nr. 49 a	(Genitalorgane) *Alle Erkrankungen der weiblichen u. männlichen Geschlechtsorgane*
Nr. 49 b	(Genitalorgane) *Wirkungsverstärkung von Nr. 49 a, Verwachsungen*
Nr. 49 d	(Genitalorgane) *Entzündung v. Gebärmutter u. Prostata*
Nr. 49 e	(Genitalorgane) *Entzündung v. Gebärmutter u. Prostata mit Ausfluß*
Nr. 50 a	(Nieren) *Entzündungen und Infektionen, Nierenschwäche*
Nr. 50 b	(Nieren) *Nierenentzündung, Eiweiß im Urin*
Nr. 50 c	(Nieren) *Wirkungsverstärkung von 50 b*
Nr. 50 d	(Nieren) *Nierenbeckenentzündung, Harnwegsinfekt*
Nr. 59 a + b	(Darmschleimhaut) *Darm-Fissuren, -Blutungen, Colitis*
Nr. 60 a	(Kopf) *Kopfentgiftung, Schlaflosigkeit*
Nr. 60 b	(Kopf, Hypophyse) *Ängstlichkeit, Schlaflosigkeit, Alpträume*
Nr. 62 a	(Darm) *Durchfall, Fieber, Darminfekte, Salmonellen*
Nr. 62 b	(Darm, Leber) *Darminfektionen, Leberstörungen, stinkender Stuhl*
Nr. 63 a	(Haut, Schleimhaut) *Haut-, Mund-, Darmpilze*
Nr. 63 d	(Fingerhaut) *Nagelumlauf, Panaritium*
Nr. 64 a	(Magen) *Magenschleimhautentzündung, verdorbener Magen*
Nr. 64 b	(Magen, Darm) *Magenschleimhautentzündung, verdorbener Magen, Wirkungsverstärkung von 64 a*
Nr. 64 c	(Magen, Darm) *Magenkrämpfe/Darmkrämpfe bei Magenschleimhautentzündung, verdorbener Magen*
Nr. 64 d	(Magen, Darm) *Magenschleimhautentzündung, Geschwüre an Magen u. Darm*
Nr. 65 a + b + c	(Verdauungstrakt) *Magen-Darm-Entzündungen und -Infektionen mit/ohne Durchfall*
Nr. 68 a	(Magen, Darm) *Magenschleimhautentzündung, Magen-, Zwölffingerdarmgeschwür, Erbrechen*
Nr. 68 b	(Magen, Darm) *Magen-, Zwölffingerdarmgeschwür akut*
Nr. 70 a	(Ohren) *Ohrenschmerzen, beginnende Mittelohrentzündung*
Nr. 71 a	(Nebenhöhlenschleimhaut) *Akute Nebenhöhlen- u. Mittelohrentzündung, dadurch Kopfschmerzen u. Schwindel*
Nr. 71 b	(Nebenhöhlenschleimhaut) *Akute u. chronische Nebenhöhlen- u. Mittelohrentzündung, dadurch Schwindel, Kopfschmerzen (evtl. als Wirkungsverstärkung von 71 a)*
Nr. 73 a N	(Knochen) *Rachitis, Knochenbrüche, Knochenprobleme aller Art*

Nr. 74	(Nervensystem) *Lähmungen, Taubheit der Glieder*
Nr. 76 a	(Augen) *Augenentzündung mit Kopfschmerz, Hirnhautentzündung-Prophylaxe*
Nr. 77 a	(Augen) *Bindehautentzündung*
Nr. 79	(Leber) *Leberentzündung, Verstopfung, Verdauungsschwäche, Fettleber*
Nr. 81 a	(Leber-Galle) *Gallengangsentzündung, heller Stuhl*
Nr. 82 a	(Genitalorgane) *Entzündungen an Eierstock, Eileiter, Hoden, Samenstrang*
Nr. 86 a	(Harnblase, Prostata) *Blasenentzündung*
Nr. 86 b	(Harnblase, Prostata) *Wirkungsverstärkung von 86 a, chron. Blasenentzündung*
Nr. 88 a	(Harnblase) *Blasenschwäche, Bettnässen*
Nr. 89 a + b	(Zellen, Organe) *Funktionsstörungen, Lähmungen, Verwachsungen, Verbrennungen, Knochenbrüchen, nach Operation oder Unfall, Krampfneigung*
Nr. 91	(Kopf) *Mangelnde Kopfdurchblutung, Kopfschmerzen*
Nr. 92 a	(Gehirn) *Epilepsie, Schädeltrauma*
Nr. 94 a	(Kopf) *Kopfschmerzen*
Nr. 95	(Genitalorgane) *Entzündung von Eierstöcken, Hoden; dadurch ausgelöste Nervosität, Schwindel, Schlafstörung*
Nr. 97 a	(Schleimhäute) *Heuschnupfen*
Nr. 98 a	(Haut) *Juckreiz, Röteln, Windpocken*
Nr. 100/1	(Zellen) *Zellreinigung, Schmerzen, alle chronischen Krankheiten*
Nr. 108 a	(Knochen) *Wirbelsäulenbeschwerden, Wirbelveränderungen*
Nr. 108 b	(Knochen, Nerven) *Lendenwirbelsäulenbeschwerden, Knochenhautreizung, Neuritis*
Nr. 109	(Kopfdrüsen, Hypophyse) *Störungen v. Eierstöcken, Hoden u. Schilddrüse, Vergesslichkeit, Entwicklungsstörungen*
Nr. 111 a	(Genitalsystem) *Chronische Erkrankungen der Geschlechtsorgane*
Nr. 112	(Gehirn) *Gedächtnisschwäche, erschwertes Denken*
Nr. 114	(Auge) *Bindehaut-/Hornhautentzündung, Augennervenentzündung*
Nr. 116 a + b	(Darm) *Würmer, Darmpilze*
Nr. 117 a	(Augenlider) *Gerstenkorn, Hagelkorn*
Nr. 155 a	(Muskel, Bindegewebe) *Nabelbruch*
Nr. 202	(Lymphe, Drüsen) *Lymphdrüsenentzündungen, Mumps, Drüsenregeneration bei chronischen Krankheiten*
Nr. 203	(Nerven) *Nervenschmerzen bzw. -störungen, Lähmungen, Gürtelrose, Knochenbruch, Tubenkatarrh*
Nr. 204 a	(Kiefer) *Zahnungsbeschwerden*

Nr. 211 a	(Pfortaderkreislauf) *alle Leber-Galle-Störungen, Verdauungsstörungen, Hämorrhoiden*
Nr. 212 a	(Kopf) *Schwindel jeder Ursache, Reisekrankheit*
Nr. 215	(Ohr) *Mittelohrentzündung, Tubenkatarrh*
Nr. 506 c	(Blut) *Auflösung von Thromben und feinster Gefäßverstopfung, Durchblutungsstörung, Bluterguß, Asthma*
Nr. 507	(Blut, Schleimhaut) *Schleimhautentzündungen, Blut-»gifte«, Juckreiz, Leukämie*
Nr. 510 a	(Lymphe, Leber) *generelle Entgiftung: Blut, Lymphe, Leber, Verdauungsorgane, Umwelt- u. Nahrungsgifte, Insektenstiche*

Haut-Fluid W
Für Verletzungen und Entzündungen, Verbrennungen, Prellungen, Zerrungen, Blutergüsse, Eiterungen, Allergie, Juckreiz, Ekzeme, Insektenstiche. Das äußerliche »Notfallmittel«.

Haut-Fluid G
Ekzeme, Allergien, Pilze.

Anwendung der Fluide: unverdünnt pur oder mit abgekochtem Wasser 1:5 (kleine Kinder 1:10) verdünnt, direkt auf die Haut oder mittels angefeuchtetem sauberem Tuch; auch zur Mundspülung.

Haut-Balsam rot a
Pflegesalbe für Hautreizungen.

Haut-Balsam türkis a
zur Verbesserung der speziellen Haut-Funktionen, zur Regeneration, bei chronischen Entzündungen.

Wichtige homöopathische Mittel für akute Krankheiten bei Kindern

Die folgenden kurzen Beschreibungen können Ihnen nur eine allgemeine Orientierung und ein Gefühl für die Mittel geben oder als Gedächtnisstütze dienen. Im Ernstfall empfiehlt es sich, die fraglichen Mittel (→ *Therapielexikon*) auch noch in einem speziellen homöopathischen Therapiebuch, zum Beispiel von *W. Stumpf*, *D. Ullman* oder *K. Stauffer* (→ *Literaturverzeichnis*), genau zu studieren, denn nur bei einem »Treffer« ergibt sich auch eine gute Wirkung. Oft ist es erforderlich, in mehreren Büchern nachzusehen, weil sich die Mittelbeschreibung – je nach Gesichtspunkt – von Autor zu Autor unterscheiden kann.

Aconitum (Sturmhut)
Mögliche typische Symptome: Plötzlich hohes Fieber, heiße trockene Haut, inneres Frieren, Unruhe und Durst. Abends und nachts schlimmer. Furchtsamkeit oder starke Angst. Meist brennende Schmerzen im befallenen Organ; bei Neuralgien Kribbeln, Taubheitsgefühl.
Besonderheit: heftige, akute Reaktionen. Für das Anfangsstadium vieler akuter Krankheiten geeignet.
Häufige Einsatzgebiete: Akute Entzündungen, Bronchitis, Erkältungskrankheiten (durch trockenen, kalten Wind oder Verkühlung), Fieber, Folgen von Schreck, Harnwegsinfekt, Pseudokrupp, Mandelentzündung, Masern, Mittelohrentzündung, Mumps, Nebenhöhlenentzündung, Neuralgien, Schlaflosigkeit, Sonnenstich, Windpocken, Zahnschmerzen.

Allium Cepa / Cepa (Küchenzwiebel)
Mögliche typische Symptome: Beißender Schnupfen, wunde Nase, Augentränen (nicht reizend), gerötete Augen, Heiserkeit.
Besonderheit: Schlechter durch Wärme; besser durch frische Luft.
Häufige Einsatzgebiete: Allergie, Bindehautreizung, Erkältung, Heuschnupfen, Husten, Schnupfen.

Antimonium crudum (Schwarzer Spießglanz)
Mögliche typische Symptome: Magenbeschwerden, Erbrechen, Sodbrennen, Aufstoßen, Widerspruchsgeist.
Besonderheit: Weißer Zungenbelag. Schlechter durch Hitze, Sonne; besser durch Ruhe und Wärme. Will nicht berührt oder angesehen werden.
Häufige Einsatzgebiete: Magenüberladung, Magen-/Darmkatarrh.

Apis (Honigbiene)
Mögliche typische Symptome: Entzündliche Schwellungen mit stechendem oder brennendem Schmerz, Schluckschmerz bei Angina.
 Besonderheit: Schlechter durch Wärme und Druck, besser durch Kälte, kein Durst.
 Häufige Einsatzgebiete: Allergien, Bindehautentzündung, Gerstenkorn, Hirnhautentzündung, Insektenstiche, Mandelentzündung, Masern, Sonnenstich, Windpocken.

Arnica (Bergwohlverleih)
Mögliche typische Symptome: Abgeschlagenheit, Muskelkater, Beule, Bluterguß, Blutung, Nasenbluten, Wunde.
 Häufige Einsatzgebiete: Prellungen, Verletzungen und Wunden jeder Art (auch alte, auch psychisch), Geburtstrauma, Kopfverletzungen, vor und nach Operationen zur guten Wundheilung.

Arsenicum album (Weißes Arsen)
Mögliche typische Symptome: Unruhe, Angst, Frösteln, Übelkeit, Erbrechen, Durchfall, brennende Schmerzen, evtl. dünnes Nasensekret.
 Besonderheit: Durst, aber nur auf kleine Schlucke; schlechter durch Kälte und Feuchtigkeit; besser durch Wärme, Gesellschaft.
 Häufige Einsatzgebiete: Akuter Brechdurchfall, nächtliche Angstzustände, Asthma, Erkältung, Grippe, Impetigo, Lebensmittelvergiftung, Nebenhöhlenentzündung, Schnupfen, Unruhe.

Belladonna (Tollkirsche)
Mögliche typische Symptome: Plötzliches Fieber, Entzündung (plötzlich, heftig, pulsierend), Hitze, Schweiß, Röte, Unruhe, Erregung, Verwirrtheit, wilde Phantasien, Kopfschmerzen. Gesicht evtl. aufgedunsen, rot oder blaurot. Evtl. heißer Kopf und kalte Füße. Heißes, rotes Ohr.
 Besonderheit: Akute »rote« Entzündungen, oft mit Schweiß und Blutandrang. Schlechter durch Bewegung, Berührung, Erschütterung, Licht, Vornüberbeugen, Lärm; besser durch Ruhe, aufrechte Lagerung oder Haltung.
 Häufige Einsatzgebiete: Bindehautentzündung, Erkältung, Grippe, Hirnhautentzündung, Hitzschlag, Koliken, Mandelentzündung, Masern, Mittelohrentzündung, Mumps, Nebenhöhlenentzündung, Scharlach, Sonnenstich, Windpocken, Zahnungsbeschwerden.

Bryonia (Zaunrübe)
Mögliche typische Symptome: Stechende Schmerzen, trockene Schleimhäute, Reizbarkeit, schlechte Laune, Ruhebedürfnis. Bei Erkältung: evtl. aufgesprungene Lippen. Trockener Husten, Schmerzen im Brustkorb, Kopfschmerz. Stechende Bauchschmerzen, schlimmer durch Bewegung.

Besonderheit: Schlechter schon durch kleinste Bewegung und Wärme, besser durch Druck; viel Durst auf kalte Getränke.
Häufige Einsatzgebiete: Ärger, Bronchitis, Grippe, Koliken, Kopfschmerzen, Lungenentzündung, Magen-/Darmbeschwerden, Rippenfellentzündung, Masern, Verstopfung.

Calendula (Ringelblume)
Wundheilmittel bei Abschürfungen und Wunden, vor allem äußerlich.

Cantharis (Spanische Fliege)
Mögliche typische Symptome: brennende Schmerzen beim Wasserlassen, häufiges Wasserlassen mit wenig Urin. Aufgeregtheit, Unruhe.
Häufige Einsatzgebiete: Entzündungen der Harnwege. Sonnenbrand, Verbrennungen.

Chamomilla (Kamille)
Mögliche typische Symptome: Gereiztheit, Überempfindlichkeit, Nervosität, Boshaftigkeit. Durchdringendes Geschrei. Starke Schmerzen. Bauchweh, Darmkoliken, Husten, Fieber.
Besonderheit: Eine Backe rot, die andere bleich. Herumgetragen bessert. Alle Krankheiten, bei denen das Kind gereizt, überempfindlich oder ungenießbar ist.
Häufige Einsatzgebiete: Asthma, Erkältungskrankheiten, Koliken, Kopfschmerzen, Magen- und Darmbeschwerden, Mittelohrentzündung, Schlafstörungen, Zahnungsbeschwerden.

Colocynthis (Koloquinte)
Mögliche typische Symptome: Krampfhafte oder stechende Schmerzen, vor allem Bauchschmerzen oder Bauchkrämpfe, Durchfall. Reizbarkeit.
Besonderheit: Besser durch Zusammenkrümmen, Wärme, festen Druck; schlechter durch Ärger.
Häufige Einsatzgebiete: Blähungskolik, Durchfall, Harnwegsinfekt, Neuralgien.

Euphrasia (Augentrost)
Mögliche typische Symptome: Augenbeschwerden, rote Augen, Schnupfen.
Besonderheit: Absonderung aus der Nase nicht reizend, aus den Augen reizend.
Häufige Einsatzgebiete: Allergien, Bindehautentzündung, Heuschnupfen, Masern.

Ferrum phosphoricum (Eisenphosphat)
Mögliche typische Symptome: Fieber, Entzündungen, Frösteln, Nervosität, Unruhe, Nachtschweiß, allgemeine Schwäche.
Besonderheit: Geeignet im unklaren Anfangsstadium von fieberhaften Erkrankungen.

Häufige Einsatzgebiete: Bettnässen, Erkältungskrankheiten, Grippe, Husten, Kopfschmerzen, Ohrenschmerzen.

Gelsemium (Wilder Jasmin)
Mögliche typische Symptome: Benommenheit, Apathie, Schwäche, mäßiges Fieber, Kopfschmerzen, Schweregefühl der Augenlider und Extremitäten, Kälteschauer. Durchfall durch seelische Erregungen.
Besonderheit: Durstlosigkeit, Besserung durch reichliches Wasserlassen. Grippe, die langsam beginnt und sich mit Rückfalltendenz hinschleppt.
Häufige Einsatzgebiete: Grippe, Kopfschmerzen, Masern.

Hepar sulfuris (Kalkschwefelleber)
Mögliche typische Symptome: Schlecht heilende Haut, allgemeine Tendenz zu Eiterbildung. Schmerzen wie Splitter. Überempfindlichkeit, Reizbarkeit, Erregbarkeit, Ängstlichkeit.
Besonderheit: Schlechter durch Kälte, trockenes Wetter und Berührung; besser durch Wärme und feuchtes Wetter.
Häufige Einsatzgebiete: Eitrige Akne, Erkältung, Furunkel, Husten, Impetigo, Mandelentzündung, Nebenhöhlenentzündung, Mittelohrentzündung, Zahnschmerzen.

Hypericum (Johanniskraut)
Mögliche typische Symptome: (Nerven-)Schmerzen, Brennen oder Taubheit, Wirbelsäulenbeschwerden.
Häufige Einsatzgebiete: Verletzungen von Nerven durch Schnitt, Stich, Quetschung etc. (auch bei Operationen).

Ignatia (Ignatiusbohne)
Mögliche typische Symptome: Traurigkeit, Kummer, Depression, Seufzen, Nichtdurchatmen-Können, Hysterie. Kloßgefühl in Kehle oder Magen.
Besonderheit: Durch depressive Verstimmung ausgelöste oder davon begleitete Krankheiten. Widersprüchliches Verhalten.
Häufige Einsatzgebiete: Halsschmerzen, Husten, Magen-Darmbeschwerden, Schlaflosigkeit, Trauer.

Ipecacuanha (Brechwurzel)
Mögliche typische Symptome: Dauernde Übelkeit, Erbrechen, Ekel vor Nahrung. Tiefsitzender, trockener Husten. Hellrote Blutungen.
Besonderheit: evtl. viel Speichel; saubere Zunge.
Häufige Einsatzgebiete: Asthma, Blutungen, Bronchitis, Keuchhusten, Magen-/Darm-Katarrh.

Kalium bichromicum (Kaliumbichromat)
Mögliche typische Symptome: Ausfluß oder Rotz (Mund und Atemwege), Schmerz an der Nasenwurzel. Stirnkopfschmerz. Schmerzen an wechselnden Stellen.
Besonderheit: Ausgesprochen klebrige Absonderungen. Schlechter durch Kälte, besser durch Wärme.
Häufige Einsatzgebiete: Erkältung, Kopfschmerzen, Magengeschwür, Masern, Nebenhöhlenentzündung.

Lachesis (Buschmeister)
Mögliche typische Symptome: Schmerzen, Entzündungen mit bläulicher Verfärbung. Erregungszustände, Geschwätzigkeit, Eifersucht.
Besonderheit: Schlechter durch Schlaf, feuchtes Wetter, Sonnenbestrahlung und enge Kleider, besonders am Hals. Besser durch kühles Wetter, Kleideröffnen, Ausflüsse und Absonderungen aller Art. Beschwerden vor allem links, oft nach rechts wandernd.
Häufige Einsatzgebiete: Blutvergiftung, Furunkel, Mandelentzündung, Mumps, gefährlich verlaufende Infektionskrankheiten.

Ledum palustre (Sumpfporst)
Besonderheit: Besser durch Kälte, schlechter durch Wärme.
Häufige Einsatzgebiete: Augenverletzung, Biß- u. Stichwunden, Insektenstich.

Magnesium phosphoricum (Magnesiumphosphat)
Mögliche typische Symptome: Krampfartige Schmerzen, Krämpfe.
Besonderheit: Besser durch Wärme, Zusammenkauern, Druck, Frottieren. Schlechter durch Kälte.
Häufige Einsatzgebiete: Asthma, Bauchschmerzen, Menstruationsschmerzen, Zahnungsbeschwerden.

Mercurius solubilis (Quecksilber)
Mögliche typische Symptome: Entzündungen, Schnupfen, Durchfall, Hautreaktionen. Viel Schwitzen, viel Speichel.
Besonderheit: Schlechter nachts und durch feuchtes Wetter, Wetterwechsel oder Anstrengung.
Häufige Einsatzgebiete: Bindehautentzündung, Durchfall, Erkältungskrankheiten, Grippe, Herpes, Mandelentzündung, Mumps, Mittelohrentzündung, Nebenhöhlenentzündung, Nierenentzündung, Soor, Zahnschmerzen.

Nux vomica (Brechnuß)
Mögliche typische Symptome: Übelkeit, Kater, Kopfschmerzen, Sodbrennen, Verstopfung. Fließschnupfen am Tag, Stockschnupfen nachts. Empfindlichkeit gegen Geräusche, Gerüche, Licht. Nörglerisch, Reizbarkeit. Beschwerden durch psychische Überlastung.

Besonderheit: Zur Entgiftung. Schlechter: morgens, bei trockener Kälte oder Trockenheit, besser durch Regenwetter und Ruhe.
Häufige Einsatzgebiete: Asthma, beginnende Erkältungskrankheiten, Durchfall, Kopfschmerzen, verdorbener Magen, Magen-/Darm-Beschwerden, Nebenhöhlenentzündung, Reizbarkeit, Schlafstörungen. Beschwerden durch Nebenwirkungen von allopathischen Medikamenten.

Phosphorus (Phosphor)
Mögliche typische Symptome: Nervenschwäche, Sensibilität, Beeindruckbarkeit, Erschöpfung. Husten, hellrote Blutungen, brennende Schmerzen (besser durch Wärme).
Besonderheit: großer Durst auf kalte Getränke, Angst in der Dämmerung, vor Gewittern. Schlechter durch Liegen auf der linken Seite, Wetterwechsel; besser durch kalte Speisen, Zuwendung.
Häufige Einsatzgebiete: Blutungen, Bronchitis, Kopfschmerzen, Nasenbluten.

Podophyllum (Maiapfel)
Mögliche typische Symptome: Viel stinkender Durchfall.
Besonderheit: Schlechter am Morgen und bei heißem Wetter. Reiben und Frottieren bessert.
Häufige Einsatzgebiete: Durchfall, Zahnungsbeschwerden.

Pulsatilla (Küchenschelle)
Mögliche typische Symptome: Empfindlichkeit, Liebesbedürftigkeit, wechselnde Stimmungen, viel wechselnde Symptome.
Besonderheit: Cremeartige, milde Absonderungen. Kein Durst. Schlechter durch Wärme, geschlossene Zimmer, fettes Essen; besser durch Bewegung, frische Luft, kalte Speisen, Zuwendung. Bedürfnis nach Abwechslung.
Häufige Einsatzgebiete: Bindehautentzündung, Krankheiten durch Kummer oder Gefühlserregung, Hodenentzündung, Magen-/Darmbeschwerden durch zu schweres Essen, Masern, Mittelohrentzündung, Mumps, Nebenhöhlenentzündung, Verdauungsprobleme, Windpocken.

Rhus toxicodendron (Giftsumach)
Mögliche typische Symptome: Nervenschmerzen, Hautausschlag mit Bläschen, Unruhe, Gereiztheit.
Besonderheit: Schlechter durch kaltes, nasses Wetter und durch Überanstrengung; durch Ruhe und anfängliche Bewegung; besser durch dauernde Bewegung, Wärme, trockenes Wetter.
Häufige Einsatzgebiete: Erkältungksrankheiten, Grippe, Herpes, Impetigo, Mumps, Nesselausschlag, Verstauchung, Verzerrung, Windpocken.

Silicea (Kieselsäure)
Mögliche typische Symptome: Verfrorenheit, Mangel an Antriebskraft, wenig Selbstvertrauen, Ängstlichkeit, Erschöpfung, Erkältung. Unterentwicklung. Weiße Flecken auf den Fingernägeln. Wunden eitern.
   Besonderheit: Schlechter durch Kälte, besser durch Wärme (Kopfeinhüllen).
   Häufige Einsatzgebiete: Durchfall, Furunkel, Nebenhöhlenentzündung, Verfrorenheit, Verstopfung.

Staphisagria (Stephanskörner)
Mögliche typische Symptome: Reizbarkeit, Überempfindlichkeit, Entzündungen.
   Besonderheit: Beschwerden und Krankheiten durch schlechte Behandlung, Beleidigung, sexuellen Mißbrauch.
   Häufige Einsatzgebiete: Ekzeme, Gerstenkorn, Harnwegsinfekt, Insektenstiche, Magen-/Darmbeschwerden, Schnitt- und Stichwunden, Zahnschmerzen.

Sulfur (Schwefel)
Mögliche typische Symptome: Unruhe, morgendlicher Durchfall, Hitze, gerötete Schleimhäute, besonders Lippen.
   Besonderheit: Abneigung gegen Waschen, Füße werden aus dem Bett gestreckt.
   Häufige Einsatzgebiete: Zur Anregung der Heilreaktionen bei verschleppten Krankheiten, Allergie, Ekzeme, Furunkel, Gerstenkorn, Impetigo, Juckreiz, Magen-/Darmbeschwerden, Masern, Neurodermitis, Windpocken.

Bach-Blüten-Therapie für Kinder

Warum Bach-Blüten-Therapie?

Die Bach-Blüten-Therapie (BBT) – benannt nach ihrem Begründer, dem englischen Arzt Dr. Edward *Bach* – ist ein seit mehr als sechzig Jahren in der ganzen Welt mit großem Erfolg angewendetes Heilsystem aus 38 speziell hergestellten, ungiftigen Wildblüten-Essenzen. Obwohl es bis heute der Naturwissenschaft nicht gelungen ist, die Wirkung dieser sogenannten Bach-Blüten zu erklären, beweisen die unzähligen, beeindruckenden Heilungen, die damit erzielt wurden und werden, daß es sich dabei weder um ein Placebo-Phänomen, noch um Scharlatanerie handelt. Besonders wirksam sind sie bei Beschwerden, Störungen und Krankheiten, die eine deutliche psychische Komponente aufweisen.

Für Kinder ist die BBT ausgesprochen gut geeignet, weil sie sehr sensibel reagieren und weil bei ihnen die psychische Problematik noch überschaubar ist. Auch die eventuell daraus entstandenen körperlichen Beschwerden sind nicht so kompliziert und »festgefressen« wie bei erwachsenen Menschen. Rechtzeitig verabreicht, können die Bach-Blüten psychische Fehlentwicklungen korrigieren, Verhaltensstörungen vorbeugen und Krankheiten verhüten. Damit geben sie dem Leben des Kindes seine natürliche und gesunde Richtung zurück. Daß bei der Anwendung der »Bach-Blüten« keinerlei Gefahr besteht und schädliche Nebenwirkungen ausgeschlossen sind, daß sie für die Selbstmedikation gut geeignet sind und rezeptfrei in jeder Apotheke gekauft werden können, sind weitere, wichtige Argumente für ihren Einsatz. Man könnte sie auch als »Vitamine für die Seele« bezeichnen.

Vielleicht machen Sie jetzt, bei der Behandlung Ihres Kindes, die ersten positiven Erfahrungen mit den Bach-Blüten, vielleicht aber haben Sie ihre wohltuende Wirkung bereits am eigenen Leibe erfahren und dabei einen gewissen Einblick in die menschliche Psyche gewonnen. Dann werden Sie wissen, daß in die Behandlung kindlicher Probleme möglichst auch die wichtigste(n) Bezugsperson(en) einbezogen werden sollte(n), da sich das Verhalten und das Weltbild des Kindes sehr stark an ihr(ihnen) zu orientieren pflegt. Möglicherweise werden Sie, wenn Sie dazu bereit sind, in den problematischen Reaktionen oder krankhaften Zuständen Ihres Kindes Ihren eigenen Einfluß wiedererkennen können – sei es, daß Sie ihm ein schlechtes Beispiel geben, sei es, daß Sie es durch eine intolerante, drängende Art in eine übertriebene Oppositions- oder Anpassungshaltung treiben. Es leuchtet ein, daß Sie dann auch an sich selbst arbeiten müßten.

Der praktische Einsatz der Bach-Blüten-Therapie

Das Kriterium für jede medizinische Behandlung ist *Leiden*. Leidensdruck erzeugt Heilungsdrang. Nur, wenn Ihr Kind in irgendeiner Form leidet, wenn es mit sich selbst nicht zurechtkommt, nicht zufrieden und ausgeglichen ist, wenn es körperlich krank ist oder Konflikte mit seiner Umwelt hat, braucht es eine Behandlung, nicht aber, wenn Sie mit seiner persönlichen Eigenart unzufrieden sind oder ein anderes Idealbild von ihm haben. Man muß sich, wenn man andere Menschen führen oder behandeln will, sehr davor hüten, von sich selbst auf andere zu schließen und die eigenen Wünsche oder Probleme auf sie zu übertragen. Man braucht sich nur zu fragen, was man selbst möchte: daß man akzeptiert wird, wie man nun einmal ist, oder daß man ständig signalisiert bekommt, mißraten zu sein?

Die BBT kann Ihrem Kind dabei helfen, wieder in einen harmonischen Zustand mit sich selbst und seiner Umwelt zu kommen. Ohne diesen gibt es weder Gesundheit noch Lebensfreude. Ich bin immer wieder erstaunt, welche Heilerfolge Eltern mit der BBT erzielen, weil sie Vertrauen und Instinkt besitzen. Dennoch hat natürlich auch diese außergewöhnliche Therapie ihre Grenzen. Diese liegen, grundsätzlich gesprochen, dort, wo sie keinen Erfolg mehr hat beziehungsweise wo Sie mit Ihrer Kunst und Erfahrung am Ende sind. Wenn Sie die Situation *nicht sicher beurteilen* können oder in Ihren eigenen Behandlungsversuchen *keinen erkennbaren Erfolg* haben, sollten Sie sich – jedenfalls bei echten Krankheiten – von einem(r) erfahrenen Therapeuten(in) beraten lassen. Natürlich sollte immer klargestellt sein, daß keine ernste körperliche Krankheit vorliegt, weshalb ich Ihnen grundsätzlich empfehle, bervor Sie zu behandeln beginnen, *bei stärkeren Störungen* zunächst eine fachkundige Untersuchung vornehmen zu lassen, damit nicht eventuell notwendige Maßnahmen versäumt werden.

Bitte beachten Sie, daß alle Therapieversuche, die Sie aufgrund der in diesem Buch gegebenen Empfehlungen vornehmen, *in Ihrer Verantwortung* liegen und daß Sie sich immer, wenn Sie *im Zweifel* sind, im Interesse Ihres Kindes an einen »Profi« (Arzt/Ärztin, Heilpraktiker/in) wenden müssen. Es gibt (relativ selten) gefährliche Situationen, in denen die Möglichkeiten der Naturheilkunde nicht ausreichen und in denen man mit »stark« wirkenden Mitteln zunächst die akute Gefahr bannen muß, um dann später mit Naturmitteln zu entgiften und aufzubauen.

Ich würde auch nicht versuchen, jede Krankheit nur mit Bach-Blüten zu behandeln, zum Beispiel in Fällen, in denen die körperliche Komponente im Vordergrund steht und die psychische Problematik nicht erkennbar ist. Dann ist es besser, zu homöopathischen Mitteln zu greifen, die evtl. mit Bach-Blüten kombiniert werden können. (Die klassischen Einzelmittel-Homöopathen lehnen dies allerdings oft, ab weil sie dann die Wirkung ihrer Therapie nicht mehr sicher beurteilen können; falls Sie Bach-Blüten zusätzlich geben wollen, sollten Sie das mit Ihrem(r) Behandler(in) besprechen.)

Die Bestimmung der richtigen Mittel

Um eine gute Auswahl treffen zu können, lesen Sie entweder die folgenden Beschreibungen der 38 Essenzen durch und merken sich jene, die *momentan* zutreffen, oder sehen Sie vorn im Register unter dem betreffenden Stichwort nach. Grundsätzlich wird immer zuerst *die im Augenblick dringendste und schlimmste Störung, Beschwerde oder Krankheit* behandelt.

Es empfiehlt sich, Kombinationen aus mehreren Mitteln herzustellen, da psychische Probleme komplex zu sein pflegen und sich viele Mittel in ihrer Charakteristik teilweise überschneiden. Übrigens kann man eine Kombination, deren Mittel sinnvoll zusammenpassen und sich auf eine gemeinsame Problematik beziehen, als ein einziges Mittel betrachten. Wenn Sie nicht sicher sind, ob Sie ein bestimmtes Mittel noch dazunehmen sollen, ist es besser, dies zu tun, als möglicherweise einen wichtigen Bestandteil in der Kombination wegzulassen. Üblicherweise versucht man, mit bis zu 6 Mittel auszukommen, in Ausnahmefällen können es aber auch bis zu 8 oder 9 sein. Wichtig ist dabei immer, daß die Kombination einen Sinn ergibt und daß die einzelnen Bestandteile auf das im Vordergrund stehende Problem bezogen sind, so daß dieses damit gewissermaßen von allen Seiten angegangen wird.

Die Kombination soll *individuell und aktuell* sein – das heißt: sie soll genau auf den *momentanen* psychischen Zustand oder die Eigenart des Kindes passen. Das bedeutet zugleich, daß die Kombination manchmal schon nach wenigen Tagen geändert werden muß, wenn die Behandlung in Teilbereichen Erfolg hatte oder neue Gesichtspunkte hinzugekommen sind.

Normalerweise können Sie davon ausgehen, daß eine gut gewählte Kombination Erfolg hat, wobei akute, noch nicht lange Beschwerden schneller überwunden werden (Stunden bis wenige Tage) als schon lange bestehende und tiefgründige (Wochen bis Monate). Mißerfolge beruhen entweder auf einer falschen oder ungenügenden Mittelwahl, ungeeigneter Dosierung (s. unten), unwirksamen Mitteln (weshalb ich vorsichtshalber die Verwendung der englischen Original-Bach-Blüten empfehle) oder darauf, daß die Krankheit bereits stärkere organische Schäden angerichtet hat.

Natürlich ist es nicht erforderlich, jede kleine Störung zu behandeln, denn ein lebender Organismus ist sowieso immer auf Heilung eingestellt. Andererseits ist zu bedenken, daß die kindliche Psyche äußerst beeindruckbar ist und daß viele Belastungen, die wir als abgebrühte »Erwachsene« kaum mehr zur Kenntnis nehmen, dem Kinde dauerhafte Probleme hinterlassen können. Übrigens besteht nicht die Gefahr, daß das Kind süchtig nach Bach-Blüten wird. Wenn es immer wieder ohne offensichtliche Notwendigkeit danach verlangt, drückt sich darin eher der Wunsch nach Zuwendung aus, den Sie vielleicht auf direktere Weise befriedigen könnten.

Es gibt drei unterschiedliche Therapiekonzepte:

1. Die Situationstherapie

Hierbei behandeln Sie nur die *momentan* bestehenden psychischen Probleme, Störungen, Auffälligkeiten oder Ausnahmezustände (z. B. Wut, Trauer, Unversöhnlichkeit, Angst, Sorge, Mutlosigkeit, Gereiztheit), ohne nach ihrer Ursache zu fragen. Je vollständiger Sie die momentan vorherrschende Symptomatik erfassen, desto größer und schneller wird der Erfolg sein. Ist die Kombination gut gewählt, wird sich nach kurzer Zeit (Minuten bis Stunden, höchstens ein bis zwei Tage) eine Besserung einstellen. Sobald das Problem gelöst ist, können Sie damit wieder aufhören. Dieses Vorgehen ist am einfachsten und für Anfänger zu empfehlen. Falls Sie nur ein einziges Mittel einsetzen wollen, richten Sie sich immer nach *der im Augenblick dringendsten und schlimmsten* Störung, Beschwerde oder Krankheit.

Beispiele:
* *Ihr Kind wurde von einem Spielkameraden geschlagen und kommt mit einem blauen Fleck weinend, trostsuchend und verängstigt, gleichzeitig aber empört und wütend nach Hause. Folgende Symptome bestehen: Verletzung mit Bluterguß* (Star of Bethlehem), *Trostbedürfnis* (Chicory), *Angst* (Mimulus), *Empörung* (Willow), *Wut* (Holly). Star of Bethlehem *wird dafür sorgen, daß kein seelisches und körperliches Trauma zurückbleibt,* Chicory *wirkt der Tendenz, sich zu sehr anzuklammern und trösten zu lassen, entgegen,* Mimulus *baut die Angst vor der nächsten Begegnung ab,* Willow *macht versöhnlicher, so daß Ihr Kind die kleine Rauferei wieder vergessen kann, und* Holly *wirkt gegen die Aggression. Falls Sie den Eindruck haben, daß dieses Ereignis das Selbstvertrauen Ihres Kindes getroffen hat, könnten Sie noch* Larch *hinzugeben.*
* *Ihr Kind erwacht weinend mit einem Alptraum, weil es im Fernsehen etwas Schreckliches gesehen hat, und will nicht mehr allein in seinem Bett schlafen (natürlich darf es erst einmal in Ihr Bett). Folgende Symptome bestehen: Angst ohne erkennbaren Grund* (Aspen), *Panik* (Rock Rose), *Schock durch erschütterndes Erlebnis* (Star of Bethlehem), *Unfähigkeit zum Alleinsein* (Heather). Aspen *baut die Angst ab,* Rock Rose *macht Ihr Kind wieder innerlich ruhig,* Star of Bethlehem *beseitigt das psychische Trauma,* Heather *beseitigt die Furcht vor dem Alleinsein. Nach kurzer Zeit wird das Problem überwunden sein, und Sie können die Therapie wieder absetzen.*

2. Die Problemtherapie

Hierbei behandeln Sie nicht nur die ins Auge springenden, vordergründigen Symptome (wie oben bei der Situationstherapie), sondern gleichzeitig ihre Ursachen. Man sucht also, nachdem man den momentan bestehenden psychischen Zustand festgestellt hat, auch nach den Gründen dafür. Die Frage: »Wie konnte es dazu kommen?«, »Welche Eigenarten meines Kindes stecken dahinter oder sind die Wegbereiter für das jetzt aktuelle Problem?«, erschließt weitere und tiefgehendere therapeutische Möglichkeiten und hilft, die Kombination zu vervollständigen. Denn abgesehen davon, daß die Wirkung dadurch noch besser wird, beugen Sie auch Rückfällen vor, weil Sie die charakterlichen Grundprobleme beseitigen. Diese Kombination muß oft über längere Zeit gegeben werden (bis zur Besserung!), wobei man nach einiger Zeit (ein bis zwei Tage) jene Mittel, die sich nur auf die akuten Beschwerden bezogen haben, wegläßt und dann die Mittel für das Charakterproblem weitergibt (Wochen bis Monate).

Beispiele:
* *Im oben aufgeführten ersten Fall würden Sie sich fragen, wieso es zu dieser Prügelei gekommen ist und sich vielleicht klar machen, daß Ihr Kind wegen seines sehr starken Geltungsbedürfnisses zur Angeberei* (Heather) *neigt und in diesem Zusammenhang ziemlich unkontrolliert reagieren kann* (Cherry *Plum*)*. Wahrscheinlich hat es dadurch die Prügelei selbst provoziert. Wenn Sie die obige Mischung um die entprechenden Mittel erweitern, wird die Wirkung stärker sein, und bei längerer Einnahme wird* Heather *die Gewohnheit Ihres Kindes, sich zu sehr aufzuspielen, abbauen und* Cherry Plum *ihm zu einem ausgeglicheneren Verhalten verhelfen. Die Gefahr von weiteren Prügeleien wird herangesetzt und Ihr Kind bekommt einen angenehmeren Charakter.* Heather *und* Cherry Plum *würden Sie Ihrem Kinde lange geben, die anderen Mittel nach Besserung der momentanen Beschwerden absetzen.*
* *Ihr Kind ist unruhig* (Impatiens), *reagiert gereizt* (Holly) *und zieht sich zurück. Sie fragen sich, warum, und stellen fest, daß die Ursache eine fast panische Angst* (Rock Rose) *vor dem Besuch einer Tante ist, die ihm, wie es gequält behauptet, immer so peinliche Fragen stellt* (Agrimony). Impatiens *baut die Unruhe,* Holly *die Gereiztheit,* Rock Rose *die Panik ab – mit diesen Mitteln würden Sie die momentane Situation bessern. Weil Sie aber noch* Agrimony *dazu geben, das gegen die Furcht vor Peinlichkeiten wirkt und die Bereitschaft zur Offenheit fördert, wird nicht nur die momentane Wirkung der ganzen Kombination besser sein, sondern Ihr Kind auch auf Dauer offener, natürlicher und ehrlicher werden.* Agrimony *würden Sie Ihrem Kinde lange geben, die anderen Mittel nach Besserung der momentanen Beschwerden absetzen.*

3. Die Konstitutionstherapie

Hierbei bemüht man sich um die Auflösung von *grundsätzlich* vorhandenen psychischen Fehlentwicklungen, Verhaltens- oder Charakterproblemen. Diese Therapie wird so lange (evtl. monatelang) durchgeführt, bis das Kind in der betreffenden Hinsicht wieder natürlich und innerlich freier ist. Hierbei sollten Sie bedenken, daß sich durch die Bach-Blüten die Veranlagung des Kindes weder manipulieren noch grundsätzlich ändern läßt, sondern daß das Kind »nur« wieder in den seiner persönlichen Eigenart entsprechenden harmonischen Zustand zurückkommen kann. Das heißt: aus einem empfindsamen, zarten Kind, das zu ängstlich geworden ist, kann kein robuster Draufgänger, aus einem freiheitsliebenden Kind, das immer aus der Reihe tanzen muß, kein braves, angepaßtes und aus einem abenteuerlustigen Kind, das immer etwas erleben muß, kein vorsichtiges Kind werden. Aber es wird mit genau der Eigenart, die ihm angeboren wurde, gesund und glücklich sein, wenn es diese in dem Umfang verwirklichen kann, der unter Berücksichtigung der äußeren Lebensumstände möglich ist. Die Bach-Blüten-Therapie ist dabei ein sehr effektives und segensreiches Hilfsmittel, weil sie die Anlagen und Eigenarten des Kindes in ihren positiven Zustand zurückführen kann, wenn diese durch ungünstige Lebensumstände und Erziehungsdruck krankhaft verzerrt oder neurotisiert wurden. Die Konstitutionstherapie ist für die tiefliegenden Charakterprobleme und Persönlichkeitsdefizite geeignet, die übrigens wegen ihrer allgemeinen Verbreitung oft gar nicht als solche identifiziert werden. Sie können sie am besten daran erkennen, daß sie Ihrem Kind immer wieder irgendwelche Schwierigkeiten bereiten, daß sie ihm das soziale Zusammenleben erschweren, eine gewisse Lebensschwäche erzeugen oder seine allgemeine Stimmungslage negativ einfärben. Wenn Sie die 38 Mittel durchlesen, werden Sie einige finden, die grundsätzlich auf Ihr Kind zutreffen. Diese könnten Sie ihm geben (immer mit dem momentan wichtigsten Problem beginnen!), wenn sonst keine akuten Störungen oder Beschwerden vorliegen, um die Grundlagen seiner Persönlichkeit und damit auch seine Chancen im späteren Leben zu verbessern.

Beispiele:
* *Sie bemerken, daß Ihr Kind bei bestimmten Gelegenheiten ohne echten Grund zu lügen* (Agrimony) *beginnt; Sie beobachten es dabei und erkennen, daß dies immer dann der Fall ist, wenn es ein schlechtes Gewissen* (Pine) *hat, und dabei fällt Ihnen ein, daß dieses Verhalten aufgetreten ist* (Star of Bethlehem), *nachdem Sie Ihr Kind wegen einer Übertretung bestraft haben. Diese Kombination geben Sie ihm einige Wochen oder evtl. sogar einige Monate.* Star of Bethlehem *wird das traumatische Erlebnis der Bestrafung verblassen lassen,* Pine *die seither übertriebene Angst vor Strafe abbauen (die jedem schlechten Gewissen zugrundeliegt) und* Agrimony *wird Ihrem Kind den Mut geben, notfalls zuzugeben, was es getan hat (vorausgesetzt, Sie bestrafen es nicht mehr dafür, daß es die Wahrheit sagt, sondern versuchen, es zu verstehen). Würde diese Therapie nicht durchgeführt, so bestünde die Gefahr, daß Ihr Kind sich zu einem unehrlichen Drückeberger entwickelt, der sich immer vor irgendwelchen (eingebildeten) Bestrafungen fürchtet.*
* *Ihr Kind reagiert oft übertrieben trotzig* (Willow) *und rotzig* (Holly), *wenn Sie es um etwas bitten, was ihm gerade nicht in den Kram paßt* (Water Violet), *und behauptet obendrein, ungerecht* (Willow) *und demütigend* (Heather / Larch) *behandelt zu werden.* Holly *wird seine aggressive Art und* Willow *neben seinem ablehnenden Verhalten auch seine Überempfindlichkeit in bezug auf angebliche Ungerechtigkeiten bessern,* Water Violet *wird es ihm ermöglichen, sich besser einzuordnen,* Heather *sein neurotisches Geltungsbedürfnis und* Larch *seine Minderwertigkeitsgefühle, die diesem zugrundeliegen, abbauen. Ohne diese Therapie würde Ihr Kind sich auch in seinem späteren Leben immer zu schnell vergewaltigt und gedemütigt fühlen und darauf mit übertriebener Aggressivität reagieren.*

Die Dosierung

Es gibt drei unterschiedliche Dosierungsmöglichkeiten. Diese sollten nicht streng schematisch eingehalten werden, sondern nach Bedarf variiert werden. Wenn bei einer bestimmten Dosierung keinen Erfolg eintritt, empfiehlt sich ein weiterer Versuch mit einer anderen Dosierung (vorausgesetzt, Sie sind sicher, daß die Kombination stimmt). Übrigens sind gefährliche Überdosierungen ausgeschlossen.

1. Verdünnte Mischung
Sie fertigen eine Verdünnung an, indem Sie von jedem Mittel 2 Tropfen (Erwachsene 3–5) auf 10 ml abgekochtes Wasser (oder Quellwasser) geben und ungefähr 10% medizinischen Alkohol oder 30% eines klaren alkoholischen Getränkes (z. B. Schnaps, Wodka oder Brandy) zu Sterilisation hinzufügen. Wenn Sie die Flasche kühl aufbewahren und die Pipette nicht den Mund berührt, hält sich die Mischung auch ohne Alkohol tagelang. Flaschen und Pipetten gibt es in jeder Apotheke, wo man sich übrigens auch die Mischung anfertigen lassen kann. Von dieser verdünnten Mischung geben Sie täglich 4 mal 3 Tropfen. Die Behandlung wird solange durchgeführt, bis eine Besserung erkennbar ist, und dann noch 1–2 Wochen lang fortgesetzt. Bei Persönlichkeitsstörungen müssen die Mittel oft monatelang genommen werden, dann genügt eine Gabe von 2–3 mal 3 Tropfen. Die verdünnten Mischungen sind vor allem bei Kindern und sehr sensiblen Erwachsenen nützlich.

2. Wasserglas-Methode
Sie geben von jedem der ausgewählten Mittel täglich 1–2 Tropfen in ein Glas Wasser (abgekocht oder Quellwasser), das Ihr Kind im Laufe des Tages schluckweise austrinkt. Bei ganz akuten Beschwerden kann es viertel- oder halbstündlich einen kleinen Schluck nehmen. Sobald eine Besserung eintritt, reduzieren Sie die Einnahme schrittweise bis auf 3–4–5 Schlucke täglich (nach Gefühl). Diese Methode ist am wirksamsten, weshalb sie, wenn möglich, vor allem bei akuten Beschwerden bevorzugt werden sollte.

3. Direkt-Einnahme
Sie tropfen aus der Stock-Bottle 1 Tropfen direkt auf die Zunge. Bei Not-Situationen (zum Beispiel mit dem Notfall-Mittel, *Rescue Remedy*) wiederholen Sie dies alle 10 Minuten bis zur Besserung, in der Konstitutionstherapie genügt normalerweise je 1 Tropfen täglich von jedem ausgewählten Mittel. Falls Ihr Kind zu großen Gefallen am Alkohol findet, verdünnen Sie den Tropfen einfach mit einem Tee- oder Eßlöffel Wasser.

(Viele weitere ausführliche Informationen zur Bach-Blüten-Therapie finden Sie in meinen beiden Büchern *Mit Blumen heilen* und *Das neue Bach-Blüten-Buch* → Literaturverzeichnis)

Die Bach-Blüten-Essenzen

Nr. 1: Agrimony (Odermennig)

Entsprechend der *Beschreibung von Dr. Bach* hilft dieses Mittel jenen Menschen, die sich immer jovial, fröhlich und humorvoll geben und eine starke Abneigung gegen Probleme haben. Meinungsverschiedenheiten oder Streit mögen sie nicht und um diese zu vermeiden, sind sie zu manchem Opfer – bis zur Selbstverleugnung – bereit. Sie zeigen nicht gerne, wie es in ihrem Inneren aussieht, verbergen ihre Probleme, ihre seelische Not oder ihre innere Unruhe vor der Außenwelt, wobei sie sich unbeschwert oder humorvoll geben. Oft brauchen sie Alkohol oder Drogen, um sich in eine solche Stimmung künstlicher Fröhlichkeit zu versetzen und der unangenehmen Realität zu entfliehen.

Grundsätzliche Einsatzmöglichkeiten:
- Überempfindlichkeit
- Feigheit, Drückebergerei, Konfliktscheu
- Unehrlichkeit, Verdrängungen, Künstlichkeit
- Geheimhaltung persönlicher Schwächen und Fehler
- Verinnerlichte oder »heruntergeschluckte« Qualen
- körperliche und psychische Verkrampfungen
- Schmerzen.

Agrimony in der Kindertherapie:
Agrimony ist das Mittel gegen Überempfindlichkeit und ihre Folgen: Angst vor allem Unangenehmen, vor Konflikten und Problemen jeder Art, vor Schmerzen und Leiden und vor der peinlichen Wahrheit, woraus sich wiederum Feigheit, Unehrlichkeit und Verdrängungen ergeben. Sensible Kinder lernen sehr früh, sich zu tarnen und durchzumogeln, weil sie sonst nicht überleben könnten. Agrimony ist daher ein sehr grundsätzlich wirkendes Mittel zur Entwicklung einer natürlichen, aufrechten und mutigen Persönlichkeit, das – weil die Gesellschaft die persönliche Freiheit und Individualität der Kinder stark zu beschneiden pflegt – fast jedes Kind immer wieder einmal bekommen muß. Agrimony hilft dem Kind nicht nur in entsprechenden Situationen, seine defensive, unehrliche oder feige Haltung aufzugeben und »Wahrheit zu riskieren«, sondern fördert auch – lange gegeben – seinen persönlichen Mut und seine Wahrheitsliebe, womit es ihm die besten Voraussetzungen für ein erfülltes Leben schafft. – Die der Überempfindlichkeit entspringende Angst vor Verletzung und Schmerz macht das Kind oft auch körperlich verkrampft, wogegen Agrimony oft wirksam ist. Auch bei qualvollen Schmerzen kann man es versuchen.

Folgende Auffälligkeiten oder Störungen können behandelt werden:
Das Kind
- ist sehr empfindlich,
- scheut vor Unannehmlichkeiten jeder Art zurück,
- pflegt seine Probleme oder Nöte zu verbergen,
- drückt sich oft feige vor Schwierigkeiten oder Auseinandersetzungen,
- ist oft verschlossen oder geheimnistuerisch,
- ist in Kleinigkeiten unehrlich,
- lügt gewohnheitsmäßig oder ohne triftigen Grund,
- versucht, seine persönlichen Schwächen und Fehler vor der Umwelt durch Lügen, Ablenken oder Überspielen zu verbergen,
- ist schnell verlegen,
- verdrängt grundsätzlich alles, was unangenehm ist,
- ist ausgesprochen wehleidig,
- wirkt – auch in seinen Bewegungen – oft künstlich oder verkrampft,
- leidet unter irgendwelchen Verkrampfungen,
- ist durch eine der vorgenannten Störungen körperlich erkrankt.

Folgende Wirkung ist zu erwarten:
Das Kind
- wird offener, natürlicher und spontaner,
- teilt seine Probleme mit,
- wird ehrlicher, beginnt auf Tarnungen oder Täuschungsmanöver zu verzichten,
- wird psychisch robuster und widerstandsfähiger,
- entwickelt mehr persönlichen Mut,
- kann seine Fehler und Schwächen besser zugeben,
- drückt sich nicht mehr so oft vor Unannehmlichkeiten,
- riskiert auch einmal einen Streit,
- beginnt, Probleme auch als Herausforderung zu sehen,
- stellt sich öfter unangenehmen Situationen, denen es sonst immer ausgewichen ist,
- bricht nicht mehr so oft in vorsorgliches Schmerzgeschrei aus,
- ist nicht mehr so verkrampft,
- bekommt einen klareren Gesichtsausdruck und eine aufrechtere Körperhaltung,
- blickt nicht mehr so oft verlegen weg und wagt es öfter, anderen Menschen in die Augen zu sehen.

Durch Kombination mit einem (oder mehreren) der folgenden Mittel kann die Wirkung von Agrimony verstärkt und präzisiert werden:
Aspen, wenn das Kind aufgrund unerklärlicher oder unbegründeter Ängste feige oder unehrlich ist.
Beech, wenn das Kind es nicht wagt, seine eigene Meinung zu äußern, und oft anderen nach dem Munde redet.

Centaury, wenn das Kind sehr konfliktscheu oder feige sowie sehr nachgiebig oder erpreßbar ist.

Cerato, wenn das Kind nie selbständig zu handeln wagt, weil es sich zu sehr vor irgendwelche Unannehmlichkeiten fürchtet.

Cherry Plum, wenn das Kind eine geradezu hysterische Scheu vor Unannehmlichkeiten, Konflikten oder der Wahrheit hat // wenn das Kind sich in einem Gefühlskonflikt befindet, den es zu verdrängen oder zu überspielen versucht.

Chestnut Bud, wenn das Kind sich ängstlich vor neuen Erfahrungen drückt und dadurch geistig unentwickelt bleibt.

Chicory, wenn das Kind unehrlich ist, um Zuwendung zu bekommen oder um diese nicht zu verlieren.

Clematis, wenn das Kind unangenehme Tatsachen zu verdrängen und in Tagträumereien zu fliehen pflegt.

Crab Apple, wenn das Kind auf eine künstliche, krampfhafte und übertriebene Weise ordentlich oder sauber ist.

Gentian, wenn das Kind konfliktscheu und schnell zu entmutigen ist.

Heather, wenn das Kind feige und einschmeichelnd ist // wenn das Kind jedem Konflikt ausweicht, weil es sich nicht unbeliebt machen will // wenn das Kind unehrlich ist, um sich nicht unbeliebt zu machen // wenn das Kind sehr unnatürlich und eitel ist.

Holly, wenn das Kind oft aus Mißgunst oder Neid lügt.

Honeysuckle, wenn das Kind unangenehme Tatsachen verdrängt und sich in schöne oder geschönte Erinnerungen flüchtet.

Hornbeam, wenn das Kind unehrlich ist oder Problemen ausweicht, weil es sich überfordert fühlt.

Impatiens, wenn das Kind verkrampft und nervös ist.

Larch, wenn das Kind aus Schüchternheit und mangelndem Selbstvertrauen unehrlich ist oder Problemen aus dem Weg geht.

Mimulus, wenn das Kind sehr ängstlich ist und deshalb oft lügt oder Problemen und Streit aus dem Weg geht // wenn das Kind verkrampft und ängstlich oder feige ist // wenn das Kind seine Angst zu verbergen sucht.

Mustard, wenn das Kind bedrückt ist und den Grund dafür verheimlicht.

Oak, wenn das Kind sich in eine Lüge verrannt hat und sich von dieser nicht mehr lossagen kann.

Olive, wenn das Kind jedem Problem ausweicht, weil es nicht leistungsfähig oder erschöpft ist.

Pine, wenn das Kind zu viele Skrupel und Empfindlichkeiten hat // wenn das Kind aus Angst vor Strafe feige oder unehrlich ist // wenn sich das Kind wegen seiner Unehrlichkeit oder Feigheit selbst verurteilt.

Rock Rose, wenn das Kind aufgrund einer allgemeinen Konflikt- und Problemscheu schnell in Panik gerät // wenn das Kind schnell in Panik gerät und dann zu lügen oder sich feige zu benehmen pflegt.

Rock Water, wenn das Kind unnatürlich, verkrampft und zu beherrscht wirkt.

Scleranthus, wenn sich das Kind oft aus Problem- und Konfliktscheu nicht entscheiden kann.

Star of Bethlehem, wenn das Kind überempfindlich und seelisch leicht verletzbar ist // wenn das Kind eine seelische Verletzung verbirgt oder überspielt // wenn das Kind seit einem erschütternden Erlebnis unehrlich oder feige geworden ist.

Sweet Chestnut, wenn das Kind in einen Verzweiflungszustand geraten ist, den es nicht zu zeigen wagt // wenn das Kind ein Problem so sehr verdrängt oder verborgen hat, daß es in einen Verzweiflungszustand geraten ist.

Vervain, wenn das Kind zu einem (vermeintlich) guten Zweck lügt.

Vine, wenn das Kind, um andere zu beherrschen, auch vor einer Lüge nicht zurückschreckt.

Walnut, wenn das Kind insgesamt natürlicher, spontaner und mutiger werden soll // wenn das Kind zu viel lügt, um sich vor dem Einfluß anderer Menschen zu schützen // wenn das Kind sich leicht von der Unehrlichkeit anderer anstecken läßt.

Water Violet, wenn das Kind gehemmt und verschlossen ist.

White Chestnut, wenn das Kind unangenehme Gedanken zu verdrängen sucht.

Wild Rose, wenn das Kind sich vor allen Problemen drückt, weil es keine Antriebskraft hat.

Willow, wenn das Kind lügt, weil es beleidigt, verbittert oder rachsüchtig ist // wenn das Kind zu verbergen versucht, daß es beleidigt oder verbittert ist.

Nr. 2: Aspen (Zitterpappel)

Entsprechend der *Beschreibung von Dr. Bach* hilft dieses Mittel jenen Menschen, die unter unbegründeten, unklaren Ängsten oder unheimlichen Gefühlen leiden, die fürchten, daß irgend etwas Schreckliches passieren könnte, das sie nicht genau benennen können; sie reden nicht gerne darüber und werden manchmal Tag und Nacht davon verfolgt.

Grundsätzliche Einsatzmöglichkeiten:
- Bangigkeit, unheimliche Gefühle
- Unbegründete, unvernünftige oder unerklärliche Ängste
- Plötzliche, unerklärliche Panik.

Aspen in der Kindertherapie
Aspen hat eine spezielle Wirkung gegen unerklärliche, unvernünftige Ängste. Es ist nützlich, wenn sich das Kind vor etwas fürchtet, das es entweder gar nicht gibt oder das es nicht beschreiben kann (zum Beispiel angsterregende Phantasien). Aspen fördert das Urvertrauen, macht den inneren Blick wieder klar und hilft, das Gefühl

untergründiger Bedrohung zu überwinden, unter dem sehr sensible Kinder oft leiden.

Folgende Auffälligkeiten oder Störungen können behandelt werden:
Das Kind
- hat grundlos Angst,
- leidet unter irrationalen Ängsten oder Horrorvorstellungen,
- hat übertrieben Angst vor der Dunkelheit,
- fürchtet sich vor eingebildeten Bedrohungen oder Gefahren (zum Beispiel Gespenstern),
- leidet unter ängstlichen Alpträumen,
- ist durch eine der vorgenannten Störungen körperlich erkrankt.

Folgende Wirkung ist zu erwarten:
Das Kind
- beruhigt sich wieder
- ängstigt sich allgemein weniger
- wird insgesamt sicherer, ruhiger, lebenslustiger
- verliert mit der Zeit die nächtliche Angst.

Durch Kombination mit einem (oder mehreren) der folgenden Mittel kann diese Wirkung verstärkt und präzisiert werden:
Agrimony, wenn das Kind unter unbestimmten Ängsten leidet und sich deshalb feige verhält // wenn das Kind unter unbestimmten Ängsten leidet und diese zu verbergen versucht.
Centaury, wenn sich das Kind aufgrund tiefsitzender, irrationaler Ängste stärkeren Personen zu schnell unterwirft.
Cerato, wenn das Kind zu ängstlichen Einbildungen oder grundlosen Ängsten neigt und deshalb oft nicht spontan und selbstständig handeln kann.
Cherry Plum, wenn das Kind unter extrem starken, irrationalen Ängsten leidet // wenn das Kind wegen irrationaler Ängste durchzudrehen droht.
Crab Apple, wenn das Kind unter einer unbegründeten und unverständlichen Angst vor Schmutz, Unreinheit oder Ansteckung leidet.
Gentian, wenn das Kind aufgrund einer tiefsitzenden, irrationalen Ängstlichkeit immer zu schnell entmutigt ist.
Gorse, wenn das Kind unter einem unbegründeten ängstlichen Pessimismus leidet.
Heather, wenn das Kind eine irrationale, unverständliche Angst vor dem Alleinsein hat // wenn das Kind unter einer unbestimmten Angst vor Ablehnung leidet.
Holly, wenn das Kind wegen irrationaler Ängste gereizt und ungenießbar ist.
Hornbeam, wenn sich das Kind aufgrund unerklärlicher Ängste oft überfordert fühlt.
Impatiens, wenn das Kind aufgrund von unklaren Ängsten oder ängstlichen Einbildungen unruhig und nervös ist.

Mimulus, wenn das Kind unter allen möglichen – teils klaren, teils unklaren – Ängsten leidet.
Mustard, wenn das Kind wegen ängstlicher Einbildungen sehr niedergeschlagen ist.
Olive, wenn das Kind voll irrationaler Angst und zugleich sehr erschöpft ist.
Pine, wenn das Kind unter einer untergründigen und irrationalen Angst vor Sünde oder Strafe leidet // wenn das Kind immer gleich ein Unheil befürchtet, wenn es nicht brav oder »anständig« war.
Red Chestnut, wenn sich das Kind aufgrund ängstlicher Einbildungen oder irrationaler Ängste starke Sorgen um andere macht.
Rock Rose, wenn das Kind unter starken oder plötzlich aus heiterem Himmel auftretenden panischen Ängsten leidet.
Star of Bethlehem, wenn das Kind seit einem erschütternden Erlebnis unter irrationalen Ängsten leidet // wenn das Kind oft ängstliche Alpträume hat.
Sweet Chestnut, wenn das Kind unter irrationalen Ängsten leidet, die sich zur Verzweiflung gesteigert haben.
Water Violet, wenn das Kind sich aufgrund von unverständlichen Ängsten zurückzieht oder Kontaktprobleme entwickelt.
White Chestnut, wenn das Denken des Kindes von irrationalen ängstlichen Vorstellungen beherrscht wird.

Nr. 3: Beech (Rotbuche)

Entsprechend der *Beschreibung von Dr. Bach* hilft dieses Mittel jenen Menschen, die sich darum bemühen, noch toleranter und nachsichtiger zu werden, in allem, womit sie zu tun haben, noch deutlicher das Gute und Schöne zu erkennen und noch verständnisvoller für die unterschiedlichen Wege zu werden, auf denen sich alles – die Menschen genau wie die Dinge – vervollkommnet. So sind sie auch darauf eingestellt, selbst in dem, was offensichtlich falsch läuft, eine Entwicklung zum Richtigen zu sehen.

Grundsätzliche Einsatzmöglichkeiten:
- spontane Ablehnung, Unverträglichkeit (Allergie) oder Intoleranz,
- Vorurteile,
- Überkompensation eigener Intoleranz durch Beschönigung oder Über-Toleranz.

Beech in der Kindertherapie

Beech hat zwei Einsatzmöglichkeiten: einerseits gegen übertriebene Abneigungen und Unverträglichkeiten und andererseits gegen eine Überkompensation dieser Haltung. Es ist also erstens nützlich bei Kindern, die zu spontanen Ablehnungen neigen oder allergisch (= körperliche Unverträglichkeit) reagieren. In diesem Falle muß es lange gegeben werden. Zweitens kann Beech eingesetzt werden, wenn das

Kind mit zunehmender (sozial orientierter) Bewußtwerdung nicht mehr zu seinen eigenen, spontanen Unverträglichkeiten steht, sondern sie durch unangemessene Toleranz oder Großzügigkeit überspielt, was sich besonders in geschönter Meinungsäußerung bzw. Unfähigkeit zu kritischer Stellungnahme bemerkbar macht.

Folgende Auffälligkeiten oder Störungen können behandelt werden:
Das Kind
- leidet unter Allergien (Basis-Mittel bei allen Allergien),
- verträgt vieles nicht,
- neigt stark zu spontaner Ablehnung oder Abneigung,
- wagt es nicht, seine eigene, kritische Meinung zu sagen, findet immer alles »gut«
- ist durch eine der vorgenannten Störungen körperlich erkrankt.

Folgende Wirkung ist zu erwarten:
Das Kind
- reagiert nicht mehr so allergisch,
- wird unkomplizierter und beginnt, Umstände oder Menschen, die es früher abgelehnt hat, zu akzeptieren,
- reagiert allgemein nicht mehr so oft ablehnend,
- beginnt, öfter zu sagen, was es wirklich meint.

Durch Kombination mit einem (oder mehreren) der folgenden Mittel kann diese Wirkung verstärkt und präzisiert werden:
Agrimony, wenn das Kind seine eigene, ablehnende Meinung durch entgegenkommende Aussagen ersetzt, weil es sich nicht unbeliebt machen will.
Aspen, wenn das Kind unter irrationalen, tiefsitzenden Ängsten leidet, die zusammen mit einer allergischen Komponente krankhafte Reaktionen auslösen (z. B. Asthma).
Crab Apple, wenn das Kind unter einer Allergie leidet, die sich vor allem an der Haut abspielt // wenn das Kind sehr ablehnend auf Schmutz oder Unordnung reagiert // wenn es sich vor etwas Bestimmtem ekelt.
Heather, wenn das Kind sehr darauf bedacht ist, sich nicht unbeliebt zu machen, und deshalb nie eine kritische Bemerkung macht bzw. meist anderen nach dem Mund redet.
Holly, wenn das Kind unter sehr heftigen allergischen Beschwerden leidet.
Impatiens, wenn das Kind unter einer juckenden Allergie leidet (Basiskombination + Crab Apple).
Larch, wenn das Kind aus mangelndem Selbstbewußtsein anderen nach dem Munde redet bzw. nicht seine eigene kritische Meinung zu sagen wagt.
Mimulus, wenn das Kind ausgesprochen ängstlich ist und es kaum wagt, seine eigene Meinung zu sagen oder eine kritische Bemerkung zu machen.
Pine, wenn das Kind aus Angst vor Kritik oder Strafe es nicht wagt, seine eigene Meinung zu sagen oder eine kritische Bemerkung zu machen.

Red Chestnut, wenn das Kind es nicht wagt, seine eigene Meinung zu sagen oder eine kritische Bemerkung zu machen, weil es zu sehr fürchtet, jemandem damit weh zu tun.

Rock Water, wenn das Kind sich ganz bestimmte Dinge oder Umstände selbst verbietet.

Star of Bethlehem, wenn das Kind aufgrund einer schlimmen Erfahrung eine spezielle, starke Abneigung entwickelt hat.

Vine, wenn das Kind einen ausgesprochen intoleranten Charakter hat.

Water Violet, wenn das Kind einzelgängerisch ist und bestimmte Menschen oder Situationen übertrieben ablehnt.

Willow, wenn das Kind schnell ablehnend und beleidigt ist.

Nr. 4: Centaury (Tausendgüldenkraut)

Entsprechend der *Beschreibung von Dr. Bach* ist dieses Mittel für die gutmütigen und sanften Menschen, die immer darauf eingestellt sind, anderen zu helfen oder zu dienen. Dabei setzen sie sich oft in übertriebenem Maße ein, überschätzen ihre Kräfte, vernachlässigen ihre eigenen Interessen oder geraten in die Rolle von Sklaven statt freiwilligen Helfern.

Grundsätzliche Einsatzmöglichkeiten:
- Selbstbehauptungsschwäche mit Autoritätsangst
- übertriebener Gehorsam, Unfähigkeit, sich durchzusetzen
- zu starke Anpassung,
- krankhafter Altruismus mit übertriebener Gutmütigkeit und Nachgiebigkeit,
- Erpreßbarkeit, Verzichtbereitschaft und Bereitschaft zur Selbstaufopferung.

Centaury in der Kindertherapie:
Centaury hilft jenen Kindern, denen es schwerfällt, sich selbst zu behaupten. Es entwickelt bei ihnen das Wissen, eigene Rechte zu besitzen, die es verteidigen darf. Das Kind wird auf eine gesunde Weise »egoistischer« und bekommt die Kraft, sich gegen die unberechtigten Ansprüche seiner Umwelt zu wehren (vor allem Eltern), es wird »frecher« und verliert einen Teil seiner übertriebenen Furcht vor Stärkeren. Centaury wird zur Entwicklung einer lebensfähigeren, stärkeren Persönlichkeit eingesetzt, vor allem bei Kindern, die in einer autoritär strukturierten Umgebung aufwachsen müssen. Eltern, die ihrem Kind Centaury geben müssen, sollten auch ihre eigene Rolle kritisch überprüfen und sich darauf einstellen, ihm mehr Rechte – auch das der Auflehnung und des Widerstandes – zuzugestehen. – Entwicklungsstörungen, die auf einen zu beschränkten psychischen Lebensraum zurückzuführen sind, fallen genauso wie Erkrankungen der Wirbelsäule (vornübergebeugte, unterwürfige Haltung) in den Wirkungsbereich von Centaury.

Folgende Auffälligkeiten oder Störungen können behandelt werden:
Das Kind
- ist übertrieben gehorsam,
- ist zu angepaßt,
- kann sich nicht durchsetzen,
- ist sehr schüchtern,
- ordnet sich zu schnell unter,
- gibt zu schnell nach und tut alles, was man ihm sagt,
- hat zu viel Angst vor Autoritätspersonen oder vor Stärkeren,
- läßt sich zu sehr ausnützen,
- befindet sich in der Rolle des »Aschenputtels«.
- hat Probleme mit der Wirbelsäule (schlechte, vornübergebeugte Haltung),
- ist durch eine der vorgenannten Störungen körperlich erkrankt.

Folgende Wirkung ist zu erwarten:
Das Kind
- wird »egoistischer«, »frecher« und selbstbewußter,
- läßt sich nicht mehr im bisherigen Umfang bevormunden, überfahren, verplanen oder beherrschen,
- entwickelt ein Gefühl dafür, daß es auch Rechte hat,
- läßt sich nicht mehr wie bisher ausnützen oder erpressen,
- hat nicht mehr so viel Angst vor Stärkeren und wagt es, sich ihnen auch einmal zu widersetzen,
- wird insgesamt lebensstärker, weil es sich besser durchzusetzen und seinen Platz behaupten kann,
- beginnt, seine unterwürfige Körperhaltung aufzugeben und sich mehr aufzurichten (mit *Larch* kombinieren), wobei auch seine Wirbelsäule stärker und gerader wird.

Durch Kombination mit einem (oder mehreren) der folgenden Mittel kann diese Wirkung verstärkt und präzisiert werden:
Agrimony, wenn das Kind sehr konfliktscheu oder feige sowie sehr nachgiebig oder erpreßbar ist.
Aspen, wenn sich das Kind aufgrund tiefsitzender, irrationaler Ängste stärkeren Personen zu schnell unterwirft.
Cerato, wenn das Kind sehr angepaßt ist und sich zu sehr nach der Meinung anderer richtet.
Chicory, wenn sich das Kind in einer gefühlsmäßigen Abhängigkeit befindet und sich zu sehr unterdrücken, erpressen oder ausnützen läßt.
Crab Apple, wenn das Kind ausgesprochen gehorsam ist und sich äußerst genau an alle Anweisungen hält.
Clematis, wenn das Kind nur still, verträumt und widerstandlos ist.
Gentian, wenn das Kind sehr nachgiebig und verzichtbereit ist.

Heather, wenn das Kind sich ausnützen oder herumkommandieren läßt, um sich nicht unbeliebt zu machen.
Honeysuckle, wenn das Kind still und ergeben unter einem Verlust oder einer Lebensveränderung leidet.
Larch, wenn das Kind übertrieben gehorsam, schüchtern und bescheiden ist // wenn sich das Kind aufgrund eines unterentwickelten Selbstbewußtseins zu leicht ausnützen nützen.
Mimulus, wenn das Kind sehr ängstlich und brav ist // wenn das Kind sich aus Ängstlichkeit zu viel gefallen oder zu sehr ausnützen läßt.
Mustard, wenn das Kind so niedergeschlagen ist, daß es mit sich machen läßt, was man will.
Olive, wenn das Kind sich aufgrund starker Erschöpfung alles gefallen läßt oder unnatürlich gehorsam ist.
Pine, wenn das Kind schnell ein schlechtes Gewissen bekommt und dabei ausgesprochen brav und angepaßt ist.
Red Chestnut, wenn das Kind zu selbstlos und mitleidig ist und ihm jene gesunde Portion Egoismus fehlt, die man zum Überleben braucht.
Star of Bethlehem, wenn das Kind aufgrund schlechter Erfahrungen übertrieben gehorsam, nachgiebig oder erpreßbar geworden ist.
Walnut, wenn das Kind allgemein zu gutmütig und beeinflußbar ist // wenn das Kind sich zu leicht ausnützen oder hin- und herschieben läßt.
Water Violet, wenn das Kind menschenscheu und verzichtbereit ist.
Wild Oat, wenn das Kind alles mit sich geschehen läßt, weil es nicht weiß, was es will.
Wild Rose, wenn das Kind lebensschwach, ausnützbar und uninteressiert ist // wenn dem Kind Initiative und Durchsetzungskraft fehlen.

Nr. 5: Cerato (Bleiwurz)

Entsprechend der *Beschreibung von Dr. Bach* hilft dieses Mittel jenen Menschen, die es aus einem Mangel an Selbstvertrauen nicht wagen, nach ihrer eigenen Entscheidung zu handeln, und deshalb immer andere um Rat fragen, was oft dazu führt, daß sie nicht so handeln, wie sie eigentlich wollten.

Grundsätzliche Einsatzmöglichkeiten:
- Unsicherheit, Unselbständigkeit,
- Angst vor Fehlern,
- der Wunsch, es allen recht zu machen,
- die Gewohnheit, andere nach ihrer Meinung zu fragen.

Cerato in der Kindertherapie

Cerato ist nützlich bei unselbständigen Kindern, die immer fragen, was sie tun sollen, die nicht fähig sind, spontan zu handeln, sondern sich – aus Angst vor Fehlern – abzusichern suchen, indem sie andere um Rat fragen. Es sind Kinder, die sehr stark auf die Zustimmung ihres sozialen Umfeldes angewiesen sind und denen es schwer fällt, eigene Wege zu gehen, wenn diese sie aus der Gemeinschaft herauszuführen drohen. Cerato stärkt die Selbständigkeit. Man sollte diese Kinder, wann immer es geht, dazu anhalten, aus eigener Erkenntnis zu handeln, und sie nicht durch Ratschläge schwächen.

Folgende Auffälligkeiten oder Störungen können behandelt werden:
Das Kind
- kann nicht spontan und selbständig handeln, sondern es fragt immer, was es tun soll,
- ist unselbständiger und unsicherer, als es seinem Alter entsprechen würde,
- ist zu sehr von der allgemeinen Zustimmung abhängig,
- ahmt andere oft nach,
- ist durch eine der vorgenannten Störungen körperlich erkrankt.

Folgende Wirkung ist zu erwarten:
Das Kind
- wird selbstsicherer in seinem Verhalten und eigenständiger in seinem Handeln,
- geht seiner Umgebung nicht mehr so sehr durch seine dauernde Fragerei auf die Nerven,
- kümmert sich weniger um die Meinung anderer und trifft Entscheidungen, ohne jemanden zu fragen,
- macht Fortschritte in seiner Persönlichkeitsentwicklung.

Durch Kombination mit einem (oder mehreren) der folgenden Mittel kann diese Wirkung verstärkt und präzisiert werden:

Agrimony, wenn das Kind nie selbstädig zu handeln wagt, weil es zu sehr irgendwelche Unannehmlichkeien befürchtet.

Aspen, wenn das Kind zu ängstlichen Einbildungen oder grundlosen Ängsten neigt und deshalb oft nicht spontan und selbständig handeln kann.

Centaury, wenn das Kind sehr angepaßt ist und sich zu sehr nach der Meinung anderer richtet.

Chestnut Bud, wenn das Kind – gemessen an seinem Alter – zu unselbständig und geistig unentwickelt ist.

Gentian, wenn das Kind unselbständig und willensschwach ist.

Heather, wenn das Kind aus Sucht nach Anerkennung oder Bewunderung übertrieben darauf bedacht ist, keine Fehler zu machen // wenn das Kind sich zu sehr nach der Meinung anderer richtet, um sich nicht unbeliebt zu machen // wenn das Kind weder allein sein noch selbständig handeln kann.

Larch, wenn das Kind sich selbst zu wenig zutraut und immer fragt, was es tun soll // wenn das Kind keine persönlichen Fortschritte macht, weil es sich nichts zutraut.
Mimulus, wenn das Kind zu ängstlich ist, um selbständig und spontan zu handeln.
Pine, wenn das Kind aus übertriebener Angst vor Kritik oder Strafe nicht spontan und selbständig zu handeln wagt.
Scleranthus, wenn das Kind vor selbständigen Entscheidungen zurückschreckt und immer jemanden braucht, der ihm sagt, was es tun soll.
Star of Bethlehem, wenn das Kind aufgrund von schlechten Erfahrungen seine natürliche Selbständigket verloren hat.
Walnut, wenn das Kind sehr unsicher und leicht beeinflußbar ist.

Nr. 6: Cherry Plum (Kirschpflaume)

Entsprechend der *Beschreibung von Dr. Bach* hilft dieses Mittel, wenn man befürchtet, die geistige Übersicht oder den Verstand zu verlieren, oder wenn man den unwiderstehlichen Zwang fühlt, gegen jede Vernunft zu handeln oder eventuell etwas Schreckliches anzurichten.

Grundsätzliche Einsatzmöglichkeiten:
- Emotionale Probleme jeder Art, vom quälenden Gefühl, der Überdrehtheit oder der Hysterie bis zur beginnenden Psychose, Besessenheit oder Selbstmordgefahr.

Cherry Plum in der Kindertherapie:
Cherry Plum ist ein universelles Mittel zur Normalisierung des Gefühlslebens. Es ist nützlich bei Kindern, die sich in einem emotionalen Ausnahmezustand befinden – gleichgültig, um welchen Gefühlsinhalt es sich handelt; daher sollte es immer mit jenen Mitteln kombiniert werden, die sich auf Gefühlsprobleme beziehen. Als Konstitutionstherapie kann es allgemein die Tendenz, überemotional oder unbeherrscht zu reagieren, abbauen, ob es sich nun um hysterische oder sehr leidenschaftlich veranlagte Kinder handelt; auch zur Vorbeugung gegen psychotische Zustände und Kurzschlußhandlungen hat es sich bewährt. – Einsatzmöglichkeiten bei körperlichen Störungen: Zittern, Schwitzen, Verkrampfungen, Schilddrüsenüberfunktion, gefühlsbedingter Durchfall. – Cherry Plum ist Bestandteil des Notfall-Mittels (Rescue Remedy).

Folgende Auffälligkeiten oder Störungen können behandelt werden:
Das Kind
- ist emotional unausgeglichen,
- unnormal gefühlsbetont,
- kommt mit seinen Gefühlen nicht zurecht,

- leidet unter zviel Freude, Unruhe, Wut, Ungeduld, Haß, Sorge, Mitleid, Enttäuschung, Angst, Traurigkeit, seelischer Erschütterung,
- ist zu unvernünftig, unbeherrscht, hysterisch,
- wie besessen,
- in einem emotionalen Ausahmezustand, der das Schlimmste befürchten läßt,
- ist durch eine der vorgenannten Störungen körperlich erkrankt.

Folgende Wirkung ist zu erwarten:
Das Kind
- wird ausgeglichener und ruhiger,
- wird nicht mehr so sehr von seinen Gefühlen gequält,
- kann sich besser beherrschen,
- dreht nicht mehr so schnell durch.

Durch Kombination mit einem (oder mehreren) der folgenden Mittel kann diese Wirkung verstärkt und präzisiert werden:
Agrimony, wenn das Kind eine geradezu hysterische Scheu vor Unannehmlichkeiten, Konflikten oder der Wahrheit hat // wenn das Kind sich in einem Gefühlskonflikt befindet, den es zu verdrängen oder zu überspielen versucht.
Aspen, wenn das Kind unter sehr starken, irrationalen Ängsten leidet.
Chestnut Bud, wenn das Kind zu emotional an alles herangeht und deshalb schlecht lernt oder unerfahren bleibt.
Crab Apple, wenn das Kind eine geradezu hysterische Abneigung gegen Schmutz oder Unordnung hat.
Holly, wenn das Kind in eine extrem negative (zum Beispiel unfreundliche oder wütende) Gefühlsverfassung geraten ist.
Impatiens, wenn das Kind äußerst unruhig oder nervös ist // wenn das Kind seine Ungeduld oder Unruhe nicht mehr beherrschen kann und deshalb die Gefahr einer Kurzschlußhandlung besteht.
Mimulus, wenn das Kind von sehr starker Furcht gequält wird.
Mustard, wenn das Kind sehr niedergeschlagen oder depressiv ist.
Pine, wenn das Kind sehr stark von Schuldgefühlen oder Angst vor Strafe gequält wird // wenn das Kind aus Angst vor irgendeiner Bestrafung ganz durcheinander ist oder vor einer Kurzschlußhandlung steht.
Rock Rose, wenn das Kind unter panischer Angst leidet oder in Ausnahmesituationen (zum Beispiel Prüfungen) schnell die Übersicht verliert.
Star of Bethlehem, wenn das Kind wegen eines negativen Erlebnisses oder belastender Lebensumstände übertrieben unglücklich ist.
Sweet Chestnut, wenn das Kind sich in einem emotionalen Ausnahmezustand befindet.
White Chestnut, wenn das Kind geistig und emotional völlig durcheinander ist.
Willow, wenn das Kind sich in einen Zustand von starker Enttäuschung oder Verbitterung hineingesteigert hat.

Nr. 7: Chestnut Bud (Knospen der Roßkastanie)

Entsprechend der *Beschreibung von Dr. Bach* hilft dieses Mittel jenen Menschen, die aus den Erlebnissen und Erfahrungen ihres täglichen Lebens zu wenig lernen und zu ihrem eigenen Schaden immer wieder dieselben Fehler machen, obwohl sie diese oft allein schon durch die Beobachtung anderer Menschen vermeiden könnten. Deshalb müssen sie alles mehrmals durchmachen und durchleben, bis sie es – wenn überhaupt – verstanden haben.

Grundsätzliche Einsatzmöglichkeiten:
- Unaufmerksamkeit gegenüber dem, was man erlebt,
- Lernschwierigkeiten durch Unaufmerksamkeit,
- ungenügende Fortschritte in der geistigen Entwicklung, Minderentwicklung,
- sich wiederholende Probleme.

Chestnut Bud in der Kindertherapie:
Chestnut Bud ist hilfreich, wenn das Kind dem, was es erlebt oder was sich ereignet, nicht genügend bewußte Aufmerksamkeit entgegenbringt, so daß es zu wenig daraus lernt und ungenügende geistige Fortschritte macht. Kinder, deren Lebenserfahrung nicht altersentsprechend ist oder die geistig unterentwickelt sind, können mit Chestnut Bud gefördert werden. Auffällig ist bei ihnen, daß sie häufig die gleichen Fehler machen oder in sich wiederholende unerfreuliche Situationen geraten. Da Chestnut Bud das Erkenntnis-Mittel unter den Bach-Blüten ist, kann man es dem Kind auch immer geben, wenn es etwas besser verstehen soll.

Folgende Auffälligkeiten oder Störungen können behandelt werden:
Das Kind
- lernt schlecht, kommt in der Schule nicht mit,
- ist unaufmerksam oder »schwer von Begriff«,
- ist bei bestimmten Tätigkeiten zu ungeschickt,
- macht immer wieder die gleichen Fehler,
- befindet sich in seiner geistigen Entwicklung nicht auf dem altersentsprechenden Stand,
- leidet unter Legasthenie,
- ist durch eine der vorgenannten Störungen körperlich erkrankt.

Folgende Wirkung ist zu erwarten:
Das Kind
- wird insgesamt aufmerksamer und lernt besser,
- beginnt sich auch für Dinge zu interessieren, die es vorher unbeachtet ließ,
- macht in seiner geistigen Entwicklung Fortschritte,
- wird erfahrener und lebensgewandter.

Durch Kombination mit einem (oder mehreren) der folgenden Mittel kann diese Wirkung verstärkt und präzisiert werden:

Agrimony, wenn das Kind sich ängstlich vor neuen Erfahrungen drückt und dadurch geistig unentwickelt bleibt.

Cerato, wenn das Kind – gemessen an seinem Alter – zu unselbständig und geistig unentwickelt ist.

Cherry Plum, wenn das Kind zu emotional an alles herangeht und deshalb schlecht lernt oder unerfahren bleibt.

Clematis, wenn das Kind schlecht lernt oder unerfahren bleibt, weil es zu unkonzentriert und verträumt ist.

Gentian, wenn das Kind schlecht lernt oder geistig unentwickelt bleibt, weil es immer zu schnell aufgibt // wenn das Kind unter Legasthenie leidet.

Honeysuckle, wenn das Kind laufend Fehler macht oder schlecht lernt, weil es unter Heimweh oder einem Verlust leidet.

Impatiens, wenn das Kind schlecht lernt, weil es zu ungeduldig und nervös ist.

Larch, wenn das Kind geistig ungenügend entwickelt und zu bescheiden ist // wenn das Kind keine persönlichen Fortschritte macht, weil es sich nichts zutraut.

Mimulus, wenn das Kind schlecht lernt, weil es erschöpft ist // wenn das Kind geistig unentwickelt und auffallend ängstlich ist.

Olive, wenn das Kind schlecht lernt, weil es erschöpft ist.

Pine, wenn das Kind aus übertriebener Skrupelhaftigkeit oder Angst vor Strafe nicht genügend Lebenserfahrung sammelt und geistig unentwickelt bleibt.

Scleranthus, wenn das Kind schlecht lernt, weil es sich zu leicht ablenken läßt und sich nicht konzentrieren kann.

Star of Bethlehem, wenn das Kind seit einem negativen Erlebnis schlecht lernt.

White Chestnut, wenn das Kind unaufmerksam ist oder schlecht lernt, weil es dauernd an etwas Bestimmtes denken muß.

Wild Rose, wenn das Kind schlecht lernt, weil es zu uninteressiert und träge ist.

Nr. 8: Chicory (Wegwarte)

Entsprechend der *Beschreibung von Dr. Bach* ist dieses Mittel für jene Menschen geeignet, die sich zu sehr um das Wohlergehen anderer kümmern, wobei sie ständig irgend etwas nach ihren eigenen Vorstellungen zu korrigieren versuchen; zum Beispiel sorgen sie in übertriebenem Maße für ihre Kinder, Verwandten und Freunde und finden immer etwas, das ihrer Meinung nach in Ordnung gebracht werden sollte. Dafür erwarten sie, daß diejenigen, für die sie sich einsetzen, bei ihnen bleiben.

Grundsätzliche Einsatzmöglichkeiten:
- Bedürfnis, sich helfend in das Leben anderer Menschen einzumischen,
- Überfürsorge,
- Hilfe, die Abhängigkeit erzeugt,
- Begehrlichkeit und Egoismus,
- tiefgehende Eifersucht.

Chicory in der Kindertherapie:
Chicory ist ein wichtiges Mittel in der Kinder- und Familientherapie und wird bei krankhaften Abhängigkeiten eingesetzt. Kinder brauchen es dann, wenn sie durch übertriebene elterliche Zuwendung abhängig, hilflos oder »süchtig« nach Liebe geworden sind. Daraus können sich Krankheiten und Verhaltensstörungen entwickeln, sobald die Zuwendung aus irgendeinem Grunde nachläßt. Kinder, die Chicory brauchen, versuchen oft, durch Krankheit mehr Zuwendung zu erzwingen. Chicory ist deshalb auch oft als Zusatzmittel erfolgreich, wenn eine sonst erfolgreiche Therapie aus unbekannten Gründen versagt. In der Familientherapie kann es eingesetzt werden, wenn zu enge Eltern-Kind-Beziehungen gelockert werden sollen; es muß dann *von allen Beteiligten* genommen werden.

Folgende Auffälligkeiten oder Störungen können behandelt werden:
Das Kind
- ist zu sehr von seiner Bezugsperson abhängig,
- versucht, seine Bezugspersonen an sich zu binden,
- ist in seinen Gefühlsansprüchen unersättlich, ist eifersüchtig,
- gibt sich übertrieben hilflos, verhält sich mitleiderregend,
- ist egoistisch, fordernd, erpresserisch, unersättlich,
- ist aus unerklärlichen Gründen krank geworden
- wird aus unerklärlichen Gründen nicht wieder gesund,
- ist durch eine der vorgenannten Störungen körperlich erkrankt.

Folgende Wirkung ist zu erwarten:
Das Kind
- beginnt sich aus der Abhängigkeit zu lösen,
- klammert nicht mehr so stark,
- erpreßt seine Bezugspersonen weniger,
- täuscht nicht mehr so oft Hilflosigkeit und Schutzbedürftigkeit vor,
- wird unabhängiger und selbständiger,
- fühlt sich nicht mehr so schnell ungeliebt,
- wird auf einmal wieder gesund.

Durch Kombination mit einem (oder mehreren) der folgenden Mittel kann diese Wirkung verstärkt und präzisiert werden:

Heather, wenn das Kind sehr anklammernd und liebesbedürftig ist // wenn das Kind angeberisch und egoistisch ist // wenn das Kind anklammernd ist und immer die erste Rolle spielen will // wenn das Kind anklammernd ist und nicht allein sein kann.

Honeysuckle, wenn das Kind sehr unter einem Verlust leidet, weil es von Natur aus sehr anklammernd oder fordernd ist // wenn das Kind sehr darunter leidet, daß seine Bezugsperson, von der es ausgesprochen abhängig war, nicht mehr da ist.

Mimulus, wenn das Kind sich ängstlich an seine Bezugspersonen zu klammern pflegt.

Oak, wenn das Kind zu sehr klammert und nicht loslassen kann.

Red Chestnut, wenn das Kind sehr anklammernd und besorgt gegenüber seiner Bezugsperson ist.

Vine, wenn sich das Kind zum Haus- und Gefühlstyrannen entwickelt hat, der nicht nur alle gefühlsmäßig verpflichten und an sich binden, sondern ihnen auch seinen Willen aufzwingen will.

Willow, wenn das Kind schmollt, weil es nicht genügend Zuwendung zu bekommen meint.

Nr. 9: Clematis (Weiße Waldrebe)

Entsprechend der *Beschreibung von Dr. Bach* ist dieses Mittel für Menschen geeignet, die nie richtig wach sind, nur wenig Interesse an ihrem Leben haben oder mit ihren derzeitigen Lebensumständen nicht zufrieden sind. Statt dessen geben sie sich Tagträumereien hin, leben geistig mehr in der Zukunft als in der Gegenwart und hoffen dauernd auf glücklichere Zeiten oder die Erfüllung ihrer Wünsche. Wenn sie krank sind, entwickeln sie keinen starken Gesundungswillen und sehnen sich manchmal sogar nach dem Tode, von dem sie sich Erlösung oder vielleicht auch ein Wiedersehen mit einem geliebten Menschen erhoffen.

Grundsätzliche Einsatzmöglichkeiten:
- Bewußtseins-Mangel und Realitätsverlust in verschieden starker Ausprägung,
- ungenügendes Interesse an der Realität,
- Tagträumereien, Spekulationen oder Illusionen,
- Schläfrigkeit, Benommenheit, Absencen, Ohnmacht, Bewußtseinsverlust,
- Lebensmüdigkeit, Todessehnsucht.

Clematis in der Kindertherapie:
Clematis wird eingesetzt, wenn sich das Kind in krankhafter oder selbstschädigender Weise der Realität entzieht, was sich in unterschiedlicher Weise manifestieren kann: in Bewußtseinstrübungen verschiedener Ausprägung (von unangemessener Schläfrigkeit bis zu Benommenheit oder Ohnmacht) oder in einer übertriebenen Zuwendung zu einer aus Tagträumen, Illusionen und Phantasien bestehenden Scheinwelt bei ungenügendem Interesse am realen Leben, was dazu führen kann, daß das Kind den Anschluß an die Wirklichkeit verpaßt. Bei Krankheiten kann Clematis den Gesundungswillen anregen.

Folgende Auffälligkeiten oder Störungen können behandelt werden:
Das Kind
- interessiert sich wenig für das, was um es herum vorgeht, weil es in einer Traum- oder Scheinwelt lebt,
- neigt stark zu Tagträumereien und Spekulationen,
- ist morgens ohne Grund oft sehr schläfrig, wird nicht richtig wach,
- träumt in der Schule oft vor sich hin,
- ist sehr unordentlich und schlampig, weil es mit seinen Gedanken immer woanders ist,
- ist zu still und mit sich selbst beschäftigt,
- befindet sich in einer Art »innerer Emigration«,
- ist (momentan oder immer wieder) unnatürlich schläfrig,
- verliert, wenn es krank ist, schnell das Interesse am Leben und an seiner Gesundung, hat keinen starken Lebenswillen,
- ist durch eine der vorgenannten Störungen körperlich erkrankt.

Folgende Wirkung ist zu erwarten:
Das Kind
- wird insgesamt realistischer und wacher und aufgeschlossener,
- zeigt mehr Interesse am täglichen, praktischen Leben,
- beginnt, seinen Phantasien und Eingebungen klare Formen zu geben, zum Beispiel durch künstlerische Alktivitäten,
- verträumt oder verschläft sein Leben nicht mehr,
- ist morgens schneller »da«,
- erwacht wieder aus seiner Benommenheit oder Ohnmacht,
- entwickelt mehr Heilkraft in einer Krankheit.

Durch Kombination mit einem (oder mehreren) der folgenden Mittel kann diese Wirkung verstärkt und präzisiert werden:
Centaury, wenn das Kind sehr still, verträumt und widerstandslos ist.
Chestnut Bud, wenn das Kind schlecht lernt, weil es zu verträumt ist.
Elm, wenn das Kind infolge einer Überforderung unter einer plötzlichen Bewußtseinstrübung leidet.

Gentian, wenn das Kind willensschwach, uninteressiert und verträumt ist // wenn das Kind bei einer schweren Krankheit nicht genügend Gesundungswillen zeigt.
Honeysuckle, wenn das Kind total verträumt ist und zu wenig Bezug zur Realität hat // wenn das Kind infolge eines Verlustes das Interesse am Leben verloren hat oder sogar lebensmüde geworden ist // wenn das Kind aufgrund von starkem Heimweh oder Trauer in die innere Emigration gegangen ist.
Hornbeam, wenn das Kind sich vom Leben zurückzieht (innere Emigration), weil es sich vom Leben überfordert fühlt.
Olive, wenn das Kind sehr erschöpft und wie geistesabwesend ist.
Star of Bethlehem, wenn das Kind durch eine körperliche oder seelische Verletzung das klare Bewußtsein verloren hat // wenn das Kind durch eine körperliche oder seelische Verletzung momentan das Bewußtsein verloren hat // wenn das Kind in die innere Emigration geht, weil es sehr unter belastenden Lebensumständen leidet (+ *Water Violet*).
Water Violet, wenn sich das Kind zurückzieht und in einer Traumwelt lebt.
Wild Oat, wenn das Kind oft einen abwesenden und ziellosen Eindruck macht.
Wild Rose, wenn das Kind sehr träge oder apathisch und oft geistig abwesend ist.
White Chestnut, wenn das Denken des Kindes zu sehr von Tagträumereien und Phantasien beherrscht wird.

Nr. 10: Crab Apple (Holzapfel)

Entsprechend der *Beschreibung von Dr. Bach* hilft dieses Mittel vor allem jenen Menschen, die darunter leiden, daß sie sich irgendwie – durch eine Kleinigkeit oder durch eine ernstzunehmende Krankheit – verunreinigt fühlen. Dieses Gefühl beherrscht ihr gesamtes Denken, und sie sind ängstlich darauf bedacht, davon befreit oder geheilt zu werden. Wenn die Behandlung erfolglos bleibt, werden sie ganz verzweifelt. – Crab Apple kann als Heilmittel zur Reinigung eingesetzt werden – auch bei jenen Wunden, von denen der Patient glaubt, sie seien durch irgendwelche Giftstoffe verunreinigt.

Grundsätzliche Einsatzmöglichkeiten:
- Sauberkeitszwang,
- Ordnungszwang,
- Verunreinigungs- oder Vergiftungswahn;
- Angst vor Schmutz oder Unreinheit in jeder Form (physisch, psychisch und moralisch).
- zur Blutreinigung (unterstützend bei Hautkrankheiten, Entzündungen, krankhaften Ausscheidungen).

Crab Apple in der Kindertherapie:
Crab Apple ist das Mittel für jene Kinder, bei denen Sauberkeit und Ordnung eine zu große Rolle spielen. Sie brauchen immer klare Vorgaben, Richtlinien und Vorschriften, an denen sie ihr Verhalten orientieren können und die sie kleinlich und krampfhaft einzuhalten versuchen. Regelwidrigkeiten und freie Improvisation machen ihnen Schwierigkeiten. Behandlungsbedürftig wird diese Eigenart natürlich erst, wenn sie sich krankhaft übertrieben äußert und dem Kind eine flexible, natürliche Haltung gegenüber der Lebensrealität unmöglich macht. Crab Apple wird weiterhin als »Blutreinigungsmittel« eingesetzt: Es unterstützt den Körper bei der Ausleitung schädlicher Stoffe, »Gifte« und Toxine.

Folgende Auffälligkeiten oder Störungen können behandelt werden:
Das Kind
- ist unnatürlich oder zwanghaft sauber,
- hat eine übertriebene Abneigung gegen oder Angst vor Schmutz,
- ekelt sich schnell,
- ist übertrieben ordentlich, pünktlich, korrekt oder zuverlässig,
- ist kleinlich, pingelig, perfektionistisch oder allgemein zwanghaft,
- kann nie »fünf gerade sein lassen« und kommt deshalb oft mit der Lebensrealität nicht zurecht,
- ist befangen gegenüber seiner Sexualität,
- leidet unter einer Hautkrankheit,
- ist durch eine der vorgenannten Störungen körperlich erkrankt.

Folgende Wirkung ist zu erwarten:
Das Kind
- ekelt sich nicht mehr so stark und so oft,
- kann Schmutz, Unordnung, Chaos, Unpünktlichkeit besser ertragen,
- ist nicht mehr so zwanghaft, sondern wird insgesamt lockerer und natürlicher,
- ist nicht mehr so pingelig,
- entwickelt ein besseres und natürlicheres Verhältnis zur Sexualität und zum eigenen Körper,
- hat weniger unter Hautkrankheiten zu leiden,
- überwindet Infektionen schneller.

Durch Kombination mit einem (oder mehreren) der folgenden Mittel kann diese Wirkung verstärkt und präzisiert werden:
Agrimony, wenn das Kind unter einem Beschmutzungs- oder Unsauberkeitskomplex leidet (z. B. Sexualität), den es zu verbergen sucht und der es oft verlegen macht.

Aspen, wenn das Kind unter einer übertriebenen und unverständlichen Angst vor Schmutz, Unreinheit oder Ansteckung leidet.

Beech, zur Basis-Therapie bei Allergien (Unverträglichkeit / Blutreinigung).

Cherry Plum, wenn das Kind auf Schmutz übertrieben emotional reagiert oder sich sehr stark ekelt.

Heather, wenn das Kind übertrieben sauber oder ordentlich ist, weil es sich nicht unbeliebt machen will.

Larch, wenn das Kind sich schmutzig oder unschön fühlt und deshalb Minderwertigkeitsgefühle hat.

Mimulus, wenn das Kind sich vor allem, was schmutzig ist, fürchtet // wenn das Kind sehr ängstlich darauf bedacht ist, alles exakt und perfekt zu machen.

Oak, wenn das Kind zu ausgesprochen zwanghafter Sauberkeit oder Ordentlichkeit neigt.

Pine, wenn das Kind unter starkem Moral- und Reinheitszwang leidet // wenn das Kind unnatürlich perfekt, sauber, pünktlich und ordentlich ist // wenn das Kind sich moralisch selbst ablehnt // wenn das Kind durch moralische Vorwürfe oder Kritik krank geworden ist // wenn das Kind Probleme mit der Sexualität hat (unsauber / sündig).

Rock Water, wenn das Kind zwanghaft ordentlich, sauber und diszipliniert ist // wenn das Kind seine Sexualität selbst unterdrückt, weil es sie als schmutzig empfindet.

Star of Bethlehem, wenn das Kind sich stark vor etwas ekelt, weil es damit offensichtlich ein unangenehmes Erlebnis verbindet.

Vine, wenn das Kind seine Umgebung mit überzogenen Vorstellungen von Sauberkeit und Ordnung tyrannisiert.

Water Violet, wenn das Kind sich zurückzieht, weil es sich nicht schön oder sogar unrein findet.

White Chestnut, wenn das Denken des Kindes zu sehr von Sauberkeits- und Ordnungsproblemen beherrscht wird.

Nr. 11: Elm (Ulme)

Entsprechend der *Beschreibung von Dr. Bach* ist dieses Mittel für jene Menschen geeignet, die darauf eingestellt sind, gute Leistungen zu erbringen, ihrer Berufung zu folgen oder in ihrem Leben etwas Bedeutendes für die Menschheit zu leisten. Es wird dann eingesetzt, wenn sie mutlos und deprimiert werden, weil sie fürchten, ihrer selbstgestellten Aufgabe nicht gewachsen zu sein.

Grundsätzliche Einsatzmöglichkeiten:
- drohender Zusammenbruch,
- akute Versagensängste leistungsfähiger Menschen,
- krankhafter Ehrgeiz und zu starkes Verantwortungsbewußtsein,
- chronische Selbstüberforderung.

Elm in der Kindertherapie:
Elm ist nützlich bei beginnenden Krankheiten: wenn man den Eindruck hat, daß der Körper im Kampf gegen die Krankenheit unterliegt. Daher wird es eingesetzt, wenn einem Kind – während einer Arbeit oder unter einer Belastung – plötzlich die Kraft auszugehen droht und/oder wenn es akut krank wird. Weiterhin ist Elm nützlich bei Kindern, die ihre Leistungsfähigkeit nicht richtig einschätzen können und sich daher immer wieder einmal übernehmen. Solche Kinder brauchen mehr Bewußtheit für ihre natürlichen Leistungsgrenzen, damit sie nicht nur momentan, sondern vor allem auch in ihrem späteren Leben maßvoll mit ihren Kräften umgehen können.

Folgende Auffälligkeiten oder Störungen können behandelt werden:
Das Kind
- macht plötzlich schlapp, obwohl es eigentlich sonst immer leistungsfähig ist,
- verliert auf einmal seinen Mut und seine Unternehmungslust,
- ist im Begriff, krank zu werden,
- neigt dazu, sich zu übernehmen,
- ist zu ehrgeizig oder zu verantwortungsbewußt,
- ist durch eine der vorgenannten Störungen körperlich erkrankt.

Folgende Wirkung ist zu erwarten:
Das Kind
- fängt sich wieder, die drohende Krankheit ist abgewehrt,
- mobilisiert Reserven und hält durch,
- versteht es besser, sich vor Überbelastung zu hüten,
- verliert seinen krankhaften Ehrgeiz, bleibt aber einsatzfreudig und leistungswillig,
- lernt es, sich rechtzeitig gegen zu viel Verantwortung zu wehren,
- kann mit seinen Kräften besser haushalten.

Durch Kombination mit einem (oder mehreren) der folgenden Mittel kann diese Wirkung verstärkt und präzisiert werden:
Aspen, wenn das Kind aufgrund plötzlich auftretender, irrationaler Ängste nicht mehr weiter kann.
Cherry Plum, wenn das Kind durch zu starke emotionale Belastung (zum Beispiel Angst, Sorge, Mitleid, Wut, Enttäuschung, Ungeduld usw.) überfordert ist.
Clematis, wenn der drohende oder tatsächliche Zusammenbruch mit einer Bewußtseinstrübung einhergeht.
Crab Apple, wenn sich das Kind aus kleinlichem Perfektionismus zu überfordern pflegt.
Impatiens, wenn das Kind im Begriff ist, krank zu werden, und dabei ausgesprochen unruhig ist // wenn das Kind sehr unruhig ist und zu versagen droht.
Larch, wenn das Kind plötzlich sein Selbstvertrauen verliert und (zum Beispiel vor

einer Prüfung) zu versagen droht // wenn das Kind sich wegen latenter Minderwertigkeitsgefühle selbst zu überfordern pflegt.

Mimulus, wenn das Kind aus Furcht plötzlich schlapp macht // wenn das Kind aus akuter Überforderung plötzlich ängstlich wird.

Mustard, wenn das Kind plötzlich niedergeschlagen oder depressiv wird und zu versagen oder zusammenzubrechen droht.

Oak, wenn sich das Kind immer wieder überfordert und dadurch krank wird.

Olive, wenn das Kind immer sehr müde ist und jetzt zusammenzubrechen oder akut krank zu werden droht.

Pine, wenn sich das Kind aus Angst vor Kritik oder Verurteilung zu überfordern pflegt // wenn das Kind aus Angst vor Kritik oder Verurteilung plötzlich nicht mehr weiter kann.

Rock Rose, wenn das Kind plötzlich in Panik verfällt und zu versagen oder zusammenzubrechen droht.

Star of Bethlehem, wenn das Kind aufgrund eines erschütternden Erlebnisses oder einer zu belastenden Situation auf einmal krank wird oder zusammenzubrechen droht.

Sweet Chestnut, wenn das Kind wegen akuter Überlastung verzweifelt ist // wenn das Kind aus Verzweiflung zusammenzubrechen oder krank zu werden droht.

Vervain, wenn das Kind mitten in einem mit Begeisterung begonnenen Unternehmen schlapp macht.

White Chestnut, wenn das Kind zu versagen oder krank zu werden droht, weil es sich nicht von bestimmten, quälenden Gedanken oder Vorstellungen befreien kann.

Nr. 12: Gentian (Herbstenzian)

Entsprechend der *Beschreibung von Dr. Bach* ist dieses Mittel für jene Menschen geeignet, die einen schwachen Willen haben und sich zu schnell enmutigen lassen, wenn bei dem, was sie begonnen haben, irgendwelche Verzögerungen oder Schwierigkeiten auftreten. Diese Tendenz zum Zweifeln und Aufgeben besteht immer bei ihnen, bei ihrer täglichen Arbeit genauso wie in der Rekonvaleszenz.

Grundsätzliche Einsatzmöglichkeiten:
- Willensschwäche,
- Mangel an Durchhaltekraft, schnelle Entmutigung,
- Niedergeschlagenheit durch Erfolglosigkeit,
- in der Genesungsphase: ungenügende Forschritte, schwacher Gesundheitswille, Rückfallgefahr.

Gentian in der Kindertherapie:

Gentian ist für die willensschwachen Kinder geeignet, die sich durch Schwierigkeiten und Probleme zu schnell entmutigen lassen. Sie halten nicht durch, sind immer zum Verzicht bereit und haben deshalb wenig Erfolg. Sie erscheinen bescheiden und anspruchlos, lassen sich schnell abspeisen und akzeptieren es ohne großen Widerspruch, wenn ihnen ihre Wünsche verweigert werden. Das ist zwar für ihre Umgebung angenehm, macht sie selbst aber oft niedergeschlagen, weil sie ja nicht bekommen, was sie eigentlich brauchen oder wünschen. Ihr Verhalten entspricht einer gewissen Lebensschwäche, die sich nicht nur in allgemeiner Erfolglosigkeit, sondern auch in einer Schwäche bei Heilungsprozessen ausdrückt. Gentian kann in diesem Falle den Gesundungswillen stärken und Rückfälle in überwundene Krankheiten vermeiden helfen.

Folgende Auffälligkeiten oder Störungen können behandelt werden:
Das Kind
- ist (momentan oder oft) entmutigt und deprimiert,
- ist willensschwach,
- hat keine Durchhaltekraft, gibt bei Schwierigkeiten zu schnell auf,
- macht zu schnell schlapp,
- kann sich nicht durchsetzen, weil es bei jedem Widerstand zurückscheut,
- kommt nach einer Krankheit nicht richtig auf die Beine,
- leidet unter einer Krankheit, die immer wieder aufflackert,
- ist durch eine der vorgenannten Störungen körperlich erkrankt.

Folgende Wirkung ist zu erwarten:
Das Kind
- faßt wieder Mut und macht weiter,
- wird allgemein willensstärker, optimistischer und durchsetzungsfähiger,
- nimmt Probleme leichter und hält auch bei Schwierigkeiten besser durch,
- wird fröhlicher, weil es besser erreicht, was es will,
- setzt sich für seine Wünsche stärker ein und wird beharrlicher,
- erholt sich schneller von seiner Krankheit,
- erleidet in der Genesungsphase keine Rückfälle.

Durch Kombination mit einem (oder mehreren) der folgenden Mittel kann diese Wirkung verstärkt und präzisiert werden:
Agrimony, wenn das Kind konfliktscheu und schnell zu entmutigen ist.
Centaury, wenn das Kind sehr nachgiebig und verzichtbereit ist.
Cerato, wenn das Kind unselbständig und willensschwach ist.
Chestnut Bud, wenn das Kind schlecht lernt oder geistig unentwickelt bleibt, weil es immer zu schnell aufgibt // wenn das Kind unter Legasthenie leidet.
Clematis, wenn das Kind willensschwach, uninteressiert und verträumt ist // wenn das Kind bei einer schweren Krankheit keinen Gesundungswillen zeigt.

Gorse, wenn das Kind aufgrund einer allgemein pessimistischen Einstellung immer gleich aufgibt, wenn es schwierig wird.
Hornbeam, wenn das Kind einen schwachen Willen hat, sich von jeder Belastung oder Aufgabe überfordert fühlt und sich davor drückt.
Larch, wenn das Kind sich zu wenig zutraut und deshalb immer zu schnell aufgibt; wenn das Kind mehr Willensstärke und Selbstbewußtsein braucht.
Mimulus, wenn das Kind ängstlich und willensschwach ist.
Mustard, wenn das Kind niedergeschlagen ist und zu schnell aufgibt.
Olive, wenn das Kind aus allgemeiner Erschöpfung vor jedem kleinen Problem kapituliert.
Pine, wenn das Kind aus übertriebener Skrupelhaftigkeit seine Wünsche nicht richtig durchsetzen kann.
Scleranthus, wenn das Kind ablenkbar und willensschwach ist // wenn das Kind entscheidungs- und willensschwach ist.
Walnut, wenn das Kind willensschwach und sehr beeinflußbar ist.
Water Violet, wenn das Kind bei Kontaktversuchen immer zu schnell aufgibt und sich zurückzieht.
Wild Oat, wenn das Kind oft zu früh aufgibt, weil es nicht weiß, was es will.
Wild Rose, wenn sich das Kind für nichts richtig einsetzt und bei jeder kleinen Schwierigkeit aufgibt.

Nr. 13: Gorse (Stechginster)

Entsprechend der *Beschreibung von Dr. Bach* hilft dieses Mittel jenen Menschen, die keine Hoffnung mehr haben. Wenn sie zum Beispiel krank sind, können sie nicht glauben, daß es Hilfe oder Besserung für sie gebe. Sie sind auch überzeugt, daß die Behandlungen oder Heilmittel, zu denen sie sich vielleicht überreden lassen, nutzlos sind.

Grundsätzliche Einsatzmöglichkeiten:
- Hoffnungslosigkeit
- Pessimismus
- mangelnde Zukunftsperspektive
- schwere hoffnungslose Krankheiten.

Gorse in der Kindertherapie:
Gorse wird benötigt, wenn ein Kind von der Zukunft nichts Erfreuliches erwartet und sich nicht mehr auf künftige Ereignisse (zum Beispiel ein Fest oder die Ferien) freuen kann. Eine solch pessimistische Einstellung ist alarmierend, weil im Kinde normalerweise eine sehr expansive, optimistische Lebenskraft wirkt. Es besteht die Gefahr, daß sich das Kind unbewußt mit Hilfe einer schweren Krankheit aus die-

sem Leben zurückzieht, das ihm keinen Anlaß zu positiven Erwartungen bietet. In diesem Sinne kann man mit Gorse (in Kombination mit den dazu passenden Mitteln) bei hoffnungslosen Krankheiten versuchen, noch eine Trendwende herbeizuführen.

Folgende Auffälligkeiten oder Störungen können behandelt werden:
Das Kind
- ist pessimistisch oder total resigniert,
- freut sich auf nichts mehr (richtig),
- hat seine frühere Lebhaftigkeit verloren und siecht – psychisch oder physisch – dahin,
- ist so schwer krank, daß man nicht mehr zu hoffen wagt,
- ist durch eine der vorgenannten Störungen körperlich erkrankt.

Folgende Wirkung ist zu erwarten:
Das Kind
- wird allgemein fröhlicher und optimistischer,
- entwickelt wieder Freude am Leben,
- wird – eventuell – wieder gesund.

Durch Kombination mit einem (oder mehreren) der folgenden Mittel kann diese Wirkung verstärkt und präzisiert werden:
Aspen, wenn der Pessimismus mit einer unerklärlichen oder unvernünftigen Angst gepaart ist oder auf ihr beruht.
Centaury, wenn sich das Kind aus einer resignierten Einstellung heraus ausnützen, bevormunden oder erpressen läßt.
Chestnut Bud, wenn das Kind aufgrund einer pessimistischen Stimmung unaufmerksam ist und nicht mehr richtig lernen kann.
Clematis, wenn das Kind keine Wünsche mehr äußert und offensichtlich (unbewußt) den Tod herbeisehnt.
Elm, wenn das Kind im Rahmen einer starken Belastung plötzlich schlapp macht und pessimistisch wird.
Gentian, wenn das Kind schon bei kleinen Schwierigkeiten aufgibt, weil es seinen natürlichen Optimismus verloren hat.
Honeysuckle, wenn das Kind aufgrund eines Verlustes pessimistisch geworden ist.
Larch, wenn sich das Kind aufgrund einer deutlich negativen Erwartungshaltung zu wenig zutraut.
Mustard, wenn das Kind deprimiert und pessimistisch ist und von der Zukunft nichts Gutes mehr erwartet.
Olive, wenn das Kind chronisch erschöpft und pessimistisch ist, so daß es sich auf nichts mehr richtig freuen kann.
Star of Bethlehem, wenn das Kind durch ein erschütterndes Erlebnis pessimistisch geworden ist.

Sweet Chestnut, wenn das Kind sich in einem hoffnungslosen Verzweiflungszustand befindet.
Water Violet, wenn das Kind pessimistisch und kontaktarm geworden ist.
Wild Oat, wenn das Kind pessimistisch und ratlos ist.
Wild Rose, wenn das Kind pessimistisch ist und sich zu nichts aufraffen kann.

Nr. 14: Heather (Schottisches Heidekraut)

Entsprechend der *Beschreibung von Dr. Bach* ist dieses Mittel für jene Menschen geeignet, die immer Gesellschaft brauchen. Wenn sie – und sei es nur für kurze Zeit – alleine sein müssen, werden sie unglücklich, denn sie haben ständig das starke Bedürfnis, mit irgend jemandem über ihre Angelegenheiten und Probleme zu sprechen.

Grundsätzliche Einsatzmöglichkeiten:
- starkes Sympathie- und Geselligkeitsbedürfnis,
- Unfähigkeit, allein zu sein.
- auffallendes Geltungsbedürfnis, Eitelkeit oder Angeberei,
- Geschwätzigkeit, Aufdringlichkeit,
- unterbewußte Furcht vor Blamage, Nichtbeachtung oder Ablehnung.

Heather in der Kindertherapie:
Heather ist für Kinder mit übertriebenem Geselligkeits- und Geltungsbedürfnis geeignet. Sie brauchen immer Gesellschaft, können es nicht vertragen, von irgendeiner Gemeinschaft ausgeschlossen zu sein und verhalten sich stets so, daß man sie beachtet oder gar bewundert. Sie leiden unter versteckten Selbstwert-Zweifeln, die sie durch ein übertriebenes Geltungsbedürfnis manchmal mit eitlem, angeberischem oder aufdringlichem Verhalten kompensieren, und sind äußerst empfindlich gegen jede Art von Ablehnung – gleichgültig durch wen – und jede Form von Herabsetzung. Heather fördert das Selbstwertgefühl, so daß ihr Bedürfnis nach Lob und Bewunderung abnimmt, und macht sie unabhängiger von anderen Menschen, so daß sie auch einmal alleine sein können, ohne sich gleich ausgestoßen, abgelehnt oder verloren zu fühlen.

Folgende Auffälligkeiten oder Störungen können behandelt werden:
Das Kind
- kann es schlecht oder nicht ertragen, allein sein,
- hat ein übertriebenes Bedürfnis nach Gesellschaft,
- ist ausgesprochen überempfindlich gegen Nicht-Beachtung oder Ablehnung,
- ist sehr geltungsbedürftig oder eitel,
- drängt sich überall immer in den Vordergrund, möchte immer irgendwie im Mittelpunkt stehen,

- versucht sich überall einzuschmeicheln,
- neigt deutlich zum Angeben,
- ist sehr geschwätzig, versucht ständig, auf sich aufmerksam zu machen,
- möchte immer gelobt werden, liebt auffallend Schmeicheleien,
- ist überempfindlich gegen Herabsetzung oder Demütigung,
- stört die Unterhaltung anderer, wenn es nicht teilnehmen darf,
- ist infolge von Isolation, Ablehnung, Blamage oder Demütigung krank geworden.

Folgende Wirkung ist zu erwarten:
Das Kind
- kann Alleinsein besser ertragen,
- wird diskreter und angenehmer im Umgang mit anderen Menschen,
- gibt nicht mehr so viel an,
- kann Unfreundlichkeit oder Blamage besser ertragen,
- wird selbstsicherer und unabhängiger von der Meinung, Bewunderung oder Kritik anderer,
- kann sich besser ein- und unterordnen, ohne das Gefühl von Demütigung oder Mißachtung zu haben.

Durch Kombination mit einem (oder mehreren) der folgenden Mittel kann diese Wirkung verstärkt und präzisiert werden:
Agrimony, wenn das Kind feige und einschmeichelnd ist // wenn das Kind jedem Konflikt ausweicht, weil es sich nicht unbeliebt machen will // wenn das Kind unehrlich ist, um sich nicht unbeliebt zu machen // wenn das Kind sehr unnatürlich und eitel ist.
Aspen, wenn das Kind eine irrationale, unverständliche Angst vor dem Alleinsein hat // wenn das Kind unter einer unbegründeten Angst vor Ablehnung leidet.
Beech, wenn das Kind sehr darauf bedacht ist, sich nicht unbeliebt zu machen, und deshalb nie eine kritische Bemerkung macht bzw. meist anderen nach dem Mund redet.
Centaury, wenn das Kind sich sehr ausnützen oder herumkommandieren läßt, um sich nicht unbeliebt zu machen.
Cerato, wenn das Kind aus Sucht nach Anerkennung oder Bewunderung übertrieben darauf bedacht ist, keine Fehler zu machen // wenn das Kind sich zu sehr nach der Meinung anderer richtet, um sich nicht unbeliebt zu machen // wenn das Kind weder allein sein noch selbständig handeln kann.
Chicory, wenn das Kind sehr anklammernd und liebesbedürftig ist // wenn das Kind angeberisch und egoistisch ist // wenn das Kind anklammernd ist und immer die erste Rolle spielen will // wenn das Kind anklammernd ist und nicht allein sein kann.
Crab Apple, wenn das Kind übertrieben sauber oder ordentlich ist, weil es sich nicht unbeliebt machen will.
Heather, wenn das Kind sich einsam fühlt und Heimweh hat.

Impatiens, wenn das Kind andere nicht ausreden läßt, um sich selbst in den Vordergrund zu spielen.
Larch, wenn das Kind aufgrund von Minderwertigkeitsgefühlen zur Angeberei neigt // wenn das Kind einen starken Minderwertigkeitskomplex dadurch kompensiert, daß es immer die erste Rolle zu spielen versucht.
Mimulus, wenn das Kind sich sehr vor dem Alleinsein fürchtet.
Rock Rose, wenn das Kind panische Angst entwickelt, sobald man es allein läßt.
Star of Bethlehem, wenn das Kind eine Unfreundlichkeit, Ablehnung, Demütigung oder Blamage nicht verkraftet hat.
Walnut, wenn sich das Kind zu sehr nach anderen richtet, weil es immer darauf eingestellt ist, sich nicht unbeliebt zu machen // wenn das Kind sich selbst nicht treu bleiben kann, weil es zu sehr vom Wohlwollen anderer abhängt.
White Chestnut, wenn das Kind nur noch daran denkt, ob oder wie es groß herauskommen oder sich beliebt machen kann // wenn das Denken des Kindes zu sehr von eitlen, angeberischen Gedanken beherrscht wird.

Nr. 15: Holly (Stechpalme)

Entsprechend der *Beschreibung von Dr. Bach* hilft dieses Mittel gegen alle Arten von Ärger und Verdruß. Es ist auch geeignet für Menschen, die immer wieder – manchmal scheinbar grundlos – von negativen Gefühlen wie Eifersucht, Neid, Rachsucht oder Mißtrauen befallen werden.

Grundsätzliche Einsatzmöglichkeiten:
- Lieblosigkeit, negative Haltungen oder Emotionen jeder Art.

Holly in der Kindertherapie:
Holly ist das Basis-Mittel für alle Arten von unerfreulichem und unfreundlichem Verhalten. Ob das Kind verstimmt und miesepetrig, gereizt und verärgert, lieblos und unfreundlich, reizbar und aggressiv, gewalttätig und wütend ist – Holly kann es besänftigen und positiver stimmen. Es sollte aber stets mit den außerdem noch zu den Situationen passenden Mitteln kombiniert werden (zu denen meist *Cherry Plum* gehört). Lange Zeit gegeben kann es dem Charakter des Kindes eine freundlichere, vielleicht auch liebevollere Note geben.

Folgende Auffälligkeiten oder Störungen können behandelt werden:
Das Kind
- ist momentan unfreundlich, reizbar, gereizt, wütend oder aggressiv,
- neigt allgemein zu unfreundlichem, gereiztem oder aggressivem Verhalten,
- ärgert sich immer sehr schnell,
- ist eifersüchtig, mißtrauisch, neidisch,

- leidet unter einer Krankheit, die eine hitzige oder aggressive Note hat,
- ist durch eine der vorgenannten Störungen körperlich erkrankt.

Folgende Wirkung ist zu erwarten:
Das Kind
- wird wieder genießbar und freundlich,
- wird allgemein entgegenkommender und liebenswürdiger,
- reagiert gelassener oder kann sich besser beherrschen, wenn es geärgert wird,
- läßt sich nicht mehr so leicht reizen,
- kann mit schwierigen oder unangenehmen Situationen besser umgehen, weil es sich nicht mehr so schnell ärgert,
- die hitzigen oder aggressiven Krankheitssymptome bessern sich.

Durch Kombination mit einem (oder mehreren) der folgenden Mittel kann diese Wirkung verstärkt und präzisiert werden:
Agrimony, wenn das Kind zu oft seine Wut heruntergeschluckt // wenn das Kind gereizt ist, weil es seine Aggressionen verdrängt hat.
Aspen, wenn das Kind aufgrund unerklärlicher Ängste zu gereiztem oder aggressivem Verhalten tendiert.
Beech, wenn das Kind unter einer aggressiven Allergie (z. B. starkem Heuschnupfen) leidet.
Cherry Plum, wenn sich das Kind in einer sehr negativen Stimmung befindet // wenn das Kind »vor Wut schäumt«.
Chicory, wenn das Kind ablehnend oder garstig ist, weil es sich nicht oder nie genügend geliebt fühlt.
Crab Apple, wenn das Kind bei Kontakt mit Schmutz, Unreinheit oder Unordnung gereizt oder wütend zu werden pflegt.
Elm, wenn das Kind wegen einer beginnenden Krankheit gereizt oder unfreundlich ist // wenn das Kind wegen einer akuten Überforderung gereizt oder unfreundlich ist.
Gorse, wenn das Kind pessimistisch und schlecht gelaunt ist.
Hornbeam, wenn das Kind allgemein schlecht gelaunt oder gereizt ist, weil ihm seine Aufgaben oder Pflichten zuviel sind.
Impatiens, wenn das Kind sehr unruhig oder ungeduldig und gereizt oder unfreundlich ist.
Mimulus, wenn das Kind gereizt oder ungenießbar ist, weil es Angst hat.
Mustard, wenn das Kind in jeder Hinsicht schlecht gelaunt ist.
Oak, wenn das Kind zu aggressiver Verbissenheit tendiert.
Olive, wenn das Kind unfreundlich ist, weil es total erschöpft ist.
Pine, wenn das Kind gereizt ist, weil es Kritik oder Verurteilung fürchtet // wenn das Kind unfreundlich oder gehässig ist, weil es ein schlechtes Gewissen hat.
Red Chestnut, wenn das Kind gereizt oder unfreundlich ist, weil ihm das Leid eines anderen Menschen zu nahe geht.

Rock Rose, wenn das Kind zu Panikanfällen mit unkontrollierten Aggressionen neigt oder sich momentan in einem solchen Zustand befindet.
Scleranthus, wenn das Kind sehr launisch ist und seine Stimmungen oft zwischen Freundlichkeit und Unfreundlichkeit schwanken.
Star of Bethlehem, wenn das Kind bei bestimmten Gelegenheiten, die es an ein unangenehmes Erlebnis erinnern, gereizt oder böse wird // wenn das Kind unfreundlich oder unerfreulich ist, weil es unter einer belastenden Situation leidet.
Sweet Chestnut, wenn das Kind verzweifelt und wütend ist.
Vine, wenn das Kind ungenießbar oder tyrannisch wird, sobald es nicht nach seinem Kopf geht.
Water Violet, wenn das Kind abweisend oder unfreundlich wird, wenn es sich belästigt fühlt // wenn das Kind gereizt oder wütend ist und seine Ruhe haben will // wenn das Kind aus Platzangst gereizt oder unfreundlich wird // wenn das Kind unfreundlich und abweisend ist.
White Chestnut, wenn das Kind so verärgert ist, daß es an nichts anderes mehr denken kann.
Willow, wenn das Kind böse und unversöhnlich ist // wenn das Kind schnell beleidigt und wütend wird.

Nr. 16: Honeysuckle (Geißblatt)

Entsprechend der *Beschreibung von Dr. Bach* hilft dieses Mittel jenen Menschen, die oft wehmütig an vergangene Zeiten denken, in denen sie glücklicher waren als in der Gegenwart. Vielleicht erinnern sie sich an einen verlorenen Freund oder einen unerfüllten Wunsch – jedenfalls können sie sich nicht vorstellen, daß es jemals wieder so schön werden könnte wie früher.

Grundsätzliche Einsatzmöglichkeiten:
- ungenügendes Interesse an der Gegenwart aufgrund schöner Erinnerungen,
- Unfähigkeit, Verlorenes loszulassen oder Verluste zu akzeptieren,
- Heimweh,
- Trauer.

Honeysuckle in der Kindertherapie:
Honeysuckle hilft dem Kind, sich mit Veränderungen seiner Lebenssituation abzufinden, die mit einem Verlust einhergehen (zum Beispiel Ortswechsel oder Todesfall). Es ist das Basis-Mittel bei Heimweh und Trauer und kann auch bei jenen Kindern nützlich sein, die sehr sentimental oder romantisch veranlagt sind und bei denen man den Eindruck hat, daß ihnen irgend etwas Wichtiges im Leben fehlt.

Folgende Auffälligkeiten und Störungen können behandelt werden:
Das Kind
- hat Heimweh,
- ist traurig oder krank wegen eines Verlustes,
- kann sich allgemein nur schwer mit negativen Veränderungen im Leben abfinden,
- weilt in seinen Gedanken (momentan oder oft) in der Vergangenheit und ist an seiner gegenwärtigen Situation relativ uninteressiert,
- ist übertrieben sentimental und romantisch,
- ist durch eine der vorgenannten Störungen körperlich erkrankt.

Folgende Wirkung ist zu erwarten:
Das Kind
- bekommt mehr Interesse an seiner gegenwärtigen Situation und findet sich mit der Veränderung ab,
- hat weniger Heimweh,
- kann sich mit dem Verlust besser abfinden,
- überwindet jene Krankheit, die durch den Verlust entstanden ist,
- wird wieder fröhlicher, entwickelt mehr Freude an dem, was es hat,
- kann sich besser auf negativ veränderte Situationen einstellen,

Durch Kombination mit einem (oder mehreren) der folgenden Mittel kann diese Wirkung verstärkt und präzisiert werden:
Centaury, wenn das Kind still und ergeben unter einem Verlust oder einer negativen Lebensveränderung leidet.
Chestnut Bud, wenn das Kind laufend Fehler macht oder schlecht lernt, weil es unter Heimweh oder einem Verlust leidet.
Chicory, wenn das Kind sehr unter einem Verlust leidet, weil es von Natur aus sehr liebesbedürftig, anklammernd oder fordernd ist // wenn das Kind sehr darunter leidet, daß seine Bezugsperson, von der es ausgesprochen abhängig war, nicht mehr da ist.
Clematis, wenn das Kind total verträumt ist und zu wenig Bezug zur Realität hat // wenn das Kind infolge eines Verlustes das Interesse am Leben verloren hat oder sogar lebensmüde geworden ist // wenn das Kind aufgrund von starkem Heimweh oder Trauer in die innere Emigration gegangen ist.
Gorse, wenn das Kind aufgrund eines Verlustes sehr pessimistisch geworden ist.
Heather, wenn das Kind sich sehr einsam fühlt und Heimweh hat.
Mustard, wenn das Kind seit einem Verlust oder einer bestimmten Lebensveränderung sehr niedergeschlagen ist.
Star of Bethlehem, wenn das Kind durch einen Verlust sehr unglücklich geworden ist oder eine bestimmte Lebensveränderung seelisch nicht verkraften kann.
Sweet Chestnut, wenn das Kind wegen eines schweren Verlustes verzweifelt ist.
Water Violet, wenn sich das Kind aufgrund eines Verlustes traurig zurückzieht.

White Chestnut, wenn das Denken des Kindes dauernd um etwas kreist, das es in seinem Leben nicht mehr gibt.
Wild Oat, wenn das Kind durch einen Verlust aus seiner Lebensbahn geworfen wurde.
Wild Rose, wenn das Kind in Gedanken in der Vergangenheit weilt und sich interesselos durchs Leben treiben läßt.
Willow, wenn das Kind sich mit einem Verlust überhaupt nicht abfinden kann.

Nr. 17: Hornbeam (Hainbuche)

Entsprechend der *Beschreibung von Dr. Bach* hilft dieses Mittel, wenn man meint, zu wenig geistige oder körperliche Kraft für seine tägliche Arbeit zu haben. Es ist für jene Menschen geeignet, die sich immer wieder einmal von ihren Pflichten und Aufgaben überfordert fühlen, obwohl sie normalerweise keine Schwierigkeiten damit haben.

Grundsätzliche Einsatzmöglichkeiten:
- Überforderungsgefühle
- auf die Zukunft projizierte Versagensängste.

Hornbeam in der Kindertherapie:
Hornbeam kann eingesetzt werden, wenn man den Eindruck hat, daß das Kind seine tägliche Arbeit (Schule) oder eine bestimmte Aufgabe nur mit Mühe bewältigt, was man daran erkennt, daß es sich sehr darüber beschwert, sich davor drückt oder nur mit deutlichem Widerwillen daran geht. Typisch daran ist, daß das Kind es schließlich doch immer wieder schafft, weil es sich hier vor allem um eine in die Zukunft projizierte negative Erwartung und nicht so sehr um eine tatsächliche Überlastung handelt. Hornbeam baut die innere Hürde ab, die in einer negativen Erwartungshaltung beziehungsweise der Gewohnheit, sich alles schlimmer vorzustellen, als es tatsächlich ist, besteht. Vorsichtshalber sollte man aber immer überprüfen, ob nicht doch eine Überforderung vorliegt und das Kind die Leistung immer nur unter Einsatz seiner Reserven erbringt, was auf Dauer in jeder Hinsicht schädlich wäre.

Folgende Auffälligkeiten oder Störungen können behandelt werden:
Das Kind
- drückt sich vor seinen Aufgaben oder Pflichten,
- nörgelt herum, beschwert sich über zuviel Arbeit oder zu schwere Aufgaben,
- ist oft lustlos (vor allem morgens),
- macht einen angegriffenen Eindruck (zum Beispiel langsame, kraftlose Bewegungen, ein gequälter Gesichtsaudruck oder Schatten unter den Augen),

- ist wegen einer bevorstehenden Aufgabe, Prüfung o. ä. nervös oder schlaflos,
- ist durch eine der vorgenannten Störungen körperlich erkrankt.

Folgende Wirkung ist zu erwarten:
Das Kind
- hat mehr Freude an seinem Leben und seinen Aufgaben, wird arbeitsfreudiger,
- wirkt unternehmungslustiger und leistungsfähiger,
- entspannt sich,
- bekommt einen fröhlicheren und unternehmungslustigeren Ausdruck,
- geht wieder gerne oder jedenfalls nicht mehr so widerwillig in die Schule,
- wird wieder gesund.

Durch Kombination mit einem (oder mehreren) der folgenden Mittel kann diese Wirkung verstärkt und präzisiert werden:
Clematis, wenn das Kind sich vom Leben zurückzieht (innere Emigration), weil es sich vom Leben überfordert fühlt.
Gentian, wenn das Kind einen schwachen Willen hat, sich von jeder Belastung oder Aufgabe überfordert fühlt und sich davor drückt.
Larch, wenn sich das Kind vor vielen Aufgaben drückt, weil es zu wenig Vertrauen in seine Leistungsfähigkeit hat.
Mimulus, wenn das Kind sich oft überfordert fühlt, weil es sehr ängstlich ist // wenn das Kind aus einem Überforderungsgefühl zu ängstlich ist.
Mustard, wenn das Kind (momentan oder immer wieder) bedrückt und niedergeschlagen ist, weil ihm seine täglichen Pflichten oder bestimmte Aufgaben zu schwer sind.
Olive, wenn das Kind sich vor seinen täglichen Pflichten (z. B. Schule) drückt, weil es zu erschöpft ist (zum Beispiel nach einer Krankheit).
Pine, wenn das Kind sich von seinen Aufgaben überfordert fühlt, weil es sich zu sehr vor Kritik oder Verurteilung fürchtet.
Wild Rose, wenn das Kind sich kaum zu etwas aufraffen kann, weil ihm alles zu schwer erscheint.

Nr. 18: Impatiens (Drüsentragendes Springkraut)

Entsprechend der *Beschreibung von Dr. Bach* ist dieses Mittel für Menschen geeignet, die rasch denken und handeln, die alles so schnell wie möglich erledigen wollen und sogar, wenn sie krank sind, möglichst schnell wieder gesund werden wollen. Weil sie Langsamkeit für falsch und für Zeitverschwendung halten, haben sie mit langsameren Menschen nur wenig Geduld und versuchen, sie in jeder Hinsicht anzutreiben. Oft allerdings ziehen sie es vor, im Alleingang zu denken und zu arbeiten, um ihre Angelegenheiten in ihrem eigenen Tempo erledigen zu können.

Grundsätzliche Einsatzmöglichkeiten:
- Ungeduld
- Unruhe und Nervosität
- Unrast, Hetzerei
- Juckreiz, nervöse Hautreaktionen.

Impatiens in der Kindertherapie:
Impatiens kann unter zwei verschiedenen Aspekten eingesetzt werden: entweder, um eine momentane Unruhe, Nervosität oder Ungeduld des Kind aufzulösen, oder, um das ausgesprochen schnelle Temperament des Kindes so zu harmonisieren, daß es nicht mehr so oft in Hetzerei und Ungeduld ausartet. Das verbessert nicht nur die Qualität seiner Arbeiten, bei denen es nicht mehr so huscht und pfuscht, sondern hat auch einen positiven Effekt auf sein soziales Verhalten: Es kann sich besser an das – meist langsamere – Tempo seiner Freunde und Freundinnen anpassen und mit ihnen zusammenarbeiten, statt sie anzutreiben, vorauszueilen und sich dadurch zu isolieren. Da die allgemeine Kribbeligkeit des nervös-unruhigen Kindes ihre Entsprechung an der Haut hat, kann Impatiens auch bei Juckreiz eingesetzt werden. – (Tip: Wenn Impatiens nicht die erwünschte Wirkung hat, lohnt sich oft ein Versuch mit *Rock Rose*.)

Folgende Auffälligkeiten oder Störungen können behandelt werden:
Das Kind
- ist sehr ungeduldig und unruhig, neigt zu Eile und Hetze,
- ist nervös, schusselig, hastig oder kribbelig,
- spricht überstürzt oder hektisch,
- ist unordentlich, weil es ihm schwerfällt, etwas in Ruhe zu tun,
- ist (momentan oder oft) unkonzentriert, weil es immer sogleich zum Ziel oder zum Ende kommen will,
- macht alles schnell, aber ungenau und oberflächlich,
- gehört zum Typ »Zappelphilipp«, hampelt ständig irgendwie herum,
- leidet unter nervösen Reaktionen der Haut oder der Muskulatur (zum Beispiel Zuckungen),
- leidet unter Hautjucken,
- ist durch eine der vorgenannten Störungen körperlich erkrankt.

Folgende Wirkung ist zu erwarten:
Das Kind
- wird ruhiger, geduldiger, gründlicher,
- macht seine Arbeit besser, weil es sich ihr mit mehr Ruhe widmen kann,
- kann sich besser an die Geschwindigkeit anderer anpassen,
- bewegt sich ausgeglichener,
- verliert seine nervösen Zuckungen und Reaktionen,
- leidet nicht mehr so sehr – oder gar nicht mehr – unter Juckreiz.

Durch Kombination mit einem (oder mehreren) der folgenden Mittel kann diese Wirkung verstärkt und präzisiert werden:
Agrimony, wenn das Kind verkrampft und nervös ist.
Aspen, wenn das Kind aufgrund von unklaren Ängsten oder ängstlichen Einbildungen ausgesprochen unruhig und nervös ist.
Cherry Plum, wenn das Kind extrem unruhig oder nervös ist // wenn das Kind seine Ungeduld oder Unruhe nicht mehr beherrschen kann und deshalb die Gefahr besteht, daß es eine Kurzschlußhandlung begeht.
Elm, wenn das Kind im Begriff ist, krank zu werden, und dabei ausgesprochen unruhig ist // wenn das Kind sehr unruhig ist und zu versagen oder zusammenzubrechen droht.
Holly, wenn das Kind sehr unruhig und gereizt oder unfreundlich ist.
Mimulus, wenn das Kind unruhig ist, weil es sich vor etwas fürchtet.
Oak, wenn das Kind dazu neigt, andere rücksichtslos unter Druck zu setzen und anzutreiben // wenn das Kind sich immer zu sehr unter Zeit- und Erfolgsdruck setzt.
Rock Rose, wenn das Kind in Panikstimmung und äußerst nervös ist.
Scleranthus, wenn das Kind sehr schusselig, nervös und unkonzentriert ist.
Sweet Chestnut, wenn das Kind verzweifelt und sehr unruhig ist.
Vervain, wenn das Kind immer zu ungeduldig und drängend ist.
Vine, wenn das Kind immer sehr auf sofortige Erfüllung seiner Wünsche oder Vorstellungen drängt.
White Chestnut, zum Therapieversuch bei hyperkinetischen Kindern.

Nr. 19: Larch (Lärche)

Entsprechend der *Beschreibung von Dr. Bach* ist dieses Mittel für Menschen mit Minderwertigkeitskomplexen geeignet, die sich zu wenig zutrauen und nicht genügend unternehmen, weil sie sich für weniger tüchtig und fähig als andere halten und immer nur Mißerfolge und Niederlagen erwarten.

Grundsätzliche Einsatzmöglichkeiten:
- Ungenügendes Selbstvertrauen
- Minderwertigkeitskomplexe.

Larch in der Kindertherapie:
Larch ist hilfreich bei Kindern, deren Selbstbewußtsein und Selbstvertrauen nicht genügend entwickelt oder beschädigt sind. Diese Kinder leiden unter Minderwertigkeitsgefühlen oder trauen sich zu wenig zu. Deshalb lassen sie nicht nur viele Chancen, die sich ihnen bieten, ungenützt vorübergehen, leisten unnötigen Verzicht und wagen zu wenig, sondern geraten auch auf einen Lebensweg »zweiter

Klasse«. Larch fördert bei ihnen das Bewußtsein für ihre Fähigkeiten und Qualitäten und ermöglicht es ihnen, in der sozialen Ordnung die angemessene Position einzunehmen und entsprechend ihrer tatsächlichen Leistungsfähigkeit zu handeln. Da sich Selbstbewußtsein vor allem in einer aufrechten Haltung äußert und diese wesentlich von der Wirbelsäule abhängt, kann man Larch auch bei jenen Wirbelsäulenveränderungen einsetzen, bei denen eine gebeugte Haltung besteht (z. B. Morbus Scheuermann). Larch kann gegeben werden, wenn das Kind in einer bestimmten Situation (zum Beispiel Prüfung, öffentlicher Auftritt) viel oder mehr Selbstbewußtsein braucht, oder als Basismittel (monatelang), um die Persönlichkeit des Kindes im Sinne eines gesunden Selbstwertgefühls zu entwickeln.

Folgende Auffälligkeiten oder Störungen können behandelt werden:
Das Kind
- ist zu schüchtern, hält sich zu bescheiden im Hintergrund,
- traut sich zu wenig zu, hat Minderwertigkeitskomplexe,
- verzichtet oft schon im voraus,
- nimmt nicht die soziale Position ein, die ihm aufgrund seiner Begabungen und Fähigkeiten zustehen würde,
- fühlt sich seinen Altersgenossen unterlegen und unterwirft sich ihnen zu schnell,
- hat eine leise Stimme, traut sich nicht, in Gesellschaft etwas zu sagen,
- hat eine schlechte, vornübergebeugte Haltung,
- sollte in seiner persönlichen Entwicklung etwas weiter sein,
- ist durch eine der vorgenannten Störungen körperlich erkrankt.

Folgende Wirkung ist zu erwarten:
Das Kind
- wird selbstbewußter,
- traut sich mehr zu,
- wagt sich an Unternehmungen heran, vor denen es früher zurückgescheut wäre,
- beginnt, sich bei seinen Freunden mehr Achtung zu verschaffen,
- akzeptiert seine Schwächen oder Fehler, ohne sie negativ zu bewerten,
- spricht lauter, klarer und direkter,
- hat weniger Scheu vor Gesellschaft (weil es sich nicht mehr so unterlegen fühlt)
- hält sich aufrechter, hat weniger Rückenbeschwerden,
- macht in körperlicher und geistiger Hinsicht deutliche Fortschritte.

Durch Kombination mit einem (oder mehreren) der folgenden Mittel kann diese Wirkung verstärkt und präzisiert werden:
Centaury, wenn das Kind übertrieben gehorsam, schüchtern und bescheiden ist // wenn sich das Kind aufgrund eines unterentwickelten Selbstbewußtseins zu leicht ausnützen nützen.
Cerato, wenn das Kind sich selbst zu wenig zutraut und immer fragt, was es tun soll.
Chestnut Bud, wenn das Kind geistig ungenügend entwickelt und zu bescheiden ist

// wenn das Kind keine persönlichen Fortschritte macht, weil es sich nichts zutraut.

Crab Apple, wenn das Kind sich schmutzig oder unschön fühlt und deshalb Minderwertigkeitsgefühle hat (zum Beispiel Akne).

Gentian, wenn das Kind sich zu wenig zutraut und deshalb immer zu schnell aufgibt; wenn das Kind mehr Willensstärke und Selbstbewußtsein braucht.

Heather, wenn das Kind versteckte Minderwertigkeitskomplexe hat, die es durch flottes oder prahlerisches Gehabe zu überspielen oder zu verbergen sucht // wenn das Kind eigentlich geltungssüchtig ist, dabei aber Minderwertigkeitsgefühle hat.

Hornbeam, wenn das Kind sich zu wenig zutraut und sich deshalb schnell überfordert fühlt.

Mimulus, wenn das Kind sehr schüchtern, bescheiden und ängstlich ist.

Mustard, wenn das Kind schüchtern und oft niedergedrückt ist.

Olive, wenn das Kind wegen starker Erschöpfung kein Selbstvertrauen hat.

Pine, wenn das Kind sich zu wenig zutraut und immer zu viele Skrupel hat // wenn das Kind dazu neigt, sich selbst zu verurteilen und herabzusetzen.

Star of Bethlehem, wenn das Kind seit einem schockierenden Erlebnis kein Selbstvertrauen mehr hat.

Water Violet, wenn das Kind aufgrund von Minderwertigkeitsgefühlen menschenscheu ist.

Walnut, wenn das Kind sehr schüchtern und beeinflußbar ist // wenn das Kind durch Unzulänglichkeitsgefühle bei einem Neubeginn behindert wird.

Wild Rose, wenn dem Kind Initiative und Selbstvertrauen fehlen.

Nr. 20: Mimulus (Gefleckte Gauklerblume)

Entsprechend der *Beschreibung von Dr. Bach* hilft dieses Mittel jenen Menschen, die unter den Ängsten und Befürchtungen des täglichen Lebens leiden (zum Beispiel Krankheit, Schmerz, Armut, der Dunkelheit, dem Alleinsein oder Unfällen), worüber sie jedoch nur selten sprechen.

Grundsätzliche Einsatzmöglichkeiten:
- Furcht vor etwas Bestimmtem,
- Ängstlichkeit.

Mimulus in der Kindertherapie:
Mimulus ist hilfreich, wenn sich das Kind vor irgend etwas fürchtet, wobei die Ursache seiner Furcht einigermaßen verständlich ist (im Gegensatz zu *Aspen*, das eher für irrationale Ängste eingesetzt wird). Mimulus sollte grundsätzlich als Basis-Mittel bei jeder Form von Furcht und Angst eingesetzt werden und dabei mit jenem

Mittel kombiniert werden, das evtl. noch exakter auf die jeweilige Situation zutrifft. Es ist einerseits bei momentanen, situationsbezogenen Ängsten und andererseits – als monatelang zu gebendes Konstitutions-Mittel – auch bei allgemeiner, deutlicher Ängstlichkeit des Kindes geeignet. Diese äußert sich oft nur verschleiert, zum Beispiel als Schüchternheit, Zaghaftigkeit, Nachgiebigkeit oder Gehorsam, kann das Kind aber auch (bei entsprechender Veranlagung, die in der Mittel-Kombination berücksichtigt werden muß) zu unüberlegtem, ja sogar dreistem Handeln treiben. Sehstörungen und Atemstörungen, vor allem, wenn sie plötzlich auftreten, werden sehr oft durch Angst ausgelöst, deren Ursache beseitigt werden muß, bevor eine Besserung eintreten kann. Falls Mimulus nicht die erwartete Wirkung hat, lohnt sich ein Versuch mit *Rock Rose*.

Folgende Auffälligkeiten oder Störungen können behandelt werden:
Das Kind
- fürchtet sich vor etwas Bestimmtem,
- ist ausgesprochen ängstlich,
- ist (aus Ängstlichkeit) allgemein schüchtern, zaghaft, angepaßt oder bescheiden,
- hat eine leise oder sehr hohe Stimme,
- zieht oft das Genick ein,
- sieht (auf einmal) schlecht,
- leidet unter Atemstörungen oder Asthma,
- ist durch eine der vorgenannten Störungen körperlich erkrankt.

Folgende Wirkung ist zu erwarten:
Das Kind
- verliert seine Furcht,
- wird allgemein mutiger,
- hält sich besser und freier,
- spricht deutlicher und mit entspannter Stimme,
- sieht besser,
- kann besser atmen.

Durch Kombination mit einem (oder mehreren) der folgenden Mittel kann diese Wirkung verstärkt und präzisiert werden:
Agrimony, wenn das Kind sehr ängstlich ist und deshalb oft lügt oder Problemen und Streit aus dem Weg geht // wenn das Kind verkrampft und ängstlich oder feige ist // wenn das Kind seine Angst zu verbergen sucht.
Aspen, wenn das Kind unter allen möglichen – teils klaren, teils unklaren – Ängsten leidet.
Centaury, wenn das Kind sehr ängstlich und brav ist // wenn das Kind sich aus Ängstlichkeit zu viel gefallen oder zu sehr ausnützen läßt.
Cerato, wenn das Kind ängstlich und unselbständig ist.
Cherry Plum, wenn das Kind von sehr starker Furcht gequält wird // wenn die

Gefahr besteht, daß das Kind aufgrund von Angst eine Kurzschlußhandlung begeht.
Chestnut Bud, wenn das Kind geistig unentwickelt und auffallend ängstlich ist.
Chicory, wenn das Kind sich ängstlich an seine Bezugspersonen zu klammern pflegt.
Crab Apple, wenn das Kind sich vor allem, was schmutzig ist, fürchtet // wenn das Kind sehr ängstlich darauf bedacht ist, alles exakt und perfekt zu machen.
Elm, wenn das Kind aus Furcht plötzlich schlapp macht // wenn das Kind aus akuter Überforderung plötzlich ängstlich wird.
Gentian, wenn das Kind ängstlich und willensschwach ist.
Heather, wenn das Kind sich sehr vor dem Alleinsein fürchtet // wenn das Kind sich sehr vor Ablehnung fürchtet.
Holly, wenn das Kind gereizt oder ungenießbar ist, weil es Angst hat.
Hornbeam, wenn das Kind sich oft überfordert fühlt, weil es sehr ängstlich ist // wenn das Kind aus einem Überforderungsgefühl zu ängstlich ist.
Impatiens, wenn das Kind unruhig ist, weil es sich vor etwas fürchtet.
Larch, wenn das Kind sehr schüchtern, bescheiden und ängstlich ist.
Olive, wenn das Kind vor Angst ganz erschöpft ist // wenn das Kind aufgrund von Erschöpfung unter Ängsten leidet.
Pine, wenn das Kind allgemein ängstlich ist und schnell ein schlechtes Gewissen bekommt.
Red Chestnut, wenn das Kind (momentan oder immer) zu ängstlich besorgt um andere ist // wenn das Kind sehr ängstlich und mitleidig ist.
Rock Rose, wenn das Kind in einen Zustand panischer Angst geraten ist.
Star of Bethlehem, wenn das Kind seit einem bestimmten schockierenden Erlebnis sehr furchtsam geworden ist // wenn das Kind sehr furchtsam und verletzlich ist.
Walnut, wenn das Kind sehr ängstlich und beeinflußbar ist.
Water Violet, wenn das Kind ängstlich und menschenscheu ist.
White Chestnut, wenn das Kind vor lauter Angst keinen klaren Gedanken fassen kann.

Nr. 21: Mustard (Ackersenf)

Entsprechend der *Beschreibung von Dr. Bach* hilft dieses Mittel jenen Menschen, die ohne verständlichen Grund von Zeit zu Zeit so schwermütig oder sogar verzweifelt werden, daß es ist, als würde ihr Gemüt in eine schwarze Wolke gehüllt und ihre Lebensfreude ausgelöscht.

Grundsätzliche Einsatzmöglichkeiten:
- Freudlosigkeit in jeder Form,
- endogene Depression.

Mustard in der Kindertherapie:
Kinder brauchen Mustard, wenn sie unter einem Mangel an natürlicher Lebensfreude leiden, der entweder in momentaner Niedergeschlagenheit, Traurigkeit, depressiver Verstimmung und trüber Laune oder in einer ständigen, periodisch zu- und abnehmenden untergründigen Bedrücktheit bestehen kann. Diese kann auch verschleiert und in Form oder Begleitung von körperlichen Störungen auftreten, zum Beispiel als Müdigkeit, Schwäche, schlechtes Gedeihen, und sollte immer ernst genommen werden.

Folgende Auffälligkeiten oder Störungen können behandelt werden:
Das Kind
- ist mißmutig oder niedergeschlagen,
- ist nie richtig fröhlich,
- zieht sich still und bedrückt zurück und/oder weint manchmal still vor sich hin,
- ist durch eine der vorgenannten Störungen körperlich erkrankt.

Folgende Wirkung ist zu erwarten:
Das Kind
- wird wieder fröhlicher oder heiterer,
- wird wieder lebhafter und kontaktfreudiger,
- verliert (ganz oder teilweise) seine bedrückten oder traurigen Stimmungen.

Durch Kombination mit einem (oder mehreren) der folgenden Mittel kann diese Wirkung verstärkt und präzisiert werden:
Honeysuckle, wenn das Kind seit einem Verlust oder einer bestimmten Lebensveränderung depressiv ist.
Olive, wenn das Kind niedergeschlagen und erschöpft ist.
Pine, wenn das Kind (oft) aufgrund von Schuldgefühlen niedergeschlagen ist.
Red Chestnut, wenn das Kind niedergeschlagen ist, weil es sich zu viele Sorgen um jemanden macht // wenn das Kind niedergeschlagen ist, weil es unter dem Leid oder der Krankheit eines Angehörigen sehr leidet.
Star of Bethlehem, wenn das Kind oft depressiv ist, weil es unter zu belastenden Umständen leben muß // wenn das Kind seit einem bestimmten, erschütternden Erlebnis nicht mehr richtig fröhlich ist.
Sweet Chestnut, wenn das Kind immer etwas depressiv war und jetzt in einen Verzweiflungszustand geraten ist.
Water Violet, wenn das Kind depressiv ist und sich zurückzieht // wenn das Kind bedrückt und menschenscheu ist.
Wild Oat, wenn das Kind sehr niedergeschlagen ist und keinen Lebenssinn mehr hat.
Wild Rose, wenn das Kind keine Freude am Leben hat und sich zu nichts aufraffen kann.
Willow, wenn das Kind sehr niedergeschlagen und enttäuscht oder verbittert ist.

Nr. 22: Oak (Eiche)

Entsprechend der *Beschreibung von Dr. Bach* hilft dieses Mittel jenen Menschen, die sich durch keine noch so großen Schwierigkeiten unterkriegen lassen, die in ihrem täglichen Leben – oder auch in einer Krankheit – mit großer Ausdauer und Unnachgiebigkeit zu kämpfen pflegen, die selbst in hoffnungslos erscheinenden Situationen noch alle möglichen Mittel und Wege versuchen und die mit sich selbst unzufrieden werden, wenn sie wegen einer Krankheit oder eines Gebrechens ihre Pflichten nicht mehr erfüllen oder anderen Menschen nicht mehr helfen können.

Grundsätzliche Einsatzmöglichkeiten:
- Verbissenheit, Unnachgiebigkeit, Verantwortungszwang, Leistungszwang,
- Unfähigkeit, loszulassen,
- Unfähigkeit, auf- oder nachzugeben.
- übertriebene Willensstärke.

Oak in der Kindertherapie:
Oak ist prinzipiell für jene Kinder geeignet, die einen starken Willen besitzen und von dem, was sie sich einmal in den Kopf gesetzt haben, nicht mehr lassen können. Ihre Schwierigkeit besteht darin und entsteht daraus, daß sie einerseits zu verbissen an alles herangehen und andererseits nicht nachgeben oder aufgeben können, wenn keine Aussicht auf Erfolg besteht, wenn ihre Kraft nicht ausreicht oder das Ziel sinnlos geworden ist. Dieses Verhalten kann schweren Streß mit allen möglichen Begleiterscheinungen oder unsoziales Verhalten bewirken. Man kann Oak auch einsetzen, wenn sich das Kind zu sehr in etwas verbissen hat, zum Beispiel ein ehrgeiziges Ziel in der Schule.

Folgende Auffälligkeiten oder Störungen können behandelt werden:
Das Kind
- ist gestreßt, verspannt oder unzufrieden, schläft schlecht, hat Magen- oder Leber-Galle-Beschwerden, weil es sich zu sehr in ein Ziel oder eine Arbeit verbissen hat oder zu verbeißen pflegt,
- ist zu stur, kann sich nicht entspannen, kann nicht nachgeben oder aufhören,
- kann nicht rechtzeitig aufhören, wenn es auf unüberwindlichen Widerstand stößt,
- will immer gerade das, was ihm verwehrt wird,
- hat unter seinem eigenen, starken Willen zu leiden,
- ist zu ehrgeizig oder pflichtbewußt,
- ist durch eine der vorgenannten Störungen körperlich erkrankt.

Folgende Wirkung ist zu erwarten:
Das Kind
- kann besser loslassen, bekommt inneren Abstand, entspannt sich,
- leidet nicht mehr so sehr unter Streß, verliert seine streßbedingten Beschwerden,
- wird nachgiebiger, lockerer, angenehmer, nimmt das Leben leichter,
- läßt sich nicht mehr jedesmal von Widerstand provozieren.

Durch Kombination mit einem (oder mehreren) der folgenden Mittel kann diese Wirkung verstärkt und präzisiert werden:
Chicory, wenn das Kind zu sehr klammert und nicht loslassen kann.
Crab Apple, wenn das Kind zu ausgesprochen zwanghafter Sauberkeit oder Ordentlichkeit neigt.
Elm, wenn sich das Kind immer wieder überfordert und dadurch krank wird.
Holly, wenn das Kind zu aggressiver Verbissenheit tendiert.
Impatiens, wenn das Kind seinen Willen immer sofort erfüllt haben will // wenn das Kind dazu neigt, andere rücksichtslos anzutreiben // wenn das Kind sich immer zu sehr unter Zeit- und Erfolgsdruck setzt.
Rock Water, wenn das Kind sehr willensstark und streng zu sich selbst ist.
Vervain, wenn das Kind dazu neigt, sich zu übernehmen, weil es zu willensstark und begeisterungsfähig ist.
Vine, wenn das Kind unnachgiebig und rechthaberisch ist // wenn das Kind dabei ist, sich zum unbeugsamen Haustyrannen zu entwickeln, nach dessen Pfeife alle zu tanzen haben.
Water Violet, wenn sich das Kind in eine Oppositionshaltung verrannt hat, die es nicht mehr aufgeben kann.
White Chestnut, wenn sich das Kind total in eine Idee verrannt hat und weder an etwas anderes denken, noch aufgeben kann.
Willow, wenn das Kind über einen längeren Zeitraum seinen Groll nicht mehr aufgeben kann und unversöhnlich bleibt.

Nr. 23: Olive (Olive)

Entsprechend der *Beschreibung von Dr. Bach* hilft dieses Mittel jenen Menschen, für die das tägliche Leben nur noch eine harte, freudlose Arbeit ist oder die – vielleicht durch langes, schweres Leiden – geistig oder körperlich so erschöpft und müde sind, daß sie für weitere Anstrengungen keine Kraft mehr zu haben glauben.

Grundsätzliche Einsatzmöglichkeiten:
- Erschöpfungszustände jeder Art.

Olive in der Kindertherapie:
Olive ist das Kraft-Mittel unter den Bach-Blüten. Es wird bei Kindern gegen psychische und physische Ermüdungs- oder Erschöpfungszustände eingesetzt, vor allem wenn diese unnatürlich stark oder chronisch sind. Auch zu schnelle Ermüdung beziehungsweise eingeschränkte Leistungsfähigkeit lassen sich damit vermindern.

Folgende Auffälligkeiten oder Störungen können behandelt werden:
Das Kind
- ist sehr müde oder überanstrengt,
- ist seelisch am Ende,
- ist schwächlich, ist nie richtig stark und leistungsfähig,
- ist durch eine schwere Krankheit ans Ende seiner Kraft geraten,
- ist durch eine der vorgenannten Störungen körperlich erkrankt.

Folgende Wirkung ist zu erwarten:
Das Kind
- bekommt wieder Kraft,
- erholt sich schneller,
- wird psychisch stärker und widerstandsfähiger,
- wird allgemein leistungsfähiger, ermüdet nicht mehr so schnell.

Durch Kombination mit einem (oder mehreren) der folgenden Mittel kann diese Wirkung verstärkt und präzisiert werden:
Agrimony, wenn das Kind jedem Problem ausweicht, weil es zu erschöpft ist.
Aspen, wenn das Kind voll irrationaler Angst und sehr erschöpft ist.
Centaury, wenn das Kind sich aufgrund starker Erschöpfung alles gefallen läßt oder unnatürlich gehorsam ist.
Chestnut Bud, wenn das Kind schlecht lernt, weil es erschöpft ist.
Clematis, wenn das Kind sehr erschöpft und wie geistesabwesend ist.
Elm, wenn das Kind immer sehr müde ist und jetzt zusammenzubrechen oder akut krank zu werden droht.
Gentian, wenn das Kind aus allgemeiner Erschöpfung bei jedem kleinen Problem schlapp macht.
Gorse, wenn das Kind chronisch erschöpft und pessimistisch ist, so daß es sich auf nichts mehr richtig freuen kann.
Hornbeam, wenn das Kind sich vor seinen täglichen Pflichten (z. B. Schule) drückt, weil es zu erschöpft ist.
Larch, wenn das Kind durch starke Erschöpfung sein Selbstvertrauen verloren hat.
Mimulus, wenn das Kind vor Angst ganz erschöpft ist // wenn das Kind aufgrund von Erschöpfung unter Ängsten leidet.
Mustard, wenn das Kind niedergeschlagen und erschöpft ist.
Red Chestnut, wenn das Kind seelisch ausgepumpt oder erschöpft ist, weil es zu sehr mit einem kranken oder unglücklichen Angehörigen mitleidet.

Star of Bethlehem, wenn das Kind sehr erschöpft ist, weil es unter sehr belastenden Umständen leben muß.
Water Violet, wenn sich das Kind aus Erschöpfung zurückzieht.
Wild Rose, wenn das Kind total erschöpft ist und sich zu nichts aufraffen kann.

Nr. 24: Pine (Kiefer)

Entsprechend der *Beschreibung von Dr. Bach* hilft dieses Mittel jenen Menschen, die darunter leiden, daß sie sich dauernd selbst beschuldigen, sich irgendwelche Fehler vorwerfen und – obwohl sie hart zu arbeiten pflegen – nie mit ihren Leistungen oder Erfolgen zufrieden sind. Sie meinen immer, sie hätten alles noch besser machen können, und fühlen sich sogar für die Fehler anderer Menschen verantwortlich.

Grundsätzliche Einsatzmöglichkeiten:
- Schulddenken, Schuldgefühle
- Selbstverurteilung
- Angst vor Strafe
- moralische Zwänge, krankhafte Skrupel
- Perfektionismus aus Furcht vor Kritik oder Verurteilung
- moralisch bedingte Sexualstörungen.

Pine in der Kindertherapie:
Pine gibt man, wenn das Kind momentan unter starken »Gewissensbissen« oder einem krankmachenden Schuldgefühl *leidet*. Als Langzeittherapie wird es bei Kindern benötigt, die deutlich zu Skrupeln, schlechtem Gewissen und Schuldgefühlen neigen oder in deren Denken der Begriff der Sünde eine zu große Rolle spielt. Die psychologische Grundlage des Schuldgefühls ist Angst vor Strafe, die übrigens auch in Kritik oder Vorwürfen bestehen kann; deshalb kann Pine auch eingesetzt werden, wenn das Verhalten des Kindes deutlich hiervon geprägt ist. Pine ist ein äußerst wichtiges Mittel *für die Entwicklung einer selbstverantwortlichen Persönlichkeit*, die zu ihrer eigenen Moral gefunden hat und mit sich selbst im reinen ist. Man muß mit der entsprechenden Therapie oft schon beim kleinen Kind beginnen, weil das schlechte Gewissen oder das Schuldgefühl allzu oft als Erziehungsmaßnahme eingesetzt wird, wodurch das Kind mehr oder weniger neurotisch wird und später nicht auf seinen eigenen, selbstverantworteten Lebensweg findet, sondern sich weitgehend von der (meist ins Unterbewußte verdrängten) Angst vor Verurteilung (ver)-führen läßt.

Folgende Auffälligkeiten oder Störungen können behandelt werden:
Das Kind
- leidet momentan oder allgemein sehr unter einem schlechten Gewissen,
- ist durch Schuldgefühle oder Angst vor Strafe krank geworden,
- hat zuviele, unbegründete Skrupel,
- fürchtet sich (oft) davor, bestraft zu werden,
- nimmt Strafen oder Drohungen zu ernst,
- bemüht sich zwanghaft, alles richtig (perfekt) zu machen, weil es Kritik, Verurteilung oder Bestrafung fürchtet,
- hat Probleme mit der Sexualität, weil ihm diese als »sündig« dargestellt wurde,
- ist durch eine der vorgenannten Störungen körperlich erkrankt.

Folgende Wirkung ist zu erwarten:
Das Kind
- beruhigt sich, verliert seine Gewissensbisse und/oder erholt sich wieder,
- wird – im positiven und natürlichen Sinne – skrupelloser,
- fürchtet sich nicht mehr so sehr vor Kritik oder Strafe, weil es eigenständiger wird,
- entwickelt mehr Selbstverantwortlichkeit und Eigenmoral in seinem Handeln, was ihm ermöglicht, einen Lebensweg einzuschlagen, der nicht von der Angst vor schlechtem Gewissen und Bestrafung bestimmt ist,
- beginnt (mit zunehmendem Alter), eigene Wertmaßstäbe zu entwickeln,
- verliert seinen zwanghaften, ängstlichen Perfektionismus,
- findet langsam zu einer natürlicheren, freieren und damit befriedigenderen Haltung gegenüber der Sexualität.

Durch Kombination mit einem (oder mehreren) der folgenden Mittel kann diese Wirkung verstärkt und präzisiert werden:

Agrimony, wenn das Kind zu viele Skrupel und Empfindlichkeiten hat // wenn das Kind aus Angst vor Strafe feige oder unehrlich ist // wenn sich das Kind wegen seiner Unehrlichkeit oder Feigheit selbst verurteilt.

Aspen, wenn das Kind unter einer untergründigen und irrationalen Angst vor Sünde oder Strafe leidet // wenn das Kind immer gleich ein Unheil befürchtet, wenn es nicht brav oder »anständig« war.

Centaury, wenn das Kind viele Skrupel hat und zu brav und angepaßt ist.

Cherry Plum, wenn das Kind sehr stark von Schuldgefühlen oder Angst vor Strafe gequält wird // wenn das Kind aus Angst vor irgendeiner Bestrafung ganz durcheinander ist oder durchzudrehen droht.

Crab Apple, wenn das Kind unter starkem Moral- und Reinheitszwang leidet // wenn das Kind unnatürlich perfekt, sauber, pünktlich und ordentlich ist // wenn das Kind sich moralisch selbst ablehnt // wenn das Kind durch Vorwürfe oder Kritik krank geworden ist // wenn das Kind Probleme mit der Sexualität hat (unsauber/sündig).

Elm, wenn das Kind unter einem zu starken Moralzwang zusammenzubrechen droht.
Gentian, wenn das Kind zu skrupelhaft und willensschwach ist.
Holly, wenn das Kind aufgrund eines schlechten Gewissens unfreundlich oder gehässig ist.
Hornbeam, wenn das Kind sich von seinen Aufgaben überfordert fühlt, weil es Kritik oder Verurteilung fürchtet.
Larch, wenn das Kind sich zu wenig zutraut und immer zu viele Skrupel hat // wenn das Kind dazu neigt, sich selbst zu verurteilen und herabzusetzen.
Mimulus, wenn das Kind allgemein ängstlich ist und schnell ein schlechtes Gewissen bekommt.
Mustard, wenn das Kind (oft) aufgrund von Schuldgefühlen niedergeschlagen ist.
Red Chestnut, wenn das Kind sich am Unglück eines anderen irgendwie schuldig fühlt // wenn das Kind ein schlechtes Gewissen bekommt, daß es ihm gut geht, während es einem anderen Menschen schlecht geht.
Rock Water, wenn das Kind sich aus schlechtem Gewissen viele Freuden nicht erlaubt // wenn das Kind seine Sexualität unterdrückt, weil es sie sündig empfindet.
Sweet Chestnut, wenn das Kind durch Schuldgefühle in die Verzweiflung geraten ist.
Walnut, wenn das Kind sich oft von anderen ein schlechtes Gewissen machen läßt, weil es alles glaubt, was man ihm sagt.
Water Violet, wenn sich das Kind aufgrund von Schuldgefühlen zurückzieht.
White Chestnut, wenn das Kind so sehr vom schlechten Gewissen gequält wird, daß es an nichts anderes mehr denken kann.

Nr. 25: Red Chestnut (Rote Kastanie)

Entsprechend der *Beschreibung von Dr. Bach* hilft dieses Mittel jenen Menschen, die unter zu starkem Mitleid leiden oder sich, ohne auf ihr eigenes Wohlergehen zu achten, um Menschen, die ihnen nahestehen, viele Sorgen machen beziehungsweise fürchten, diesen könne etwas Schlimmes zustoßen.

Grundsätzliche Einsatzmöglichkeiten:
- selbstlose Sorge,
- krankmachendes Mitleid.

Red Chestnut in der Kindertherapie
Red Chestnut kann unter zwei verschiedenen Gesichtspunkten eingesetzt werden: wenn sich das Kind – momentan oder immer wieder – viele Sorgen um einen Angehörigen macht (das heißt: seine eigene Angst vor Unheil auf andere projiziert) oder

wenn es zu starkes Mitleid entwickelt (das heißt: vom Leid eines anderen Menschen – meist eines Angehörigen – so sehr angegriffen wird, daß es krank wird oder krank zu werden droht). Daher empfiehlt es sich auch, Kindern Red Chestnut prophylaktisch bei der Erkrankung eines Familienmitgliedes zu geben, um zu verhindern, daß sie von deren Leiden »angesteckt« werden. Red Chestnut ist ein wichtiges Basis-Mittel für sehr empfindsame Kinder, deren eigene, ausgeprägte Verletzlichkeit sich auch in übertriebenem Mitleid ausdrückt.

Folgende Auffälligkeiten oder Störungen können behandelt werden:
Das Kind
- hat zu viel Angst, daß jemandem etwas zustoßen könnte (vor allem der Bezugsperson – evtl. aber auch einem Tier),
- ist übertrieben mitleidig,
- ist nicht egoistisch genug (im natürlichen, gesunden Sinne),
- leidet sehr darunter, daß es einem Angehörigen schlecht geht,
- ist durch Mitleid oder Sorge krank geworden oder im Begriff zu erkranken.

Folgende Wirkung ist zu erwarten:
Das Kind
- wird zuversichtlicher, sorgt sich nicht mehr so sehr,
- kann sich allgemein gegenüber dem Leid anderer besser abgrenzen und dadurch auch in einer kranken Familie gesund bleiben oder wieder gesund werden,
- findet zu einem natürlicheren Gleichgewicht zwischen Altruismus und Egoismus,
- wird allgemein lebensstärker und weniger verletzlich.

Durch Kombination mit einem (oder mehreren) der folgenden Mittel kann diese Wirkung verstärkt und präzisiert werden:
Chicory, wenn das Kind sehr anklammernd und besorgt gegenüber seiner Bezugsperson ist.
Mimulus, wenn das Kind (momentan oder immer) zu ängstlich besorgt ist // wenn das Kind sehr ängstlich und mitleidig ist.
Mustard, wenn das Kind niedergeschlagen ist, weil es sich zu viele Sorgen um jemanden macht // wenn das Kind niedergeschlagen ist, weil es unter dem Leid oder der Krankheit eines Angehörigen sehr leidet.
Pine, wenn das Kind sich am Unglück eines anderen irgendwie schuldig fühlt // wenn das Kind ein schlechtes Gewissen bekommt, daß es ihm gut geht, während es einem anderen Menschen schlecht geht.
Star of Bethlehem, wenn das Kind sich seit einem schockierenden Erlebnis übertrieben Sorgen um seine Bezugspersonen (evtl. auch ein Tier) macht // wenn das Kind durch eigenes Leiden übertrieben mitleidig geworden ist.
Sweet Chestnut, wenn das Kind wegen des Leidens einer Bezugsperson verzweifelt ist.

Walnut, wenn das Kind sich zu sehr in das Leiden anderer Menschen hineinziehen läßt.
Water Violet, wenn das Kind sich, unter starken Sorgen leidend, still zurückzieht.
White Chestnut, wenn das Kind ununterbrochen von sorgenvollen Gedanken um andere gequält wird.

Nr. 26: Rock Rose (Gelbes Sonnenröschen)

Entsprechend der *Beschreibung von Dr. Bach* ist dies das Mittel für alle Notfälle, sogar für hoffnungslos erscheinende Situationen. Bei Bewußtlosigkeit kann man damit die Lippen des Patienten befeuchten. Es hilft bei Unfällen und akuten Erkrankungen, wenn der Patient unter starker Angst leidet, oder wenn die Situation so ernst ist, daß auch die anwesenden Personen von Angst erfaßt werden. Eventuell müssen zusätzlich noch andere Mittel eingesetzt werden, zum Beispiel *Clematis* bei schlafähnlicher Bewußtlosigkeit oder *Agrimony* bei starken Schmerzen usw.

Grundsätzliche Einsatzmöglichkeiten:
- Notfälle,
- Panik, panische Angst, »black-out«,
- Verlust der Geistesgegenwart, der inneren Gelassenheit und Ruhe,
- innerliches »Rotieren«.

Rock Rose in der Kindertherapie:
Rock Rose ist das ursprüngliche Rescue Remedy (Notfall-Mittel) von Dr. Bach, das später von ihm durch Kombination mit vier weiteren Mitteln erweitert wurde. Es hilft dem Kind, in Ausnahmesituationen einen klaren Kopf und unbefangene Ruhe zu bewahren. Es kann daher nicht nur bei Unfällen oder unerwarteten schrecklichen Ereignissen, auf die das Kind mit Panik reagiert, gegeben werden, sondern generell in allen Situationen, in denen es den inneren Abstand verliert, wozu beispielsweise Prüfungen gehören können (»leerer Kopf«). Rock Rose macht das Kind – über längere Zeit gegeben – »kaltblütiger« und geistesgegenwärtiger und baut alle Arten von Panikzustände ab (selbst wenn sie nur aus bestimmten Vorstellungen entspringen).

Folgende Auffälligkeiten oder Störungen können behandelt werden:
Das Kind
- hat seine innere Ruhe und Gelassenheit verloren,
- hat aufgrund eines unerwarteten Ereignisses oder eine starken Stresses den Überblick und seinen klaren Kopf verloren,
- verhält sich »kopflos« und unvernünftig,

- verliert bei Prüfungen seine Geistesgegenwart,
- ist durch eine der vorgenannten Störungen körperlich erkrankt.

Folgende Wirkung ist zu erwarten:
Das Kind
- beruhigt sich wieder, verhält sich sinnvoll und angemessen,
- wird wieder Herr der Lage, behält den Überblick,
- rastet nicht mehr angsterfüllt aus,
- wird fähiger, auf Ausnahmesituationen geistesgegenwärtig und ruhig zu reagieren,
- wird insgesamt gelassener und ruhiger.
- vermeidet instinktiv Situationen, die es in Panik bringen könnten.

Durch Kombination mit einem (oder mehreren) der folgenden Mittel kann diese Wirkung verstärkt und präzisiert werden:
Aspen, wenn das Kind unter extremer panischer Angst leidet (*Cherry Plum* dazugeben!), die teilweise unerklärlich ist.
Cherry Plum, wenn das Kind vor Angst wie von Sinnen ist.
Impatiens, wenn das Kind sich kopflos und ungeduldig oder gehetzt benimmt.
Mimulus, wenn das Kind von Natur aus ängstlich ist und bei bestimmten Gelegenheiten ganz in Panik verfällt.
Oak, wenn das Kind sich öfter dadurch, daß es nicht loslassen kann, in einen Zustand bringt, in dem es den inneren Überblick verliert.
Star of Bethlehem, wenn das Kind durch ein schockierendes Erlebnis in Panik geraten ist.
Sweet Chestnut, wenn das Kind vor Angst nicht mehr aus noch ein weiß.
Scleranthus, wenn das Kind oft mehrere Dinge gleichzeitig zu erledigen versucht und dadurch ins »Rotieren« kommt.
Water Violet, wenn das Kind unter starker Platzangst leidet.
White Chestnut, wenn das Kind von panischen Angstvorstellungen gequält wird.

Nr. 27: Rock Water (Wasser aus einer heilkräftigen Felsenquelle)

Entsprechend der *Beschreibung von Dr. Bach* hilft dieses Mittel für Menschen geeignet, die eine sehr disziplinierte Lebenseinstellung, die sich keine Schwächen oder Ausnahmen erlauben, hart gegen sich selbst sind und alles unternehmen, um gesund, stark und aktiv zu bleiben. Aus Furcht, daß diese ihre Arbeit oder ihr Lebenswerk beeinträchtigen könnten, versagen sie sich viele Freuden und Vergnügungen und hoffen, durch ihre Einstellung und ihr Verhalten ein gutes Vorbild für andere Menschen zu werden.

Grundsätzliche Einsatzmöglichkeiten:
- Übertriebene Selbstdisziplin,
- Selbstvergewaltigung, Selbstunterdrückung, Selbstkasteiung,
- Angst vor den eigenen Gefühlen und Trieben oder ungehemmter Lebensfreude
- Sprödigkeit, Beherrschtheit.

Rock Water in der Kindertherapie:
Rock Water ist für jene Kinder geeignet, die zu übertriebener Disziplin neigen. Dadurch versuchen sie – mehr oder weniger bewußt –, ihre Gefühle und Triebe unter Kontrolle zu bringen, mit denen sie nicht natürlich und unbeschwert umgehen können. Rock Water ist das »Lebens-Elixier« unter den Bach-Mitteln, weil es generell die Fähigkeit fördert, Lebensfreude zuzulassen, zu entwickeln und zu genießen. Es kann sowohl bei akuter Problematik (wenn das Kind sich in einer bestimmten Situation zu sehr kontrolliert oder bremst) als auch zur Entwicklung einer innerlich freien und gefühlsoffenen Persönlichkeit gegeben werden, und ist erforderlich, wenn das Kind seine Sexualität zu stark kontrolliert oder unterdrückt, weil diese ihm irgendwie unheimlich ist.

Folgende Auffälligkeiten oder Störungen können behandelt werden:
Das Kind
- wirkt verkrampft, gehemmt oder spröde,
- ist zu zwanghaft, diszipliniert, ordentlich oder anständig,
- ist zu erwachsen und ernst,
- unterdrückt oder bremst zu sehr seine Gefühle und Triebe (auch sexuell),
- versucht zu krampfhaft, moralische Ansprüche zu erfüllen,
- schlägt nie über die Stränge,
- ist durch eine der vorgenannten Störungen körperlich erkrankt.

Folgende Wirkung ist zu erwarten:
Das Kind
- wird fröhlicher, natürlicher und ungezwungener,
- kann besser seine Gefühle und Triebe zulassen und ausleben,
- hat insgesamt mehr Freude am Leben.

Durch Kombination mit einem (oder mehreren) der folgenden Mittel kann diese Wirkung verstärkt und präzisiert werden:
Agrimony, wenn das Kind unnatürlich, verkrampft und zu beherrscht ist.
Crab Apple, wenn das Kind zwanghaft ordentlich, sauber und diszipliniert ist // wenn das Kind seine Sexualität unterdrückt, weil es sie als schmutzig empfindet.
Oak, wenn das Kind sehr willensstark und diszipliniert ist.
Pine, wenn das Kind sich aus schlechtem Gewissen viele Freuden nicht erlaubt // wenn das Kind seine Sexualität unterdrückt, weil es sie als sündig empfindet.
Vine, wenn das Kind zu seiner Umgebung und zu sich selbst sehr streng ist.

Water Violet, wenn das Kind sich isoliert und sich keine Freude mehr gönnt // wenn das Kind sehr diszipliniert und unzugänglich ist.

Nr. 28: Scleranthus (Einjähriger Knäuel)

Entsprechend der *Beschreibung von Dr. Bach* hilft dieses Mittel jenen Menschen, denen es schwerfällt, sich zwischen mehreren Alternativen zu entscheiden, weil ihnen einmal die eine und dann wieder die andere richtig erscheint. Meist haben sie einen ruhigen Charakter und sprechen nicht gerne über ihre Probleme.

Grundsätzliche Einsatzmöglichkeiten:
- Entscheidungsschwäche,
- Sprunghaftigkeit, Zerrissenheit,
- Ablenkbarkeit, Inkonsequenz,
- Launenhaftigkeit,
- keine gerade Linie im Leben,
- wechselhafte Krankheiten.

Scleranthus in der Kindertherapie:
Scleranthus ist hilfreich, wenn sich das Kind in einer bestimmten Situation nicht zwischen vorhandenen Alternativen entscheiden kann oder unter einem Zustand von innerer Zerrissenheit leidet, der zum Beispiel mit Konzentrationsunfähigkeit einhergeht. Auch die allgemeine Tendenz zu schwankenden Stimmungen, Launen oder inkonsequentem Verhalten läßt sich mit Scleranthus beeinflussen. Es ist als Langzeit-Mittel für geistig aufgeweckte, anregbare und vielseitig interessierte Kinder geeignet, die dabei sind, in krankhafte Sprunghaftigkeit, Ablenkbarkeit und Unentschlossenheit zu verfallen. – Scleranthus ist oft auch bei Krankheiten mit ständig wechselnder Symptomatik wirksam.

Folgende Auffälligkeiten oder Störungen können behandelt werden:
Das Kind
- kann sich nicht entscheiden,
- ist unbeständig, ablenkbar, sprunghaft, unkonzentriert und deshalb unordentlich,
- ist sehr launisch,
- bei Entscheidungsprozessen immer zu zögerlich,
- beschäftigt sich mit zu vielen Dingen gleichzeitig und führt nichts zu Ende,
- leidet unter Lateralitäts-Störungen (Unentschiedenheit zwischen Links- und Rechtshändigkeit) und ist etwas linkisch,

- leidet unter ständig wechselnden Krankheiten, zum Beispiel Durchfall/ Verstopfung oder Fieber/ Fieberfreiheit,
- ist durch eine der vorgenannten Störungen körperlich erkrankt.

Folgende Wirkung ist zu erwarten:
Das Kind
- kann die erforderliche Entscheidung treffen,
- wird insgesamt geradliniger, beständiger, konsequenter, ordentlicher,
- entwickelt eine klare Lateralität, bewegt sich sicherer und ausgeglichener,
- läßt sich nicht mehr so leicht ablenken,
- überwindet seine wechselhafte Krankheit.

Durch Kombination mit einem (oder mehreren) der folgenden Mittel kann diese Wirkung verstärkt und präzisiert werden:
Chestnut Bud, wenn das Kind schlecht lernt, weil es sich zu leicht ablenken läßt und sich nicht konzentrieren kann.
Gentian, wenn das Kind ablenkbar und willensschwach ist // wenn das Kind entscheidungs- und willensschwach ist.
Impatiens, wenn das Kind ablenkbar, nervös und unkonzentriert ist.
Walnut, wenn das Kind zu beeinflußbar und ablenkbar ist.
Wild Oat, wenn das Kind nicht weiß, was es will, und vieles anfängt, aber nichts zu Ende führt.

Nr. 29: Star Of Bethlehem (Doldiger Milchstern)

Entsprechend der *Beschreibung von Dr. Bach* hilft dieses Mittel jenen Menschen, die sich in seelischer Not befinden: Sie sind entweder wegen bestimmter Lebensumstände sehr unglücklich oder durch einen schrecklichen Vorfall (zum Beispiel eine schlechte Nachricht, den Verlust eines geliebten Menschen oder einen Unfall) schockiert und psychisch verletzt. Es ist auch nützlich, wenn jemand sich längere Zeit nicht trösten lassen will.

Grundsätzliche Einsatzmöglichkeiten:
- psychisches Trauma,
- Unglücklichsein,
- Untröstlichkeit,
- Unfähigkeit, mit belastenden Situationen oder Erlebnissen zurechtzukommen,
- Verletzlichkeit,
- Verletzungen.

Star of Bethlehem in der Kindertherapie:

Star of Bethlehem ist Bestandteil des Notfall-Mittels (Rescue Remedy). Es kann dem Kind einerseits helfen, eine sehr belastende Situation (zum Beispiel Probleme in der Familie) besser zu ertragen, und es andererseits vor bleibender seelischer Verwundung durch ein erschütterndes oder schreckliches Erlebnis schützen. Es ist auch bis zu einem gewissen Grade fähig, das Kind von alten psychischen Verletzungen zu befreien. Man sollte immer Star of Bethlehem in Erwägung ziehen, wenn sich das Kind in seinem Verhalten plötzlich negativ verändert oder wenn man einen Knick in seiner Lebenslinie feststellt. – Star of Bethlehem muß manchmal über längere Zeit gegeben werden und ist auch nützlich bei der Behandlung von körperlichen Verletzungen.

Folgende Auffälligkeiten oder Störungen können behandelt werden:
Das Kind
- ist verletzt – seelisch und/oder körperlich,
- leidet sehr unter seinen Lebensumständen,
- hat ein schreckliches Erlebnis nicht überwunden,
- ist sehr trostbedürftig oder will sich nicht trösten lassen,
- leidet unter Alpträumen,
- ist seit einem bestimmten Ereignis nicht mehr wie früher,
- nimmt schreckliche Ereignisse immer zu schwer,
- ist schnell zu erschüttern,
- leidet unter einem Geburtstrauma,
- ist durch eine der vorgenannten Störungen körperlich erkrankt.

Folgende Wirkung ist zu erwarten:
Das Kind
- erholt sich wieder, wird wieder körperlich oder seelisch heil,
- ist weniger verletzt, als normalerweise zu erwarten wäre,
- findet sein inneres Gleichgewicht wieder, wird fröhlicher und gesünder,
- wird normaler und unbeschwerter,
- findet zu seiner alten Form zurück,
- träumt nicht mehr oder nur noch selten von dem schrecklichen Ereignis,
- wird insgesamt resistenter gegen seelische Erschütterungen.

Durch Kombination mit einem (oder mehreren) der folgenden Mittel kann diese Wirkung verstärkt und präzisiert werden:

Agrimony, wenn das Kind überempfindlich und seelisch leicht verletzbar ist // wenn das Kind eine seelische Verletzung verbirgt oder überspielt // wenn das Kind seit einem erschütternden Erlebnis unehrlich oder feige geworden ist.

Aspen, wenn das Kind seit einem erschütternden Erlebnis unter irrationalen Ängsten leidet // wenn das Kind oft ängstliche Alpträume hat.

Cherry Plum, wenn das Kind wegen eines negativen Erlebnisses oder belastender

Lebensumstände übertrieben unglücklich ist // wenn die Gefahr besteht, daß das Kind wegen einer seelischen Erschütterung durchdreht.

Chestnut Bud, wenn das Kind seit einem negativen Erlebnis schlecht lernt.

Clematis, wenn das Kind sich aufgrund einer körperlichen oder seelischen Verletzung aus dem Leben zurückzieht // wenn das Kind in die innere Emigration geht, weil es sehr unter belastenden Lebensumständen leidet (+ *Water Violet*).

Crab Apple, wenn das Kind sich stark vor etwas ekelt, weil es damit ein unangenehmes Erlebnis verbindet.

Gorse, wenn das Kind durch ein erschütterndes Erlebnis pessimistisch geworden ist.

Honeysuckle, wenn das Kind durch einen Verlust sehr unglücklich geworden ist oder eine bestimmte Lebensveränderung seelisch nicht verkraften kann.

Larch, wenn das Kind seit einem schockierenden Erlebnis kein Selbstvertrauen mehr hat.

Mimulus, wenn das Kind seit einem bestimmten schockierenden Erlebnis sehr furchtsam geworden ist // wenn das Kind sehr furchtsam oder verletzlich ist.

Mustard, wenn das Kind oft depressiv ist, weil es unter zu belastenden Umständen leben muß // wenn das Kind seit einem bestimmten, erschütternden Erlebnis nicht mehr richtig fröhlich ist.

Olive, wenn das Kind sehr erschöpft ist, weil es unter sehr belastenden Umständen leben muß.

Red Chestnut, wenn das Kind sich seit einem schockierenden Erlebnis übertrieben Sorgen um seine Bezugspersonen (evtl. auch ein Tier) macht // wenn das Kind durch eigenes Leiden übertrieben mitleidig geworden ist.

Rock Rose, wenn das Kind durch ein schockierendes Erlebnis in Panik geraten ist.

Sweet Chestnut, wenn das Kind durch ein erschütterndes Erlebnis in die Verzweiflung getrieben wurde.

Water Violet, wenn das Kind sich aufgrund eines erschütternden Erlebnisses oder unglücklicher Lebensumstände isoliert.

White Chestnut, wenn das Kind nur noch an ein bestimmtes, schockierendes Erlebnis denken kann.

Wild Oat, wenn das Kind aufgrund eines seelischen Schocks seinen Lebenssinn oder seine innere Ausrichtung verloren hat.

Willow, wenn das Kind auf eine Situation, mit der es gefühlsmäßig nicht zurechtkommt, mit Groll oder Verbitterung reagiert // wenn das Kind tief verletzt und beleidigt ist.

Nr. 30: Sweet Chestnut (Edelkastanie)

Entsprechend der *Beschreibung von Dr. Bach* hilft dieses Mittel, wenn man so verzweifelt ist, daß man meint, man könne das Leben nicht mehr ertragen, wenn man die Grenzen seiner geistigen und körperlichen Kraft erreicht hat und vor dem Zusammenbruch steht oder glaubt, daß einem jetzt nur noch Zerstörung und Vernichtung bleibt.

Grundsätzliche Einsatzmöglichkeiten:
- Verzweiflung
- Nicht-mehr-weiter-wissen
- Ausweglosigkeit.

Sweet Chestnut in der Kindertherapie:
Sweet Chestnut ist ein Mittel für Ausnahmezustände und muß eingesetzt werden, wenn sich etwas, woran das Kind geglaubt und worauf es vertraut hat, als Irrtum erweist, und es gewissermaßen nichts mehr gibt, worauf es sich verlassen kann. Dies bezieht sich vor allem auf den Verlust von Zuwendung seitens der Bezugsperson, weil von dieser ja das Überleben des Kindes abhängt. Diese akute Not kann unterschiedlich ausgedrückt werden: durch einen entsetzten Gesichtsausdruck, durch Geschrei oder Weinen oder auch durch totales Verstummen. Man kann Sweet Chestnut geben, wenn man den Eindruck hat, daß das Kind am Ende seiner seelischen Widerstandskraft ist, wenn es nicht mehr ein noch aus weiß oder deutlich darunter leidet, daß es nicht mehr weiter weiß.

Folgende Auffälligkeiten oder Störungen können behandelt werden:
Das Kind
- ist verzweifelt,
- ist verstört oder außer sich,
- ist durch eine der vorgenannten Störungen körperlich erkrankt.

Folgende Wirkung ist zu erwarten:
Das Kind
- beruhigt sich, wird wieder zuversichtlich,
- findet wieder ins normale Leben zurück.

Durch Kombination mit einem (oder mehreren) der folgenden Mittel kann diese Wirkung verstärkt und präzisiert werden:
Agrimony, wenn das Kind in einen Verzweiflungszustand geraten ist, den es nicht zu zeigen wagt // wenn das Kind ein Problem so sehr verdrängt oder verborgen hat, daß es in einen Verzweiflungszustand geraten ist.

Aspen, wenn das Kind unter irrationalen Ängsten leidet, die sich zur Verzweiflung gesteigert haben.
Cherry Plum, wenn das Kind sich in einem extremen emotionalen Ausnahmezustand befindet.
Elm, wenn das Kind wegen akuter Überlastung verzweifelt ist // wenn das Kind aus Verzweiflung zusammenzubrechen oder krank zu werden droht.
Gorse, wenn das Kind sich in einem hoffnungslosen Verzweiflungszustand befindet.
Honeysuckle, wenn das Kind wegen eines schweren Verlustes verzweifelt ist.
Impatiens, wenn das Kind verzweifelt und sehr unruhig ist.
Mustard, wenn das Kind immer etwas depressiv war und jetzt in einen Verzweiflungszustand geraten ist.
Pine, wenn das Kind durch Schuldgefühle in die Verzweiflung geraten ist.
Red Chestnut, wenn das Kind durch das Leiden einer Bezugsperson in die Verzweiflung geraten ist.
Rock Rose, wenn das Kind vor Angst nicht mehr aus noch ein weiß.
Star of Bethlehem, wenn das Kind durch ein erschütterndes Erlebnis in die Verzweiflung getrieben wurde.
Vine, wenn das Kind verzweifelt ist, weil es nicht durchsetzen kann oder konnte, was es will oder wollte.
White Chestnut, wenn das Kind vor Verzweiflung nicht mehr klar denken oder geistig abschalten kann.
Wild Rose, wenn das Kind in einen Zustand von apathischer Verzweiflung geraten ist.
Willow, wenn das Kind aufgrund einer schweren Enttäuschung verzweifelt ist.

Nr. 31: Vervain (Eisenkraut)

Entsprechend der *Beschreibung von Dr. Bach* ist dieses Mittel für jene Menschen geeignet, die ihre Meinungen, Prinzipien und Erkenntnisse für absolut richtig halten und ständig mit großer Willensstärke und Begeisterung versuchen, auch ihre Mitmenschen dazu zu bekehren. Ihre allgemeine Einsatzfreude ist so groß, daß sie meist auch durch Krankheiten nicht gedämpft wird.

Grundsätzliche Einsatzmöglichkeiten:
- Weltverbesserei, Missionarismus,
- überschießende Begeisterung,
- Vorurteile,
- übertriebener Einsatz.

Vervain in der Kindertherapie:

Vervain ist nützlich, wenn ein Kind zu ungezügeltem, überschießendem Einsatz (im Sinne von übertriebener Begeisterung oder hyperaktivem Verhalten) neigt, was oft erheblichen Streß, Unruhe, eine gewisse Unfallgefahr oder soziale Probleme hervorrufen kann. Vervain kann auch als Charaktermittel bei jenen Kinder eingesetzt werden, die einen übertriebenen Drang erkennen lassen, andere von seiner Meinung zu überzeugen oder ständig etwas zu verbessern, wodurch sie aufdringlich und lästig werden können. Vervain macht maßvoller, selbstkritischer und toleranter. (Vervain-Störungen haben eine altruistische, menschenfreundliche Note, wogegen die oft nur schwer davon abzugrenzenden *Vine*-Störungen einen egozentrischen Charakter haben.)

Folgende Auffälligkeiten oder Störungen können behandelt werden:
Das Kind
- ist zu lebhaft, temperamentvoll und unternehmungslustig,
- ist gestreßt, weil es wieder einmal übertrieben hat,
- versucht ständig, in seiner Umgebung etwas nach seinen Vorstellungen zu verbessern,
- hat zu wenig Gespür für die persönlichen Grenzen anderer Menschen, ist aufdringlich, lästig oder indiskret,
- kann mit seinen Kräften nicht haushalten,
- ist durch eine der vorgenannten Störungen körperlich erkrankt.

Folgende Wirkung ist zu erwarten:
Das Kind
- wird ruhiger und maßvoller, diskreter und toleranter,
- bekommt ein besseres Augenmaß für seinen Kraft-Einsatz,
- reagiert nicht mehr so überschießend begeistert.

Durch Kombination mit einem (oder mehreren) der folgenden Mittel kann diese Wirkung verstärkt und präzisiert werden:
Impatiens, wenn das Kind zu ungeduldig und unternehmungslustig ist.
Oak, wenn das Kind dazu neigt, sich zu übernehmen, weil es zu willensstark und begeisterungsfähig ist.
Vine, wenn sich das Kind oft intolerant und aufdringlich in Dinge einmischt, die es nichts angehen.

Nr. 32: Vine (Weinrebe)

Entsprechend der *Beschreibung von Dr. Bach* ist dieses Mittel für fähige, selbstsichere und erfolgsgewohnte Menschen, die so von der Richtigkeit ihre Handelns überzeugt sind, daß sie meinen, es wäre auch für ihre Mitmenschen gut, ihnen nachzueifern. Nicht einmal Krankheit hält sie vom dauernden Schulmeistern und Kommandieren ab. Dafür können sie aber in der Not eine wertvolle Hilfe sein.

Grundsätzliche Einsatzmöglichkeiten:
- Besserwisserei, Engstirnigkeit
- Intoleranz,
- Herrschsucht.

Vine in der Kindertherapie:
Mit Vine kann man einerseits eine momentane starre und besserwisserische Haltung des Kindes aufweichen, Kompromißbereitschaft fördern und damit eine verfahrene Situation klären, andererseits aber auch grundsätzlich auf den Charakter des Kindes einwirken und verhindern, daß seine starke, zur Führung anderer Menschen geeignete Anlage in Herrschsucht, Rechthaberei und Intoleranz umschlägt. – Der Vine-Störung liegt im Gegensatz zur Vervain-Störung eine ausgesprochen egozentrische Haltung zugrunde.

Folgende Auffälligkeiten oder Störungen können behandelt werden:
Das Kind
- will unbedingt seinen Kopf durchsetzen,
- will immer den Ton angeben,
- verträgt keine Widerspruch, ist engstirnig und rechthaberisch,
- ist rücksichtslos in der Durschsetzung seiner Erwartungen und Forderungen,
- tyrannisiert seine Umgebung,
- versucht, seine Spielkameraden oder Angehörigen zu beherrschen oder unterjochen,
- ist eine starke, aber sture, herrschsüchtige Persönlichkeit,
- ist krank geworden, weil es seinen Willen nicht erfüllt bekam.

Folgende Wirkung ist zu erwarten:
Das Kind
- gibt nach und sieht eventuell sogar seinen Fehler ein,
- fügt sich besser in die Gemeinschaft ein,
- wird toleranter und entgegenkommender,
- kann die Meinung und Ansprüche anderer besser akzeptieren,
- beginnt, sich zur starken, aber gerechten und toleranten Führungspersönlichkeit zu entwickeln.

Durch Kombination mit einem (oder mehreren) der folgenden Mittel kann diese Wirkung verstärkt und präzisiert werden:

Chicory, wenn sich das Kind zum Haus- und Gefühlstyrannen entwickelt hat, der nicht nur alle gefühlsmäßig verpflichten und an sich binden, sondern ihnen auch seinen Willen aufzwingen will.

Crab Apple, wenn das Kind seine Umgebung mit überzogenen Vorstellungen von Sauberkeit und Ordnung tyrannisiert.

Holly, wenn das Kind ungenießbar wird, sobald es nicht nach seinem Kopf geht.

Impatiens, wenn das Kind immer sehr auf sofortige Erfüllung seiner Wünsche oder Vorstellungen drängt.

Oak, wenn das Kind unnachgiebig und rechthaberisch ist // wenn es dabei ist, sich zum unbeugsamen Haustyrannen zu entwickeln, nach dessen Pfeife alle zu tanzen haben.

Rock Water, wenn das Kind sowohl zu seiner Umgebung, als auch zu sich selbst sehr streng ist.

Sweet Chestnut, wenn das Kind verzweifelt ist, weil es nicht durchsetzen kann oder konnte, was es will oder wollte.

Vervain, wenn sich das Kind oft intolerant und aufdringlich in Dinge einmischt, die es nichts angehen.

Willow, wenn das Kind grollt oder verbittert ist, weil es seinen Willen nicht erfüllt bekam.

Nr. 33: Walnut (Walnuß)

Entsprechend der *Beschreibung von Dr. Bach* hilft dieses Mittel jenen Menschen, die sich zu leicht beeinflussen und von ihrem Weg, ihren Idealen oder Zielen abbringen lassen. Es ermöglicht es ihnen, Fremdeinflüsse abzuwehren und sich selbst treu zu bleiben.

Grundsätzliche Einsatzmöglichkeiten:
- Beeinflußbarkeit, labile Persönlichkeit,
- mangelnde seelische (und/oder körperliche) Abwehrkraft,
- Umbruchsphasen, innere Stabilität bei Neubeginn.
- Überwindung schlechter Gewohnheiten
- übertriebene Gutgläubigkeit.

Walnut in der Kindertherapie:
Walnut ist ein wichtiges Mittel in der Kindertherapie, weil es das Kind unempfindlicher und stärker gegenüber seiner fordernden, erziehenden und schädigenden Umwelt macht und es in die Lage versetzt, die eigene Persönlichkeit zu entwickeln. Kinder mit problematischen oder lieblosen Eltern sollten mit Walnut gegen deren

schlechten Einfluß geschützt werden. Walnut kann daher auch von der Mutter in der Schwangerschaft genommen werden, um das sich entwickelnde Kind vor negativen Einflüssen zu schützen. Dieses Mittel wäre gut für jene Kinder gewesen, die dem »Rattenfänger von Hameln« folgten; es stabilisiert das Kind auch gegen negative Einflüsse oder Verführungen aus seinem Freundeskreis. Weiterhin können mit Walnut die psychischen Entwicklungsprozesse, die bei Veränderungen der äußeren Lebensumstände (zum Beispiel Eintritt in den Kindergarten, Einschulung oder Schulwechsel) erforderlich sind, gefördert werden. Das Kind wird von innen her gestärkt und stabilisiert. Auch in den körperlichen Umstellungsphasen (zum Beispiel Zahnen, Pubertät) ist es nützlich und kann eventuelle Beschwerden lindern.

Folgende Auffälligkeiten oder Störungen können behandelt werden:
Das Kind
- braucht Schutz gegen schlechte oder krankmachende Einflüsse (vor allem in der Familie),
- ist zu beeinflußbar und gutgläubig,
- ist in seiner Persönlichkeit nicht genügend entwickelt,
- läuft jedem »Rattenfänger« hinterher, ist verführbar,
- braucht mehr Eigenständigkeit,
- befindet sich in einer Entwicklungs- oder Umstellungskrise,
- hat Probleme beim Zahnen, in der Pubertät oder in seiner allgemeinen Entwicklung,
- hat Probleme bei Änderungen seiner Lebensumstände (zum Beispiel Kindergarten, Schule),
- ist durch eine der vorgenannten Störungen körperlich erkrankt.

Folgende Wirkung ist zu erwarten:
Das Kind
- wird stabiler gegen negative Einflüsse,
- kann sich besser in neuen Lebenssituationen zurechtfinden,
- wird eigenständiger, ruht mehr in sich selbst,
- ist nicht mehr so leicht zu beeinflussen, zu verführen oder anzulügen,
- läßt sich nicht mehr so leicht von dem abbringen, was es will,
- entwickelt seine persönlichen Anlagen besser,
- durchläuft die biologischen Umstellungsphasen besser.
- wird allgemein resistenter und stabiler.

Durch Kombination mit einem (oder mehreren) der folgenden Mittel kann diese Wirkung verstärkt und präzisiert werden:
Agrimony, wenn das Kind zu viel lügt, um sich vor dem Einfluß anderer Menschen zu schützen // wenn das Kind sich leicht von der Unehrlichkeit anderer anstecken läßt.

Centaury, wenn das Kind zu gutmütig und beeinflußbar ist // wenn es sich zu leicht ausnützen oder hin- und herschieben läßt.
Gentian, wenn das Kind willensschwach und sehr beeinflußbar ist.
Larch, wenn das Kind sehr schüchtern und beeinflußbar ist // wenn das Kind durch Unzulänglichkeitsgefühle bei einem Neubeginn behindert wird.
Mimulus, wenn das Kind sehr ängstlich und beeinflußbar ist.
Pine, wenn das Kind sich zu schnell ein schlechtes Gewissen machen läßt, weil es alles glaubt, was man ihm sagt.

Nr. 34: Water Violet (Sumpfwasserfeder)

Entsprechend der *Beschreibung von Dr. Bach* ist dieses Mittel für jene Menschen geeignet, die gerne allein sind (auch in einer evtl. Krankheit). Sie sind ruhig veranlagt, bewegen sich geräuschlos und reden wenig. Von Natur aus unabhängig, fähig, begabt und selbstsicher, kümmern sie sich wenig um die Meinung anderer Menschen, halten Distanz, gehen ihre eigenen Wege und belästigen niemanden. Ihre ruhige Art und ihrer innerer Friede sind eine Wohltat für ihre Umgebung.

Grundsätzliche Einsatzmöglichkeiten:
- Einzelgängerei,
- Distanziertheit, Stolz,
- Kontaktprobleme,
- Bindungsangst,
- Platzangst, Freiheitsbedürfnis.

Water Violet in der Kindertherapie:
Water Violet steigert die Kontaktbereitschaft des Kindes und fördert seine Bereitschaft, sich in die soziale Gemeinschaft zu integrieren. Es wird benötigt, wenn ein Kind sehr menschenscheu und einzelgängerisch ist, wenn es sich – auch evtl. unter Einfluß unerfreulicher Erlebnisse – zu sehr absondert oder wenn es ihm schwer fällt, Beziehungen zu anderen Menschen aufzunehmen. Auch asoziales Verhalten, Unfähigkeit zur Einordnung, Stolz und Arroganz, Unnahbarkeit oder krankhaftes Widerspruchs- und Freiheitsbedürfnis fallen in seinen Wirkungsbereich. Dabei ist aber zu bedenken, daß ein Kind nicht schon deshalb behandlungsbedürftig ist, weil es von Natur aus selbständig, unabhängig und in seinen Kontakten wählerisch ist bzw. seine Probleme immer allein zu lösen versucht.

Folgende Auffälligkeiten oder Störungen können behandelt werden:
Das Kind
- ist menschenscheu, hat Kontaktprobleme,
- zieht sich zu sehr zurück, ist sehr einzelgängerisch

- ist wortkarg, teilt sich nicht mit,
- ist in eine soziale Isolation (z. B. Schule) geraten,
- ist sehr eigensinnig und widerspruchsbereit,
- fügt sich nicht in die Gemeinschaft ein,
- ist übertrieben freiheitsbedürftig,
- neigt zu Platzangst oder Flucht vor Menschen,
- macht einen überheblichen oder arroganten Eindruck,
- läßt sich nicht einmal helfen, wenn es in Not ist,
- ist durch eine der vorgenannten Störungen körperlich erkrankt.

Folgende Wirkung ist zu erwarten:
Das Kind
- findet aus seiner Isolation heraus,
- sondert sich nicht mehr wie bisher ab,
- wird sozialer, entwickelt mehr Gemeinschaftsgeist,
- wird insgesamt kontaktfreudiger, meidet nicht mehr so sehr die Gesellschaft,
- beginnt, Beziehungen aufzunehmen oder Freundschaften zu schließen,
- wird entgegenkommender, aufgeschlossener, gesprächiger.

Durch Kombination mit einem (oder mehreren) der folgenden Mittel kann diese Wirkung verstärkt und präzisiert werden:
Agrimony, wenn das Kind gehemmt und verschlossen ist.
Clematis, wenn sich das Kind zurückzieht und in einer Traumwelt lebt // wenn das Kind sich aus der Welt und dem Leben zurückzieht.
Crab Apple, wenn das Kind sich zurückzieht, weil es sich nicht schön oder sogar unrein findet.
Gentian, wenn das Kind bei Kontaktversuchen immer zu schnell aufgibt.
Gorse, wenn das Kind pessimistisch und kontaktarm geworden ist.
Holly, wenn das Kind abweisend oder unfreundlich wird, weil es sich belästigt fühlt // wenn das Kind gereizt oder wütend ist und seine Ruhe haben will // wenn das Kind aus Platzangst gereizt oder unfreundlich wird.
Honeysuckle, wenn sich das Kind aufgrund eines Verlustes traurig zurückzieht.
Larch, wenn das Kind aufgrund von Minderwertigkeitsgefühlen menschenscheu ist.
Mimulus, wenn das Kind ängstlich und menschenscheu ist.
Mustard, wenn das Kind depressiv ist und sich zurückzieht.
Oak, wenn sich das Kind in eine Oppositionshaltung verrannt hat, die es nicht mehr aufgeben kann.
Olive, wenn sich Kind aus Erschöpfung zurückzieht.
Pine, wenn das Kind aufgrund von Schuldgefühlen die Gesellschaft anderer meidet.
Red Chestnut, wenn das Kind sich, unter starken Sorgen um andere leidend, still zurückzieht.
Rock Rose, wenn das Kind unter starker Platzangst leidet.

Rock Water, wenn das Kind sich isoliert und sich keine Freude mehr gönnt.
Star of Bethlehem, wenn das Kind sich aufgrund eines erschütternden Erlebnisses oder unglücklicher Lebensumstände still zurückzieht.
Wild Rose, wenn das Kind das Interesse an seinem Leben und an seinen sozialen Umfeld verloren hat // wenn das Kind in Isolation verharrt, weil es sich zu keiner Aktion aufraffen kann.
Willow, wenn sich das Kind enttäuscht oder schmollend zurückzieht.

Nr. 35: White Chestnut (Roßkastanie)

Entsprechend der *Beschreibung von Dr. Bach* hilft dieses Mittel, wenn sich unerwünschte oder unangenehme Gedanken, Ideen und Argumente ständig ins Bewußtsein drängen, wodurch das bewußte Denken blockiert, der innere Friede zerstört und die Konzentration auf die Arbeit oder etwas Erfreuliches unmöglich wird. Dies kommt meist davon, daß man sich seiner augenblicklichen Situation nicht aufmerksam genug zuwenden kann.

Grundsätzliche Einsatzmöglichkeiten:
- Zwangsgedanken,
- geistige Übererregung,
- ungelöste Probleme,
- Konzentrationsstörungen.

White Chestnut in der Kindertherapie:
White Chestnut wird benötigt, wenn Kinder bestimmte Gedanken und Vorstellungen (meist Sorgen, Befürchtungen oder unangenehme Erlebnisse) nicht mehr abschalten können. Daher wird es (zusammen mit Cherry Plum) besonders in belastenden Ausnahmesituationen gebraucht, in denen das Denken (und Fühlen) nur noch von einer bestimmten Idee beherrscht wird. Allgemein kann man es dem Kind geben, um ihm gezielteres und konzentrierteres Denken zu ermöglichen und um Schlafstörungen durch geistige Überaktivität zu überwinden. Auch bei Kopfschmerzen durch angestrengtes Denken hat es sich bewährt.

Folgende Auffälligkeiten oder Störungen können behandelt werden:
Das Kind
- wird von bestimmten Vorstellungen oder unangenehmen Gedanken tyrannisiert,
- ist geistig überaktiv, überwach oder überdreht,
- kann sich nicht konzentrieren,
- kann nicht einschlafen, weil es nicht abschalten kann,
- erwacht nachts, weil ihm etwas nicht aus dem Kopf geht,

- hat (momentan oder oft) Kopfschmerzen in der Stirn,
- ist durch eine der vorgenannten Störungen körperlich erkrankt.

Folgende Wirkung ist zu erwarten:
Das Kind
- wird ruhiger, entspannt sich, kann klarer denken,
- verliert seine Zwangsvorstellungen oder quälenden Gedanken,
- schläft besser.

Durch Kombination mit einem (oder mehreren) der folgenden Mittel kann diese Wirkung verstärkt und präzisiert werden:
Agrimony, wenn das Kind etwas zu verdrängen oder zu verbergen sucht, das dennoch sein Denken beherrscht.
Aspen, wenn das Denken des Kindes von unbegründeten ängstlichen Vorstellungen beherrscht wird.
Cherry Plum, wenn das Kind geistig und emotional völlig durcheinander ist.
Chestnut Bud, wenn das Kind unaufmerksam ist oder schlecht lernt, weil es dauernd an etwas Bestimmtes denken muß.
Clematis, wenn das Denken des Kindes zu sehr durch bestimmte Tagträumereien und Phantasien beherrscht wird.
Crab Apple, wenn das Denken des Kindes zu sehr von Sauberkeits- und Ordnungsproblemen beherrscht wird.
Holly, wenn das Kind so verärgert ist, daß es an nichts anderes mehr denken kann.
Honeysuckle, wenn das Denken des Kindes dauernd um etwas kreist, das es in seinem Leben nicht mehr gibt.
Impatiens, zum Therapieversuch bei hyperkinetischen Kindern.
Mimulus, wenn das Kind vor lauter Angst keinen klaren Gedanken fassen kann.
Pine, wenn das Kind so sehr vom schlechten Gewissen gequält wird, daß es an nichts anderes mehr denken kann.
Red Chestnut, wenn das Kind ununterbrochen von sorgenvollen Gedanken gequält wird.
Rock Rose, wenn das Kind von panischen Angstvorstellungen gequält wird.
Star of Bethlehem, wenn das Kind nur noch an ein bestimmtes, schockierendes Erlebnis denken kann.
Willow, wenn das Denken des Kindes von Enttäuschung oder Verbitterung blockiert ist.

Nr. 36: Wild Oat (Waldtrespe)

Entsprechend der *Beschreibung von Dr. Bach* hilft dieses Mittel jenen Menschen, die Ansprüche an ihr Leben stellen – zum Beispiel etwas Bedeutendes leisten, viele Erfahrungen sammeln oder alles, was nur möglich ist, genießen wollen. Ihre Problem besteht darin, daß sie trotz großem Ehrgeiz ihre Berufung nicht kennen oder einfach nicht wissen, was sie tun sollen. Weil es deshalb nicht vorwärts geht, sind sie oft unzufrieden und frustriert.

Grundsätzliche Einsatzmöglichkeiten:
- Ziel- und Konzeptlosigkeit,
- Unklarheit,
- Sinnverlust, Sinnlosigkeit,
- Unzufriedenheit durch einen Mangel an Lebenssinn oder Motivation.

Wild Oat in der Kindertherapie:
Wild Oat wird bei ganz kleinen Kindern kaum benötigt, da es hauptsächlich für ein Problem zuständig ist, das erst mit zunehmender Bewußtheit aktuell wird: für den Mangel an Sinn und Konzept. Wild Oat fördert die Fähigkeit, sinnvoll, gezielt und überlegt zu denken und handeln, was sich nicht nur auf den großen Lebenssinn, sondern auch auf alle möglichen alltäglichen Handlungen und Gedanken bezieht. So kann Wild Oat dem Kind im täglichen Leben weiterhelfen, wenn es nicht weiß, was es tun soll, beziehungsweise wenn ihm die bewußt-sinnerfüllte Beziehung zur Realität fehlt, wodurch es unfähig wird, (bezogen auf seinen Lebenskreis) logisch und zielgerichtet zu handeln. Wild Oat kann aber auch sehr viel weitergehende Wirkungen entfalten, da es ganz allgemein im Kinde das Wissen für seine Bestimmung oder Berufung entwickelt, was zum Beispiel in der schulischen Ausbildung und bei der Berufswahl wichtig ist. Es muß dann über längere Zeit gegeben werden.

Folgende Auffälligkeiten oder Störungen können behandelt werden:
Das Kind
- weiß nicht, was es will,
- tut sich schwer damit, gezielt und sinnvoll zu handeln,
- weiß nicht, welchen Beruf es ergreifen soll,
- hat seine Begabungen ungenügend entwickelt,
- ist unzufrieden, weil es nichts hat, das ihm richtig Spaß macht und sein Leben erfüllt,
- ist durch eine der vorgenannten Störungen körperlich erkrankt.

Folgende Wirkung ist zu erwarten:
Das Kind
- entwickelt mehr Klarheit in bezug auf seine Bedürfnisse,
- kann sich zielgerichteter verhalten,
- findet etwas, was ihm Freude macht und »wofür es lebt«.

Durch Kombination mit einem (oder mehreren) der folgenden Mittel kann diese Wirkung verstärkt und präzisiert werden:
Centaury, wenn das Kind alles mit sich geschehen läßt, weil es nicht weiß, was es will.
Clematis, wenn das Kind oft einen abwesenden und ziellosen Eindruck macht.
Chestnut Bud, wenn das Kind unselbständig und innerlich unklar ist.
Gentian, wenn das Kind oft zu früh aufgibt, weil es nicht weiß, was es will.
Gorse, wenn das Kind pessimistisch und ratlos ist.
Honeysuckle, wenn das Kind durch einen Verlust seine innere Lebensausrichtung verloren hat.
Mustard, wenn das Kind sehr niedergeschlagen ist und keinen Lebenssinn mehr hat.
Scleranthus, wenn das Kind nicht weiß, was es will, und vieles anfängt, aber nichts zu Ende führt.
Star of Bethlehem, wenn das Kind aufgrund eines seelischen Schocks seinen Lebenssinn verloren hat.
Walnut, wenn das Kind seine Begabungen nicht genügend entwickelt hat.
Wild Rose, wenn das Kind in einen Zustand von apathischer Ratlosigkeit geraten ist.

Nr. 37: Wild Rose

Entsprechend der *Beschreibung von Dr. Bach* ist dieses Mittel für jene Menschen geeignet, die ohne erkennbaren Grund das Interesse an allem verlieren, im täglichen Kampf ums Dasein resignieren und sich willenlos durchs Leben treiben lassen. Sie akzeptieren alles, wie es ist, und bemühen sich nicht um eine Verbesserung ihrer Lage oder um mehr Lebensfreude.

Grundsätzliche Einsatzmöglichkeiten:
- Interesselosigkeit und Resignation,
- Apathie,
- Antriebslosigkeit.

Wild Rose in der Kindertherapie:
Wild Rose gibt dem Kind mehr Antrieb und Unternehmungslust. Kinder brauchen es, wenn sie sich allgemein oder in bestimmten Situationen zu nichts aufraffen können, wenn sie zu apathisch sind oder keine Unternehmungslust mehr haben. Dieser Zustand kann auch der Ausdruck oder die Folge einer körperlichen Krankheit (abklären!) sein oder durch zu fordernde oder verständnislose Eltern und Erzieher/innen hervorgerufen werden.

Folgende Auffälligkeiten oder Störungen können behandelt werden:
Das Kind
- ist zu uninteressiert,
- ist still, apathisch, lust- und antriebslos,
- kann sich zu nichts aufraffen, läßt sich hängen,
- kommt nach einer Krankheit nicht mehr richtig auf die Beine,
- ist durch eine der vorgenannten Störungen körperlich erkrankt.

Folgende Wirkung ist zu erwarten:
Das Kind
- wird unternehmungslustiger und aktiver,
- hat mehr »Lust auf Leben«,
- erholt sich schneller.

Durch Kombination mit einem (oder mehreren) der folgenden Mittel kann diese Wirkung verstärkt und präzisiert werden:
Centaury, wenn dem Kind Initiative und Durchsetzungskraft fehlen.
Chestnut Bud, wenn das Kind schlecht lernt, weil es zu uninteressiert und träge ist.
Clematis, wenn das Kind sehr träge oder apathisch und oft geistig abwesend ist oder sich Tagträumereien hingibt.
Gentian, wenn sich das Kind für nichts richtig einsetzt und bei jeder kleinen Schwierigkeit aufgibt.
Gorse, wenn das Kind pessimistisch ist und sich zu nichts aufraffen kann.
Honeysuckle, wenn das Kind in Gedanken in der Vergangenheit weilt und sich interesselos durchs Leben treiben läßt.
Hornbeam, wenn das Kind sich kaum zu etwas aufraffen kann, weil ihm alles zu schwer erscheint.
Larch, wenn dem Kind Initiative und Selbstvertrauen fehlen.
Mustard, wenn das Kind keine Freude am Leben hat und sich zu nichts aufraffen kann.
Olive, wenn das Kind total erschöpft und resigniert ist.
Wild Oat, wenn das Kind in einen Zustand von apathischer Ratlosigkeit geraten ist.

Nr. 38: Willow (Weide)

Entsprechend der *Beschreibung von Dr. Bach* hilft dieses Mittel jenen Menschen, die auf ein Mißgeschick, eine Ungerechtigkeit oder ein Unglück stets mit Klagen und Verbitterung reagieren, weil sie grundsätzlich auf Erfolg eingestellt sind. Sie meinen auch, daß das Schicksal ungerecht zu ihnen sei und sie so schwere Prüfungen nicht verdient hätten. Aus Verbitterung wenden sie sich dann oft sogar von den Dingen ab, die ihnen normalerweise Freude machen.

Grundsätzliche Einsatzmöglichkeiten:
- Selbstgerechtigkeit,
- Beleidigtsein,
- Enttäuschung, Verbitterung, Groll,
- Schicksalshader.

Willow in der Kindertherapie:
Willow erzeugt eine versöhnliche Stimmung und ist deshalb bei allen Arten von ablehnender oder selbstgerechter Haltung nützlich. Es hilft dem Kind nicht nur aus einer momentanen Enttäuschung oder Verbitterung heraus, sondern baut auch – lange gegeben – seine Gewohnheit ab, sauer oder beleidigt zu reagieren, wenn es nicht bekommt, was es will. Dadurch kann es mit dem Leben, das ja auch ihm bereits manch schwerverdaulichen Brocken vorsetzt, positiver umgehen und unabänderliche Tatsachen zu akzeptieren, wodurch es auch nicht mehr so stark von krankheitserzeugenden Konflikten bedroht ist.

Folgende Auffälligkeiten oder Störungen können behandelt werden:
Das Kind
- ist schnell beleidigt, enttäuscht, sauer oder nachtragend,
- schmollt, grollt, ist verbittert,
- neigt dazu, sich ungerecht behandelt zu fühlen,
- beschwert sich oft über andere,
- kann Unrecht nicht vergessen,
- ist durch eine der vorgenannten Störungen körperlich erkrankt.

Folgende Wirkung ist zu erwarten:
Das Kind
- wird versöhnlicher und entgegenkommender,
- hört auf, beleidigt zu sein,
- findet sich mit den Tatsachen ab,
- nimmt das Leben von einer leichteren Seite,
- reagiert nicht mehr so schnell und oft sauer,
- überwindet seine konfliktbedingte Krankheit.

Durch Kombination mit einem (oder mehreren) der folgenden Mittel kann diese Wirkung verstärkt und präzisiert werden:
Cherry Plum, wenn das Kind sich in einen Zustand von starker Enttäuschung oder Verbitterung hineingesteigert hat.
Chicory, wenn das Kind schmollt, weil es nicht genügend Zuwendung zu bekommen meint.
Holly, wenn das Kind böse und unversöhnlich ist // wenn das Kind schnell beleidigt und wütend wird.
Honeysuckle, wenn das Kind sich mit einem Verlust überhaupt nicht abfinden kann.
Mustard, wenn das Kind sehr niedergeschlagen und enttäuscht oder verbittert ist.
Star of Bethlehem, wenn das Kind auf eine Situation, mit der es gefühlsmäßig nicht zurechtkommt, mit Groll oder Verbitterung reagiert // wenn das Kind tief verletzt und beleidigt ist.
Water Violet, wenn sich das Kind enttäuscht oder schmollend zurückzieht.

Rescue Remedy (Das Notfall-Mittel)

Das Notfall-Mittel ist eine (fertiggemischte, käufliche) Kombination aus folgenden Einzel-Mitteln: *Cherry Plum, Clematis, Impatiens, Rock Rose, Star of Bethlehem.* Man könnte es angesichts seiner erstaunlichen Wirkung fast als Wundermittel bezeichnen, und ich empfehle Ihnen, immer ein Fläschchen griffbereit zu haben (zu Hause, im Auto usw.) Es hat sich in allen kritischen oder gefährlichen Situationen bewährt (z. B. Unfall, Ohnmacht, Asthma-Anfälle, Panikzustände, Verbrennungen, Verletzungen, psychische Ausnahmezustände, vor und nach Operationen – zusätzlich zur ärztlichen Therapie beziehungsweise bis zum Eintreffen des(r) Arztes/Ärztin). Bei starken Schmerzen fügt man, falls griffbereit, *Agrimony* hinzu und bei extremen psychischen Ausnahmezuständen *Sweet Chestnut.*

Man gibt *Rescue Remedy* folgendermaßen: Alle 5–10 Minuten 1–2 Tropfen pur auf die Zunge (bei Bewußtlosigkeit auf die Lippen oder in den Mund träufeln), bis eine Besserung eintritt. Falls die kritische Situation (z. B. Unfall) länger anhält, gibt man – wenn möglich und notfalls tagelang – jede Stunde 1–3 Tropfen. Bei örtlichen Beschwerden (z. B. Verletzungen, Schmerzen) kann man einige Tropfen (evtl. etwas mit Wasser verdünnt) auf die betroffene Körperpartie geben und sanft verteilen. Bei Unfällen ist die Kombination von örtlicher Anwendung und Einnahme ideal. Bei offenen Wunden oder Verbrennungen verteilt man einige Tropfen *um die Wunde herum,* nicht hinein. Siehe hierzu → **Notfälle**.

In der Apotheke können Sie auch die *Rescue-Salbe* kaufen, die neben dem Notfall-Mittel noch *Crab Apple* enthält. Sie hat sich bei der Behandlung von (nicht offenen) Verletzungen, Verbrennungen, Sonnenbrand, Insektenstichen etc. bewährt. Zusätzlich sollte aber das Notfall-Mittel bei schwereren Störungen auch eingenommen werden.

Bach-Blüten-Therapie bei häufigen Problemen

Die folgenden Angaben sind als Empfehlungen und Anregungen zu verstehen. Lesen Sie bitte, wenn Sie ein bestimmtes Problem behandeln wollen, die angegebenen Gründe durch und wählen Sie die entsprechenden Mittel aus; meist werden mehrere benötigt. Zu der so ermittelten Kombination sollten (falls nicht bereits geschehen) immer noch jene Mittel hinzugefügt werden, die sich auf den momentanen, individuellen psychischen Zustand beziehen.

Wichtiger Hinweis: Die bei körperlichen Krankheiten angegebenen Therapievorschläge sind als *zusätzliche* Behandlung zur gezielten medikamentösen Therapie (→ *Therapielexikon*) gedacht.

Adoption

Kind fügt sich nicht ein, verweigert Kontakt	Water Violet
Kind ist oft gereizt / aggressiv	Holly
Kind ist schmollend-ablehnend	Willow
Kind ist traurig, hat untergründig Heimweh	Honeysuckle
Kind fühlt sich minderwertig	Larch
Kind ist unglücklich, kann sich nicht einleben	Star of Bethlehem
Kind klammert	Chicory
Kind ist ängstlich	Mimulus, Aspen
Kind paßt sich ängstlich zu sehr an	Centaury
Kind ist apathisch und uninteressiert	Gorse, Wild Rose
Kind will viel Anerkennung und Streicheleinheiten	Heather
Kind ist bedrückt und niedergeschlagen	Mustard, Gorse
Kind versucht überängstlich, alles richtig zu machen	Pine, Heather, Centaury
Kind lebt sich allgemein nicht gut ein	Walnut

→ *Revierprobleme* mit Geschwistern
→ *Eifersucht*

Akne

gegen Minderwertigkeitsgefühle	Larch
gegen Sich-unschön-Finden	Crab Apple
gegen die psychische Belastung	Star of Bethlehem
zur Persönlichkeitsstabilisierung	Walnut

(*Weitere therapeutische Angaben* → *Therapielexikon*)

Alpträume

Basismittel:	Star of Bethlehem, White Chestnut, Mimulus

zusätzlich (je nach Thema):

bei unklaren Ängsten	Aspen
bei panischen Ängsten	Rock Rose
bei sehr aufgewühlten Gefühlen	Cherry Plum
bei Versagensangst	Elm
bei Furcht vor Blamage	Heather
bei unverarbeitetem Verlust von etwas Schönem	Honeysuckle
bei Überforderungsgefühl	Hornbeam
bei Schuldgefühl oder Strafangst	Pine
bei Haß oder Verbitterung	Willow

(*Weitere therapeutische Angaben* → *Therapielexikon*)

Amalgamprobleme

zur Blutreinigung	Crab Apple
gegen Allergie	Beech

(*Weitere therapeutische Angaben* → *Therapielexikon*)

Anämie

gegen Müdigkeit	Olive
gegen Apathie	Wild Rose

(*Weitere therapeutische Angaben* → *Therapielexikon*)

Angst

Basismittel:	Mimulus
zusätzlich:	
bei unklaren, unbegründeten Ängsten/Bangigkeit	Aspen
bei panischer Angst	Rock Rose
bei Angst vor Fehlern	Cerato
bei sehr quälender Angst/Gefahr des Durchdrehens	Cherry Plum
bei Angst vor Verlust der Zuwendung	Chicory
bei Angst vor Schmutz	Crab Apple
bei Angst vor Blamage oder Ablehnung	Heather
bei Angst vor Mißerfolg	Hornbeam
bei Angst vor Zusammenbruch	Elm
bei Angst vor Strafe/Sünde	Pine
bei Angst um andere Menschen/Tiere/Pflanzen	Red Chestnut
bei Angst aufgrund eines erschütternden Erlebnisses	Star of Bethlehem, Mimulus, Rock Rose
bei Angst vor zu nahem Kontakt, Platzangst	Water Violet

(*Weitere therapeutische Angaben → Therapielexikon*)

Anpassung

Basismittel:	Centaury
zusätzlich:	
um allem Unangenehmen aus dem Wege zu gehen	Agrimony
aus Sympathiebedürfnis	Heather
aus Minderwertigkeitsgefühl	Larch
aus Angst	Mimulus
wegen starker Beeinflußbarkeit	Walnut

Asthma

akuter Anfall:	*Rescue Remedy*
zusätzlich:	
bei starker Verkrampfung	Agrimony
bei Ängsten (fast immer vorhanden!)	Mimulus, Aspen
allergische Komponente	Beech
Auslöser: starke seelische Erschütterung	Star of Bethlehem, Cherry Plum

(*Weitere therapeutische Angaben → Therapielexikon*)

Asoziales Verhalten

Basismittel:	Water Violet
zusätzlich:	
Unehrlichkeit, Heuchelei	Agrimony
spontane Ablehnung anderer/Unverträglichkeit	Beech
Verhalten, das zur Erpressung animiert	Centaury
Belästigung durch übertrieben emotionales Verhalten	Cherry Plum
Anklammerung, zu starker Liebesanspruch	Chicory
Unordentlichkeit (durch Interesselosigkeit)	Clematis
Angeberei, Wichtigtuerei	Heather
Unfreundlichkeit, Aggressionen	Holly
Ungeduld, Hetzerei	Impatiens
Unnachgiebigkeit/Verbissenheit in Ansprüchen	Oak
bei Herrschsucht/Intoleranz	Vine
bei Groll, Rachsucht, Unversöhnlichkeit	Willow

Aufdringlichkeit

aus Kontakt – oder Geltungsbedürfnis	Heather
aus übertriebenem Liebesbedürfnis	Chicory
aus Unternehmungslust/Begeisterung	Vervain

Autismus

Basismittel:	Water Violet
zusätzlich:	
aufgrund eines erschütternden Erlebnisses	Star of Bethlehem
durch/mit Verbitterung, Enttäuschung	Willow
(*Weitere therapeutische Angaben* → *Therapielexikon*)	

Behinderung, geistige – Minderentwicklung

Basismittel:	Chestnut Bud
zusätzlich:	
bei geistiger Abwesenheit	Clematis
bei Unruhe, Nervosität	Impatiens
bei Überaktivität, Schlafstörungen	Impatiens, White Chestnut

als Versuch bei Minderwuchs Larch, Centaury, Gentian
bei Ängsten Mimulus, Aspen
bei Koordinationsstörungen Scleranthus
bei Geburtstrauma Star of Bethlehem
bei Kontaktstörungen, autistische Tendenzen Water Violet

Bettnässen

Basismittel: Clematis, Gentian, Chicory

zusätzlich:
gegen eventuelle Beschmutzungsgefühle Crab Apple
bei Wunsch nach mehr Aufmerksamkeit Heather
gegen eventuelle Minderwertigkeitsgefühle Larch
gegen die Erwartungsangst Mimulus
gegen begleitende Schuldgefühle Pine
bei Groll, Trotz oder Enttäuschungen als Ursache Willow
(Weitere therapeutische Angaben → Therapielexikon)

Bronchitis

durch benennbare Angst Mimulus
durch unklare, irrationale Angst Aspen
durch Allergie Beech
(Weitere therapeutische Angaben → Therapielexikon)

Daumenlutschen

bei Gefühlsproblemen Cherry Plum
wegen Liebesmangel, orale Befriedigung Chicory
nach Verlust eines Liebesobjektes Star of Bethlehem
aus Angst Mimulus
nach psychischem Trauma Honeysuckle
bei Tendenz, sich zurückzuziehen Water Violet
(Weitere therapeutische Angaben → Therapielexikon)

Drogenmißbrauch

aus innerer Not, um sich von Frust abzulenken	Agrimony
zur Stärkung gegen Gruppenzwang	Centaury
Flucht in eine andere, künstliche Wirklichkeit	Clematis
aus Geltungsbedürfnis	Heather
Lebenssituation unerträglich	Star of Bethlehem
aus Eigensinn oder Widerstand gegen Normalität	Water Violet
aufgrund von schlechtem Einfluß	Walnut
aus Enttäuschung oder Verbitterung	Willow

Durchfall → Stuhlprobleme

Eifersucht

sehr stark und quälend	Cherry Plum
tiefgehend, verzehrend, mit Selbstmitleid	Chicory
aggressiv	Holly
schmollend/mit Verbitterung	Willow

Einkoten → Stuhlprobleme

Einzelgängerei

Basismittel:	Water Violet
zusätzlich:	
aus Furcht vor Unannehmlichkeiten	Agrimony
aus Ängstlichkeit	Mimulus
aus Erschöpfung	Olive
wegen eines seelischen Traumas	Star of Bethlehem
aus Verbitterung/Beleidigtsein	Willow

Ekzem / Neurodermitis

Basismittel   Crab Apple, Beech,
                                                Impatiens
zusätzlich:
  bei Angst   Mimulus
  bei übertriebenem Kontaktbedürfnis   Heather
  bei Liebesbedürfnis   Chicory
  bei Minderwertigkeitsgefühlen   Larch
  bei unglücklich machender Lebenssituation   Star of Bethlehem
  bei Ärger, Wut, Haß   Holly
  bei Verbitterung, Beleidigt-Sein   Willow
  bei → Streß
(Weitere therapeutische Angaben → Therapielexikon)

Entwicklungsstörungen

Basismittel: Chestnut Bud
dazu:
  die Mittel für besonders auffällige Eigenarten

Erpressung

aktiv:
  mit Liebesansprüchen und Gefühlstyrannei   Chicory
  aus Herrschsucht   Vine
  mit Vorwürfen   Willow

passiv:
  aus mangelnder Widerstandskraft   Centaury
  aus Furcht vor Unbeliebtheit   Heather
  aus Angst   Mimulus
  aus Angst vor Strafe oder Vorwürfen   Pine
  aus mangelndem Selbstvertrauen   Larch

Eßprobleme

Abstillen
    falls Umstellung schwierig   Walnut, Chicory, Honeysuckle

Kind ißt zu wenig
bei Verweigerung bestimmter Nahrung	Beech
wegen irgendeines quälenden Gefühls	Cherry Plum
wegen Heimweh oder Trauer	Honeysuckle
vorschnelle Sättigung durch hastiges Essen	Impatiens
wegen unerklärlicher Niedergeschlagenheit	Mustard
aufgrund von Erschöpfung	Olive
wegen starker Ablenkbarkeit	Scleranthus
wegen geistiger Übererregtheit	White Chestnut
aus beleidigtem Trotz	Willow

Kind ißt zu viel
wegen eines Überforderungsgefühls	Hornbeam
wegen starker quälender Gefühle	Cherry Plum
weil es sich ungeliebt fühlt oder gierig ist	Chicory
weil es sich abgelehnt fühlt	Heather
weil es sich minderwertig fühlt	Larch
wegen einer unverarbeiteten Erschütterung	Star of Bethlehem

Familienprobleme

Scheidung der Eltern
Kind verdrängt das Problem trotz Leiden	Agrimony
bei starker Anklammerung	Chicory
bei Aggressionen	Holly
bei Trauer, Heimweh, Sehnsucht	Honeysuckle
bei seelischer Erschütterung, Trauma	Star of Bethlehem
zur besseren Eingewöhnung in neue Situation	Walnut
Kind zieht sich zurück, Kontaktstörung	Water Violet
bei Ablehnung, Groll, Unversöhnlichkeit	Willow

Streitereien
Unfreundlichkeit, Aggressionen	Holly
Herrschsucht, Tyrannei	Vine
Aufdringlichkeit	Vervain
Vorwürfe; Unversöhnlichkeit	Willow

→ *Revierprobleme*

Geburt

Vor der Geburt
  Schutz gegen negative Einflüsse seitens der Mutter   Walnut
  zur pränatalen Förderung der eigenen Persönlichkeit   Walnut

Probleme während der Geburt
  Notsituationen, Trauma   Rescue Remedy
  Trauma, schwierige Geburt   Star of Bethlehem
  starke Angst der Mutter   Mimulus, Rock Rose
  bei Verkrampfung der Mutter   Oak, Agrimony, Rock Rose, Rock Water

nach der Geburt
  für einen guten »Einstieg« ins irdische Leben   Walnut

Grippe

Basismischung:
  zur Blutreinigung   Crab Apple
  für Kraft   Olive
  für Stabilität   Star of Bethlehem
  zum Schutz und zur Abwehr   Walnut

zusätzlich:
  bei Trostbedürftigkeit   Chicory
  bei plötzlicher Erschöpfung   Elm
  bei Rückfällen   Gentian
  bei pessimistischer Stimmung   Gorse
  bei plötzlicher oder unbegründeter Gereiztheit   Holly
  bei Unruhe   Impatiens
  bei unerklärlicher bedrückter Laune   Mustard
  bei Einsamkeits- oder Ruhebedürfnis   Water Violet
(Weitere therapeutische Angaben → Therapielexikon)

Hautkrankheiten

Ekzem
   bei allergischer Komponente   Beech
   zur Blutreinigung   Crab Apple
   gegen Juckreiz   Impatiens
   gegen Minderwertigkeitsgefühle   Larch
   zum Schutz gegen negativ wirkende Substanzen   Walnut
→ *Akne*
(*Weitere therapeutische Angaben* → *Therapielexikon*)

Hemmungen

   aus Verlegenheit   Agrimony
   aus Unsicherheit, Furcht vor Fehlern   Cerato
   aus Minderwertigkeitsgefühl   Larch
   aus Ängstlichkeit   Mimulus
   aufgrund schlechter Erfahrungen   Star of Bethlehem
   aus Kontaktstörung   Water Violet

Heuschnupfen

   gegen Allergie   Beech
   gegen Juckreiz   Impatiens,
   bei heftigen Niesanfällen   Holly
   als Schutz   Walnut
(*Weitere therapeutische Angaben* → *Therapielexikon*)

Hyperaktivitätsyndrom

   gefühlsmäßig überdreht   Cherry Plum
   bei eitlen Kaspereien   Heather
   Unruhe   Impatiens
   zu viel Unternehmungslust   Vervain
   Schutz gegen zu viel Anregung   Walnut
   geistige Überaktivität   White Chestnut
(*Weitere therapeutische Angaben* → *Therapielexikon*)

Kontaktprobleme

Basismittel: Water Violet
zusätzlich:
   aus Verlegenheit, Furcht vor Indiskretion — Agrimony
   aufgrund von Minderwertigkeitsgefühlen — Larch
   aus Ängstlichkeit — Mimulus
   aus Mangel an Lebensfreude — Mustard
   aufgrund von trauriger Stimmung — Honeysuckle
   aufgrund schlechter Erfahrungen — Star of Bethlehem

Konzentrationsstörungen → Lernprobleme

Krankheiten

(Psychische Verfassung bei akuten Krankheiten)

Basismittel: das Mittel, das am meisten dem bei der Krankheit vorliegenden psychischen Zustand entspricht (evtl. zusätzlich noch jene Mittel geben, deren Symptomatik ebenfalls deutlich ist.)

Wehleidigkeit; Versuch, Krankheit zu bagatellisieren	Agrimony
ängstliche Ahnungen, Bangigkeit	Aspen
brav, gehorsam	Centaury
Ratlosigkeit; ständige Fragen wegen der Krankheit	Cerato
Hysterie, Gefühlsdruck, vor Nervenzusammenbruch	Cherry Plum
keine Fortschritte im Genesungsprozeß	Chestnut Bud
Trost- u. Liebesbedürftigkeit, Anklammerung	Chicory
Benommenheit, Bewußtlosigkeit, Todessehnsucht	Clematis
Gefühl von Unreinheit, Waschzwang	Crab Apple
plötzlicher Zusammenbruch aus Leistungsfähigkeit	Elm
Entmutigung, Krankheits-Rückfall	Gentian
Pessimismus, Hoffnungslosigkeit	Gorse
Furcht vor Alleinsein, Geselligkeitsbedürfnis	Heather
Unfreundlichkeit, Gereiztheit, Aggressivität	Holly
Traurigkeit, Heimweh	Honeysuckle
Überforderungsgefühl, Flucht in die Krankheit	Hornbeam
Ungeduld, Unruhe, Nervosität, Juckreiz	Impatiens
kein Selbstvertrauen mehr	Larch

Ängstlichkeit	Mimulus
Niedergeschlagenheit, »grundlose« Schwermut	Mustard
zähes, unablässiges Ringen um Gesundheit	Oak
Erschöpfung, allgemeiner Schwächezustand	Olive
schlechtes Gewissen; Furcht vor Strafe	Pine
sorgenvoll wegen anderer; an Mitleid leidend	Red Chestnut
Panik	Rock Rose
starke Selbstdisziplin mit Verkrampftheit	Rock Water
Launen, dauernder Symptomwechsel	Scleranthus
Schock, seelische Erschütterung, Unglücklichsein	Star of Bethlehem
Verzweiflung, seelische Qual	Sweet Chestnut
optimistisch, unruhig, Beschäftigungsdrang	Vervain
Besserwisserei, Herumkommandieren	Vine
Beeinflußbarkeit, Gutgläubigkeit, wenig Abwehr	Walnut
Abneigung gegen Gesellschaft/Trost, Zurückziehung	Water Violet
quälende Gedanken, geistige Überdrehtheit	White Chestnut
Unklarheit; Depression wegen Sinnlosigkeit	Wild Oat
Apathie, völlige Interesselosigkeit	Wild Rose
Beleidigtsein, verbitterte Abkehr von der Welt	Willow

Kreislaufschwäche

akut	Rescue Remedy + – Elm
oft auftretend	Olive, Gentian, Hornbeam

(Weitere therapeutische Angaben → Therapielexikon)

Kurzsichtigkeit

gegen Tendenz, auszuweichen	Agrimony
gegen irrationale, unklare Ängste	Aspen
gegen die oft zugrundeliegende Angst	Mimulus
gegen eventuelles unverarbeitetes Trauma	Star of Bethlehem

(Weitere therapeutische Angaben → Therapielexikon)

Leberkrankheiten

durch totale Überlastung	Elm
mit Pessimismus	Gorse
mit Reizbarkeit, Wut	Holly
mit Überforderungsgefühlen	Hornbeam
mit bedrückter Stimmung	Mustard
mit Verbissenheit	Oak
mit allgemeiner Müdigkeit	Olive
mit Apathie	Wild Rose
mit schnellem Beleidigt-Sein, durch Unrecht	Willow

(*Weitere therapeutische Angaben* → *Therapielexikon*)

Legasthenie → Lernprobleme

(*Weitere therapeutische Angaben* → *Therapielexikon*)

Leistungsprobleme

Vortäuschung von Leistungsfähigkeit	Agrimony
Unsicherheit, Unselbständigkeit	Cerato
akute Überforderung	Elm
schnelle Entmutigung, nicht durchhalten	Gentian
Geltungssucht, Angeberei mit Leistung	Heather
allgemeine Überforderungsgefühle	Hornbeam
Pfusch durch Hetzerei, Unfähigkeit ruhig zu arbeiten	Impatiens
mangelndes Selbstvertrauen	Larch
Ehrgeiz, Perfektionismus	Oak
Erschöpfung	Olive
Schuldgefühl/Selbstvorwürfe bei Versagen	Pine
Panik bei Prüfungen/»leerer Kopf«	Rock Rose
zu streng gegen sich	Rock Water
Trauma durch Versagen	Star of Bethlehem
Verzweiflung bei Versagen	Sweet Chestnut
Streß durch übertriebenen Einsatz	Vervain
Arbeitsverweigerung aus Eigensinn	Water Violet
Desinteresse an Leistung, »null Bock«	Wild Rose

Lernprobleme

Basismittel:	Chestnut Bud
zusätzlich:	
Konzentrationsstörungen durch quälende Gefühle	Cherry Plum
durch Unaufmerksamkeit	Chestnut Bud
Konzentrationsstörungen durch Tagträumerei	Clematis
durch mangelnde Beharrlichkeit	Gentian
Konzentrationsstörungen durch Überforderungsgefühle	Hornbeam
Konzentrationsstörungen durch Ungeduld	Impatiens
durch mangelndes Selbstvertrauen	Larch
Konzentrationsstörungen durch Angst	Mimulus
Konzentrationsstörungen durch Ablenkbarkeit	Scleranthus
Konzentrationsstörungen durch Erschöpfung	Olive
Konzentrationsstörungen durch Panik	Rock Rose
Konzentrationsstörungen durch Zwangsgedanken	White Chestnut
Konzentrationsstörungen durch Desinteresse	Wild Rose
Legasthenie	Chestnut Bud, Gentian, Scleranthus, Willow Larch, Star of Bethlehem

(Weitere therapeutische Angaben → Therapielexikon)

Leukämie

gegen Pessimismus	Gorse
gegen Selbstwerttrauma (immer vorhanden!)	Larch, Heather
gegen Erschöpfung	Olive
gegen Schock	Star of Bethlehem

(Weitere therapeutische Angaben → Therapielexikon)

Lungenentzündung

Basismittel:	Rescue Remedy
zusätzlich:	
gegen Angst-Trauma (immer vorhanden!)	Star of Bethlehem, Mimulus, Aspen
für Kraft zur Überwindung	Elm, Gentian

(Weitere therapeutische Angaben → Therapielexikon)

Magenpförtnerkrampf / Pylorusstenose

Basismittel: Agrimony, Willow, Star of Bethlehem, Mimulus, Aspen, Rock Rose, Oak.

(Weitere therapeutische Angaben → Therapielexikon)

Magenschleimhautentzündung / Magengeschwür

bei Ärger	Holly, Willow
bei Streß	Oak, Elm, Hornbeam, Vervain
gegen ängstliches Hinunterschlucken	Agrimony, Mimulus
gegen ängstliche Erwartungen	Mimulus, Aspen

(Weitere therapeutische Angaben → Therapielexikon)

Magersucht

aus allgemeiner Ängstlichkeit	Agrimony, Aspen, Mimulus
aus ungestilltem Liebesbedürfnis	Chicory
aus mehr/weniger unbewußtem Todeswunsch	Clematis
aus häufiger Verärgerung	Holly
aus allgemeiner Erschöpfung	Olive
als Selbstkasteiung	Rock Water
aufgrund eines seelischen Traumas	Star of Bethlehem
aus Enttäuschung/Verbitterung	Willow
aufgrund von dauerndem selbsterzeugtem Streß	Vervain

Migräne

durch selbstgemachten Leistungs-Streß	Vervain, Oak, Rock Water
durch Überforderung	Elm, Hornbeam
durch Empörung, Wut	Holly, Willow
durch Ängste	Mimulus, Aspen, Agrimony

(Weitere therapeutische Angaben → Therapielexikon)

Mißhandlung → schädigende Erlebnisse

Mongolismus → Behinderung

Nabelkoliken

Basismittel:	Rescue Remedy
zusätzlich:	
bei starken Schmerzen	Agrimony, Sweet Chestnut

(Weitere therapeutische Angaben → Therapielexikon)

Nesselsucht

Basismittel	Beech, Crab Apple, Impatiens, Holly

(Weitere therapeutische Angaben → Therapielexikon)

Pubertät

Basismittel:	Walnut
zusätzlich:	
Künstlichkeit, Albernheit, Verlegenheit	Agrimony
Unselbständigkeit, Abhängigkeit von Erwachsenen	Cerato
hysterische Gefühlsanwandlungen	Cherry Plum
hysterische Schwärmerei	Cherry Plum
Geltungssucht mit Erröten, Angeberei, Eitelkeit	Heather
Liebeskummer bei enttäuschter Liebe	Honeysuckle
Selbstwertprobleme, kein Selbstvertrauen mit Erröten	Larch
schwankende Stimmungen, Launen	Scleranthus
Kontaktprobleme	Water Violet

→ *Akne*
→ *Schüchternheit*
→ *Sexualprobleme*

Reisekrankheit / Seekrankheit

Basismittel: Rescue Remedy
zusätzlich:
  zur Stabilisierung des Gleichgewichts   Scleranthus
  bei extremem Zustand   Gorse, Wild Rose
(*Weitere therapeutische Angaben* → *Therapielexikon*)

Revierprobleme

zu starker Anspruch, Übergriffe
zu starke, besitzergreifende Fürsorge	Chicory
Unfreundlichkeit, Aggressionen	Holly
Unbeugsamkeit im Anspruch	Oak
Gewohnheit, bei anderen etwas zu verbessern	Vervain
Drang, die anderen zu beherrschen	Vine
Groll bei Widerstand	Willow

zu schwacher Anspruch, zu wenig Verteidigung
Verzichtbereitschaft, Ausnützbarkeit	Centaury
Verzicht, um sich nicht unbeliebt zu machen	Heather
Verzicht aus mangelndem Selbstwertgefühl	Larch
Verzicht aus Ängstlichkeit	Mimulus
Verzicht aus moralischen Gründen	Pine
Verzicht aus Uninteressiertheit / Antriebslosigkeit	Wild Rose

Schädigende Erlebnisse

Basismittel: Star of Bethlehem
zusätzlich:
bei Verdrängung oder Überspielen des Traumas	Agrimony
seitdem grundlose oder unvernünftige Ängste	Aspen
seitdem Abneigung gegen etwas Bestimmtes	Beech
seitdem ängstlicher Gehorsam / Erpressbarkeit	Centaury
seitdem Unselbständigkeit, Unsicherheit	Cerato
seitdem Hysterie oder Gefühlsdurcheinander	Cherry Plum
wenn problematische Situation sich schon mehrmals wiederholt hat (nichts daraus gelernt)	Chestnut Bud
seitdem auffallend anklammernd / liebesbedürftig	Chicory
seitdem eine gewisse Todessehnsucht	Clematis

seitdem Ekel / Verunreinigungsgefühl	Crab Apple
seitdem Wille gebrochen	Gentian
seitdem pessimistisch / hoffnungslos krank	Gorse
bei Blamage; wenn seitdem auffallend geltungssüchtig	Heather
seitdem mißgelaunt oder aggressiv	Holly
seitdem traurig	Honeysuckle
bei Flucht in eine Krankheit	Hornbeam
seitdem nervös und unruhig	Impatiens
seitdem Selbstvertrauen erschüttert	Larch
seitdem sehr ängstlich	Mimulus
seitdem oft grundlos niedergeschlagen	Mustard
seitdem immer sehr erschöpft	Olive
seitdem Schuldgefühle / Angst vor Strafe	Pine
seitdem immer voller Sorgen	Red Chestnut
seitdem sehr schreckhaft	Rock Rose
seitdem Hang, sich Freude zu versagen	Rock Water
seitdem Hang zu Selbstbestrafung	Rock Water, Pine
seitdem widersprüchliches Verhalten	Scleranthus
seitdem oft verzweifelt	Sweet Chestnut
seitdem auffallend herrschsüchtig	Vine
wenn irgendein Neubeginn nötig	Walnut
seitdem Kontaktstörung / asoziales Verhalten	Water Violet
kein Vergessen möglich	White Chestnut
seitdem aus der Bahn geworfen	Wild Oat, Star of Bethlehem
seitdem antriebslos / an allem uninteressiert	Wild Rose
seitdem beleidigt, verbittert, rachsüchtig, ablehnend	Willow

Scham

zu wenig

aus emotionalem Überdruck	Cherry Plum
narzistisches Verhalten	Heather
aus Trotz	Water Violet, Willow

zu viel

aus Verlegenheit, Peinlichkeit	Agrimony
aus Ekel, Schmutzvorstellungen	Crab Apple
aufgrund von Minderwertigkeitsgefühlen	Larch
aufgrund von Moraltabus, Furcht vor Strafe	Pine

Schlafstörungen

Basismittel:	White Chestnut
zusätzlich:	
bei Verkrampfungen	Agrimony, Oak
bei Gefühlsproblemen jeder Art	Cherry Plum
bei Anklammerung, übertriebenem Liebesbedürfnis	Chicory
bei akuter Überlastung	Elm
bei Furcht vor Alleinsein	Heather, Aspen, Mimulus
bei Abneigung gegen Alleinsein	Heather, Chicory
bei akuter Eifersucht/Ärger	Holly
bei Heimweh oder Trauer	Honeysuckle
bei Überforderungsgefühlen	Hornbeam
bei Nervosität, Unruhe	Impatiens
bei Ängsten	Mimulus, Aspen
bei Unfähigkeit, loszulassen und sich zu entspannen	Oak
bei Erschöpfung	Olive
bei Sorgen um die Bezugsperson oder Angehörige	Red Chestnut
bei Panikzuständen	Rock Rose
nach schockierendem Erlebnis	Star of Bethlehem
bei Verzweiflung	Sweet Chestnut
bei Umstellungen im äußeren Leben	Walnut
bei Zahnungsbeschwerden	Walnut
bei Enttäuschung, Beleidigtsein oder Verbitterung	Willow
bei zu viel Unternehmungslust	Vervain

→ *Alpträume*
(*Weitere therapeutische Angaben* → *Therapielexikon*)

Schmerzen

Basismittel	Rescue Remedy
zusätzlich:	
starke Schmerzen, Wehleidigkeit	Agrimony
mit starker Trostbedürftigkeit	Chicory
mit starker Gereiztheit	Holly
mit Verkrampfung	Oak
extreme Schmerzen	Sweet Chestnut
mit Abneigung gegen Trost und Gesellschaft	Water Violet
mit Selbstmitleid oder Haß	Willow

(*Weitere therapeutische Angaben* → *Therapielexikon*)

Schüchternheit

aufgrund von »Aschenputtel«-Gefühl	Centaury
aufgrund von Unselbständigkeit	Cerato
durch mangelndes Selbstvertrauen	Larch
durch allgemeine Ängstlichkeit	Mimulus
durch Kontaktprobleme	Water Violet

Schul- und Kindergartenprobleme

→ *asoziales Verhalten*
→ *Lernprobleme*
→ *Leistungsprobleme*
→ *schlimme Erlebnisse*

Sexualprobleme

Sexualangst aus Schmutz- / Unreinheitsvorstellungen	Crab Apple
Übererregung	Impatiens, Vervain, Cherry Plum
Versagensangst	Larch
Angst vor der Sexualität	Mimulus, Aspen
Sexualangst aus moralischen Gründen	Pine
Schuldgefühle wegen Sexualität/Prüderie	Pine
Panik in Zusammenhang mit Sexualität	Rock Rose
Selbstunterdrückung sexueller Wünsche/Prüderie	Rock Water
Schock im Zusammenhang mit erstem Sexualerlebnis	Star of Bethlehem
Zu unvorsichtige sexuelle Neugier	Vervain
Sexuelle Rücksichtslosigkeiten	Vine, Vervain
Bisexuelle Tendenzen	Scleranthus, Wild Oat

Stottern

Basismittel:	Heather, Larch, Mimulus, Scleranthus, Rock Rose, Agrimony, Gentian

zusätzlich:
  aus Nervosität   Impatiens
  aus Angst vor Strafe   Pine
  seit einem unangenehmen Erlebnis   Star of Bethlehem
  (*Weitere therapeutische Angaben → Therapielexikon*)

Streß

innerer Streß durch Verlegenheit/Heuchelei   Agrimony
emotionaler Streß durch unausgelebte Gefühle   Cherry Plum
durch Überforderung, kurz vor Zusammenbruch   Elm
durch Ungeduld, Unrast   Impatiens
durch Angst   Mimulus, Rock Rose
durch Unnachgiebigkeit, Verbissenheit   Oak
selbsterzeugter Streß durch Begeisterung   Vervain
(*Weitere therapeutische Angaben → Therapielexikon*)

Stuhlprobleme

Verschiedene Störungen:
  Kind bleibt bei Windel, um keine Zuwendung
  zu verlieren   Chicory
  bei Ekel vor Stuhl oder Urin   Crab Apple
  bei übertriebener Schamhaftigkeit   Crab Apple, Pine
  wenn Stuhlgang zu narzißtisch betrieben wird   Heather
  wenn bei Umstellung von Windel auf WC psychologisch
  etwas schief gegangen   Star of Bethlehem
  wenn Kind aus Eigensinn bei Windel bleibt   Vine
  fördert die Umstellung von Windel auf WC   Walnut
  wenn Kind aus Trotz bei Windel bleibt   Willow
  bei vorsätzlicher Beschmutzung mit Stuhl   Willow, Holly,
                                                     Water Violet
  Einkoten   Willow, Holly,
                                                     Heather, Water
                                                     Violet, Chicory, Star
                                                     of Bethlehem
  wenn das Kind nur an abgeschiedenen Orten oder bei Water Violet, Pine,
  verschlossener Tür den Darm entleeren kann   Heather

Durchfall oder Verstopfung
  bei Durchfall oder Verstopfung durch emotionalen
  bei Verstopfung durch Verkrampfung   Agrimony

Druck oder Gefühlsdurcheinander	Cherry Plum
bei Verstopfung durch Ekel vor fremdem WC	Crab Apple
bei Durchfall durch Nervosität	Impatiens
bei Stuhlstörungen durch Angst	Mimulus/Aspen
bei krampfhafter Verstopfung	Oak
bei Verstopfung durch selbst auferlegte Zwänge	Rock Water
bei Wechsel von Durchfall und Verstopfung	Scleranthus

(Weitere therapeutische Angaben → Therapielexikon)

Trost

Verlangen nach Trost	Chicory
Ablehnung von Trost	Water Violet

Überempfindlichkeit

gegen Indiskretion/gegen Leiden	Agrimony
gegen Lieblosigkeit	Chicory
gegen Sinnesreize jeder Art	Cherry Plum
gegen Mißerfolge	Gentian
gegen Ablehnung	Heather
gegen Kritik/Vorwürfe	Pine
gegen Beeinflussung jeder Art	Walnut

Unordentlichkeit

aufgrund von Verträumtheit/geistiger Abwesenheit	Clematis
Inkonsequenz beim Aufräumen (zu frühes Aufhören)	Gentian
durch Interesselosigkeit bei Traurigkeit	Honeysuckle
durch Überforderungsgefühl beim Aufräumen	Hornbeam
durch Ungeduld/Unruhe/Hetzerei	Impatiens
aufgrund von Niedergeschlagenheit	Mustard
aus Erschöpfung	Olive
vieles wird gleichzeitig begonnen, nichts beendet	Scleranthus
aufgrund von Kummer	Star of Bethlehem
aus Protest gegen »bürgerliche Ordnung«	Water Violet
durch Zwangsgedanken (zu »beschäftigt«)	White Chestnut
aufgrund innerer Konzeptlosigkeit, Unklarheit	Wild Oat
aufgrund von Apathie, Initiativelosigkeit	Wild Rose
aus beleidigtem Trotz	Willow

Unruhe

Basismittel:	Impatiens
zusätzlich:	
durch geheime Sorgen	Agrimony
durch Unsicherheit, Furcht vor einem Fehler	Cerato
durch Gefühlsüberdruck	Cherry Plum
durch akute Versagensangst	Elm
durch Verärgerung	Holly
durch Überforderungsgefühl	Hornbeam
durch Ängste	Mimulus, Aspen
durch Schuldgefühle	Pine
durch Sorgen	Red Chestnut

Verstopfung → Stuhlprobleme

(Weitere therapeutische Angaben → Therapielexikon)

Wirbelsäulenprobleme

schlechte Haltung durch:

Gehorsam, Unterwürfigkeit	Centaury
Überforderungsgefühl	Hornbeam
Minderwertigkeitsgefühl, kein Selbstvertrauen	Larch
Angst	Mimulus, Aspen
allgemeine Erschöpfung	Olive

(Weitere therapeutische Angaben → Therapielexikon)

Würmer

gegen Ekel	Crab Apple
gegen Juckreiz, Unruhe	Impatiens

(Weitere therapeutische Angaben → Therapielexikon)

Wutanfälle

Basismittel: Holly
zusätzlich:
   sehr stark, Gefahr von Kurzschluß   Cherry Plum
   mit Verbitterung/Haß   Willow
(*Weitere therapeutische Angaben* → *Therapielexikon*)

Zahnprobleme

Zahnungsbeschwerden
Basismittel: Rescue Remedy
zusätzlich: bei Wehleidigkeit   Agrimony
   bei Klammern und Trostbedürftigkeit   Chicory
   bei Gereiztheit   Holly
   bei Nervosität und Zappeligkeit   Impatiens
   bei verweifeltem Weinen oder Wimmern   Sweet Chestnut
   für die Umstellung (längere Zeit geben)   Walnut
(*Weitere therapeutische Angaben* → *Therapielexikon*)

Zähneknirschen
   bei inneren Nöten   Agrimony
   bei Aggressionen   Holly
   bei starken Gefühlsproblemen   Cherry Plum
   bei Unruhe, Nervosität   Impatiens
   bei Streß   Hornbeam, Oak, Vervain
   bei Verbitterung   Willow

Problematische psychische Eigenarten

Angst

(Furcht, Empfindlichkeit, Gefahr, Verletzlichkeit, Mut, Sehstörung, Tabu, Papiertiger, Todesangst, Körperkontakt.)

Ihr Kind ist sehr ängstlich. Es neigt dazu, allem, was es nicht kennt, übervorsichtig auszuweichen oder zieht sich oft ohne erkennbaren Grund furchtsam zurück. Manchmal leidet es unter Ängsten, die es nicht begründen oder näher erklären kann, manchmal auch nur unter bangen Gefühlen. Offensichtlich hat Ihr Kind ein starkes Bedürfnis nach Geborgenheit und Schutz, weshalb es sich am liebsten in seiner gewohnten, vertrauenerweckenden Umgebung aufhält, sich bevorzugt Stärkeren anschließt oder sich in einem schützenden Winkel verkriecht; vielleicht kommt es auch manchmal nachts wie ein verängstigtes Tier ins elterliche Bett gekrochen. Fremde Menschen oder unbekannte Gegenden sind ihm grundsätzlich nicht geheuer, und man hat oft den Eindruck, daß es untergründig immer irgend etwas Schlimmes erwartet. Darauf weisen eventuell auch das eingezogene Genick, der furchtsam gesenkte Blick, die helle, aufgeregte Stimme, die verkrampften Bewegungen oder der unruhige Schlaf hin.

Warum hat Ihr Kind so viel Angst, und wie kann man ihm dagegen helfen? Diese Frage haben Sie sich sicher schon oft gestellt. Um sie beantworten zu könen, ist es nützlich, zu wissen, was Angst bedeutet und wie sie entsteht.

Angst bedeutet Enge. Enge tritt immer dann auf, wenn ein Mißverhältnis zwischen einem bestimmten Inhalt und dem Raum besteht, der ihn aufnehmen soll. Wenn zum Beispiel zu viele Menschen in ein kleines Zimmer gepfercht werden, wird es eng. Die Enge, die dem Angstgefühl zugrundeliegt, entsteht dadurch, daß sich emotionale Energie in unserem Inneren staut und eine Art Überdruck erzeugt. Es ist die Energie, die unsere Psyche bei Gefahr zusätzlich zu mobilisieren pflegt, damit wir fliehen oder uns wehren können, und sie staut sich, wenn wir dies nicht tun, wenn wir sie also nicht in einer rettenden Aktion verbrauchen. Der innere Stau ist jener Gefühlsdruck, den wir bei Bedrohungen empfinden, gegen die wir nicht sofort etwas unternehmen können. Wenn wir zum Beispiel sehen, daß ein Auto auf uns zurast, springen wir normalerweise schnell beiseite und verbrauchen damit die blitzschnell von unserem Organismus mobilisierte Energie; Angst tritt dabei nicht oder nur sekundenlang auf. Sind wir aber unfähig zu reagieren, so staut sich die Flucht/Abwehr-Energie zum inneren Überdruck; daraus entsteht Enge und wir empfinden Angst oder Panik. Angst ist also die Folge einer Gefahr, die wir nicht abwehren oder fliehen können.

Wichtig ist hier, daß es zwei Arten von Gefahr gibt: einerseits die tatsächliche, unmittelbar bestehende und andererseits die eingebildete, die einer Vorstellung oder negativen Phantasie entspringt. Der wesentliche Unterschied zwischen ihnen besteht darin, daß wir auf eine tatsächliche Gefahr aktiv reagieren können, während dies bei einer erdachten nicht möglich ist, so daß sich dabei die von der Psyche mobilisierte Flucht/Abwehr-Energie staut und das Angstgefühl hervorruft.

Diese Angst ist in unserer abgesicherten Zivilisation sehr häufig. Wir brauchen zwar nicht mehr ums tägliche Überleben zu kämpfen und zu fürchten, stellen uns dafür aber viele bedrohliche Situationen vor. Da diese nur Hirngespinste sind, gegen die wir nichts Konkretes unternehmen können, bekommen wir Angst und schmoren sozusagen im eigenen Saft. Oft erinnern wir uns auch an frühere Leidenserlebnisse, die wir nicht verarbeitet haben; sobald wir sie im Geiste lebendig werden lassen oder uns ähnliche vorstellen, taucht auch die Angst vor einer Wiederholung auf.

Menschen, die Schlimmes erlebt haben, sind daher meist schneller verängstigt als jene, die bisher wenig gelitten haben. Das kleine Kind zum Beispiel, das mit Urvertrauen und positiver Erwartung in die Welt kommt, hat zunächst relativ wenig Angst (vorausgesetzt, es hat nicht bereits im Mutterleib oder bei der Geburt Schlimmes erlebt). Es greift neugierig nach allen Gegenständen in seiner Umgebung, geht interessiert auf alles zu und schreckt kaum vor etwas zurück, bis es auf einmal merkt, daß man sich am Feuer verbrennen und daß ein Hund beißen kann, daß eine Zwiebel unangenehm schmeckt und daß es weh tut, wenn man sich den Finger einklemmt. Dadurch wird es vorsichtiger und paßt in Zukunft besser auf. Zugleich bedeutet dies aber auch, daß es sich vor einer Wiederholung des unangenehmen Erlebnisses fürchtet.

Solange diese aus einer Leidenserfahrung entspringende Furcht nur bei tatsächlicher Gefahr auftritt und dann sogleich zu einer rettenden Aktion führt, schützt sie uns vor Unheil. Dagegen ist jene Angst, die länger anhält, sehr stark oder unrealistisch ist, krankhaft und Ausdruck eines Fehlverhaltens, das darin besteht, daß wir entweder nicht richtig reagieren können oder die Situation falsch beurteilen. Dieses Problem besteht bei Ihrem Kind, da es sich oft zu stark, zu lange und ohne tatsächlichen Grund fürchtet.

Damit kommen wir zu einem weiteren, wichtigen Faktor bei der Entstehung von Angst: Da sie eine subjektive Emotion ist, hängt ihre Stärke weitgehend von subjektiven Faktoren, nämlich der Verfassung und Mentalität des betreffenden Menschen ab. Empfindsame Menschen bekommen schneller und stärker Angst als robuste und starke; für sie ist die Welt gefährlicher. Der Flucht/Abwehr-Impuls wird ja umso stärker, je bedrohlicher uns eine bestimmte Situation erscheint, was wiederum von unserer Phantasie, unserer Verletzlichkeit und unseren Reaktionsmöglichkeiten abhängt. Wir dürfen also die Angst eines Kindes nicht objektiv beurteilen, sondern müssen sie als Ausdruck seines subjektiven Zustandes ernst nehmen.

Wenn man die Angst als zu starken oder blockierten Flucht/Abwehr-Impuls versteht, erkennt man die Möglichkeiten, sie zu überwinden oder – noch besser – zu verhüten: *Gefahren vermeiden; stärker und geistesgegenwärtiger werden; ungefährliche Situationen nicht als gefährlich betrachten und sich keine gefährliche Situationen ausdenken; auf gefährliche Situationen sofort und richtig reagieren, Ur-Vertrauen entwickeln.*

Bei Ihrem Kind könnte das im einzelnen folgendermaßen aussehen:

Gefahren vermeiden. Das ist selbstverständlich. Eltern versuchen instinktiv, ihr Kind vor gefährlichen Situationen zu schützen. Dabei sollten sie aber ein gutes Augenmaß entwickeln, wann und ob überhaupt eine Gefahr besteht. Wenn Sie selbst ängstlich sind, werden Sie ihr Kind wahrscheinlich zu sehr behüten. Dadurch kann es einerseits verunsichert werden und lernt andererseits nicht, sich selbst zu schützen. Es wäre gut, immer, wenn Sie Gefahr wittern, zu überprüfen, ob es wirklich so schlimm ist oder ob nur Ihre Übervorsicht dahinter steckt. Sind Sie aber ein mutiger, risikofreudiger Mensch, so bedenken Sie bitte, daß für Ihr Kind, wenn es von zarterer und verletzlicherer Natur ist, bestimmte Situationen, mit denen Sie problemlos zurechtkommen würden, gefährlich sein können. Guter Umgang mit Kindern setzt voraus, daß wir ernst nehmen, was sie uns – auf welche Weise auch immer – mitteilen. Bevor man ein Kind auffordert: »Stell dich nicht so an!« oder »Sei nicht so zimperlich!«, muß man die Situation und auch die eigene Einstellung genau geprüft haben – und zumindest sollte man es in einem freundlichen, humorvollen Ton sagen, damit sich das Kind nicht gedemütigt oder unter Druck gesetzt fühlt.

Stärker und geistesgegenwärtiger werden. Viele Ängste entstehen aus einem Gefühl der Ohnmacht und Verletzlichkeit. Es ist deshalb sinnvoll, Kinder nicht vor jedem kleinen Problem und jeder Mini-Gefahr zu schützen, damit sie aus eigenem Erleben stark und mutig werden können; sie sollten im Kleinen üben, was sie später im Großen können müssen. Oft haben Kinder sogar den Wunsch, »etwas zu erleben«, das die Eltern ihnen aus Ängstlichkeit vorenthalten, denn instinktiv wollen sie lernen, mit der Welt zurechtzukommen. So sollte man ängstliche Kinder sogar ermutigen, aus Situationen, vor denen sie zurückscheuen, kleine Bewährungs- und Kraftproben zu machen (vorausgesetzt, sie sind ungefährlich). Es wird auch Gelegenheiten geben, in denen Sie mit Ihrem Kind zusammen seinen Mut üben könnten – zum Beispiel, indem Sie ihm zeigen, daß sich der Hund, vor dem es sich fürchtet, gern streicheln läßt, oder daß es im Wald gar keine Gespenster gibt, wie man ihm weisgemacht hat, oder indem Sie mit ihm zusammen auf den See hinausschwimmen, vor dem es sich fürchtet. Besonders effektiv wirkt in dieser Hinsicht körperliches Training und eventuell sogar das Erlernen eines Kampfsports, weil das Gefühl körperlicher Stärke und Überlegenheit mehr Sicherheit gibt.

Wichtig ist bei Ihrem Kind auch eine psychische Stärkung – nicht nur durch positive Erfahrungen, sondern vor allem durch die Förderung eines stabilen Selbstwertgefühls. Es ist ja klar: Je stärker, besser, klüger, leistungsfähiger, wertvoller und überlegener wir uns fühlen, desto weniger fürchten wir uns vor unserer Umwelt, vor Versagen, Strafe, Demütigung oder Mißhandlung. Nützen Sie jede Gelegenheit, Ihr Kind durch Anerkennung »aufzubauen«. Natürlich sollte das Lob berechtigt sein, damit Ihr Kind es annehmen kann; das ist aber normalerweise kein Problem, denn wenn man will, findet man immer etwas, das man an ihm loben kann.

Nichts motiviert so sehr zum Erfolg wie ein Erfolgserlebnis, und wenn ein Kind erfahren hat, daß es mit einer bisher als bedrohlich empfundenen Situation in Wirklichkeit gut zurechtkommen kann, so wird dieses Erlebnis seinen Mut stärken. Mut ist nicht die Abwesenheit von Angst, sondern er bedeutet, daß man trotz seiner Angst nicht wegläuft und sich der Gefahr stellt. Ihr Kind wird in seiner Grundstruktur immer empfindsam und damit verletzlich bleiben, und es wird sich immer wieder bewußt mit seiner Tendenz zur Angst auseinandersetzen müssen; aber es könnte dadurch ein wirklich mutiger Mensch werden.

Ungefährliche Situationen nicht als gefährlich betrachten. Manchmal machen wir aus der Mücke einen Elefanten, vor dem wir uns dann fürchten. Wahrscheinlich neigt auch Ihr Kind dazu, kleine Probleme in seiner Phantasie künstlich aufzublähen und sich dann davor zu fürchten. Aus Empfindlichkeit stuft es vorsichtshalber vieles etwas schlimmer ein, als es tatsächlich ist, um wirklich sicher zu gehen. Es sollte immer wieder ermutigt werden, genau hinzusehen, wenn ihm etwas nicht geheuer erscheint. Nützlich wäre auch, wenn es wieder übertreibt, mit ihm eine genaue Analyse der vermeintlichen Gefahr vorzunehmen, so daß es erstens besser lernt, sich Problemen zu stellen, und zweitens erkennt, daß viele seiner Ängste unbegründet sind.

Übrigens beruhen viele Sehstörungen auf Ängsten. Bei einem Kind, dessen Sehvermögen sich plötzlich verschlechtert, kann man oft feststellen, daß es sich stark fürchtet (es wagt nicht mehr genau hinzusehen). Der Grund könnten Probleme in der Schule oder bestimmte Menschen (Familie, andere Kinder) oder ein schreckliches Erlebnis sein. Statt ihm dann nur eine Brille zu »verpassen«, wäre es sinnvoller – zumindest aber genauso wichtig –, seine Angst abzubauen. Ebenso sollte man bei Atemstörungen (bis hin zu Asthma) an Angst als Auslöser denken.

Sich keine gefährlichen Situationen ausdenken. Wir sagten schon, daß diejenigen Ängste, die auf erdachten Gefahren beruhen, besonders schwierig aufzulösen sind, weil man nicht Konkretes dagegen tun kann. (Allenfalls besteht die Möglichkeit, positive Gedanken dagegen zu setzen oder sich von seinem Irrtum zu überzeugen.) Ganz wichtig ist es deshalb, einem Kind nie Angst zu machen. Auch wenn Sie meinen, Sie könnten es dadurch zu mehr Vorsicht erziehen, daß Sie ihm bestimmte Situationen gefährlicher schildern als sie tatsächlich sind, so tun Sie ihm damit nichts Gutes, denn dadurch geht ein Teil seines Ur-Vertrauens verloren und es verlernt, die Dinge so zu sehen, wie sie sind. Letztlich wird es dadurch unfähiger, sich in Problemsituationen realistisch und geistesgegenwärtig zu verhalten.

Die meisten Ängste der Kinder beruhen darauf, daß man ihnen die Welt schlimmer schildert, als sie tatsächlich ist. Eigentlich sollte man gerade Kindern gegenüber Unwahrheiten jeder Art vermeiden, um ihren Wahrheitssinn nicht zu beschädigen. Geschichten vom »schwarzen Mann«, von Gespenstern, von einem »lieben«

Gott, der immer aufpaßt, ob das Kind sündigt, Horrormeldungen in den Medien, die ihm eine einseitige Perspektive der Welt vermitteln, sind genauso schädlich wie Gebote und Verbote, die mit moralischen Strafdrohungen abgesichert werden. Denn dadurch werden sie zu Tabus, die das Kind mit untergründiger Angst erfüllen.

Genau dies aber ist der Zweck eines Tabus. Es ist eine äußerst wirksame psychologische Maßnahme, um Menschen in bestimmten Grenzen zu halten beziehungsweise ihnen bestimmte Lebensbereiche zu versperren (früher war zum Beispiel die Sexualität stark tabuisiert). Die Wirksamkeit des Tabus beruht darauf, daß man es mit einer Strafandrohung verknüpft; wer es mißachtet, muß mit schweren Leiden durch die Rache einer »göttlichen« und unheimlichen Macht rechnen. So unterscheiden sich unsere ethischen, moralischen und religiösen Tabus im Prinzip nicht von denen des einfachen Urwaldmenschen, der sich von bösen Geistern bedroht fühlt, die man nicht durch die verbotene Handlung provozieren darf.

Auf gefährliche Situationen sofort und richtig reagieren. Das heißt: bei tatsächlicher Gefahr fliehen oder kämpfen, bei erdachter Gefahr eine positive Gegenvorstellung entwickeln oder sich effektive Flucht- oder Abwehrmaßnahmen ausdenken. Das Rezept lautet: hinsehen und reagieren.

Die meisten Gefahren (gleichgültig, ob tatsächlich oder nur erdacht) entpuppen sich bei nüchterner und geistesgegenwärtiger Betrachtung als eher harmlose Papiertiger. Wie oft haben wir uns schon vor irgend etwas gefürchtet und dann, wenn es so weit war, erkannt, daß die Gefahr gar nicht wirklich bestand und wir uns eigentlich nur etwas vorgemacht hatten! Zudem finden wir, wenn wir genau hinsehen, in den meisten Fällen auch die Lösung des Problems. Ein erfahrener Urwaldpionier wird zum Beispiel kaum in Panik verfallen, wenn ihm ein Raubtier über den Weg läuft, weil er erstens gewöhnt ist, solche Vorkommnisse kaltblütig zu analysieren, und weil er sich zweitens damit auskennt und richtig handeln kann. Auch Ihr Kind kann mit der Zeit durch genaues Beobachten und Ausprobieren mehr Geistesgegenwart und Sicherheit im Umgang mit den vielen Gefahren des Leben erwerben, was nicht nur bedeutet, daß es sich Situationen, vor denen es bisher zurückgeschreckt ist, besser stellen kann, sondern auch einen klaren Blick dafür bekommt, wann es sinnvoll ist, zu fliehen. Das könnten Sie neben Ihrem guten Beispiel dadurch unterstützen, daß Sie ihm zwar in echter Not, Verzweiflung und Gefahr zu Hilfe kommen, es im übrigen aber seine Probleme allein lösen lassen. Hilfreich ist auch, mit ihm offen über seine Ängste zu reden, damit sie nicht ins Dunkel des Unterbewußten verdrängt werden; es dürfte sich dabei aber nicht verurteilt oder abgelehnt fühlen.

Ur-Vertrauen erhalten und entwickeln. Im Grunde steckt hinter unseren gedanklichen Ängsten ein teilweiser Verlust des Gefühls, in der Welt, im Leben, bei den Menschen und vielleicht auch bei »Gott« gut aufgehoben und willkommen zu sein. Beim Kind kann man besonders deutlich erkennen, wie mit jeder Enttäuschung dieses Vertrauens die Angst zunimmt. Besonders die empfindsamen Kinder sind davon betroffen. Ihre Empfindsamkeit wird durch schmerzliche Erfahrungen zur Empfindlichkeit und Verletzlichkeit, die wiederum Furcht vor Verletzungen hervorruft. Sie reagieren daher nicht nur oft übertrieben schon auf leichte Bedrohungen, sondern untersuchen auch, wie mit feinen Fühlern, ständig ihre Umgebung und die Zukunft auf mögliche Gefahren und stellen unbewußt immer wieder die Frage: »Meinst du es gut mit mir, Leben?« und: »Bist du mir freundlich gesonnen, Welt?« und schließlich auch: »Liebt ihr mich, ihr Menschen, und werdet ihr mich gut behandeln?« Erlebt ein Kind schon früh Ablehnung, Schmerz und Leid (wozu auch ein evtl. Geburtstrauma gehört), so verliert es sein natürliches Vertrauen und sagt sich gewissermaßen: »Diese Welt, dieses Leben, diese Menschen sind nicht gut, sie können mir weh tun; man kann ihnen nicht trauen, man muß sich vorsehen, sie sind gefährlich.«

Oft drückt sich im Weinen, im Schreien oder auch in einer plötzlichen Krankheit eines kleinen Kindes instinktive Todesangst aus. Da es, um überleben zu können, total auf die Zuwendung und Fürsorge der Bezugsperson angewiesen ist, muß es ihm zum Beispiel potentiell lebensgefährlich erscheinen, wenn es trotz deutlich geäußertem Wunsch nicht gestillt beziehungsweise gefüttert wird oder wenn es von der Mutter plötzlich allein gelassen wird.

Daher ist es vor allem in den ersten Lebensjahren von eminenter Bedeutung, dem Kind in jeder Hinsicht positiv entgegenzukommen, wobei der Körperkontakt eine große Rolle spielt. Ein Kind, das Angst hat, wird sich am schnellsten beruhigen, wenn es die schützende Bezugsperson fühlen kann. Sein wichtigstes Wahrnehmungsorgan ist ja der Körper. Sie werden Ihr Kind, wenn es leidet und verängstigt ist, in die Arme nehmen, es streicheln, es wiegen oder in Ihr Bett nehmen, und sensibel darauf achten, es vor Leiden zu behüten. So behält es sein Vertrauen. Mit der Vorbereitung auf das harte Leben aber kann man warten, bis sich von allein die Notwendigkeit dazu ergibt, das heißt, bis das Kind beginnt, die außerfamiliäre Welt zu erkunden und seinen Platz in der sozialen Gemeinschaft zu suchen. Sie sollte auch nur in dem Umfang stattfinden, der tatsächlich erforderlich ist und vom Kind angenommen wird. Dasselbe gilt für die Grenzen, die man ihm setzen muß; viel hängt dabei von der Art ab, wie man es tut: liebevoll oder streng, verständnisvoll oder diktatorisch. Übrigens sind viele Grenzen, die Eltern ihren Kindern setzen, unnötig und nur Ausdruck ihrer eigenen Furcht (zum Beispiel vor der Familie, den Nachbarn, der Gesellschaft).

(Die Lösung der hier besprochenen Problematik kann mit den Bach-Blüten-Essenzen *Mimulus und/oder Aspen, Rock Rose und evtl. Red Chestnut* gefördert werden. Bitte lesen Sie dort nach.)

Aufdringlichkeit

(Distanz, Grenzen)

Wenn Ihr Kind von jemandem etwas haben will, läßt es so schnell nicht locker. Ob es ihm um Anerkennung oder Lob, Aufmerksamkeit oder Liebe, Hilfe oder ein Geschenk geht, oder ob es möchte, daß Sie Ihr Verhalten oder Ihre Meinung ändern: immer verfolgt es seine Ziele mit ausgesprochenem Nachdruck und wird umso aufdringlicher, je weniger man ihm entgegenkommt.

Eine solch fordernde Veranlagung trägt viel Gestaltungskraft in sich und könnte Ihrem Kind zu großen Erfolgen im Leben verhelfen, wenn es lernen würde, besser damit umzugehen. Die Intensität seines Wollens und Meinens verleitet es aber immer wieder dazu, andere unter Druck zu setzen, ihnen allzu nah »auf die Pelle zu rücken« und gegebenenfalls auch die Schwächen anderer – Schuldgefühle, Nachgiebigkeit oder auch Ängste – auszunützen, um sein Ziel zu erreichen. So wird Ihr Kind beispielsweise wahrscheinlich oft versuchen, durch aufdringliches Gehabe oder Geschwätz Aufmerksamkeit, Anerkennung oder Zuwendung zu erzwingen, oder andere mit seinen ständig wiederholten Meinungen, Vorstellungen und Wünschen bedrängen, wobei es auch in unangenehme Bettelei oder erpresserische Schmollerei verfallen kann.

Die Aufdringlichkeit, die – vielleicht nur bei bestimmten Gelegenheiten – an Ihrem Kind auffällt, hat, wie schon das Wort sagt, etwas mit Dringlichkeit zu tun. Wer aufdringlich ist, möchte etwas ganz dringend haben oder erreichen, und dies bedeutet wiederum, daß er/sie dazu neigt, jemanden zu etwas zu drängen beziehungsweise in die persönliche Sphäre eines anderen Menschen einzudringen. Hierin liegt das Problem Ihres Kindes, denn es läßt eine der wichtigsten Vorbedingungen guter zwischenmenschlicher Beziehungen außer acht: *die richtige Distanz*. Diese bedeutet, daß wir im Kontakt zu einem anderen Menschen nur so weit – oder besser: so nah – herangehen dürfen, wie es dessen und unsere Eigenart und Verfassung zulassen.

Eine nahe menschliche Beziehung setzt Sympathie voraus, sie bedeutet, daß zwei Menschen in irgendeiner Hinsicht übereinstimmen und zusammenpassen. Diese Gemeinsamkeit kann sich, je nach Veranlagung, auf geistige, gefühlsmäßige, erotische, weltanschauliche, soziale oder praktisch-berufliche Bereiche erstrecken, und natürlich ist eine Beziehung umso besser, je umfangreicher die gegenseitigen Sympathien sind. In jenen Bereichen aber, in denen Menschen verschieden veranlagt sind beziehungsweise nicht zusammenpassen, ist keine Übereinstimmung, sondern nur gegenseitige Toleranz und Achtung möglich. Man kann sich dann nicht wirklich nahe kommen, man muß eine gewisse Distanz halten. Tolerante, verständnisvolle Menschen haben ein gutes Gespür für diese Distanz, sie wissen genau, wie nahe sie einem anderen Menschen kommen können beziehungsweise treten dürfen.

Aufdringlichen Menschen fehlt dieser Instinkt, weil sie zu sehr auf sich selbst bezogen sind, nicht genügend auf ihr Gegenüber eingehen, nicht dessen Eigenarten und Wünsche berücksichtigen. Daher merken sie in ihrem Eifer oder Ihrer Überzeugung oft nicht, wann sie die richtige Distanz unterschreiten, einen anderen Menschen überfahren oder überfordern.

Ihr Kind scheint zu ihnen zu gehören. Ihm ist offensichtlich bisher nicht genügend bewußt geworden, daß es mit seiner hartnäckigen Aufdringlichkeit zu weit geht. Daher versteht es auch nicht die Abwehr, die man ihm deswegen entgegenbringt, und ist dann frustriert oder fühlt sich abgewertet, wird aggressiv oder verzweifelt.

Mehrere Gründe kommen für sein Verhalten in Frage. Einer von ihnen könnte darin bestehen, daß es unter einem Mangel an Aufmerksamkeit oder Respekt leidet. Die Hartnäckigkeit, mit der es einen bestimmten Wunsch verfolgt oder auf seine Umgebung einwirkt, könnte einerseits zeigen, wie ernst es ihm damit ist, und andererseits, daß man es in dieser Hinsicht ernster nehmen muß. So könnte angeberisches und aufdringliches Benehmen darauf hinweisen, daß es mehr Anerkennung braucht; die Gewohnheit, bei jeder Gelegenheit Liebesbeweise zu verlangen, könnte einem Bedürfnis nach mehr Zuwendung entspringen, oder ein übertriebener Drang, andere zu tyrannisieren oder zu beherrschen, die Folge von Unterdrückungen und Demütigungen sein.

Eines der wichtigsten und sichersten Kriterien für einen guten Umgang mit Kindern ist ihr Wohlbefinden und ihr Gedeihen. Wie wir aus unserer eigenen Sicht seine Situation oder sein Bedürfnis beurteilen, darf keine wesentliche Rolle spielen, entscheidend ist, was uns das Kind verbal oder durch Verhalten und Körpersprache mitteilt. So sollten wir ihm entgegenkommen, wenn es sehr nachdrücklich nach etwas verlangt oder wenn ihm eine Verweigerung seelisch oder gesundheitlich eindeutig schlecht bekommt. Eine niedergetretene Pflanze muß man aufrichten, nicht noch mehr Druck auf sie ausüben. Selbst, wenn man meint, daß die Wünsche oder Bedürfnisse des Kindes Ausdruck eines neurotischen Fehlverhaltens sind, wäre es richtig, im Krisenzustand darauf einzugehen und mit dem Heilungsversuch zu warten, bis es sich wieder entspannt hat.

Ein weiterer Grund für die Auf- und Eindringlichkeit Ihres Kindes könnte das schlechte Beispiel sein, das ihm eine Bezugsperson gibt, die sich ebenfalls immer sehr nachdrücklich für ihre Interessen einzusetzen, Aufmerksamkeit zu erregen oder anderen ihre Vorstellungen aufzudrängen pflegt. Sicher wäre es richtig, wenn Sie sich selbst in dieser Hinsicht überprüfen würden. Kinder neigen ja dazu, ihre Vorbilder nachzuahmen. Vielleicht haben Sie – oder eine andere Bezugsperson – auch seiner Aufdringlichkeit bisher zu wenig Widerstand entgegengesetzt und ihm nicht klar genug seine Grenzen gezeigt, weil Sie seine Art nicht störend finden oder weil Sie einfach dazu nicht stark genug sind.

Zwar sollte man kleine Kinder (ungefähr in den ersten drei Lebensjahren) *so wenig wie überhaupt möglich* einschränken, damit sie genügend Basis-Vertrauen in die Welt und die Menschen entwickeln können, doch mit zunehmendem Alter müssen sie auch lernen, daß alles seine Grenze hat. Auf der Basis eines soliden und unerschütterlichen Urvertrauens ist das kein Problem. Es kommt nur darauf an, daß alle derartigen Erziehungsmaßnahmen niemals mit einem Liebesentzug einhergehen. Ein Kind läßt sich willig führen, solange es Vertrauen hat und sich geliebt weiß. Die Beschränkungen seiner Freizügigkeit müssen in erster Linie *seinem Wohl* – nicht der Bequemlichkeit der Eltern oder dem Vorteil der Gruppe – dienen und den Sinn haben, ihm die Integration in die soziale Gemeinschaft zu ermöglichen. Anders gesagt: Es soll die Spielregeln, an denen unser soziales Leben ausgerichtet ist, kennen- und einzuhalten lernen. Dazu ist es wichtig, ihm verständlich zu machen, daß seine Mitmenschen vielleicht andere Gefühle und Wünsche haben als es selbst und daß es diese berücksichtigen muß. Auf keinen Fall darf dies aber mit einer moralischen Wertung verknüpft sein, man darf ihm nicht den Eindruck vermitteln, daß es selbst in seiner Art falsch oder schlechter als andere sei. Tadel und abwertenden Beurteilungen können erhebliche Schäden in seinem Selbstwertgefühl hinterlassen. Es geht nur darum, daß es lernt, sich *vernünftig* und zum eigenen Wohl in die Gesellschaft einzuordnen, nicht aber ein grundsätzlich anderer Mensch zu werden.

Jene Kinder, die sehr egozentrisch veranlagt sind, tun sich damit oft schwer, weil sie meist mehr darauf eingestellt sind, etwas für sich selbst zu fordern, als auf die Wünsche anderer zu achten. Weil sie außerdem von sich auf andere zu schließen pflegen, kommen sie nicht auf den Gedanken, daß man ihre Eigenart als unangenehm empfinden könnte. So wäre es gut für Ihr Kind, wenn Sie ihm – einfühlsam – beibringen würden, seiner Überzeugung, seiner Willensstärke, seinem Eifer, seiner Begeisterung und seiner Hartnäckigkeit nur so weit freien Lauf zu lassen, wie seine Umwelt dies ertragen kann – und zwar nicht aus dem Gefühl heraus, falsch zu sein, sondern aus dem Wunsch, akzeptiert zu werden. Diese Fähigkeit wird für sein ganzes Leben entscheidend sein.

Einem kleinen und noch relativ unbewußten Kind kann man *falls erforderlich* seine Grenzen durch eindeutiges Verhalten und einfache, klare Aussagen zeigen, wobei allerdings niemals der Eindruck eines Liebesentzugs entstehen darf. Es sollte dabei möglichst eine spielerische Note erhalten bleiben. Zum Beispiel könnten Sie zu ihm bei entsprechender Gelegenheit sagen: »So jetzt noch einmal, und dann ist Schluß« – damit würden Sie ihm Gelegenheit geben, selbständig beim nächsten Mal aufzuhören.

Einem älteren Kind, mit dem man bereits »vernünftig« reden kann, könnte man man verständlich machen, daß andere Menschen auch Wünsche und Abneigungen haben, die sie genauso gerne berücksichtigt haben möchten wie es selbst. Es wäre gut, wenn Sie Ihr Kind grundsätzlich in seiner Art bestätigen und ihm zugleich signalisieren, daß andere Menschen, weil sie anders sind, mit seinem auf- oder eindringlichen Verhalten Probleme bekommen können, und daß es, wenn es von ihnen akzeptiert werden will, auch auf ihre Reaktionen achten muß. Dazu bietet sich immer eine gute Gelegenheit, wenn es wieder einmal wegen einer Zurückweisung verwirrt oder verunsichert ist.

Auf jeden Fall ist es besser, ihm eine positive Motivation für die erforderliche

Zurückhaltung anzubieten, zum Beispiel, daß es jemandem damit eine Freude macht, als es durch Strafandrohung oder moralische Diskriminierung dazu zu zwingen. Es ist ein Unterschied, ob man zu ihm sagt: »Du bist ein böses oder schlechtes Kind, weil du in der Mittagszeit immer so laut bist« oder ob man ihm erklärt, daß die Großmutter alt, krank und schonungsbedürftig ist und es dazu anregt, ihr eine Freude zu machen, indem es sich vorübergehend etwas bremst. Nur nach diesem Prinzip des Entgegenkommens und der Toleranz – nicht aber mit moralischem Zwang und Strafe – ist gutes soziales Zusammenleben möglich.

(Die Lösung der hier besprochenen Problematik kann mit den Bach-Blüten-Essenzen *Vervain und evtl. Oak, Heather oder Chicory* gefördert werden. Bitte lesen Sie dort nach.)

Beeinflußbarkeit

(Gutgläubigkeit, Verführung, Offenheit, Erziehung, Vertrauen, Schutz.)

Ihr Kind ist zu beeinflußbar. Ausgesprochen gutgläubig und bereitwillig übernimmt es meist kritiklos fremde Meinungen, akzeptiert widerstandslos Belehrungen, ahmt das Verhalten anderer nach oder läßt sich zu Taten verführen, die es von sich aus nicht begehen würde.

Man könnte diesen Zustand als psychische Abwehrschwäche bezeichnen, denn offensichtlich kann sich Ihr Kind nicht genügend gegen negative Einflüsse abgrenzen, die seine Persönlichkeit und sein Verhalten verfälschen und es in Situationen bringen, die ihm eigentlich nicht entsprechen. So kennen Sie wahrscheinlich bei ihm die Bereitschaft, alles zu glauben, was man ihm erzählt, sich durch Freunde/innen zu dummen Streichen verleiten zu lassen, sich der Meinung persönlichkeitsstarker Menschen anzuschließen oder Ihnen ohne Widerspruch zu folgen. Vielleicht haben Sie auch schon den Verdacht gehabt, es könne in der Schule einem eventuellen Gruppenzwang nicht widerstehen und sich zu Drogenkonsum oder kriminellen Handlungen verführen lassen. Man wird bei ihm an die Legende vom Rattenfänger von Hameln erinnert, dem die Kinder, vom Klang seiner Flöte verzaubert, willenlos folgten. Ihr Kind wäre wahrscheinlich eines von ihnen gewesen. Es gehört zu jenen Kindern, die leicht durch ihr Milieu geschädigt werden – zum Beispiel durch psychisch labile Bezugspersonen und Lehrern/innen, charakterlich verdorbene Altersgenossen oder kranke Familienangehörige.

Natürlich ist ein Kind mit einer solchen Mentalität bei jenen Eltern und Erzieher/innen, die gerne Einfluß ausüben, und den Altersgenossen, die bei ihren Streichen Gefolgsleute brauchen, wegen seiner Offenheit, Bereitwilligkeit und Gutgläubigkeit sehr beliebt. Vielleicht schätzen auch Sie diese Eigenschaften an ihm. Doch selbst dann würden Sie, wenn Sie sich überlegten, welche Probleme Ihrem Kind daraus in seinem späteren Leben erstehen können, sicherlich erkennen, daß sich daran etwas ändern sollte. Es müßte etwas »sperriger«, kritischer und selbstbewußter werden, um sich gleich widersetzen zu können, wenn etwas mit ihm gemacht wird, das ihm nicht liegt, oder wenn es zu Handlungen verleitet wird, hinter denen es nicht wirklich steht.

Dazu müßte es in seiner Eigenständigkeit gestärkt und vor jenen Menschen und Situationen geschützt werden, die es negativ beeinflussen.

Die lebendige und vertrauensvolle Offenheit ist eine typische Eigenschaft des gesunden kleinen Kindes. Sie hilft ihm, die Welt kennenzulernen, ermöglicht ihm, allem Neuen mit Interesse zu begegnen und gute menschliche Beziehungen aufzunehmen. Mit zunehmender Bewußtheit muß sie aber teilweise von einer kritischeren und bewußteren Haltung, in die seine persönlichen Erfahrungen einfließen, abgelöst werden, damit es entscheiden kann, was ihm gut tut oder schadet, und damit es später auf seinen eigenen Weg finden kann.

Bei Ihrem Kind sind Kritikfähigkeit und Selbst-Bewußtheit offensichtlich ungenügend ausgebildet, seine Persönlichkeit ist zu wenig entwickelt. Die Gründe hierfür dürften einerseits sein sehr offener, entgegenkommender und interessierter Charakter und andererseits Menschen sein, die diese Veranlagung ausgenützt und verzerrt haben – zumindest nicht richtig damit umgegangen sind. Seine Offenheit lädt ja jeden, der gerne andere beeinflusst und führt, regelrecht dazu ein, es zu »erziehen«, zu verführen oder sogar zu mißbrauchen.

Gute Erziehung gründet sich auf dem Respekt gegenüber dem Kind: Wir müssen das, was es über sich mitteilt und durch sein Verhalten ausdrückt, ernst nehmen und uns davor hüten, ihm unser eigenes Weltbild, unsere Vorstellungen und Werte aufzudrängen. Viele Eltern meinen, ihre Kinder müßten so werden wie sie selbst; dabei vergessen sie, wie wenig sie sich aufgrund ihrer eigenen Fehler zum Vorbild eignen, und bedenken auch nicht, daß man eigentlich nie genau wissen kann, welche Lebensweise für ein Kind richtig ist. Im Grunde kann man nur seine Anlagen, seine Individualität und seine Selbständigkeit fördern, so daß es fähig wird, sich seinen Weg selbst zu suchen.

Ihr Kind braucht eine besonders behutsame und freilassende Erziehung. Unterstützen Sie alle seinen Interessen und Begabungen, versuchen Sie, es zu verstehen, seine Körpersprache zu deuten, sein Verhalten zu entschlüsseln. Gehen Sie auf es ein, geben Sie ihm, wann immer es möglich ist, Gelegenheit, selbst zu bestimmen, was mit ihm geschieht, unterstützen Sie alle seine Initiativen. Drängen Sie es nicht in eine Richtung, die nur Ihnen persönlich richtig erscheint, nehmen Sie Ihre Vorstellungen von einem vorbildlichen Kind zurück, verschaffen Sie ihm Entfaltungsraum. Und – vor allem – fördern Sie seine künstlerischen Anlagen und Tendenzen, denn in ihnen liegt das größte Potential seiner Persönlichkeit.

Ihr Kind gleicht einem Pflanzensproß, der noch nicht identifiziert werden kann. Pflegen Sie ihn gut und lassen Sie sich von den Blüten und Früchten, die er eines Tages hervorbringt, überraschen.

Gleichzeitig wäre es wichtig, daß Sie Ihr Kind, solange es anfällig ist, gegen schädliche Einflüsse von außen schützen. Unter Umständen kann es sogar erforderlich sein, daß Sie es ermuntern, sich auch gegen Sie zu wehren, falls es sich von Ihnen zu sehr in seiner Eigenständigkeit behindert fühlt.

Die arglose Offenheit des Kindes ist normalerweise mit einem unbedingten Vertrauen in seine Bezugspersonen gepaart. Es hält grundsätzlich alles, was von den Eltern kommt, für richtig und gut, und ist darauf eingestellt, sich ganz ihrer Führung zu überlassen. Diese Bereitschaft bleibt mehr oder weniger lebenslang erhalten, falls die Eltern das Vertrauen des Kindes besitzen, denn sie sind diesem in ihrer Lebenserfahrung ja immer eine Generation voraus. Daraus ergibt sich für die Eltern eine gewisse Verantwortung für alle Einflüsse, die sie auf ihr Kind ausüben. Vor allem die Psyche des ganz kleinen Kindes ist besonders beeindruckbar. Jeder erste Eindruck, jedes erste Erlebnis, dem ein Kind ausgesetzt ist, hat eine grundsätzliche Bedeutung für sein ganzes Leben. So können manchmal bestimmte Bemerkungen oder Handlungen der Bezugspersonen (die sich dessen gar nicht bewußt sind) die gesamte Biographie des Kindes negativ beeinflussen. Aus einem nebenher gegebenen Hinweis (»Das ist aber unanständig!«) kann das Kind bei entsprechender Veranlagung eine lebenslange Moral oder aus einem guten Beispiel (»So ist es richtig!«) eine grundsätzliche Lebenshaltung machen, wie andererseits eine abfällige Beurteilung durch die Eltern (»Pfui!«) bei ihm grundlose Abneigungen erzeugen oder eine unbedachte Kritik (»So eine Schweinerei!«) bei ihm eine tiefgehende Selbstablehnung auslösen kann. Dabei spielt allerdings nicht nur der Einfluß an sich, sondern auch die Veranlagung des Kindes eine Rolle: Während ein draufgängerisches Kind bei einem bestimmten Erlebnis vielleicht Spaß empfindet oder sich herausgefordert fühlt, kann ein empfindliches dadurch verängstigt werden oder Schuldgefühle entwickeln.

Die Gewißheit, in seiner Eigenart akzeptiert zu werden, also *richtig und berechtigt* zu sein, ist für jeden Menschen wichtig. Versuchen Sie, Ihrem Kind immer wieder zu zeigen, daß es so sein und sich so verhalten darf, wie es ihm gefällt, und daß es das Recht hat, sich gegen Übergriffe von außen zu wehren. (Natürlich gibt es hierbei Grenzen, die aber so weit wie möglich gezogen werden sollten.) Keine Sorge – es wird dabei nicht asozial oder krankhaft egoistisch. Im Gegenteil, je mehr ein Kind sich in seiner Eigenart akzeptiert fühlt, desto größer ist seine Fähigkeit und Bereitschaft, auf andere zuzugehen, weil es dann nicht dauernd das Gefühl hat, sich verteidigen zu müssen.

Neben der Förderung seiner Eigenart braucht, wie erwähnt, Ihr Kind auch Schutz gegen negative Einflüsse, jedenfalls solange, bis es sich selbst abgrenzen kann. Hier ist vor allem an kranke oder psychisch belastete Familienmitglieder zu denken. Wenn es irgendwie geht, sollte Ihr Kind von deren Leiden, die es doch nicht verstehen kann, freigehalten werden. Geben Sie ihm zu verstehen, daß es das Recht hat, sich trotzdem seines Lebens zu erfreuen, und daß es kein schlechter Mensch ist, wenn es keinen mitleidigen, gedrückten Eindruck erweckt. Das schließt die Möglichkeit nicht aus, daß es sich freiwillig aufgrund einer engen Beziehung dem leidenden Angehörigen mitfühlend anschließt, denn dabei bliebe es sich ja selbst treu.

Der Schutz gegen störende Fremd-Einflüsse ist vor allem in jenen Lebensphasen wichtig, in denen innerliche Umbrüche stattfinden (→ *Kap. Sensible Phasen*): wenn das Kind bewußt beginnt, seinen Platz in der Familienhierarchie zu suchen, wenn es in den Kindergarten und die Schule eintritt und wenn es in die Pubertät kommt. In diesen Phasen, in denen sich sein Selbstverständnis und seine menschlichen Beziehungen verändern und weiterentwickeln, ist es labil und sehr beeinflußbar.

(Die Lösung der hier besprochenen Problematik kann mit den Bach-Blüten-Essenzen *Walnut* und evtl. *Centaury* oder *Cerato* gefördert werden. Bitte lesen Sie dort nach.)

Beleidigtsein

(Schmollen, Erpressung, Unrecht, Enttäuschung, Loslassen.)

Wenn Ihr Kind nicht bekommt, was es will, wenn es in seinen Erwartungen enttäuscht wird oder sich ungerecht behandelt fühlt, reagiert es stark beleidigt, schmollt oder grollt. Es demonstriert damit -, daß man ihm – seiner Meinung nach – ein Leid angetan hat, und wird zum wandelnden Vorwurf. Jedes Familienmitglied kennt das schon: den Schmollmund mit der vorgeschobenen Unterlippe, die ärgerlich zusammengezogenen Augenbrauen, die hochgezogenen Schultern, vielleicht auch ein jämmerliches Geschrei, stille Abwendung oder einen erbarmungswürdigen Eindruck.

Mit diesem Verhalten haben Kinder oft Erfolg, weil sie dabei doppelten Druck auf ihre Bezugspersonen ausüben: einerseits, indem sie diesen die Zuwendung entziehen (nicht mehr »lieb« sind), und andererseits, indem sie Not signalisieren.

Daß man andere Menschen zu etwas zwingen oder sich an ihnen rächen kann, indem man sie demonstrativ ablehnt, haben wir alle schon früh gelernt. Für ein kleines Kind ist solcher Entzug von Zuwendung besonders schrecklich, weil es in seiner Hilflosigkeit ganz von der Liebe und Fürsorge seiner Bezugspersonen abhängt. Wir Erwachsenen sind zwar unabhängiger, aber auch für uns ist es schmerzlich oder bedrohlich, zurückgewiesen oder gemieden zu werden. So leidet nicht nur das Kind, wenn es von seinen Eltern abgelehnt wird, sondern auch die Eltern, wenn ihr Kind sich beleidigt von ihnen abwendet. Noch mehr aber berührt es sie, daß es mit seinem Beleidigtsein auch Not signalisiert (wer beleidigt ist, dem wurde ja ein Leid angetan), und weil aus einem kleinen Kind immer auch das bedürftige, hilflose Wesen spricht, gehen sie meist auf seine Forderung ein.

Das ist grundsätzlich richtig, denn die wichtigste Funktion der Eltern besteht im Geben. Sie sind von Natur aus dazu bestimmt, dem Wohlergehen ihres Kindes zu dienen. Es gibt aber Situationen, in denen ein Kind die Not nur vortäuscht, um eine Laune zu befriedigen oder einen kleinen Machtkampf auszutragen. Geht man auf solche erpresserischen Schmollereien, die sich auch auf Nebensächlichkeiten beziehen können, ein, so bestätigt man das Kind in seiner Taktik, und es wird sich ihrer in Zukunft bei jeder geeigneten Gelegenheit bedienen. Deshalb sollten Eltern immer genau hinsehen, ob ihr Kind, wenn es beleidigt ist, tatsächlich leidet und verletzt ist, oder ob es nur so tut, um sie zu erpressen. Sie kennen Ihr Kind wahrscheinlich gut genug, um dies beurteilen zu können.

Eine seelische Verletzung erkennt man meist daran, daß das Kind in seiner ganzen Ausstrahlung und Lebendigkeit reduziert und irgendwie beschädigt ist. Auch ein Weinen, das aus der Tiefe seines Wesens kommt, weist – im Gegensatz zum demonstrativen, empörten Heulen – darauf hin. Dann braucht es natürlich sogleich viel Trost und Zuwendung. Ihm in dieser Verfassung zu zeigen, daß es auch Grenzen gibt, die es akzeptieren muß, wäre nicht gut; dafür sind jene Situationen geeignet, in denen das Kind, ohne wirklich getroffen zu sein, durch Beleidigt-Spielen etwas ertrotzen will. Wenn man nicht klar beurteilen kann, ob das Kind wirklich verletzt ist oder nur beleidigt spielt, ist es sicher richtig, ihm vorsichtshalber tröstend entgegenzukommen. Oft zeigt dann seine Reaktion, was dahinter steckt.

Natürlich muß auch ein Kind, das die »beleidigte Leberwurst« spielt, ernst genommen werden. Allerdings wird ihm nicht dadurch geholfen, daß man der Erpressung nachgibt. Besser wäre, ihm in einer freundlichen Art zu zeigen, daß man nicht darauf einzugehen gedenkt, und es klar, aber nicht verurteilend auf sein Verhalten anzusprechen. Wenn Sie ihm verständlich machen können, wieso sein Wunsch nicht erfüllt werden kann, fällt es ihm leichter, eine versöhnliche Haltung einzunehmen. Da es dabei auch erkennt, daß Sie auf seinen Erpressungsversuch nicht einzugehen gedenken, wird es wegen Nutzlosigkeit damit aufhören. Das wäre auch gut für sein späteres Leben, denn die Gewohnheit, bei jedem unerfüllten Wunsch empört, beleidigt oder verbittert zu sein, macht es unfähig, mit den vielen Einschränkungen und Verneinungen, die es noch erleben wird, zurechtzukommen.

Am besten wäre es natürlich, den Kindern erst gar nicht diese dumme Unart vorzumachen, die unserem menschlichen Umgang eine so unschöne, unehrliche Note gibt. Doch auch wir Erwachsene reagieren leider zu oft sauer, wenn unsere Erwartungen nicht erfüllt werden. Wir sind dann beleidigt und meinen, uns sei ein Leid angetan worden. Oberflächlich gesehen trifft dies zwar zu, genau betrachtet aber entsteht unser Leiden nicht dadurch, daß wir etwas nicht bekommen, sondern daß wir *diese Tatsache nicht akzeptieren* wollen. Wir bräuchten uns nur damit abzufinden und unsere enttäuschte Haltung aufzugeben – und schon ginge es uns wieder gut.

Im Grunde beruht diese Fehlhaltung auf einem falsch verstandenen Gerechtigkeitsbegriff. Wir meinen, wir hätten ein Recht auf das, was uns genommen oder vorenthalten wurde, wir seien also ungerecht behandelt worden. Deshalb halten wir uns für berechtigt, empört, verbittert oder enttäuscht zu sein. Wenn wir aber geistig reifer werden, können wir erkennen, daß unsere Haltung nichts anderes ist als Selbstgerechtigkeit – daß unser *Wahn, im Recht zu sein*, uns in einen Konflikt mit der Lebenswirklichkeit getrieben hat, die ja in diesem Falle anders aussieht. Wir lehnen sie ab, und indem wir enttäuscht oder beleidigt sind, Vorwürfe machen oder uns beklagen, versuchen wir (wie wir das schon als kleine Kindern gelernt haben), unsere Wünsche doch noch zu ertrotzen. *Eigentlich aber haben wir weder das Recht, irgendwann beleidigt zu sein, noch irgendwie seelisch zu leiden.* Das klingt zugegebenermaßen etwas extrem, ist aber der Schlüssel zur Auflösung und Verhinderung aller seelischen Leiden. Könnten wir nämlich, statt immer selbstgerecht auf unseren Wünschen zu beharren und an unseren Vorstellungen festzuhalten, im richtigen Moment loslassen und die Realität (unser Schicksal) akzeptieren, so besäßen wir jenen Lebenshumor, der alles leicht macht. Heißt es nicht: »Humor ist, wenn man trotzdem lacht«? So besteht die höchste Lebenskunst darin, immer nur zu wollen, was man auch bekommen kann, und nichts zu wünschen, was unmöglich ist. Bedeutet eine Enttäuschung nicht, daß wir von einer Täuschung befreit wurden, und wäre es nicht sinnvoller, sich darüber zu freuen und sich nur den Dingen und Umständen zuzuwenden, die wahr sind und tatsächlich bestehen?

Dabei hilft uns vor allem die Liebe, weil sie uns fähig macht, zu verstehen, zu geben, entgegenzukommen und, wenn nötig, auf vermeintliche Rechte zu verzichten. In einer Familie, in der die Ansprüche und Wünsche aller Mitglieder in liebevollen, fairen und vernünftigen Kompromissen berücksichtigt werden, und jedes Mitglied immer so viel bekommt, wie möglich ist, kann ein Kind dies lernen.

(Die Lösung der hier besprochenen Problematik kann mit der Bach-Blüten-Essenz *Willow* gefördert werden. Bitte lesen Sie dort nach.)

Depression

(Lebensfreude, Mißstimmung, Niedergeschlagenheit, Schwermut, Selbstunterdrückung.)

Ihr Kind macht oft einen niedergeschlagenen oder bedrückten Eindruck. Richtige Fröhlichkeit, Ausgelassenheit und Geselligkeit erlebt man selten bei ihm. Es neigt dazu, sich still zurückzuziehen, und sein ernst-betrübtes und blasses Gesicht, seine leise Stimme, die langsamen, etwas müden Bewegungen, der mangelnde Appetit oder vielleicht sogar gelegentliche Seufzer zeigen, daß ihm Lebensfreude fehlt.

Das ist ein alarmierendes Zeichen, denn ein Kind ist normalerweise auf Freude, Spaß und Lust eingestellt. Im Grunde bedeutet dieser Zustand die Vorstufe einer Depression, und es gilt zu verhindern, daß diese sich im Laufe der Zeit voll entwickelt. Man müßte also – einfach gesprochen – Ihrem Kind wieder zu mehr Lebensfreude verhelfen.

Das ist allerdings leichter gesagt als getan, weil hier meist viele komplizierte psychologische Faktoren eine Rolle spielen. Wenn Ihr Kind nur deshalb so betrübt wäre, weil ihm ein Wunsch nicht erfüllt wird, bräuchte man ihm nur entsprechend entgegenzukommen, um seine Stimmung zu verbessern. Sein Zustand weist aber darauf hin, daß das Problem tiefer und vielschichtiger ist. Anscheinend hat Ihr

Kind nicht nur zu wenig Gelegenheit zur Freude, sondern traut sich auch nicht, sich zu freuen, wenn es möglich wäre. Um hieran etwas ändern zu können, müssen wir uns klar werden, wie Lebensfreude entsteht und wodurch sie verhindert wird.

Wenn ein Kind alles bekommt, was es braucht, fühlt es sich wohl und gedeiht. Es wächst, und sein Organismus funktioniert einwandfrei, es entwickelt sich zu dem Menschen, der in ihm angelegt ist, und es empfindet Lebensfreude. Dies ist der Normalzustand. Leidet es aber unter irgendeinem Mangel oder wird ihm ein Bedürfnis nicht befriedigt, so wehrt es sich instinktiv dagegen und versucht, doch noch zu bekommen, was es braucht. Dabei wird es unruhig, drängend oder sogar aggressiv und beginnt nach einiger Zeit zu weinen oder zu schreien, um auf sich aufmerksam zu machen oder seinen Willen durchzusetzen. Hat es damit Erfolg, so geht es ihm wieder gut, andernfalls wird es unzufrieden, mißgelaunt oder bedrückt, nörgelt oder jammert herum, gedeiht nicht mehr richtig oder wird gesundheitlich labil. Unter ungünstigen Umständen (das heißt, wenn der Mangel oder Mißstand zunimmt) steigert sich diese unzufriedene Stimmung zu Niedergeschlagenheit oder Schwermut, und die Gesundheitslabilität zur echten Krankheit. Wenn die körperliche Störung sehr in den Vordergrund tritt, kann die begleitende Mißstimmung übersehen werden. In der Medizin spricht man dann von »larvierter Depression«, um darauf hizuweisen, daß die eigentliche Krankheit ein depressiver Zustand ist.

Kinder fallen zwar wegen ihrer natürlichen Vitalität kaum in die typische Depression, aber deren Vorstufe ist gar nicht so selten (auch Ihr Kind scheint sich auf ihr zu befinden). Man muß gut aufpassen, daß sie nicht in die Resignation übergeht, in der das Kind unbewußt die Hoffnung auf Besserung aufgibt und sich – zum Beispiel mit Hilfe einer schweren Krankheit oder eines Unfalls – aus der Welt zurückzieht.

Die Ursache dieser Störungen besteht also darin, daß dem Kind etwas Wichtiges fehlt. Der Mangel kann körperlich-materieller oder geistig-seelischer Natur sein. Je schwerer er ist, desto negativer fällt die Reaktion aus und desto weniger kann sich das Kind seines Lebens erfreuen. Man müßte ihm also das geben, was es braucht oder, anders gesagt, jene Umstände ändern, die seiner Lebensfreude im Wege stehen. Im wesentlichen sind dies *körperliche Krankheiten, bedrückende Lebensumstände* und vor allem eine anerzogene *Selbstunterdrückung*.

Um eine *körperliche Krankheit* auszuschließen, haben Sie Ihr Kind sicher schon ärztlich untersuchen lassen – zum Beispiel auf ein chronisches Leiden oder eine Blutkrankheit. Vor allem können Störungen der Leber (durch Streß und Ärger oder Umwelt- und Nahrungsgifte) depressiv machen; daher stammt der Begriff Melancholie (»schwarze Galle«). Die üblichen Labormethoden sind für ihren Nachweis oft zu grob, so daß man eventuell eine Fein-Untersuchung mit *bioelektronischen Methoden* (zum Beispiel Elektroakupunktur nach Voll) vornehmen sollte. Mit *Homöopathie* und *Bach-Blüten-Therapie* kann man in solchen Fällen nicht nur die Leberfunktion, sondern gleichzeitig die Stimmungslage verbessern.

Ihr Kind leidet unter einem Mangel an Lebensfreude; wahrscheinlich gibt es in seinem Leben zu wenig Anlässe, sich zu freuen. Es gilt also, auf *bedrückende Lebensumstände* zu achten. Daß diese auf die Stimmung schlagen können, wissen wir hinlänglich aus eigener Erfahrung. Ein Kind befindet sich in dieser Hinsicht in einer besonders problematischen Lage, weil es den Einflüssen aus seiner Umwelt relativ hilflos ausgeliefert ist.

So können ihm schwierige Familienverhältnisse mit Streit und Sorgen oder Unterdrückung durch egoistische Geschwister und intolerante, strenge Eltern die Freude am Leben verderben. Normalerweise wird es dann auszuweichen versuchen und sich lieber dort aufhalten – zum Beispiel bei Freunden oder den Großeltern –, wo es angenehmer ist. Das sollten Eltern ihm ohne Widerstreben erlauben, auch wenn sie deshalb etwas traurig oder eifersüchtig werden – noch besser wäre es allerdings, seine Lebensumstände so zu ändern, daß es gerne bleibt.

Ein Kind sollte nicht in die Sorgen und Nöte seiner Bezugspersonen hineingezogen werden, da es sich gegen deren Gefühlszustände kaum abschotten kann und mit den Problemen der Erwachsenenwelt nicht sinnvoll umgehen kann. Wichtig ist in diesem Zusammenhang auch, die Kinder vom bedrückenden Einfluß leidender Angehöriger freizuhalten; eigentlich müssen sie auch dann noch fröhlich spielen *dürfen*, wenn Mutter oder Vater schwer erkrankt sind. Es ist nichts damit gewonnen, die Kinder damit zu belasten (→ *Kap. Mitleid*) – im Gegenteil: das Leiden vervielfacht sich.

Besonders bedrückend sind Moralansprüche, Gebote und Verbote (→ *Kap. Schuldgefühle*), die das Kind nicht erfüllen kann, was man ganz einfach daran erkennt, daß es sie oft nicht einhält. Auch schreckliche Erlebnisse, die es nicht verarbeiten konnte (→ *Kap. Verletzung*) und Ängste können deprimierend wirken. Am schlimmsten aber ist ein Mangel an Liebe, denn von der Zuwendung der Eltern hängt sein Überleben und Gedeihen ab. Vielleicht müßten Sie sich Ihrem Kind noch mehr zuwenden, noch mehr für es da sein. Ein Zeichen dafür wäre zum Beispiel, daß es sich sehr an Sie anklammert, daß es ständig Beweise Ihrer Liebe sucht oder weint, sobald Sie weggehen. Zum Teil kann ein Liebesdefizit auch durch ein Tier, das dem Kind allein gehört, ausgeglichen werden. Tragisch können sich Trennungen der Eltern auswirken, die dazu führen, daß ein Elternteil, an dem das Kind sehr hängt, weggeht oder daß es sein gewohntes Zuhause verliert (→ *Kap. Trauer*).

Eigentlich gehört in diese Aufzählung alles, was die Lebensfreude eines Kindes irgendwie verhindern oder zerstören kann. Um dies zu erkennen, gilt es, nicht nur seine Äußerungen und Klagen ernst zu nehmen, sondern auch aufmerksam auf die Zeichen zu achten, die es – mehr oder weniger unbewußt – gibt. Wenn es zum Beispiel nicht mehr gerne in den Kindergarten oder die Schule geht, wenn es sich immer vor bestimmten Aufgaben drückt oder morgens nicht aufstehen will, könnte das ein Zeichen für eine deprimierende Überlastung sein.

Grundsätzlich kann man davon ausgehen, daß alle Unternehmungen und Verhaltensweisen eines Kindes seinem Überleben oder seiner optimalen Selbstverwirklichung dienen. Es handelt ja nicht bewußt, sondern steht unter dem Einfluß seines Selbsterhaltungs-Triebes. Selbst schwere Verhaltensstörungen haben diesen Zweck und stellen unter den jeweiligen Umständen immer noch den bestmöglichen (wenn auch nicht den bestdenkbaren) Weg zur Selbsterhaltung dar. Statt das Kind deswegen unter Druck zu setzen, ist es effektiver und sinnvoller, die Gründe zu beseitigen, die es zu seinem krankhaften Verhalten zwingen. Sie bestehen fast immer darin, daß ihm etwas Wichtiges vorenthalten oder daß es zu etwas gezwungen wird, das ihm von Natur aus nicht liegt.

Eigentlich sollte einem Kind alles, was es tut oder tun muß, Spaß machen, und man sollte sich immer fragen, ob man ihm nicht doch mehr entgegenkommen kann, wenn man sieht, daß es leidet. Man braucht ein kleines Kind nicht vorsätzlich mit dem »Ernst des Lebens« zu konfrontieren – der kommt noch rechtzeitig und von allein. Wichtiger ist es, ihm ausreichend Gelegenheit zur Freude zu bieten und ihm genügend Freiraum und Möglichkeiten zur Entwicklung seiner eigenen Persönlichkeit zu verschaffen. Mit einer positiven Lebenseinstellung und einem harmonischen, in sich ruhenden Charakter, kann es die vielen Probleme, die das Leben ihm unweigerlich bringen wird, zufriedenstellend lösen, weil es weiß, was es braucht.

Normalerweise kommt ein gesundes Kind auch mit ungünstigen Umständen zurecht; es läßt sich dadurch nicht die ganze Stimmung verderben, sondern atmet erleichtert auf, sobald die Sonne wieder scheint, oder es sucht sich »Marktlücken« in denen es seinen Wunsch nach Freude befriedigen kann. Mit anderen Worten: es kann sich trotz allen Widrigkeiten immer noch und immer wieder freuen. Jene Kinder aber, die sich durch bestimmte Lebensumstände zu sehr niederdrücken lassen oder die dauernd bedrückt sind, haben diese Fähigkeit teilweise oder weitgehend verloren. Sie sind in ihrem Innersten geschädigt. Schuld daran ist die übliche *Erziehung zur Selbstunterdrückung*, die das Kind dazu zwingt, sein Bedürfnis nach Freude selbst zu unterdrücken.

Stellen Sie sich vor, daß ein Kind an irgend etwas Freude oder Spaß hat. Die Eltern aber verbieten es ihm, weil sie kein Verständnis für diesen Spaß haben und weil er ihnen unbequem ist. Da das (noch natürlich fühlende) Kind einfach nicht einsehen kann, *wieso man etwas, was Freude macht, nicht tun darf*, übertritt es das Verbot. Dafür wird es bestraft. Dennoch kann es sich auch beim nächsten Mal nicht bremsen und wird wieder bestraft. Dies wiederholt sich einige Male, bis es sich in einem sich steigernden, inneren Konflikt zwischen dem Wunsch nach Lebensfreude (der seinem Bedürfnis nach Selbstverwirklichung entspringt) und der Furcht vor der schmerzlichen Strafe befindet. Schließlich wagt das Kind nicht mehr zu tun, worauf es Lust hat. Äußerlich gesehen ist es nun erzogen und anständig, innerlich aber hat es ein Stück Freude verloren und, was noch schlimmer ist, auch seine Fähigkeit, sich der Freude hinzugeben, ist reduziert. Denn jetzt hat es – wie von der Erziehung beabsichtigt – selbst die Rolle der verbietenden Instanz übernommen und sagt zu sich: »Das darfst du nicht!« Was bedeutet das? Es unterdrückt selbst seinen Wunsch nach Lebensfreude, es befindet sich also in der Depression (Depression heißt ja Niederdrückung), und dies umso mehr, je stärker sein ursprüngliches Bedürfnis nach Lebensfreude war. Die Erfahrung, daß Freude bestraft wird, ist so unbegreiflich und schmerzlich, daß es vorsichtshalber alles (oder jedenfalls vieles), was Freude machen könnte, mehr oder weniger abblockt oder flieht.

Wenn man unvoreingenommen und tolerant hinsieht und vor allem das Wohl des Kindes im Auge behält, kann man meist erkennen, daß das meiste von dem, was man für »unmöglich« hält, eigentlich nicht so schlimm ist und daß man den Kindern vieles nur deshalb nicht erlaubt, weil man sich selbst davor fürchtet.

Um Ihrem Kind zu helfen, müßte man also nicht nur seine unerfreulichen Lebensumstände ändern und ihm geben, was es braucht, sondern ihm auch wieder Mut zur Freude machen. Es muß wieder »auf den Geschmack kommen«, muß wieder lernen, sich zu freuen und die Dinge nicht schwerer zu nehmen als unbedingt erforderlich. Versuchen Sie, *jede Tendenz zur Freude* bei ihm zu unterstützen, erlauben Sie ihm (soweit vertretbar) *alles, was ihm Spaß macht*, was auch immer das sein mag, damit Ihr Kind wieder Vertrauen faßt und sich zu freuen wagt.

(Die Lösung der hier besprochenen Problematik kann mit der Bach-Blüten-Essenz *Mustard* und evtl. *Gentian* gefördert werden. Bitte lesen Sie dort nach.)

Disziplin

(Selbstbeherrschung, Selbstkontrolle, Sexualunterdrückung.)

Ihr Kind ist zu diszipliniert. Man erlebt es nur selten richtig unbeschwert oder ausgelassen, denn es versucht meist, sich zu beherrschen, irgendwelchen moralischen Idealen zu entsprechen oder Regeln einzuhalten, die es sich selbst gegeben hat. Ihm fehlen jene fröhliche Spontaneität, verspielte Risikobereitschaft und indiskrete Neugier, die so typisch für ein gesundes Kind sind.

Manche Eltern werden nicht erkennen, daß diese Beschreibung auf ihr Kind zutrifft, weil diese Symptome im täglichen Leben nicht immer so deutlich sind und es ja das Ziel der üblichen Erziehung ist, dem Kind Disziplin und Selbstbeherrschung beizubringen. Sie sehen nur mit Befriedigung, wie »erwachsen« und tugendhaft ihr Kind schon ist, weil sie nicht zu befürchten brauchen, daß es »Dummheiten« macht.

Der kritische Unterton in den vorhergehenden Zeilen richtet sich nicht grundsätzlich gegen Selbstbeherrschung und Disziplin, denn sie sind unentbehrlich für uns mit Bewußtheit begabte Menschen, die wir nicht wie die unbewußten Tiere ganz aus unserem Instinkt heraus leben können. Mit ihrer Hilfe können wir Ordnung unter den vielen, widersprüchlichen Elementen unserer Psyche schaffen und die auseinanderstrebenden Tendenzen unseres Wollens zu einer gemeinsamen Richtung bündeln. Es gibt immer wieder Situationen in unserem Leben, in denen wir alle Kräfte konzentrieren und uns jede Ablenkung, Bequemlichkeit oder oberflächliche Lustbefriedigung versagen müssen, um überleben oder ein wichtiges Ziel erreichen zu können.

Vielmehr geht es hier – wie überall in unserem Leben – um das richtige Maß. Jede

Tugend wird, wenn sie im Übermaß oder zur Unzeit praktiziert wird, schnell zum Laster, und von der sinnvollen, lebensfördernden Selbstbeherrschung zur gewohnheitsmäßigen, krankmachenden Selbstunterdrückung ist es oft nur ein kleiner Schritt, wenn Pflicht und Selbstüberwindung in der Erziehung zu sehr betont werden. Wenn Sie Ihr Kind genau beobachten, sehen Sie, daß es *auch dann, wenn es dürfte*, kaum in der Lage ist, »aus dem vollen« zu leben, seine Wünsche und Bedürfnisse ungehemmt zu befriedigen. Irgendwo ist da in ihm immer ein »Hilfsbremser«, immer steckt es in irgendeinem Korsett oder setzt sich selbst mit einer Vorgabe unter Druck. Ist eine solche Haltung bei einem erwachsenen Menschen schon problematisch, so hat sie bei einem Kind noch viel bedenklichere Folgen, weil in der Kindheit die Grundlagen für das ganze weitere Leben geschaffen werden. Wenn man die Lebensweise solch disziplinierter Kinder beobachtet, sieht man fast schon den späteren freudlosen Pflichtmenschen oder zwanghaften Asketen.

Die biblische Aufforderung »Werdet wieder wie die Kinder!« bezieht sich auch auf die Fähigkeit, das Leben paradiesisch – nicht vom Apfel wertender und beschränkender Erkenntnisse vergiftet – zu erleben. Und sagen wir nicht mit verständnisvoller Nachsicht: »Jugend kennt keine Tugend«, wenn ein Kind übermütig aus den Normen ausbricht, weil wir wissen, wie wichtig dies für seine psychische Entwicklung ist? Indem es die Vorschriften und Grenzen ignoriert, aus denen unsere Erwachsenen-Welt besteht, indem ihm keines jener Tabus heilig ist, die uns mit Furcht erfüllen, und indem es sich ungehemmt und unschuldig den in ihm wirkenden Lebenskräften hingibt, die Lust, Freude und Selbstverwirklichung bedeuten, entwickelt es seine eigene Persönlichkeit und ein positives Lebensgefühl.

Wie kann ein Kind in diese überdisziplinierte Selbstbeherrschung geraten? Zwei Faktoren spielen dabei mit: eine spezielle Veranlagung und Druck von außen. Ihr Kind muß schon von Natur aus eine Tendenz zur Selbstkontrolle in sich tragen. Es hat keinen jener impulsiven, emotionalen Charaktere, denen man etwas mehr Verstandeskontrolle wünschen würde, sondern neigt eher dazu, seine Gefühle, Wünsche und Bedürfnisse unter die Kontrolle der ordnenden Vernunft zu stellen. Offensichtlich haben Sie oder eine wichtige Bezugsperson bei Ihrem Kind diese angeborene Tendenz zu sehr betont, statt, um das innere Gleichgewicht zu erhalten, sein natürliches, spontanes Gefühlsleben zu fördern.

Da es primär die Eltern sind, von denen ein Kind beeinflußt wird, taucht jetzt die Frage auf, ob Sie selbst vielleicht auch dazu neigen, sich zu kontrollieren und sich wenig zu gönnen. Dann würde Ihr Kind, wenn diese Veranlagung auch bei ihm besteht, es Ihnen einfach nachmachen, würde also gewissermaßen Ihren psychischen Zustand spiegeln, und ebenfalls einen übertrieben selbstkontrollierenden Charakter entwickeln. Wahrscheinlich werden Sie es aber (wie auch später seine Erzieher/innen) gewaltsam zu dem Menschen geformt haben, der es heute ist. Das Wort »gewaltsam« ist hier etwas provokativ benützt, um darauf aufmerksam zu machen, daß psychischer Druck, wie Kritik oder Ablehnung, auch eine Art Gewalt darstellen, weil sie ja das Kind zu etwas zwingen sollen. Aus Angst davor wird es versuchen, Ihre Erwartungen zu erfüllen und sich so zu verhalten, daß Sie es annehmen und loben. Dabei hängt es wieder von seinem Charakter ab, ob es den von außen ausgeübten Zwang positiv moralisiert und die geforderte Selbstunterdrückung zur Tugend erklärt (nach dem Motto: »Weil ich dies tue – oder jenes unterlasse –, bin ich ein guter Mensch«) oder aber sich ständig selbst vergewaltigt.

Hinter unnatürlicher Selbstdisziplin steckt meist auch eine Angst vor den eigenen Gefühlen und Trieben, die das Kind – übrigens auch der spätere Erwachsene – als problematisch empfindet, weil es oft genug erlebt hat, daß man dafür bestraft wird. Wenn ein Kind zum Beispiel immer wieder zurechtgewiesen wird, weil es so laut lacht oder sexuelle Spielchen betreibt, entwickelt sich bei ihm eine negative Haltung zum Lachen und zum Sex. In Zukunft bemüht es sich, diese zu unterdrücken. Heißt es nicht auch immer wieder: »Beherrsch' dich doch!«, wenn ein Kind weint, unruhig ist, etwas dringend wünscht oder sich vor etwas ekelt. Ja, warum soll es sich denn beherrschen? Wenn es in seinem eigenen Interesse läge, hätte es keine großen Probleme damit, weil es den positiven Effekt spüren würde. Tatsächlich aber soll es damit der Annehmlichkeit oder dem Vorteil jener dienen, die diese Forderung stellen.

Es ist erschreckend, wie sehr unser ganzes Leben durch die Selbstunterdrückung bestimmt wird. Zum Beispiel trauen wir uns kaum, mitten in einer Arbeit aufzuhören, wenn sie uns keinen Spaß mehr macht, wagen es nicht, im Zweifelsfalle unsere Pflichten oder Vorsätze der Lebensfreude zu opfern, unterdrücken unseren dringenden Harndrang, statt uns sofort in die nächsten Büsche zu schlagen, beherrschen uns, wenn wir leiden, statt spontan zu weinen. Tut das gut? Zweifellos haben wir gewisse Vorteile davon, aber letztlich zahlen wir dafür einen hohen Preis, weil das, was eigentlich ausgedrückt und ausgelebt werden müßte, uns nun innerlich bedrückt.

Natürlich schädigt eine Haltung, die es unmöglich macht, sich seines Lebens zu erfreuen, auch die Gesundheit. Es ist nicht nur einleuchtend, sondern auch wissenschaftlich erwiesen, daß Menschen, die es sich gut gehen lassen, länger leben als jene, die sich zu wenig gönnen. Denn zwanghafte Selbstkontrolle erzeugt neben nervlichen Störungen einen inneren Krampf, der bis in die fernsten Organbereiche reicht. Im erwachsenen Körper können daraus Durchblutungsstörungen, rheumatische Beschwerden oder Degenerationen werden, im jugendlichen Organismus bringt die unnatürliche Selbstbeherrschung Funktions- und Entwicklungsstörungen mit sich.

Vor allem ist davon – erzieherisch durchaus gewollt – die Sexualität betroffen, die viele Kinder auch heute noch als sündig, schmutzig oder gefährlich zu betrachten und wie ein wildes Tier »einzusperren« lernen. Daß sie dadurch die natürliche Freude daran verlieren, ist fast unvermeidlich. Wie soll auch ein heranwachsender Mensch, der sich dauernd sexuell unterdrückt, ein natürliches Verhältnis zur körperlichen Liebe entwickeln, wie soll er zur geschlechtlichen Hingabe und Ekstase fähig werden? Und wenn man daran denkt, daß die Sexualität nicht nur ein elementares Erlebnis und ein unverzichtbarer Bestandteil der gesunden Psyche ist, sondern auch eine der wesentlichen Voraussetzungen einer guten Partnerbeziehung, ahnt man die Schäden, die dem Kind damit zugefügt werden (→ *Scham*).

Aber – das darf man nicht übersehen – Selbstbeherrschung kann auch, wie die

Disziplin in einer Armee, eine gewisse Kraft erzeugen, weil sie Energien bündelt, die sonst in verschiedene Nebenaktivitäten fließen würden. Diese Kraft ist es, die dem Asketen Macht über andere Menschen gibt und diesen so viel Furcht einflößt, daß sie ihn für heilig halten. Ein entsprechend veranlagtes Kind merkt schnell, daß man es für seine Selbstdisziplin lobt und bewundert und daß es dadurch manche Vorteile bekommt.

Um aber keine Mißverständnisse aufkommen zu lassen: dies soll kein Plädoyer für zügellose Emotionalität und ungehemmte Triebbefriedigung sein, die ja auch zerstörerisch wirken, sondern für ein ausgeglichenes Verhältnis zwischen Gefühl und Verstand, für die Fähigkeit, sich *im richtigen Augenblick* ganz zu beherrschen oder sich total hinzugeben.

Meist ist die Situation ohnehin nicht so dramatisch, wie hier geschildert. Dennoch – wenn Ihr Kind sich durch »erwachsenes« Verhalten oder starke Gefühlskontrolle auszeichnet, sollte man rechtzeitig gegensteuern. Da wie erwähnt, hinter dieser Haltung eine spezielle Veranlagung steckt, bei der Ihre Anweisungen und Verbote auf besonders fruchtbaren Boden fallen und Folgen haben können, die Sie vielleicht gar nicht beabsichtigen, wäre es wichtig, daß Sie damit sehr vorsichtig sind. Auch entsprechende, nebenher gemachte Bemerkungen, mit denen Sie zum Beispiel Triebe und spontane Reaktionen verurteilen oder Menschen kritisieren, die es sich »unanständig« gut gehen lassen, können von Ihrem Kind zu ernst genommen werden und den Reflex zur Selbstunterdrückung auslösen. Sie wissen doch: wenn mehrere Menschen dasselbe hören oder sehen, versteht jeder etwas anderes, nämlich das, was seiner persönlichen Art, die Welt zu sehen, entspricht. Am besten wäre es, wenn Sie Ihrem Kind so wenig Anweisungen wie möglich geben, da es sowieso schon dauernd darauf eingestellt ist, sich zur Ordnung zu rufen und seine Wünsche zu unterdrücken. Versuchen Sie statt dessen, diese Tendenz etwas zu neutralisieren, indem Sie ihm ganz bewußt und so oft wie möglich Natürlichkeit, Lockerkeit und ungehemmte Spontaneität vorleben und ihm zeigen, daß das Leben auch ohne dauernde Kontrolle funktioniert und dadurch sogar noch schöner wird.

(Die Lösung der hier besprochenen Problematik kann mit der Bach-Blüten-Essenz *Rock Water* gefördert werden. Bitte lesen Sie dort nach.)

Ehrgeiz

(Leistungsfreude, Streß, Selbstüberforderung.)

Ihr Kind ist sehr leistungsfreudig und ehrgeizig. Es schreckt nicht – wie viele andere Kinder – vor Belastungen, schweren Aufgaben oder Verantwortung zurück, sondern scheint im Gegenteil umso mehr Interesse daran zu haben, je schwieriger diese sind. Dabei neigt es aber dazu, sich zu übernehmen, gerät oft in Streß und an den Rand seiner Kräfte.

Einsatzfreude und Ehrgeiz sind in der heutigen Zeit wichtige Voraussetzungen für beruflichen Erfolg. In dieser Hinsicht braucht man sich wohl keine Sorgen um die Zukunft Ihres Kindes zu machen. Man sieht in ihm schon heute den künftigen erfolgsbewußten Erwachsenen, der sich durch Leistungsfähigkeit, Verantwortungsbereitschaft und Persönlichkeitsstärke auszeichnet, meist aber, ohne zu zögern, bis an die Grenze seiner Möglichkeiten geht und das Letzte aus sich herausholt. So zeichnet es sich in der Schule durch überdurchschnittliche Leistungsbereitschaft aus (wo es als Streber gilt), nimmt sich oft mehr vor, als es schließlich leisten kann, setzt sich im Sport höchste Ziele oder läßt sich manchmal zu Kraftproben provozieren, die es an den Rand des Zusammenbruchs führen.

Offensichtlich hat Ihr Kind eine Veranlagung, die auf Leistung und Erfolg ausgelegt ist. Daran wäre nichts auszusetzen, wenn es dabei das richtige Maß einhalten könnte. Sein labiler Gesundheitszustand, die Nervosität, die Schlafprobleme, die Unfähigkeit, loszulassen und einmal nichts zu tun, zeigen aber, daß ihm dies nicht richtig gelingt. Man sollte zu verhindern versuchen, daß es noch mehr den Kontakt zu sich verliert. Denn das ist sein Problem. Vom Erfolgszwang befügelt, merkt es nicht mehr, daß es sich – körperlich, psychisch und sozial – selbst schadet.

Da dieses Verhalten zwar Ausdruck seiner Veranlagung, gleichzeitig aber auch die Folge eines Einflusses aus seiner Umgebung ist, wäre es gut, wenn Sie einmal hierauf achten würden. Vielleicht machen Sie es genauso und spornen es durch Ihr Beispiel – vielleicht auch durch Lob oder Tadel – zur Nachahmung an.

Vielleicht steckt hinter seinem ehrgeizigen Leistungswillen aber auch ein Minderwertigkeitsgefühl gegenüber anderen Familienangehörigen, und es will »es ihnen zeigen«. Oder der Gedanke der Pflichterfüllung wurde bei seiner Erziehung zu sehr betont, so daß es sich aus einem untergründigen Schuldgefühl heraus so sehr um Erfolg bemüht. (Viele weltberühmte Leistungen und Erfolge sind eigentlich nur Versuche, Minderwertigkeits- und Schuldkomplexe zu kompensieren.) Man könnte sich zwar auf den Standpunkt stellen, daß es erzieherisch nützlich ist, Kinder auf diese Weise zur Leistung zu motivieren. Wenn man sich aber einmal klar macht, daß der eigentliche Wert einer Handlung nicht – oder jedenfalls nur untergeordnet – in äußeren Auswirkungen, sondern vor allem in dem Geist besteht, in dem sie vorgenommen wurden, so weiß man, daß diese Art, Leistungen zu erbringen, keinen wirklichen Segen bringen kann. Tatsächlich ist auch bei Ihrem Kind deutlich erkennbar, daß es aus einem Zwang heraus handelt und deshalb weder beliebig aufhören noch seinen Krafteinsatz sinnvoll steuern kann. Die Folgen sind ebenfalls negativ, weil es nicht nur seine körperliche Gesundheit untergräbt, sondern weil es auch zu wenig Freude am Leben hat.

Menschen, die sich nur so viel vornehmen, wie sie auch erreichen können, sind immer erfolgreich. Vielleicht können Sie Ihrem Kind die Augen hierfür öffnen, vor allem, wenn es eine besondere Begabung hat. Dann besteht ja die Gefahr, falls Sie selbst auch sehr ehrgeizig sind, daß es zum »Wunderkind« hochgezüchtet wird. Wenn es wirklich das Zeug dazu hat, wird es seine Karriere aus eigenem Antrieb und eigener Kraft machen. Natürlich sollte es dabei ausreichend unterstützt werden, aber noch wichtiger ist es, ihm das Gefühl für persönliche Bescheidenheit zu vermitteln und es genügend auf Mißerfolge vorzubereiten. Denn diese würden es besonders treffen. Eigentlich ist nur jener Erfolg wertvoll, für den man nicht seine Lebensfreude geopfert oder seine Seele verkauft hat. Was würde Ihrem Kind eine glänzende Karriere nützen, wenn es deren Sklave wäre, wenn es außen reich und innen arm würde? Ein guter Sportler kämpft immer so, daß es ihm Spaß macht; so hat er, auch wenn er nicht siegt, auf jeden Fall etwas gewonnen. Diese Einstellung sollten Sie Ihrem Kind zu vermitteln versuchen.

(Die Lösung der hier besprochenen Problematik kann mit der Bach-Blüten-Essenz *Elm* und evtl. *Oak* gefördert werden. Bitte lesen Sie dort nach.)

Eifersucht

(Egoistische und altruistische Liebe.)

Ihr Kind neigt zu starker Eifersucht. Von Natur aus sehr anspruchsvoll und liebesbedürftig, reagiert es ausgesprochen empfindlich auf jede Einbuße von Zuwendung und Vorrechten. Wenn Sie ihm zum Beispiel nicht Ihr volles Interesse schenken, wenn Sie ihm ein anderes Kind oder Ihre/n Ehepartner/in vorziehen oder wenn es eine privilegierte Position verliert, kann es in einen sehr negativen Gemütszustand geraten: wütend, neidisch oder rachsüchtig beziehungsweise unglücklich, krank oder verzweifelt – meist bedarf es dann vieler, demonstrativer Liebesbeweise, damit es sich wieder beruhigt.

Im Leben eines eifersüchtigen Kindes spielen sich fast täglich kleinere oder größere Dramen ab, denn es befindet sich wie alle, die etwas besitzen oder festhalten wollen, in einer dauernden, untergründigen Alarm- und Verteidigungshaltung. So kann es sehr unruhig, unleidig oder aus heiterem Himmel krank werden, wenn sich die Bezugsperson (meist die Mutter) bevorzugt um ein anderes Geschwister kümmert; es kann massive Störmanöver durchführen, wenn die Eltern zärtlich zueinander sind; es kann schmollen und grollen, wenn ein Freund oder eine Freundin ihm »untreu« wird, kann aggressiv werden, wenn jemand sich mit seinem Hund beschäftigt, kann raffiniert gegen seine »Konkurrenten« intrigieren, kann zu stottern beginnen, wenn es seine bevorzugte Position gefährdet glaubt, kann ins Bett nässen, wenn es die Zuwendung seiner Bezugsperson verliert, kann gemein zu jenen Geschwistern sein, die es für privilegiert hält, kann sie verfolgen, verleumden, quälen oder ihnen sogar nach dem Leben trachten.

Problemträchtig ist auch die kindliche Beziehung zum andersgeschlechtlichen Elternteil, also der Tochter zum Vater und des Sohnes zur Mutter. Da dieser »Eltern-Partner« der erste potentielle Sexualpartner im Leben des Kindes ist (→ *Kap. Familiäre Eifersucht*), möchte es in seiner Gunst an der Spitze stehen und betrachtet eventuell den anderen, gleichgeschlechtlichen Elternteil als unliebsame Konkurrenz, die ärgerliche Vorrechte genießt. Diese Eifersucht des Kindes auf den konkurrierenden Elternteil spielt im Familienleben eine größereRolle, als man gemeinhin glaubt. Unglücklicherweise wird sie manchmal von den Eltern noch angestachelt, die sich selbstgefällig darüber freuen.

Zuwendung und Liebe gehören zu unseren wichtigsten Lebensgrundlagen. Daher fühlen wir uns existenziell bedroht, wenn unsere Position »im Herzen« eines anderen Menschen (oder Lebewesens) gefährdet ist oder verlorengeht, wenn wir also meinen, wir würden nicht mehr oder nicht genug geliebt. Unsere Psyche mobilisiert dann zusätzliche (meist aggressive) Energie, damit wir die gefährdete Beziehung sichern oder wiederbeleben können: die Eifersucht. Diese treibt uns zu besserer Selbstdarstellung, intensiverer Kontaktaufnahme, überzeugenderem Verhalten und/oder hilft uns, die »Konkurrenz« zu überbieten, zu verjagen oder zu vernichten. Sie ist also eine natürliche Abwehrreaktion und biologisch sinnvolle Überlebensstrategie.

Wie stark die Eifersucht ausfällt, hängt auch von unserer Veranlagung ab, denn je ausgeprägter unser Bedürfnis nach Besitz oder Beziehung ist, desto intensiver und aggressiver wehren wir uns instinktiv gegen Verlust oder Distanz. Weiterhin spielt es eine wichtige Rolle, ob sie berechtigt und sinnvoll ist, das heißt, ob jener Mensch, dessen Zuwendung oder Liebe wir möchten, grundsätzlich bereit ist, sie uns zu geben; denn dann rennen wir sozusagen offene Türen ein, und die Eifersucht hat eher einen spielerischen Charakter. Dagegen erzeugt sie viel Leid, wenn »das Objekt unseres Begehrens« nichts von uns wissen will, wenn sie auf einer Einbildung beruht oder wenn sie Ausdruck eines krankhaft übertriebenen Liebesbedürfnisses ist, das sich aus einem frühkindlichen Liebesmangel entwickelt hat. Solche nicht zu befriedigende – und daher krankhafte – Eifersüchte werden oft zerstörerisch.

Vielen Menschen gilt die Eifersucht auch als Beweis für Liebe, denn sie zeigt ja, wie sehr man das »Liebesobjekt« begehrt oder braucht. Diese Ansicht ist zutreffend, wenn man nur an die fordernde, egoistische Liebe denkt, trifft aber nicht auf die selbstlose, altruistische Liebe zu, die keine Eifersucht kennt, weil sie geben und erfreuen, nicht aber besitzen und benützen will.

Beide Formen der Liebe – die selbstsüchtig fordernde und die selbstlos gebende – haben ihre Berechtigung, denn sie entsprechen zwei wesentlichen Eigenarten des Menschen: Er ist einerseits Bestandteil der materiell-irdischen Welt, in der er in einen allgemeinen Überlebenskampf einbezogen ist, und er gehört andererseits jener geistigen Dimension an, die wir, weil sie jenseits unseres Begriffsvermögens liegt, als transzendent bezeichnen.

Die eifersüchtige Liebe entspricht der irdischen, naturhaften Welt, in der wir wegen der begrenzten Lebensgrundlagen immer darauf achten müssen, daß wir genügend von dem bekommen, was wir brauchen.

Die eifersuchtsfreie, selbstlose Liebe dagegen gehört zur geistigen Dimension, in der es, weil der Geist unendlich ist, keinen Mangel gibt. An einem Gedanken können alle Menschen uneingeschränkt teilhaben, an einem Stück Brot aber nur wenige. Der Überfluß, der hier herrscht, macht es überflüssig, jemandem um des eigenen Überlebens willen etwas wegzunehmen oder zu befürchten, daß einem etwas genommen wird; vielmehr werden wir für andere zur überfließenden, selbstlos gebenden Quelle. Dabei deutet die Bezeichnung »selbstlos« an, daß unser »normales« Selbst, mit dessen Hilfe wir uns in der Welt behaupten, gewissermaßen ausgeschaltet ist, weil wir den eigenen Vorteil unberücksichtigt lassen, weil wir weggeben, statt zu fordern. So erfreut sich der selbstbezogen liebende Mensch an der eigenen Freude, der selbstlos liebende dagegen an der Freude des geliebten Wesens.

Das kleine, hilflose Kind ist vor allem darauf eingestellt, Liebe entgegenzunehmen. Von ihr hängt sein Überleben ab. Daher hinterläßt stärkerer Liebes-Mangel, den es in der ersten Lebensphase erleiden muß, eine Wunde in seiner Seele. Diese heilt auch in seinem späteren Leben selten richtig aus und ruft immer wieder das quälende Gefühl hervor, zu kurz zu kommen oder schlecht behandelt zu werden. Das Kind wird von einer dauernden Furcht vor Liebesverlust und einer Sucht nach Liebe beherrscht, die sich unter anderem in starker Begehrlichkeit und übertriebener Eifersucht äußern kann.

Man muß also vermuten, daß Ihr Kind irgendwann einmal (vielleicht auch heute noch) in seinem Liebesbedürfnis zu kurz gekommen ist. Das Problematische daran ist, daß man die erforderliche Liebesmenge nicht objektiv messen oder festlegen kann, sondern daß sie ganz subjektiv ist. Während dem einen Kind die »normale« Zuwendung genügt, braucht ein anderes ein Vielfaches davon. Dies hängt weitgehend von der Veranlagung ab – es gibt ja zum Beispiel auch »heißblütige« und »kaltblütige« Menschen – und eventuell von negativen vorgeburtlichen Erlebnissen.

Wie auch immer, die Eifersucht eines Kindes weist auf einen Mangel oder eine Verlustangst hin. Da sie sehr unangenehm sein kann – vor allem, wenn sie unverständlich ist – neigen manche Eltern dazu, sie zu unterdrücken oder das Kind dafür sogar zu bestrafen. Das ist sinnlos, weil sie, falls man damit Erfolg hätte und das Kind sie nicht mehr zeigen würde, doch weiterhin vorhanden wäre und in versteckter Weise noch negativer wirken würde.

Aus der Welt schaffen kann man die Eifersucht nicht, da sie ja eine im Grunde natürliche Reaktion ist. Wir sollten sie in unser Leben einplanen und jene Situationen vermeiden, in denen sie auftreten *muß*. Wenn sie aber eingetreten ist, können wir nur versuchen, sie auf ein erträgliches Maß zu reduzieren. Dazu müßte man dem Kind *zunächst* das geben, was es will und braucht: mehr Liebe, mehr Privilegien oder mehr Besitz. Vielleicht gelingt es, wenn man früh damit beginnt und reichlich gibt, dem Kind doch noch genügend Vertrauen in die Liebe der Menschen zu vermitteln. Meist wird dies nicht vollkommen gelingen, und ein Rest Mißtrauen wird irgendwo schwelen und schon bei kleinen Anlässen – zum Beispiel als Eifersucht – aufflackern.

Deshalb wäre es auch wichtig, dem Kind sehr behutsam und nicht ablehnend zu signalisieren, daß sein eifersüchtiges Verhalten das Gegenteil von dem bewirkt, was es will, daß es sich damit also eher unbeliebt macht als mehr geliebt zu werden. Auf keinen Fall sollten Sie ihm zu erkennen geben, daß Ihnen seine Eifersucht doch irgendwie (als Zeichen der Liebe) gefällt, weil das Kind dadurch bestätigt wird. Besser ist es, ihm zu zeigen, daß es ohne demonstrative und überzogene Eifersucht mehr Liebe bekommt. Es geht für die Eltern darum, zu geben, ohne sich erpressen zu lassen – oft eine schwierige Gratwanderung.

Am besten ist es, dem Kind genügend Zuwendung und Liebe zu geben. Dazu gehört eine ganz persönliche Spezialbeziehung, die ihm ein Gefühl exklusiver Bevorzugung vermittelt. Das ist, wenn Sie mehrere Kinder haben, keine einfache Aufgabe, weil ja alle an der ersten Stelle stehen wollen. Bewährt hat sich, mit jedem Kind von Zeit zu Zeit irgendwelche »Privatsitzungen« in Form einer Arbeit, eines Spazierganges oder irgendeiner Unternehmung abzuhalten, bei denen niemand stören darf. Man kann ein Kind, wenn es etwas älter ist, auch direkt auf die Gründe seiner Eifersucht ansprechen, nach seinen Wünschen fragen, zusammen mit ihm die oft vorhandenen Mißverständnisse klären und feststellen, ob es wirklich zu kurz kommt. So läßt sich dieses Problem bis zu einem gewissen Grade entschärfen.

Starke Eifersüchte können auftreten, wenn ein Kind sein »Revier« mit einem nachgeborenen Geschwister teilen muß (→ *Kap. Das Revier*). Instinktiv neigt es dazu, dieses als gefährlichen Eindringling zu betrachten, der ihm Zuwendung und Lebensraum streitig macht. Deshalb sollte sich die Mutter, wenn ein weiteres Kind kommt, vor allem um jenes Kind kümmern, das seine privilegierte Stellung verliert. Das erstgeborene Kind kann das neu hinzugekommene Brüderchen oder Schwesterchen großzügig und liebevoll annehmen, wenn es sich nicht benachteiligt fühlt; sobald es aber einen Mangel verspürt, wird es sich instinktiv wehren. Man muß verstehen, daß das Recht des Erstgeborenen keine soziale Institution ist, sondern ein Naturrecht, das es sich nicht ohne Gegenwehr nehmen läßt. Falls es hierzu aber gezwungen wird, entstehen oft lebenslange psychische Störungen wie Minderwertigkeitskomplexe, Haß oder unbegreifliche Depressionen.

Für Eltern, die in einer schlechten Ehe leben müssen, ist die Versuchung groß, sich dafür am Kind schadlos zu halten, es eng an sich zu binden und eventuell zum Ersatzpartner heranzuziehen. Solche Kinder neigen wegen ihrer gefühlsmäßigen Abhängigkeit oft zu starker Eifersucht. Falls Sie Ihr Kind durch Ihre Liebe sehr an sich gebunden haben, werden Sie diese Reaktionen kennen, die auftritt, sobald Ihre Zuwendung einmal nachläßt. Möglicherweise freuen Sie sich darüber – aber Vorsicht: Eines Tages kann daraus großes Leid entstehen, wenn nämlich Ihr Kind sich nach einem eigenen Partner umsieht und sich mit Gewalt von Ihnen befreit. Wahrscheinlich wird es Ihnen dann schwer fallen, es loszulassen und Sie werden – bewußt oder unbewußt – seine Partnersuche zu blockieren versuchen. Vielleicht machen Sie ihm ein schlechtes Gewissen, wenn es sich einen gleichaltrigen Liebespartner sucht, oder haben am Freund Ihrer Tochter oder der Freundin Ihres Sohnes immer etwas auszusetzen. Dabei wäre gerade die Pubertät eine besonders gute Gelegenheit, Ihr Kind endlich freizulassen, weil sein Naturtrieb es von Ihnen weg- und einem adäquaten Liebespartner zuführen will. Falls Ihnen das Wohl Ihres Kindes am Herzen liegt, sollten Sie es spätestens jetzt freigeben.

Von Ihnen als Bezugsperson wird es weitgehend abhängen, ob Ihr Kind ein natürliches und vertrauensvolles Verhältnis zu den Menschen, die es liebt, entwickelt. Geben Sie ihm in den ersten Lebensjahren so viel Liebe, *wie es verlangt*; dann entsteht eine gefühlsmäßige Sicherheit, die Eifersucht weitgehend ausschließt. Binden Sie es aber auch nicht zu sehr an sich, *drängen Sie ihm keine Liebe auf, die es nicht selbst verlangt*. Damit es später zurechtkommt, muß es – auf der Grundlage eines tragenden Urvertrauens – eine gewisse Unabhängigkeit von anderen Menschen entwickeln. Es soll ja nicht nur fähig werden, Liebe auch außerhalb seines »Nestes« zu finden, sondern auch bewußt oder instinktiv das gesunde Gleichgewicht zwischen Geben und Nehmen, zwischen selbstsüchtiger und selbstloser Liebe finden.

(Die Lösung der hier besprochenen Problematik kann mit der Bach-Blüten-Essenz *Chicory, Holly oder Heather* gefördert werden. Bitte lesen Sie dort nach.)

Feigheit

(Übervorsicht, Konfliktscheu, »Kneifen«, »Papiertiger«.)

Ihr Kind geht grundsätzlich allen Unannehmlichkeiten aus dem Wege, ist übervorsichtig, meidet Konflikte, schreckt vor Schwierigkeiten zurück und läßt sich nicht auf Streitereien ein.

Auf den ersten Blick ist man geneigt, dieses Verhalten für normale Ängstlichkeit zu halten (→ *Kap. Angst*), tatsächlich aber ist es wahrscheinlich etwas anderes. Denn bei genauer Beobachtung fällt auf, daß Ihr Kind auch dann übervorsichtig ausweicht, wenn keine echte Gefahr droht, daß es vor unbedeutenden Problemen zurückschreckt, als seien es unüberwindliche Hürden, daß es auch dann aufgibt, wenn es erfolgreich sein könnte. Diese übertriebene und unbegründete Ängstlichkeit nennen wir Feigheit. Ein feiger Mensch vermutet Gefahren, wo keine sind, und »kneift«, ohne daß es nötig wäre.

Grundsätzlich haben wir, wenn wir bedroht werden oder in Gefahr geraten, zwei Möglichkeiten: Wir können entweder standhalten und kämpfen oder nachgeben und fliehen. Beide Verhaltensweisen sind, je nach den gegebenen Umständen, biologisch richtig, denn beide dienen dem Überleben. Daher finden wir es auch normal, eine echte Gefahr zu fürchten und sich ihr durch Flucht zu entziehen, wogegen wir es irgendwie als beschämend oder krankhaft empfinden, wenn sich jemand ohne Grund fürchtet oder vor »Papiertigern« flieht.

Typisch ist an der Feigheit, daß nicht nur der Zuschauer davon irgendwie peinlich berührt ist, sondern daß auch der feige Mensch selbst mit sich unzufrieden ist. Denn irgendwo weiß er, daß er sich der Situation eigentlich hätte stellen können und sollen. Da jede Anstrengung, jeder Kampf, jedes Risiko in Wirklichkeit die Suche nach den eigenen Grenzen und der persönlichen Wahrheit bedeutet, ist Feigheit eine Art Selbstverrat. Diesen aber akzeptiert unsere, stets nach der Wahrheit strebende Seele nicht. Deshalb erzeugt sie, wenn wir gekniffen haben, eine Frustration, um uns unsere Schwäche bewußter zu machen und uns zu mutigerem Verhalten zu motivieren.

Die Grenze zwischen Angst und Feigheit ist fließend, und nicht immer die Feigheit so ausgeprägt, daß sie ins Auge springt. Oft wird sie getarnt, indem irgendwelche einleuchtenden Gründe für das Ausweichen vorgeschoben werden, oder sie macht sich nur bei bestimmten Gelegenheiten bemerkbar. Zum Beispiel wagen manche Kinder es auch unter harmlosen Bedingungen nicht, fremde Menschen anzusprechen, die Wahrheit zu sagen, zur eigenen Meinung zu stehen, sich auf kleine, ungefährliche Kraftproben einzulassen, sich gegen Benachteiligungen zu wehren oder ein kleines Risiko einzugehen. Natürlich hat dieses Verhalten seinen guten Grund. Er liegt in der Empfindsamkeit des Kindes, die immer auch Verletzlichkeit bedeutet, und in unangenehmen Erlebnissen, die es zu ernst genommen hat.

Bevor man sein Kind als feige betrachtet, sollte man sich vergewissern, daß man ihm damit nicht Unrecht tut. Denn wenn Eltern selbst risikofreudig und stark sind, könnten sie, von sich auf ihr Kind schließend, nicht sehen, daß es *für seine Verhältnisse* – entsprechend seinen persönlichen Verteidigungs- oder Durchsetzungs-Möglichkeiten – durchaus mutig ist. Ohnehin dürfte man es nie als feige bezeichnen, weil dies nicht nur eine Kränkung und Verletzung seines Sellbstwertgefühles bedeuten, sondern auch sein Vertrauen untergraben würde.

Vielleicht merken Sie aber, daß sich Ihr Kind selbst nicht wohlfühlt, wenn es kneift. Das würde dann bedeuten, daß es – mehr oder weniger bewußt – versucht, seine Schwäche zu überwinden, wobei Sie ihm behilflich sein könnten. Um seine Feigheit loszuwerden, muß man sich ihrer bewußt werden. Daher wäre es wichtig, mit ihm offen und ohne jede Bewertung darüber zu reden und es zu kleinen Mut-Übungen zu ermuntern. Sicher wird Ihnen Ihr Kind entsprechende Problemsituationen schildern können, und dann könnten Sie mit ihm zusammen eine konkrete Verhaltens-Strategie entwickeln. Anfangs könnten Sie es vielleicht sogar im Hintergrund bei seinen Mutproben begleiten und bei jedem Erfolg reichlich Lob zu spenden. Es soll sich zunächst angewöhnen, etwas zu riskieren, wenn mit Sicherheit keine ernsten Folgen zu erwarten sind, und eventuelle kleine Schwierigkeiten als eine Art sportliches Training zu betrachten.

Ein Kind, das zur Feigheit neigt, ist von Natur aus sehr empfindlich. Daher wäre es verfehlt, wenn man aus ihm einen mutigen Helden machen wollte. Es soll im Prinzip so bleiben, wie es ist, und sich nur angewöhnen, immer zu prüfen, ob es nicht im Begriff ist, vor einem »Papiertiger« davonzulaufen, und es sollte sich seiner tatsächlichen Kraft in kleinen Mutprobe bewußt werden. Dabei wird jedesmal seine Feigheit etwas abnehmen, bis es eines Tages fähig ist, stets seine Möglichkeiten auszunützen und nur dann zu fliehen, wenn die Umstände es tatsächlich rechtfertigen.

(Die Lösung der hier besprochenen Problematik kann mit der Bach-Blüten-Essenz *Agrimony* und *Mimulus* gefördert werden. Bitte lesen Sie dort nach.)

Gefühlsprobleme

(Emotionen, Labilität, Ausnahmezustand, inneres Gleichgewicht, Wahrnehmungen, Gefühlsdruck, Psychose, Verrücktheit, innerer Konflikt, Triebunterdrückung, Hysterie, Stimmungen, Gefühlsausbrüche, Gefühlsnot, Aufgeregtheit, Moraldruck.)

Ihr Kind ist sehr emotional und labil. Alle Gefühlsreaktionen laufen bei ihm unberechenbarer und dramatischer ab als bei anderen Kindern. Ob positive oder negative Gefühle, Freude oder Wut, Liebe oder Ungeduld, Angst oder Trauer, Sorge oder Mitleid – meist verliert es dabei sein inneres Gleichgewicht, ist stark erschüttert oder extrem beleidigt, heult übertrieben oder ist total geknickt. Natürlich passiert dies nicht jedesmal mit dieser Intensität, insgesamt aber kann man sagen, daß das Gefühlsleben Ihres Kindes für sich und seine Angehörigen ein Problem darstellt. Sie müssen oft gute Nerven, viel Geduld und Verständnis aufbringen, bis die Wunden seiner Seele wieder geheilt und die Wogen seiner Gefühle geglättet sind.

Bei einem kleinen Kind ist man bis zu einem gewissen Grade bereit, ein solches Verhalten hinzunehmen. Man kann aber schon heute absehen, welche Schwierigkeiten sich daraus mit zunehmendem Alter ergeben werden – nicht nur im sozialen Umgang, sondern auch für Ihr Kind, das ja selbst unter seinen emotionalen Ausnahmezuständen zu leiden hat.

Daher haben Sie sich wahrscheinlich schon gefragt, ob man ihm nicht zu etwas mehr Ausgeglichenheit verhelfen könnte. Das ist sicher möglich. Allerdings ist dabei zu berücksichtigen, daß man niemanden in seiner psychischen Grundstruktur ändern kann. Hinter jeder Verhaltensweise steckt eine bestimmte Veranlagung, die sich, je nach den sie beeinflussenden Lebensumständen entweder harmonisch oder neurotisch verzerrt ausdrückt. Lediglich diese »Verzerrungen« lassen sich korrigieren, so daß der betreffende Mensch wieder »er selbst« wird – mit seiner persön-

lichen, in sich stimmigen Eigenart, die aber nicht unbedingt den Erwartungen seiner ganz anders veranlagten Mitmenschen entsprechen muß.
Ihr Kind ist ein Gefühlsmensch. Daher erlebt es alles sehr eindringlich, reagiert nie halbherzig, ist schnell begeistert, warmherzig, lebensfroh. So könnte es jedenfalls sein, wenn es innerlich etwas mehr im Gleichgewicht wäre. Seine überschießenden Emotionen und überempfindlichen Reaktionen sind aber wie Strudel, Stromschnellen und Katarakte eines Wildbachs, dessen Wasser durch Felsen, Abbrüche und Hindernisse vom geraden Lauf abgelenkt, aufgestaut und durcheinandergewirbelt wird. Könnte man das anströmende Wasser etwas verringern und das Flußbett von den schlimmsten Hindernissen befreien, dann würde er etwas geruhsamer und weniger destruktiv dahinfließen. Das heißt, wenn es gelingen würde, Lebensumstände zu schaffen, in denen die Emotionen Ihres Kindes nicht immer so stark an- und aufgeregt würden und unter denen es seine Gefühle freier ausleben dürfte, könnte es ausgeglichener werden.

Erst fühlen, dann denken, dann handeln – so entsteht harmonisches Verhalten. Zuerst sind da die Gefühle, Eingebungen und Wahrnehmungen. Sie wollen uns auf etwas aufmerksam machen und zu einer sinnvollen Reaktion bewegen. Damit dies möglich wird, müssen wir sie richtig deuten, das heißt: analysieren, mit früheren Erfahrungen vergleichen und blitzschnell beurteilen. Erst dann können wir sinnvoll – hinsichtlich unseres Überlebens und unserer optimalen Selbstverwirklichung – handeln.
An sich ist jede Wahrnehmung, ob sie nun in einem Sinneseindruck, einem Gefühl oder einer Eingebung besteht, wertfrei und indifferent: wir nehmen einfach etwas zur Kenntnis, was bis dahin außerhalb unseres Bewußtseins lag. Wenn wir zum Beispiel jemanden lächeln sehen, besagt das noch nicht viel; es kann etwas Gutes oder etwas Schlechtes bedeuten. Sobald wir diese Wahrnehmung aber unter Berücksichtigung unserer Erfahrungen deuten, *verwandelt sie sich in eine Emotion* (wie Freude oder Haß, Eifersucht oder Angst u. a.), die uns zum Handeln bewegt. Zum Beispiel kann das Lächeln eines geliebten Menschen, je nachdem, wie wir es interpretieren, unterschiedliche Emotionen hervorrufen: Freude, wenn wir es positiv auf uns beziehen, Wut, wenn wir es in Verbindung mit einer/m Nebenbuhler/in bringen. Solche Emotionen werden, wenn sie stark sind, im emotionalen Gedächtnis zusammen mit der auslösenden Wahrnehmung als »Assoziation« gespeichert, so daß immer, wenn wir in Zukunft ein solches Lächeln sehen, auch die dazu gehörende Emotion (Freude oder Haß) auftaucht.
Emotion heißt (Gemüts-)Bewegung. Eine Emotion will und soll uns also bewegen, uns aus der Ruhe bringen, uns vorwärtsbringen, uns zum Handeln – zur Abwehr oder zur Flucht – treiben. Gelingt ihr das, so wird die in ihr liegende »emotionale Energie« umgesetzt und verbraucht, so daß wir wieder zur Ruhe kommen. Hat zum Beispiel die eifersüchtige Wut uns dazu getrieben, den/die Nebenbuhler/in in die Flucht zu schlagen, so klingt sie ab, und wir entspannen uns wieder. Haben wir uns aber zurückgehalten, weil wir durch Moral blockiert, durch Angst gehemmt

oder durch andere Menschen gehindert wurden, so staut sich die nicht ausgelebte Wut in uns, bringt uns durcheinander, macht uns ungenießbar, entlädt sich auf einem unschuldigen Dritten oder steigert sich zum zerstörerischen Kurzschluß. Hätten wir sie sogleich ausgedrückt, als sie entstand, wäre außer etwas Geschrei wahrscheinlich nicht viel passiert. Wir hätten uns, wie man das nennt, »abreagiert«. Sie kennen doch jene Menschen, die ihre Stimmungen nicht zurückhalten, sondern sie immer sofort ablassen. Nachdem sie geschimpft, geweint, geschrien oder sich sonstwie ausgelebt haben, werden sie wieder normal. Bei jenen aber, die alles herunterschlucken, entsteht mit der Zeit ein gefährlicher innerer Überdruck, der ihnen die innere Ruhe raubt und sich bei irgendeiner Kleinigkeit in völlig unangemessener Stärke entladen kann.

Zwei Faktoren spielen also bei den Emotionen eine wichtige Rolle: erstens ihre Stärke und zweitens unser Umgang mit ihnen. Je intensiver eine Emotion einerseits ist und je stärker sie andererseits unterdrückt wird, desto störender oder explosiver wird sie. Wie intensiv sie ausfällt, hängt nicht nur vom auslösenden Ereignis ab (ob es also um etwas Wichtiges geht), sondern auch von der psychischen Struktur des betreffenden Menschen (ob er also eher leidenschaftlich oder nüchtern veranlagt ist). Und wie weit sie unterdrückt wird, ist neben der persönlichen Kraft des betreffenden Menschen, eine Frage seiner anerzogenen Selbstberrschung oder der äußeren Umstände, die vielleicht ein Abreagieren unmöglich machen.

Diese beiden Faktoren scheinen bei Ihrem Kind insofern eine Rolle zu spielen, als es einerseits sehr gefühlsintensiv veranlagt ist, also von Natur aus zu starken Emotionen neigt, und sich andererseits nicht genügend auslebt, sich also zu sehr beherrscht. Ob es dies deshalb tut, weil es schon stark zur Selbstunterdrückung erzogen ist oder weil es zu viel Angst vor seiner Umgebung – den Eltern, der Familie, den Erzieher/innen – hat, müßte man herauszufinden versuchen.

Herrscht in Ihrer Familie ein nüchterner, emotionsloser Geist, achtet man sehr auf gutes Benehmen, verlangt man von den Kindern, daß sie sich wie Erwachsene benehmen, oder ist man prüde und antisexuell eingestellt? Das wären zum Beispiel typische Umstände, die ein Kind in seinem natürlichen Gefühlsleben zu sehr beschränken könnten. Und hier wäre zunächst der Hebel anzusetzen, wenn man ihm helfen wollte. Ihr Kind müßte wahrscheinlich mehr vom Druck, sich anständig, moralisch oder wohlerzogen zu benehmen, entlastet werden, man müßte ihm erlauben, seine lebhafte oder leidenschaftliche Natur mehr auszuleben.

Sicher haben Sie längst festgestellt, daß das Problem Ihres Kindes nicht leicht zu lösen ist. Eines aber steht auf jeden Fall fest: Druck und Gewalt machen alles nur noch schlimmer. Diese sind wahrscheinlich weitgehend daran schuld, daß die natürliche Emotionalität Ihres Kindes sich so übersteigert hat. Könnte es nämlich seine Gefühle immer gleich ausleben, so würden nicht diese Ausnahmezustände auftreten.

Kinder, die ihre Gefühle unterdrücken müssen, gleichen oft einem Dampfkessel, bei dem man die Ventile geschlossen hat. So staut sich der Dampf – nämlich der Gefühlsdruck – in ihnen und erzeugt ein inneres Chaos. Manchmal sprengt er eruptiv das Sicherheitsventil oder zerreißt sogar den ganzen Kessel – dies entspricht den Situationen, in denen ein Kind in eine Psychose gerät oder sich aus Gefühlsnot umbringt. Es kann seine Emotionen nicht mehr normal verarbeiten und beherrschen, sondern wird ver-rückt, das heißt es rückt aus dem Bereich des Normalen heraus. Ein Beispiel hierfür ist auch die jugendliche Schizophrenie, die in der Pubertät auftritt, also jener Zeit, in der die Sexualität mit ihrem ganzen Emotionsdruck erwacht.

Aus Ihrem Kind ein milde, verhalten oder nüchtern reagierendes Kind zu machen, ist unmöglich, und schon der Versuch wäre eine echte Mißhandlung. Sie würden es auch deshalb kaum versuchen, weil Sie aus eigenem Erleben wissen, wie sehr es uns trifft, wenn man uns zu erkennen gibt, daß wir so, wie wir sind, falsch oder mißraten sind. Ein Kind, das sich dieser übermächtigen Erwachsenenwelt wehrlos ausgeliefert sieht, wird dadurch noch viel stärker in seinem Selbstwertgefühl beschädigt. Achten Sie deshalb gegebenenfalls auch darauf, daß Erzieher/innen oder eventuell auch die eigenen Großeltern nicht in dieser Weise an Ihrem Kind herummanipulieren können, verteidigen Sie es, geben Sie ihm zu verstehen, daß jedenfalls Sie, seine wichtigste Bezugsperson, es richtig finden. Mit Ihnen zusammen kann es dann noch am ehesten der verständnislosen Welt trotzen.

Jedes Kind versucht in aller »Unschuld«, ein Maximum an Freude und Lust zu bekommen, denn davon hängt sein Wohlergehen und Gedeihen ab. Es folgt einfach seinen natürlichen Trieben und Instinkten. Je ungehinderter es aus seinem Gefühl leben darf, desto besser kann es sein inneres Gleichgewicht und seinen persönlichen Lebensstil finden, der allerdings nicht immer mit den Vorstellungen seiner Eltern übereinstimmt. Die meisten kindlichen Gefühlsprobleme sind also die Folge eines inneren Konfliktes. Man zwingt das Kind ja zu einem Verhalten, das ihm von Natur aus nicht liegt. Es muß jene Emotionen und Triebe unterdrücken, die als störend gelten oder nicht erlaubt sind, die aber einen wichtigen Teil seines Gefühlslebens darstellen. Dadurch gerät es in einen Widerspruch zu sich selbst und wird unausgeglichen oder überemotional, was man im Volksmund auch »hysterisch« nennt.

Solange Ihr Kind klein ist, muß es seine Stimmungen ungehindert ausleben können. Lassen Sie ihm daher so viel Spielraum wie möglich – setzen Sie es möglichst nicht unter Druck, beschränken Sie es nur, wenn es sich selbst schadet oder mit der sozialen Gemeinschaft ernste Probleme bekommt. Kommen Sie ihm verständnis- und liebevoll entgegen, wenn es in Gefühlsnot ist, lassen Sie ihm seine Gefühlsausbrüche und Launen – sie sind gesunderhaltende Notventile für den inneren Überdruck. Wenn es aber schon älter ist, könnten Sie es darüber hinaus anleiten, sich selbst zu beobachten und sich anzugewöhnen, vor jeder impulsiven Handlung grundsätzlich erst eine Denkpause einzulegen und bei wichtigen Gefühls-Entscheidungen (vor allem im Liebesleben) immer erst einen Tag vergehen zu lassen. Die meisten Emotionen lösen sich nach einiger Zeit wieder auf. Sie sind wie Strohfeuer, die bald erlöschen, wenn sie keine Nahrung bekommen. Werden sie aber unterdrückt, so bleiben sie lebendig, stauen sich auf und tauchen in anderer, meist aber zerstörerischer Form wieder auf: als wilde Gefühlseruptionen, hysterische Anfälle, Psychosen oder in Form von Unfällen oder Krankheiten.

Ein aufgeregtes oder aufgewühltes Kind beruhigt sich umso schneller, je mehr man es gewähren läßt. Natürlich ist es – auch in Hinblick auf seine Zukunft – wünschenswert, daß Ihr Kind lernt, seine Reaktionen etwas zu regulieren und sich nicht immer ganz so überemotional zu benehmen. Das ist bis zu einem gewissen Grad möglich; vielleicht hat es sich nämlich aus Widerstand gegen seine Umwelt angewöhnt, etwas übertriebener zu reagieren als eigentlich nötig.

Besonders verhängnisvoll ist es, wenn Kinder unter einen ihnen unverständlichen Moraldruck gesetzt werden, denn sie sind nicht moralisch veranlagt, sondern versuchen, möglichst gut durchzukommen und Freude zu erleben. Wenn man Beschränkungen auferlegt oder Verzicht abverlangt, müssen diese wirklich begründet und für das Kind irgendwie verständlich sein. Schwere Störungen kann zum Beispiel die Tabuisierung der Sexualität erzeugen. Hüten Sie sich auch davor, wenn es älter wird, ihm abstrakte religiöse Ideale aufzudrängen, denn es kann damit nichts anfangen (selbst erwachsene Menschen müssen dabei oft einen geistigen Salto mortale ausführen) und wird sie höchstens gezwungenermaßen übernehmen. Nur, was es verstehen oder real nachvollziehen kann, nützt ihm etwas, andernfalls wird dadurch etwas in ihm verbogen.

Ganz wichtig ist für ein gefühlslabiles Kind die Möglichkeit, sich ständig kreativ auszuleben. Dafür ist neben viel körperlicher Aktivität und Sport eine künstlerische Beschäftigung geeignet, weil diese ihm die Möglichkeit gibt, seine irrationalen Gefühlsimpulse in rationales, geordnetes Leben umzusetzen und sich selbst kennenzulernen. Der künstlerische Ausdruck – Tanzen, Malen, Musizieren, Schreiben, Bildhauern, Basteln – kann ihm zu einer gewissen Klarheit verhelfen, denn was es innerlich nur vage ahnen kann, wird auf einmal sicht- und greifbar. Vielleicht findet Ihr Kind tatsächlich später in einem künstlerischen Beruf ein Ventil für seine starke Emotionalität, möglicherweise kann es sogar eine Karriere darauf aufbauen, denn der Künstler darf ja ein bißchen »verrückt« sein.

Es wäre also heute gut, Ihr Kind einerseits vor emotional belastenden Situationen zu beschützen, und ihm andererseits genügend Freiraum für seine Stimmungen zu geben. Und vielleicht können Sie – mit diskreter Hand – sein späteres Leben in ruhige Bahnen lenken, in denen es vor zu starken emotionalen Belastungen geschützt ist, zum Beispiel in einen ruhigen Beruf und eine harmonische Ehe.

(Die Lösung der hier besprochenen Problematik kann mit der Bach-Blüten-Essenz *Cherry Plum* gefördert werden. Bitte lesen Sie dort nach.)

Gehorsam

(Bescheidenheit, Gutmütigkeit, Unterordnung, Selbstlosigkeit, Nachgiebigkeit, Verzicht.)

Ihr Kind ist sehr bescheiden, nachgiebig und gehorsam. Es läßt sich viel gefallen, tut, was man von ihm verlangt, stellt keine besonderen Ansprüche und protestiert kaum, wenn man ihm etwas verweigert oder es übergeht. Zum Beispiel läßt es sich ohne große Gegenwehr von einem anderen Kind sein Spielzeug wegnehmen, traut sich nicht, nach Dingen zu greifen, die es gerne hätte, hält sich im Hintergrund und spricht nur, wenn es gefragt wird, oder bekommt einen ängstlichen Gesichtsausdruck, wenn man streng mit ihm spricht. Mit anderen Worten: Ihr Kind ist zu gutmütig, brav und verzichtbereit.

Kennen Sie jene Menschen, die niemandem etwas streitig machen und immer bereit sind, auf andere einzugehen, die anspruchslos und freundlich – wie zarte Blumen – in einem stillen Winkel blühen und dabei eine zufriedene, gute Stimmung verbreiten? In ihrer Gegenwart empfindet man oft eine frohe, nicht verpflichtende Dankbarkeit – jener ähnlich, die sich einstellt, wenn man einen Vogel besonders schön singen hört oder wenn an einem warmen Sommerabend der Tag still ausklingt.

Ihr Kind hat zwar etwas von diesen Menschen, denn es ist von Natur aus gutmütig und altruistisch, entgegenkommend und nachgiebig, doch ihm fehlt das Wichtigste daran: die natürliche Ungezwungenheit. Denn seine Bescheidenheit entspringt nicht (oder jedenfalls nur teilweise) einem natürlichen, menschenfreundlichen Impuls und seine Bereitschaft zur Unterordnung nicht einer instinktiven Einsicht, sondern sie sind hauptsächlich Ausdruck einer Selbstbehauptungsschwäche: Es hat einfach nicht die genügend persönliche Kraft, um sich zu wehren oder sich durchzusetzen, es kann nicht »nein!« oder »das will ich!« sagen. Daher hat man auch, wenn es sich bescheiden mit dem zufriedengibt, was man ihm zuteilt, und gehorsam tut, was man von ihm verlangt, ein irgendwie ungutes Gefühl – man spürt dahinter eine niedergedrückte, verletzte Seele.

Die angeborene freundliche Bescheidenheit Ihres Kindes hat sich krankhaft übersteigert, so daß es unfähig geworden ist, auch an sich selbst zu denken und zu zeigen, was es will oder braucht. Wenn sich daran nichts ändert, wird es eines Tages von sich sagen: »Ich kann einfach nicht nein sagen« und damit – auch vor sich selbst – den Anschein zu erwecken versuchen, ein besonders guter und entgegenkommender Mensch zu sein. In Wirklichkeit aber bedeutet diese Aussage: »Eigentlich würde ich gern ›nein‹ sagen, ich schaffe es nur nicht!« Diese Haltung hat wenig mit innerer Überlegenheit zu tun, sondern ist lediglich eine aus der Not geborene Überlebenstaktik.

Wenn man ein Kind unter sehr starken Druck setzt, kann man unterschiedliche Reaktionen beobachten: Hat es einen kämpferischen Charakter, so leistet es Widerstand und wird übertrieben agressiv, ist es aber zart und defensiv veranlagt, bleibt ihm nichts anderes übrig, als nachzugeben und sich anzupassen. Die natürliche Nachgiebigkeit und Anspruchslosigkeit schlagen dann – wie anscheinend bei Ihrem Kind – in allzu bereitwillige, unnötige Unterwerfung, Anpassung und Verzichtbereitschaft um. Deshalb fällt es schwer, seine »angenehme« Art wirklich angenehm zu finden.

In der Umgebung solch gehorsamer, angepaßter Kinder gibt es meist eine egoistisch fordernde, unterdrückende oder strenge Bezugsperson: eine starke, dominante Persönlichkeit, die keinen Widerspruch duldet und immer erwartet, daß ihr Wille erfüllt wird. Sie findet es selbstverständlich, daß sich ihr Kind unterwirft, und merkt in ihrer Selbstherrlichkeit gar nicht, daß es dabei verkümmert, obwohl die gebeugte, unterwürfige Haltung, die leise, ängstliche Stimme, der unsichere Gesichtsausdruck, die gehemmten Bewegungen, die mangelnde Selbständigkeit oder die insgesamt etwas unterentwickelte Erscheinung deutliche Zeichen dafür sind.

Solche Verhältnisse bleiben oft lebenslang bestehen, weil das Kind keine Chance bekommt, sich zu befreien: zum Beispiel als 60jähriger »Junior-Chef«, der sich unterwürfig vom 80jährigen »Senior« herumkommandieren läßt, oder als Mutter erwachsener Kinder, die immer noch von ihrer eigenen, hochbetagten Mutter tyrannisiert wird, als »Aschenputtel«, als dienstbeflissener Angestellter, der sich widerspruchslos ausnützen läßt, oder sogar als Patient, der es nicht wagt, dem mächtigen Professor, der ihn operieren will, zu widersprechen.

Neben der bedauernswerten Tatsache, daß diese Menschen selbst unter ihrer Schwäche zu leiden haben, ergibt sich daraus noch ein weiterer unerfreulicher Effekt: Ihr Verhalten fördert den Egoismus anderer. Deshalb wird Ihr Kind wahrscheinlich auch von Familienangehörigen oder Freunde/innen oft übergangen, ausgenützt oder erpreßt.

Was kann man hier tun? Grundsätzlich ändern kann man ein solches Kind nicht, es wird immer seine entgegenkommende und selbstlose Art behalten. Man sollte dies auch gar nicht versuchen, denn seine Veranlagung verschafft ihm ja auch viele Sympathien und hilft ihm, das Leben auf eine friedliche, defensive Weise zu bestehen. Es geht vielmehr darum, seine altruistischen Tendenzen etwas ab- und seine egoistischen etwas aufzubauen. Mit der Zeit wird es erkennen, daß es eigentlich gar nicht so nachgiebig sein und so schnell verzichten will, wie es ihm zur Gewohnheit geworden ist, und bewußt daran arbeiten können. Jetzt aber, solange es noch klein und relativ unbewußt ist, liegt es bei den Eltern und Erzieher/innen, diese Fehlentwicklung zu korrigieren und ihm zu einem stärkeren Bewußtsein seiner Rechte und mehr Sicherheit im Umgang mit fordernden Menschen zu verhelfen. Im Prinzip geht es darum, jede Tendenz zum eigenen Willen und zum Widerspruch zu fördern, auch wenn sie sich vielleicht dafür zurücknehmen und das Kind mehr als gleichberechtigten Partner akzeptieren müssen.

Falls Sie also zum fordernden, autoritären Menschentyp gehören, wäre es wichtig, daß Sie aufhören, Ihr Kind herumzukommandieren oder auszunützen. Wenn Sie ihm demonstrativ mehr Respekt entgegenbringen, kann es sich daran gewöhnen, Rechte zu haben, und wenn Sie es so oft wie möglich ermutigen, Ansprüche zu stellen oder »nein!« zu sagen, wenn ihm danach ist, kann es sich wieder aufrichten. Wahrscheinlich wird sich dies auch an einer aufrechteren Körperhaltung zu erkennen geben.

Ihr Kind sollte einfach etwas »frecher« und selbstbewußter werden dürfen, auch wenn das Ihnen zunächst gegen den Strich geht. Natürlich wird dies nur gelingen, wenn Sie ihm gleichzeitig liebevoll entgegenkommen, damit es sich auch zu nehmen traut, was Sie ihm jetzt auf einmal anbieten. Manche Kinder sind so verschüchtert und unterdrückt, daß sie nicht mehr imstande sind, neu gewonnene Freiheiten zu nützen – sie gleichen jenen Hunden, die nach jahrelanger Gefangenschaft an der Leine auch dann nicht mehr weglaufen, wenn man sie freigibt. So könnte Ihr Kind seine Veranlagung harmonisch entwickeln. Es könnte entgegenkommend werden, ohne sich rücksichtslos ausnützen zu lassen, könnte bescheiden sein, ohne sich selbst aufzugeben, könnte anderen Menschen dienen, ohne dabei seine Menschenwürde zu verlieren, könnte auf alles verzichten, ohne wirklich etwas zu entbehren.

Nur aus Freiwilligkeit und innerer Unabhängigkeit können Bescheidenheit, Gehorsam und Verzicht ihren wahren Wert entfalten: sich mit dem zufriedengeben, was man hat oder bekommt, weil man nur wenig braucht; tun, was einem aufgetragen wird, weil man weiß, daß es gut ist; einen Anspruch aufgeben, weil man ihn als unberechtigt oder überflüssig erkannt hat. In diesem Sinne stimmen die Worte »Weniger ist mehr«, und »Geben ist seliger denn nehmen«, und dabei verlagert sich unser Wachstum von außen nach innen, entsteht Freude statt Vergnügen, Stärke statt Kraft, Freiheit statt Macht.

(Die Lösung der hier besprochenen Problematik kann mit der Bach-Blüten-Essenz *Centaury* gefördert werden. Bitte lesen Sie dort nach.)

Geltungssucht

(Angeberei, Eitelkeit, Schmeicheleien, Minderwertkeitsgefühl, Selbstdarstellung, Selbstwertprobleme.)

Ihr Kind ist sehr geltungsbedürftig. Es möchte immer beachtet werden oder im Mittelpunkt stehen. Wo es kann, macht es – entweder eitel und prahlerisch oder geschickt und taktvoll – auf sich aufmerksam. Wenn zum Beispiel Gäste im Haus sind, benimmt es sich auffällig, um Aufmerksamkeit zu erregen, oder setzt sich raffiniert in ein gutes Licht, um gelobt zu werden. Es ist ihm ausgesprochen wichtig, immer gut dazustehen, und daher ist es sehr empfänglich für Schmeicheleien. Geschicktes »fishing for compliments« ist seine Spezialität.

Gegen den Wunsch, angemessen beachtet und richtig beurteilt zu werden, ist nichts einzuwenden. Selbst die Bibel fordert dazu auf, sein Licht nicht unter den Scheffel zu stellen, und es zuzulassen, daß man anders beurteilt wird, als man tatsächlich ist, bedeutet letztlich eine Unwahrheit, gleichgültig, ob es sich dabei um Hochstapelei oder falsche Bescheidenheit handelt.

Wahrheitsliebe ist aber nicht das Motiv Ihres Kindes für seine ständige Selbstdarstellung, sondern ein übertriebenes Geltungsbedürfnis. Ihr Kind kann es einfach nicht lassen, sich in Gesellschaft anderer irgendwie in den Vordergrund zu spielen und sich in irgendeiner Form bewundern zu lassen. Dabei ahnt man kaum, daß es damit eigentlich ein geheimes Minderwertigkeitsgefühl zu überspielen beziehungsweise zu betäuben versucht. Seine direkten oder versteckten Angebereien, seine flotten Sprüche oder sein betont lässiges Auftreten, sein immer neuestes Spielzeug und seine modische Kleidung, sein geziertes und wichtigtuerisches Auftreten oder die Clownerien, mit denen es Aufmerksamkeit auf sich zieht, ja sogar eventuelle, außergewöhnliche Leistungen dienen ihm hauptsächlich dazu, seine nagenden Selbstzweifel zu widerlegen. Wie manche Menschen ihre Depression durch Überaktivität bekämpfen, so vertreibt Ihr Kind sein Unzulänglichkeitsgefühl durch die narzistische Demonstration seiner Fähigkeiten und Vorzüge.

Bis zu einem gewissen Grade ist dies übrigens normal und oft als vorübergehende Phase in der Selbstfindung des Kindes zu bewerten. Deshalb sollte man großzügig darüber hinwegzusehen oder freundlich darauf eingehen, solange keine schwerwiegenden Probleme dadurch auftreten.

Die Menschen, die zur Umwelt des Kindes gehören, haben ja zum Teil auch die Funktion eines Spiegels, in dem es seinen »objektiven« Wert erkennen kann. Das ist bei uns Erwachsenen nicht anders, wir registrieren ebenfalls immer genau, wie wir bei den anderen ankommen. Ein großer Teil unseres Tuns hat den Zweck, einen guten Eindruck zu machen, denn wir wissen, daß davon unser Wohlergehen in der sozialen Gemeinschaft abhängt. Dies ist nicht nur eine Erfahrung, die wir schon in unserer Kindheit gemacht haben, sondern auch Ausdruck jenes Naturprinzipes, das dem Stärkeren die besseren Überlebenschancen gibt. Beachtet, anerkannt oder bewundert zu werden bedeutet zugleich, nicht übersehen, nicht übergangen und bevorzugt zu werden, also mehr zu bekommen. Die Parallele zwischen der Welt der Menschen und der freien Natur ist deutlich: Hier wie dort gibt es das Imponiergehabe, das Sich-Aufblasen, das Sich-zur-Schau-Stellen und das Sich-mit-fremden-Federn-Schmücken.

Solche Selbstdarstellung ist ein normaler Bestandteil unseres Lebens. Solange wir damit nur unser eigenes Existenzrecht vertreten, hat niemand etwas dagegen. In dem Augenblick aber, in dem wir dadurch jemanden »in den Schatten stellen« oder uns über ihn erheben, rufen wir seine Ablehnung oder Feindschaft hervor, weil wir damit seine Chancen schmälern. Selbst das Kind wird davon nicht ausgenommen, und, wenn es sich zu sehr aufspielt, abgelehnt oder niedergedrückt. Da es die darin liegende Gefahr genau spürt, hält es sich normalerweise in erträglichen Grenzen.

Manchen Kindern – Ihres scheint dazuzugehören – fällt es aber schwer, das richtige Maß in der Selbstdarstellung zu finden, da sie mit ihrem auffallenden Verhalten ein Minderwertigkeits- und Unterlegenheitsgefühl auszugleichen versuchen. Sie brauchen gewissermaßen immer ein bißchen mehr Bestätigung von außen, weil innen das Minderwertigkeitsgefühl nagt.

Manch große, sozial wertvolle Tat ist nur dem Wunsch entsprungen, das eigene Kleinheitsgefühl zu widerlegen. Das gleiche, unangenehme Gefühl, das man angesichts der eitlen Aufgeblasenheit bestimmter prominenter Persönlichkeiten empfindet, erweckt auch ein angeberisches, narzisstisches Kind. Statt aber auf die Ablehnung, die man ihm deswegen entgegenbringt, zu achten und sich etwas zurückzunehmen, macht es den Fehler, sich noch mehr zu produzieren. Es erklärt sich das Sympathiedefizit nämlich mit einer ungenügenden Selbstdarstellung und meint, es müsse nur seine Vorzüge besser zur Geltung bringen, um akzeptiert zu werden. Weil es dadurch wiederum ungewollt das Problem verstärkt, kann es in einen leidvollen Teufelskreis geraten, in dem es mit der Zeit überempfindlich gegen jede Art von Nichtbeachtung oder Herabsetzung wird. So kann es schließlich sogar schwer krank werden, wenn es sich abgelehnt oder verspottet fühlt.

Ihr Kind müßte also einerseits lernen, die Reaktionen seiner Umwelt sensibler zu erfassen und besser zu verstehen, und andererseits ein stabileres, von äußerer Bestätigung unabhängiges Selbstwertgefühl entwickeln.

Minderwertigskeitsgefühle treten bei Kindern erst mit jenem Alter auf, in dem sie sich als Mitglieder der sozialen Gemeinschaft zu sehen beginnen, in dem sie also begreifen, daß es Konkurrenz, Vergleich und Bewertung gibt. (Ihnen geht oft ein gewisses »Defizitgefühl« voraus.) Das kleine Kind kann diese natürlich nicht in ihrer psychologischen Bedeutung begreifen, aber es bemerkt sehr wohl, daß ein Geschwister oder ein anderes Kind ihm – in Form von Lob, Zuwendung, Belohnung oder Privilegien – vorgezogen und es selbst also zurückgeschoben wird. Manche (introvertierte, schwache) Kinder nehmen dies hin und gewöhnen sich an die Rolle des Unterlegenen. Ihr Kind aber wehrt sich dagegen, schlechter als andere dazustehen, weil es einen starken, angeborenen Drang nach Anerkennung und Bewunderung hat. Es will ernst genommen werden und sucht im Verhalten, im Gesicht, in den Worten seiner Mitmenschen unablässig nach der Bestätigung seines Wertes. Wenn es nicht beachtet, gelobt oder bewundert wird, fühlt es sich unwohl – manchmal sogar irgendwie bedroht – und versucht, mit seinen Mitteln etwas dagegen zu unternehmen. Das ist momentan diese kleinliche und peinliche Komplimenten-Hascherei, die Angeberei oder das eitle Gespreize. Zugleich bekämpft es damit seine Selbstwertprobleme einfach dadurch, daß es sie überspielt oder von ihnen durch eine geschönte Selbstdarstellung ablenkt. Der Volksmund sagt: »Wer angibt, hat's nötig!« Halten wir nicht das, was uns zu entgleiten droht, besonders fest, und beschwören wir nicht am lautesten jene »Wahrheiten«, an denen wir selbst zweifeln?

Das unbewußte Ideal Ihres Kindes ist eine selbstsichere, imponierende und bewunderte Persönlichkeit. (Deshalb wird es aus Neid oder Unsicherheit meist unruhig oder gereizt, wenn es einem solchen Menschen begegnet.) Warum gelingt es ihm nicht, so zu werden? Einem erwachsenen Menschen würde man antworten: »Weil du im Äußeren suchst, was du im Inneren werden mußt«, womit sich für ihn allerdings auch noch nichts geändert hätte. Er müßte den mühevollen Weg in die Selbsterkenntnis und aus dem Gewohnheitsverhalten heraus gehen.

Ihr Kind kann seine Probleme nur bedingt verstehen, es kann nur entsprechend seiner Eigenart auf seine Umwelt reagieren. So käme es jetzt zunächst darauf an, ihm Lebensbedingungen zu schaffen, die ihm ein besseres Selbstwertgefühl und ein angenehmeres Verhalten ermöglichen.

Vielleicht muß es zur Zeit in einem Milieu leben, in dem es gedemütigt oder herabgesetzt wird (wogegen es ja besonders empfindlich ist) – zum Beispiel durch sozial höhergestellte oder sonstwie überlegene Kinder, durch Geschwister, die immer alles besser machen, oder durch Eltern, die ständig an ihm herumnörgeln. Unter solchen Bedingungen könnte es kein sicheres Gefühl für seinen eigenen Wert entwickeln, es wäre nur ständig beschäftigt, sich zu wehren und zu behaupten. Der Umgang mit überlegeneren Kindern könnte zwar einen gewissen positiven Effekt insofern haben, als er Ihr Kind vielleicht zu höheren Leistungen antreiben würde. Wenn diese allerdings mit einem Verlust des inneren Friedens bezahlt werden müßten, wäre der Preis zu hoch, und es wäre besser, Ihr Kind in ein Milieu zu bringen (zum Beispiel durch Schulwechsel), in dem es Anerkennung findet und unter seinesgleichen ist.

Wichtig wäre in diesem Zusammenhang auch, ihm immer wieder die Relativität aller Werte bewußt zu machen und es von den üblichen sozialen Wertklischees freizuhalten. Im täglichen Leben bieten sich dafür viele Gelegenheiten, bei denen Ihr Kind sehen könnte, daß andere Menschen auch nur Menschen »wie du und ich« sind. Es muß unbedingt einen Blick für jene Qualitäten bekommen, die es konkret besitzt, und aufhören, anders (»besser«) sein zu wollen, als es ist. Echtes Selbstwertgefühl entsteht aus dem unabhängigen Wissen um den eigenen Wert, nicht aus dem Vergleich mit anderen und hat seine Grundlage in der Erfahrung bedingungsloser Liebe seitens der Bezugsperson. Möglicherweise wird es erforderlich sein, daß Sie sich selbst einmal mit dieser Problematik näher befassen, denn Kinder pflegen weitgehend auch die Vorurteile und Irrtümer ihrer Eltern zu übernehmen.

Oft ist es auch erforderlich, daß die Eltern selbst mehr in den Hintergrund treten und ihrem Kind damit mehr Entwicklungsraum lassen, zum Beispiel die immer schöne Mutter, neben der die Tochter verblaßt, oder der intelligente Vater, der alles besser kann.

Vielleicht haben Sie Ihrem Kind seine Selbstzweifel dadurch eingeimpft, daß Sie ihm andere Kinder als besser und fähiger hingestellt und ihm damit seinen schlechteren Wert bescheinigt haben. Besonders traumatisch kann es sich auswirken, wenn man einem Kind sein Geschwister als Vorbild gibt, weil es damit nicht nur die Konkurrenz ständig vor der Nase hat, sondern daraus auch schließen muß, daß es weniger geliebt wird. Das schwarze Schaf in der Familie, der Tunichtgut, das »enfant terrible« ist damit fast schon vorprogrammiert, weil einem vitalen Kind, das den besten Platz im Herzen der Eltern und in der sozialen Wertordnung bereits durch ein Geschwister besetzt sieht, nur noch der Weg in die Opposition offenbleibt. Daher sollten Sie gegebenenfalls darauf achten, daß Ihr Kind genügend Möglichkeiten hat, eigenes Profil zu entwickeln, und daß Herabsetzungen oder Demütigungen nicht vorkommen. Viel wird dabei von Ihrem guten Beispiel abhängen.

Irgendwann – möglichst bald – sollte Ihr Kind sich anders zu sehen lernen und ein Gefühl für seinen trotz allen Schwächen immer vorhandenen menschlichen Wert entwickeln. Dazu wäre es wichtig, ihm nicht nur an anderen Menschen die guten Seiten zu zeigen, sondern ihm selbst auch viel Bestätigung und (berechtigtes) Lob zukommen zu lassen und ihm seine guten Eigenschaften bewußt zu machen. Es ist rührend, zu sehen, wie Kinder manchmal auf ein lobendes Wort hin aufblühen, leistungsfähig werden und wieder Freude am Leben bekommen. Ihr Selbstwertgefühl entwickelt sich ja in der Beziehung zu seiner Umwelt. Das wissen wir alle: Lob baut auf, Tadel drückt nieder.

Das untergründige Minderwertigkeitsgefühl Ihres Kindes kann auch die Folge eines erschütternden Erlebnisses sein, zum Beispiel einer Demütigung, einer Blamage oder einer Verachtung. Solche Ereignisse finden manchmal sehr diskret statt – möglicherweise haben Sie es gar nicht bemerkt, wie tief Sie irgendwann mit einer gedankenlosen, abwertenden Bemerkung Ihr Kind getroffen haben (→ *Kap. Minderwertigkeitsgefühl*).

Meist besteht bei geltungssüchtigen Kindern ein angeborener, innerer Konflikt aus einem Bedürfnis nach Anerkennung und Prominenz und einem Hang zu Bescheidenheit und Selbstkritik. Ein solcher Mensch möchte einerseits groß herauskommen und wagt es andererseits nicht. Wenn man so konträr veranlagt ist, muß man lernen, einen bewußten Kompromiß mit sich zu schließen, in dem weder die eine noch die andere Komponente überwiegt, sondern beide gleichzeitig, aber in abgeschwächter Form, gelebt werden. Dabei hat man aber immer das Gefühl, sich – entweder in der einen oder in der anderen Richtung – nicht voll ausleben zu können. Solche inneren Widersprüche sind relativ häufig und meistens der Grund für schwierige Charaktere.

Bei Ihrem Kind ist dies nicht so extrem, aber man sieht doch, wie unausgewogen und frustriert es dadurch wird, daß es einen starken Wertanspruch hat, den es selbst anzweifelt. Es braucht Ihre Hilfe, damit es Frieden mit sich schließen und sich selbst achten kann. Welche Gründe auch immer für sein Verhalten bestehen – zweierlei ist wichtig: es immer ernst zu nehmen – auch in seinem wichtigtuerischen oder anerkennungsbedürftigen Verhalten –, es nie auszulachen, es nicht zu tadeln, es bei jeder berechtigten Gelegenheit zu loben, es aufzubauen und ihm seine guten Seiten bewußt zu machen; zugleich aber ihm die ablehnende Reaktion seiner Umwelt auf seine Aufdringlichkeit oder Angeberei verständlich zu machen und ihm Möglichkeiten zu angenehmerem Verhalten zu zeigen. Diese bestehen zum Beispiel darin, auch andere genügend zur Geltung kommen zu lassen und sensibel darauf zu achten, wann ihnen seine Selbstdarstellung zuviel wird.

(Die Lösung der hier besprochenen Problematik kann mit der Bach-Blüten-Essenz *Heather* gefördert werden. Bitte lesen Sie dort nach.)

Herrschsucht

(Tyrann, Dominanz, Machtkämpfe, Rechthaberei, Widerstand, Autorität, Grenzen.)

Ihr Kind neigt dazu, andere zu beherrschen oder zu unterdrücken. Es will – sei es in offener und direkter, sei es in indirekter und verschleierter Form – immer seinen eigenen Willen durchsetzen oder bestimmen, was in seiner Umgebung geschieht. Im Kreise seiner Freunde/innen gibt es gerne den Ton an und tyrannisiert sie bei Widerspruch in irgendeiner Form; auch sonst macht es anderen gerne Vorschriften oder gibt zumindest gouvernantenhafte Belehrungen von sich. Bei Beschlüssen und Plänen, die nicht von ihm selbst stammen, stellt es sich oft quer, und inzwischen wissen alle, die mit ihm zu tun haben, daß es sich nicht gerne unterordnet. Dieses Verhalten ist ein festes Persönlichkeitsmerkmal Ihres Kindes, und obwohl es sich vielleicht nicht bei jeder Gelegenheit so deutlich äußert, tritt es doch fast immer zutage, sobald es sich sicher oder anderen überlegen fühlt.

Wenn man genau hinsieht, kann man meist schon beim kleinen Kind die Persönlichkeit des späteren erwachsenen Menschen erkennen. Bei Ihrem Kind ist dies ein dominanter Charakter, der sich momentan vor allem in einem starken Machtbedürfnis äußert. Vielleicht haben Sie schon beobachtet, daß es Ihrem Kind, wenn es etwas von seinen Freunden/innen oder auch von Ihnen verlangt, oft weniger um das Geforderte als vielmehr um die Durchsetzung seines Willens, also um Gehorsam und Unterwerfung, geht. Wahrscheinlich läßt es sich gelegentlich auch mit Ihnen auf Machtkämpfe ein – einfach, um zu sehen, wer stärker ist – und verbucht Ihr eventuelles Nachgeben als persönlichen Sieg.

Das ist schade, denn diese zur Dominanz neigende Veranlagung könnte, wenn sie harmonisch ausgebildet wäre, Ihr Kind später in eine irgendwie herausragende oder sozial wertvolle Stellung führen. Momentan aber ist sie dabei, in Intoleranz, Herrschsucht und Rechthaberei auszuarten, mit der Ihr Kind zwar immer wieder etwas durchsetzen kann, sich letztlich aber unbeliebt macht. Man sollte etwas gegen diese Entwicklung unternehmen. Es braucht neben seiner Stärke und Willensklarheit mehr Toleranz, menschlichen Respekt und Selbstkritik, um anderen Menschen genügend persönlichen Freiraum lassen und sich bei Bedarf auch einmal unterordnen zu können. Hierfür müßte man einerseits versuchen, jene Einflüsse auszuschalten, die die angeborene dominante Veranlagung Ihres Kindes so unangenehm verstärkt haben, und andererseits die positiven Gegenkräfte – also Toleranz, Nachgiebigkeit und Entgegenkommen – fördern.

Um verstehen zu können, weshalb ein Kind einen bestimmten, auffälligen Charakter entwickelt, müssen wir zwei Komponenten beachten: die Anlage, die an sich richtig und gut ist, und die Einflüsse, durch die sie ins Negative verzerrt wird; meist ist dies das soziale Umfeld, vor allem also die Bezugspersonen und Erzieher/innen.

Die Anlage, um die es hier geht, besteht in Willensstärke, Anspruch und Dominanz. Ein Kind, das sie besitzt, kann eine starke Persönlichkeit werden, die wegen ihrer Fähigkeit, Menschen zu führen oder anzuleiten, allseits geschätzt wird, vorausgesetzt, es entwickelt dazu auch noch die Bereitschaft, anderen Menschen tolerant, rücksichts- und respektvoll zu begegnen.

Dazu ist es weitgehend auf seine Bezugspersonen angewiesen. Normalerweise zeigen ihm die Eltern liebe- und respektvoll, aber auch klar und unmißverständlich seine Grenzen und seine Aufgabe in der Welt, indem sie ihm ein gutes Beispiel geben und es darauf hinweisen, wann es die Persönlichkeitsrechte anderer mißachtet. Solange das Kind klein ist, geht es zunächst nur um die unmittelbare Erfahrung, daß es bestimmte Grenzen einhalten muß, um von der Gemeinschaft akzeptiert zu werden, später kommen noch Toleranz, Verantwortung und Selbstbeherrschung hinzu.

Dies wäre der Idealfall, der leider eher selten ist. Sehr oft bleibt bei diesen dominanten Charakteren die wichtige Eigenkontrolle unterentwickelt, wogegen sich die fordernde, herrschsüchtige Komponente unverhältnismäßig ausdehnt. Dafür gibt es hauptsächlich zwei Gründe, die etwas mit der Art der Bezugspersonen zu tun haben. Je nachdem, ob diese zu nachgiebig oder zu dominant sind, haben sie nämlich eine bestimmte Wirkung auf den Charakter des willensstarken, anspruchsvollen Kindes: Ist die Bezugsperson schwächer und nachgiebiger als das Kind, so kann sie ihm nicht genügend Widerstand entgegensetzen, und es gewöhnt sich daran, rücksichtslos seinen Willen durchzusetzen. (Man staunt manchmal, mit welcher Kraft solche Kinder ihre Eltern tyrannisieren und herumkommandieren.) Ist die Bezugsperson aber selbst sehr dominierend, so verlangt sie vom Kind Gehorsam und neigt dazu, es zu unterdrücken. Das Kind empfindet dies als Unrecht und leistet Widerstand. Seine dominante Anlage verstärkt sich dabei krankhaft, so daß es künftig in übertriebener Weise versucht, wo und wann immer es geht, sich durchzusetzen und andere zu beherrschen. Gelegendlich äußert sich sein Widerstand auch darin, daß es sich vor Wut (→ *Wutanfälle*) auf dem Boden wälzt, daß es beißt, schlägt oder etwas zerstört.

Im ersten Fall bekommt das Kind zu wenige, im zweiten Fall zu viele Grenzen gesetzt. Jedesmal entwickelt sich dabei seine Fähigkeit und Gewohnheit, andere zu beherrschen und den eigenen Willen durchzusetzen, übertrieben stark und erzeugt den beschriebenen unangenehmen Charakter. Typisch ist hieran der Mangel an Selbstkontrolle, Toleranz und Rücksichtnahme, zu deren Entwicklung es nicht angeregt wurde. Solche Kinder sind einfach darauf eingestellt, den Ton anzugeben, und sie empfinden jeden Widerstand als Herausforderung. (Natürlich gibt es solche Entwicklungen nicht, wenn die Eltern wachsam, bewußt und tolerant mit ihrem Kind umgehen.)

Beruht die Herrschsucht Ihres Kindes auf Ihrer zu großen Nachgiebigkeit? Dann wäre es gut, sehr bewußt zu beginnen, ihm mehr Grenzen zu setzen. (Sehr kleine Kinder – bis ungefähr zum 3. Lebensjahr – sollte man allerdings so wenig wie möglich einschränken, weil sie zunächst die Welt als erfreulich erfahren und ein positives Lebensgefühl entwickeln sollen. Eigentlich besteht erst mit der Aufnahme bewußter sozialer Kontakte die Notwendigkeit dazu, ihnen beizubringen, daß sie auf andere Rücksicht nehmen müssen.) Dieser Lehrprozeß sollte allerdings nur in kleinen Schritten geschehen und nie, wenn es um Dinge oder Wünsche geht, die dem Kind sehr am Herzen liegen und deren Verweigerung es sehr treffen würde. Ganz wichtig ist dabei, den Eindruck eines Liebesentzuges zu vermeiden, und ihm auch den Grund für die Weigerung zu nennen, damit es versteht, worum es geht und sich in Zukunft darauf einstellen kann. Normalerweise genügen kleine, aber konsequente Zeichen. Es kommt vor allem darauf an, daß das Kind die elterliche Autorität anzuerkennen lernt und sich daran gewöhnt, daß es Grenzen gibt, die es respektieren muß. So könnten Sie Ihrem Kind öfter als bisher ein klares und unmißverständliches »Nein!« entgegensetzen, das notfalls auch einmal mit einer kleinen, symbolischen Handgreiflichkeit unterstrichen werden könnte, wenn es Sie wieder einmal durch seine dauernde Drängelei zu sehr tyrannisiert oder seinen Kopf durchzusetzen versucht.

Falls Ihr Kind aber deshalb so herrschsüchtig geworden ist, weil es von Ihnen zu oft unterdrückt wird, sollten Sie ihm mehr Respekt entgegenbringen und ihm, so weit es die Umstände erlauben, seinen Willen lassen. Dann könnte es sich wieder entspannen und bräuchte sein Dominanzbedürfnis nicht so neurotisch übertrieben an anderen auszuleben. Gelegentlich wäre es auch gut, wenn Sie sich einmal seinen Wünschen beugen würden, um sein Selbstwertgefühl zu stärken. Im Prinzip braucht man nur auf seine Reaktion zu achten (wenn es sehr empört, beleidigt oder geknickt ist), um zu wissen, wann es richtig wäre, nachgeben und ihm seinen Willen zu lassen. Im Zweifelsfalle ist jedenfalls liebevolles Entgegenkommen besser als Strenge und Härte.

Es ist nicht leicht, bei einem Kind, das dazu neigt, den Ton anzugeben und sich störrisch allen Anordnungen zu widersetzen, die Bereitschaft zu toleranter Selbstkontrolle und angemessener Unterordnung zu wecken. Man muß das richtige Verhältnis zwischen den Grenzen, die man ihm setzt, und der Freiheit, die man ihm läßt, finden. Ob dies gelingt, hängt weitgehend von der Glaubwürdigkeit der Bezugspersonen, ihrem guten Beispiel und natürlich ihrem liebevollen Entgegenkommen ab. Viele geduldige und ernsthafte Gespräche werden im Laufe der Zeit bei Ihrem Kinde erforderlich sein, um bei ihm nicht nur mehr Verständnis für die Rechte der Mitmenschen zu wecken, sondern ihm auch klarzumachen, daß es in seinem eigenen Interesse liegt, sein Verhalten zu ändern. (Es erlebt ja immer wieder, daß es wegen seiner Rechthaberei und Herrsucht abgelehnt wird.) Dazu wären auch Erzählungen oder Schilderungen von vorbildlichen Menschen geeignet, mit denen es sich identifizieren und denen es nacheifern kann. Wenn es Ihnen gelingt, ihm ein sicheres Gefühl für seinen Wert und seine Stärke zu vermitteln, indem Sie alles vermeiden, was von ihm als Herabsetzung oder Niederlage empfunden wird, kann es großzügiger, toleranter und sogar etwas bescheidener werden.

(Die Lösung der hier besprochenen Problematik kann mit der Bach-Blüten-Essenz *Vine* gefördert werden. Bitte lesen Sie dort nach.)

Kontaktprobleme

(Schüchternheit, Verschlossenheit, Reserviertheit, Unzugänglichkeit, Einzelgängerei, Isolation, asoziale Einstellung, Menschenscheu, Überheblichkeit, Zurückhaltung, Gefühlskälte.)

Offensichtlich fällt es Ihrem Kind schwer, Kontakt mit anderen Menschen aufzunehmen. Es neigt dazu, sich abzusondern, ist scheu oder schüchtern, ablehnend oder verschlossen. Im Vergleich zu den anderen Kindern, die sich offen und neugierig ihrer Umgebung zuzuwenden pflegen, ist es auffallend zurückhaltend und beteiligt sich nicht oder nur zögernd an ihren Spielen. Wenn es mit Menschen zusammenkommt, die es noch nicht kennt, muß es anscheinend immer eine erhebliche Hemmschwelle überwinden, und oft zieht es sich in sein Zimmer oder einen abgelegenen Winkel zurück, wo es sich still mit etwas beschäftigt. Möglicherweise ist es sogar Ihnen gegenüber reserviert oder unzugänglich.

Wenn dieses Verhalten der gesunde Ausdruck von Selbstgenügsamkeit und Unabhängigkeit wäre und wenn Sie den Eindruck hätten, daß Ihr Kind jederzeit so viel Kontakt aufnehmen könnte, wie es will, wäre nichts dagegen einzuwenden. Tatsächlich aber spüren Sie, daß etwas daran nicht stimmt und daß es selbst darunter leidet. Irgendwann ist es in diese ablehnende oder menschenscheue Haltung hineingeraten und kommt nicht mehr heraus. Das ist nicht nur deswegen bedauerlich, weil ihm viel Lebensfreude entgeht, sondern weil sich daraus auch in seinem späteren Leben Probleme ergeben können. Denn möglicherweise wird sich diese Kontaktstörung mit der Zeit zu krankhafter Einzelgängerei, Isolation, deprimierender Einsamkeit oder auch einer asozialen Einstellung steigern.

So stellt sich die Frage, wie Ihr Kind in diesen Zustand kommen konnte und wie Sie ihm helfen können. Dazu ist es vor allem wichtig, sein Verhalten im Umgang mit seinesgleichen zu beobachten. Hält es sich allgemein *schüchtern* und verlegen zurück, weicht es *ängstlich* aus oder tritt es mit einer gewissen *Überheblichkeit* im Gesichts- oder Körperausdruck beiseite?

Falls die Kontaktprobleme Ihres Kindes auf *Schüchternheit* beruhen, könnte entweder Angst oder ein ungenügend entwickeltes Selbstwertgefühl dahinter stecken. Vielleicht kommt sich Ihr Kind schlechter, dümmer, häßlicher oder wertloser als andere vor, weil es von Personen, deren Urteil ihm wichtig ist – Eltern, Erzieher/innen oder bewunderte Freunde – verächtlich behandelt, lächerlich gemacht oder vernichtend kritisiert wurde. Das kann ihm die Lust, mit anderen Menschen zusammenzusein, verdorben haben, weil es dabei jedesmal an seine angebliche Minderwertigkeit erinnert wird.

Für solche Unterlegenheitsgefühle (→ *Kap. Minderwertigkeitsgefühle*) sind besonders jene Kinder anfällig, die in ihrer Veranlagung neben einem deutlichen Dominanzanspruch auch eine Unterordnungstendenz tragen, die also einerseits gerne anerkannt oder bewundert werden möchten, andererseits aber zu schwach oder sensibel sind, um sich entsprechend durchzusetzen oder hervorzutun. Da dieser innere Gegensatz viele schmerzliche und demütigende Konfliktsituationen mit sich bringt, kann es soweit kommen, daß es lieber den menschlichen Kontakt meidet, als immer wieder in die unterlegene Rolle zu kommen. Ob Ihr Kind aus diesem Grunde so kontaktscheu geworden ist, können Sie unter anderem an einer ablehnenden oder neidischen Haltung gegenüber erfolgreicheren Altersgenossen erkennen oder auch daran, daß es in Gesellschaft von Menschen, die ihm Anerkennung und Lob zukommen lassen, lebhaft und fröhlich wird.

Sie könnten versuchen, Ihrem Kind aus dieser Verfassung herauszuhelfen, indem Sie dafür sorgen, daß es viele persönlich aufbauende Erfolgserlebnisse (gleichgültig, welcher Art) hat, und indem Sie ihm seine zweifellos vorhandenen Qualitäten durch gezieltes Lob bewußt machen. Es wäre sicher auch gut, mit ihm in einem vertrauensvollen und entspannten Augenblick über sein Problem so zu sprechen, daß es ihm bewußt wird. Vielleicht könnte es dann auch ein eventuelles, traumatisierendes Schlüsselerlebnis, zum Beispiel eine kritische Äußerung des Lehrers oder eine spöttische Bemerkung im Freundeskreis, anders sehen und leichter nehmen.

Angst kann ein weiterer Grund dafür sein, daß ein Kind wie ein scheues Tier die Gesellschaft anderer meidet. Sie kann zum Beispiel dadurch ausgelöst worden sein, daß es – vor allem, wenn es sehr sensibel ist – von stärkeren Altersgenossen oder rücksichtslosen Erwachsenen schlecht behandelt wurde. Um diese Scheu wieder zu verlieren, müßte es gute Erfahrungen machen, das heißt: mit Menschen zusammenkommen, die freundlich und sensibel mit ihm umgehen. Dazu ist eventuell sogar ein Wechsel des Milieus (Kindergarten, Schule) erforderlich. Auch ein aufklärendes Gespräch mit den betreffenden Erwachsenen oder Spielkameraden könnte nützlich sein, denn die meisten psychischen Mißhandlungen geschehen nicht vorsätzlich, sondern aus Mißverständnis und Gedankenlosigkeit. Gleichzeitig wäre aber auch als Vorbereitung für das spätere Leben, wo bekanntlich oft mit »harten Bandagen« gekämpft wird, eine allgemeine Stärkung seiner Persönlichkeit zu empfehlen. Ihr Kind sollte also lernen, sich notfalls zu wehren, und da im Kindesalter Machtkämpfe meist körperlich ausgetragen werden, könnte ein vernünftiges Kraft- oder Kampfsport-Training ihm ein Gefühl von Stärke und Sicherheit geben.

Auch *Überheblichkeit* könnte der Grund dafür sein, daß Ihr Kind die Nähe anderer Menschen meidet. Ob es sich für besser als seine Altersgenossen hält, kann man aus herabsetzenden oder verächtlichen Bemerkungen, manchmal auch aus einem hochmütigen Ausdruck im Gesicht oder der Körperhaltung erkennen. Dabei stellt sich sogleich die Frage nach dem Ursprung dieser Fehlhaltung. Woher hat Ihr Kind dieses stolze oder arrogante Benehmen? Aus dem gesellschaftlichen Milieu, in dem es aufwachsen muß, oder von Ihnen, seiner Bezugsperson? Im Verhalten ihrer Kinder können die Eltern, wenn sie dazu bereit sind, wie in einem Spiegel viel von sich selbst erkennen, und meist müssen zuerst sie sich ändern, bevor das Kind, das sich ja vertrauensvoll an ihnen orientiert, seine Fehlhaltung aufgeben kann.

Daß dies hier erforderlich ist, steht außer Frage. Ihr Kind wird, wenn sich nichts ändert, eine asoziale Einstellung bekommen, die den Wert anderer Menschen nicht anerkennt. Seine momentane stolze Zurückhaltung ist das erste Zeichen dafür, aus ihr können Gefühlskälte und Menschenverachtung werden. Wenn Ihr Kind es nicht wieder lernt, den außerhalb der sozialen Hierarchien liegenden Wert eines Menschen zu erkennen und schätzen, wird es ein innerlich verarmtes, einsames Leben führen müssen. Sie können ihm dadurch helfen, daß Sie ihm ein gutes Beispiel für freundliches, respektvolles Verhalten gegenüber *allen* Menschen geben.

In diesem Zusammenhang muß man allerdings berücksichtigen, daß es Menschen gibt, denen das Gefühl, etwas Besonderes zu sein, angeboren ist. Sie werden sich nie richtig mit anderen verbrüdern können, sondern in ihrer Art immer etwas »Vornehmes« haben. Ein solches Kind wird bei seinen Kontakten etwas wählerischer sein, und man sollte es deswegen nicht verurteilen, weil es sich sonst »falsch« fühlen kann. Zugleich ist es aber wichtig, im Umgang mit ihm alle elitären Tendenzen zu vermeiden und ihm immer wieder ein Gefühl für die Gemeinsamkeit aller Menschen zu vermitteln.

Vielleicht – wir haben es schon angedeutet – verhält sich Ihr Kind auch Ihnen gegenüber zurückhaltend. Dann ist anzunehmen, daß Sie es – natürlich ungewollt und unwissend – in diese Haltung getrieben hat. Ein Kind ist grundsätzlich darauf eingestellt, die intime, herzliche Beziehung, die es in seinen ersten Lebenstagen zu seinen Bezugspersonen (vor allem der Mutter) aufgenommen hat, lebenslang beizubehalten und bringt ihnen alle Liebe und sein ganzes Vertrauen entgegen. Daher kann es einfach nicht akzeptieren, wenn sie ablehnend oder tyrannisch zu ihm sind, und verschließt sich gegen sie, um nicht immer wieder dadurch verletzt zu werden. Am Ende bleibt dann nur noch die übliche auf unpersönliche Höflichkeit und Pflichterfüllung reduzierte Beziehung der Kinder gegenüber ihren Eltern.

Kennen Sie das? Taucht Ihr Kind nur von Zeit zu Zeit bei Ihnen auf, sitzt seine Zeit bei Ihnen ab, erledigt irgendwelche Arbeiten, um die Sie es gebeten haben, und verschwindet so schnell wie möglich wieder, ohne sich auf ein offenes Gespräch oder einen persönlichen Kontakt eingelassen zu haben? Versuchen Sie, es einmal unter dem hier besprochenen Aspekt zu verstehen, statt ihm Vorwürfe zu machen. Wahrscheinlich haben Sie ihm nicht die Liebe, das Verständnis und den Respekt entgegengebracht, die es von Ihnen erwarten durfte. Man kann es fast pauschal sagen: Es sind immer die Eltern, die die Kinder durch lieblose Behandlung aus dem Haus treiben.

Möglicherweise haben Sie Ihr Kind aber auch durch zu viel Zuwendung, sozusagen durch »Liebesgier«, in die Distanz getrieben, indem Sie eifersüchtig versucht haben, es an sich zu binden, und ihm nicht genügend persönliche Freiheit gelassen haben. Vielen Eltern ist gar nicht bewußt, wie sehr sie damit die persönlichen Rechte ihres Kindes verletzen. Um seine Eigenständigkeit zu retten, bleibt ihm gar nichts anderes übrig, als sich gegen sie abzugrenzen. Daß es sich dann auf keine persönliche Beziehung mehr mit ihnen einläßt, daß es nur noch unpersönliche Dinge mit ihnen bespricht, daß es sie nicht mehr an sich heranläßt, ist reiner Selbstschutz. In seinem Innersten aber ist es immer noch bereit für sie, so daß es vielleicht noch nicht zu spät ist, durch Entgegenkommen und Verständnis die Beziehung zu ihm wieder lebendig werden zu lassen.

(Die Lösung der hier besprochenen Problematik kann mit der Bach-Blüten-Essenz *Water Violet* gefördert werden. Bitte lesen Sie dort nach.)

Konzentrationsstörungen

Ihr Kind kann sich nicht richtig auf das konzentrieren, womit es sich gerade beschäftigt (oder sich beschäftigen soll), das heißt: Es läßt sich leicht ablenken, ist unaufmerksam, flüchtig, verträumt, gedankenverloren, schusselig oder unlustig.

Vielleicht denken Sie bei dieser Beschreibung sogleich daran, wie schwer es Ihrem Kind fällt, in der Schule aufmerksam dem Unterricht zu folgen, wie unkonzentriert oder unwillig es seine Hausaufgaben erledigt, oder wie schlampig und halbherzig es oft seinen Pflichten nachkommt.

Viele Eltern halten ein solches Verhalten für krankhaft und wollen etwas dagegen unternehmen. Ihr Kind soll ja Erfolg in der Schule und im Leben haben, und die Voraussetzung hierfür ist in unserer am äußerlichen Effekt orientierten Gesellschaft nun einmal die Fähigkeit, vorgeschriebene Leistungen zu erbringen und sich jederzeit auf geforderte Arbeiten oder Aufgaben zu konzentrieren. Wenn ihm dies aber nicht gelingt, spricht man von einer krankhaften Konzentrationsstörung.

Möglicherweise neigen auch Sie zu diesem Irrtum. Dann wäre es gut, wenn Sie sich im Zusammenhang mit dieser Problematik einmal selbst beobachten würden. Bestimmt kennen Sie dieses Unlustgefühl, diese Unfähigkeit zu richtiger Konzentration, wenn Sie etwas tun müssen, das Sie nicht interessiert oder Ihnen zuwider ist, und sicher werden Sie manchmal aus unerfindlichen Gründen müde, können Ihre Gedanken nicht zusammenhalten oder machen immer wieder Fehler, weil die Arbeit, die Sie zu erledigen haben, langweilig ist oder Ihnen sinnlos erscheint.

Andererseits haben Sie es aber auch schon erlebt, daß sich bei Ihnen in bestimmten Situationen ohne jede Anstrengung – sozusagen automatisch – eine totale Aufmerksamkeit einstellte oder daß ein bestimmtes Thema Sie ganz und gar fesselte. Sicher waren Sie auch schon einmal »ganz Ohr«, wenn Sie eine besonders schöne Musik hörten, oder »ganz Auge«, wenn Sie etwas Herrliches sahen.

In solchen Augenblicken grenzenloser Hingabe und Zuwendung besteht echte Konzentration. Sie ist das sinnvolle Zusammenwirken aller Geistes- und Gefühlskräfte und bedeutet, daß wir mit Leib und Seele bei der Sache sind, daß sich unser gesamtes Denken und Fühlen zwanglos und von sich aus auf ein bestimmtes Thema, eine Arbeit oder eine Lebenssituation ausrichten. Dabei schieben wir nichts willkürlich beiseite, verdrängen oder unterdrücken nichts, sondern erlauben unserer inneren Aufmerksamkeit, sich den Dingen und Themen zuzuwenden, die uns interessieren und Freude machen.

Werden wir aber *gezwungen*, uns mit einer Situation oder Arbeit zu beschäftigen, die uns – zumindest momentan – eigentlich nicht interessiert, so sträubt sich etwas in uns dagegen und macht echte Konzentration unmöglich.

Dies beginnt schon sehr früh. Denn man stellt bereits dem kleinen Kind Aufgaben, die nicht seinen Interessen entsprechen, zwängt es in eine Ordnung, die seinen eigenen Rhythmus stört, und erwartet von ihm, daß es sich zu einem vorgegebenen Zeitpunkt auf ein vorgegebenes Thema konzentriert. Weil dies aber oft unmöglich ist (der Selbstverwirklichungsdrang erzeugt einen natürlichen Widerstand) gibt man sich mit mittelmäßigen Leistungen zufrieden und wird erst dann aufmerksam, wenn die erzwungene Konzentration des Kindes unter einen Minimalpegel gesunken ist. Aufgrund dieser Einstellung kommt man auch nicht auf den Gedanken, daß die mangelnde Leistung auf eine falsche Aufgabenstellung und nicht auf eine Unfähigkeit des Kindes zurückzuführen sein könnte.

So gesehen, ist die »Konzentrationsstörung« Ihres Kindes vielleicht gar nicht krankhaft, sondern ein natürlicher und verständlicher Schutz gegen etwas, das ihm nicht gut tut. Denn genau genommen sind alle jene Umstände »schädlich«, die nicht seinen persönlichen Bedürfnissen und Interessen entsprechen. Die Abwehr, Frustration oder Qual, die Sie bei genauer Beobachtung in seinem Gesicht und seinem Körper erkennen können, spricht hier eine deutliche Sprache.

In diesem Fall wäre es richtiger, sich mehr an seinem Befinden zu orientieren und ihm bessere Entfaltungsmöglichkeiten zu bieten, statt es zur Selbstvergewaltigung zu zwingen. Zum Beispiel ist es bei Schulproblemen oft nur ein bestimmter, in der Schule herrschender Geist, der beim Kind Widerstände erzeugt, oder die Art eines Lehrers, die es abstößt und verängstigt, oder die Langweiligkeit des Lehrstoffes, die sein Interesse abtötet: Umstände, die man notfalls durch Schulwechsel ändern kann.

Vielleicht kann sich Ihr Kind nicht konzentrieren, weil es Angst hat, weil es traurig ist oder Heimweh hat, weil es gefühlsmäßig belastet und durcheinander ist, weil es niedergeschlagen ist, weil es ein erschütterndes Erlebnis hatte, das es noch nicht verarbeitet hat, weil es ein geheimes Problem hat, über das es nicht zu sprechen wagt, weil es sich allgemein überfordert fühlt, weil es sich nicht genügend zutraut, weil es verärgert, verbittert oder beleidigt ist, weil es ein schlechtes Gewissen hat oder weil es darunter leidet, daß es jemandem schlecht geht.

Kinder sind weitgehend dem Wohlwollen ihrer Eltern und Erzieher/innen ausgeliefert, die ihre äußeren Lebensumstände bestimmen. Wie aber das Gedeihen einer Pflanze von den äußeren Bedingungen abhängt, so braucht auch Ihr Kind ein Milieu, in dem es seine Anlagen und Fähigkeiten entwickeln, in dem es aufblühen kann. Erforderlich sind Zuwendung, Verständnis, ein warmes Nest und so viel Freiraum wie überhaupt möglich.

Wenn Sie ihm, was ja häufig in der Erziehung geschieht, Bedingungen aufzwingen, die seiner Veranlagung widersprechen, oder ihm Aufgaben stellen, die es überfordern, dann wird es Schaden nehmen wie eine Blüte, die zu rauhem Klima ausgesetzt wird. Bekommt es aber etwas angeboten, das ihm liegt und *in diesem Augenblick* seinen inneren Bedürfnissen entspricht, wird es freudig darauf eingehen und sich interessiert damit beschäftigen (→ *Kap. Sensible Phasen).* Es wird dann also genau die Konzentration entwickeln, die man sonst an ihm vermißt.

Bei diesen Überlegungen darf man allerdings nicht übersehen, daß es auch krankhafte Konzentrationsstörungen gibt. Man erkennt sie vor allem daran, daß das Kind nie »richtig bei der Sache« ist, daß es auch dann nicht aufmerksam sein kann, wenn es sich mit etwas Interessantem beschäftigt, oder daß es nicht mit Genuß und Hingebung spielen kann.

Als Ursachen kommen neben den erwähnten psychischen auch körperliche Störungen oder ungünstige Lebensbedingungen in Frage. Zum Beispiel können ungesunde Wohnverhältnisse, Lärm, schlechte Luft, zu wenig Schlaf, Musik-Berieselung, zu viel Fernsehen, Reizüberflutung, »Erdstrahlen«, elektromagnetische Felder, Klimabelastung, ungesunde Ernährung, Umweltgifte die geistige Leistungsfähigkeit des Kindes beeinträchtigen (→ *Kap. Äußere Krankheitsursachen).* Manchmal kann man den schädlichen Einfluß des betreffenden Milieus daran erkennen, daß das Kind in einer anderen Umgebung besser »funktioniert«. Auch körperliche Störungen wie untergründige Schmerzen, irritierende Hautkrankheiten, Nervosität, Schwächezustände, Vitamin- und Spurenelementmangel, Impfschäden, Sehschwäche, Schlafstörungen können das Kind unkonzentriert machen, so daß jedenfalls eine orientierende ärztliche Untersuchung angebracht wäre.

(Die Lösung der hier besprochenen Problematik kann mit der Bach-Blüten-Essenz *Scleranthus* und evtl. *Mimulus, Aspen, Honeysuckle, Star of Bethlehem, Agrimony, Elm, Larch, Pine oder Red Chestnut* gefördert werden. Bitte lesen Sie dort nach.)

Liebesbedürfnis

(Anhänglichkeit, Gefühls-Abhängigkeit, Verwöhnung, Selbstmitleid, Stillen, Liebesentzug, Trennungsschock, Liebe, Egoismus, Altruismus.)

Ihr Kind ist ungewöhnlich liebesbedürftig. Es braucht ständig Zuwendung, die es sich manchmal in aufdringlicher und fordernder, manchmal in diskreter, aber eindringlicher Weise zu beschaffen versucht. Oft bedient es sich dazu auch des Mitleids, das es durch einen jämmerlichen oder hilflosen Eindruck zu erregen versteht. Man kann sich ihm dann kaum entziehen, und wenn man es dennoch aus irgendeinem Grunde tut, bekommt man Schuldgefühle, weil es dann meist in starkes Selbstmitleid verfällt. Es ist ausgesprochen anhänglich und möchte immer in der Nähe seiner Lieben sein. Deshalb kann es sehr anklammernd werden, wenn diese sich ihm – und sei es nur für kurze Zeit – entziehen. Auf lieblose Behandlung reagiert es oft mit Krankheit.

Ihr Kind stellt gewissermaßen überall und ununterbrochen die Frage: Liebt ihr mich auch alle? Heute ist sie an Mutter, Vater und andere Bezugspersonen gerichtet, später werden es der/die Ehe- oder Lebenspartner/in, die eigenen Kinder oder die Freunde/innen sein. Der Wunsch nach einer engen Gefühlsbeziehung wird sein Leben bestimmen, und falls es nicht das Glück hat, einen lieben Menschen zu finden, so wird es sich wahrscheinlich zumindest ein Tier anschaffen, um das es sich kümmern kann und vom dem es innig geliebt wird. Vielleicht wird es auch einen Beruf ergreifen, in dem es Zuwendung geben und empfangen kann, zum Beispiel bei Kindern oder Leidenden. Wenn sich seine jetzt noch sehr egoistische Tendenz, Liebe zu fordern, mit zunehmendem Alter in die Bereitschaft, auch selbstlose Liebe zu geben, transformieren läßt, kann sein Leben sehr schön und erfüllt werden. Dabei haben Sie als Bezugsperson ein wichtige Schlüsselrolle.

Liebe kann sich sehr unterschiedlich äußern: egoistisch, also begehrlich, besitzergreifend und selbstbezogen oder altruistisch, also gebend, freilassend und selbstlos. Der egoistisch veranlagte Mensch liebt, indem er jemanden oder etwas begehrt und sich an ihm erfreut, wogegen dem altruistisch veranlagten vor allem das Wohl des anderen am Herzen liegt, das er selbstlos zu fördern sucht und über das er sich freut. Meist besteht unsere Liebe aus einer Mischung beider Komponenten, und nachdem wie wir veranlagt sind, verstehen wir sie entweder mehr als Zuwendung, die wir bekommen, oder mehr als Gefühl, das wir anderen entgegenbringen.

Während die selbstlose Liebe auf geistig-seelischer Stärke beruht, drückt sich in der egoistischen Liebe eine starke animalische und vitale Kraft aus. Damit entspricht sie dem Leben (als biologischem Phänomen), das immer nur nehmen und expandieren, nie aber loslassen und verzichten will. Natürlicherweise ist der Mensch, solange er sich noch im Stadium des kleinen, hilflosen Kindes befindet, in diesem Sinne egoistisch eingestellt; er braucht und fordert, um überleben zu können, die bedingungslose (also selbstlose) Liebe seiner Bezugspersonen. Mit zunehmendem Alter und wachsender Kraft wird er normalerweise altruistischer, so daß er nun auch Liebe geben kann. Im Laufe des Lebens stellt sich dann ein von Mensch zu Mensch verschiedenes Gleichgewicht zwischen egoistischen und altruistischen Liebeskomponenten ein. Er nimmt und gibt, wie es ihm entspricht. Im Alter nimmt meist die Selbstlosigkeit zu, um dann im Sterben ins totale Hergeben zu münden. Damit schließt sich der Kreis – der neugeborene Mensch nimmt und hält fest, der sterbende gibt und läßt los.

Je mehr ein Mensch geben kann (je weniger er also nehmen muß), desto unabhängiger und seelisch stabiler ist er, und desto besser sind letztlich auch seine Überlebenschancen. Denn starke Wünsche und Bedürfnisse tragen zwar die Möglichkeit tiefgehender Befriedigung, aber auch die Gefahr schmerzlicher Frustration oder krankhafter Übersteigerung in sich, wenn sie nicht erfüllt werden. So geraten die egoistischen Menschen, bei denen sich alles um sie selbst dreht, die dauernd Liebe (in welcher Form auch immer) wollen und kaum welche geben können, schnell in Not, wenn sie nicht beachtet oder gar abgelehnt werden. Dagegen geht es jenen, die darauf eingestellt sind, Liebe zu geben, mit jeder freundlichen, uneigennützigen Tat besser. Heißt es nicht: »Geben ist seliger denn nehmen«? Diese Perspektive wird für Ihr Kind wichtig werden.

Es ist momentan dabei, sich zu einem dieser egoistischen, fordernden Menschen zu entwickeln. Seine Liebesgier ist eindeutig übertrieben und bereitet ihm schon heute Leiden. Wahrscheinlich liegt diesem Verhalten ein psychisches Trauma zugrunde, das durch schwere Enttäuschungen seines Liebeswunsches entstanden sein dürfte. Denn es macht den Eindruck, als habe es dauernd Angst, nicht genug geliebt zu werden.

Um die Schwere dieser Angst verstehen zu können, muß man sich klarmachen, daß das kleine Kind absolut von seiner Bezugsperson abhängig ist und daher jede Reduktion der Zuwendung als potentiell lebensgefährlich empfindet. Es kann ja nicht abschätzen, wie weit sie gehen und wie lange sie dauern wird.

Deswegen ist es so wichtig, dem kleinen Kind nie die Liebe zu entziehen und darauf zu achten, daß es sich, wenn man es einmal alleinlassen muß, irgendwie darauf einstellen kann. Das heißt: gehen Sie nie unangekündigt weg und stellen immer klar, daß es Sie jederzeit herbeirufen kann. Akzeptiert es Ihre Abwesenheit aber partout nicht, so wäre es besser, ihm diesen Streß zu ersparen. Ganz kleine Kinder sollten ohnehin, soweit wie möglich, immer bei oder in der Nähe der Mutter sein, was sich zum Beispiel durch ein Tragetuch ermöglichen ließe. Selbst, wenn Sie Ihr Kind immer mit größter Liebe pflegen, kann es schon durch eine Trennung von wenigen Stunden ein seelisches Trauma bekommen, *wenn es nicht innerlich darauf eingestellt ist*. Besonders die zarten, liebesbedürftigen Kinder sind hierfür anfällig, wogegen die relativ selbständigen und mutigen besser mit solchen Situationen zurechtkommen.

Man erkennt den Schock meist an einer starken Anklammerungstendenz, am erbitterten Widerstand gegen eine Wiederholung der Trennungs-Situation oder Krankheiten, die nach der Trennung auftreten. Bei vielen Hautkrankheiten – zum

Beispiel Neurodermitis (→) – spielen Liebesverlust-Erlebnisse eine wesentliche Rolle, denn die Beziehung zwischen Mutter und Kind geht weitgehend über die Haut.

Eine besondere Bedeutung hat in diesem Zusammenhang das Stillen, denn dabei stillt das Kind nicht nur Hunger und Durst, sondern auch sein Kontaktbedürfnis. Richten Sie sich – falls möglich – dabei nach Ihrem Kind, nicht nach irgendwelchen Programmen, und lassen Sie es so lange trinken, wie es will, selbst wenn es nur ein bißchen herumnuckelt. Dieser oft anstrengende Einsatz lohnt sich, denn Ihr Kind bekommt dadurch eine positive Grundeinstellung, die sich auf alle Lebensbereiche erstreckt. Gestillte Kinder haben nachweislich eine stabilere Gesundheit als »Flaschenkinder«.

Besondere Beachtung brauchen erstgeborene Kinder, wenn ein weiteres Geschwister kommt (→ *Kap. Das Revier*). Sie empfinden diese Situation oft instinktiv als existenzbedrohend, weil sie dadurch einen Teil ihrer bisherigen Privilegien, vor allem die Zuwendung der Mutter, verlieren.

Vieles im Verhalten Ihres Kindes spricht dafür, daß es ein Trauma durch ungenügende Zuwendung oder Trennung erlitten hat (natürlich Ihrerseits ungewollt, aus Unwissen oder unumgänglicher Notwendigkeit). Sie könnten jetzt versuchen, die seelische Wunde Ihres Kindes zu heilen und sein Vertrauen ins Leben und zu den Menschen wiederherzustellen, indem Sie ihm *so viel Zuwendung geben, wie es selbst verlangt*. Niemand als es selbst, kann wissen, wieviel es braucht, denn Zuwendung läßt sich nicht nach objektiven Kriterien bemessen. Dieses Prinzip: dem Kind immer soviel zu geben, wie es selbst verlangt, *nicht weniger, aber auch nicht mehr*, ist sehr wichtig. Denn dadurch wird nicht nur ein Mangel vermieden, sondern es wird auch verhindert, daß das Kind durch Über-Zuwendung sein klares Empfinden für die eigenen Bedürfnisse verliert und in eine Gefühls-Abhängigkeit gerät. Diese Gefahr besteht nicht, wenn man sich immer nach dem Verhalten des Kindes richtet und sich davor hütet, sein eigenes (vielleicht durch eine schlechte Partnerbeziehung ungestilltes) Liebes- und Zärtlichkeitsbedürfnis am Kinde auszuleben.

Bei den sogenannten verwöhnten Kindern wird meist der Fehler gemacht, daß sie von ihren Bezugspersonen mehr bekommen, als sie brauchen, so daß sie schließlich selbst nicht mehr wissen, was sie wollen und was gut für sie ist. Ein psychisch intaktes Kind ist, wie beim Stillen, zufrieden, wenn es genug bekommen hat, und wendet sich dann anderen, wichtigen Angelegenheiten zu. Diese gesunde Selbststeuerung sorgt normalerweise dafür, daß es sich mit zunehmendem Alter auch mehr und mehr von seiner Bezugsperson lösen (ohne aber die gute Beziehung aufzulösen), sich nach außen wenden, Freunde/innen suchen, die Welt erkunden und eines Tages eine eigene Familie gründen kann.

Auch beim Mitleid kommt es darauf an, das richtige Maß zu finden. Eigentlich sollte ein Kind es nicht nötig haben, Mitleid zu erpressen, das letztlich nur unwahre Verhältnisse erzeugt, die eigentliche Problematik verstärkt und obendrein meist auch noch ins Selbstmitleid führt (→ *Kap. Mitleid*).

Es käme jetzt also darauf an, Ihrem Kind so weit entgegenzukommen, wie es selbst wünscht, und dabei genau das richtige Maß einzuhalten, um eine »Überfütterung« zu vermeiden. Wenn Ihr Kind pötzlich besonders anhänglich und liebesbedürftig ist, sollten Sie unbedingt darauf eingehen, denn dies ist ein instinktiver Heilungsversuch seiner verletzten Seele, die damit nicht nur das Liebes-Defizit aufzufüllen, sondern auch das beschädigte Vertrauen zu reparieren versucht. Mit zunehmendem Alter sollte Ihr Kind – mit Ihrer Anleitung und durch Ihr Beispiel – erkennen, wieviel wohltuender es sein kann, anderen mit Liebe entgegenzukommen, statt sie immer nur für sich zu verlangen, und wie schnell das Gefühl, nicht geliebt zu werden, verschwindet, wenn man sich anderen Menschen liebevoll und selbstlos zuwendet. Sein großes Liebesbedürfnis könnte sich zur großen Liebeskapazität entwickeln, in der es auch dann geborgen ist, wenn es in der Welt wieder einmal nicht liebevoll zugeht.

(Die Lösung der hier besprochenen Problematik kann mit der Bach-Blüten-Essenz *Chicory* und evtl. *Heather* gefördert werden. Bitte lesen Sie dort nach.)

Minderwertigkeitsgefühl

(Bescheidenheit, Wirbelsäulenprobleme, Pubertät, Selbstwertgefühl, Sexualkonkurrenz, Lob, Erfolgserlebnisse.)

Ihr Kind ist zu bescheiden und traut sich zu wenig zu. Es hält sich meist schüchtern im Hintergrund und vermeidet es, aufzufallen. Wenn andere sich vordrängen, läßt es ihnen bereitwillig den Vortritt oder ordnet sich ihnen unter. Es spricht oft leise und wagt es nicht, seinen Standpunkt zu vertreten, in der Schule den Mund aufzumachen oder das zu tun, was es eigentlich möchte. Wenn Sie es fragen, warum es sich so verhält, können Sie aus seiner Antwort vielleicht heraushören, daß es sich für schwächer, dümmer oder schlechter als die »Konkurrenz« beziehungsweise alle anderen für überlegen hält. Bemerkungen wie: »Das kann ich ja doch nicht!« oder »Wer mag mich schon?« weisen darauf hin, wie wenig es von sich selbst hält.

So gleicht es einer Pflanze, die im Schatten dahinkümmert und ihre eigentliche Schönheit nicht entwickeln kann, denn in Wirklichkeit ist es ja weder dumm noch häßlich. Sein Minderwertigkeitsgefühl kann so stark ausgeprägt sein, daß es die Gesellschaft anderer meidet, um nicht an seine (vermeintliche) Unterlegenheit erinnert zu werden, (→ *Kap. Kontaktprobleme*) und daß es erstaunt ist, wenn man es wegen einer Leistung, Eigenschaft oder Fähigkeit lobt.

Wahrscheinlich zeigt auch seine gebeugte Haltung, wie sehr der Mangel an Selbstvertrauen auf ihm lastet, denn ihm fehlt jene seelische Kraft, die das Rückgrat stärkt und aufrichtet. Wenn solche Kinder sehr hoch gewachsen sind, fällt ihre schlechte Haltung besonders stark auf, weil man von einem großen Menschen erwartet, daß er groß ist. Doch dies ist für sie besonders quälend, weil sie sich keineswegs so groß fühlen, wie sie aussehen. Es ist ihnen peinlich, ihre Freunde zu überragen. Daher versuchen sie sich gleichsam klein und unauffällig zu machen, indem sie unbewußt den Rücken krümmen. Es leuchtet ein, daß dies wiederum der Wirbelsäule schaden muß, die ja das Organ der aufrechten Haltung ist. Daher sollte man, wenn ein Kind Rückenprobleme hat, die mit schlechter Körperhaltung zusammenhängen, immer an die Möglichkeit von Minderwertigkeitsgefühlen denken und das Kind – neben einer geeigneten Arbeit am Körper (zum Beispiel Krankengymnastik oder *Alexander-Technik*) – seelisch aufrichten.

Kinder mit mangelndem Selbstvertrauen werden meist als angenehm empfunden, weil sie anspruchslos und niemandem – außer sich selbst – im Wege sind. Viele Eltern schätzen es so sehr, wenn ihr Kind sich zurückhält und nicht aufbegehrt, daß sie es darin bestärken und sein Verhalten irrtümlich als Bescheidenheit loben. Sie erkennen nicht, daß es sich dabei um eine psychische Störung handelt, die ihr Kind daran hindert, sich richtig zu entwickeln und seinen Platz in der Welt einzunehmen. An dieser «Bescheidenheit» stimmt etwas nicht, weil sie erzwungen ist.

Echte Bescheidenheit besteht darin, daß man sich *freiwillig* mit dem bescheidet, also zufriedengibt, was man bekommt und was einem zusteht. Diese Haltung zählt zu den wahren menschlichen Tugenden, weil in ihr etwas Wahres liegt: Man erwartet und nimmt nicht zu viel, aber auch nicht zu wenig – man hat für sich das richtige Maß gefunden. Ein natürlich und wahrhaft bescheidener Mensch verzichtet nicht auf das, was ihm zusteht, und stellt auch nicht »sein Licht unter den Scheffel«, sondern er nimmt »in aller Bescheidenheit« jenen Platz ein, den ihm das Schicksal zugewiesen hat (und sei es das Präsidentenamt) und an dem er also *am segensreichsten* wirken kann. Er ist aufrecht und selbstgenügsam wie ein wohlgewachsener Baum, ohne besonders aufzufallen. Ein selbstgenügsam bescheidener Mensch ist zufrieden, denn er verzichtet ja nicht, selbst wenn er nur wenig beansprucht, ein zwangsbescheidener dagegen ist frustriert, weil er unbefriedigte Ansprüche hat.

Das Problem Ihres Kindes wird sich wahrscheinlich mit zunehmendem Alter verstärken, weil der mitmenschliche Konkurrenzdruck zunimmt. Während man dem kleinen Kind Freiheiten und Schutzbereiche einräumt, bekommt der Erwachsene »nichts geschenkt« und muß seine Fähigkeiten um seines Überlebens willen optimal entwickeln.

In der Pubertät, die den Eintritt in die Erwachsenenwelt bedeutet, wirken sich solche kindlichen Minderwertigkeitsgefühle besonders verheerend aus, weil sich das Kind jetzt nicht nur der Konkurrenz stellen und sich eventuell gegen seine Altersgenossen durchsetzen, sondern auch dem Wunschpartner gefallen und seine speziellen Vorzüge zur Geltung bringen muß. Dies aber fällt Ihrem Kind schwer, weil es sich seiner Qualitäten nicht bewußt und sicher ist, weil es meint, es habe wenig zu bieten und vor allem, weil es die Schönheit, Intelligenz, Kraft, Originalität oder Vornehmheit seiner Konkurrenten überschätzt.

So entwickelt sich oft eine klassische Tragödie. Der/die sich wertlos fühlende Jugendliche hält sich »bescheiden« und schüchtern zurück, der/die potentielle Liebes-Partner/in aber deutet dieses Verhalten irrtümlich als Interesselosigkeit und wendet sich daraufhin enttäuscht ab, was wiederum das Minderwertigkeitsgefühl verstärkt und den/die Jugendliche/n nicht nur in eine gewisse soziale Außenseiterposition bringt, sondern ihn/sie auch für die Zukunft entmutigt. Damit besteht die Gefahr, daß er/sie sich noch weiter zurückzieht und keinen neuen Versuch wagt. Manchmal geht es aber trotzdem gut – wenn nämlich der/die Wunsch-Partner/in ein sicheres Wertgefühl hat und selbst die Initiative ergreift oder wenn er/sie ähnlich veranlagt ist und die Situation richtig interpretiert.

Das Minderwertigkeitsgefühl Ihres Kindes dürfte seinen Grund in einer Überbewertung von Niederlagen, Mißerfolgen oder Blamagen haben. Daher kann es seine tatsächlichen Qualitäten und Erfolge nicht mehr sehen und hat eine verzerrte Vorstellung von seinem eigenen Wert entwickelt. So könnte Ihr Kind zum Beispiel, weil es vom Fritz verprügelt wurde, meinen, daß es auch allen anderen Altersgenossen unterlegen sei, und vergessen, daß es dafür dem Karl überlegen ist. Oder es könnte, weil es in der Schule eine schlechte Arbeit geschrieben hat, sich für einen allgemeinen Versager halten und blind für seine guten Leistungen in einem anderen Fach werden. Auch die Ablehnung durch einen bewunderten Menschen könnte sein Selbstwertgefühl geknickt haben. Auf diese Weise kann das innere Gleichgewicht verlorengehen, das abwertende Erlebnis sich in den Vordergrund des Bewußtseins drängen und den Blick für die Gesamtsituation trüben. Ein solches Kind ist außerstande, dem Negativen das Positive – nämlich seine anderen Erfolge oder Fähigkeiten – gegenüberzustellen und seine persönliche Bilanz auszugleichen. Darunter leidet es um so mehr, je stärker es sich nach Anerkennung und Erfolg sehnt, denn Menschen mit starken Minderwertigkeitskomplexen sind in ihrem Innersten besonders ehrgeizig und erfolgsbedürftig.

Schwere Verletzungen des Selbstwertgefühls können auch die Eltern hervorrufen, indem sie ihr Kind geringschätzig behandeln, lächerlich machen oder niederdrücken. Gerade sie als Bezugs- und Vertrauenspersonen haben eine besondere Funktion bei der Entwicklung eines stabilen Selbstvertrauens. Von ihnen erwartet das Kind daher zu allerletzt, fertiggemacht zu werden. »Wer soll mich denn überhaupt schätzen, wenn es schon nicht einmal meine Eltern tun?« fragt es sich dann und: »Wenn mein Vater oder meine Mutter mir sagt, daß ich nichts tauge oder kann, dann muß es auch stimmen«.

Abgesehen von einer eventuell erforderlichen Arbeit an sich selbst sollten Eltern ihr Kind bei jeder Gelegenheit in seinem Selbstwertgefühl aufbauen. Eine ermunternde oder anerkennende Bemerkung kann Wunder wirken, besonders in jenen Augenblicken, in denen das Kind an sich selbst zweifelt. Halten Sie mit berechtigtem Lob nie hinterm Berg, vermitteln Sie ihm das Gefühl, daß es geschätzt und anerkannt wird.

Ist Ihr Kind noch klein und relativ unbewußt, könnten Sie es durch Ihre liebevolle Zuwendung, festigen. Ist es schon älter, wäre es gut, bei passender Gelegenheit mit ihm über sein Problem zu sprechen. Dabei dürfte es sich nicht getadelt und unverstanden fühlen, sondern müßte das Gefühl bekommen, daß Sie, die vielleicht wichtigste Person in seinem Leben, dieses Problem eigentlich für nicht schwerwiegend halten. Ihr Kind sollte nicht das Gefühl haben, daß es bei ihm darum geht, einen schweren Makel zu überwinden, sondern seine an sich erfreuliche Persönlichkeit weiterzuentwickeln.

Wichtiger als alle Worte aber sind Erfolgserlebnisse. Wenn Ihr Kind tatsächlich und möglichst bewußt erlebt, daß es doch etwas leisten und Erfolg haben kann, wird diese erfreuliche Erinnerung in das Bild, das es von sich hat, eingehen, und es positiv verändern. Vor allem aber wird es daraufhin auf weiteren Erfolg eingestellt sein. Vielleicht können Sie ihm zu solchen Erfolgserlebnissen verhelfen, indem Sie es bei einer günstigen Gelegenheit zum Einsatz ermuntern oder indem Sie Situationen arrangieren, in denen es sich hervortun oder eine spezielle Fähigkeit unter Beweis stellen kann.

(Die Lösung der hier besprochenen Problematik kann mit der Bach-Blüten-Essenz *Larch* und evtl. *Heather* oder *Star of Bethlehem* gefördert werden. Bitte lesen Sie dort nach.)

Mitleid

(Mitgefühl, Leid, Sisyphus, Trostpflaster.)

Ihr Kind ist zu mitleidig, das heißt: es leidet immer übertrieben stark, wenn es jemandem in seiner Umgebung schlecht geht. Ob Sie selbst traurig sind oder ein Familienmitglied krank ist, ein Tier oder eine Pflanze mißhandelt wird – sogleich wird es unglücklich und versucht, zu trösten oder zu helfen. Es schmiegt sich vielleicht eng an Sie an, weint zusammen mit Ihnen, kümmert sich rührend und besorgt um seine Geschwister oder pflegt kranke Tiere und Pflanzen, als seien sie menschliche Wesen.

Obwohl ihm ganz offensichtlich das Leiden anderer zu nahe geht und es manchmal dadurch sogar krank wird, kann es sich ihm nicht entziehen – manchmal hat man sogar den Eindruck, als taste es seine Umgebung ständig mit äußerst sensiblen Fühlern danach ab, um mitleiden zu können.

Diese Eigenschaft macht es bei all jenen Menschen beliebt, denen es schlecht geht und die sich danach sehnen, daß man an ihrem Unglück teilnimmt. Es heißt ja auch: »Geteiltes Leid ist halbes Leid«, womit nicht nur die Freude darüber gemeint ist, daß man im Leid nicht allein ist, sondern auch – natürlich uneingestanden – die Befriedigung darüber, daß es anderen dann auch nicht besser geht. Ein tröstliches Gemeinschaftserlebnis, das das Unglück fast als normal erscheinen läßt – die Menschen dafür aber leider oft noch tiefer hineinzieht, weil es ihre Selbsthilfekraft lähmt.

Auf dem Kinderspielplatz kann man oft die schwächende Wirkung des unkontrollierten Mitleids beobachten. Wenn ein Kind beim Toben hingefallen ist, schaut es verdutzt um sich und setzt trotz dem evtl. geschürften Knie sein Spiel fort – vorausgesetzt, die Mutter kümmert sich nicht darum. Eilt sie aber tröstend zu ihrem vermeintlich bejammernswerten Kinde, so beginnt es in den meisten Fällen, wehleidig und selbstmitleidig zu weinen.

Was man bei der Parole vom geteilten Leid auch nicht bedenkt, ist dies: Wenn zunächst die halbe Menschheit leidet und dann die andere Hälfte mitleidet, leidet schließlich die gesamte Menschheit. Woher soll dann noch Hilfe kommen?

Mit diesem Problem klar umzugehen, ist für uns schwierig, weil wir gelernt haben, daß man, wenn man nicht mitleidig ist, ein schlechter Mensch sei. Deshalb müssen wir uns klar machen, daß hier eigentlich das *Mitgefühl* gemeint ist, diese wertvolle Eigenschaft, die uns mit der ganzen Schöpfung verbindet. Indem wir mitfühlen, erfahren wir in uns selbst den Zustand eines anderen Lebewesens und versuchen, falls dieser in Leiden besteht, ihm zu helfen. *Wir lassen uns dabei aber nicht in sein Leiden verstricken.* Dadurch werden wir nicht kaltherzig. Im Gegenteil, nur so können wir unser warmes Herz bewahren und – weil wir trotz allem innerlich positiv bleiben – wirklich helfen, statt nur Trostpflaster aufzukleben, unter denen die Wunde weiter eitert.

Weil das Mitleid in der christlichen Kultur als hohe menschliche Tugend gilt, werden Sie das Verhalten Ihres Kindes vielleicht richtig finden. Daß daran aber etwas nicht stimmt, zeigt ganz unzweifelhaft der Verlust seiner Lebensfreude, sein verzweifeltes Gesicht, seine gequälte Stimme oder seine Anfälligkeit für Krankheiten aller Art. Ist denn auch etwas anderes davon zu erwarten, wo doch im Wort »Mit-*Leid*« der Begriff »Leid« dominiert?

Leid ist der Ausdruck eines unnatürlichen, krankhaften Zustandes in Körper oder Seele, gegen den sich alles in uns wehrt. Es macht einen so großen Teil unseres »normalen« Lebens aus und beeinflußt die Welt so nachhaltig, daß es gut ist, sich über seine Bedeutung klar zu sein. Zwei Sorten von Leid können wir unterscheiden: das körperliche und das seelisch-geistige.

Ersteres entsteht dadurch, daß die äußeren Umstände nicht den naturgegebenen Bedingungen entsprechen, daß also zum Beispiel die Außentemperatur nicht in erträglichen Grenzen liegt oder daß ein Organ über seine Leistungsgrenze hinaus beansprucht wird, wodurch Mißbefinden und Schmerzen entstehen. Solche negativen Zustände können nur durch eine Änderung der äußeren Bedingungen überwunden werden – Hunger beispielsweise durch Nahrungszufuhr oder Verletzungen durch eine gute Wundversorgung. Kluge Sprüche oder weise Erkenntnisse helfen hier – im Gegensatz zum seelischen Leid – nicht viel. Bei diesem besteht ebenfalls eine Diskrepanz zwischen den Bedingungen (unseren Erwartungen und Vorstellungen) und der Wirklichkeit, und das Leid entsteht dadurch, daß wir uns gegen diese Wirklichkeit sträuben, weil wir sie gerne anders hätten. So kann man sagen, daß wir meistens unter uns selbst leiden, nämlich unter unserer Unfähigkeit, die Dinge zu nehmen, wie sie sind. Wie schnell wir doch unsere Lebensfreude zu verlieren pflegen, wenn unsere Erwartungen nicht erfüllt werden! Ob es das schlechte Wetter oder eine Autopanne, ein Mißerfolg oder eine Unfreundlichkeit ist: sobald wir meinen, das dürfe nicht sein, werden wir frustriert oder ärgerlich, enttäuscht oder traurig, beginnen also zu leiden.

Würden wir immer bejahen, was das Leben uns gibt, würden wir immer geben, was es von uns fordert, würden wir der Wirklichkeit immer einen Sinn zubilligen, auch wenn wir ihn nicht sogleich verstehen, würden wir Unglück und Katastrophe als Aufgaben und Prüfungen sehen, die uns weiterführen, so gäbe es für uns kein *seelisches* Leiden, selbst wenn wir im Körper Schmerzen hätten, »unheilbar« krank wären oder in unserem Leben alles »schief« ginge. Heißt es nicht: »Glücklich ist, wer vergißt, was doch nicht zu ändern ist?«

Meist ist unser Leben ein ununterbrochener Versuch, Leiden zu vermeiden oder zu überwinden: eine wahre Sisyphus-Arbeit, die umso schwerer wird, je stärker wir gegen die Schwerkraft unseres Schicksals ankämpfen. Warum lassen wir den Stein nicht einfach liegen, lehnen uns bequem daran, öffnen die Augen und versuchen, die Dinge einmal anders zu sehen: den Stein nicht als Problem, das es zu lösen, sondern als Lösung, die es nur zu verstehen gilt, nicht als Widerstand, der uns behindert, sondern als Wegzeichen, das uns in eine neue Richtung leitet, nicht als Unglück, sondern als Gnade und Geschenk des Schicksals, dessen wir uns würdig erweisen sollen?

Was wir über das Leid gesagt haben, gilt weitgehend auch für das Mitleid. Dieses entsteht entweder dadurch, daß wir uns im Geiste in die Lage des Leidenden versetzen und dann darunter leiden, weil wir sie furchtbar finden. Oft projizieren wir noch eigene, unverarbeitete Leidenserinnerungen hinein. Oder es ist die Folge einer direkten Gefühlsübertragung, zum Beispiel zwischen Mutter und Kind. Je enger unsere Beziehung zu einem bestimmten Menschen ist, desto mehr werden wir ja von ihm beeinflußt. Dieses Mitleid kann man nur beenden, indem man sich entweder räumlich entfernt oder dem anderen Menschen hilft. Meist wird ein Kind instinktiv zu helfen versuchen, indem es sich zum Beispiel an die traurige Mutter ankuschelt und sie zu trösten versucht – für beide ein wohltuender Liebeskontakt. Da diese von Herzen kommende Zuwendung etwas sehr Rührendes und Schönes ist, verführt sie manche Eltern, ihr mitleidiges Kind als »Trostpflaster« zu mißbrauchen und in das eigene Leid hineinzuziehen. Meist merkt das Kind dann, daß man von ihm mitleidige Zuwendung erwartet, und kann sich diesem Anspruch nicht entziehen. Dadurch verliert sein Mitgefühl die natürliche Reinheit und wird teilweise zum erzwungenen, unechten Verhalten. Versuchen Sie deshalb, Ihr Kind aus Ihrem eigenen Leiden, mit dem es ja gar nichts anfangen kann, herauszuhalten und signalisieren Sie ihm immer, daß es sich den Spaß am Leben nicht verderben lassen soll.

Natürlich kann man einem kleinen Kind keine solch komplexen Zusammenhänge erklären, aber man kann ihm durch die Art, wie man damit umgeht, Wege zeigen. Alles, was in uns ist und was wir sind, drückt sich auch ohne Worte aus: in unserem Handeln und Reagieren, in unserer Ausstrahlung und Erscheinung. Eltern, die gut mit ihrem Leben zurechtkommen, teilen ihrem Kind automatisch etwas davon mit.

Das Problem Ihres Kindes ist seine außergewöhnlich sensible und durchlässige Psyche, die es ihm fast unmöglich macht, sich gegen das Leiden in seiner Umgebung abzuschotten. Wahrscheinlich liegt dies auch daran, daß es mit seiner empfindlichen Seele selbst schon viel gelitten hat und deshalb nicht nur weiß, wie das ist, sondern bei jedem fremden Leid auch automatisch an seine eigenen Schmerzen erinnert wird. In jedem Mitleid schwingt etwas Selbstmitleid mit.

Daher sollte man Ihr Kind vor jedem Kontakt mit schwerem Leid schützen. Das ist natürlich nicht absolut möglich, aber dennoch gibt es viele entsprechende Situationen, die man ihm ersparen kann. Es muß sozusagen mit Samthandschuhen angefaßt werden, weil es wegen seiner Empfindsamkeit sowieso alles doppelt so schmerzlich empfindet wie die »normalen« Kinder. Erzählen Sie ihm keine schrecklichen Geschichten, ersparen Sie ihm Besuche bei leidenden, kranken Menschen, zwingen Sie es nicht, Filme anzusehen, in denen gelitten wird. Vielleicht hat es sich ohnehin angewöhnt, bei grausamen Szenen die Augen zuzumachen oder den Raum zu verlassen. Hier ist jeder Versuch zur seelischen Abhärtung zum Scheitern verurteilt. Allenfalls könnte Ihr Kind lernen, sein Leiden nicht mehr zu zeigen, würde dadurch aber innerlich krank werden. Später wird es nötig sein, ihm ein Verständnis für seine Eigenart und latente Schwäche zu vermitteln, damit es bewußt damit umgehen und sich selbst besser schützen kann.

Wichtig ist auch, daß Ihr Kind nicht dem Einfluß leidender Angehöriger ausgesetzt wird, die dieses mitleidende Herz auszubeuten versuchen. In solchen Situationen, in denen das Leiden hautnah im engsten Familienkreise vorkommt, besteht nicht nur die Notwendigkeit, sondern auch die Möglichkeit, mit Ihrem Kind – bewußt oder unbewußt – Strategien gegen seine Empfindlichkeit zu entwickeln. Dabei muß jede Art von Sentimentalität und Moral beiseitegelassen und Ihr Kind immer wieder zu dem ermutigt werden, was ihm Freude macht.

Auch später, bei der Berufswahl und Lebensplanung sollte diese Leidempfindlichkeit berücksichtigt werden. Zwar wäre Ihr Kind aufgrund seines mitfühlenden Charakters gerade für jene Berufe geeignet, in denen man versucht, Leid zu lindern, doch gleichzeitig besteht die Gefahr, daß es sich nicht genügend abgrenzen kann und auf Dauer daran zerbrechen wird. Eventuell könnte man dies in einem Praktikum testen. Besser wäre wahrscheinlich eine Tätigkeit, bei der Ihr Kind mit ebenso empfindsamen, aber *gesunden* Wesen zu tun hat, zum Beispiel mit Kindern oder Tieren.

Je klarer Ihr Kind die hohe menschliche Qualität, aber auch die Gefahr, die in seiner Veranlagung liegt, erkennen kann, und je weniger es selbst ins Leiden verfällt, desto besser wird es mit seinem Leben zurechtkommen. Viele behutsame Zeichen, Bemerkungen und Gespräche und Ihr gutes Beispiel werden erforderlich sein, damit es diesen schwierigen Balanceakt schafft.

(Die Lösung der hier besprochenen Problematik kann mit den Bach-Blüten-Essenzen *Red Chestnut* und *Walnut* gefördert werden. Bitte lesen Sie dort nach.)

Pessimismus

(Hoffnungslosigkeit, Hoffnung.)

Ihr Kind ist seit einiger Zeit pessimistisch. Es freut sich nicht mehr auf künftige Ereignisse – zum Beispiel die Ferien, den Geburtstag oder Weihnachten – oder findet sich auffallend schnell mit einer unerfreulichen Situation oder einer Krankheit ab. Offensichtlich erwartet es von der Zukunft nichts Positives mehr. Sein Interesse am Leben, seine Unternehmungslust, sein Appetit, seine ganze Ausstrahlung sind deutlich reduziert, es zieht sich zurück, ist meist still, manchmal vielleicht auch etwas traurig und abwesend.

Dieses Verhalten ist nicht nur ungewöhnlich, weil Kinder normalerweise optimistisch und lebensfroh sind, sondern geradezu alarmierend, weil es auf einen Mangel an Lebenswillen hinweist. Wer von der Zukunft nichts Positives erwartet, hat auch keinen Grund, sich um sie zu bemühen, auf sie zuzuleben. Zwar dürften wir, wenn wir Enttäuschungen vermeiden wollen, uns eigentlich immer nur *über* etwas, das wir tatsächlich haben oder genießen können, statt *auf* etwas, das noch gar nicht existiert, freuen, dennoch hat auch unsere Fähigkeit, in die Zukunft zu denken, ihren Sinn. Selbst kleine Kinder beginnen irgendwann aus eigenem Antrieb, sich auf Künftiges einzustellen und Erfreuliches zu erwarten.

Hoffnung ist ein wesentliches Merkmal des Lebens. Sie besteht nicht nur in unseren Gedanken, sondern spielt auch bei allen Wachstumsprozessen eine wichtige Rolle. Wenn eine Zelle sich teilt, eine Pflanze sich entfaltet, ein Körper sich entwickelt, ein Kind heranwächst, so drückt sich darin eine optimistische Zukunftserwartung aus. Wer nicht mehr erwartet, daß die Zukunft etwas Erfreuliches bringt oder daß sein Leiden irgendwann ein Ende haben wird, verliert die Kraft zum Weiterleben. Aber selbst vom Tod erhoffen wir oft noch etwas, indem wir entweder Frieden und die Erlösung von unseren Leiden oder den Eintritt in eine andere Existenzform erwarten.

Die Schwere einer Krankheit läßt sich oft daran erkennen, wieviel oder wie wenig Hoffnung vorhanden ist. Sobald *Resignation* eintritt, beginnt das Endstadium (→ *Kap. Wie kann man Krankheit verstehen?*), denn sie bedeutet, daß wir endgültig die Hoffnung auf Besserung aufgegeben haben, daß Lebens- und Gesundungswillen schwinden. Wer nicht mehr hofft, geht – langsam oder schnell – seinem Ende entgegen; seine Seele zieht sich aus der irdischen Existenz zurück und sein Körper hört auf, sich zu regenerieren.

Zwar ist ein Kind, das sich nicht mehr auf die Ferien, ein Spiel, eine Verabredung, das Fernsehen oder irgend etwas bisher Erfreuliches freuen kann, noch nicht in akuter Gefahr, aber doch auf dem Wege dorthin. Man sollte etwas dagegen unternehmen.

Warum ist es so weit gekommen? Hat Ihr Kind einen schweren Verlust erlitten, ist es von einem lieben Menschen getrennt worden, hat man ihm Liebe entzogen oder gab es ein erschütterndes Erlebnis, das eine seelische Verletzung hinterlassen hat? Vielleicht hat es auch nicht genügend Lebensraum, wird in seinem Freiheitsbedürfnis zu sehr unterdrückt oder fühlt sich schlecht behandelt und unverstanden. Jedenfalls muß es etwas verloren haben, das ihm bisher das Leben lebenswert gemacht hat, und es wäre höchste Zeit, es ihm zurückzugeben.

Dazu braucht man nur genau hinzuhören und hinzusehen. In irgendeiner Form – vielleicht nur verschlüsselt in einem ungewohnten Verhalten, in seltsamen Bemerkungen oder auch in ausgefallenen Träumen – können Sie Signale, Hinweise und Zeichen finden, welche seelische Wunde geheilt werden muß. Am sichersten wäre es, Ihrem Kind *alles zu geben*, was es – und sei es nur in angedeuteter Form – wünscht, und ihm in jeder Hinsicht *entgegenzukommen*. Der Erfolg – die wieder erwachenden positiven Erwartungen – wird Ihnen zeigen, ob Sie das Richtige getroffen haben.

(Die Lösung der hier besprochenen Problematik kann mit der Bach-Blüten-Essenz *Gorse* und evtl. *Wild Rose* gefördert werden. Bitte lesen Sie dort nach.)

Sauberkeit

(Ordentlichkeit, Schmutz, Natürlichkeit, Zwangshaltung, Ekel, Sexualität, Unselbständigkeit, Perfektionismus.)

Ihr Kind ist zu sauber und ordentlich, das heißt: Sauberkeit und Ordnung werden von ihm in übertriebener und verkrampfter Weise praktiziert. Das kann sich zum Beispiel darin äußern, daß es eine starke Abneigung gegen den geringsten Schmutz hat oder in Panik gerät, wenn nicht alles genau geregelt ist; vielleicht auch darin, daß es sogar beim Spielen immer auf saubere und ordentliche Kleidung achtet, alles übertrieben perfekt macht oder Vorschriften übergenau einhält; es könnte sich auch die Hände unnötig oft waschen oder sich leicht ekeln. Insgesamt fehlt ihm ein Teil jener ungezwungenen Natürlichkeit der Kinder, die anzeigt, daß sie noch frei und »unverdorben« sind.

Trotz dem guten Eindruck, den es damit auf viele Erwachsene macht, ist dieses Verhalten irgendwie unnatürlich und zwanghaft, denn normalerweise haben Kinder nicht besonders viel Interesse an Ordnung und Sauberkeit. Sie betrachten die Dinge ganz realistisch vor allem in Hinsicht auf das Vergnügen und den Nutzen, die sie daraus ziehen können.

Man muß in diesem Zusammenhang bedenken, daß »Schmutz« und »Unordnung« keine absoluten Begriffe sind. Es gibt die Ordnung im Chaos und die Reinheit im Schmutz. Die Wüstenvölker halten den Kot ihrer Tiere in hohen Ehren, weil er für sie lebensnotwendiges Brennmaterial darstellt, bei uns dagegen gilt er als Dreck, der beseitigt werden muß. Niemandem würde es einfallen, die Erde in seinem Garten als Anhäufung von Schmutz zu bezeichnen, wogegen wir sofort von

Beschmutzung reden würden, wenn uns jemand Gartenerde auf eine frischgewaschene Tischdecke werfen würde. Und selbst das »Schmutzigste«, das wir kennen, nämlich unsere Darmausscheidungen, spielt in der Natur eine wertvolle und erfreuliche Rolle. Hierher paßt aber das Wort: »Es gibt nichts Schmutzigeres als eine schmutzige Phantasie«, denn es weist darauf hin, daß sich, wenn wir etwas bewerten, darin hauptsächlich unsere eigene, subjektive Betrachtungsweise ausdrückt.

Natürlichkeit und Unbefangenheit sind die Privilegien der Kinder, denn in ihnen zeigt sich ihre angeborene »Unschuld«, die die Welt unvoreingenommen und wertfrei sieht. Ihr Kind aber hat sie leider verloren, weil es zu früh die Maßstäbe der Erwachsenen übernommen hat. Seine Welt ist zu stark in »gut« und »schlecht«, »richtig« und »falsch« oder auch »rein« und »unrein« eingeteilt, es achtet peinlich genau darauf, sauber zu sein und alles richtig zu machen, tut sich schwer damit, Ausnahmen zuzulassen, Gewohnheiten zu durchbrechen oder auch einmal ein Verbot zu übertreten.

Um ihm helfen zu können, wäre es wichtig, zu verstehen, wie sich ein solcher Zustand entwickeln kann. Zwei Faktoren pflegen dabei zusammenzuwirken: ein angeborenes Bedürfnis nach Sauberkeit und Ordnung und ein Einfluß von außen, durch den dieses überbetont beziehungsweise neurotisch verzerrt wird.

Dieser Einfluß könnte darin bestehen, daß seine Bezugspersonen eine ähnliche Mentalität besitzen und durch diesbezügliche, lobende oder verurteilende Bemerkungen einen subtilen Zwang auf das Kind ausüben. Es möchte ja ihre Zuwendung und ist darauf eingestellt, ihrem Vorbild zu folgen. Deshalb können Eltern allein schon durch ihre Art ihre Kinder beeinflussen. Wenn die Mutter oder der Vater zwanghaft reinlich oder ordentlich ist, wird das Kind sehr oft genauso – oder es kultiviert aus unbewußtem Protest eine ausgesprochene Unordentlichkeit.

Auch eine unbedachte Bestrafung kann das Kind in eine unnatürliche Haltung gegenüber bestimmten Lebensbereichen – vor allem im Zusammenhang mit dem analen und sexuellen Bereich – treiben. Zum Beispiel ekeln sich Kinder normalerweise nicht vor Kot, bis sie irgendwann besonders nachdrücklich beigebracht bekommen, daß er »Pfui!« ist. Die Angst, die es dabei empfindet, ist ein wesentliches Element des Ekels.

Die Erfahrung, daß bestimmte Dinge oder Verhaltensweisen, die ihm selbst Spaß machen, durch Bezugspersonen als schmutzig oder unanständig abgelehnt werden, kann bei einem Kind auch ein Minderwertigkeitsgefühl erzeugen, weil es die Ablehnung ebenfalls auf sich bezieht. Daraufhin verbirgt es entweder in Zukunft seine Vorliebe für dieses angeblich Unanständige oder versucht krampfhaft, den vermeintlichen Makel durch besonders betonte Wohlanständigkeit und Reinheit auszugleichen. Meist lassen sich dann deutliche »Berührungsängste« beobachten.

Das Problem Ihres Kindes entsteht dadurch, daß es von Natur aus einen klaren und gesunden Hang zu Ordentlichkeit und Sauberkeit hat, der (durch subtile Beeinflussung oder offenen Zwang) krankhaft überbetont wurde. Krankhaft deshalb, weil ihr eigentlicher Sinn verlorengegangen ist: der Lebensfreude und Selbstverwirklichung zu dienen. Solche erziehungsbedingten Verzerrungen von angeborenen Eigenarten sind relativ häufig; man erkennt sie daran, daß sie etwas Unnatürliches, Zwanghaftes und Übertriebenes haben.

Anscheinend gehört Ihr Kind auch zu jenen Menschen, die unter einer inneren Unsicherheit leiden, die es nicht wagen, spontan und selbstverantwortlich zu handeln, sondern immer klare Vorgaben brauchen. Zusammen mit der angeborenen Ordnungs- und Reinheitsliebe können daraus pingelige Sauberkeit und Ordnungssucht, charakterlose Zuverlässigkeit, übertriebene Pünktlichkeit oder unnatürliche »Anständigkeit« entstehen. Äußerlich hat ein solcher Mensch dadurch zwar etwas, woran er sich halten kann – und das tut er auch krampfhaft und minutiös –, innerlich aber bleibt er unselbständig und davon abhängig. Meist kommt noch ein Mißtrauen gegenüber den eigenen Gefühlen und Trieben hinzu, da sie sich so schwer regeln und einordnen lassen.

Es wäre gut, wenn Ihr Kind lernen würde, seine Tugenden etwas sinnvoller und bewußter zu praktizieren: die Pünktlichkeit nur, wenn es auf sie ankommt, die Ordnung nur, wenn sie von Nutzen ist, die Anständigkeit nur, wenn sie dem eigenen Gewissen entspringt, die Sauberkeit nur, wenn sie erforderlich ist. Es würde dadurch mehr Lebensfreude gewinnen und auch für seine Mitmenschen angenehmer werden.

Besonders wichtig ist dies hinsichtlich seiner sexuellen Selbstverwirklichung. Wahrscheinlich haben Sie schon festgestellt, daß diese für Ihr Kind eine problematische Angelegenheit ist. Eine gesunde und befriedigende Sexualität setzt Unbefangenheit, Natürlichkeit und eine gewisse Ungehemmtheit voraus. Wenn ein Kind aber feststellen muß, daß sie abgelehnt, verfolgt und verurteilt wird, verliert es seine freie und positive Haltung zu ihr. Die christliche Kultur hat sich auch heute noch nicht mit ihr angefreundet, sondern stellt sie als sündig oder schmutzig hin, was nicht schwer ist, weil sich Geschlechts- und Analorgane in unmittelbarer Nachbarschaft befinden. Aufgrund dieser Erziehung empfinden viele Menschen alles, was sich »unterhalb der Gürtellinie« befindet, als unrein, unanständig (»schweinisch«) und unerlaubt. Daß sich dabei keine positive Einstellung zum eigenen Körper und zur Sexualität entwickeln kann, ist klar. Und da das Reinheitsideal sich nicht nur auf den Körper, sondern auch auf die Psyche erstreckt, wird die Sexualität nicht nur direkt und körperlich, sondern auch moralisch als unrein abgelehnt.

(Übrigens erkennt man aus der Tatsache, daß wir offiziell solch umschreibende Wort wie »anal« oder »Darmausscheidung« benützen, wie sehr diese natürlichen und wichtigen Bereiche tabuisiert und vorstellungsmäßig »verschmutzt« sind. Auch in Ausdrücken wie »Arschloch« und »Scheiße«, die heutzutage oft so ungezwungen benützt werden, liegt fast immer etwas – meist provokativ beabsichtigt – Unanständiges. Tatsächlich haben wir keine Worte, mit denen wir über das »da unten« so neutral sprechen können wie über die anderen Körperbereiche. Der »Mensch ohne Unterleib« existiert auch heute noch.)

Kleine Kinder haben von Natur aus eine wertfreie Einstellung zu Geschlecht, After und »Exkrementen«, die ihnen allerdings meist schnell ausgetrieben wird. Das ist für ihr seelisches Wohl schädlicher, als man annehmen möchte. Denn die

Ausscheidungsfunktionen (»Pipi« und »A-A«) sind für das kleine Kind ausgesprochen lustbetont. Es kann nichts daran finden, was ein »Pfui!« rechtfertigen würde, und seine insofern heile Welt wird durch eine unnatürlich sauberkeitsbetonte Haltung der Eltern empfindlich gestört. Daher sollten Kinder auch nicht zu früh »auf stubenrein getrimmt« werden, sie sollten ihre Darm- und Blasenausscheidungen nicht unter Zwang, sondern aus eigenem Antrieb zu kontrollieren lernen, lediglich durch das familiäre Vorbild und positive Bemerkungen darin bestärkt werden.

Weiterhin ist hier zu bedenken, daß mit dem Zwang, seinen Darm zuzukneifen, die Fähigkeit, sich Lebensfreude zu gönnen, reduziert wird. Die Notwendigkeit, uns selbst eines unserer größten Vergnügen, nämlich die lustvolle »Notdurft«, zu versagen, beeinflußt in vielfacher, oft versteckter Form unsere ganze Lebensgestaltung, zum Beispiel in Form des Grundsatzes »Pflicht geht vor Freude!« Das kennen wir alle: Wenn wir eigentlich dringend auf die Toilette müßten und uns diese erfreuliche Erleichterung nicht erlauben, weil es gerade unpassend oder irgendwie anstößig ist, werden wir unruhig oder verstimmt.

Da Ihr Kind nicht genügend innere Selbständigkeit und Natürlichkeit besitzt, käme es darauf an, diese Eigenschaften an ihm zu fördern – oder anders gesagt, alles zu vermeiden, was seine Spontaneität behindern könnte und seine Tendenz, sich an Vorgaben, Vorurteilen und Wertmaßstäben zu orientieren, verstärkt. Dazu wäre es sicher erforderlich, daß Sie auch Ihre eigene Rolle in der Entwicklung Ihres Kindes kritisch überprüfen. Bei den Problemen der Kinder hängt viel von der Bereitschaft der Eltern, sich selbst zu ändern, ab. Sie könnten zum Beispiel Ihrem Kind gegenüber Äußerungen vermeiden, die es als dogmatische Anweisung mißverstehen könnte. Sie könnten versuchen, seine Kritikfähigkeit zu stärken, indem Sie ihm immer wieder an praktischen Beispielen klarmachen, wie unzuverlässig Werturteile und Ideale jeder Art sind und wie sehr sich jede Moral mit dem Standpunkt ändert. Sie könnten es ermutigen, jeder wertenden oder kategorischen Aussage und jeder Schwarz-weiß-Malerei zu mißtrauen, Sie könnten es darin bestärken, mehr aus dem eigenen Gefühl statt irgendwelchen moralischen Richtlinien zu handeln. Und Sie könnten ihm eine positivere und unbefangenere Haltung zur eigenen Körperlichkeit (vom Pipi bis zum A-A und zu den Doktor-Spielen) vermitteln, indem Sie ganz unbefangen und natürlich damit umgehen (→ *Kap. Scham*). Falls Ihr Kind sehr zum Perfektionismus neigt, sollte es erfahren, daß es manchmal auch richtig sein kann, fünf gerade sein zu lassen. Es sollte zu entscheiden lernen, wann Exaktheit, Korrektheit und Sauberkeit erforderlich sind und wann nicht.

Wenn es noch zu klein für vernünftigen Zuspruch ist, käme es darauf an, daß Sie ihm durch Ihr eigenes ungezwungenes Verhalten ein gutes Beispiel geben. Bedenken Sie bitte, daß jede Ihrer abwertenden, ablehnenden oder auch prüden Reaktionen von ihm als negative Grundsatzinformation registriert wird und in sein erwachendes Lebensgefühl einfließt. Daher braucht es Ihr gutes Vorbild. Denn, wenn es sieht, daß Sie nichts dabei finden, einen glitschigen Regenwurm oder eine Spinne anzufassen, Ihr »Pipi« frei zu zeigen, von einem schmutzigen Teller zu essen, Ihre Kleider auch einmal unordentlich auf dem Boden herumliegen zu lassen, notfalls unpünktlich zur Arbeit zu kommen oder eine Vorschrift zu übertreten – also einfach etwas lockerer zu sein und Ordnung oder Sauberkeit nur einzuhalten, wenn sie sinnvoll, nützlich oder erfreulich sind –, wird es sich hieran orientieren und es Ihnen nachmachen.

Verstehen Sie diese Zeilen aber bitte nicht falsch. Es geht nicht darum, grundsätzlich Ordnung, Sauberkeit und Anstand auszuschalten oder sich ganz aus den Konventionen zu verabschieden, sondern Augenmaß dafür zu entwickeln, wann sie einen Sinn haben. Wollen Sie ein Kind, das alles perfekt macht, das super-ordentlich und sauber, dabei aber künstlich, verkrampft und unselbständig ist? Über kurz oder lang würde es dadurch krank werden. Kinder zeigen immer ganz unmißverständlich – durch Fröhlichkeit, Natürlichkeit und Gesundheit – ob es ihnen gut geht und ob man mit ihnen gut umgeht.

(Die Lösung der hier besprochenen Problematik kann mit der Bach-Blüten-Essenz *Crab Apple* und evtl. *Pine* und/oder *Rock Water* gefördert werden. Bitte lesen Sie dort nach.)

Scham

(Sexualität, Tabu, Schmutzigkeit, körperliche Liebe, Keuschheit, Moral, Impotenz, Frigidität, Perversionen, Pubertät.)

Ihr Kind schämt sich zu oft und zu schnell. Alles, was sich im Intimbereich, sozusagen unter der Gürtellinie, befindet – Geschlechts- oder Analbereich – ist bei ihm tabu und unangenehm; es mag nicht darüber sprechen und sich auch nicht nackt zeigen. Auch zum Stuhlgang und Wasserlassen zieht es sich verschämt zurück und schließt die Tür beziehungsweise weigert sich, aufs WC zu gehen, wenn die Gefahr besteht, daß jemand hereinkommen könnte. Möglicherweise kann es nicht einmal bei einer Krankheit diese Scheu überwinden und erleidet lieber Schmerzen, als über ein Problem im intimen Bereich zu sprechen. Es kommt sogar vor, daß es sich seinen Harn- oder Stuhldrang verkneift, weil es ihm peinlich ist, nach dem WC zu fragen oder mitzuteilen, daß es »muß«. Seine Verschämtheit zeigt sich wahrscheinlich auch in häufiger Verlegenheit oder Unsicherheit gegenüber jenen Menschen, die frei und ungezwungen sind. Es gibt noch andere Situationen, in denen es »vor Scham vergehen« kann: wenn es sich blamiert hat, wenn es ausgelacht wird, wenn es das Gefühl hat, nicht anständig zu sein oder unmoralisch gehandelt zu haben, wenn es bei etwas Verbotenem erwischt wurde. Manchmal schämt es sich sogar für Familienangehörige oder Freunde/innen, die sich lächerlich gemacht oder sich daneben benommen haben.

Das war nicht immer so. Sicher erinnern Sie sich noch an die Zeit, in der Ihr Kind unbefangen und natürlich war. Damals interessierte es sich wahrscheinlich wie alle Kinder für sein Geschlechtsteil und das der anderen Familienangehörigen, und es machte ihm nichts aus, in Anwesenheit anderer auf dem Topf zu sitzen. Auch hat es sich früher nicht geschämt, wenn es bei etwas erwischt wurde, das es nicht tun sollte oder wenn es Fehler machte. Irgendwann aber hat sich etwas bei ihm verändert; es hat seine Unschuld verloren, an ihre Stelle ist diese Verschämtheit getreten.

Sie gilt bei vielen Eltern und Erzieher/innen als positive Eigenschaft, und vielleicht finden auch Sie sie richtig. Wenn man aber ein sehr verschämtes Kind betrachtet, dann erscheint es einem in gewisser Hinsicht wie gefesselt – »verklemmt«. Dementsprechend nennt man jene Kinder, die frei und ungezwungen tun, was sie wollen und vor niemandem Respekt haben, unverschämt.

Die Verschämtheit bedeutet, daß das Kind seinen Drang nach ungehemmter Lebenslust und Triebbefriedigung zu unterdrücken gelernt und seinen Intimbereich, die »Scham, tabuisiert hat. (So bezeichnet man ja auch jenen Körperbereich, in dem sich die Geschlechtsorgane befinden.) Das Kind erfährt, daß es mit seiner «Scham» schamhaft umgehen und sich schämen muß, wenn es schamlos oder unverschämt war. Eine komplizierte, unverständliche und unnatürliche Angelegenheit – nicht nur für Kinder, sondern auch für Erwachsene. Das Schamgefühl bedeutet also ursprünglich die Scheu vor allem, was mit dem Geschlecht zu tun. Das Kind hat gemerkt, daß es «da unten» etwas an ihm gibt, das irgendwie schlecht ist und womit es sich nur vorsichtig beschäftigen darf. Das Paradoxe – aber Effektive – daran ist, daß es sich hierbei ausgerechnet um jenen Lebensbereich handelt, in dem der Mensch die ursprünglichste, unmittelbarste und intensivste Lust erleben kann. Nur weil das Kind dies noch nicht bewußt weiß, kann man ihn tabuisieren; bei einem erwachsenen Menschen, der die Freuden der körperlichen Liebe in aller Freiheit kennengelernt hat, würde das nicht mehr gehen.

Es ist auffallend, daß in den meisten Kulturen besonders die Sexualität verfolgt wurde und wird. Drei Gründe spielen vor allem dabei eine Rolle: Gesundheit, Besitz und Kinder, Freude und Freiheit. Erstens: Geschlechtskrankheiten können am sichersten durch Abstinenz verhütet werden – in Verbindung mit AIDS ist dieser Aspekt wieder aktueller geworden. Zweitens: Kinder stellen sozialen Besitz dar, kosten aber auch Besitz. So regelt man das Geschlechtsleben zur Besitzwahrung und Familienplanung und verlangt vor allem von den Mädchen und Frauen besondere Schamhaftigkeit (= Angst vor dem Geschlecht), weil sie es sind, die die Zeugung zulassen und die Kinder bekommen. Eine schamhafte und züchtige Frau zu haben, ist für den Ehemann eine gewisse Garantie dafür, daß sie sich mit keinem anderen Mann einläßt.

Der dritte Grund ist die Tatsache, daß die sexuelle Selbstverwirklichung eine Quelle der Lebensfreude, des Selbstwertgefühls und der geistigen Freiheit ist. Freiheit bedeutet ja, daß man das tun kann, worauf man Lust hat. Also muß man, wenn man Menschen niederhalten und beherrschen will, sie dort unterdrücken, wo sie am intensivsten Lust empfinden und worauf sie die größte Lust haben: in ihrer Sexualität. Wenn dies gelingt, entwickeln sie in ihrem Unterbewußten generelle Vorbehalte gegenüber jeder intensiven oder ekstatischen Lebenslust und wagen es höchstens noch, sich den kleinen, »unschuldigen« (und *erlaubten*) Freuden hinzugeben. Die großen, hinreißenden sind ja tabu. Viele tragische Biographien haben ihre Ursache in dieser unnatürlichen Furcht vor der intensiven, spontanen und ungebremsten Lebensfreude.

Das Schamgefühl ist dem Schuldgefühl (→) verwandt, denn beide bedeuten Angst vor Strafe. (Diese kann übrigens auch in Ablehnung oder Kritik bestehen.) Das Kind wird ja, wenn es sich mit der Sexualität beschäftigt, verwarnt, und sobald es bestimmte Dinge tut, die »man nicht tut«, heißt es: »Schäm dich!« Da die Scham moralisch »hochgejubelt« wird, meint es, hier gehe es um absolute, unantastbare Werte und kann nicht erkennen, daß einfach seine persönlichen Rechte unterdrückt werden. Bei der Scham ist der moralisch-idealisierende Aspekt und die Selbstbestrafungstendenz noch deutlicher als beim Schuldgefühl. Wenn man sagt: »Schäm dich!«, so heißt das: »Du bist ein schlechter Mensch und solltest Buße tun (also dich selbst bestrafen)!« Und »Ich schäme mich!« bedeutet: »Ich verurteile mich selbst«.

Oft wird, wie gesagt, die Sexualität mit Schmutzvorstellungen verknüpft. Alles, was unterhalb der Gürtellinie liegt, gilt irgendwie als unrein, weil unter anderem dort auch die Ausscheidung des Kotes – für uns der Inbegriff allen Schmutzes – stattfindet. Wir müssen aber bedenken, daß das kleine Kind den Kot ursprünglich nicht als Schmutz sieht, und ihn erst aufgrund der ablehnenden Reaktionen seiner Umwelt so zu beurteilen lernt. Das Gefühl der Schmutzigkeit wird dann später auf alles übertragen, was irgendwie mit dem Sexuellen zu tun hat: So gibt es »schmutzige« Gedanken oder Verhaltensweisen, derer man sich angeblich schämen muß.

Interessant ist auch die Aussage, das man sich *vor jemandem* schämt. Damit wird gesagt, daß man seine/ihre Ablehnung erwartet, weil man seine/ihre (meist moralisch hochwertigen) Erwartungen nicht erfüllt hat.

Es geht hier also um moralische Zwänge, um Befehle und Verbote, die die persönliche Freiheit und Natürlichkeit des Menschen einschränken. Wie stark diese sich auswirken, hängt von der Veranlagung des Kindes ab. Es gibt Kinder, in deren Denken und Fühlen Sauberkeit und Ordnung von Natur aus eine große Rolle spielen; bei ihnen fällt eine entsprechende Erziehung auf besonders fruchtbaren Boden, wogegen sie den »Unverbesserlichen« nur wenig sagt.

Ein Vorbehalt oder eine Abneigung gegen die eigene Sexualität behindert nicht nur die Entwicklung einer bejahenden Lebenseinstellung, sondern verdirbt vor allem die Einstellung zum anderen Geschlecht. Dadurch wird unter anderem eine wirklich liebevolle eheliche Gemeinschaft unmöglich. Die Liebe zwischen Mann und Frau beruht primär auf der körperlichen Anziehung, auf der Verschmelzungstendenz zwischen männlichem und weiblichem Prinzip. Einer Mann-Frau-Beziehung, in der diese nicht stattfindet, fehlt etwas Entscheidendes. Von der körperlichen Liebe hängt das Gelingen einer Lebensgemeinschaft zwischen Mann und Frau mindestens genauso ab wie von der geistig-seelischen. Unbefriedigte Sexualität erzeugt – je nach Veranlagung und Situation, eingestanden oder nicht – Frustration oder Depression, Unfreundlichkeit oder Haß.

Trotz allen Vorbehalten gegen diese krankhafte und leiderzeugende Scham dürfen wir aber nicht übersehen, daß es auch eine gesunde und natürliche Scham gibt, die kein Leiden erzeugt und einen menschlich positiven Effekt hat. Sie besteht darin, daß man den Intimbereich anderer Menschen oder ihre seelischen Empfindlichkeiten respektvoll achtet und sich davor zu hüten, jemanden in eine peinliche Situation zu bringen. Dafür braucht man sich aber selbst nicht zu unterdrücken. Man könnte sagen: Solange ein Mensch *bewußt* bestimmte Grenzen einhält, um anderen nicht zu nahezutreten oder um eigene Werte nicht zu verraten, ist seine Scham positiv. Diese eigenen Werte sind allerdings nicht unproblematisch, weil unser Denken so leicht programmiert und manipuliert werden kann. Wenn man dem Kind zum Beispiel die Keuschheit als große Tugend darstellt, hält es sie für einen absoluten, überpersönlichen Wert und bemüht sich redlich um sie. Daß es dabei aus der Not (nämlich der Furcht vor Strafe) eine Tugend macht, ist ihm – wie vielen Erwachsenen – natürlich nicht bewußt.

Grundsätzlich kann man sagen: Wenn Leiden auftritt, stimmt etwas nicht, denn aus Harmonie ergibt sich kein Leiden. Ein Kind, dem vieles peinlich ist und das seine natürlichen Bedürfnisse moralisch verneint, leidet, auch wenn es sich vielleicht daran gewöhnt hat. Wir alle wissen, daß uns etwas, das uns Freude macht, besser gelingt und mehr bereichert, als etwas, das wir unter Zwang tun; daß wir umso glücklicher sind, je lustvoller unser Leben ist; daß frohe Menschen anderen gegenüber freundlicher sind als schlecht gelaunte. Gerade im Zusammenhang mit der Sexualität ist dies besonders wichtig, weil sie, *in einer Liebesbeziehung gelebt*, sehr viel Lebensfreude und Menschenfreundlichkeit erzeugt. Wenn sie allerdings nur der reinen Triebbefriedigung – ohne liebevollen menschlichen Kontakt – dient, kann sie nicht viele positive Eigenschaften entfalten.

Dies kann man aber einem Kind vernünftig erklären, dafür braucht man weder Tabu noch Moral. Es kann mit seinem natürlichen Empfinden sehr wohl unterscheiden, ob ihm etwas gut tut oder nicht, und weiß auch instinktiv, worauf eine gute menschliche Beziehung beruht.

Die Gefahr, die dem Kind im Zusammenhang mit der eigenen Sexualität droht, liegt nicht in ihr selbst, sondern in der ablehnenden Reaktion seiner Umwelt. An erster Stelle sind es die Eltern, oft aber auch die Großeltern mit ihrer veralteten Moral oder verschämte Erzieher/innen und Freunde/innen, die das Kind verunsichern. Da dieses Gebiet so moralisch belastet ist, haben alle ensprechenden Eindrücke meist einen weitreichenden Effekt. Es bedarf nicht einmal einer direkten Ablehnung, meist genügt es schon, daß nicht »darüber« gesprochen wird, um ihm ein negatives Signal zu geben. Ob Sie ihm nur durch Ihre eigene Scheu davor zeigen, daß alles, was mit Sex zu tun hat, problematisch oder schmutzig ist, ob Sie die Unterhaltung darüber unterbinden oder die Beschäftigung damit verbieten: in jedem Falle nimmt es wahr, daß es sich beim Geschlecht um etwas handelt, wofür man abgelehnt wird, und daß man am besten so tut, als existiere es gar nicht, beziehungsweise es so versteckt, daß niemand seine Existenz bemerkt.

Allerdings verschwindet ein natürlicher Trieb nicht, wenn er unterdrückt wird, sondern nimmt eine andere, unharmonische und unnatürliche Form an. Man ahnt es kaum, wie viele Probleme und Leiden aus der Tabuisierung der Sexualität entstehen: Verklemmungen, Schuldgefühle, Selbstablehnung, Minderwertigkeitsgefühle, Beziehungsunfähigkeit, Impotenz, Frigidität, Krankheiten, gescheiterte Ehen und nicht zuletzt sexuelle Perversionen und Untaten. Daher wäre es so wichtig, bereits den Anfängen zu wehren, das Kind vor entsprechenden Einflüssen zu schützen und ihm seine Natürlichkeit zu erhalten. Das ist in einer Gesellschaft, in der ein sexualablehnender Geist herrscht, nicht leicht.

In der Sexualerziehung lernen Eltern und Kinder voneinander: Die Eltern können vor allem Lebenserfahrung, Vorsicht und Weisheit einbringen und das Kind Natürlichkeit, Unvoreingenommenheit und unmittelbares Empfinden. Es zeigt, indem es sich ungeniert mit seinem »Pipi« und dem der anderen Familienangehörigen beschäftigt, daß das Geschlecht und alles was damit zusammenhängt, eigentlich genauso natürlich und unproblematisch ist wie die übrigen Körperteile.

Solange ein Kind noch klein ist, sollte man versuchen, ihm so ungezwungen zu begegnen, als sei man selbst noch ein Kind. Man könnte sich gelegentlich an seinen Spielereien beteiligen und diese gleich zu einer kleinen Aufklärung nützen. Es ist wichtig, ihm möglichst seine Natürlichkeit zu lassen, es nicht zu ermahnen, nicht zu kritisieren, ihm kein schlechtes Gewissen zu machen, nicht »Pfui!« und »Schäm dich!« zu sagen. Auch schamhafte Umschreibungen für die Geschlechtsorgane sind ungünstig, weil sie dem Kind signalisieren, daß es sich dabei um etwas »Unaussprechliches« handelt – am besten wäre, dieses Thema so natürlich und ungezwungen zu behandeln wie andere Lebensbereiche, zum Beispiel das Essen. Die wichtigsten Fragen, die ein Kind zunächst stellt, sind: Woher kommen die Kinder? Wie kommen sie aus dem Mutterleib? Wie entstehen sie? Diese Umstände kann man mit einfachen Worten erklären – damit werden sie zu klaren Fakten, mit denen es vernünftig umgehen kann. Dabei sollte nie der Hinweis fehlen, daß Sex und liebevolle Beziehung zusammengehören. Man müßte ihm auch erklären, daß vielen Menschen das Geschlecht peinlich ist (das hat es ohnehin längst gemerkt) und daß es darauf Rücksicht nehmen muß, daß es also nicht überall nackt herumlaufen und nicht von allen die gleiche Ungezwungenheit erwarten darf. Dabei muß aber immer klar sein, daß es selbst so natürlich bleiben darf, wie es ist.

Eine gesunde Sexualerziehung besteht darin, dem Kind von klein auf und jeweils seinem Entwicklungsstand entsprechend ein positives Verhältnis zur Geschlechtlichkeit zu vermitteln beziehungsweise zu erhalten. Fehler sind später nur schwer zu korrigieren, weil das Sexualtabu meist sehr tief in die kindliche Psyche eingepflanzt und durch die allgemeine Einstellung ständig aufrechterhalten wird.

Bei einem älteren Kind könnte man behutsam das offene Gespräch suchen und die dabei auftretenden Fragen aufrichtig, verständnisvoll und nicht autoritär erörtern. Vor allem bei Beginn der Pubertät besteht noch einmal eine große Chance dafür, dem Kind eine bejahende Haltung zur Sexualität zu vermitteln, da es jetzt besonders offen und positiv eingestellt ist. Sie könnten Ihrem Kind Natürlichkeit und Ungezwungenheit vorleben, könnten durch nebenher gemachte Bemerkungen die zwanghafte Schamhaftigkeit in Frage stellen, könnten ihm von sich selbst und

Ihren eigenen Problemen berichten. Vielleicht hat Ihr Kind auch das Glück, einen Freund oder eine Freundin zu finden, der oder die weniger verschämt ist und ihm ein gutes Beispiel gibt. Eventuell wäre es auch sinnvoll, ihm einen Kontakt mit jemandem zu verschaffen, der kompetent ist – zum Beispiel ein/e Psychologe/in oder ein/e lebenserfahrene/r Freund/in der Familie (→ *Kap. Pubertät*).

(Die Lösung der hier besprochenen Problematik kann mit den Bach-Blüten-Essenzen *Pine* und evtl. *Crab Apple*, *Larch* oder *Agrimony* gefördert werden. Bitte lesen Sie dort nach.)

Schuldgefühle

(Wachstum, Entwicklung, Grenzen, Verbote, Gebote, Strafe, autoritäre Erziehung, Wohlerzogenheit, Psychoterror, Liebesentzug, Gewissen, »Gott«, Sünden, Vorwürfe, Verantwortung, Selbstverantwortung, Kritik.)

Ihr Kind bemüht sich immer in übertriebener Weise, alles richtig zu machen, seine Pflichten zu erfüllen, alle Verbote und Anweisungen einzuhalten. Wenn man es kritisiert oder ihm Vorwürfe macht, bekommt es sogleich ein schlechtes Gewissen und verurteilt sich selbst. Der scheue Blick, das furchtsam eingezogene Genick, das übervorsichtige Verhalten oder die starken Skrupel, wenn es darum geht, einmal richtig über die Stränge zu schlagen und sich einen verbotenen Spaß zu gönnen, zeigen, wie sehr es sich davor fürchtet, etwas Unerlaubtes zu tun oder »schlecht« zu sein. Daher vergewissert es sich auch oft, bevor es etwas Besonderes unternimmt, ob das auch erlaubt ist. Schon heute kann man in ihm das anständige Mitglied der Gesellschaft erkennen, das es nie wagen würde, ein Gesetz zu brechen oder »unmoralisch« zu handeln.

Ein solches Verhalten ist bei Kindern nicht natürlich. Normalerweise handeln sie spontan und unabgesichert, einfach aus Freude am Leben, ohne sich um Erlaubnisse und Verbote zu kümmern oder gleich ein schlechtes Gewissen zu bekommen, wenn sie einmal zu weit gegangen sind. Ihr Kind kann dies offensichtlich nicht mehr.

Gerade aber die Fähigkeit, dem inneren Drang zu folgen und die Hindernisse zu überwinden, die uns dabei im Wege liegen, ist eine Voraussetzung dafür, daß wir persönlich wachsen und uns verwirklichen können. Denn Wachstum – ob materiell und körperlich oder geistig und seelisch – entsteht überall dadurch, daß die jeweils bestehenden Grenzen erweitert werden. Besonders wichtig ist dies in bezug auf jene Beschränkungen, die das Kind durch Verbote und Tabus auferlegt bekommt, da diese oft ihre Gültigkeit verlieren, wenn es größer wird. Dem Erwachsenen ist ja mehr erlaubt als dem kleinen Kind. Das bedeutet, daß sich ein Kind, um erwachsen zu werden, auch immer mehr erlauben und seine ständig zunehmenden Rechte in Anspruch nehmen muß. Indem ein Kind ununterbrochen versucht, seinen körperlichen und geistigen Lebensbereich zu erweitern, entwickelt es sich optimal und wird selbständig. Je weniger unüberwindbare Hindernisse man ihm dabei in den Weg legt, je weniger Verbote und Befehle es dabei beachten muß, desto schneller kommt es in seiner persönlichen Entwicklung voran.

Viel hängt dabei von seiner Fähigkeit ab, sich notfalls auch gegen Widerstand – also gegen die elterlichen Anweisungen und Forderungen – durchzusetzen. Es gibt sehr vitale, anspruchsvolle und kämpferische Kinder, die sich durch kaum ein Verbot von dem abhalten lassen, was sie sich in den Kopf gesetzt haben, und andererseits Kinder, die wegen ihrer zarten, nachgiebigen Veranlagung schneller an solchen Hürden scheitern und daher nicht alle ihre Anlagen entwickeln können. Sie machen oft einen kindlicheren Eindruck, als es ihrem Alter entsprechen würde, blühen aber unerwartet auf, wenn sie in ein toleranteres Milieu oder unter den Einfluß verständnisvollerer Erzieher/innen kommen.

Es wäre also richtig, Vorschriften, die man dem Kinde macht, nicht nur nach ihrer Wichtigkeit, sondern auch nach der Widerstandskraft des Kindes zu bemessen. Manchmal muß die Grenze, die man ihm setzt, in seinem eigenen Interesse unüberwindbar sein (zum Beispiel bei Gefahren, die es nicht einschätzen kann); manchmal ist es besser, sie so zu gestalten, daß das Kind sie übertreten kann, wenn es sich wirklich bemüht. Denn dabei wird es selbständiger. Hat man ihm zum Beispiel die Benützung eines bestimmten Gegenstandes untersagt (weil man meint, es könne damit irgendeinen Schaden anrichten) und stellt fest, daß es sich trotz (oder gerade wegen) des Verbotes damit beschäftigt und gut zurechtkommt, wäre es besser, dies als Fortschritt zu akzeptieren, statt das Kind – nur aus Prinzip – wegen seines Ungehorsams zu bestrafen. Grundsätzlich kann man aber sagen, daß man möglichst versuchen sollte, ohne Verbote auszukommen und das Kind mit Hilfe seines Vertrauens und seiner Vernunft zu führen. Es sollte soviel Freiheit bekommen, wie überhaupt zu vertreten ist, natürlich unter Berücksichtigung seines eigenen Wohlergehens und der Rechte anderer.

Verbote, Befehle und Grenzen haben zwei grundlegende Eigenschaften, die wir beachten sollten: Sie sind für das Kind unnatürlich, und ihre Mißachtung hat unerfreuliche Folgen.

Erstens: Die Tatsache, daß man dem Kind etwas verbieten oder gebieten muß, zeigt, daß dies nicht seinen natürlichen Tendenzen und Wünschen entspricht, denn andernfalls würde es das Verlangte aus eigenem Antrieb oder jedenfalls, wenn man darum bittet, gerne tun. Eigentlich wäre es (abgesehen von extremen Ausnahmesituationen) richtig, von den Kindern nur das zu erwarten oder zu erwünschen, wozu sie von sich aus bereit sind, und oft hängt es nur von der Art ab, wie man auf das Kind zugeht und wie man die Aufgabe gestaltet, ob es Interesse an ihr findet oder sich verweigert. Kinder sind grundsätzlich für alles offen, was ihnen Spaß macht.

Zweitens: Normalerweise würden Verbote und Befehle am natürlichen Widerstand des Kindes scheitern, wenn man sie nicht mit einer schmerzlichen Gewaltmaßnahme oder Strafe verknüpfen würde. Das Kind merkt sehr schnell, daß es schlecht behandelt und bestraft wird, sobald es sich nicht so verhält, wie man es von ihm verlangt. Die Strafe kann in körperlichen Züchtigungen und/oder psychischen Quälereien (zum Beispiel durch den Entzug der Zuwendung, durch Demütigung oder Freiheitsberaubung) bestehen. Je schmerzlicher sie ist, desto ernster wird das Kind das Verbot oder Gebot nehmen und desto größer wird seine Angst vor einer Übertretung oder Mißachtung sein. Dabei spielt auch seine persönliche Empfindlichkeit gegen Leiden eine große Rolle. Robuste, kämpferische Kinder können deutlich mehr vertragen als empfindliche, liebesbedürftige, die man – wie vermutlich Ihr Kind – deshalb auch leichter durch eine strenge Erziehung unterdrücken kann. (Dafür reagieren sie sensibler auf eine verständnis- und liebevolle Führung).

So funktioniert die übliche autoritäre Erziehung: Zuerst verlangt man vom Kind etwas, das ihm widerstrebt; deshalb widersetzt es sich; daraufhin fügt man ihm einen Schmerz zu und macht ihm klar, daß dieser so lange anhalten wird, bis es sich unterwirft und gehorcht; dieses Verfahren wiederholt man so oft, bis das Kind gelernt hat, daß Widerstand zwecklos und schmerzlich ist, und in Zukunft gehorcht. Damit ist das Ziel erreicht, das Kind verhält sich wie gewünscht. Wenn man es schafft, durch schmerzliche Strafen und furchterregende Strafdrohungen seine persönlichen Wünsche und Bedürfnisse stark zu unterdrücken, wird es zum »wohlerzogenen« Kind, das nie aufmuckt und immer sogleich tut, was man von ihm verlangt.

Das gelingt aber nur selten. Meist bleiben seine unerfüllten Wünsche als ständiger Unruheherd in seiner Psyche bestehen und treiben es von Zeit zu Zeit dazu, ungehorsam zu werden und etwas zu tun, was es nicht darf. Gleichzeitig weiß es, daß dafür die Strafe »auf dem Fuße folgen« wird. Ein sehr robustes, kämpferisches Kind reagiert darauf wahrscheinlich trotzig und ein sehr freiheitsliebendes, mutiges flieht vielleicht von zu Hause. Normalerweise aber bleibt dem Kind nichts anderes übrig, als sich auf die Strafe gefaßt zu machen – es fürchtet sich davor und leidet im voraus. Man erkennt schon von ferne, daß es »etwas ausgefressen« hat: zum Beispiel am eingezogenen Genick, am furchtsamen Blick und an seinem Versuch, sich unauffällig an den Eltern vorbeizudrücken.

Diesen Zustand, in dem es sich vor der Strafe fürchtet, nennt man »ein schlechtes Gewissen haben«. Er zeichnet sich dadurch aus, daß das Kind seelische Qualen erleidet, ohne sich dagegen wehren zu können – es schmort sozusagen im eigenen Saft –, und ist wesentlich quälender als die Bestrafung selbst, gegen die es sich immerhin irgendwie – zum Beispiel durch Geschrei oder Gestrampel – wehren kann.

Besonders stark wird dieses Leiden, wenn die Bestrafung in Psychoterror, nämlich im Entzug der Zuwendung, besteht. Denn da das Kind – vor allem, wenn es noch klein und hilflos ist – ohne die Zuwendung seiner Bezugspersonen keine Überlebenschancen hat, empfindet es Liebesentzug irgendwie als lebensbedrohlich. Daher wird das schlechte Gewissen umso quälender, je schmerzlicher die zu erwartende Strafe ist, das heißt: je mehr es aufgrund seiner bisherigen Erfahrungen mit Liebesentzug rechnen muß. Es befindet sich im Prinzip in einem ähnlichen Zustand wie ein zum Tode Verurteilter, der in seiner Zelle ohne irgendeine Möglichkeit zu Flucht oder Abwehr auf die Hinrichtung wartet.

Wegen seiner hohen Effektivität gehört das Schuldgefühl zu den wichtigsten Instrumenten der üblichen autoritären Erziehung. Kaum eine andere Maßnahme ist so effektiv, um jemanden fertigzumachen. Besonders wirkungsvoll ist dabei der moralisierende Begriff des »Gewissens«, der den Eindruck erweckt, es sei das *Wissen*, eine Art göttliches Gebot übertreten zu haben, das uns bedrückt und ängstigt. Dadurch bekommt die zu erwartende Strafe eine andere – gewissermaßen übermenschliche – Dimension. Man bringt dem Kind schon früh bei, daß es einen »lieben« Gott gebe, der alles sieht und weiß und darüber wacht, ob es auch alle Gebote und Verbote (die ihm die Eltern und Erzieher/innen geben!) einhält und der es widrigenfalls unnachsichtig bestraft. Während es sich gegen die Strafe der menschlichen Eltern noch irgendwie wehren oder vor ihr fliehen kann, ist dies bei einer göttlichen Straf-Instanz nicht möglich, es ist ihr wehrlos ausgeliefert.

Dadurch, daß die strafende Instanz in die übermenschliche Dimension verlegt wurde, bleibt sie auch dann noch wirksam, wenn das Kind erwachsen wird. Aus dem schlechten Gewissen des Kindes und seiner Furcht vor der elterlichen Strafe wird das Schuldgefühl des Erwachsenen, der sich davor fürchtet, von einem allwissenden göttlichen Wesen für seine »Sünden« bestraft zu werden – zum Beispiel in Form einer Krankheit, eines Unglücks oder des Verlustes seines Seelenheils. Dieses unheimliche Gefühl, einer höheren Instanz auf Gedeih und Verderb ausgeliefert zu sein, macht es ihm unmöglich, selbstverantwortlich zu handeln und zu erkennen, daß dieser moralisierende Gott das Produkt des menschlichen Geistes und einer autoritären Erziehung ist. Den wahren »Gott«, der über jeder menschlichen Moral und Vorstellung steht und der sich in der Liebe, der Freude und im Leben offenbart, kann er so nicht finden.

Normalerweise tut ein Kind fröhlich und unschuldig, worauf es Lust hat, bis es mehr und mehr erfährt, daß bestimmte Dinge verboten sind und daß man bestraft wird, wenn man sie dennoch tut. Dieses schmerzliche Erlebnis wird noch dadurch verstärkt, daß es für ein gesund empfindendes Kind absolut unverständlich ist, *wieso Freude Schmerz hervorrufen kann*. Es folgt doch in seinem Verhalten immer nur ganz unschuldig seinem natürlichen Drang nach Selbstverwirklichung. »Warum werde ich für etwas bestraft, das mir Spaß macht, und dazu noch von Menschen, die ich liebe?« Diese unbeantwortbare Frage stürzt es in einen tiefen, seine ganze Lebenseinstellung erschütternden Konflikt, den es niemals wirklich lösen kann. Auch wenn es mit ihm zu leben lernt, bleibt in seinem Gefühlsgrund die ängstliche Erwartung, für sein Glück leiden zu müssen, die es nicht nur verzichtbereit, sondern auch teilweise unfähig macht, unbeschwerte Lebensfreude zu empfinden.

Je empfindlicher, wehleidiger oder ängstlicher ein Mensch ist, desto schmerzlicher empfindet er die Strafe. Dementsprechend sind es vor allem die zarten, liebesbedürftigen Kinder, die nicht nur unverhältnismäßig schwer unter ihrem schlechten Gewissen leiden, sondern auch sehr schnell eines bekommen.

Das schlechte Gewissen ist auch deshalb so wirkungsvoll, weil es sich schon mit geringem Aufwand aktivieren läßt: Ein Vorwurf (in dem ja immer eine Strafdrohung liegt) genügt bereits, um das Kind zu einem bestimmten Verhalten zu zwingen. Man braucht sich oft gar nicht die Mühe einer Bestrafung zu machen. Darüber hinaus hat es noch eine besonders destruktive Eigenschaft: Wenn es einmal in der Psyche des Kindes etabliert ist, funktioniert es automatisch, ohne daß man von außen noch etwas unternehmen muß. Denn das Kind macht sich sein schlechtes Gewissen selbst, wenn es »gesündigt« hat. Der »Feind« (jene Tabus, Moraldogmen, Verbote oder Gebote, mit denen es programmiert wurde) sitzt sozusagen in seinem Inneren und steuert sein Verhalten, ohne daß es sich dagegen wehren kann.

Man muß es sich wirklich einmal ganz klar machen: Jedesmal, wenn wir durch unsere Vorwürfe einem Kind ein schlechtes Gewissen machen, quälen wir es vorsätzlich und treten es seelisch nieder. Wir wollen, daß es zu Kreuze kriecht, sich »entschuldigt« und sich »bessert« – daß es also in Zukunft tut, was wir wollen und für richtig halten.

Sind wir aber wirklich im Besitz der großen Wahrheit und handeln wir tatsächlich immer so gut, daß wir von den Kindern solchen Gehorsam verlangen dürfen? Oder anders gefragt: Wäre es nicht besser, wenn sie lernen würden, so zu handeln, wie sie es vor sich selbst verantworten können? Ist es nicht auch so, daß wir uns oft nur deshalb in einer bestimmten Weise verhalten, weil wir uns vor moralischer Verurteilung und Verfolgung fürchten, daß wir unser Leben an dem orientieren, was allgemein als »gut« gilt, statt an dem, was wir selbst für gut halten, daß wir bestimmte Bereiche unseres eigentlichen Wesens unterdrücken, weil man sie uns von klein auf als schlecht dargestellt hat, und daß es uns schwer fällt, für unsere Überzeugung und Wahrheit einzustehen, weil wir unter Schmerzen gelernt haben, mit den Wölfen zu heulen und die Verantwortung für unser Tun an andere zu delegieren?

Solange ein Mensch aus schlechtem Gewissen und aufgezwungener Moral handelt, kann er keine Selbstverantwortlichkeit entwickeln. Er richtet die Frage: »Handle ich gut und richtig?« nicht an sich selbst, sondern an andere, er verantwortet sich nicht vor sich selbst, sondern vor jenen Menschen und Instanzen, deren Strafe er fürchtet. Ob man die Untaten der Befehlsempfänger und Schreibtischtäter oder die kollektiven Greueltaten betrachtet, über die die Täter hinterher betroffen sind, fast immer waren sie nur deshalb möglich, weil Menschen ihre Selbstverantwortung abgegeben hatten.

Ihr Kind hat sich anscheinend die Strafen, die es erlebt hat (vielleicht Kritik, Vorwurf oder Liebesentzug) so zu Herzen genommen, daß es sich nun in übertriebener und unangemessener Weise davor fürchtet. Sein Verhalten steht unter dem Motto: »Erlaubt oder verboten?« und wird mehr oder weniger von der untergründigen Angst vor Bestrafung gesteuert. Es versucht alles, um sie zu vermeiden. Damit geht es zwar manchem potentiellen Leid aus dem Wege, ist aber, wie man sieht, in seinem persönlichen Entwicklungsspielraum eingeschränkt.

Trotz dieser Vorsicht gelingt es ihm aber nicht immer, ganz tadellos zu sein, weil ja dennoch ewas von seinem eigenständigen Wesen in ihm lebendig ist. So leidet es unter seinem schlechten Gewissen und dies sogar dann, wenn gar keine Strafe erfolgt.

Um Ihrem Kind aus seiner Fehlhaltung herauszuhelfen, wäre es zunächst wichtig, nichts von ihm zu verlangen, was ihm zu sehr gegen den Strich oder über seine Leistungsfähigkeit geht, weil dann sein Versagen oder sein Widerstand – und damit automatisch Schuldgefühle – schon vorprogrammiert wäre. *Und natürlich sollten Sie versuchen, ihm auf keinen Fall mehr ein schlechtes Gewissen zu machen.* Darüber hinaus braucht Ihr Kind Ihre Unterstützung, um aus seinem Schulddenken herauszukommen. Das Wichtigste wird dabei Ihr gutes Beispiel sein. Wenn Ihr Kind bei Ihnen sieht, daß man ohne schlechtes Gewissen seine Meinung sagen und »Fehler« machen, daß man sich selbst treu bleiben und handeln darf, wie man es vor sich selbst verantworten kann, wird es mehr Mut, innere Klarheit und persönliche Kraft entwickeln können.

Es sollte auch den Unterschied zwischen kollektivem und persönlichem Gewissen kennenlernen, der dem Unterschied zwischen Verantwortung und Selbstverantwortung entspricht. Wenn wir das Gewissen als innere Instanz betrachten, die uns sagt, was gut und richtig ist, so teilt uns das *kollektive* (anerzogene) *Gewissen* mit, was die Gesellschaft für richtig hält, und das *persönliche Gewissen*, was für uns selbst richtig ist und worin unsere persönliche Bestimmung liegt.

Wir haben vorhin festgestellt, daß das schlechte Gewissen nichts anderes ist als die Furcht vor einer Strafe. Es bedeutet also beim unselbständigen Kollektivmenschen Furcht vor der gesellschaftlichen Verfolgung und beim selbständigen Einzelmenschen Furcht vor dem durch Selbstverrat hervorgerufenen Schmerz. Das gute Gewissen entsteht demnach im ersten Fall durch gesellschaftskonformes Verhalten und im zweiten dadurch, daß man sich selbst treu bleibt.

Solange wir nicht sehr klar und bewußt sind, leben wir normalerweise aus dem Kollektivgewissen, weil wir von klein auf lernen mußten, uns an den Forderungen der Gemeinschaft – vertreten durch die Eltern und Erzieher/innen – zu orientieren. Im Grunde bleibt uns fast gar keine andere Wahl, als unsere eigenen seelischen Bedürfnisse zu unterdrücken, solange sie nicht der offiziellen Moral entsprechen. Man kann niemandem einen Vorwurf dafür machen – eines aber steht fest: für einen Menschen, der in einem toleranten, verständnisvollen Milieu aufwachsen durfte und dessen persönliche, individuelle Rechte schon in der Kindheit respektiert wurden, ist es eine Selbstverständlichkeit, aufrecht zu sich zu stehen und nur im Notfall Kompromisse zu machen.

Natürlich gibt es dabei Grenzen, die man beachten muß, um nicht wesentliche Rechte anderer zu verletzen oder zu sehr verfolgt zu werden. Es geht ja nicht darum, gegen jeden Mißstand zu opponieren und sich überall Feinde zu machen, sondern um die Fähigkeit, *sich selbst gegenüber ehrlich zu bleiben.* Und es ist auch ein großer Unterschied, ob wir uns – innerlich ungebrochen – beugen, weil wir die Aussichtslosigkeit eines Widerstandes klar erkennen, oder ob wir dies nur aus gewohnheitsmäßiger Angst vor Kritik, Ablehnung oder Verurteilung und ohne wirklich zwingenden Grund tun.

(Die Lösung der hier besprochenen Problematik kann mit der Bach-Blüten-Essenz *Pine* und evtl. *Star of Bethlehem*, *Rock Water* oder *Crab Apple* gefördert werden. Bitte lesen Sie dort nach.)

Trauer

(Heimweh, Wunde, Verletzung, Verlust, Beziehungen, Existenzebenen, Erinnerung.)

Ihr Kind ist traurig, weil es etwas verloren hat, das ihm viel bedeutete – einen lieben Menschen, ein Tier, ein besonderes Spielzeug – oder weil es sich nach seinem Zuhause oder einer Umgebung, in der es sich wohl gefühlt hat, sehnt. Jedenfalls hat es seine bisherige Fröhlichkeit verloren, sieht blaß aus, hat keine Lust zum Spielen und wenig Appetit. Vielleicht weint es auch manchmal still vor sich hin, kränkelt oder gedeiht nicht mehr richtig.

Ob dieser Zustand erst vor ein paar Tagen eingetreten ist oder ob er schon seit längerer Zeit besteht – auf jeden Fall ist deutlich, daß Ihr Kind unter einer seelischen Wunde leidet, die durch einen Verlust hervorgerufen wurde.

Solche Wunden kann man zwar nicht sehen, doch gleichen sie in ihrem Wesen jenen körperlichen Verletzungen, die beim Abreißen eines Gliedes oder Herausschneiden von lebendigem Gewebe entstehen. Denn seelischer Verlust bedeutet, daß ein Teil unseres Gefühlskörpers, der vor allem aus unseren Gefühlsbeziehungen besteht, mit Gewalt abgetrennt wurde. Unsere Beziehungen gleichen den Wurzeln der Pflanze. Wir beziehen über sie einen wesentlichen Teil jener »Nahrung«, von der unsere Seele lebt: Liebe, Vertrauen, Hoffnung, Freude, Erkenntnis. Eine Pflanze, die tief in der Erde verwurzelt ist, erleidet, wenn man sie herauszieht, schwerere Verletzungen als eine, die nur oberflächliche Wurzeln besitzt. Ähnlich ist es bei uns Menschen. Der gewaltsame Verlust einer tiefen Beziehung kann uns so verletzen, daß wir vielleicht nicht mehr weiterleben können, wogegen das Ende einer nur oberflächlichen Bekanntschaft uns nicht besonders trifft.

Nicht nur bei der Pflanze gibt es unterschiedliche Verwurzelungen, sondern auch beim Menschen. Während der eine – meist von introvertiertem Charakter – immer tiefgehende und ernste Beziehungen (nicht nur zu Menschen, sondern auch Tieren, Pflanzen und Dingen) aufnimmt, bevorzugt der andere, eher extravertierte, die leichten, etwas unverbindlichen Kontakte. Das heißt aber auch, daß dieser die unerwarteten Veränderungen in seinem Leben leichter verkraften kann als jener, dem dabei zu viele Wurzeln zerrissen werden.

Ihr Kind gehört anscheinend zu dem Menschentyp, der bei jedem Verlust viel verliert und dem es außerdem schwer fällt, sich Ersatz zu verschaffen, um die seelische Wunde zu schließen. Denn genauso wie körperliche Verletzungen am schnellsten heilen, wenn man entweder die Wundränder genau zusammenfügt oder einen eventuellen Defekt sogleich durch Wiedereinsetzen des abgetrennten oder eines ähnlichen Gewebes rückgängig macht, so heilt die Wunde einer verlorenen Beziehung am besten dadurch, daß man eine neue, gleichwertige aufnimmt. (Andernfalls schließt sie sich nur langsam und hinterläßt – in der Psyche wie am Körper – eine Narbe.)

Verlust-Schmerzen sind nicht nur seelisch bedingt, sondern haben auch eine körperliche Grundlage. In jede unserer Zellen ist der kompromißlose Widerstand gegen Verletzung und Tod einprogrammiert, und alles in unserem Organismus wehrt sich gegen das Ende. Deshalb – mögen wir in unserer Bewußtheit auch noch so weit fortgeschritten sein – können wir es auf der Ebene unserer Gefühle nicht akzeptieren, wenn wir etwas Erfreuliches durch Zerstörung oder Tod verlieren. Wir empfinden eine Art Wundschmerz, eine gewissermaßen körperliche Trauer, die meist dadurch verstärkt wird, daß wir dabei auch ein schmerzendes Verlust-Bewußtsein entwickeln. So hat das, was wir üblicherweise als Trauer bezeichnen, eine körperlich-gefühlsmäßige und eine seelisch-geistige Komponente.

Während uns der körperliche Schmerz darauf aufmerksam macht, daß bestimmte, naturgegebene Bedingungen nicht eingehalten werden (beispielsweise die normale Körpertemperatur), zeigt uns der seelische Schmerz, daß die Wirklichkeit nicht unseren Wünschen entspricht, also jenen Bedingungen, die wir selbst gesetzt haben. Hier wie dort besteht also eine Diskrepanz zwischen Ist und Soll. Der entscheidende Unterschied liegt aber darin, daß wir die Gesetzmäßigkeiten unseres Körpers nur sehr wenig beeinflussen können, unsere Erwartungen und Ansprüche an das Leben aber durchaus. Das heißt, wir können jenen Leidensanteil an unserer Trauer, der seelisch bedingt ist, dadurch auflösen, daß wir innerlich »loslassen« und unseren Wunsch, daß das Verlorene nicht verloren sei, aufgeben. Dies ist ein wesentlicher Aspekt jeder Lebenskunst.

Sobald es uns gelingt, den Verlust anders zu sehen – zum Beispiel als Neubeginn, als persönliche Prüfung oder als Gottes wohlgemeinte Fügung –, leiden wir nicht mehr darunter. (Höchstens besteht dann noch im Gefühlsbereich ein gewisser, körperlich gefühlter »Wund-Schmerz«, der aber bald abklingt, wenn er nicht mehr durch negative Gedanken angefacht wird.) Wir alle wissen aus Erfahrung, daß unsere seelischen Schmerzen – zum Beispiel Enttäuschung, Selbstmitleid, Eifersucht, Depression usw. – in dem Augenblick nachlassen, in dem wir die Wirklichkeit, das Schicksal akzeptieren, indem wir »ja« statt »nein« sagen. Am glücklichsten sind jene Menschen, die immer nur das wollen, was sie tatsächlich auch bekommen.

In diesen unterschiedlichen Schmerz- und Leidensqualitäten begegnen wir wieder der geheimnisvollen Tatsache, daß sich unsere Existenz gewissermaßen auf zwei Ebenen abspielt: der irdisch-körperlich-vergänglichen und der transzendent-geistig-ewigen. Auf der körperlichen wehren wir uns gegen Tod und Verlust, weil sie unser irdisches Ende bedeuten, wogegen wir uns auf der seelischen, auf der es keine Begrenzung durch Raum und Zeit gibt, darüber erheben und sogar etwas Positives daraus beziehen können, zum Beispiel Erkenntnis, Freiheit, zeitlose Zukunft.

Leben bedeutet nicht nur Wachsen und Expandieren, sondern auch sich Verändern und Erneuern. Bestehendes verschwindet, und Neues tritt an seine Stelle. Wenn wir aus diesem lebendigen Prozeß auszuscheren versuchen und nicht wahrhaben wollen, *daß alles, was uns verläßt und was wir verlieren, seinen Sinn erfüllt hat und nun durch etwas Besseres ersetzt wird*, überfällt uns Traurigkeit.

Sie zeigt, daß wir irgendwo auf unserem Weg »steckengeblieben« und in bezug auf unser Leben nicht auf dem Laufenden sind. Da sie uns nicht nur daran hindert, das Schöne, das wir erlebt haben, in uns lebendig weiterklingen zu lassen, sondern uns auch blind für die Gegenwart macht, ist sie die negative Form der Erinnerung. Zwar vergeht und entschwindet alles irgendwann aus unserem Leben, verloren aber geht es uns nur dann, wenn wir uns seiner nicht mehr mit Freude erinnern können. Deshalb sollten wir dem Vergangenen nicht nachtrauern, sondern es in positiver Form in Erinnerung bewahren. Dadurch wird das Schöne, das wir besaßen und erlebten, zum unverlierbaren, inneren Reichtum, zur lebendigen Vergangenheit und zum erfreulichen Hintergrund der Gegenwart. Eltern, die dies können, geben ihrem Kind ein gutes Beispiel von unschätzbarem Wert – es lernt dadurch, das Leben von der positiven Seite zu sehen und Vertrauen in das Schicksal oder die Zukunft zu haben.

Es wäre gut, wenn Sie Ihrem Kind zeigen könnten, wie man mit Verlusten umgeht. Es sollte lernen beziehungsweise sich angewöhnen, im Leben stets und unter allen Umständen auf den erfreulichen Aspekt, der ja auch immer vorhanden ist, zu achten, sollte unabhängiger von anderen – vielleicht auch von Ihnen – werden. Machen Sie ihm Mut, die Welt in kleinen Schritten zu erkunden und zu anderen Menschen Kontakt aufzunehmen. Auch die Entwicklung seines natürlichen religiösen Gefühls könnte ihm mehr Geborgenheit in der Welt geben – heißt es doch: »Man kann nicht tiefer fallen als in Gottes Hand«. Lehren Sie Ihr Kind, im Leben zu stehen, wie in einem angenehm fließenden Fluß: das vorbeifließende Wasser zu genießen, nicht aber dem vorbeigeflossenen nachzutrauern.

Das gilt auch für das Heimweh, das eine spezielle Form der Trauer darstellt. Wenn wir unter ihm leiden, haben wir etwas verloren: unser Zuhause, unsere gewohnten Lebensbedingungen, unser warmes »Nest«, in dem es uns so gut ging, eine Beziehung, in der wir geborgen waren. Wir können in der neuen Lebenssituation nicht heimisch werden, keinen erfreulichen Kontakt zur neuen Umgebung und zu anderen Menschen herstellen, fühlen uns einsam und verlassen.

Hierzu neigen besonders die empfindsamen und etwas ängstlichen Kindern, die sich sehr tief und intim in ihrer Umwelt verwurzeln. Wenn diese Wurzeln *gewaltsam* ausgerissen werden – indem die Kinder zum Beispiel gegen ihren Willen in ein Landschulheim oder Internat geschickt, in eine andere Familie abgegeben, ins Krankenhaus eingeliefert werden oder indem ein geliebter Mensch aus ihrem Leben verschwindet –, können sie erhebliche seelische Verletzungen erleiden, was man zum Beispiel an ihrer gedrückten Stimmung, dem traurigen Gesicht, der Appetitlosigkeit und der labilen Gesundheit erkennen kann. Für solche Kinder wiederholen sich tragischerweise derartige Verletzungen leicht, weil sie ja so verletzlich sind und von Mal zu Mal verletzter werden. Sie brauchen ein echtes Zuhause, eine absolut verläßliche, unverlierbare Beziehung, damit sie sich nicht zu jenen immer etwas traurigen Menschen entwickeln, die ihr Leben lang an einem »Heimweh nach Liebe« leiden.

Ihr Kind ist vielleicht noch nicht in jener Lebensphase, in der man lernen kann, bewußt mit Verlust umzugehen. Es ist einfach traurig, fühlt sich verlassen. Sein

Verhalten zeigt, wie wenig Sicherheit und Lebensvertrauen es besitzt, wie wenig es sich in der Welt zuhause fühlt, wie klein im Grunde jenes Plätzchen ist, an dem es sich geborgen fühlt.

Also werden Sie ihm viel Liebe geben und ihm in dieser Not in jeder Weise entgegenkommen. Es darf sich ausweinen, darf zu Ihnen ins Bett, wenn es will, und es wird sehen, daß Sie es verstehen. Es darf wieder nach Hause kommen, wenn es unter starkem Heimweh leidet, und niemand sagt zu ihm: »Du mußt jetzt ganz tapfer sein«, denn das würde eine zusätzliche Verstoßung bedeuten. (Sie könnten es auf die nächste Reise besser vorbereiten, indem Sie es ein paar Tage begleiten, bis es Vertrauen gefaßt und sich akklimatisiert hat, oder indem Sie es in Form kleiner Abwesenheiten von Zuhause daran gewöhnen.) Falls es aber seine Mutter oder seinen Vater – durch Tod oder Trennung – verloren hat, wäre es gut, wenn Sie – natürlich neben der vermehrten Zuwendung – versuchen würden, ihm baldmöglichst einen guten »Ersatz zu beschaffen« – vielleicht ein Tier, am besten aber eine neue Bezugsperson.

(Die Lösung der hier besprochenen Problematik kann mit der Bach-Blüten-Essenz *Honeysuckle* und evtl. *Star of Bethlehem*, *Gorse* oder *Mustard* gefördert werden. Bitte lesen Sie dort nach.)

Überempfindlichkeit

(Wehleidigkeit, Verletzlichkeit, Abhärtung.)

Ihr Kind ist überempfindlich. Wie eine Schnecke, die ihre Fühler bei jeder Berührung erschreckt zurückzieht, tastet es sich vorsichtig durchs Leben – immer überprüfend, ob auch keine Unannehmlichkeit droht. Infolgedessen ist es nicht nur sehr wehleidig gegenüber Schmerzen aller Art, sondern hat auch übertrieben Angst vor allem Unbekannten.

Eine solche Überempfindlichkeit ist der Ausdruck einer sehr empfindsamen Veranlagung, die durch schlechte Erfahrungen krankhaft übersteigert wurde. Empfindsame Menschen sind dünnhäutig und verletzlich, sie leiden oft unter Lebensumständen, die anderen nichts ausmachen. Deshalb muß man ihre schmerzerfüllten Reaktionen ernst nehmen, und ihre Überempfindlichkeit als Schutzmaßnahme verstehen. Überempfindliche Kinder schreien oft vorsichtshalber ein bißchen früher und lauter als nötig, wenn sie irgendeinen Schmerz befürchten, und machen um alle potentiell unangenehmen Umstände einen großen Bogen.

Damit schützen sie sich einerseits vor Leiden, grenzen sich aber andererseits teilweise aus dem Leben aus, das nun einmal auch aus Prüfungen und Belastungen besteht, und erwerben gerade das nicht, was sie am dringendsten brauchen: ein dickeres Fell, eine stärkere Belastbarkeit, eine höhere Widerstandskraft.

Ein zartes Kind, das zu sehr geschont wird, wird verzärtelt; ein empfindsames

Kind, das sich den Herausforderungen seines Lebens nicht stellt, wird überempfindlich und lebensschwach; ein Kind das zu sehr bemitleidet wird, wird wehleidig. Für Kinder mit dieser Mentalität ist es daher nicht in jedem Fall gut, wenn sie von allem Unangenehmen abgeschirmt werden. Sie müßten lernen, Belastungen etwas mehr zu widerstehen, Gefahren besser einzuschätzen und sich notfalls auch einmal auf einen kleinen Kampf einzulassen. Bei ihnen gilt das Wort »Gelobt sei, was hart macht!« – allerdings nur *in vorsichtiger Dosierung*, denn ihre Dünnhäutigkeit und grundsätzliche Empfindlichkeit bleibt ihnen. Es geht also nicht darum, aus Ihrem Kind einen robusten Draufgänger zu machen, sondern sein brachliegendes Mut- und Kraftpotential zu wecken, das zu verkümmern droht. Dabei muß man sehr genau darauf achten, daß seine zarte Seele nicht durch zu starke Belastungen geschädigt wird. Dennoch: Wachstum besteht darin, daß bestehende Grenzen übertreten werden, daß Neuland beschritten wird. Mut, Kraft und psychische Belastungsfähigkeit müssen täglich trainiert und erweitert werden, wenn man mit dem Leben zurechtkommen will.

Sie könnten jene Situationen, vor denen es – obwohl ungefährlich – routinemäßig kneift, dazu benützen, um ihm seine unbegründete Reaktion bewußt zu machen, wobei es nützlich wäre, an sein Selbstwertgefühl zu appellieren, oder Sie könnten ihm auch bei passender Gelegenheit kleine Belastungsproben zumuten und ihm nicht immer gleich zu Hilfe kommen. Dieses Verfahren ist eine Art seelischer Kneipp-Kur, bei der wiederholte, *maßvolle* Reize mit kaltem Wasser einen Abhärtungseffekt erzeugen. Dabei nimmt die Fähigkeit, sich Unannehmlichkeiten zu stellen, zu und die Gewohnheit, sogleich übertrieben empfindlich zu reagieren, ab. Voraussetzung dafür ist allerdings ein intaktes Vertrauensverhältnis, das Ihrem Kind – wie das Netz dem Seiltänzer – die Sicherheit gibt, bei echter Gefahr beschützt zu werden. Sie könnten auch Spiele mit ihm veranstalten, bei denen es gilt, etwas zu riskieren: Wer wagt, gewinnt – wer nicht wagt, kann nicht gewinnen. Erfolgserlebnisse stärken das Selbstvertrauen und motivieren zu mehr Erfolg. Ihr Kind wird feststellen, daß die Realität längst nicht so schlimm ist, wie es fürchtet, und daß es mehr durchstehen und erreichen kann, als es glaubt.

(Die Lösung der hier besprochenen Problematik kann mit den Bach-Blüten-Essenzen *Agrimony* und *Mimulus* und evtl. *Aspen*, *Gentian* gefördert werden.)

Überforderung

(Flucht in die Krankheit, Körpersprache, Leistung.)

Ihr Kind scheint sich überfordert zu fühlen. Wahrscheinlich haben Sie schon seit einiger Zeit den Eindruck, als ob etwas auf ihm laste, denn es ist zu selten froh und unbeschwert. Vielleicht klagt es, daß ihm seine Aufgaben und Pflichten oder auch eine bestimmte Arbeit zu schwer seien, vielleicht aber deutet es sein Problem nur mit allgemeinen Bemerkungen an wie: »Wenn ich nur nicht in die Schule müßte!« oder »Wenn nur die Woche schon herum wäre!« Oft steht es morgens unlustig auf oder zeigt die Tendenz, sich in eine selbstgeschaffene, heile Traumwelt zu verziehen. Möglicherweise wird es auch immer wieder einmal ohne erkennbaren Grund krank – zwar nicht so schwer, daß man Bedenken haben müßte, aber doch immerhin genug, daß man ihm einen oder zwei Ruhetage nicht versagen kann. Dies geschieht vor allem dann, wenn in der Schule besondere Arbeiten oder Prüfungen anstehen, oder vor Situationen, in denen es etwas leisten muß. Vielleicht ist Ihnen dabei schon der Ausdruck »Flucht in die Krankheit« in den Sinn gekommen.

Warum Ihr Kind sich so verhält, läßt sich – zumindest bei oberflächlicher Betrachtung – nicht recht verstehen, denn seine Belastungen sind nicht größer als die anderer Kinder. Da es trotz allem eventuellen Stöhnen doch immer leistet, was von ihm verlangt wird, und auch in der Schule mitkommt, neigen Sie vielleicht dazu, seine Unlust oder seine Klagen nicht ernst zu nehmen, sondern sie als Drückebergerei und mangelndes Leistungsbewußtsein abzutun.

Damit würden Sie den Fehler vieler Erwachsener machen, die ihre eigenen Lebensbedingungen und ihre Eigenart auf das Kind übertragen und sich deshalb nicht vorstellen können, wieso eine bestimmte Situation für ihr Kind unerträglich oder angsterregend ist, wieso ein Geschenk, das sie mit großer Freude ausgesucht haben, bei ihm »durchfällt«, wieso ein Spiel, an dem sie selbst Spaß haben, als langweilig abgetan wird oder eine ihnen leicht fallende Arbeit dem Kind zu schwer ist.

Liebe, Achtung und Verantwortung sind die Voraussetzungen für einen guten Umgang mit Kindern. Die Achtung bedeutet in diesem Zusammenhang, daß man das Kind in seiner Aussage ernstnimmt, und die Verantwortung, daß man für Abhilfe sorgt. Die Aussagen eines Kindes bestehen aber nicht nur in Worten, sondern auch in dem, was es zum Beispiel mit seiner Körperhaltung, seinem Minenspiel, seinem Verhalten und natürlich auch der gesundheitlichen Verfassung, dem Schlaf, dem Appetit und den Stimmungen ausdrückt. Diese non-verbalen Mitteilungen sind meist viel wichtiger, weil sie unmittelbarer sind. Zum Beispiel können sich Überforderung und Erschöpfung in einem gebeugten Rücken, müden Bewegungen, Schlafbedürfnis, Unlust, Drückebergerei, einem gequälten Gesichtsausdruck, Kontaktunfähigkeit, Schlaflosigkeit, unklarer Kränklichkeit, Wachstums- und Entwicklungsstörungen ausdrücken. Im Grunde kann nur ein Kind, das Freude am Leben hat, gesund und leistungsfähig sein.

Ihr Kind hat Ihnen direkt oder verschlüsselt mitgeteilt, daß es sich überfordert fühlt, daß ihm etwas oder alles zu viel ist. Um ihm helfen zu können, müßten Sie wissen, warum das so ist. Wenn es weiß, daß Sie es verstehen und ernstnehmen werden, wird es Ihnen ziemlich deutlich sagen, wo der Schuh drückt. Bekommt es allerdings Antworten wie: »Ach das ist doch nicht so schlimm ... Das schaffst du schon ... Wir hatten es noch viel schwerer ...«, dann wird es bald verstummen und instinktiv den Weg über die non-verbale Mitteilung einschlagen, notfalls sogar in eine Krankheit flüchten. Oft ist diese für das Kind – übrigens auch für den Erwachsenen – die einzige Möglichkeit »Gnade vor Recht« zu bekommen, oft müssen erst ernsthafte Schäden auftreten, damit man es ernst nimmt. Psychische Leiden werden ja auch heute immer noch zu selten den körperlichen gleichgestellt.

Irgendwo spielt da auch das christliche Schuld- und Verzichtdenken hinein, demzufolge es angesichts des Leides in der Welt eine Sünde sein muß, wenn jemand es sich gut gehen läßt. Dabei wird aber übersehen, daß nur aus der Freude etwas Gutes entstehen kann. Wenn Ihr Kind gezwungen wird, weiter so zu leben, wird es eines Tages zu jenen ständig sich überfordernden und sich überfordern lassenden Streßmenschen gehören, die neben ihren Aufgaben und Pflichten keine Kapazität mehr für den Mitmenschen und keine Kraft für eine persönliche Entwicklung haben, von Lebensfreude ganz zu schweigen.

Zurück zur Frage, wieso Ihr Kind in diesen Zustand kommen konnte. Wahrscheinlich kombiniert sich dabei ein äußerer, objektiver mit einem inneren, subjektiven Faktor.

Der äußere dürfte in irgendeiner zu erbringenden Leistung bestehen: bestimmte Aufgaben, eine Prüfung, eine belastende Schulsituation, ein familiäres Problem oder ein selbstgewähltes Ziel. Solche objektiven Probleme lassen sich – im Gegenteil zu den subjektiven – praktisch lösen, indem die zu hohe Hürde einfach beiseitegeräumt wird. Deshalb sollte Ihr Kind von Aufgaben und Pflichten freigestellt werden, die es deutlich belasten. So wäre es sicher richtig, es zu Hause zu lassen, wenn es sich gelegentlich unter einem fadenscheinigen Vorwand vor der Schule zu drücken versucht. Passiert dies allerdings öfter, so müßte man nach dem Grund forschen, weil das ja keine Dauerlösung sein kann. Vielleicht überfordert ein/e Lehrer/in Ihr Kind durch zu hohen Leistungsdruck oder durch unfreundliche Behandlung, worüber er/sie dann aufgeklärt werden sollte. Normalerweise kann man von Lehrer/innen erwarten, daß sie sich auf das Kind einstellen und ihm entgegenkommen, andernfalls müßte man einen Schulwechsel ins Auge fassen.

Der innere Faktor besteht in der Art Ihres Kindes, mit seinen Lebensumständen umzugehen. Hier können Unzulänglichkeitsgefühle, die ihm jede Aufgabe zur hohen Hürde werden lassen, oder Bestrafung bei früherem Versagen eine Rolle spielen (auch Kritik ist Strafe!). Es könnte auch ein besonderer Ehrgeiz Ihres Kindes dahinter stecken, aufgrund dessen es sich eine Aufgabe selbst schwerer macht, als sie eigentlich ist. Und natürlich kann es einfach daran liegen, daß die Arbeit oder die Aufgabe keinen Spaß macht und dadurch einen inneren Widerstand hervorruft, dessen Überwindung einen Teil seiner Kraft verbraucht.

Oft besteht bei Kindern mit diesem Problem ein Konflikt zwischen einem starken Leistungswunsch einerseits und einer ausgeprägten Tendenz zur Selbstkritik andererseits. Weil sie darauf eingestellt sind, hohe Berge zu bewältigen, erscheinen ihnen auch alle Hügel hoch, und weil sie auf keinen Fall versagen wollen, fürchten sie sich davor besonders. Meist hat eine solche, selbstkritische, ängstliche Haltung eine gewisse Berechtigung, weil das Kind die Grenzen seiner tatsächlichen Leistungsfähigkeit ahnt. Sein Überforderungsgefühl ist trotz seiner objektiven Unbegründetheit doch subjektiv begründet. Es wäre gut, wenn Sie in verständnisvollen Gesprächen erreichen könnten, daß es eine ungezwungenere Beziehung zu Leistung und Versagen bekommt. Vielleicht muß man mit ihm eine bestimmte Situation, in der es sein Ziel nicht erreichen konnte und die es deshalb noch heute belastet, noch einmal durcharbeiten, damit es sie anders sehen und akzeptieren kann. Da viele Kinderprobleme – natürlich ungewollt – durch die Eltern verursacht werden, sollten Sie auch überprüfen, ob Sie selbst den Ehrgeiz Ihres Kindes zu stark fördern, ihm Leistungsschwäche und Versagen zu negativ darstellen oder einfach zuviel von ihm erwarten.

Schließlich kann das Überforderungsgefühl auch Ausdruck einer reduzierten körperlichen Leistungsfähigkeit oder Krankheit sein, die medizinisch behandelt werden müßte. Auch Umweltbelastungen, ungesunde Wohnverhältnisse und eine ungünstige familiäre Situation (Streit, Unfrieden, Krankheit) können die Kraft des Kindes so reduzieren, daß normale Belastungen zur Überforderung werden.

Offensichtlich lebt Ihr Kind an der Grenze seiner Leistungsfähigkeit, gleichsam in der Rolle eines dauernd Verfolgten, der immer nur mit knapper Not davonkommt. Weil es bisher nie richtig versagt hat, neigen Sie vielleicht dazu, sein Überforderungsgefühl nicht ernst zu nehmen – auch deshalb, weil Sie es, wenn Sie selbst diese Schwierigkeit nicht kennen, kaum nachvollziehen und verstehen können. Helfen Sie ihm, indem Sie belastende Aufgaben und Pflichten abbauen, eventuell eine bestimmte Zusatzausbildung streichen oder die Schule wechseln und insgesamt nicht so viel von ihm erwarten.

Das heißt natürlich nicht, daß Ihr Kind überhaupt nicht gefordert werden wollte, denn indem es Leistung erbringt, wachsen auch seine Kräfte und entwickeln sich seine Fähigkeiten. In der lebendigen Natur wirken kleine Reize fördernd und starke schädigend. Von einem Kind so viel zu verlangen, wie es gerne leistet, tut ihm gut – es ist die Anregung, die Wachstum bewirkt. Es geht hier nur darum, es nicht zu *über*-fordern. Die Bedingungen der Erwachsenen-Welt lassen sich nicht einfach auf das Kind übertragen. Dennoch muß es auch lernen, mit ihr zurechtzukommen. Dies ist oft eine schwierige Gratwanderung, die Offenheit und Gefühl, statt Vorstellung und Planung erfordert. Im Prinzip ist es nicht so schwer: Da letztlich niemand besser wissen kann als das Kind selbst, was ihm gut tut, braucht man nur darauf zu achten, wie es auf eine Aufgabe oder Pflicht reagiert – mit seinen Aussagen, seiner Stimmung, seinem Gesundheitszustand, seiner Entwicklung –, um zu wissen, ob der eingeschlagene Weg gut ist.

(Die Lösung der hier besprochenen Problematik kann mit den Bach-Blüten-Essenzen *Hornbeam* oder *Elm* und evtl. *Gentian* gefördert werden. Bitte lesen Sie dort nach.)

Unaufmerksamkeit

(Lernschwäche, Erfahrung, Entwicklung, Wissen, Lernen, Spielen.)

Ihr Kind ist unaufmerksam und interessiert sich zu wenig für das, was es tut und erlebt. Daher lernt es schlecht, vergißt zu viel und macht immer wieder die gleichen Fehler. Vielleicht ist es auch in seiner geistigen Entwicklung etwas zurückgeblieben oder wirkt etwas kindlicher oder naiver, als seinem Alter angemessen wäre.

Zwar kennt es sich vielleicht auf bestimmten Gebieten gut aus, doch fehlt es ihm an allgemeiner Wißbegier und an Aufmerksamkeit. Zu viel Leben gleitet unbemerkt an ihm vorüber oder ist schnell wieder vergessen. Ihr Kind erinnert manchmal an einen Reisenden in einem Zug, der die Landschaft draußen achtlos an sich vorbeiziehen läßt und nur gelegentlich einen Blick aus dem Fenster wirft. Wer so durchs Land oder durchs Leben reist, hat nicht viel davon, ihm bleiben weder Erinnerungen noch Erfahrungen.

Erfahrung aber ist die Voraussetzung für geistiges Wachstum, denn sie fügt dem bisherigen Wissen jeweils ein weiteres Stück erlebte Realität hinzu und macht uns fähig, sicher und klar durchs Leben zu gehen. Nur aus den erinnerten Erfahrungen der vorhergehenden Generationen ließ sich die heutige Zivilisation entwickeln, und jede neue Erfahrung, die ein Kind macht, schafft die Grundlage für die nächste. Zunächst geschieht dies relativ unbewußt. Das Kind probiert etwas aus und merkt sich das Ergebnis, das ihm in Form von Freude oder Schmerz sagt, ob es sich lohnt, in dieser Richtung weiterzusuchen. Es hat etwas gelernt. Zum Beispiel führt die Erfahrung, daß man sich am heißen Herd die Finger verbrennt oder daß ein gequälter Hund beißt, dazu, daß es diese Gefahren in Zukunft meidet, oder andererseits die Belobigung für ein bestimmtes Verhalten dazu, daß es sich in Zukunft entsprechend benimmt.

Während ein Kind, solange es noch klein ist, seine Erfahrungen relativ unbewußt sammelt, beginnt es mit zunehmendem Alter, darüber nachzudenken. Die körperliche Erfahrung wird nun auch Bestandteil seines bewußten Weltbildes, die geistige Entwicklung überschreitet die Grenze des engen, nur auf das Hier und Jetzt ausgerichteten Lebenskreises und erfaßt auch Zukunft und allgemeine Grundprinzipien.

Denn in unserem Inneren liegt alles Wissen der Welt in unbewußter Form gespeichert, und jeder Lernprozeß ist eigentlich nur ein Erinnern daran. Dies kann entweder überwiegend geistig, wie in der theoretischen Forschung, oder überwiegend körperlich, wie beim kleinen Kind, geschehen oder – wie beim bewußten Menschen – durch ein Zusammenspiel von Geist und körperlichen Sinnen. Dabei betrachten wir etwas nicht nur mit den Augen, sondern auch mit dem Herzen, denken nicht nur, sondern fühlen auch. Ein Buch, das uns nicht berührt, können wir lesen, ohne hinterher zu wissen, was eigentlich darin stand, wogegen eine Lektüre, die uns fesselt und aufrührt, tiefe Spuren in unserer Erinnerung hinterläßt. Was uns berührt, oder anders gesagt: wovon wir uns berühren lassen, worauf wir uns einlassen, wird Bestandteil unseres Bewußtseins, macht uns erfahren und prägt unsere ganze Lebenshaltung.

Für diese fortgeschrittenen Lern- und Erkenntnisprozesse muß man wache Sinne und einen klaren Verstand haben – oberflächliche Beschäftigung oder gedankenlose Spielerei genügen nicht. Ihr Kind aber ist zu oft nicht mit Herz und Kopf bei seiner Arbeit und läßt zu viele von den Ereignissen, aus denen sein junges Leben besteht, unbeachtet. So lernt es zu wenig, vergißt zuviel, macht immer wieder die gleichen Fehler, bleibt naiv und unerfahren oder vielleicht sogar etwas unterentwickelt.

Selbst wenn es auf einem bestimmten Gebiet sehr gute Kenntnisse besitzt, müßte sein allgemeines Interesse breiter werden und seine Erfahrungen in allen Lebensgebieten zunehmen. Sonst wird es auf seinem Lebensweg nicht vorankommen und sich höchstens zum Typ des zerstreuten Professors entwickeln, der zwar auf seinem Spezialgebiet etwas leistet, im praktischen Leben aber versagt. Später kann dies dazu führen, daß es beruflich nicht vorankommt und unerwachsen bleibt, heute wird diese Schwäche wohl hauptsächlich – neben einer eventuellen zu kindlichen Art – in der Schule auffallen, wo es aufgrund von Lernproblemen nicht richtig mitkommt.

Um diese richtig beurteilen zu können, muß man sich daran erinnern, was Lernen bedeutet: Aus der Fülle aller Eindrücke und Informationen, die ständig auf uns einwirken, übernimmt unsere Psyche nur jene ins Bewußtsein, die für unser Überleben und Weiterkommen – körperlich oder/und geistig – wichtig sind; den Rest legt sie im Archiv des Unterbewußtseins ab, von wo er bei Bedarf abgerufen werden kann. Wir merken uns also grundsätzlich und sinnvollerweise nur das, was für uns von Bedeutung ist.

Daher muß die Lern- oder Gedächtnisstörung eines Kindes nicht unbedingt auf einer Intelligenzschwäche beruhen, sondern kann auch – und dies ist meist der Fall – bedeuten, daß ihm der zu lernende Stoff zu uninteressant ist oder ihm nicht liegt. Unter diesen Umständen bedeutet die »Lernschwäche« nur eine im Grunde gesunde Lern-Verweigerung.

Man müße ihm also den Lehrstoff so anbieten, daß er fesselt und Spaß macht. Der Spaß ist das Wichtigste beim Lernen, denn alles, was unangenehm ist, erzeugt Abwehr. Der »Beruf« des Kindes ist das Spielen, und es lernt spielerisch leicht, wenn es spielend lernen darf. Sie könnten also versuchen, einen bestimmten Lehrstoff, der einfach nicht in den Kopf Ihres Kindes will, ihm in Form eines Spieles anzubieten. Das Erfolgsrezept guter Lehrer/innen besteht darin, die Aufmerksamkeit des Kindes zu wecken und ihm das, womit es sich beschäftigen soll, so anregend zu präsentieren, daß es mit Begeisterung dabei ist. Wecken Sie das Interesse Ihres Kindes, indem sie den trockenen Stoff in ein lebendiges Abenteuer verwandeln, das

das Kind emotional anspricht. Zum Beispiel ist ein Geschichtsunterricht, der die Kinder zu Mit-Erlebenden macht, der ihnen den Stoff wie einen spannenden Roman anbietet, wesentlich effektiver als das Auswendiglernen von nüchternen Zahlen und Fakten.

Allgemein ist unbedingt zu empfehlen, das Interesse eines Kindes möglichst breit anzuregen, wozu Spiele, Bücher, Theater, gute Filme, Reisen und interessante Gespräche geeignet sind. Wichtig ist dabei immer, auf den Spaß zu achten. Zum Beispiel lernt es ein Musikinstrument viel leichter, wenn es Stücke spielen darf, die es mag. Es ist ohnehin darauf ausgerichtet, das Leben im Spiel und durch Zusehen zu erlernen. Wenn es dem Vater oder der Mutter bei der Arbeit zusehen darf, beginnt es normalerweise bald, sie spielerisch nachzuahmen. Es möchte ja so sein wie sie – genauso erwachsen, stark und überlegen.

Der Grund für die Lernschwierigkeiten kann, wie angedeutet, auch bei einer/m langweiligen oder unangenehmen Lehrer/in liegen. Wenn er/sie dann nicht fähig ist, das Vertrauen und die Sympathie Ihres Kindes zurückzugewinnen, wäre ein Schulwechsel nicht zu vermeiden. Es ist sehr beeindruckend, wie die Lernbereitschaft eines Kindes zunimmt, wenn man es in das zu ihm passende Lernmilieu bringt. Jedenfalls sollte man kein Kind in einem Schulmilieu lassen, das ihm zuwider ist, denn abgesehen von dem seelischen Leiden, das es dabei ertragen muß, wird seine Bereitschaft und Fähigkeit zum Lernen dadurch generell blockiert. Erinnern Sie sich noch an Ihre Schulzeit? Konnten Sie dem Unterricht der sympathischen Lehrer/innen nicht am besten folgen? Sobald ein Kind etwas unter Zwang lernen muß, entwickelt es instinktiv Widerstand und tut sich schwer, den verhaßten Lehrstoff anzunehmen. (Geht es uns nicht genauso?) Man kann überall beobachten, daß Menschen sich in ihrem Hobby freiwillig beachtliches Wissen aneignen und erstaunliche Leistungen erbringen – unter Zwang wären sie nicht halb so gut. Das Erfolgsrezept erfolgreicher Menschen lautet daher: *Tu nur das, was du kannst und magst.*

Da wir aber nicht nur nach unserem Vergnügen leben können (allerdings mehr, als wir ahnen! – wir versuchen es nur nicht), kann man auch den Kindern den sogenannten Ernst des Lebens nicht ganz ersparen. Wie es darauf reagiert, hängt allerdings davon ab, wie man ihn präsentiert. Wenn Sie selbst Schwierigkeiten damit haben, werden Sie sicherlich jemanden finden, der die Lust und die Begabung dazu hat.

Übrigens ist eine gute geistige Aufnahmefähigkeit oft nur eine Trainingssache. Lernen kann man lernen, indem man lernt. Zum Beispiel könnten Sie Ihr Kind (vielleicht durch Belohnungen) dazu anregen, Gedichte auswendig zu lernen; wenn dies regelmäßig geschieht, verbessert sich seine Merkfähigkeit deutlich. Es gibt auch Lernspiele, bei denen die Kinder sich bestimmte Dinge merken müssen; das macht ihnen in einer guten, entspannten Atmosphäre viel Spaß.

Da die heutige Bildung zu spezialisiert und berufsorientiert ist, wäre es gut, wenn Sie Ihrem Kind ein breites Allgemeinwissen vermitteln würden, indem Sie zum Beispiel mit ihm zusammen regelmäßig in einem bebilderten Lexikon stöbern. Das regt seinen Geist an und gibt ihm ein Basiswissen, aus dem es sich die Details weitgehend selbst herleiten, jedenfalls aber vieles besser verstehen kann. Hierfür sind auch Kurse und Vorträge geeignet. Grundsätzlich sollte Ihr Kind Gelegenheit zu selbständigem Mitmachen haben. Deshalb hat zum Beispiel die Berieselung durch das Fernsehen, bei dem das Kind nur konsumiert und keine eigene kreative Leistung erbringt, oft so einen »verblödenden« Einfluß. Es hält die Menschen nur zum Zusehen, Zuhören und Nachplappern an, wogegen zum Beispiel ein Buch – je nach Qualität – zu eigener geistiger Leistung anregt.

Die Unaufmerksamkeit und Lernunfähigkeit kann natürlich auch die Folge einer organischen Erkrankung, mangelnder Intelligenz oder einer Stoffwechselstörung sein. Wenn Ihr Kind generell schlecht lernt und begreift, wenn es geistig ausgesprochen träge ist und ungenügende Fortschritte macht, ist eine medizinische Untersuchung unerläßlich. Rechtzeitig begonnen, kann man durch eine geeignete Behandlung viel dagegen unternehmen, wobei vor allem die Homöopathie mit ihrer Konstitutionstherapie große Erfolge vorweisen kann.

(Die Lösung der hier besprochenen Problematik kann mit der Bach-Blüten-Essenz *Chestnut Bud* und evtl. *Clematis* oder *Gentian* gefördert werden. Bitte lesen Sie dort nach.)

Unehrlichkeit

(Lügen, Wahrheit, Vertrauen.)

Ihr Kind hat keine klare Beziehung zur Wahrheit. Es lügt nicht nur oft, sondern auch leichtfertig – also sogar, wenn es eigentlich gar keinen Grund dafür gibt. Immer wieder einmal begegnet man bei ihm dem Hang zur Unwahrheit: es mogelt beim Spielen, erfindet regelrechte Geschichten, um irgend etwas zu vertuschen, oder leugnet hartnäckig Tatsachen ab, die längst offenkundig sind. Gelegentlich verwischt sich bei ihm die Grenze zwischen »Dichtung und Wahrheit« so sehr, daß es schließlich an seine eigenen Lügen glaubt. Manchmal hat man den Eindruck, als ob es sich nicht stark genug für die Wahrheit fühle.

Solange Ihr Kind klein ist, läßt man ihm seine Flunkereien und Mogeleien vielleicht durchgehen, und in der Familie haben sich wahrscheinlich schon alle daran gewöhnt. Man kann sich aber ausrechnen, daß es mit zunehmendem Alter deswegen Schwierigkeiten bekommen wird.

Um dieses Problem richtig einschätzen zu können, müssen wir uns zunächst klar machen, was eine Lüge bedeutet. Im Grunde ist sie nichts anderes als eine Art Überlebenstaktik, mit deren Hilfe wir Gefahren abwenden oder aus einer schwachen Position heraus etwas Wichtiges erreichen können. In der Natur ist sie in Form von Tarnung und Täuschung weit verbreitet, und nicht nur die Geschichten vom tapferen Schneiderlein und vom »listenreichen« Odysseus, sondern auch der Begriff der Notlüge zeigen, welch wichtige Rolle sie im menschlichen Zusammenleben spielt. Deswegen können wir ihr mit Verbot oder moralischer Verdammung nicht gerecht werden.

Verständlicherweise lehnen wir Täuschung und Lüge immer dann ab, wenn wir ihnen selbst zum Opfer gefallen sind und sie uns Nachteile bringen (obwohl wir uns vielleicht selbst ihrer gelegentlich bedienen). Diese Nachteile können in materiellem Schaden (bei Betrug) oder einem Verlust innerer Werte (bei Vertrauensbruch) bestehen. Vor allem aber bedeutet es eine Minderung der Macht über einen bestimmten Menschen, wenn dieser sich nicht vorbehaltlos offenbart, weshalb gerade jene Personen und Instanzen, die andere beherrschen wollen – Staat, Kirchen, zum Teil auch Erzieher/innen und auch Eltern –, die Lüge so konsequent verfolgen. (Ginge es ihnen wirklich nur um die Wahrheit, so müßten sie sich auch selbst strikt daran halten, was man ja nicht immer behaupten kann.) Solange sich ein Kind arglos in sein Inneres blicken läßt und nichts verheimlicht, kann man es kontrollieren und, falls es sich nicht so verhalten hat, wie man ihm befohlen hatte, auch bestrafen. Daher ist es ein Anliegen der üblichen Erziehung, ihm von klein auf die Zuflucht in den Schutz der Lüge zu versperren. Doch trotz dauernder Verfolgung ist es nie gelungen, sie auszurotten. Ja, selbst im Paradies wurde bereits gelogen: als Adam nicht gestehen wollte, daß er vom verbotenen Apfel gegessen hatte.

Diesen exemplarischen Vorgang kann man aber auch so sehen: Hätte Gott Adam nicht verboten, vom Apfel der Erkenntnis zu essen, und hätte er ihn, als es geschehen war, nicht danach gefragt, so wäre Adam weder sündig noch zum Lügner geworden. Was wollte Gott, als er Adam vorsätzlich in Sünde und Lüge laufen ließ? Eine ketzerische Frage an die Religionsphilosophen. Auf die menschliche Dimension übertragen bedeutet sie, daß Staat und Kirchen, wenn sie dem Menschen Verbote auferlegen, die sich gegen sein natürliches Empfinden und Wollen richten, in die Kriminalität und durch die Forderung nach einem Geständnis (um ihn bestrafen zu können) in die Lüge treiben. Zugegeben: eine etwas überspitzte und extreme Feststellung, doch wohl nicht ganz aus der Luft gegriffen.

Eltern sollten von ihrem Kind nichts verlangen, was es nicht einigermaßen freiwillig einhalten kann, und von ihm, falls es doch den verbotenen Fehler gemacht hat, wenigstens nicht noch verlangen, daß es dies zugibt und sich der Strafe ausliefert. (Ich weiß, daß dies keine ganz »moralische« These ist – aber die menschliche Wirklichkeit ist nicht moralisch, sondern auf optimale Selbstverwirklichung ausgerichtet.) Ein natürliches Kind wird alles leugnen, was ihm Strafe einbringt – oder es wird, wenn es sehr stark ist, die Wahrheit zugeben, um zu provozieren.

Im Zusammenhang mit Unehrlichkeit und Lüge wird immer die Wahrheit zitiert. Dieser Begriff wird ebenfalls oft mißbraucht. Was ist denn die Wahrheit? Ist sie das, was in einer »objektiven« Tatsache erfaßt wird? Ist es wirklich die Wahrheit, wenn ein Kind zugibt, daß es gestohlen hat, oder wenn ein Ehepartner seinen Seitensprung gesteht? Ja, sie wäre es, wenn diese Fakten ganz wertfrei zur Kenntnis genommen würden, als etwas, was tatsächlich geschehen ist oder geschieht. In dieser Form hätte niemand Probleme mit ihr und bräuchte nicht zu leugnen. Tatsächlich aber verliert jede Tatsache ihren absoluten Wahrheitsgehalt, wenn sie moralisch bewertet wird. Sie wird damit zur relativen, verzerrten »Wahrheit«, die den Zweck hat, andere Menschen unter Druck zu setzen oder Strafe zu legitimieren. Wenn wir dies – instinktiv – fühlen, meiden wir sie und setzen an ihre Stelle eine erdachte Wahrheit, die Notlüge, die verhindern soll, daß wir falsch beurteilt werden. So ist die Lüge eigentlich die natürliche Folge einer Situation, in der die persönliche Wahrheit eines Menschen nicht zugelassen ist, in der er nicht so sein und handeln darf, wie er es möchte und wie es für ihn gut wäre. Genau genommen bestünde die Wahrheit im Falle einer »Sünde« in einer so genauen und verständlichen Schilderung aller dabei mitspielenden Faktoren, daß das Vergehen auch anderen völlig verständlich wird. Hätte Adam Gott alle Beweggründe für seine Übertretung mitteilen können, so hätte dieser gesagt: »Ja, das ging wohl nicht anders – ich hätte es dir erst gar nicht verbieten sollen. Eigentlich müßte ich die Welt ändern, wenn ich deine Sünde nicht will«, und idealerweise müßten Eltern, wenn sie die Lüge nicht wollen, die Welt des Kindes so gestalten, daß es nicht lügen muß.

Das soll heißen: Wenn Sie von Ihrem Kind nicht etwas verlangen, was es nicht leisten kann, wird es nicht »straffällig«, und wenn Sie es nicht für die Wahrheit bestrafen, wird es Sie nicht anlügen. Die Eltern sollen die verständnisvollen Helfer und vertrauenswürdigen Freunde ihres Kindes sein, sie sind seine Anwälte in einer Welt, mit der es so schwer zurechtkommt, und es muß ihnen alle seine »Untaten« gestehen können, ohne verurteilt zu werden. Das Wichtigste in der Eltern-Kind-Beziehung ist das unbegrenzte Vertrauen des Kindes. Nur mit seiner Hilfe können sie ihr Kind führen. Wenn es aber nicht wagt, ihnen die Wahrheit zu *gestehen* – nein, schon dieses Wort dürfte nicht sein – also: *mitzuteilen*, so haben sie bereits einen Teil seines Vertrauens verloren. Auch wenn es sich nur um Kleinigkeiten handelt, zeigt dieses Verhalten doch, daß das Kind begonnen hat, sich vor ihnen und ihrer Reaktion zu fürchten und sich abzusichern.

Werten Sie schon die kleine Flunkerei als Warnsignal, denn zur Lüge ist es dann nicht weit.

Von einem nahestehenden Menschen erwarten wir volles Vertrauen und sind enttäuscht, wenn wir feststellen müssen, daß er nicht ehrlich zu uns ist. Statt aber deshalb Vorwürfe zu machen wie: »Das hätte ich dir nie zugetraut!« oder »Was, du traust mir nicht?!«, sollten wir daraus erkennen, daß wir ihm nicht vertrauenswürdig erscheinen und daß es also unsere Aufgabe wäre, alles zur Wiederherstellung des Vertrauens zu unternehmen. Der erste Schritt dazu wäre, ihm unsere eigene Wahrheit offenzulegen mit all unseren Schwächen, Ängsten, Lügen und negativen Haltungen.

Nichts ist so wohltuend wie die Wahrheit, wenn man sie gefunden hat, kaum etwas aber macht so viel Angst, wie sie zu suchen.

Verurteilen Sie Ihr Kind, wenn es Sie belügt, nicht vorschnell und vor allem nicht selbstgerecht. Haben Sie noch nie gelogen und sind Sie sicher, daß Sie nie lügen werden? Wissen Sie, inwiefern Sie – natürlich ohne es bewußt zu wollen – Ihr Kind zum Lügen zwingen, oder warum es nicht wagt, Ihnen die Wahrheit zu sagen? Es muß ja seine guten Gründe dafür haben: sich entweder vor Ihren negativen Reaktionen zu schützen oder etwas, was ihm wichtig ist, zu erreichen. Offensichtlich nimmt es an, daß ihm die Wahrheit bei Ihnen nicht weiterhelfen würde.

Zu berücksichtigen wäre auch, daß die Gefahr, einen Fehler zu machen oder etwas Verbotenes zu tun, teilweise von der Veranlagung des Kindes abhängt. Wenn es eine geradlinige, einfache und genügsame Charakterstruktur geerbt hat, kann es viel leichter »anständig« und zuverlässig sein, als wenn es sehr anregbar, verführbar oder besitzergreifend veranlagt ist, und ein sehr empfindliches Kind wird sich eher aus Selbstschutz der Lüge bedienen müssen als ein robustes und widerstandsfähiges.

Nehmen wir ein Beispiel: Zwei Kinder unterschiedlicher Veranlagung verlieren ihre Handschuhe. Das eine Kind gibt dies auf Befragen der Mutter zu, das andere erfindet eine raffinierte Geschichte, die beweist, daß es die Handschuhe gar nicht dabei gehabt haben und verloren haben kann. Ist das erste Kind charakterlich hochwertiger, weil es gerade zur Wahrheit steht als das andere, das offensichtlich lügt? Zu diesem Urteil wird man auf den ersten Blick neigen; bei genauer Betrachtung erkennt man aber vielleicht, daß das erste Kind dickfellig genug ist, um einen Vorwurf über sich ergehen lassen zu können, wogegen dieser für das zweite Kind so schmerzlich wäre, daß es sich einfach nicht zur Wahrheit bekennen kann.

Am schönsten wäre es, wenn Ihr Kind nicht zu lügen bräuchte, zumindest nicht Ihnen gegenüber. Dazu könnten Sie viel beitragen. Ihr Kind wird keinen Grund zur Lüge haben, solange es nicht dafür, daß es die Wahrheit sagt, bestraft wird (auch Kritik und Tadel sind Strafe!). Das gilt auch für die Schule und das übrige soziale Umfeld. Natürlich kann der Umgang mit einem noch ehrlichen Kind für manche Erwachsene peinlich sein, weil sie eventuell ungeschminkt Wahrheiten gesagt bekommen, die sie nicht wahrhaben möchten, und Fragen gestellt, die ihnen peinlich sind. Hoffen wir, daß das Kind dafür nicht zurechtgewiesen oder bestraft wird, denn dann wird ihm die Lust an der Wahrheit bald vergehen. Man sollte ihm aber erläutern, daß es im Umgang mit anderen Menschen auch darauf achten sollte, ob sie die Wahrheit *über sich* hören wollen und daß es damit jemandem eventuell auch weh tun könnte. Unter diesem Gesichtspunkt kann es auch einmal den Mund halten, ohne dadurch gleich gelogen zu haben.

Sobald ein Kind damit begonnen hat, sich der Lüge zu bedienen, besteht die Gefahr, daß es nicht nur gelegentlich aus berechtigtem Selbstschutz, sondern allgemein unehrlich wird. Dabei spielt das Beispiel der Eltern eine große Rolle. Wenn ihr Kind sie beim Lügen ertappt – Kinder haben einen untrüglichen Sinn für die Wahrheit –, fühlt es sich berechtigt, es ihnen nachzumachen.

Anscheinend hat Ihr Kind es sich angewöhnt, auch bei Bagatellen und ohne dringenden Grund zu lügen. Es wäre gut, dies nicht stillschweigend hinzunehmen, sondern mit ihm darüber – verständnisvoll! – zu sprechen, damit es mehr Klarheit im Umgang mit der Wahrheit bekommt. Es sollte verstehen, daß die Wahrheit immer noch der beste und direkteste Weg ist, daß sie stark und unabhängig macht und daß die Lüge nur eine in der Not eingesetzte Schutzmaßnahme sein darf. Denn sie zerstört einen der wichtigsten Werte im menschlichen Umgang, nämlich das Vertrauen. Wieviel dieses bedeutet, könnten Sie Ihrem Kind besonders hautnah an der Beziehung zwischen Ihnen beiden erklären; es weiß ja, wie schmerzlich es ist, von Ihnen angelogen zu werden oder Sie anlügen zu müssen.

So gäbe es, wenn Sie Ihr Kind davor behüten wollen, daß es ein »Lügenbeutel« wird, zwei Strategien: einerseits Verstehen und Vertrauen suchen, auf keinen Fall bestrafen; andererseits bewußt machen, was Wahrheit und Vertrauen bedeuten, und selbst ehrlich sein.

(Die Lösung der hier besprochenen Problematik kann mit der Bach-Blüten-Essenz *Agrimony* und evtl. *Mimulus* gefördert werden. Bitte lesen Sie dort nach.)

Unfreundlichkeit

(Negative Emotionen, Charakter, Verhaltensstörung, Ablehnung, Aggression, Widerstand, Haß, christliches Prinzip.)

Ihr Kind ist oft schlecht gelaunt oder unfreundlich. Es ärgert sich schnell, wird gereizt oder sogar wütend, wenn seine Erwartungen nicht erfüllt werden, wenn es nicht bekommt, was es will, oder wenn man es nicht behandelt, wie es möchte.

Hoffentlich bleibt das nicht so, denn sonst kann man sich schon heute ausmalen, wie Ihr Kind als erwachsener Mensch sein wird: wahrscheinlich oft mißgelaunt und ungenießbar, unfreundlich und misanthropisch, vielleicht auch oft eifersüchtig und neidisch. Nicht nur seine Umgebung wird darunter zu leiden haben, sondern vor allem es selbst, denn wer kann sich schon seines Lebens erfreuen, wenn er von negativen Emotionen beherrscht wird? Also sollte man versuchen, einer solchen Entwicklung rechtzeitig entgegenzuwirken.

Warum verhält sich Ihr Kind in dieser Weise? Wird es von seiner Veranlagung dazu getrieben oder sind die Umstände, in denen es aufwachsen muß, daran schuld?

Diese Frage ist wichtig, weil man, wenn es sich hier um eine grundsätzliche Charakterstörung handeln würde, nicht allzuviel dagegen unternehmen könnte – Ihr Kind wäre einfach dazu verdammt, unfreundlich zu sein und sich immer zu ärgern. Es gibt Eltern und Erzieher/innen, die eine solche Meinung vertreten und Ihr Kind deshalb unter strenger Kontrolle zu halten versuchen. Daß sie es damit gerade zu dem Menschen machen, den sie dann verurteilen, und daß sie wahrscheinlich eine traurige Rolle bei der psychischen Entwicklung dieses Kindes gespielt haben und spielen, können sie leider nicht erkennen.

Zweifellos wird das Verhalten eines Kindes auch von seinem Charakter beeinflußt, der je nachdem, ob er zum Beispiel hitzig, anspruchsvoll, überempfindlich oder ausgleichend, friedliebend, nachgiebig ist, unterschiedliche Reaktionen bedingt. Und ohne Frage gibt es problematische Charakterstrukturen; genau gesehen sind sie es aber nur deshalb, weil sie nicht in das jeweilige soziale Umfeld passen, nicht den Normen der Gesellschaft entsprechen. Aus der Welt schaffen kann man sie nicht – sie sind Grundbestandteile des betreffenden Kindes –, man kann sie aber bis zu einem gewissen Grad »entschärfen«, indem man die günstigeren Tendenzen daran gezielt fördert, so daß die schwierigen mehr im Hintergrund bleiben.

Dennoch können wir festhalten: Kein Mensch ist von Natur aus »schlecht«, er wird höchstens durch Mitmenschen und Lebensumstände dazu gemacht. Daher bestehen auch gute Möglichkeiten, eine negative psychische Entwicklung bei einem Kind zu verhindern beziehungsweise sie bis zu einem gewissen Grad wieder rückgängig zu machen.

Um das Verhältnis von Veranlagung und Lebensumständen anschaulich zu machen, soll uns ein Vergleich dienen, in dem die Verhaltens- und Lebensweise eines Menschen einer Melodie entspricht, die von einem Künstler einem Instrument entlockt wird. Der Künstler – das sind die Lebensumstände und vor allem die Mitmenschen, die auf dem Kind »herumfideln«; das Instrument – das ist das Kind mit seiner angeborenen psychischen Struktur. In der Musik bestimmt das Instrument den Grundton der Melodie, der Künstler aber ihre Art und Form. Spielen also die Künstler (Eltern und Erzieher/innen) das Instrument (das Kind) liebevoll und sachverständig, so ertönt eine schöne, klare Melodie, das heißt: das Kind strahlt den Wohlklang eines seiner Eigenart entsprechenden, harmonischen Verhaltens aus.

Jeder Mensch möchte so wohlklingend sein, und niemand – schon gar nicht ein Kind – ist absichtlich unfreundlich oder ärgerlich. Es sagt sich nicht: »So – jetzt bin ich mal richtig gemein, wütend oder gehässig!«, sondern es reagiert negativ, wenn es dazu gezwungen wird. Einen Hund zu treten und sich dann darüber zu beschweren, daß er beißt, ist mehr als dumm, leider aber weit verbreitet, und das Kind hat dabei oft die Rolle des Hundes.

Wir sagten es schon: Es gibt keine menschliche Eigenschaft, die an sich schlecht wäre, jede kann aber durch verständnislose oder unterdrückende Behandlung sozusagen verbogen und verzerrt werden. Zm Beispiel kann ein Kind, das von Natur aus ein deutliches Geltungsbedürfnis hat, unangenehm angeberisch werden, wenn man es nicht respektvoll behandelt; ein Kind mit einem kämpferischen Charakter kann aggressiv werden, wenn es sich angegriffen fühlt, oder gehässig, wenn es gewaltsam unterdrückt wird, und ein Kind mit einer wenig durchsetzungsfähigen Veranlagung kann listig und verlogen werden, wenn man ihm die Erfüllung wichtiger Bedürfnisse oder Wünsche verwehrt. Bei oberflächlicher Betrachtung scheint es zwar, als wäre das Kind so, tatsächlich aber handelt es sich sozusagen um den Mißton eines schlecht gespielten Instrumentes.

Ein lebendiger Organismus ist stets auf optimale Selbstverwirklichung eingestellt und wenn ihm der direkte Weg dazu versperrt ist, verfolgt er sein Ziel automatisch auf dem nächstbesten Weg, der aber damit zugleich der nächstschlechteste ist. So kann man davon ausgehen, daß das unerfreuliche Verhalten Ihres Kindes seine derzeit relativ beste Möglichkeit zur Selbstverwirklichung darstellt. Das heißt, es muß einfach so sein, um zu seinem Lebensrecht zu kommen. Ein solches Verhalten läßt sich mit der Reaktion eines Pflanzentriebes vergleichen, dem man den Weg zum Licht verstellt: Er gibt nicht auf, sondern versucht weiterhin, aber auf Umwegen und krumm wachsend, zum Licht zu kommen. Die Verhaltensstörung eines Kindes ist ein solcher Versuch, doch noch irgendwie das zu bekommen, was es benötigt. Um ihre Bedeutung zu verstehen, braucht man meist nur die Personen zu beobachten, denen es ausgeliefert ist und auf die es reagiert.

Von Natur aus sind Kinder nicht übellaunig oder unfreundlich, denn solche Zustände widersprechen ihrem natürlichen Bedürfnis nach Lebensfreude. Sie können aber unerfreulich werden, wenn man ihnen keine Gelegenheit zur Freude gibt, gereizt, wenn man sie reizt, verlogen, wenn man sie für die Wahrheit bestraft, diebisch, wenn man ihnen etwas für sie Wichtiges vorenthält, sadistisch, wenn man sie quält, zerstörerisch, wenn man sie in ihrem Innersten zu zerstören versucht. Und wenn man ein unfreundlich oder bösartig gewordenes Kind unfreundlich oder böse behandelt, wird es dadurch keineswegs freundlicher und besser, sondern, falls es nicht gebrochen wurde, entweder noch aggressiver, oder es versucht, wie der beschriebene Pflanzensproß auf Umwegen und in Form von destruktivem Verhalten sein in ihm angelegtes Ziel zu erreichen.

Möglicherweise werden Sie jetzt einwenden, daß sich Ihr unfreundliches Kind aber nicht ändert, obwohl Sie ihm seit einiger Zeit so liebevoll entgegenkommen. Das wäre auch zuviel verlangt! Ein Kind, das sich laufend unangenehm oder aggressiv verhält, hat wahrscheinlich viele schmerzliche und schlechte Erfahrungen gemacht und kann genausowenig wie der verkrüppelte Pflanzensproß im Handumdrehen wieder gerade und angenehm werden. Es wird viel verständnisvollen Entgegenkommens und großer Selbstlosigkeit bedürfen, um diese Entwicklung rückgängig zu machen. Ihr Kind muß erst einmal wieder Vertrauen bekommen, um glauben zu können, daß man es jetzt auf einmal gut mit ihm meint.

Bedenken Sie bitte auch, daß ein Kind sich vom ersten Lebenstag an verwirklichen will und muß. Wenn ein Säugling schreit oder ein mißmutiges Gesicht macht, wenn er nicht fröhlich und zufrieden aussieht, so ist das eine klare Bitte an die Mutter, ihm etwas, das er braucht, zu geben – vielleicht die Brust, eine trockene Windel oder Körperkontakt. Wird seine Bitte nicht erfüllt, entsteht eine negative Erfahrung, die negative Emotionen wie Enttäuschung, Verlassenheitsgefühle, Angst oder auch Verärgerung erzeugt.

Vielleicht kennen Sie dies auch aus eigener Erfahrung. Nehmen Sie zum Beispiel einen Vorgesetzten, der oft unfreundlich zu Ihnen ist. Würde Ihnen da nicht nach einiger Zeit die gute Laune vergehen und würden Sie nicht ebenfalls mißmutig oder gereizt werden? Und wäre es dann nicht die Höhe der Ungerechtigkeit, wenn er in Ihre Personalakte schreiben würde: unverträglicher, aggressiver Charakter. Wenn die Eltern angenehm, liebevoll und freundlich sind, wird das Kind es ebenfalls.

Wenn wir bedächten, wie sehr wir selbst in unseren Stimmungen und unserem Verhalten von äußeren Umständen abhängen, könnten wir einem mißgelaunten

Kind mehr Verständnis entgegenbringen. Das Kind hat genauso gute Gründe für sein Verhalten und das gleiche Recht, in seinem Problem ernstgenommen zu werden wie wir selbst. Deshalb ist es meist falsch, unberechtigt und kindisch, wenn Erwachsene die Unfreundlichkeit ihres Kindes ebenfalls mit Unfreundlichkeit beantworten. Negative Emotionen sind wie Strohfeuer, sie erlöschen schnell, wenn sie keine Nahrung mehr bekommen.

Meist ist es besser, sich allgemein entgegenkommend und nachsichtig zu verhalten und das Kind in Ruhe zu lassen. Das darf ihm allerdings nicht als Unterwerfung unter seine Unarten oder schwächliches Hinnehmen seiner Aggression erscheinen – weshalb man in bestimmten Situationen auch einmal unbeugsam und konsequent bleiben muß –, sondern sollte Ausdruck einer geistigen Überlegenheit sein; indem man sich nicht auf das gleiche Niveau herabgibt, zeigt man dem Kind deutlich, daß es auch anders geht. Druck erzeugt Gegendruck und unfreundliches Verhalten Unfreundlichkeit; andererseits bewirkt – zwar nicht so oft, aber oft genug – ein freundliches Benehmen ebenfalls Freundlichkeit, so daß sich jedenfalls immer ein Versuch dazu lohnt.

Im Bereich der lebendigen Natur wirken kleine, wohldosierte Impulse und Einflüsse positiv, übertriebene, gewalttätige dagegen schädlich. Auch in der Erziehung gilt dieses Prinzip. Daher ist gerade im Umgang mit schwierigen Kindern viel Fingerspitzengefühl erforderlich, um sie nicht noch mehr in Ablehnung oder Aggression zu treiben. Die erzieherischen Anstöße – dazu gehört natürlich manchmal auch ein gewisser Druck – müssen so beschaffen sein, daß sie für das Kind akzeptabel sind. Starker Widerstand von seiner Seite zeigt, daß man ihm nicht gerecht wird und dabei ist, etwas in ihm zu zerstören. Niemand kann sich in die Psyche eines anderen Menschen versetzen, auch Eltern nicht in die ihres Kindes, niemand kann das innere Gesetz, das in einem anderen wirkt, und seinen Lebenssinn ganz verstehen, und kein Erwachsener hat das Recht, das ihm anvertraute Kind *mit Gewalt* zu etwas zu zwingen, wogegen es sich ernsthaft wehrt. Sein Widerstand zeigt, daß es hier etwas Wesentliches schützt, und der Versuch, ihn zu brechen, erzeugt in ihm Haß und Pessimismus, der unter Umständen sein ganzes Lebensgefühl durchsetzt.

Wir müssen auch einem Kind das Recht zugestehen, sich über unerfreuliche Lebensumstände zu ärgern oder sich aus Selbstschutz unangenehm aufzuführen. Es muß sich ja auch seinen Platz im Leben erobern, muß Widerstände überwinden, Bedrohungen abwenden und Gefahren überstehen, die von den Erwachsenen oft gar nicht wahr- und ernstgenommen werden. Nicht jedem Kind gelingt es unter diesen Umständen, eine positive Lebenshaltung und einen erfreulichen Charakter zu entwickeln. Statt es deshalb zu beschuldigen oder zu bestrafen, sollte man – als gereifter Erwachsener – versuchen, ihm bei der Heilung seiner beschädigten Psyche und der Reparatur seines Weltbildes zu helfen.

Und man sollte es möglichst vor Lebensumständen schützen, die solche Reaktionen fördern, da es, vor allem wenn es klein ist, keine bewußte Einsicht in seine eigene Natur hat. Je früher ein Kind mit Unfreundlichkeit, Ablehnung oder schlechter Behandlung konfrontiert wird, desto stärker wird seine Lebenseinstellung davon geprägt und desto schwerer wird es ihm später fallen, bei Problemen einen positiven, versöhnlichen Weg zu suchen.

Übrigens können auch krankhafte Veränderungen im Körperbereich schlechte Laune und Reizbarkeit erzeugen, vor allem Leber-Galle-Störungen. Manchmal macht eine gute homöopathischen Lebertherapie ein »galliges« Kind wieder umgänglich (→ *Leberschwäche*).

Der Versuch, ein mißmutiges, unfreundliches oder aggressives Kind wieder gut zu stimmen, verlangt von Eltern und Erzieher/innen oft viel Überwindung und Selbstlosigkeit. Sie müssen trotz seiner Provokation und negativen Reaktion positiv bleiben. Damit wird das alttestamentliche Naturgesetz »Auge um Auge, Zahn um Zahn« durch das christliche Prinzip: »Schlägt dir jemand auf die eine Wange, so halte ihm auch die andere hin« ersetzt, das erst die Voraussetzung zu einem freundschaftlichen Miteinander schafft. Meist wird dieses Bibelwort mißverstanden, weil es nur als – irgendwie unverständliche – Verhaltensregel vermittelt wird. Um es im richtigen Sinne anwenden zu können, müßten wir uns über die Ebene des Faustrechts und des Dschungelkampfes auf das Niveau des liebenden Herzens und des überlegenen Geistes erheben. Wer von uns kann das schon immer? Aber wir können uns darum bemühen, und gerade im Umgang mit Kindern und Kranken haben wir eine gute Gelegenheit dazu, indem wir geben, ohne zu fordern, und uns bemühen, trotz Ablehnung oder nervtötender Jammerei liebevoll zu bleiben.

»Halte auch die andere Wange hin« heißt, daß man aufgrund seiner geistigen und seelischen Stärke auf Machtkämpfe verzichten kann und den Schlag ins Gesicht nicht als Bedrohung, Beeinträchtigung oder Beleidigung empfindet. Der/die Schlagende erscheint einem nicht als Feind, sondern als schwacher, bedauernswerter Mensch, der nicht anders kann und an dem sich zu rächen, es keinen Grund gibt. Man versteht, warum er – oder das unfreundliche Kind – so handeln muß und kann ihm je nach den eigenen Möglichkeiten entweder nachsichtig entgegenkommen oder aus seiner Schwäche herauszuhelfen versuchen. Es ist wie in einer Übungsstunde zu einer seltenen Kunst: Der Lehrer stellt sich persönlich zur Verfügung und hält seine Wange noch einmal hin, damit der Schüler etwas Grundsätzliches zu verstehen lernt. Wahre Freundlichkeit erreicht man nicht, indem man die Bosheit und Aggressivität bekämpft (nach dem Motto: »Krieg dem Krieg!«), sondern indem man das Positive fördert, wo immer es einem begegnet.

(Die Lösung der hier besprochenen Problematik kann mit der Bach-Blüten-Essenz *Holly* und/oder *Willow* gefördert werden. Bitte lesen Sie dort nach.)

Unklarheit

(Sinn, Selbstentfremdung, innere Stimme, Kunst, Träume, Wahrheit, Bewußtheit, Religiosität.)

Ihr Kind weiß nicht, was es will. Es ist oft unzufrieden, nörgelt herum, probiert dies oder das und gibt es dann ergebnislos wieder auf. »Ich weiß nicht, was ich spielen soll! Ich weiß nicht, was ich machen soll! Ich weiß nicht, ...«: solch frustrierte Aussagen bekommt man öfters von ihm zu hören. Man erkennt deutlich, daß ihm die innere Ausrichtung oder Klarheit fehlt.

Bei einem kleinen Kind ist eine solche Unklarheit wegen der unzufriedenen Nörgelei nur lästig, bei einem älteren aber kann sie problematisch werden – wenn es zum Beispiel nicht weiß, welchen Beruf es ergreifen soll, wenn es durch seine innere Leere zu dummen Streichen verleitet wird oder zu Drogenkonsum, mit dem es sich in eine andere Wirklichkeit zu versetzen versucht.

Die Bewußtheit, mit der der Mensch begabt ist, gibt ihm nicht nur die Fähigkeit, sondern erzeugt auch das unabdingbare Bedürfnis, Ordnungsstrukturen zu erkennen und Sinnzusammenhänge herzustellen. Die Frage: »Woher, wohin, wozu?« ist für uns so wichtig, daß wir kaum etwas tun können, ohne sie uns in irgendeiner Form beantwortet zu haben. Sie kann sich auf die Bestimmung eines Gebrauchsgegenstandes oder den Zweck einer Handlung genauso beziehen wie auf unsere äußeren Lebensbedingungen oder das »Jenseits«. Ohne irgendwie zu wissen, wofür das, was wir tun, »gut ist«, sind wir handlungsunfähig, und wenn wir (falls überhaupt möglich) losgelöst von allem Sinn und Zweck handeln würden, würde unser Leben auf dieser Erde ein schnelles Ende nehmen.

So braucht und sucht auch das Kind eine – seinem Horizont entsprechende – geistige Ordnung, um sich in der Welt zurechtzufinden. Es untersucht alles, was ihm in die Finger gerät, und fragt seiner Umgebung »ein Loch in den Bauch«. Dabei sind manche seiner Fragen für uns wegen ihrer Originalität ausgesprochen verblüffend und weisen uns nicht selten auf Zusammenhänge hin, die wir in unserem unaufmerksamen Gewohnheitsdenken nicht mehr sehen können.

Aus eigener Erfahrung werden Sie wissen, wie wichtig es ist, eine gewisse Klarheit, einen Sinn oder ein Ziel im Leben zu haben, um Kraft und Aufmerksamkeit bündeln und aktiv in der Welt wirken zu können. Je älter der Mensch wird, desto dringender ist dieses Bedürfnis. Denn während die ungelöste Sinnfrage beim kleinen Kind nur Unzufriedenheit und Unruhe auslöst, leiden jene Jugendlichen, die orientierungslos ins Leben hinausgehen müssen, bereits unter Frustrationen und Depressionen. Noch problematischer wird es in der »midlife-crisis«, in der man oft eine neue Lebensrichtung finden muß, weil die bisherige nicht mehr stimmt, und im fortgeschrittenen Alter kann es vernichtend sein, nicht zu wissen, wofür man lebt, weil damit die Motivation zum Weiterleben erlischt.

Natürlich kommt es auch bei den Ordnungs- und Sinnstrukturen auf das richtige Maß an. Einerseits kann ein Mangel an sinngebender Ordnung zur inneren Auflösung führen, andererseits eine übertriebene Festlegung und Rationalisierung den Geist ersticken und die Lebendigkeit reduzieren. Immer wieder geht es in unserem Leben darum, im Spannungsfeld zwischen Chaos und Ordnung, Grenze und Freiheit, Festhalten und Loslassen jenen sich ständig ändernden Standpunkt zu finden, der uns jeweils das Maximum an Lebensfreude und Selbstverwirklichung ermöglicht. Anders gesagt: Wir müssen immer wissen, was wir brauchen, damit es uns gut geht.

Ihr Kind kann dies nicht und hängt deshalb »in der Luft«. Da es vielen Erwachsenen ähnlich geht, muß man sich fragen, wie es zu einer solchen Selbstentfremdung kommen kann. Wieso entfernen wir vernunftbegabten Menschen uns so weit von uns selbst, daß wir keinen Sinn im Leben haben? Und vor allem: wie kann ein Kind, obwohl es doch so stark auf Lebensfreude und Selbstverwirklichung eingestellt ist, den Kontakt zu sich selbst verlieren und nicht mehr wissen, was es will?

Es gibt manche äußere Gründe dafür; allen liegt eine Vernachlässigung der »inneren« Sinne zugrunde – des »inneren Auges«, mit dem wir uns und die Welt unverfälscht erkennen können, der »inneren Stimme«, die uns mitteilt, welcher Weg für uns persönlich richtig ist und worin unsere Bestimmung liegt. Unser Verstand ist dazu nur sehr bedingt fähig, weil er sich manipulieren läßt und uns allzu oft Begründungen, Werte und Ziele anbietet, die von außen in ihn hineinprogrammiert wurden. Daß diese nur selten stimmen, merken viele Menschen erst nach Jahren der Frustration, wenn sie sich eines Tages fragen müssen, wofür sie überhaupt leben und ob ihr bisheriges Mühen *für sie selbst* überhaupt einen Sinn gehabt hat.

So ist es wichtig, beim Kind schon von klein auf das Bewußtsein für seine Bedürfnisse zu fördern und ihm das – von Natur aus untrügliche – Gefühl für sein eigenes Wohlergehen zu erhalten. Es wird dadurch keineswegs, wie immer befürchtet wird, egoistisch und asozial, sondern im Gegenteil fähig, mit freiem und warmem Herzen auf seine Mitwelt zuzugehen, weil es mit sich selbst im reinen ist. Jene Menschen aber, die sich aus Angst, innerem Zwang oder Schuldgefühlen »sozial« verhalten oder sich anderen zur Verfügung stellen, bringen unwillkürlich in ihr Handeln die Haßgefühle oder die Depression ein, die immer – eingestanden oder nicht – auftreten, wenn wir nicht so sein und leben dürfen, wie es in uns gelegt ist.

Vielleicht muß oder mußte Ihr Kind in einer künstlich unbeschwerten, oberflächlichen Welt leben? Vielleicht ist es zu isoliert von und zu geschützt vor der Wirklichkeit (die auch seine Wirklichkeit ist), so daß es von ihr abgeschnitten und unfähig ist, mit ihr richtig umzugehen? Vielleicht hat man ihm ein Weltbild einprogrammiert, das nicht wahr und daher verwirrend ist, ihm vielleicht religiöse Ideen aufgezwungen, mit denen es nichts anfangen kann? Vielleicht hat es zu wenig sinnvolle geistige Anregungen bekommen, wobei wahrscheinlich auch die modernen Unterhaltungsmedien zu seiner Desorientierung beigetragen haben, da sie ihm das Leben nur aus zweiter Hand und meist als Un-Wirklichkeit – als Konserve, Fotomontage und Illusion – anbieten.

Ein Kind (und nicht nur dieses) braucht pures Leben, Erleben, Erfahrung, handfeste Anregungen für die Sinne und den Geist. Wenn ihm die direkte Beziehung zur lebendigen Welt fehlt, wenn es in zu sterilen, abgesicherten oder künstlichen Verhältnissen leben muß, verflacht es in seinem Empfinden und wird unfähig, die Verbindung zwischen seiner inneren und der äußeren Welt herzustellen. Es verliert seine natürliche Kreativität, weil alles bereits vorgefertigt ist und es nichts mehr zu kreieren gibt. Ein durch die Überfülle an perfektem Spielzeug gelangweiltes und geistig träge gewordenes Kind ist ratlos, wenn man es mit nichts in der Hand irgendwo in die Natur setzt, wogegen ein Kind, das es gewöhnt ist, selbständig mit den Dingen seines Lebenskreises umzugehen, sogleich interessiert auf Entdeckungstour ausgeht und aus jedem beliebigen Gegenstand ein fesselndes Spielzeug macht. Seine innere Lebendigkeit läßt auch die äußere Welt lebendig werden.

Ihr Kind weiß zu oft nicht, was es tun soll. Seine nach etwas Sinnvollem hungernde Seele braucht mehr »Nahrung«. Diese sieht natürlich anders aus als beim reifen Erwachsenen – es müßte etwas sein, das ihm etwas sagt, das seinen Interessen und seiner Veranlagung entgegenkommt.

Jeder von uns besitzt ja viele Begabungen und Eigenarten, die in ihrer Gesamtheit unsere Persönlichkeit ausmachen. Damit diese vollständig und »rund« wird, müssen sie alle in dem Umfang, in dem sie in uns angelegt sind, realisiert werden. Jede unentwickelte Anlage beziehungsweise Möglichkeit bedeutet daher auch ein Defizit in unserem Leben. Ein Mensch, der zum Beispiel eine künstlerische Anlage hat, braucht in seinem Leben einen ganz bestimmten Anteil Kunst, und jemand, der eine abenteuerliche Natur besitzt, muß dieses Bedürfnis irgendwie in seinem Leben befriedigen, um zufrieden und »er selbst« sein zu können.

Die Förderung und Entwicklung solch angeborener Möglichkeiten ist eine der dringlichsten und schönsten Aufgaben der Erziehung, weil sie dazu führt, daß das Kind wie eine Blume in voller Pracht erblüht. Besonders wichtig sind in unserer technisch-rationalen Welt die musischen und künstlerischen Anlagen, weil sie dem Kind – und späteren Erwachsenen – einen Zugang zur irrationalen, transzendenten Dimension erschließt. Jedes Kind sollte Kontakt mit der Kunst und die Möglichkeit bekommen, ein Musikinstrument zu lernen, zu malen, zu formen, zu tanzen oder zu dichten. Wie weit es solche Angebote verfolgt, liegt dann natürlich bei ihm. Viel hängt dabei von der Art des Unterrichts ab – Lernen sollte ein Spiel sein, das Freude macht.

Die Entwicklung seiner künstlerischen Kreativität macht das Kind – und den späteren Erwachsenen – fähig, den Zugang zum Wunderbaren, zum Transzendenten zu finden, das unserem Leben einen tieferen Sinn gibt. Für das kleine Kind ist die Welt ein wunderbares, faszinierendes und geheimnisvolles Erlebnis und das sollte sie auch für uns Erwachsene bleiben, weil unsere Seele selbst aus dem «Jenseits» stammt. Sie kennen doch die tiefe, rational nicht erklärbare Befriedigung, die sich einstellt, wenn ein »Wunder« geschieht. Wie tief kann uns ein Musikstück, ein Gedicht, ein Bild anrühren, uns mit dem harten Leben versöhnen oder uns wieder ein Gefühl dafür geben, daß hinter allem doch etwas Großes und Schönes steht.

Auch Märchen sind geeignet, den Sinn für das Wunderbare zu erhalten. Wie wichtig sie für Kinder sind, sieht man an ihren glänzenden Augen, dem faszinierten Blick, der Begeisterung, wenn sie ein Märchen erzählt oder ein Theaterstück gezeigt bekommen.

Es wäre wichtig, daß Ihr Kind genügend Gelegenheit bekommt, seine Begabungen und Fähigkeiten zu entwickeln. Je mehr es seine Eigenarten ausleben kann, desto intensiver ist sein Kontakt zu sich selbst und seiner inneren Ordnung, von der es auch im äußeren Leben getragen wird. Dabei spielen die Träume eine bedeutende Rolle, weil sie die innere Welt sichtbar machen und in bildhafter Form auf wichtige Lebensumstände hinweisen, mit denen das Tagesbewußtsein nicht zurechtgekommen ist. Die Begegnung mit dem Traum ist eine Kontaktaufnahme mit sich selbst, wobei gewissermaßen der Tagmensch und der Nachtmensch zusammenfinden. Haben Sie schon einmal versucht, mit ihrem Kind morgens seine Träume zu besprechen? Sie könnten dadurch nicht nur Aufklärung über geheime Nöte oder unerklärliche Ängste, sondern auch Hinweise auf vernachlässigte Bedürfnisse und unerfüllte Wünsche bekommen. Gleichzeitig können Sie zu Ihrem Kind dabei einen besonders intensiven und intimen Kontakt pflegen, weil aus dem Traum ja sein »innerer Mensch« spricht. Und Ihr Kind würde, indem es lernt, auf seine Träume zu achten und sie zu verstehen, einen Zugang zu seinem Unterbewußten bekommen, der ihm in seinem Leben sehr hilfreich sein kann.

Um die Beziehung Ihres Kindes zu sich selbst und zum Leben tragfähig und sinnerfüllt zu machen, ist es auch erforderlich, ihm die Wahrheit über die Welt zu zeigen – von ihrer erfreulichen und unerfreulichen Seite. Es muß diese – allerdings ohne jede Moral und Bewertung – kennenlernen, damit es das, was es ohnehin wahrnimmt, sinnvoll in sein Weltbild einordnen kann. Auf keinen Fall sollte es unwahre Erklärungen für seine wahren Beobachtungen bekommen, weil es sonst seinen *Wahr*-nehmungen zu mißtrauen beginnt.

Bekanntlich sind jene Menschen, die einen Sinn im Leben haben und ihre Kraft und Aufmerksamkeit auf ein Ziel ausrichten können, nicht anfällig für Langeweile, Zerstreuung oder Illusionen. Wer etwas zu tun hat, das seinen seelischen Bedürfnissen entspricht, das ihm also Spaß macht, steht schon morgens voller Freude und Tatendrang auf und legt sich abends zufrieden zur Ruhe. Weder kommt es ihm in den Sinn, zu fragen, was er tun solle, noch braucht es Zerstreuung, Zeitvertreib, Alkohol oder Drogen.

Sie könnten mit Ihrem Kind diese Fähigkeit üben, indem Sie aus der Frage »Warum tue ich das jetzt?« oder »Was will ich jetzt und warum?« ein Spiel machen, das Sie (beide) möglichst oft spielen. Dabei kann Ihr Kind die wichtige Fähigkeit entwickeln, sich über sich selbst und seine Bedürfnisse klar zu werden und sie gegen die Ansprüche aus seiner Umwelt abzugrenzen.

Wären wir uns jederzeit dessen bewußt, wie wir fühlen, denken und handeln, dann hätte unser Leben immer einen Sinn. *Sinn* soll in diesem Zusammenhang heißen: eine, vielleicht nur gefühlte, bewußte Beziehung zur Lebens-Realität, die uns in unserem tiefsten Innersten befriedigt und mit dieser guten/schlechten Welt, in die wir gesetzt sind, aussöhnt. Wie auch immer es formuliert oder empfunden sein mag: »Sinn« gibt uns inneren Frieden und Kraft. Ihn immer wieder zu finden, ist die Voraussetzung, um leben zu können. Dies ist für uns aber oft so schwer, weil uns die Wunschvorstellungen unseres Oberflächenbewußtseins, die festgefahrenen Meinungen und die tendenziös-unwahren Bilder, die man uns einprogrammiert hat, den klaren inneren Blick verstellen.

Wir brauchen ein Gefühl für den geheimnisvollen Hintergrund unserer Existenz, den wir Gott, Schicksal oder das Unbeschreibliche nennen können, und den wir durch alles, was wir in unserem täglichen Leben wahrnehmen, als zeitlose Wahrheit hindurchschimmern sehen können. Auch Kinder können hierauf – zum Beispiel in der Begegnung mit der Religiosität – angesprochen werden, denn dieses Wissen liegt in ihnen.

Solange wir in dem, was uns geschieht, oder dem, was wir tun müssen, einen Sinn erkennen oder zumindest seine Existenz vermuten können, werden wir nie wirklich in die Irre geraten. Dann gleicht unser Lebensweg einer Wanderung in der Nacht: Die Lampe unserer Erkenntnisfähigkeit kann uns auf ihm zwar nur einen begrenzten Bereich erleuchten, dennoch führt er zum Ziel.

(Die Lösung der hier besprochenen Problematik kann mit der Bach-Blüten-Essenz *Wild Oat* oder evtl. *Agrimony* gefördert werden. Bitte lesen Sie dort nach.)

Unruhe, Nervosität

Ihr Kind ist nervös und unruhig. Es ist der typische Zappelphilipp, kann nicht stillhalten, muß sich immer bewegen, hin- und herlaufen, irgend etwas tun. Es pflegt unruhig auf seinem Stuhl herumzurutschen, seine Arbeiten nur oberflächlich, unkonzentriert oder wie gehetzt zu erledigen und findet auch im Schlaf oft keine Ruhe. Daß bei ihm eine Störung vorliegt, ist nicht zu übersehen – man wird ja selbst nervös, wenn man mit ihm zusammen ist.

Die Ursachen für ein solches Verhalten (das man allerdings nicht mit angeborener Lebhaftigkeit verwechseln darf, bei der das Kind gut gelaunt ist und nachts gut schläft) können vielfältig sein (→ *Kap. Äußere Krankheitsursachen*): ein Mangel an lebenswichtigen Substanzen (zum Beispiel Vitamine, Mineralien oder Spurenelemente) oder eine Vergiftung (zum Beispiel durch Umweltgifte, Nahrungsgifte, Amalgamfüllungen in den Zähnen), phosphathaltige Nahrung und coffeinhaltige Getränke, Medikamente und Narkosemittel, die die Mutter bei der Geburt bekam; auch der sogenannte Elektrosmog, der durch elektrische Geräte und Strahlungsquellen entsteht, eine zu laute Wohnung und sogenannte Erdstrahlen (zum Beispiel Wasseradern) können das Nervensystem durcheinanderbringen. Manchmal muß man regelrechte Detektivarbeit leisten, um solche Belastungen herauszufinden. Hilfreich können baubiologische Untersuchungen, chemisch-physikalische Giftanalysen (durch Öko-Institute) oder bioelektronische Untersuchungen (Elektroakupunktur nach Voll und ihre Varianten) sein. Es ist oft sehr beeindruckend, wie sich das Verhalten des Kindes ändert, wenn es mit Hilfe einer homöopathischen Behandlung von solchen subtilen Vergiftungen und Umwelt-Belastungen befreit wird oder wenn der Schlafplatz nach Untersuchung durch einen kompetenten Rutengänger gewechselt wird.

Oft spielen bei Unruhezuständen psychische Probleme eine Rolle. So kann das Kind durch das soziale Umfeld belastet werden, vor allem bei Nervosität, Unruhe oder psychischen Störungen der Eltern oder Familienangehörigen. Dann sollten in seine Behandlung auch die Kontaktpersonen einbezogen werden. Die Ursache kann allerdings auch beim Kind selbst liegen. Manche Kinder sind »von Natur aus« sehr unruhig und zappelig, weil sie von den Eltern bestimmte Krankheitsbelastungen vererbt bekamen; ihnen kann eventuell mit einer Konstitutionstherapie, die es nur in der Homöopathie gibt, geholfen werden. Auch ängstliche Kinder sind oft nervös und gehetzt – sie sind innerlich immer ein bißchen auf der Flucht. Daß temperamentvolle Kinder ungeduldig und überaktiv reagieren, wenn man sie bremst, ist ebenso verständlich wie die Unruhe, in die ein sehr begehrliches Kind verfällt, das nicht sogleich bekommt, was es will.

Was auch immer der Grund für die Störung ist – grundsätzlich sollten Sie versuchen, Ihrem Kind einen geordneten und ruhigen Lebenshintergrund zu bieten, der es nicht noch mehr aufregt. (Daß Fernseher oder Radio nicht im Hintergrund laufen dürfen, versteht sich von allein.) Es sollte dadurch aber nicht eingeengt oder gebremst werden, denn seine Unruhe ist die beste Möglichkeit, um überschüssiges Aktivitätspotential zu verbrauchen. Deshalb ist auch – von extremen Situationen abgesehen – von einer Behandlung mit dämpfenden Medikamenten oder Psychopharmaka abzuraten. Manchmal kann man, wenn man gut beobachtet, mit der Zeit den negativen Einfluß entdecken. Zwingen Sie Ihr Kind nicht, ins Bett zu gehen, wenn es wach und munter ist, verbieten Sie ihm nicht sein nervöses Gezappel – es kann ja nicht anders –, behindern Sie nicht seinen Bewegungsdrang, lassen Sie es aufstehen und herumturnen, wenn es bei Tisch nicht mehr sitzenbleiben will, erlauben Sie ihm eine Bewegungspause während der Schularbeiten – kurz: lassen Sie es – so weit wie möglich – in seiner Unruhe in Ruhe.

Das kann zwar momentan sehr unbefriedigend und nervenaufreibend sein, läßt aber den Weg zu einer Lösung offen. Denn grundsätzlich kann man davon ausgehen, daß der Organismus aus jeder Situation das Bestmögliche (nicht das Bestdenkbare) macht und daß auch unnormale Verhaltensweisen eigentlich Heil- und Überlebensreaktionen sind. Werden sie gewaltsam verhindert, so verschlechtert sich die Lage und die Lösung der Probleme rückt in noch weitere Ferne. Deshalb kommt es immer darauf an, die Ursache einer bestimmten krankhaften Reaktion zu verstehen, um sie überwinden zu können, statt ihre Folgen zu unterdrücken.

(Die Lösung der hier besprochenen Problematik kann mit den Bach-Blüten-Essenzen *Impatiens* oder *Vervain* und evtl. *White Chestnut* gefördert werden. Bitte lesen Sie dort nach.)

Unselbständigkeit

(Selbstverantwortung, Ratschläge, Furcht vor Fehlern, Eigenständigkeit.)

Ihr Kind ist unsicher und unselbständig. Es wagt nicht, spontan und auf eigene Verantwortung zu handeln, sondern fragt immer, was es tun und wie es sich verhalten soll. Seine dauernde, unschlüssige Fragerei kann einem manchmal auf die Nerven gehen, und oft hat man das ungute Gefühl, daß man ihm eigentlich gar nicht hilft, indem man ihm einen Rat gibt.

Denn sein Problem, die Unselbständigkeit, wird dadurch nicht gelöst – im Gegenteil, es wird dadurch geradezu ermuntert, die Verantwortung für sein Tun abzugeben und andere für sich entscheiden zu lassen. Das ist schade, weil es sich dadurch oft zu einem Verhalten verleiten läßt, das ihm eigentlich nicht liegt. Man könnte auch sagen, daß Ihr Kind zu wenig auf seine innere Stimme achtet, die aus seinen subjektiven Wahrnehmungen, Eingebungen und Sehnsüchten besteht und eine Art Instinkt darstellt, der ihm hilft, im Leben zu sich selbst zu finden und *auf seine Weise* glücklich zu werden.

Wieso ist Ihr Kind so unselbständig, oder anders gefragt: wieso orientiert es sich mehr an der Meinung seiner Umgebung als seiner eigenen? Eine wichtige Rolle dürfte dabei, wie Sie sicher längst bemerkt haben, sein offensichtliches Bedürfnis nach harmonischen Beziehungen, nach einer Übereinstimmung mit seinem sozialen Umfeld spielen. Es möchte bei allen beliebt sein: bei seinen Eltern und Familienangehörigen genauso wie bei den Freunden/innen und Erzieher/innen, und versucht deshalb, es allen recht zu machen. Sein Verhalten und Handeln ist meist an der allgemeinen Linie orientiert, und es hütet sich davor, aus der Reihe zu tanzen.

Diese angenehme und offensichtlich veranlagungsbedingte Tendenz verschafft ihm nicht nur das Wohlwollen der Menschen, mit denen es zu tun hat, sondern bietet ihm auch eine Art von Geborgenheit in der Gruppe, die ihm sehr wichtig zu sein scheint. Ihr Kind hat einen ausgesprochen sozialen Charakter und ist teamgeeignet, denn es richtet sich nach dem, was allgemein erwartet wird. Würde es dabei nicht so stark seine eigene Identität beziehungsweise seine individuellen Bedürfnisse aus dem Auge verlieren, so bestünde keine Veranlassung, in irgendeiner Weise auf es einzuwirken. Tatsächlich ist aber bei ihm offensichtlich das natürliche Gleichgewicht zwischen ICH und DU gestört, das unter anderem darin besteht, sich in den Gemeinschaftsgeist einzupassen und verantwortlich zu handeln und eigenständig und selbstverantwortlich zu bleiben. Das zeigt sich deutlich in jenen Situationen, in denen niemand vorhanden ist, an den es sich wenden kann. Die Furcht davor, Fehler zu machen, und die Gewohnheit, anderen die Verantwortung für sich zu übertragen, machen es unfähig, ohne Rückversicherung zu handeln oder notfalls gegen den Strom zu schwimmen. Es besteht ein Defizit in seiner Persönlichkeitsentwicklung, aufgrund dessen es zu abhängig von anderen ist und Gefahr läuft, gegen seine innersten Bedürfnisse zu handeln. Unter diesen Umständen ist auch zu erwarten, daß Ihr Kind später zu jenen Menschen gehören wird, die immer dem allgemeinen Massentrend folgen und dabei in Situationen kommen können, die sie eigentlich nicht wollten. Sagt man nicht: »Mitgegangen – mitgefangen – mitgehangen«? Besonders unangenehm ist dies, wenn man eigentlich gar nicht mitgehen wollte. Wir können mit jeder Lebenskrise und Schicksalsprüfung zurechtkommen, die die Folge eines bewußt eingeschlagenen Weges ist und mit der wir uns identifizieren, nur schwer aber, wenn wir durch andere hineingebracht werden. Auch heute schon wird es gelegentlich vorkommen, daß Ihr Kind, weil es sich einem/s Freund/in angeschlossen hat, in Schwierigkeiten gerät.

Wie gesagt, offensichtlich hat Ihr Kind eine Veranlagung, die es vom allgemeinen Konsens abhängig macht und die sich einseitig und verzerrt entwickelt hat. Wahrscheinlich haben Bezugspersonen oder Erzieher/innen daran mitgewirkt, indem sie Ihr Kind zu stark geführt haben, ihm die Selbstverantwortung zu sehr abgenommen haben, zu bereitwillig auf seine Fragen eingegangen sind, ihm bei jeder Unschlüssigkeit vorschnell oder ungefragt unter die Arme gegriffen haben. Vielleicht gehören Sie selbst zu diesen starken, klaren Menschen, die immer wissen, was zu tun ist, und die den Drang haben, andere anzuleiten. Jedenfalls konnte Ihr Kind seine ohnehin schwach angelegte Selbstverantwortungsfähigkeit nicht genügend entwickeln und ist jetzt davon abhängig, daß man ihm sagt, was es tun soll.

Unter diesen Umständen käme es darauf an, zunächst einmal zu überprüfen, inwieweit Sie selbst der Grund dieser Fehlentwicklung sind, und ob es erforderlich ist, daß Sie sich vorsichtig aus der Rolle des Helfers und Ratgebers zurückziehen. Ratschläge sind ohnehin immer fragwürdig, weil man sich nie ganz in den Ratsuchenden versetzen kann und selten genau weiß, worum es ihm wirklich geht. Oft sieht man an den Problemen anderer nur jenen Teil, der einem persönlich etwas sagt, oder versucht unbewußt, in dessen Person eigene Schwierigkeiten zu lösen.

Anfangs würde Ihr Kind wahrscheinlich protestieren, wenn Sie ihm die gewohnte Unterstützung nicht mehr geben würden, weil es sich noch nicht daran gewöhnt hat, selbständig zu handeln. Dennoch wäre es gut, wenn es bald seine Entscheidungen selbst treffen müßte. Sie brauchten ihm nur die Fragen: »Was soll ich tun? – Was soll ich jetzt spielen? – Was soll ich anziehen? – etc.« nicht mehr zu beantworten, sondern es vor die Notwendigkeit zu stellen, selbst zu entscheiden und auszuprobieren. Natürlich benötigt ein Kind eine gewisse Anleitung, um sich in dieser Welt zurechtzufinden, doch dabei sollte ihm möglichst viel Selbstverantwortlichkeit übertragen bleiben. Es muß erfahren, daß Fehler keine Katastrophe sind und daß man aus ihnen mehr lernt als aus allen guten Ratschlägen. Sie könnten ihm auch zeigen, wie man herausfindet, was man wirklich will, indem Sie mit ihm zusammen die jeweils fraglichen Situationen genau untersuchen, ihm beibringen, systematisch die Vor- und Nachteile, die Möglichkeiten und die eigenen Beweggründe zusammenzustellen, und ihm dann die Entscheidung überlassen.

Es geht darum, daß es lernt, sich klar zu werden, was es eigentlich am liebsten möchte, und den Mut entwickelt, »aus dem Bauch« heraus – spontaner und unabgesicherter – zu handeln. Das Wort »eigentlich« spielt hier eine besonders wichtige Rolle, denn es bezieht sich auf das *Eigene* – das, was man, wenn man dürfte, am liebsten tun würde. Im Eigentlichen spricht die innere Stimme, und Menschen, die so handeln, wie sie *eigentlich* möchten, befinden sich auf ihrem *eigenen* Weg und handeln aus Selbstverantwortung.

Die Selbstverantwortung ist die positivste Form der Verantwortung, weil sie auf unsere persönliche Wahrheit ausgerichtet ist. Wir beantworten uns die Frage: Handelst du richtig? selbst und folgen unserer inneren Stimme, unserem persönlichen Gewissen, unserer Berufung. Statt nach dem Lob von außen zu schielen, versuchen wir vor allem, mit uns selbst zufrieden zu sein. Natürlich können sich daraus Konflikte ergeben, wenn die eigene Überzeugung nicht mit der allgemeinen Erwartung übereinstimmt. Dennoch ist selbstverantwortliches Handeln der einzige Weg zu sich selbst und einem erfüllten Leben, es ist die Voraussetzung für Selbständigkeit – im täglichen Leben genauso wie in schicksalsentscheidenden Situationen.

Die Gefahr, daß sich Ihr Kind auf Konflikte mit der Gemeinschaft einlassen könnte, besteht übrigens nicht, weil das Bedürfnis nach Übereinstimmung bei ihm sehr stark angelegt ist. Es wird sich kaum in schwere Gegensätze zu seinem sozialen Umfeld begeben. Diese Bereitschaft, sich an anderen zu orientieren, darf man aber nicht als Persönlichkeitsfehler – im Sinne von charakterlosem Opportunismus – abwerten, sondern muß berücksichtigen, daß es für Ihr Kind unerläßlich ist, in Harmonie mit seinen Mitmenschen zu leben.

Es sollte so viel Eigenständigkeit entwickeln, daß es, obwohl es sich primär an den Erwartungen der Gesellschaft orientiert, notfalls jederzeit auch ohne fremde Hilfe weiterfinden kann. Raten und helfen Sie ihm nur dann, wenn dies unbedingt und in seinem Interesse nötig ist. Dadurch kann es lernen, selbständig und selbstverantwortlich zu handeln und auch einmal einen Irrtum zu riskieren. Die schlechten Erfahrungen sind meist die eindrücklichsten, und wenn Ihr Kind merkt, daß Fehler meist keine so schlimmen Folgen haben, verliert es einen Teil seiner Furcht davor. Aus diesem Grunde sollte es auch, wenn es einmal »danebengegriffen« hat, nicht getadelt, sondern geduldig über seinen Irrtum aufgeklärt werden. Aus Schaden wird man klug und praktische Fähigkeiten erwirbt man am besten, indem man einfach anfängt. Ihr Kind wird seine Hemmungen und Unklarheiten am schnellsten überwinden, wenn es sieht, daß es auf eigenen Beinen stehen muß und keinen leichten Rat mehr bekommt.

(Die Lösung der hier besprochenen Problematik kann mit der Bach-Blüten-Essenz *Cerato* und evtl. *Larch* gefördert werden. Bitte lesen Sie dort nach.)

Verbissenheit

(Unnachgiebigkeit, Wille, Grenzen, Loslassen, Machtkämpfe.)

Ihr Kind ist oft zu verbissen und unnachgiebig. Man spürt, daß es einen ausgesprochen starken Willen besitzt. Wenn es sich etwas in den Kopf gesetzt hat, entwickelt es eine Stärke und eine Zähigkeit, die der eines Erwachsenen nicht nachstehen. Es läßt sich durch nichts von seinen Wünschen und Absichten abbringen: es will *etwas anfassen,* will *irgendwo hingehen,* will *etwas betrachten,* will *etwas haben oder will einfach die Kraft seines Willen mit dem seiner Eltern, Freunde/innen oder Erzieher/innen messen.*

Grundsätzlich ist dieser starke Wille zu begrüßen, weil er Ihrem Kind in seinem späteren Leben helfen wird, sich durchzusetzen und seine Ziele zu erreichen. Problematisch daran ist nur, daß es ihm so ausgeliefert ist, daß es nicht aufhören oder nachgeben kann, wenn die Umstände es erfordern würden, sondern auf Widerstand oder Mißerfolg grundsätzlich mit verstärktem Einsatz reagiert und sich dadurch letztlich selbst schädigt.

Das Problem Ihres Kindes ist die ungenügende Bereitschaft, Grenzen anzuerkennen – Grenzen, die dadurch entstehen, daß wir in einer Welt leben, die unter einer wachsenden Zahl von Lebewesen aufgeteilt werden muß, Grenzen, die sich daraus ergeben, daß andere Menschen ebenfalls berechtigte Wünsche und Bedürfnisse haben, Grenzen, die in der Natur jener Sache liegen, mit der es sich jeweils beschäftigt, Grenzen, die ihm sein Körper und seine Veranlagung setzen. Es kann sie nicht als unumstößliche Tatsache nehmen, sondern betrachtet sie als Widerstand, der überwunden, als Herausforderung, die angenommen werden muß. Im Prinzip entsteht aus dieser Einstellung Wachstum, das ja auch die Überwindung und Erweiterung der bestehenden Strukturgrenzen bedeutet, und deshalb kann man sich oft des Eindrucks nicht erwehren, daß sich in Ihrem Kind eine mächtige Naturkraft realisiert, mit der man richtig umgehen muß, damit sie kein Unheil anrichtet.

So besteht die Gefahr, daß Ihr Kind, *nur um seinen Willen durchzusetzen*, sich etwas erkämpft, was es eigentlich gar nicht will und was es dann auch sogleich achtlos beiseiteschiebt (zum Beispiel eine bestimmte Speise oder ein Spielzeug), daß es jeden, der ihm nicht nachgiebig entgegenkommt, sogleich als Konkurrenten oder Gegner behandelt, wodurch es sich viele Feinde macht, daß es durch Mißerfolge und Niederlagen in eine negative, verbitterte Lebenshaltung gerät oder daß es sich auf extreme Mut- und Kraftproben einläßt. Auch körperliche Störungen können dabei auftreten: verkrampfte Bewegungen, Verspannungen des ganzen Körpers, Nervosität, Gereiztheit, Aggressivität, Unruhe, Schlaflosigkeit, Leber-Galle-Störungen, starke Hautreaktionen, Herzbeschwerden.

Vielleicht hat Ihr Kind einen introvertierten Charakter und praktiziert sein Nicht-Aufgeben-Können auf eine stille Art, indem es sich stunden- oder tagelang mit einer Arbeit beschäftigt oder sich in ein Problem verbeißt, ohne zu einem Ende zu kommen. Vielleicht gehört es aber zu jenen kleinen Energiebündeln, die unablässig schreien können, empört auf den Tisch trommeln, keine Ruhe geben oder immer und überall ihren Willen durchsetzen wollen. Wie auch immer, in beiden Fällen gibt es Probleme: Das stille Kind kann frustriert, freudlos oder krank werden, das extravertierte wird, wie klein es auch sein mag, als unerfreulich empfunden und irgendwann aus seiner sozialen Gemeinschaft ausgegrenzt, indem zum Beispiel andere Kinder sich weigern, mit ihm zu spielen, Erwachsene es nicht bei sich haben wollen oder sogar seine Eltern es ablehnen.

Es wäre also sehr zu wünschen, daß es sich anders zu verhalten lernt. Dabei kann man nicht erwarten, daß es sich von Grund auf ändert und ein »nachgiebiges Lämmchen« wird, denn niemand kann aus seiner ihm angeborenen Haut heraus. Ihr Kind wird immer einen etwas stärkeren Willen als andere besitzen und mit seiner Hilfe wahrscheinlich auch Erfolg haben. Es geht nur darum, ihm ein Gefühl für das richtige Maß zu vermitteln und seine Fähigkeit zu fördern, im richtigen Augenblick nachzugeben und aufzuhören.

Diese ist genauso wichtig wie sein Durchhaltevermögen und seine Willenskraft. Das Geheimnis erfolgreicher Menschen besteht nicht nur in ihrer großen Durchsetzungskraft, sondern auch ihrem Gespür dafür, wann sie sie einsetzen dürfen. Es ist zwar wichtig, seine Wünsche und Ziele konsequent zu verfolgen, genauso ist es aber auch richtig, sie in dem Augenblick aufzugeben, in dem sie sich als unrealisierbar oder unsinnig erweisen. Dies ist das Prinzip des »Loslassens«, das auch in der lebendigen Natur herrscht: Der Baum steht aufrecht, solange es geht, aber er beugt sich willig dem Sturm, um nicht zu zerbrechen; der Käfer versucht, auf direktem Weg sein Ziel zu erreichen, macht aber ohne zu zögern einen Umweg, wenn ihm ein Hindernis dazwischenkommt; das kämpfende Tier ergibt sich, wenn es merkt, daß es unterliegt. Die Natur kennt Widerstand und Zielstrebigkeit, gleichzeitig aber auch Nachgeben und Aufgeben; beides ist im Hinblick auf unser Überleben gleichwertig. Manchmal verrennen wir uns aber in einen Plan, eine Idee, einen Wunsch und können, wie wir selbst merken, »einfach nicht mehr aufgeben«, obwohl keine Aussicht auf Erfolg besteht.

Eigentlich ist dies die Folge einer ungenügenden Sensibilität für unsere Grenzen. Diese liegen immer dort, wo die Rechte anderer Menschen beginnen, wo widrige Umstände sich nicht ändern lassen, wo die eigene Kraft nicht ausreicht. Sie liegen allerdings nicht für immer fest, sondern können sich entsprechend den äußeren Lebensbedingungen oder der persönlichen Entwicklung beträchtlich ändern. Im Prinzip sind sie das Ergebnis der ständigen Auseinandersetzung zwischen unserem persönlichen Drang nach Selbstverwirklichung (Bedürfnisse, Veranlagungen, Triebe) und den sie behindernden Kräften oder Umständen. Weil sich alle diese Faktoren ständig ändern, gilt die jeweilige Grenze immer nur für den Augenblick. Daher kann es vorkommen, daß wir an einem Tage stark und expansiv und am nächsten schwach und defensiv sind, daß uns heute etwas unmöglich ist, was wir morgen vielleicht mühelos erreichen, daß wir einmal unnachgiebig und ein andermal nachgiebig sein müssen.

Je besser und bewußter wir diesem dynamischen Kräftespiel gerecht werden können, desto harmonischer und erfolgreicher verläuft unser Leben. Denn dann bemühen wir uns immer nur um das, was wir auch erreichen können. Was dies jeweils ist, sagt uns unser Gefühl, unser Instinkt und unser Unterbewußtsein, vom dem wir uns führen lassen sollten. Unüberwindbare Widerstände, Mißerfolge oder Niederlagen sind meist das Zeichen dafür, daß wir nachgeben, verzichten und uns neu orientieren sollen.

Das kleine Kind kann diese Probematik natürlich nicht so bewußt sehen, aber es hat doch eine gute Erkenntnismöglichkeit: das Leid. Denn das körperliche Unbehagen, das aus der Verbissenheit entsteht, oder der Entzug von menschlicher Zuwendung als Antwort auf seine penetrante Unnachgiebigkeit werden von ihm durchaus registriert; es kann sich oft nur keinen richtigen Reim darauf machen und die geeigneten Konsequenzen ziehen. Vielleicht könnten Sie ihm mit der Zeit ein besseres Gespür dafür vermitteln, wie weit es jeweils gehen darf und wann es aufhören muß.

Gute Worte nützen dabei allerdings wenig. Es wird vor allem nach Motto: »Wer nicht hören will, muß fühlen« lernen, denn es sucht ja instinktiv seine Grenzen, geht immer so weit wie möglich – und immer ein bißchen weiter als andere. Erst wenn es wirklich am Ende ist oder wenn es richtig auf die Nase gefallen ist, wird es gezwungenermaßen bereit sein, innezuhalten. Dann könnten Sie ihm verständnisvoll erläutern, warum es so weit gekommen ist, damit es sich in Zukunft umsichtiger verhalten kann. Dabei dürften aber keine verurteilenden oder triumphierenden Worte fallen, weil es sich sonst provoziert fühlen würde. Es geht einfach darum, mit ihm diese Realität emotionsfrei und realistisch zu betrachten und ihm klar zu machen, daß es kein Zeichen von Schwäche, sondern von Klugheit ist, im richtigen Augenblick auf- oder nachzugeben.

Es wird auch immer wieder einmal angebracht sein, daß Sie zu Ihrem Kind unmißverständlich und ohne Widerspruch zu dulden »STOP!« oder »NEIN!« sagen, wenn es eindeutig zu weit geht, sich zu penetrant oder verbissen benimmt. Signalisieren Sie ihm aber gleichzeitig, daß Sie es trotzdem lieben und daß dies keine Verurteilung ist. Dann wird es damit zurecht kommen. Es lernt dabei etwas ganz Natürliches und Alltägliches: daß man nicht immer alles bekommt, was man will. Erklären Sie ihm dabei aber, warum und wozu jetzt Schluß ist, und zeigen Sie ihm, daß solche Maßnahmen keine Strafe darstellen, sondern sinnvolle Kompromisse.

Auf keinee Fall sollten Sie mit Ihrem Kind Willens- und Machtkämpfe austragen. Diese Gefahr besteht, wenn Sie selbst gewöhnt sind, Ihren Willen durchzusetzen. Das STOP, das Sie Ihrem Kind geben, muß primär seinem Interesse dienen – zum Beispiel beim abendlichen Zubettgehen, beim Fernsehen oder bei ungesundem Essen – nicht aber Ihrer Bequemlichkeit oder Ihren Vorstellungen und schon gar nicht, um Ihr Kind kleinzukriegen. Das wird Ihnen wahrscheinlich sowieso nicht gelingen, da es wahrscheinlich aus dem selben Holz geschnitzt ist wie Sie. Ein willensstarkes Kind, das zu stark unterdrückt wird, wird nur noch kompromissloser und verbissener.

Vielleicht gefällt Ihnen aber die Veranlagung Ihres Kindes, weil Sie sich geschmeichelt selbst darin wiedererkennen oder – wenn Sie sich als willensschwach empfinden – weil Ihnen die Stärke Ihres Kindes imponiert. Das könnte dazu führen, daß Sie es in diesem ohnehin schon problematischen Verhalten noch bestärken. Das wäre nicht zu empfehlen. Man muß sich immer sehr vorsehen, wenn man Kinder beeinflußt, daß man in ihnen – und damit auf ihre Kosten – nicht die eigenen Schwächen, Vorlieben oder Neurosen auslebt. Am Anfang muß immer die Frage stehen: Bin ich, der/die ich mich zum Vorbild mache, wirklich so vorbildlich? Ist diese Meinung oder Vorstellung, die ich an mein Kind weitergebe, wirklich zutreffend und nicht nur der Ausdruck meiner eigenen Irrtümer? Diese Frage ist oft schwer zu beantworten, weil wir uns selbst kaum objektiv sehen können. Wir müssen also immer genau auf die Reaktion des Kindes achten. Leistet es starken Widerstand oder bekommt es dadurch Konflikte, so ist auf jeden Fall eine Überprüfung unseres eigenen Standpunktes angebracht. Im Zweifelsfall wird es dann besser sein, das Kind seiner natürlichen, inneren Führung zu überlassen und zunächst an sich selbst zu arbeiten. Oft ist auch die Meinung und Hilfe einer außenstehenden, kompetenten Person hilfreich, weil diese das Kind und seine Eltern mit mehr Abstand sehen kann.

(Die Lösung der hier besprochenen Problematik kann mit der Bach-Blüten-Essenz *Oak* und/oder *Vine*, *Vervain* gefördert werden. Bitte lesen Sie dort nach.)

Verletzung

(Trauma, Verdrängung, Trennungstrauma, Wunde, Erziehung, Loslassen, Heilung.)

Ihr Kind ist seit einiger Zeit in seinem Wesen oder seinem Verhalten verändert: Es macht einen geknickten, blockierten, verängstigten oder verletzten Eindruck, gedeiht nicht mehr richtig, ist gesundheitlich labil oder sogar krank geworden. Offensichtlich hat es eine seelische Erschütterung oder Verletzung erlitten, die es nicht überwinden konnte.

Wahrscheinlich kennen Sie die Ursache dieses Traumas (Verletzung) – vielleicht war es ein Unfall, eine Demütigung, eine Ungerechtigkeit, eine Bestrafung, ein Schock oder ein Verlust. Möglicherweise aber läßt sie sich nicht mehr feststellen, weil Ihr Kind die Erinnerung an das verletzende Erlebnis in seinem Inneren verschlossen hat und sich weigert, wieder daran zu rühren. Dann nützt auch intensives Befragen nichts – man sollte sich sogar davor hüten und lieber versuchen, aus beiläufigen Bemerkungen oder Verhaltensauffälligkeiten Aufschluß zu bekommen.
  Es ist ja eine typische und sinnvolle Eigenschaft unserer Psyche, Erlebnisse, die sie nicht verarbeiten oder verkraften kann, zu verdrängen, damit wir nicht daran zerbrechen und wenigstens unser äußerliches Leben fortführen können. Damit ist

das Problem allerdings nicht aus der Welt geschafft, sondern lagert im Archiv unseres Unterbewußtseins, bis wir reif geworden sind, um es endlich zu lösen und einen weiteren Fortschritt in unserer persönlichen Entwicklung zu machen.

Im Prinzip bedeutet eine Verletzung, daß bestimmte körperliche oder psychische Strukturen und Funktionen unseres Organismus durch einen außergewöhnlichen, äußeren Einfluß, den wir nicht abwehren oder verarbeiten können, blockiert, verändert oder zerstört wurden. Besonders verletzlich sind daher Kinder; sie haben oft weder die Körperkraft, um sich gegen Übergriffe aus der Umwelt wehren, noch die geistige Kapazität, um sinnvoll mit Enttäuschung, Verlust und Feindschaft umgehen zu können. Deshalb sollte man, wenn man ein Kind unter Druck setzt – abgesehen davon, daß dieser berechtigt und unumgänglich sein muß – sehr sensibel darauf achten, daß es dadurch nicht überfordert wird und genügend Zeit hat, sich darauf einzustellen. Wie ein Zweig, der gebogen wird, an einem bestimmten Punkt bricht, so kann auch die kindliche Psyche bei Überbelastung dauerhaft geknickt werden.

Die ersten Verletzungen können schon im Mutterleib eintreten, da das Kind emotional mit der Mutter verbunden ist und bereits eine gewissen Kontakt zur Umwelt hat. Schocks und seelische Traumata, die die Mutter erleidet, können auch ihr Kind treffen und wahrscheinlich merkt es auch, ob es willkommen ist oder nicht.

Dann kann es durch eine schwierige Geburt und eventuelle medizinische Eingriffe traumatisiert werden, wobei sich besonders negativ eine eventuelle Trennung von der Mutter auswirken kann. Diese kann beim Säugling, der ja für sein Überleben total auf die Mutter angewiesen ist, Todesangst auslösen, die man oft auch aus seinem verzweifeltem Geschrei heraushört. Dieses erste Trennungstrauma kann sein Urvertrauen untergraben und später in Form unerklärlicher Ängste sein ganzes Leben überschatten. Das beste Mittel dagegen ist möglichst viel Körperkontakt mit der Mutter, genau gesagt: so viel, wie das Kind verlangt. Auch die *Bach-Blüten-Therapie* und die *Homöopathie* können das Trauma überwinden helfen, und übrigens ermöglichen sie – vorbeugend angewendet – meist eine unproblematische Geburt.

Unfälle, Vergiftungen, Verbrennungen, Schädigungen durch Krankheitserreger werden an anderer Stelle erwähnt (→ *Kap. Äußere Krankheitsursachen*).

Später kann das Kind eventuell Verletzungen durch körperliche und psychische Mißhandlung erleiden. Diese sind unter anderem deshalb so häufig, weil viele Erwachsene das Kind nicht als vollwertigen Menschen betrachten und meinen, sie dürften mit ihm machen, was sie wollen (→ *Kap. Erwachsene*). Oft ist die schlechte Behandlung des Kindes die Folge einer problematischen Familiensituation – zum Beispiel Dauerstreit zwischen den Eltern, Widerwillen gegen die Lebensgemeinschaft oder belastende äußere Umstände. Das Kind kann dann die Rolle des Prügelknaben (im wahrsten Sinne des Wortes) bekommen, besonders, wenn es der Grund dafür ist, daß der/die Mißhandelnde sich nicht aus einer unerfreulichen Ehe befreien kann. (Deshalb ist es, wenn ein Kind gezeugt werden soll, so wichtig, auf gute äußere Lebensbedingungen und eine liebevolle Partnerschaft zu achten.) Manchmal versuchen dominante Eltern, ihr Kind, wenn es einen starken Charakter besitzt und sich ihnen nicht unterordnet, durch psychische oder körperliche Gewalt kleinzukriegen. Daraus resultieren oft psychische Schäden: Ist das Kind nachgiebig veranlagt, kann sein Wille gebrochen werden, hat es eine kämpferische Natur, kann es krankhaft aggressiv werden.

Bei den psychischen Verletzungen spielt die Enttäuschung wichtiger Erwartungen und Bedürfnisse die Hauptrolle. Wer etwas dringend braucht oder will, kann, wenn er es nicht bekommt, ein Trauma erleiden. Besonders Kinder mit sehr intensiven Wünschen sind in dieser Hinsicht gefährdet, weil ihnen noch nicht genügend klar ist, daß man in unserer gut – bösen Welt nicht alles bekommt, was man will. Fast jeder Mensch kann sich an schmerzliche Situationen in der Kindheit erinnern, in denen er in einer positiven Erwartung frustriert wurde und die seine Lebenseinstellung mitgeprägt haben. In solchen Augenblicken entstehen jene inneren Wunden, die immer bleiben, und mancher Lebensweg besteht vor allem im Versuch, ihre Berührung zu vermeiden.

So kann ein Kind, das »zu viel« Zuwendung braucht, durch lieblose oder schon durch uninteressierte Behandlung verletzt werden; ein »übertrieben« starkes Bedürfnis nach Anerkennung und Lob macht es verwundbar durch Tadel oder Demütigung; wenn es »zu sehr« nach Gerechtigkeit, nach Freiheit oder Durchsetzung des eigenen Willens verlangt, kann eine Ungerechtigkeit, eine Einschränkung seiner Freizügigkeit oder eine Unterwerfung eine schmerzliche Wunde in seinem Inneren hinterlassen; wenn es »zu stark« Sicherheit, Ruhe oder Besitz benötigt, kann ihm deren Verlust einen bleibenden Schaden zufügen; oder wenn es »übertrieben« wahrheitsliebend ist, kann eine schwere Lüge seine innere Ordnung für immer untergraben. Eine besonders problematische und oft traumatisierende Situation kann eintreten, wenn ein erstgeborenes Kind einen Teil der Mutterliebe und seines Reviers an ein nachgeborenes Geschwister verliert (→ *Kap. Das Revier*). Die Folgen dieses Traumas sind oft Stottern, Bettnässen, Verhaltensstörungen, Aggressionen oder Minderwertigkeitsgefühle.

Auch die übliche Erziehung, die das Kind systematisch mit Strafe und Drohung so zurechtstutzt und verbiegt, daß es problemlos in die bestehende Ordnung paßt, bedeutet eigentlich eine große Verletzung. (Daß diese angenehmen, braven Kinder, in Wirklichkeit oft innerlich geknickt und seelisch verletzt sind, wird nicht beachtet; genausowenig ist uns selbst klar, wieviele ungeheilte seelische Wunden wir in uns tragen, die unser Verhalten und unsere Lebenseinstellung beeinflussen.) Daher müßte bei allen erzieherischen Maßnahmen das Wohl des Kindes – und nicht das Interesse von Eltern und Gesellschaft – an erster Stelle stehen.

Spezielle Bedürfnisse und Wünsche eines Kindes beruhen in der Regel auf einer bestimmten Veranlagung, und es ist richtig, sie ernst zu nehmen. Vor allem in den ersten Lebensjahren sollte das Kind möglichst alles bekommen, was es will, damit es Vertrauen in die Welt faßt. Dieses Vertrauen wird eine tragende Basis für sein ganzes Leben sein und selbst, wenn sich herausstellt, daß die Welt doch nicht so gut und entgegenkommend ist, wird es als heiles Element in seiner Seele bestehen bleiben. Natürlich wäre es aber nicht gut, dem Kind eine Wunder-, Wunsch- und Traumwelt vorzugaukeln, weil es dann mit Sicherheit bald und schmerzlich erfahren würde, daß das Leben ganz anders ist, nämlich auch grausam und feindlich, und seine positive Haltung ihm gegenüber verlieren würde. Deshalb wäre es gut, wenn Sie bemerken, daß Ihr Kind unrealistische Erwartungen oder Ansichten hat, behutsam gegenzusteuern und es einfühlsam »auf den Boden der Realität« zurückzuholen. Es muß auch ein Gefühl für die potentiellen Gefahren bekommen, von denen es bedroht ist: zum Beispiel im Kontakt mit elektrischem Strom oder im Straßenverkehr, aber auch im Umgang mit Tieren und Menschen, die sich gegen Verletzungen ihrer Reviere und Rechte wehren.

Sollte es aber doch enttäuscht oder verletzt werden, braucht es, besonders wenn es noch klein ist, zunächst reichlich Trost und Zuwendung, damit seiner unerwartet negativen Erfahrung etwas Positives entgegengesetzt und sein Urvertrauen wiederhergestellt wird. Körperkontakt ist für ein Kind das Tröstlichste, weil dadurch die Erinnerung an das schützende Nest wieder auflebt. Wichtig wäre auch, sich mit ihm zu solidarisieren, damit es sich nicht verlassen oder verstoßen fühlt. Manche Eltern neigen dazu, ihr Kind, wenn ihm etwas passiert ist, obendrein noch auszuschimpfen. Selbst, wenn sie damit objektiv recht haben, empfindet das Kind dies subjektiv als Unrecht, wenn ihm seine Vertrauensperson in den Rücken fällt. Es ist besser, mit Erklärungen und eventueller Kritik solange zu warten, bis der Schock überstanden ist und die emotionalen Wogen geglättet sind. Denn natürlich sollte das Kind auch zu verstehen lernen, warum ihm das Malheur passiert ist.

Man kann jede Verletzung auch als Folge unserer Unfähigkeit verstehen, sofort »loszulassen«, wenn man etwas verliert – eine Erwartung, eine Gewohnheit, eine Vorstellung oder einen Besitz. Die Fähigkeit, Schicksal anzunehmen und eigene, überholte Positionen aufzugeben, ist eines der wichtigsten Elemente jeder Lebenskunst, mit deren Erlernung man nicht früh genug – also schon in der Kindheit – beginnen kann. Es werden sich, sobald Ihr Kind die Welt bewußt zu erleben beginnt, viele Gelegenheiten bieten, es geistig hierauf vorzubereiten, indem Sie es zum Beispiel ermuntern, positiv nach vorn zu schauen, statt Verlorenem nachzutrauern und ihm zeigen, wenn es etwas verloren oder etwas Schlimmes erlebt, daß damit gleichzeitig immer in anderer Hinsicht irgendein Vorteil oder ein Gewinn verbunden ist.

Das Verhalten Ihres Kindes weist auf eine seelische Wunde hin. Wie kann sie geheilt werden? Diese Frage können wir durch Beobachtung der körperlichen Wundheilung beantworten: Am besten ist die sofortige Wiederherstellung des früheren Zustandes. Ein glatter Schnitt, dessen Ränder man sogleich zusammenpreßt, ist schnell »repariert«, und abgetrenntes Gewebe heilt normalerweise problemlos an, wenn man es unverzüglich an die alte Stelle bringt. Auch das psychische Trauma läßt sich am besten durch sofortige Wiederherstellung des ursprünglichen Normalzustandes heilen. Wie verwundetes Körpergewebe nicht sofort abstirbt, so bleibt auch der verletzte psychische Bereich noch eine Zeit lang lebendig und empfänglich. Die Psyche hofft gewissermaßen, daß sich das traumatisierende Erlebnis, das sie als schweren Vertrauensbruch der Welt empfindet, als Irrtum und böser Traum erweisen werde. Bleibt diese Zeitspanne, in der sie noch zum Vergeben und Vergessen bereit ist, ungenutzt, so sucht sie nach einem möglichst guten Ersatz.

Bei Kindern kann man dies gut beobachten. Werden sie von der Mutter in ihren Wünschen enttäuscht, so wenden sie sich sogleich dem Vater zu, der sonst meist nur an zweiter Stelle kommt. Oder wenn ein Kind eine wichtige Bezugsperson verliert, sucht es sich bald eine neue, die zwar meist nicht ganz den Verlust ausgleichen kann, aber doch immerhin den Defekt teilweise deckt.

Ist kein guter Ersatz möglich, so bleibt nur die sogenannte Defektheilung. Dabei entwickelt die Psyche einen Zustand, der der körperlichen Narbe, also einem mehr oder weniger brauchbaren Hilfsgewebe, entspricht. Sie kapselt den traumatisierten Gefühlsbereich ab, schützt ihn mit speziellen Abwehrhaltungen oder entwickelt Verhaltensformen, die den Defekt irgendwie ausgleichen. Zum Beispiel findet dann manchmal nach einem ungeheilten sexuellen Trauma kein Sexualleben mehr statt, oder man meidet nach einem dramatischen Mißerfolg entweder jenes Gebiet, auf dem man versagt hat, oder wendet sich mit krankhaft übertriebenem Ehrgeiz einem anderen zu.

Im Falle Ihres Kindes wäre es am besten gewesen – vielleicht ist es auch heute noch nicht zu spät dafür –, sogleich das betreffende Ereignis zu neutralisieren und »rückgängig« zu machen. Seine Psyche ist im Prinzip bereit dazu, weil sie von Natur aus auf Vertrauen eingestellt ist und das schlimme Erlebnis eigentlich immer noch nicht wahrhaben kann. Vielleicht wurde Ihr Kind unberechtigt oder zu rücksichtslos von einem Lehrer getadelt, vielleicht wurde es öffentlich (bei seinen Freunden/innen) blamiert, oder man hat ihm einen Schrecken eingejagt; es könnte auch die Zurückweisung durch einen geliebten Elternteil oder eine ungerechte Bestrafung sein. Trösten Sie Ihr Kind, solidarisieren Sie sich mit ihm, und versuchen Sie, die Situation zu klären oder Ihr Kind psychisch so aufzubauen, daß es die Angelegenheit nicht mehr ernst nimmt. Auch bei einem Trauma durch sexuellen Mißbrauch ist es besser, abzuwiegeln, zu trösten und zu beruhigen, statt das Vorkommnis künstlich hochzuheizen. Oft verstärkt die Reaktion der Umwelt das Problem für das Kind noch wesentlich, indem sie zu sehr moralisiert oder tabuisiert und dem Kind damit ein Schuld- oder Beschmutzungsfühl vermittelt (→ *Kap. Sexueller Mißbrauch*).

Kann die seelische Wunde nicht geheilt werden, so entsteht eine Neurose oder Verhaltensstörung (eine seelische Narbe), die dem Kind hilft, trotz und mit der seelischen Wunde weiterzuleben, und es gegen ständige Berührungen des schmerzenden Bereiches schützt. Wir alle tragen solche Narben in unserer Seele. War die Verletzung schwer, so kann sie oft in der Kindheit nicht mehr aufgelöst werden, weil dazu eine gewisse geistig-seelische Reife erforderlich ist. Erst später, mit zunehmender Bewußtheit und Selbsterkenntnis – wenn man fähig geworden ist, zu verstehen und zu vergeben – besteht dann die Möglichkeit zur Heilung.

»Natura sanat, medicus curat«, heißt ein wichtiges Prinzip in der Medizin: Die Natur heilt, und Aufgabe des Heilers ist es, sie darin zu unterstützen. Beim seelisch verletzten Kind bedeutet dies vor allem, es in Ruhe zu lassen, es zu trösten, auf es einzugehen, sich ihm soweit zur Verfügung zu stellen, wie es möchte. Vermeiden Sie vor allem jede Art von Besserwisserei, Kritik oder Mißtrauen und sprechen Sie es nur dann auf das Trauma an, wenn es die Bereitschaft dazu signalisiert. Wichtig wäre auch, die durch das Trauma hervorgerufene »Verhaltensstörung« (zum Beispiel Ängste, Verlegenheit, Unterlegenheitsgefühle, Ekel usw.) herunterzuspielen, damit es durch sie keinen zusätzlichen Selbstwertkonflikt bekommt, und eventuell wird es erforderlich sein, es aus einem schädigenden Umfeld (zum Beispiel Schule oder soziales Milieu) zu entfernen.

Ein erwachsener Mensch, der ein altes psychisches Trauma in sich trägt, müßte sich, wenn er es loswerden will, eines Tages an die damalige verletzende Situation heranwagen, die ja meist nur noch in der Erinnerung besteht. Unter günstigen Umständen kann man sie auflösen, indem man sie im Geiste wieder durchlebt und erkennt, was damals geschehen ist und warum es geschehen konnte. Wenn man die schlimme Situation immer wieder gefühlsmäßig aufleben läßt (was allerdings sehr strapaziös sein kann), verbraucht sich mit der Zeit die in ihm befindliche und blockierte Gefühlsenergie. Irgendwann hört jeder alte Haß, jede Trauer, jedes Entsetzen auf, wenn man sie nur oft genug bewußt und ehrlich durchlebt.

Bei Kindern ist dies natürlich nur bedingt möglich, da sie nicht so bewußt mit solchen Problemen umgehen können. Dennoch wirkt auch in ihnen die seelische Heilkraft, die man eventuell indirekt dadurch fördern kann, daß man ihnen – vorausgesetzt, sie sind offen dafür – die traumatisierende Situation sozusagen aus ungefährlicher Ferne zum Anschauen bietet. Letztlich geht es bei jedem seelischen Trauma darum, das verlorene Vertrauen in die Menschen, das Leben, die Welt oder »Gott« wiederherzustellen. Wenn ein Kind zum Beispiel von einem Hund gebissen wurde und sich seither vor allen Hunden fürchtet, kann man ihm durch häufiges Streicheln von Hunden zeigen, daß sie doch nicht so böse sind; wenn es einen schweren Minderwertigkeitskomplex durch Versagen in einer bestimmten Situation bekommen hat, könnte man ihm, indem man ihm kleine Erfolgserlebnisse verschafft, Mut machen, sich wieder an das eigentliche Problem heranzuwagen, und bei einem Trauma durch sexuellen Mißbrauch wäre es hilfreich, ihm zu zeigen, daß dies eine Ausnahme ist und Männer (oder Frauen) normalerweise liebenswert sind.

(Die Lösung der hier besprochenen Problematik kann mit der Bach-Blüten-Essenz *Star of Bethlehem* gefördert werden. Bitte lesen Sie dort nach.)

Verträumtheit

(Unordentlichkeit, Interesselosigkeit, Introversion, Extraversion, Weltfremdheit, Chaos, innere Emigration.)

Ihr Kind ist sehr verträumt und still. Statt wach am äußeren Leben teilzunehmen, gibt es sich oft Tagträumereien und Phantasien hin. Es zeigt zu wenig Interesse an dem, was um es herum geschieht, ist unordentlich, hört nicht genau zu, wenn man mit ihm redet, wird morgens nicht richtig wach oder wirkt manchmal etwas geistesabwesend. Das fällt vor allem in der Schule negativ auf, wo es dem Unterricht oft nicht folgt, sondern still vor sich hinträumt.

Für seine Familie ist ein solches Kind wegen seiner unauffälligen, zurückgezogenen Art angenehm. Es belästigt die Eltern nicht mit neugierigen Fragen, macht keinen Lärm, beschäftigt sich mit sich selbst und stellt keine besonderen Ansprüche. Es wird aber vermutlich oft Ihre Geduld auf die Probe stellen, wenn Sie selbst schnell, realistisch oder ordentlich sind, und vielleicht haben Sie sich schon besorgt gefragt, was aus Ihrem Kind werden soll. Seine Weltfremdheit und Tagträumerei, seine Unordentlichkeit und seine ausgefallenen Ideen bergen die Gefahr in sich, daß es zum seltsamen Außenseiter und realitätsfremden »Versager« wird.

Wenn eine solch uninteressierte Haltung von auffallender Müdigkeit begleitet ist, muß man als Ursache auch eine chronisch-schleichende Krankheit in Erwägung ziehen. Dann könnte nur eine geeignete medizinische Therapie helfen. Meist aber liegt es daran, daß solch phantasiebegabten Kindern das Leben, das ihnen geboten wird, so leer und uninteressant erscheint, daß sie sich gelangweilt in ihre innere, geistige Welt zurückziehen.

Von Natur aus hat die Veranlagung Ihres Kindes durchaus ihre Qualitäten, denn sie vereinigt Phantasie und Imaginationskraft mit einem stillen, introvertierten Wesen. Dieses introvertierte Element veranlaßt Ihr Kind, seine Gedanken, Erfahrungen und Eindrücke in aller Ruhe innerlich zu neuen Erkenntnissen und etwas Eigenständigem zu verarbeiten. Sicher konnten Sie schon öfter beobachten, wie Ihr Kind eine Ihrer Bemerkungen oder bestimmte Erlebnisse sofort nach innen leitete, ohne spontan darauf zu reagieren, und wie es sie eines Tages in anderem Zusammenhang und in verwandelter Form wieder hervorholte. Bei ihm gilt das Sprichwort: »Stille Wasser gründen tief.« Ganz anders verhalten sich die extravertierten, kontaktfreudigen Kinder. Sie reagieren spontan und direkt, teilen ihre Ideen und Probleme gerne mit anderen und können wenig für sich behalten. Sie neigen dazu, ihre Wahrnehmungen geistig zu »photographieren« und unverändert weiterzugeben, während die introvertierten erst einmal alles wiederkäuen und mit Eigenem vermischen müssen.

Beide Eigenarten haben ihren Wert, und man muß sich davor hüten, diejenige, die man selbst besitzt, an die erste Stelle zu setzen, und ein anders veranlagtes Kind spüren zu lassen, daß man es als nicht ganz richtig empfindet. Zudem hat jede/r von uns – unterschiedlich stark ausgeprägt – gleichzeitig intro- und extravertierte Anlagen, aus deren Zusammenwirken sich unser persönliches Verhältnis zur Innen- und Außenwelt ergibt. Sind sie ausgeglichen, können wir einen guten Kontakt zur Außenwelt halten und gleichzeitig in einer befriedigenden Beziehung zu uns selbst stehen, so daß die Eindrücke von außen nach innen und die Gedanken von innen nach außen strömen.

Falls Sie eher extravertiert, praktisch und aktiv veranlagt sind, könnte es sein, daß Sie kein Verständnis für die Art Ihres Kindes haben. Damit würden Sie – ungewollt – eines seiner großen Probleme vertiefen, nämlich das Gefühl, nicht verstanden zu werden. Ihr Kind hat immer wieder mit Menschen zu tun, die seine Art seltsam oder sogar gestört finden und die – natürlich in bester Absicht – es zu ändern versuchen. Da sie sich dabei meist gewisse Bemerkungen nicht verkneifen können, die Ihrem Kind zeigen, daß man es nicht ernst nimmt und das, was ihm so viel bedeutet, den anderen einfach fremd ist, kann sich bei ihm dadurch die Neigung, sich noch mehr in seine eigene Welt zurückzuziehen, verstärken.

Mit zunehmendem Alter werden Sie bei ihm vielleicht auch einen deutlichen Hang zu allem feststellen, was »nicht von dieser Welt« ist – nicht nur irgend etwas Religiöses oder Spirituelles, sondern eventuell auch Mittel, die eine künstliche und schönere Welt erschaffen können, also Alkohol, psychedelische Musik oder Drogen. Solche Tendenzen werden verständlicherweise meist um so stärker, je mehr Ihr Kind bei seiner Umgebung auf Unverständnis trifft. Daher wäre es wichtig, ihm neben viel »normalem« Leben mit Sport und Aktivität genügend Kontakte zu gleichgesinnten Menschen zu ermöglichen.

Kinder, die etwas aus den üblichen Rahmen fallen, sind deswegen nicht gleich gestört. Entscheidend ist, ob Ihr Kind neben seinem phantasiereichen Innenleben so viel Realitätssinn hat, daß es irgendwie und auf seine Weise mit dem praktischen Leben zurechtkommt. Wir sollten im Umgang mit Kindern immer bedenken, daß jeder Mensch sein eigenes (unter anderem in seiner Veranlagung festgelegtes) Schicksal und seine spezielle Funktion in der Welt hat und daß er nur, wenn er diese verwirklicht, gesund und zufrieden sein kann. Ihre Art zu leben und zu sein, ist für Sie richtig, muß es aber nicht für Ihr Kind sein.

Lassen Sie es so, wie es ist, wenn es sich einigermaßen zurechtfindet. Seine Eigenart wird es auf jenen Lebensweg führen, auf dem es sein persönliches Glück finden kann.

Und mit der Unordentlichkeit, die ein solches Kind meist »pflegt«, müssen Sie sich einfach abfinden. Das heißt, ein bißchen mehr Ordnung wird man ihm schon beibringen können, vor allem wenn sie in seinem eigenen Interesse ist. Das wird aber vermutlich erst eintreten, wenn es sein eigenes Revier bekommt und schon wegen der besuchenden Freunde/innen ein gewisses Niveau aufrechterhalten muß. Die Unordentlichkeit Ihres Kindes ist kein Zeichen bösen Willens, sondern Ausdruck seiner Weltfremdheit – wie bei seinem Seelenverwandten, dem »zerstreuten Professor«. Es hat zu den Ordnungsstrukturen des normalen Lebens keine echte

Beziehung, weil es so viel in seiner eigenen Welt lebt. Die inneren Welten aber zeichnen sich gerade durch ein chaotisches Element aus, aus dem das Neue, noch nie Dagewesene entsteht – in ihnen herrscht eine Art Gegenordnung, die nicht zu unseren Denkgewohnheiten paßt. Wahrscheinlich werden Sie es wiederholt erlebt haben, daß Ihr Kind, nachdem Sie etwas Ordnung in sein Zimmer gebracht haben, sich beschwerte, daß es jetzt nichts mehr fände. Die Klage »Du hast mir alles durcheinandergebracht!« klingt zwar wie ein Hohn, ist aber aus Sicht Ihres Kindes nicht ganz unberechtigt.

Hier – wie überall im Leben – gilt es, den richtigen Kompromiß zu finden, der Ihrem Kind ermöglicht, in dieser »langweiligen«, unkreativen und durchgeplanten Welt zu leben, ohne dafür seine eigene innere Welt aufzugeben – oder anders gesagt: kreativ zu sein ohne auszuflippen, sich äußerer Ordnungsstrukturen zu bedienen oder ihr Sklave zu werden, nach innen zu hören, ohne nach außen taub zu werden. Diese Kreativität könnten – und sollten – Sie bei ihm fördern, indem Sie ihm reichlich geistige Anregungen geben, es eventuell auf eine musische Schule schicken, in bildender Kunst unterrichten oder ein Musikintrument lernen lassen. Vielleicht hat es das Zeug zum/r Künstler/in, der/die seine inneren Bilder in faßbare Realität umsetzt.

Möglicherweise zieht sich Ihr Kind auch deshalb aus der realen Welt zurück, weil ihm das Leben zu kalt und unerfreulich erscheint, wozu oft auch verständnislose, strenge Lehrer/innen beitragen können. Wenn es ein reiches Innenleben besitzt, kann es in einer Art innerer Emigration seelisch überleben. Es könnte aber auch passieren, daß es zu sehr den Spaß am Leben verliert und sich langsam mit Hilfe einer schleichenden Krankheit zurückzieht. Sicher spielt bei vielen Unfällen eine gewisse Lebensmüdigkeit eine Rolle, weil sie die schnelle, wache Reaktion in der Gefahr verhindert, die vielleicht sogar blitzschnell als Chance zum »Ausstieg« erkannt wird.

Zwar könnte man durch starken Druck die Aufmerksamkeit Ihres Kindes bis zu einem gewissen Grade steigern, und manchmal wird dies aufgrund der äußeren Umstände in seinem Interesse sogar unumgänglich sein, doch dürfte dies nur eine vorübergehende, gezielte Maßnahme sein. Auf Dauer würde man damit in seinem Inneren etwas zerstören, da es sich doch sowieso schon so oft mißverstanden und in dieser Welt deplaziert fühlt.

Wie gedeiht eine Blume am besten? Wenn sie das für sie richtige Maß an Sonne und Wasser bekommt, wenn die Erde geeignet ist und genügend Nährstoffe vorhanden sind – und wenn sie liebevoll gepflegt wird. Ihr Kind hat etwas von einer solchen Blume, kommen Sie ihm offen und unvoreingenommen entgegen, versuchen Sie, es zu verstehen: Es sagt oder zeigt Ihnen auf seine Weise, was es braucht.

(Die Lösung der hier besprochenen Problematik kann mit der Bach-Blüten-Essenz *Clematis* gefördert werden. Bitte lesen Sie dort nach.)

Verzweiflung

(Glauben, Krise, Loslassen, Ziel, Schicksalsschlag.)

Ihr Kind ist in einen extremen Ausnahmezustand geraten, denn es ist verzweifelt. Ob es dabei laut schreit oder total verstummt, einen verzerrten oder leeren Gesichtsausdruck bekommt, extrem unruhig wird oder erstarrt – man erkennt deutlich, daß es nicht mehr weiter weiß, daß es sich in einer ausweglosen Situation befindet.

Sie spüren instinktiv, daß dies eine gefährliche Situation ist. Wenn Ihr Kind noch klein ist, kann es dadurch akut krank werden, wenn es etwas größer ist, außerdem auch eine Kurzschlußhandlung begehen oder einen Unfall verursachen. Schnelle Hilfe ist erforderlich: Ihre totale Zuwendung, Ihr Trost, Ihr bedingungsloses Verständnis, damit es wieder in eine verläßliche Welt zurückfinden kann.

Denn Verzweiflung bedeutet, daß man auf einmal alles anzweifelt, daß alles, was bisher gegolten und getragen hat, ungültig geworden ist, daß man keine Orientierung mehr hat. Alles, woran man sich bisher halten konnte – Ziele, Erwartungen, Überzeugungen –, hat sich als Irrtum entpuppt, ist zunichtegemacht. Für uns erwachsene Menschen können das die Vorstellungen, Erwartungen, Überzeugungen und Glaubensinhalte sein, an denen wir unser Tun und Lassen orientiert haben, für das kleine Kind ist es das Vertrauen, das es der Welt entgegengebracht hat, die Erwartung von Liebe und Freude. Wird diese plötzlich enttäuscht, indem die Mutter es unangekündigt alleinläßt, indem es nichts zu essen bekommt, indem es überraschend schlecht behandelt wird, so versteht es die Welt nicht mehr und verzweifelt an ihr. Es spürt instinktiv die darin liegende potentielle Lebensgefahr. Dabei durchlebt es verschiedene Phasen: Zunächst tritt Angst auf, die zur Panik und Todesangst wird und sich schließlich zur Verzweiflung steigert, wenn es merkt, daß seine Hilferufe unbeachtet bleiben. Eigentlich kommt es aber meist nicht so weit, weil die Bezugsperson normalerweise rechtzeitig darauf reagiert. Besonders die kleinen Kinder machen sich unübersehbar bemerkbar, indem sie, wenn ihre Unruhe oder ihr Jammern nichts nützt, zu lautem Weinen oder Schreien übergehen.

Ältere Kinder aber, die dazu erzogen wurden, sich zu beherrschen, brav zu sein und den Mund zu halten, oder die bemerkt haben, daß man sie mit ihren Nöten nicht ernst nimmt, können in eine Art stiller Verzweiflung geraten, die besonders gefährlich ist, weil sie dann nicht mehr um die dringende Hilfe bitten können. Mancher unerklärliche Unfall und manche rätselhafte Krankheit dürften hierin ihre Ursache haben. Während für das kleine Kind, das vorwiegend »aus dem Bauch« lebt, die Verzweiflungsgründe sehr unmittelbar und körperlicher Natur sind, beziehen sie sich mit zunehmender Bewußtheit auch auf geistige Inhalte.

Wir sagten bereits, daß Verzweiflung den totalen Zweifel bedeutet, das Zusammenbrechen jenes Systems aus Wissen, Erwartung, Überzeugung und Glauben, an dem wir uns in unserem Leben orientieren. Es ist eine ausweglose Situation, da wir nichts mehr haben, was uns weiterführen kann, da sich kein Ausweg mehr öffnet. Am Bild einer Sackgasse können wir uns verständlich machen, wie es soweit kommen kann: Wir fahren stur eine bestimmte Straße entlang, weil wir darauf eingestellt und überzeugt sind, daß sie die richtige sei. Die Wegzeichen, die uns vor der Sackgasse warnen, beachten wir nicht, weil wir nur unser Ziel im Auge haben und weil wir es einfach für unmöglich halten, daß die Richtung, die wir eingeschlagen haben, falsch ist. Die Warnzeichen – das sind in unserem täglichen Leben jene Schwierigkeiten, Mißerfolge und Leiden, die uns darauf aufmerksam machen, daß wir nicht auf dem richtigen Weg sind. Auch sie pflegen wir meist zu ignorieren, um wie bisher weitermachen zu können, um nicht umdenken und etwas ändern zu müssen. Schließlich endet die Straße in der angekündigten Sackgasse, und erst jetzt nehmen wir zur Kenntnis, daß es nicht mehr weiter geht.

Genauso ist es mit der Sackgasse im Leben. Wir haben uns verrannt, haben die Wahrheit nicht sehen und nicht wahrhaben wollen, wir sind im Netz unserer Hirngespinste, das aus unerfüllbaren Erwartungen, irrigen Annahmen und unbegründeten Ängsten besteht, gefangen – es geht nicht mehr weiter, die Existenzkrise ist da, die uns alles bezweifeln und schließlich verzweifeln läßt. Ein typisches Beispiel dafür sind jene Krisen, in die wir geraten können, wenn sich ein fester Glaube auf einmal als falsch erweist, wenn sich zum Beispiel zeigt, daß das blinde Vertrauen, das wir in einen Menschen gesetzt haben (genauer: unbedingt setzen wollten), nicht gerechtfertigt war, oder wenn wir in einer Katastrophe an »Gott und der Welt« verzweifeln, weil wir sie nicht erwartet hatten.

Besonders stark kann die Verzweiflung auch in dem Augenblick werden, in dem der Tod, dem wir immer ausgewichen sind, hautnah an uns herantritt und wir unfähig sind, ihn anzunehmen. Muß uns nicht unser törichter Versuch, ihn auszusperren, ihm zu entfliehen oder ihn zu überwinden, und unsere mangelnde Bereitschaft, jederzeit alles »loszulassen«, unausweichlich in die Sackgasse führen? Wenn wir es nicht wahrhaben wollen, daß er eines Tages an unsere Türe klopfen wird, sei es, um uns einen lieben Menschen zu nehmen oder um uns selbst abzuholen, wenn unser Denken und Suchen ständig auf Abwehr oder Flucht ausgerichtet ist, – wie können wir dann anders als mit Verzweiflung reagieren, sobald er uns die Hand reicht und alles, was wir ihm in den Weg gelegt haben, beiseitefegt.

Das Zusammenfallen all dessen, woran wir uns bis dahin gehalten und geklammert haben, hat aber auch einen positiven Sinn. Denn, in der Sackgasse angekommen, bleibt uns nichts anderes, als uns neu zu orientieren und einen Weg zu finden, der uns wieder hinausführt. Dann haben wir eine Motivation, jene Elemente unseres Weltbildes – Glauben, Hoffnungen, Grenzen –, die sich als trügerisch erwiesen haben, zu korrigieren und einen besseren Zugang zur Lebenswirklichkeit zu finden, an dem wir nicht zu zweifeln brauchen.

Im Prinzip ist dies auch die Haltung, die uns nicht nur aus der Verzweiflung herausführt, sondern die uns davor bewahrt, in sie hineinzugeraten. Es geht darum, rechtzeitig – sozusagen in jedem Augenblick – zu überprüfen, ob der Weg, den wir gehen, noch stimmt, ob die Wünsche und Ziele, die wir verfolgen, erfüllbar und sinnvoll sind. Im täglichen Leben, bei den kleinen Irrtümern und Sackgassen können wir dies am leichtesten lernen. Wir brauchen nur wach zu bleiben und immer sofort jene Überzeugungen oder Ziele aufzugeben, die sich als unwahr oder unrealisierbar erweisen.

Da man dem menschlichen Geist fast jede beliebige Weltsicht einprogrammieren kann, besteht auch für das Kind die Gefahr, auf solche falschen Wege zu geraten. Man programmiert es ja von klein auf mit vielen lebensfremden Idealen und Vorbildern, trügerischen Denk-Konzepten und Dogmen, statt ihm eine klare, selbständige und kritische Sichtweise beizubringen. So beginnt es schon bald in blindem Vertrauen wie ein Pferd, dem man Scheuklappen angelegt hat, unbeirrt jenen Weg zu verfolgen, auf den man es gesetzt hat, oder jener Religion zu glauben, die man ihm anerzogen hat. Je unkritischer es glaubt, was man ihm erzählt, und je überzeugter es jenen Idealen nacheifert, die man ihm einsuggeriert hat, desto größer ist die Gefahr, daß es in die Sackgasse gerät. Es kann verzweifeln, weil es eine ihm angedrohte Strafe für etwas, das es getan hat, befürchtet, weil es den Verlust von etwas, das man in seiner Wertskala auf eine der obersten Stellen gesetzt hat, nicht verkraften kann, weil es ein Ziel, das es für sehr wichtig hält, nicht erreichen kann, oder weil es mit einem Schicksalsschlag nicht richtig umgehen kann, weil man es nicht auf diese Möglichkeit vorbereitet hat.

All dies würde kaum geschehen, wenn man ihm beibrächte, das Leben wach, offen und flexibel so zu sehen und zu nehmen, wie es tatsächlich ist, wenn man ihm zeigen würde, wie man alles auch positiv verstehen kann, wenn man ihm ein Gefühl dafür vermitteln würde, daß hinter allem ein höherer (oder »göttlicher«) – wenn auch unbegreiflicher – Sinn steht. Das ist eine wichtige Aufgabe, die die Eltern in der geistigen Anleitung ihres Kindes haben. Damit soll das Kind weniger auf ein bestimmtes, vorgeschriebenes Verhalten »eingetrimmt«, als ihm vielmehr das Wissen und Können für eine gesunde, erfreuliche Lebensgestaltung vermittelt werden. Lehren Sie es, immer ohne Vorurteile hinzusehen, bestärken Sie es, seine spontanen Gefühle und Eingebungen ernst zu nehmen, öffnen Sie ihm die Augen (wieder) für das Schöne in der Welt. So beugen Sie automatisch auch der Verzweiflung vor.

Sollte es aber doch so weit kommen, so bestünde die Hilfe beim älteren Kind, wie beim erwachsenen Menschen, darin, es von jenen Ideen und gedanklichen Programmen zu befreien, die es in die Sackgasse getrieben haben. Egal, worin sie bestehen mögen und wie hochmoralisch sie auch sein mögen, die Tatsache, daß sie Ihrem Kind derart schaden, zeigt, daß sie – zumindest in diesem Zusammenhang – nicht stimmen. Manchmal genügt ein befreiendes oder »unmoralisches« Wort, um den Zwang zu lösen und dem Kind wieder eine Perspektive zu öffnen. Dabei sollte es auch wieder erfahren, daß jedenfalls sein Vertrauen zu Ihnen nicht trügt, daß Ihr Verständnis ihm immer einen Weg offenläßt und daß es an Ihrer Liebe niemals und unter keinen Umständen zweifeln muß.

(Die Lösung der hier besprochenen Problematik kann mit der Bach-Blüten-Essenz *Sweet Chestnut* und evtl. *Cherry Plum* gefördert werden. Bitte lesen Sie dort nach.)

Willensschwäche

(Entmutigung, Veranlagung, Wachstum, Erfolgserlebnis, Probleme.)

Ihr Kind hat keinen starken Willen und gibt immer zu schnell auf. Sobald etwas nicht »wie geschmiert« geht, wird es verzagt, zieht sich zurück und läßt seine Absicht fallen. Wenn ihm beispielsweise jemand nicht zuhört oder ins Wort fällt, versucht es nicht, sich Gehör zu verschaffen, sondern hört mitten im Satz auf, zu sprechen, und verstummt. Auch beim Lernen wird diese Schwäche deutlich: müssen Fehler überwunden werden oder wird konsequente Anstrengung erforderlich, verliert es den Spaß daran und gibt auf. Dieses Verhalten kann man bei vielen Gelegenheiten beobachten, vor allem dann, wenn es gilt, sich etwas Neues zu erschließen oder einen Widerstand zu überwinden. Ihr Kind greift nicht wirklich zu, hält nichts richtig fest, engagiert sich selten und ist, falls es dies doch tut, darauf eingestellt, sich bei der ersten größeren Schwierigkeit wie eine empfindliche Schnecke wieder zurückzuziehen. Diese Tendenz zum entmutigten Aufgeben zeigt auch sein Körper in Form von schneller Ermüdung, verzögerter Erholung oder Rückfalltendenz nach Krankheiten.

Manchmal erinnert ein Kind mit einer solchen Veranlagung an ein Aquarell mit durchscheinenden Farben, die mehr andeuten als festlegen. Man hat den Eindruck, daß es – sensibel und zart besaitet – in dieser Welt nicht richtig Fuß gefaßt hat. Denn während vitale Kinder in kritischen Situationen die unterschiedlichsten Strategien zum Durchhalten, Durchsetzen und Überleben entwickeln, neigt es eher dazu, sich kampflos zu ergeben und notfalls die Welt – zum Beispiel mit Hilfe einer Krankheit – wieder zu verlassen.

Wenn man es mit einem Kind zu tun hat, das sich anders verhält, als man es gewöhnt ist, steht man immer vor der Frage, ob es sich dabei um eine angeborene Charaktereigenart oder eine Störung handelt. Eine Veranlagung kann man nicht grundsätzlich ändern; sie ist den Persönlichkeitsrechten des Kindes zuzuordnen, die man achten und fördern muß, damit es ihm im Leben gut geht. Oft werden solche Eigenarten aber unterdrückt und verfolgt – mit dem Ergebnis, daß sie zwar weiterhin bestehen, aber neurotisch verzerrt werden. Eltern neigen dazu, ein Kind, das nicht so empfindet und reagiert wie sie selbst, für unnormal zu halten und in ihrem Sinne zu ändern. Damit tun sie ihm nicht nur Unrecht, sondern schädigen es auch psychisch, weil es daraus ja schließen muß, daß es falsch oder minderwertig sei.

Vielleicht ist dies auch Ihrem Kind passiert, vielleicht verlangt man von ihm Leistungen oder Verhaltensweisen, die seiner zarten, auf den leichten, heiteren Weg ausgerichteten Natur nicht entsprechen und die es deshalb auch nicht erbringen kann. So kommt es immer wieder an seine Grenzen und fühlt sich als Versager. Solche frustrierenden Erlebnisse könnten noch verstärkt werden, wenn es in der Gemeinschaft leistungs- und willensstarker Menschen aufwachsen muß, mit denen es – jedenfalls auf deren Gebiet – nicht konkurrieren kann und die ihm mit ihren Erfolgen seine vermeintliche Schwäche ständig beweisen.

Unter solchen Bedingungen kann ein nachgiebiges, nicht kämpferisches Kind die Gewohnheit entwickeln, Schwierigkeiten überzubewerten und als persönliche, nicht überschreitbare Grenze zu mißdeuten. Sobald Widerstand auftaucht, gibt es auf, weil es meint, es könne ihn nicht überwinden.

Seine persönlichen Grenzen zu beachten, ist sinnvoll und weise, bestehende Möglichkeiten zu verschenken und vorhandene Fähigkeiten brachliegen zu lassen, ist dagegen in gewissem Sinne krankhaft, weil es persönliches Wachstum verhindert. Zu wachsen bedeutet ja, die bestehenden Grenzen zu überschreiten: Eine Pflanze wächst, indem sie ihre Strukturgrenzen erweitert, ein Grundstück wächst, indem man etwas dazukauft, unser Bewußtsein wächst, indem wir neue Erkenntnisse gewinnen.

Das Problematische am Verhalten Ihres Kindes besteht unter anderem darin, daß es weitgehend darauf verzichtet, in diesem Sinne zu wachsen, daß es sich in den begrenzten Bereich seiner Routine zurückzieht und es nicht mehr wagt, darüber hinauszugehen, Widerstand zu überwinden und sich Neuland zu erschließen, zum Beispiel beim Lernen, wo es ja oft aufgibt, wenn es nicht gleich klappt.

Solches Verhalten kann man auch oft in bezug auf eine bestimmte Thematik beobachten, wenn ein Kind in einer sensiblen Phase (→) frustriert wurde. Zum Beispiel kann die unüberlegte Kritik des/r Lehrers/in anläßlich einer Mathematik-Arbeit ihm das Gefühl der Unfähigkeit vermitteln, so daß es in Zukunft vor jedem mathematischen Problem zurückschreckt, oder es wird, wenn es beim Erlernen einer bestimmten Tätigkeit immer von einem Geschwister übertrumpft wurde, den Spaß daran verlieren und sich nie mehr konsequent damit beschäftigen. So hat sich Ihr Kind offensichtlich angewöhnt, nur das zu nehmen, was es ohne Schwierigkeiten bekommt und bei Problemen sogleich aufzugeben, weil es aus früherer Erfahrung weiß – oder zu wissen meint –, daß es doch versagen wird. Aus der untergründigen Traurigkeit, die seine Resignation begleitet, erkennt man aber, wie wenig sein »innerer Mensch« damit einverstanden ist, das heißt, daß dies eine krankhafte Störung ist.

Wahrscheinlich ist Ihr Kind dazu geschaffen, spielerisch und vergnüglich nur an die Dinge heranzugehen, die ihm wichtig sind. Darauf weist auch die Freude hin, die es auszustrahlen pflegt, wenn alles leicht und problemlos läuft. Es wäre daher gut, wenn es immer wieder die Bestätigung bekäme, daß es in seiner Art richtig und genauso wertvoll ist wie die willensstarken »Erfolgs«-Menschen. Dann könnte es sich selbst besser akzeptieren und seine Charakterqualitäten, nämlich Entgegenkommen und Nachgiebigkeit, unverzerrt ausleben. Jene Erfolge, die man mit der »Ochsentour« oder – wie Alexander der Große beim gordischen Knoten – durch einen Schwerthieb erringt, würden ohnehin nicht in sein Leben passen. Man sollte sie von ihm nicht erwarten, weil das unausweichliche Versagen seine resignierende Haltung verstärken würde.

Versuchen Sie, ihm möglichst viele Erfolgserlebnisse zu verschaffen, in denen es seine wirkliche Leistungsfähigkeit, die momentan durch die Erwartung von Versagen und Mißerfolg eingeschränkt ist, erfahren kann. Um erfolgreich sein zu können, muß man auf Erfolg »programmiert« sein, und dies geschieht am besten durch das Erfolgserlebnis. Ihr Kind braucht mehr positive Selbsterfahrung, denn offensichtlich weiß es (noch) gar nicht, was es alles leisten und erreichen könnte, wenn es nicht immer so schnell aufgeben würde. Sie könnten ihm zum Beispiel Aufgaben übertragen, in denen es mit Sicherheit erfolgreich ist, und ihm jene Arbeiten, bei denen es erfahrungsgemäß kapituliert, in spielerischer Form anbieten. Es ist beeindruckend, mit welchem Vergnügen Kinder nach einem entsprechenden Erfolgserlebnis auf einmal gerade das tun, woran sie vorher immer gescheitert waren.

Man kann die Veranlagung Ihres Kindes nicht grundsätzlich ändern. Es wird nie ein willensstarker Tatmensch aus ihm werden, sondern es wird bevorzugt den Weg des geringsten Widerstandes wählen und zur Nachgiebigkeit tendieren. Warum auch nicht? Solche Menschen erfreuen sich oft großer Beliebtheit. Heißt es nicht auch: »Der Klügere gibt nach«? Es geht eigentlich nur darum, den Schwerpunkt in seinem Verhalten ein bißchen mehr in Richtung Erfolgswunsch zu verschieben und seine Auf- und Nachgebetendenz soweit abzubauen, daß es sich nicht selbst damit schadet. So könnte seine Willenskraft auch mit Spielen, bei denen es darum geht, ein Ziel gegen irgendwelche Widerstände zu erreichen, trainiert werden. Später, bei der Berufswahl wäre unbedingt eine Tätigkeit zu vermeiden, bei dem Leistungs- und Erfolgsstreß besteht.

Wenn man ihm nicht einen bestimmten Erfolg abverlangt und ihm keine Angst vor eventuellem Mißerfolg macht, ihm also signalisiert, daß es einfach mal zusehen soll, wie weit ihm die jeweilige Sache Spaß macht, und ihm das Gefühl vermittelt, in seiner Art richtig zu sein, können seine kreativen Kräfte, die jetzt noch in der Erinnerung an frühere Mißerfolge gebunden sind, wieder frei werden. Ist es nicht oft so, daß wir ein Ziel gerade dann mit Leichtigkeit erreichen, wenn wir es gar nicht wollen, oder daß uns eine schwierige Arbeit nur deshalb gelingt, weil wir sie aus reinem Vergnügen und ohne jeden Erfolgszwang begonnen haben?

Das eigentliche Problem bei der Veranlagung Ihres Kindes ist die Unfähigkeit, mit Problemen konstruktiv umzugehen, das heißt: so, daß etwas Positives dabei herauskommt. Es gibt verschiedene Strategien zur Problemlösung, von denen das willensschwache Kind die unergiebigste wählt, nämlich einfach davonzulaufen – indem es entweder sogleich aufgibt oder sich auf nichts einläßt, was irgendwie problematisch sein könnte. Dieses Verhalten ist allerdings weit verbreitet – auch wir weichen ja immer wieder unseren Problemen aus, weil sie so unangenehm sind.

Damit aber beginnt der verhängnisvolle Kreislauf aus Problemverdrängung und Problemverschärfung, den wir alle kennen: Eine kleine Unannehmlichkeit oder Schwierigkeit wird ignoriert oder beiseitegeschoben; nach einiger Zeit taucht sie in verschärfter Form wieder auf; dies wiederholt sich in ständig sich verstärkender Form so lange, bis eines Tages aus dem kleinen Problemchen die große Katastrophe geworden ist, die nun mit Gewalt das durchsetzt, was wir anfangs in harmonischer Weise und mit kleinem Einsatz hätten erreichen können.

Wenn Ihr Kind es sich zum Beispiel angewöhnt, in der Schule bei einem bestimmten Lerninhalt, mit dem es nicht zurechtkommt, immer zu kapitulieren, ist es nur eine Frage der Zeit, wann eventuell daraus ein echtes, die ganze Laufbahn bedrohendes Problem geworden ist. Finden Sie sich bei solch wichtigen Angelegenheiten nicht damit ab, sondern suchen Sie so lange, bis eine Lösung gefunden ist. (Wenn Ihr Kind seine Willensschwäche von Ihnen geerbt hat, besteht nämlich die Gefahr, daß auch Sie nicht konsequent genug sind und zu früh aufgeben.) Manchmal liegt es nur am Lehrer oder der Lehrerin, die dem Kind den Lehrstoff nicht spielerisch und eingängig genug anbieten, und es ist oft erstaunlich, wie gut ein Kind nach einem Lehrer- oder Schulwechsel auf einmal mitmacht.

Probleme haben mehrere Bedeutungen. Erstens sind sie die Folge von Versäumnissen, zweitens eine Aufforderung diese nachzuholen und drittens eine Chance zur Besserung. Sobald uns ein Problem bewußt wird, sind wir reif dafür und grundsätzlich fähig, es zu lösen.

Ganz allgemein läßt sich sagen, daß jedes Problem, das uns begegnet, bereits latent vorhanden war – entweder durch die von uns geschaffenen oder geduldeten Umstände oder durch unsere falsche Einstellung – und daß wir, wenn es erkennbar wird, uns endlich damit beschäftigen müssen. Dabei stehen wir oft vor der Frage: durchhalten oder aufgeben? Durchzuhalten, wenn keine Aussicht auf Erfolg besteht, ist ebenso unsinnig wie aufzugeben, solange eine Chance auf Lösung besteht. Der übertrieben willensstarke Mensch ist ebenso »falsch gewickelt« wie der zu nachgiebige. Ideal wäre es, wenn wir an unsere Lebensarbeit immer mit vollem Einsatz und zugleich ganz spielerisch herangehen würden – dann würden wir weder vorschnell aufgeben noch selbstzerstörerisch durchhalten.

Daher kann man die Art Ihres Kindes nicht grundsätzlich als falsch bezeichnen. Es gibt Situationen, in denen willensstarke, unnachgiebige Menschen benötigt werden. Unter anderen Bedingungen kommt aber nur ein so feinfühliger und nachgiebiger Mensch, wie es Ihr Kind von Natur aus ist, in Frage. Wenn Ihr Kind diesen seinen Wert kennt und man ihm seine vergnügliche, spielerische Art läßt, wird es auf seine Weise auch zu seinem persönlichen Ziel kommen.

(Die Lösung der hier besprochenen Problematik kann mit der Bach-Blüten-Essenz *Gentian* gefördert werden. Bitte lesen Sie dort nach.)

Die astrologischen Kinder-Typen

Warum Astrologie?

Die Astrologie ist eine der ältesten Wissenschaften der Menschheit. (Aus Unkenntnis wird sie manchmal zu Unrecht als schwarze Magie oder Aberglauben abgelehnt.) Sie beschäftigt sich mit den Zusammenhängen zwischen unserer irdischen Welt und der kosmischen Ordnung und zeigt uns, wie wir in diese eingebunden sind. Ausgehend vom Zeitpunkt unserer Geburt gibt sie eine schnelle und erstaunlich klare Einsicht in die Eigenarten, die uns angeboren sind. (Wir sprechen hier nur vom Horoskop in seiner Eigenschaft als psychoanalytisches Werkzeug, nicht als Zukunftsdeutung.)

Aus dem Horoskop Ihres Kindes können Sie erkennen, wie es veranlagt ist, welche psychologische Struktur es hat, wie es auf die Welt und die Menschen zugeht und was es in seinem Leben sucht. Dadurch können Sie sein Verhalten, seine Vorlieben, seine charakterlichen Möglichkeiten und Grenzen besser verstehen und richtig, das heißt in der zu ihm passenden Weise, mit ihm umgehen.

Ob Ihr Kind sich wohlfühlt und sich optimal entwickelt, hängt weitgehend davon ab, ob Sie ihm geben können, was es braucht. Dies ist oft schwierig, weil Eltern üblicherweise davon ausgehen, daß ihr Kind dasselbe will und braucht wie sie selbst. Tatsächlich müssen sie aber immer wieder erleben, daß es sich gegen ihre Meinungen, Vorschläge und »Wohltaten« sträubt, daß es seinen eigenen Weg gehen will, daß es anders fühlt, denkt oder reagiert als sie erwarten und richtig finden. Wenn man dann nicht versteht, warum sich ein Kind so unerwartet, eigensinnig oder renitent verhält, ist man versucht, es mit Gewalt zurechtzuziehen oder -biegen (was man Erziehung nennt) und ihm damit einen lebenslangen Schaden zuzufügen.

In dieser problematischen Situation kann ein Blick ins astrologische Psychogramm segensreich sein, weil dort wie in einer Gebrauchsanweisung aufgezeichnet ist, wie und wozu dieses Kind psychisch »gebaut« ist und was es braucht, um richtig zu »funktionieren«. Man könnte das Horoskop Ihres Kindes mit der botanischen Beschreibung einer Blume vergleichen, in der die Farbe, der Duft, die Form, der richtige Standort und die spezielle Funktion beschrieben ist. Ihr Kind ist wie eine solche Blume, und wenn Sie es entsprechend seiner persönlichen Eigenart behandeln, wird es wachsen und erblühen. Eine rote Blume können wir nicht in eine blaue verändern, eine lichtliebende dürfen wir nicht in den Schatten und eine schattenliebende nicht ins Licht stellen – so kann man auch zum Beispiel aus einem bewegungsfreudigen kein ruhiges Kind, aus einem sensiblen kein robustes, aus einem stillen kein munteres, aus einem extravertierten kein introvertiertes, aus einem eigensinnigen und freiheitsliebenden kein gehorsames Kind machen. Wenn Sie die Veranlagung Ihres Kindes kennen und verstehen, vermeiden Sie solche Fehler.

Bedenken Sie aber bitte bei der Horoskop-Auswertung, daß die meisten Menschen – psychisch gesehen – aus verschiedenen »Teilen« zusammensetzt sind, die sich entweder ergänzen oder widersprechen können. So könnte Ihr Kind zum Beispiel gleichzeitig die Eigenschaften von Krebs, Waage und Wassermann oder Fisch, Löwe und Jungfrau besitzen (es gibt unzählig viele solche Kombinationsmöglichkeiten). Diese passen – jedenfalls nach der üblichen Vorstellung – nicht gut zueinander, sondern erzeugen schwer verständliche Widersprüche und Probleme in seiner Psyche, die es, um Leiden zu vermeiden, auszugleichen bzw. unter einem höheren Aspekt aufzulösen gilt. Das Horoskop kann bei dieser schwierigen Aufgabe, die viele Menschen ihr Leben lang in Atem hält, sehr hilfreich sein, weil es die vorliegende Problematik zu verstehen hilft.

Versuchen Sie daher, bei der Charakteranalyse Ihres Kindes solche Gegensätze zu berücksichtigen. Sie können dazu führen, daß eine von den unten beschriebenen Eigenschaften nur teilweise zutrifft. In diesem Falle sollten Sie auch die übrigen betrachten.

Das Horoskop wird symbolisch als Kreis gezeichnet, in dem die einzelnen Komponeten (Tierkreiszeichen, Planeten, Häuser und Aspekte) auf ganz bestimmten Positionen dargestellt werden. Die wichtigsten und prägendsten Komponenten sind:

Die *Sonne*. Aus ihrer Stellung im Horoskop, das heißt je nachdem, in welchem Tierkreiszeichen und welchem »Haus« sie steht und welche Beziehungen (Aspekte) sie zu den anderen Planeten hat, kann man erkennen, an welchem Grundprinzip und -ziel und an welchen Werten das Leben des betreffenden Menschen orientiert ist. Sie zeigt auch die Qualität seiner Lebenskraft und weitgehend seinen »Typ« an. In den Illustrierten-Horoskopen wird nur auf sie Bezug genommen (weshalb diese oft nur teilweise stimmen).

Der *Mond*. Er symbolisiert das Gefühl. Aus seiner Stellung kann man die Gefühlseigenart und die inneren Bedürfnisse des betreffenden Menschen erkennen. Er ist bei Frauen (die mehr aus dem Gefühl leben) von besonderer Bedeutung.

Der *Aszendent*. Er ist das individuellste Element im Horoskop. Aus seiner Stellung erkennt man die ganz persönliche Eigenart des Menschen: Wie er agiert und reagiert, wie er das von der Sonne symbolisierte Lebensziel zu realisieren versucht, und wie er auf andere Menschen wirkt.

Der *Meridan (M.C.)*. Seine Stellung gibt Hinweise auf den Platz und das Ziel des betreffenden Menschen in Gesellschaft und Öffentlichkeit, also auf Beruf, Berufung und soziale Verwirklichung.

Der *Maximalplanet*. Er ist jener Planet, der am dichtesten am sogenannten Achsenkreuz steht (das aus der Linie zwischen Aszendent und Deszendent sowie zwischen M.C. und I.C. gebildet wird). Er färbt das ganze Horoskop in einer bestimmten Weise ein und kann manchmal eine stärkere Wirksamkeit als die Sonne haben.

Es gibt noch viele andere Komponenten: die *Planeten* (außer Sonne und Mond vor allem den Mars, die Venus, den Merkur, den Jupiter, den Saturn, den Neptun, den Uranus und den Pluto), die *12 Häuser*, die Abschnitte des als Kreis gezeichneten Horoskopes darstellen und jeweils einem bestimmten Tierkreiszeichen entsprechen, sowie die *Aspekte*, die die geometrische Position der einzelnen Elemente zueinander angeben.

Wenn man Sonne, Mond, Aszendent, Maximalplanet, M.C. und evtl. eine Häuserbetonung (d. h. Häuser, in denen viele Planeten stehen) kennt, kann man schon das meiste über das Kind aussagen. Auf sie beziehen sich die folgenden Ausführungen. Diese Daten kann man leicht aus der Horoskop-Zeichnung erkennen.

Um allerdings einen guten Überblick zu bekommen, ist es wichtig, eine Ausrechnung des gesamten Horoskopes anfertigen zu lassen. Dank der modernen Computertechnik ist diese hochkomplizierte Berechnung einfach und billig geworden. Inzwischen kann man sogar eine psychologische Auswertung des Horoskopes per Computer erstellen lassen, die zwar nicht ganz so exakt ausfällt wie eine persönliche astrologische Beratung, die aber doch eine sehr brauchbare und oft verblüffend zutreffende Grundlage zum Verständnis des betreffenden Menschen darstellt.

Wenn Sie hieran interessiert sind, können Sie ein spezielles Kinder-Horoskop mit Zeichnung und psychologischer Auswertung bei mir bestellen (Adresse: → *Kap. Einführung*).

Das Widder-Kind

(Das Kind ist vom astrologischen Prinzip »Widder« geprägt: Es ist entweder in der Zeit vom 21. März bis 19. April geboren, oder/und es hat Aszendent, Mond oder M.C. im Zeichen Widder, den Mars als Maximalplaneten oder eine starke Betonung des 1. Hauses.)

Quicklebendig und unternehmungslustig, draufgängerisch und ungeduldig, ehrlich, unkompliziert und kontaktfreudig – so ist das typische Widder-Kind, und selbst, wenn diese Eigenschaften bei Ihrem Kind nicht so eindeutig ausgeprägt sind, werden sie sich doch in irgendeiner Form bemerkbar machen: vielleicht in seinen kraftvollen, schnellen Bewegungen, in seiner impulsiven, unüberlegten Art, an Aufgaben oder Probleme heranzugehen, in seiner Unternehmungslust oder der Unbekümmertheit, mit der es sich in einer unbekannten Umgebung zurechtfindet, in seiner offenen und direkten Art, seinen oft indiskreten Fragen, seinem kompromißlosen, unabgesicherten Verhalten.

Die ausgesprochen vitale Anlage des Widder-Kindes, in der die Kraft des Lebens unverfälscht herrscht, zeigt sich in seiner Bereitschaft, sich jederzeit provozieren zu lassen, den Stier bei den Hörnern zu packen und keinem Kampf auszuweichen. Daß es dabei gelegentlich »auf die Nase fällt«, löst bei ihm keinen nennenswerten Lernprozeß aus: Statt beim nächsten Mal vorsichtiger und überlegter zu handeln, macht es lieber denselben Versuch mit vermehrter Kraft noch einmal; so entsteht oft der Eindruck, daß es ihm in erster Linie nicht um den Erfolg geht, sondern darum, seinen Tatendrang und seine Kraft auszuleben. Dennoch ist es auch sehr erfolgsorientiert und – wie klein es auch sein mag – stets darauf eingestellt, sich durchzusetzen. Das kann man gut im Umgang mit seinen Freunden und Freundinnen beobachten, bei denen es sich oft und notfalls mit einer gewissen Rücksichtslosigkeit an die Spitze zu setzen versucht. Auch wenn Ihr Widder-Kind eine Tochter ist, läßt sich dieser Drang nicht übersehen: Sie spielt am liebsten mit den unternehmungslustigen Jungen, weil es bei denen nicht so langweilig ist, sie ist der Wildfang, der sich nicht einschüchtern läßt, oder die kraftvolle Sportlerin, sie schreckt notfalls auch vor einer Rauferei nicht zurück und behauptet unter Männern ihren Platz.

Wie gesagt, vielleicht sind diese Eigenschaften bei Ihrem Kind nicht ganz so stark ausgeprägt, wenn andere Elemente in seinem Horoskop dominieren – doch neigt es jedenfalls nicht zu feiger Drückebergerei, verlogenen Intrigen oder zimperlicher Wehleidigkeit. Wahrscheinlich wird es eines Tages eine Laufbahn einschlagen, in der es sich persönlich einsetzen, etwas bewegen, Neuland erobern und Mut zeigen kann – der Drang zu Tat und Sieg wird sich wahrscheinlich auch bei der Wahl eines praktisch-technischen (z. B. Ingenieur oder Chirurg) oder irgendwie riskanten Berufs (z. B. im Sport, beim Militär oder auf Forschungsreisen) zeigen, wobei das weibliche Geschlecht dem männlichen kaum nachsteht.

Diese Eigenarten Ihres Kindes werden Ihnen, falls Sie selbst ähnlich veranlagt sind, ganz natürlich erscheinen. Sie werden sich aber wahrscheinlich schwer damit tun, wenn Sie ein anderes Temperament besitzen – zum Beispiel ein empfindsames, friedliches oder häusliches – oder wenn Ihr Idealbild des Menschen von mitfühlendem Helfen geprägt ist. Dann werden Sie vielleicht nicht verstehen, warum Ihr Kind so ist, werden seine vitale, drängende, kämpferische Art mit Schrecken zur Kenntnis nehmen und vielleicht durch »liebevollen« psychischen Druck versuchen, es zu ändern. Ihr Kind aber wird nicht einsehen, wieso Sie seine »freche« Direktheit, seine Abenteuerlust, sein lärmendes Benehmen oder seine Raufereien so verteufeln und sich von Ihnen nicht verstanden oder gar abgelehnt fühlen. Vielleicht würde es sich seinerseits innerlich von Ihnen lossagen, weil Sie ihm zu »langweilig«, »altmodisch«, »zimperlich« oder »feige« sind. Wenn Sie es so weit kommen lassen, besteht die Gefahr, daß Sie sein Vertrauen verlieren und es nicht mehr führen oder positiv beeinflussen können.

Vitale Anlagen, Triebe und Bedürfnisse lassen sich weder aus der Welt schaffen noch auf Dauer unterdrücken. Sie sind Naturkräfte, die sich auf jeden Fall in irgendeiner Weise umsetzen: wenn nicht geordnet und segensreich, dann chaotisch und zerstörerisch. Wenn wir dabei behindert werden, so zu sein oder zu werden, wie es in uns liegt, werden wir aggressiv, frustriert oder depressiv; wir haben – zu Recht – das Gefühl, daß uns etwas Wesentliches fehlt. Voraussetzung für Zufriedenheit und Gesundheit ist die Selbstverwirklichung, die darin besteht, daß wir alle Veranlagungen, Neigungen und Begabungen in jener Verteilung und Stärke, wie wir sie in uns tragen, und in jenem Ausmaß, das die äußeren Lebensumstände erlauben, entwickeln und ausleben. Die Aufgabe der Erziehung ist es, die Anlagen des Kindes so zu kultivieren, daß sie ein gelungenes Leben ermöglichen. Mit Toleranz und Verständnis können Eltern hier die entscheidenden Weichen stellen. Nicht zuletzt liegt das Wohl ihrer Kinder auch in ihrem eigenen Interesse, denn sie haben ja auch darunter zu leiden, wenn ihr Kind im Leben nicht zurechtkommt.

Daher wäre es gut, wenn Sie Ihrem Widder-Kind einerseits genügend Freiraum geben würden, um seine Vitalität auszuleben, und andererseits seine Anlagen so fördern würden, daß sie sich harmonisch entwickeln. Seine direkte, offene und kompromißlose Art macht ja einen großen Teil seiner menschlichen Qualitäten und seines Charmes aus, auch wenn sie oft unbequem ist und Sie selbst vielleicht verunsichert. Und sein Bedürfnis, sich immer nach vorne zu drängen, ist die Voraussetzung für späteren Erfolg im Beruf. Würde man diese Tendenzen unterdrücken, so könnten sie sich nicht in einem gesunden Selbstverständnis niederschlagen, sondern würden vielleicht in Rücksichtslosigkeit, Angeberei, Unfallgefahr, Zerstörungsfreude, asoziale Respektlosigkeit oder Aggressivität ausarten.

Ein Widder-Kind sollte nicht gebremst oder unterdrückt werden, es sollte im Gegenteil seine Vitalität, seine Kraft und seinen Mut bewußt ausleben können. Auf der Basis eines positiven Selbstgefühls kann es dann auch – vielleicht unter erzieherischer Mithilfe – mehr Sensibilität dafür entwickeln, wann sein Verhalten für andere Menschen problematisch wird. Bis zu einem gewissen Grad kann es lernen, rechtzeitig zu erkennen, wann es in Angeberei verfällt, zu rücksichtslos handelt oder sich durch unüberlegtes Drauflosgehen selbst gefährdet. Es könnte fähig werden, Übertreibungen oder Entgleisungen zu vermeiden, wozu auch die Beule am Kopf oder das gebrochene Bein, die Ablehnung oder Verfolgung durch seine Mitmenschen beitragen werden.

Natürlich beeinflußt die wenig zimperliche Art des Widders auch sein Verhalten zum anderen Geschlecht. Daher ist er direkt, fordernd und erobernd. Ob Junge oder Mädchen: Romantisches, feinfühliges Werben oder dauerhafte Treue liegen ihm weniger als Liebesabenteuer und kurze, aber intensive Affären, was man schon zu Beginn seiner »Liebeskarriere« beobachten kann. Man sollte sich aber davor hüten, es deswegen zu kritisieren, weil es sonst seine Natürlichkeit und Spontaneität verlieren und unfähig für eine erfüllende Liebesbeziehung werden könnte. Allenfalls könnte man versuchen, ihm ein gewisses tolerantes Verständnis dafür zu vermitteln, daß diese Art nicht jedem liegt.

Eine gute Eltern-Kind-Beziehung beruht auf Liebe und gegenseitigem Respekt. Nicht nur die Eltern beeinflussen ihre Kinder, sondern auch die Kinder ihre Eltern. Deshalb können vielleicht auch Sie von Ihrem Kind etwas lernen: mehr Offenheit und Ehrlichkeit, mehr Risikobereitschaft und Kampfesmut oder, falls Sie ähnlich wie Ihr Kind veranlagt sind, mehr Rücksicht und Toleranz.

Normalerweise besitzt Ihr Kind eine robuste Gesundheit. Körperliche Strapazen machen ihm nicht viel aus – im Gegenteil, es braucht die Herausforderung, damit sich seine Kraft entfalten und erhalten kann. Es sollte daher viel Auslauf haben und Sport treiben. Die größte Gefahr droht ihm durch Unfälle – vor allem im Straßenverkehr –, da es zu hastigen und unüberlegten Aktionen tendiert. Geeignete Schutzmaßnahmen wie ein Sturzhelm etc. sind bei ihm besonders sinnvoll (falls es sich darauf einläßt). Ebenso empfiehlt es sich, gefährliche Gegenstände und Apparate oder auch Gifte sicher vor ihm aufzubewahren – Verbote nützen nicht viel, da es sich durch diese oft geradezu herausgefordert fühlt.

Folgende Mittel der Bach-Blüten-Therapie kommen eventuell in Frage (weitere Informationen finden Sie im Kapitel Bach-Blüten-Therapie *bei dem betreffenden Mittel):*

Beech (unüberlegte Ablehnung, Allergie)
Cherry Plum (Kurzschlußhandlung)
Chestnut Bud (geistige Unreife, Lernprobleme)
Elm (Selbstüberforderung bis zum Zusammenbruch)
Heather (Angeberei)
Holly (Agression, Reizbarkeit)
Impatiens (Ungeduld, Unruhe, überstürztes Handeln)
Oak (Unnachgiebigkeit, Verbissenheit)
Scleranthus (Ablenkbarkeit, Sprunghaftigkeit)
Vervain (Streß durch übertriebenen Einsatz)
Vine (diktatorisches, rücksichtsloses Verhalten)
Water Violet (Handeln auf eigene Faust ohne soziale Rücksicht)
White Chestnut (zu zielgerichtetes Denken, von einem Ziel besessen)
Willow (»Sauer«-sein bei Behinderung).

Das Stier-Kind

(Das Kind ist vom astrologischen Prinzip »Stier« geprägt: Es ist entweder in der Zeit vom 20. April bis 20. Mai geboren, oder/und es hat Aszendent, Mond oder M.C. im Zeichen Stier, die Venus als Maximalplaneten oder eine starke Betonung des 2. Hauses.)

Lassen Sie es in Ruhe, geben Sie ihm genügend zu essen, und verhalten Sie sich ihm gegenüber freundlich – dann wird Ihr Stier-Kind gedeihen. Denn es ist dazu veranlagt, das Leben von der angenehmen Seite zu nehmen. Diese Veranlagung macht es gutmütig, ausgeglichen, verträglich und unkompliziert. Sein Hang zum unmittelbaren Genuß weckt sein Interesse an allem, was greifbar, handfest und materiell ist. Von schönen Worten oder Gedanken wird man ja nicht satt. Und da man nur genießen kann, wenn man in seinem eigenen Rhythmus lebt, lehnt Ihr Kind nichts so sehr ab wie Unruhe, Hetze oder Betriebsamkeit. Sie wissen, wie sauer es reagiert, wenn man es aus der Ruhe bringen und seine Ordnung stören will, die sich auch in seiner Ordentlichkeit und seinem Bedürfnis nach einem geordneten Tagesablauf äußern. Nach dem Motto »Gut Ding braucht Weile« nimmt sich Ihr Kind stets genügend Zeit bei seinen Beschäftigungen. Alles wird mit Gründlichkeit erledigt und geregelt, Huschen und Pfuschen kommt nicht in Frage – weder bei der Arbeit noch beim Essen.

Diese Eigenschaften sind von Vorteil im menschlichen Zusammenleben, da sie Ruhe und Behaglichkeit verbreiten. Das Stier-Kind, das nicht gehetzt und gefordert werden will, setzt auch andere nicht unter Druck. Um sich das Leben nicht unnötig schwer zu machen, wehrt es sich instinktiv gegen unangenehme Situationen oder Streitereien und hat sich zu diesem Zweck ein dickes Fell zugelegt, eine gewisse Unempfindlichkeit gegenüber den Unannehmlichkeiten, die das Leben nun einmal mit sich bringt. So kann es wie das Walroß, das in seiner dicken Speckschicht im kalten Wasser nicht friert, auch unter schwierigen Bedingungen dem Leben meistens noch etwas Positives abgewinnen.

Sie werden sich, wenn Sie nicht ähnlich veranlagt sind, oft über die Langsamkeit, Genußsucht, Dickfelligkeit oder Sturheit Ihres Kindes geärgert haben, vielleicht sind Ihnen sogar Zweifel hinsichtlich seiner geistigen Entwicklung gekommen, weil es manchmal so uninteressiert ist oder sich so schwer auf etwas Neues einstellen kann. Wenn Sie aber beobachten, wie es sein Leben genießt, wie es sich gegen Unannehmlichkeiten einigelt und störrisch dort zu bleiben versucht, wo es ihm gut geht, dann werden Sie erkennen, daß dieses Verhalten ein gutes Rezept für ein angenehmes Leben sein könnte.

Da Besitz auch Ruhe und Sicherheit bedeutet, hat er für das Stierkind eine besondere Anziehungskraft. Wahrscheinlich haben Sie schon öfter seinen sicheren Instinkt für materielle Vorteile und seine Abneigung, etwas herzugeben, bemerkt. Im Kreise seiner Freundinnen und Freunde wird Ihr Stier-Kind dasjenige sein, das am meisten besitzt – das größte Butterbrot oder die meisten Murmeln – und dem es am schwersten fällt, mit anderen zu teilen. Auch die Verwandtschaft wird inzwischen wissen, daß man sich bei ihm vor allem mit Geschenken beliebt macht. Irgendwo hat das typische Stier-Kind eine kleine Sammlung seiner Besitztümer, die es gerne betrachtet und bei der es ihm mehr auf die Quantität als auf die Qualität ankommt.

Alle diese Eigenschaften bieten eine gewisse Gewähr für ein angenehmes, ruhiges und materiell abgesichertes Leben. Man muß nur darauf achten, daß sie nicht übertrieben werden und in Raffgier oder Geiz umschlagen. Daher wäre es wichtig, seine Tendenz zum Haben- und Festhalten-wollen nicht zu sehr zu unterstützen, sondern es auch zu großzügigem Geben zu motivieren und ihm die Augen dafür zu öffnen, daß materieller Besitz, wenn er positiv wirken soll, durch seelisch-geistige Qualitäten ergänzt werden muß. Auch sein Hang zur Ruhe kann zum Problem werden. Es heißt ja: »Sich regen bringt Segen«, und wenn Ihr Kind zu sehr in seiner genießerischen Ruhe verharrt, besteht die Gefahr, daß es träge, faul und geistig unentwickelt wird. Schon um seiner Gesundheit willen sollte es irgendeinen Sport ausüben oder eine körperliche Tätigkeit ausüben, die sich am besten mit seinem Hang zur Natur verbinden ließe.

Wahrscheinlich wird für Ihr Kind, wenn es ein typischer »Stier« ist, ein Beruf geeignet sein, der auf angenehme Weise materielle Sicherheit bietet, in dem es nicht hektisch, sondern übersichtlich und ruhig zugeht und der entweder etwas mit den schönen und angenehmen Seiten des Lebens (zum Beispiel Essen oder Wohnen, aber auch Gesang) zu tun hat, der in den verläßlichen Rhythmus der Natur eingebunden ist (zum Beispiel Landwirtschaft oder Umweltschutz) oder in dem man sich damit beschäftigt, systematische Ordnung zu schaffen (zum Beispiel EDV, Technik oder Forschung). Es wäre sinnvoll, entsprechende Vorlieben bei ihm zu fördern.

Auch in den Liebesbeziehungen Ihres Kindes werden Sie das gemütliche, geduldige, angenehme und genießerische Element feststellen können. Ständige Eroberungen, häufiger Wechsel des Freundes oder der Freundin liegen ihm ganz und gar nicht. Es wählt mit Bedacht und bleibt dann dort, wo es sich »niedergelassen« hat. So kann man bei ihm schon früh eine gewisse Treue feststellen, die aber vor allem auf der Scheu vor Unruhe und der Mühsal des Suchens beruht. Daß die Sexualität in seinen Beziehungen zum anderen Geschlecht ein besondere Rolle spielt, ergibt sich aus seinem Hang zu allen irdischen Freuden; sie sollte nicht unterdrückt oder verteufelt werden, sondern positiv – als Ausdruck von vitaler Lebenslust – gesehen und, soweit dies möglich ist, in geordnete Bahnen gelenkt werden.

Auf jeden Fall sollten Sie sich davor hüten, allzusehr in die persönliche Ordnung Ihres Kindes einzugreifen oder es zu sehr anzutreiben, weil es dann, um seine Eigenart und seine Rechte zu wahren, sofort in Abwehr gehen wird. Je mehr man ein Stier-Kind drängt, desto langsamer, je mehr man es unter Druck setzt, desto störrischer und trotziger wird es. Es ist zugänglich für Freundlichkeit und gute Behandlung, und deswegen werden Sie zu ihm die beste Beziehung bekommen, wenn Sie ihm freundlich und ruhig entgegenkommen und ihm das, was Sie von ihm erwarten oder ihm empfehlen wollen, in einer praktischen, verständlichen Weise nahebringen. Ideale, Spekulationen und edle Ziele sagen ihm nicht so viel wie handfeste Maßnahmen oder Vorteile.

Folgende Mittel der Bach-Blüten-Therapie kommen eventuell in Frage (weitere Informationen finden Sie im Kapitel Bach-Blüten-Therapie *bei dem betreffenden Mittel):*

Agrimony (Verdrängen)
Aspen (unbegründete Verlustängste)
Beech (Intoleranz durch feste Meinung)
Centaury (Ausnützbarkeit, Gutmütigkeit aus Ruhebedürfnis)
Chicory (Habsucht, Gier, Eifersucht)
Crab Apple (Ordnungszwang)
Holly (heftige Wut)
Hornbeam (Überforderungsgefühl aus Ruhebedürfnis)
Mustard (Melancholie)
Oak (Sturheit, Trotz, Nicht-Loslassen-Können)
Rock Rose (Panik durch Eile)

Rock Water (sture Selbstdisziplin)
Vine (Intoleranz, Rechthaberei)
Wild Rose (Trägkeit, Faulheit)
White Chestnut (Zwangsgedanken aus geistiger Unbeweglichkeit)

Das Zwillinge-Kind

(Das Kind ist vom astrologischen Prinzip »Zwillinge« geprägt: Es ist entweder in der Zeit vom 21. Mai bis 21. Juni geboren, oder/und es hat Aszendent, Mond oder M.C. im Zeichen Zwillinge, den Merkur als Maximalplaneten oder eine starke Betonung des 3. Hauses.)

Wenn man auf der Straße ein Kind trifft, das einem, ohne daß man es es näher kennt, sogleich offen und arglos alles mitteilt, was ihm durch den Kopf geht – oder einem neugierige Fragen stellt, kann man mit großer Wahrscheinlichkeit annehmen, daß es sich um ein Zwillinge-Kind handelt. Sie werden diese – mehr oder weniger stark ausgeprägte – Eigenschaft bei Ihrem Kind kennen und wissen, daß es nicht zu jenem Typ gehört, der seine Gedanken, Erlebnisse und Beobachtungen für sich behält und seine Umgebung in Ruhe läßt. Aufgrund seines ausgeprägten Interesses an allem, was ihm begegnet, und seines starken Kommunikationsbedürfnisses muß es sich ständig jemandem mitteilen oder sich über alles mögliche informieren.

Hoffentlich sind Sie selbst ebenso beweglich und kontaktfreudig, denn wenn Sie still oder nachdenklich veranlagt sind, besteht die Gefahr, daß Sie Ihr Kind, das ununterbrochen neue Anregungen braucht und dessen Mundwerk beachtliche Dauerleistungen vollbringen kann, als zu unruhig, neugierig, geschwätzig oder oberflächlich empfinden.

Bedenken Sie in diesem Falle aber, daß jeder Mensch auf seine, ihm angeborene Weise denkt und kommuniziert. Beim introvertierten (nach innen orientierten) geht jeder Eindruck in die Tiefe, wo er gründlich bedacht, durchfühlt und assimiliert wird, wogegen der extravertierte (nach außen gerichtete) eher darauf eingestellt ist, schnelle Schlüsse daraus zu ziehen und spontan zu reagieren. So gleichen die Denkprozesse des introvertierten Menschen dem Versickern von Wasser in der Erde, mit der es sich vermischt und verändert in Form von Pflanzenwachstum wieder erscheint; beim extravertierten erinnern sie an Wasser, das sich in einem Brunnenbecken sammelt und von dort – sich ständig erneuernd, aber in seinem Wesen unverändert – weiterfließt und sich verströmt. Dieser grundsätzliche Unterschied erklärt auch, warum introvertierte Menschen ihre Eindrücke in Ruhe verarbeiten müssen und davon immer nur eine begrenzte Menge vertragen, wogegen extravertierte, kontakt- und kommunikationsfreudige Menschen ein ausgesprochenes Bedürfnis nach geistigen Anregungen, neuen Eindrücken und vielfältigen Kontakten haben.

Diesem Typ entspricht das Zwillinge-Kind. Es ist geistig beweglich und interessiert, hat eine gute Auffassungsgabe, denkt schnell und unkompliziert und gilt als intelligent. Die dominierende Rolle seines Verstandes, der jeden Eindruck, jede Information sogleich abfängt und logisch verarbeitet, bringt es auch mit sich, daß es mit Problemen relativ gut zurechtkommt. Es gerät kaum in unlösbare emotionale Verstrickungen oder verzehrende seelische Leiden. Man könnte von ihm sagen: Problem erkannt – Problem gelöst, weil der Geist ja leicht, beweglich und steuerbar ist, weil er sich seine Erklärungen, Richtlinien und Programme selbst geben kann. Dagegen gleichen die Gefühlsprobleme der introvertierten Menschen tief und vielfach verwurzeltem Unkraut. Sie durchsetzen die tiefsten Bereiche der Seele, bereiten dauerhaftes, oft unerklärliches Leid und erzeugen, wenn man sie gewaltsam löst (was dem gewaltsamen Abreißen der Wurzeln entspricht) zusätzliche Schmerzen.

Auch in den Liebesbeziehungen Ihres Kindes werden Sie ein leichtes, heiteres Element entdecken. Es kann relativ problemlos Kontakte knüpfen und wieder aufgeben, gerät nicht in schicksalsschwere und leiderzeugende Verstrickungen wie die komplizierten Gefühlsmenschen, und seine erotischen Beziehungen sind von einer spielerischen Neugier geprägt. Wenn Ihr Zwillinge-Kind ein Mädchen ist, wird es nur wenig dem sorgenden, mütterlichen oder animalisch-weiblichen Frauen-Bild entsprechen, sondern eher einen unbeschwerten, knabenhaften und jugendlichen Eindruck machen.

Die besondere Begabung Ihres Kindes besteht vor allem in der Fähigkeit, sich für alles zu interessieren, schnell zu denken und Menschen zu unterhalten. Dies sollte auch später bei der Wahl des Berufes berücksichtigt werden, der ihm Abwechslung und reichliche Kontaktmöglichkeiten bieten muß. Andernfalls sind entweder Frustrationen oder Krankheiten zu erwarten oder sein ganzes berufliches Leben wird unter Unbeständigkeit und leichtfertigem Wechsel leiden.

Um sich wohlfühlen und gedeihen zu können, braucht es ständig »geistiges Futter«. Verlangen Sie keine ruhige Gründlichkeit, tiefschürfende Betrachtungs- oder gefühlsschwere Reaktionsweise von ihm, sondern geben Sie ihm Gelegenheit, sich anzuregen und auszutauschen, die Welt nach der Art eines an bunten Blumen naschenden Schmetterlings zu erleben. Bieten Sie ihm Bücher und Zeitschriften, ermöglichen Sie ihm Kontakte, Kurse, Lehrgänge, Bildungsreisen, Auslandsaufenthalte und Kultur in jeder Form, aber achten Sie dabei möglichst auf ein gewisses Niveau, damit seine Anlagen nicht in unterhaltsamer Oberflächlichkeit, leerer Geschwätzigkeit oder sinnloser Abwechslungssucht vergeudet werden.

Wenn es Ihrem Zwillinge-Kind die Sprache verschlägt, wenn es still und kontaktscheu wird, kann man davon ausgehen, daß es psychisch leidet und bald auch körperlich krank werden wird. Oft spielen dabei Ängste eine Rolle. Geben Sie ihm dann reichlich Gelegenheit, sich mitzuteilen und sich alles vom Herzen zu reden.

Folgende Mittel der Bach-Blüten-Therapie kommen eventuell in Frage (weitere Informationen finden Sie im Kapitel Bach-Blüten-Therapie *bei dem betreffenden Mittel):*

Heather (Geschwätzigkeit; Unfähigkeit, allein zu sein)
Impatiens (Ungeduld, Unruhe, Eile)
Scleranthus (Unbeständigkeit, Ablenkbarkeit, Sprunghaftigkeit)
White Chestnut (geistige Überaktivität)

Das Krebs-Kind

(Das Kind ist vom astrologischen Prinzip »Krebs« geprägt: Es ist entweder in der Zeit vom 22. Juni bis 22. Juli geboren, oder/und es hat Aszendent, Mond oder M.C. im Zeichen Krebs, den Mond als Maximalplaneten oder eine starke Betonung des 4. Hauses.)

Das Tierkreiszeichen »Krebs« wird vom Mond beherrscht, der in der Astrologie als Symbol für Gefühl und Gemüt gilt, und so werden Sie schon lange bemerkt haben, daß Ihr Kind ein ausgesprochener Gefühlsmensch ist. In welcher Weise sich dies auch immer äußert – in der Art, wie es sich verhält, wie es auf die Welt reagiert oder Eindrücke verarbeitet – stets wird dabei ein sehr sensibles, empfindliches und verletzliches Element erkennbar sein.

Gefühle haben die Aufgabe, die Selbstverwirklichung zu ermöglichen und das Überleben zu sichern, sie können – je nach Veranlagung und Sinnesorgan – einfach, klar und stabil oder fein, kompliziert und subtil sein und bestimmen damit sowohl unsere Persönlichkeit als auch unseren Lebensweg. Beim Krebs-Kind entsteht daraus das Lebens-Motto: »Liebt ihr mich auch alle?« und »Tut ihr mir auch nicht weh?« Seine ausgeprägte Empfindsamkeit und Empfindlichkeit machen es abhängig von Zuwendung, Liebe und guter Behandlung. Daher tastet es wie mit feinen Fühlern seine Umgebung stets danach ab, ob sie ihm wohlgesonnen ist, und versucht, zu allen Menschen, mit denen es Kontakt hat, sofort eine persönliche Gefühlsbeziehung aufzunehmen – einerseits, weil es diese, wie der Fisch das Wasser, zum Leben braucht, und andererseits, weil es sich dadurch vor schlechter Behandlung zu schützen versucht. Seine spezielle und instinktive Überlebensstrategie besteht darin, hilflos zu erscheinen oder Mitleid zu erregen, womit es seine Mitmenschen zu zartfühlendem, schonendem Verhalten und dauernder Hilfsbereitschaft verpflichtet. Dementsprechend reagiert es auf gefühllose oder »lieblose« Behandlung sofort sehr betroffen und getroffen, ist verletzt oder beleidigt, zieht sich schmollend zurück oder kann auch giftig und rachsüchtig werden.

Seine ausgesprochene Empfindlichkeit veranlaßt das Krebs-Kind, überall Schutz zu suchen – in seinem Bett, seinem Zimmer, seinem Zuhause, einem Versteck oder in vertrauten Lebensumständen, und zu lebensstärkeren Menschen entwickelt es, wenn es sich angenommen fühlt, meist eine starke Anhänglichkeit. Da es sich in seiner Verletzlichkeit vor dem kalten und harten Leben fürchtet, fällt es ihm oft schwer, die Geborgenheit seines warmen Nestes zu verlassen und sich in die unbekannte Welt hinauszuwagen.

Sicher sind Ihnen noch andere Folgen seiner Empfindlichkeit aufgefallen: daß es sich selten auf direkte Kämpfe einläßt, sondern versucht, seine Ziele sozusagen durch die Hintertür – nämlich auf undurchsichtigen Wegen und mit Hilfe von raffinierten psychologischen Manövern – zu erreichen, wobei es übrigens eine erstaunliche Hartnäckigkeit und Geduld entwickeln kann. Damit lassen sich auch seine häufigen Unehrlichkeiten und Lügen erklären; sie sind oft seine einzige Möglichkeit, sich vor Strafe zu schützen oder sich durchzusetzen. Daher sollten Sie Ihr Kind, wenn es Sie wieder einmal angelogen hat, nicht vorschnell verurteilen, sondern sich immer zuerst fragen, warum es sich so verhält, warum Sie nicht sein Vertrauen haben und inwiefern Sie selbst es in die Lüge treiben.

Die Natur gibt jedem Lebewesen die adäquaten Mittel zum Überleben: körperliche Kraft, geistige Überlegenheit oder psychologische Raffinesse. Dem Krebs-Kind steht zum Beispiel das gesamte psychologische Waffenarsenal der Empfindsam-Verletzlichen zur Verfügung. Es erkennt immer sofort, ob jemand mit ihm fühlt und nützt dieses bedenkenlos aus, indem es seine Umgebung mit subtiler Raffinesse erpresst oder Mitleid erweckt. Wenn man ihm nicht sogleich entgegenkommt, ist es beleidigt, schmollt und grollt und versucht, seine Wünsche dadurch durchzusetzen, daß es anderen ein schlechtes Gewissen macht.

Seine Empfindsamkeit und seine sich daraus ergebenden, vielfältigen Leidens-Erfahrungen erzeugen bei Ihrem Kind nicht nur eine auffallende, ständige Ängstlichkeit (die es allerdings möglicherweise zu verbergen sucht), sondern auch eine sehr hohe Bereitschaft zum Mitgefühl mit allen Leidenden. Daher neigt es dazu, jedes irgendwie leidende Wesen tief zu bedauern, Tiere zu retten, schutzlose Kinder zu betreuen und kranken oder alten Menschen zu helfen. Dabei kommt es allerdings auch vor, daß es, von seinen eigenen Leidenserfahrungen ausgehend, andere grundlos bemitleidet und ihnen dadurch auf die Nerven geht.

Das Bedürfnis des Krebs-Kindes nach Liebe erzeugt einerseits eine hohe Liebesbereitschaft, andererseits aber auch eine Art Liebesgier, die vor allem das familiäre Zusammenleben stören kann; zum Beispiel verhält es sich zu seinen Bezugspersonen – Eltern, Geschwistern – nicht nur sehr liebevoll und mitfühlend, sondern entwickelt auch schon bei geringem Nachlassen der Zuwendung eine starke und tiefgehende Eifersucht.

Ein ähnliches Verhalten können Sie beobachten, wenn Ihr Kind Beziehungen zum anderen Geschlecht aufzunehmen beginnt. Da geht es oft ausgesprochen kompliziert zu, gibt es viele Überempfindlichkeiten und Mißverständnisse, sind unverständliche und unnötige Leiden an der Tagesordnung. Andererseits hat es, wenn es eine gewisse innere Reife besitzt, die Fähigkeit zu einer sehr tiefen und beglückenden Liebesbeziehung. Diese ausgesprochene Gefühlsbetonung paßt traditionell besser zu einem Mädchen als zu einem Jungen, dem man eher die Rolle des »starken Mannes« zuschreibt. Die Natur sorgt in diesem Falle oft für Ausgleich, indem sie dem weichen, feinfühligen und ausgesprochen kinderliebenden Mann eine nüchterne, gefühlsstabile und tatkräftige Frau an die Seite stellt.

Auch in der beruflichen Laufbahn Ihres Kindes wird das Gefühl die dominierende Rolle spielen. Damit ist es, falls es nicht zusätzlich noch andere, geeignete Anlagen hat, für den harten Konkurrenzkampf, eine gefühlsarme Karriere oder eine nüchterne, menschenferne Beschäftigung nicht geeignet. Es braucht ein gefühlvolles Milieu – in Form eines Familienbetriebes oder eines liebevollen Teams –, eine Arbeit mit der Möglichkeit zu ganz persönlichen Kontakten, eine helfende und umsorgende Funktion (zum Beispiel in der Pflege oder Kinderbetreuung) oder eine künstlerische Tätigkeit.

Bedenken Sie, wenn Sie das Verhalten Ihres Kindes nicht verstehen, wenn es zum Beispiel oft lügt oder bei bestimmten Gelegenheiten ausgesprochen brutal reagiert, daß dies wahrscheinlich nur ein Versuch ist, sich vor Verletzungen zu schützen, und daß ungerechte Bestrafung oder verständnislose Härte es nur in verstärkte Abwehr, Krankheiten oder in asoziales Verhalten treiben. Versuchen Sie, wie bei einem scheuen Tier, durch liebe- und verständnisvolle Behandlung Zugang zu ihm zu bekommen.

So einfühlsam, zart und liebevoll man Krebs-Kinder – vor allem in den ersten Lebensjahren – behandeln sollte, so sehr muß man sich aber auch davor hüten, das Kind durch Über-Zuwendung abhängig und lebensschwach zu machen. Spätestens bei Beginn der Pubertät muß die Eltern-Kind-Beziehung behutsam wieder gelockert werden, damit das Kind nicht zum feigen Nesthocker wird und für eine normale Partnerschaft blockiert wird. Gerade die Krebs-Söhne sind oft von klein auf gleichsam mit ihren Müttern verheiratet, die dies ihrerseits genießen und ihre Söhne nicht mehr freigeben können. Es geht hier darum, den schwierigen Kompromiß zwischen Liebe und Abstoßung zu finden, der es dem Kind ermöglicht, sich zu lösen, ohne sich verstoßen zu fühlen.

Die meisten Krankheiten des Krebs-Kindes haben einen deutlich psychischen Hintergrund, und die wichtigsten Heilmittel sind bei ihm Liebe, Trost, Körperkontakt und Schonung. Oft treten Magenbeschwerden auf – kein Wunder bei dem vielen Streß und Ärger, der Angst und dem Leid, die es herunterschlucken muß.

Folgende Mittel der Bach-Blüten-Therapie kommen eventuell in Frage (weitere Informationen finden Sie im Kapitel Bach-Blüten-Therapie *bei dem betreffenden Mittel):*

Agrimony (Wehleidigkeit, Überempfindlichkeit; Unehrlichkeit, Feigheit)
Aspen (unvernünftige Ängste)
Beech (Unverträglichkeit, Ablehnung)
Centaury (Selbstbehauptungsschwäche, Unterwürfigkeit aus Verletzlichkeit)
Cerato (Unselbständigkeit aus Furcht vor Liebesverlust)
Cherry Plum (alle möglichen Gefühlsprobleme)
Chicory (Anklammern, Liebesgier, Gefühls-Egoismus)
Heather (Unfähigkeit, allein zu sein)
Honeysuckle (Heimweh, Trauer)
Hornbeam (Flucht in die Krankheit)
Holly (schlechte Laune, Gereiztheit durch Gefühlsprobleme)

Larch (Unterlegenheitsgefühl)
Mimulus (Furcht, Ängstlichkeit)
Red Chestnut (übertriebenes Mitleid)
Rock Rose (panische Ängste)
Scleranthus (Launenhaftigkeit)
Star of Bethlehem (seelische Verletzung)
Sweet Chestnut (Verzweiflung)
Willow (Beleidigtsein, Groll, Unversöhnlichkeit)

Das Löwe-Kind

(Das Kind ist vom astrologischen Prinzip »Löwe« geprägt: Es ist entweder in der Zeit vom 23. Juli bis 22. August geboren, oder/und es hat Aszendent, Mond oder M.C. im Zeichen Löwe, die Sonne als Maximalplaneten oder eine starke Betonung des 5. Hauses.)

Den Löwen bezeichnen wir als König der Tiere, weil er uns den Eindruck einer natürlichen und majestätischen Überlegenheit vermittelt. Dieses psychologische Prinzip kann man meist auch bei Kindern, die unter dem Zeichen »Löwe« geboren sind, erkennen: Sie haben in ihrer Art oder ihrem Auftreten etwas, das andere veranlaßt, sie bevorzugt zu behandeln, sie lassen sich gerne bedienen, geben den Ton an und verlangen Respekt. Auch wenn Ihr Kind klein oder kein ganz typischer Löwe ist (weil es noch andere Anlagen hat), werden Sie an ihm in irgendeiner Hinsicht den Hang zur »Extra-Wurst« und das Bedürfnis nach Anerkennung feststellen können. Dabei ist es oft verblüffend, wie selbstbewußt und selbstverständlich es sich Privilegien verschafft und Familienmitglieder oder Freunde/innen auf einen untergeordneten Platz verweist.

Diese Anspruchshaltung erstreckt sich nicht nur auf seine sozialen Beziehungen, sondern auch auf das Leben in seiner Gesamtheit. Daher hat das Löwe-Kind nicht nur eine allgemein positive Lebenseinstellung, sondern nimmt oft auch jene Haltung ein, die sich mit dem Motto: »Ich will alles und zwar sofort!« beschreiben läßt. Es beansprucht stets einen Platz an der Sonne, es erwartet immer Erfolg und Freude, die sich deshalb tatsächlich meist einstellen. Die innere Haltung steuert ja das äußere Verhalten, weshalb man, wenn man auf Annehmlichkeiten eingestellt ist, mit sicherem Instinkt alles meidet, was Unannehmlichkeiten oder Mißerfolg bringen könnte.

Wer eine dominante oder privilegierte Position einnehmen will, braucht Gesellschaft, ein König ist nichts ohne sein Volk. Daher ist das Löwe-Kind ausgesprochen gesellig und liebt es, immer ein »Rudel«, eine Schar von Freunden/innen, um sich zu haben, unter denen es dann seine besondere Rolle spielen, die es anführen und von denen es sich bewundern lassen oder denen gegenüber es sich großzügig und gönnerhaft verhalten kann. Wenn es respektiert und bewundert wird, zeigt es seine besten Eigenschaften, nämlich Großzügigkeit, Warmherzigkeit und Offenheit, wogegen es auf Überheblichkeit, Konkurrenz, Spott oder Nichtbeachtung meist beleidigt und aggressiv reagiert und schwere Selbstwerteinbrüche oder Depressionen bekommen kann. In welcher Weise Ihr Kind in solchen Situationen reagiert, hängt von seinen zusätzlichen Anlagen ab. Auf jeden Fall aber sollten Sie sich davor hüten, es respektlos zu behandeln, es lächerlich zu machen, zu demütigen oder durch Privilegienentzug zu bestrafen, weil Sie es damit eventuell in seinem Lebensnerv treffen.

Löwe-Menschen neigen nicht zur Selbstkritik und bemerken es daher kaum, wenn sie auf andere Menschen überheblich und unangenehm wirken. Deshalb wäre es wichtig, Ihrem Kind – aber ohne Verurteilung – hierfür die Augen zu öffnen. Wenn es seine ausgesprochen egozentrische Art zu primitiv auslebt – zum Beispiel in Form von Herrschsucht oder ständigem Anspruch auf Schmeichelei –, macht es sich viele Feinde, die nur darauf aus sind, es von seinem selbsterrichteten Thron zu stoßen. Es sollte nicht nur seinen Wert, sondern auch seine Grenzen zu erkennen und gleichermaßen den Wert seiner Mitmenschen zu respektieren lernen. Letztlich wird es auch hier wieder darauf ankommen, seiner Anlage zu Format und Niveau zu verhelfen. Es braucht eine Erziehung, die ihm ein stabiles Selbstwertbewußtsein vermittelt, damit es großzügig, tolerant, menschenfreundlich und versöhnlich sein kann. Dies sind ja Tugenden, durch die sich der wahre »König« auszeichnet. So sollte Ihr Kind ein Gefühl für echte Größe, die immer unantastbar ist, entwickeln. Ein chinesisches Sprichwort sagt: »Du brauchst das Licht des anderen nicht auszublasen, damit das deine glänzt!« und man könnte hinzufügen: »Sieh zu, daß dein eigenes Licht leuchtet, dann brauchst du das der anderen nicht zu fürchten«. Daß dieses Licht in seinem menschlichen Wert, in besonderer Leistung, in Großmut und bescheidener Selbstsicherheit und nicht in äußerem Glanz besteht, ist eine lebensentscheidende Erkenntnis für jeden Löwe-Menschen, die er schon als Kind machen muß. Andernfalls entwickelt er keine Persönlichkeitskraft und wird körperlich und/oder seelisch krank, weil er den unausbleiblichen Angriffen und Demütigungen nichts Echtes entgegensetzen kann. Dann wird schon das Löwe-Kind unnatürlich oder verlegen, deprimiert oder rachsüchtig, entwickelt Minderwertigkeitskomplexe und krankhafte Geltungssucht, wird eitel und angeberisch, stolz oder arrogant, verschwendungssüchtig oder asozial – und all dies, weil sich sein Bedürfnis nach einer besonderen Position pervertiert hat. Im Rahmen solcher Selbstwertkonflikte beginnen Löwe-Kinder oft zu stottern, weil ihre Fähigkeit zur Selbstdarstellung beeinträchtigt ist, oder bekommen Herzbeschwerden.

Sein Bedürfnis nach einer besonderen oder führenden Stellung sollte auch bei der Berufswahl berücksichtigt werden. Ein Beruf, in dem die Gefahr besteht, daß Ihr Kind herablassend behandelt oder ausgelacht wird, ist ebenso schlecht geeignet wie eine sozial unterprivilegierte, dienende oder selbstlose Tätigkeit. Ihr Kind braucht, wenn seine Löwe-Natur einigermaßen deutlich ausgeprägt ist, die Möglichkeit, zu führen und zu glänzen, was es, wenn seine Persönlichkeit gut entwickelt ist, mit Taktgefühl und Menschenfreundlichkeit tun wird.

Auch in seinen Liebesbeziehungen wird sich die Tendenz zu Glanz, Selbsterhöhung und Dominanz bemerkbar machen. Ob Ihr Kind nun ein Junge oder ein Mädchen ist, vorwiegend wird es sich zu einem Partner hingezogen fühlen, bei dem es groß herauskommt oder/und mit dem es »Staat machen« kann. Vorsicht, falls Sie selbst eine »demokratischere«, sozialere oder mehr verinnerlichte Veranlagung besitzen, damit Sie diese Eigenart Ihres Kindes nicht ablehnen und abwerten, denn dadurch könnte seine Natürlichkeit in der Liebe verloren gehen.

Folgende Mittel der Bach-Blüten-Therapie kommen eventuell in Frage (weitere Informationen finden Sie im Kapitel Bach-Blüten-Therapie *bei dem betreffenden Mittel):*

Beech (spontane Ablehnung, Unverträglichkeit)
Heather (Eitelkeit, Geltungssucht, Unfähigkeit zum Alleinsein)
Holly (Wut oder Haß bei respektloser Behandlung)
Larch (Minderwertigkeitsgefühl nach Demütigung)
Oak (Unnachgiebigkeit)
Star of Bethlehem (seelisches Trauma nach Demütigung)
Vervain (selbstüberzeugte Weltverbesserei)
Vine (Intoleranz, Herrschsucht, Rechthaberei)
Willow (Unversöhnlichkeit nach Respektlosigkeit)

Das Jungfrau-Kind

(Das Kind ist vom astrologischen Prinzip »Jungfrau« geprägt: Es ist entweder in der Zeit vom 23. August bis 22. September geboren, oder/und es hat Aszendent, Mond oder M.C. im Zeichen Jungfrau, den Merkur als Maximalplaneten oder eine starke Betonung des 6. Hauses.)

Das Zeichen »Jungfrau« wird in der Astrologie dem Planeten Merkur zugeordnet, der hier den Geist in Form des analysierenden Denkens und des ordnenden Verstandes repräsentiert. Wenn Ihr Kind eine typische »Jungfrau« ist, wird es daher vor allem vernünftig und ordentlich sein. Diese Grundhaltung, die in allen Lebensbereichen wirksam ist, verleiht ihm eine gewisse nüchterne Klarheit in der Lebensgestaltung und die Bereitschaft, sich in die soziale Ordnung einzufügen. Sie bedeutet auch, daß es mit seinen Gefühlen sehr diszipliniert und überlegen umgeht, wobei »überlegen« bedeutet, daß es sich gut überlegt, wieweit es ihnen nachgeben und wie es sie einordnen soll. Unkontrollierte Gefühlsausbrüche oder kopfloses Handeln liegen ihm nicht, und falls es sich doch einmal dazu hinreißen läßt, hat es sich relativ schnell wieder in der Gewalt. Jemandem, der sehr emotional veranlagt ist, erscheint ein solches Verhalten vielleicht als gefühlsarm, wofür die »Jungfrau« das Verhalten des Gefühlsmenschen als unzuverlässig oder chaotisch empfindet.

Ihr Kind neigt zu genauem Beobachten, Analysieren und Nachdenken, es braucht Klarheit und Übersichtlichkeit. Deshalb ist zum Beispiel nicht nur sein

Zimmer meist aufgeräumt und sein Tag gut eingeteilt, sondern es besitzt auch ein ausgeprägtes Bedürfnis nach – körperlicher wie moralischer – Sauberkeit. Diese Eigenschaften sind im praktischen Alltag sehr nützlich, weil sie Ihrem Kind Zuverlässigkeit und Verantwortungsbewußtsein verleihen. Wenn es schon etwas älter ist, wissen Sie, daß Sie ihm Aufgaben übertragen können, bei denen Genauigkeit und Pflichtgefühl erforderlich sind. Sie können sich darauf verlassen, daß es alles so machen wird, wie Sie es ihm auftragen, wobei höchstens die Gefahr besteht, daß es übertrieben genau oder pingelig vorgeht. Weil es ihm aber oft schwerfällt, selbständig zu entscheiden und zu handeln – ganz zu schweigen von spontaner, intuitiver Improvisation – wird es schnell verunsichert, wenn es nicht weiß, woran es ist. Auch Umstände, Menschen und Dinge, die es nicht richtig einordnen kann, oder Situationen, die ihm neu sind, machen ihm oft Angst. Man sollte daher jede Gelegenheit nützen, um seine Selbständigkeit zu fördern – indem man ihm zum Beispiel keine Anweisungen oder Ratschläge gibt, so daß es lernt, die Lösung seiner Probleme selbst zu finden. Es wäre auch gut, ihm die Einsicht zu vermitteln, daß Perfektionismus nur dann einen Sinn hat, wenn er in der Sache begründet ist.

Seine Probleme versucht Ihr Kind nicht intuitiv und gefühlsmäßig, sondern rational zu lösen, indem es sie auf einen verständlichen, praktischen oder nützlichen Nenner zurückführt. Sie werden vielleicht schon mit Erstaunen bemerkt haben, wie vernünftig es sich in Konfliktsituationen zurechtfinden kann und wie wenig es sich in widersprüchliche Emotionen verstricken läßt. Daß dabei viel vom irrationalen und emotionalen Hintergrund des Lebens verlorengeht, spielt keine Rolle, weil dieser in seiner Lebenssicht eine untergeordnete Bedeutung spielt. Sie sollten daher von ihm auch nicht erwarten, daß es sich – wie das vielleicht Ihre eigene Art ist – sentimentalen oder romantischen Regungen hingibt, daß es sein Leben gefühlsbetont, poetisch oder musisch nimmt. Aber Sie könnten vielleicht die Gefühlsanlagen in seinem Wesen fördern, um etwas mehr »Farbe und Musik« in sein Leben zu bringen und ihm zugleich den Blick dafür zu öffnen, daß nicht alles geordnet und verplant werden kann, daß das Leben vielmehr ein gewisses chaotisches und irrationales Element braucht, um lebendig zu bleiben.

Ihr Kind ist treu und beständig, man weiß, woran man bei ihm ist. Diese Tugend hat aber auch ihre Schattenseite, denn sie erzeugt nicht nur eine gewisse Unselbständigkeit, sondern macht es ihm auch schwer, etwas, woran es sich gewöhnt hat, wieder aufzugeben. Es kann seelisch krank werden, wenn es seinen gewohnten Lebenshintergrund (Familie, Arbeit, Wohnung, Lebenskonzept) verliert. Daher sollten Sie ihm bei Veränderungen genügend Zeit und einleuchtende Gründe geben, um ein neues Programm zu entwickeln, an dem es sich orientieren kann.

Später, bei der Berufswahl, wird dieser Hang zum logischen Denken, der übrigens auch Freude am Lernen mit sich bringt, eine wichtige Rolle spielen. Sein Beruf sollte grundsätzlich etwas mit Vernunft und/oder Ordnung zu tun und eine soziale Note haben. Er könnte auch in der treuen Erfüllung von Aufgaben und Pflichten bestehen oder eine Tätigkeit sein, bei der ein bestimmtes Wissen genau weitergegeben oder angewendet wird (zum Beispiel im Lehrberuf oder in der Rechtspflege).

Ihr Kind hat von Natur aus ein Bedürfnis nach körperlicher Sauberkeit und moralischer Reinlichkeit, das sich an ihm selbst, in seinem Lebensraum und in seinem Verhalten manifestiert. Diese Tugend kann leicht in Sauberkeitszwänge ausarten und eine gewisse Sterilität in seinem Gefühlsleben und der Beziehung zu seinem Körper mit sich bringen. Daraus können sich übertriebene Schamhaftigkeit, Ablehnung seiner Sexualität oder auch Verstopfung (Stuhlgang = Schmutz) ergeben. Dann kann es ihm schwer fallen, Emotionen zuzulassen, die als unsauber oder unmoralisch gelten, oder zu seinem Liebesleben eine natürliche, unbefangene Haltung zu finden. Hüten Sie sich deshalb davor, durch unbedachte (oder gezielte!) Bemerkungen diese Tendenz zu verstärken.

Das kann vor allem dann zum Problem werden, wenn Ihr Kind beginnt, Liebesbeziehungen aufzunehmen. Der Hang zu Selbstbeherrschung, »Anständigkeit« und Sauberkeit kann zur Ablehnung seiner sexuellen Gefühle führen und eine befriedigende körperliche Liebe, ohne die keine Mann-Frau-Beziehung vollständig und stabil sein kann, verhindern. Im übrigen wird Ihr Kind in seinem Liebesleben wahrscheinlich nie den Kopf verlieren, sondern stets einen gewissen Überblick über seine Gefühle behalten, denen gegenüber es oft eine gewisse Scheu empfindet. Es wird treu und »sauber« sein und sich stets über alle Konsequenzen, die sich aus einer Beziehung ergeben, im klaren sein – oder sich zumindest darum bemühen.

Allgemein besteht bei Ihrem Kind die Gefahr, daß es das, was man zu ihm sagt, zu ernst und zu genau nimmt. Es ist stets darauf eingestellt, alles, was ihm irgendwie einen geistigen Halt verspricht, gutgläubig aufzugreifen und sich daran festzuhalten, ohne es immer wieder auf seine Berechtigung zu überprüfen. Dazu gehören zum Beispiel Gebote, Vorschriften, Empfehlungen, Gesetze, Moralvorschriften, Dogmen oder Lehren. Da es dabei meist ausgesprochenen Wert auf tadellos genaue Erfüllung legt und da ihm diese – wie jedem Menschen – oft nicht gelingt, bekommt es schnell ein schlechtes Gewissen, macht sich Vorwürfe oder entwickelt Minderwertigkeitsgefühle. Auch aus diesem Grunde sollte man bei ihm alles vermeiden, was seinen Hang zur zwanghaften Disziplin fördert, und es daran gewöhnen, immer wieder einmal bewußt Ausnahmen zu machen.

Folgende Mittel der Bach-Blüten-Therapie kommen eventuell in Frage (weitere Informationen finden Sie im Kapitel Bach-Blüten-Therapie *bei dem betreffenden Mittel):*

Aspen (irrationale Ängste durch Unklarheit)
Beech (Kritiksucht)
Centaury (Ausnützbarkeit, Unterwürfigkeit)
Cerato (Unselbständigkeit durch Bedürfnis nach Führung)
Crab Apple (Sauberkeits- und/oder Ordnungszwang, Ekel, Sexualprobleme)
Larch (Minderwertigkeitsgefühle)
Mimulus (Angst vor Veränderung oder Unberechenbarkeit)
Pine (Schuldgefühle, Selbstverurteilung, Moralzwang, Sexualprobleme)

Rock Water (Überdisziplin, Selbstkasteiung)
Vine (Intoleranz, Rechthaberei)
Wild Oat (Frustration durch fehlendes Ziel oder Konzept)

Das Waage-Kind

(Das Kind ist vom astrologischen Prinzip »Waage« geprägt: Es ist entweder in der Zeit vom 23. September bis 22. Oktober geboren, oder/und es hat Aszendent, Mond oder M.C. im Zeichen Waage, die Venus als Maximalplaneten oder eine starke Betonung des 7. Hauses.)

Meist hat das Waage-Kind ein ebenmäßiges, gefälliges Aussehen, oft ist es sogar schön, zumindest aber kann es ausgesprochen charmant und liebenswürdig sein. Diese Eigenschaften sind ihm, da es vom Planeten Venus beeinflußt ist, zwar angeboren, werden darüber hinaus aber von ihm auch noch bewußt kultiviert, da sein Wesen stark nach Sympathie, Harmonie und Frieden verlangt. Es fällt ihm schwer zu streiten oder mit anderen im Unfrieden zu leben, weshalb es instinktiv immer versucht, Konflikte zu vermeiden oder zu bereinigen, selbst wenn dabei die Wahrheit auf der Strecke bleibt und alles nur ganz oberflächlich glattgestrichen wird. Sicher ist Ihnen schon aufgefallen, daß Ihr Kind, falls es sich einmal unbeliebt gemacht oder mit Ihnen gestritten hat, nach kurzer Zeit versucht, alles irgendwie wieder einzurenken, ohne allerdings das eigentliche Problem zu klären. Es ist ihm einfach unerträglich, abgelehnt oder verurteilt zu werden.

Wenn man sich darüber im klaren ist, wie lebenswichtig es ihm ist, beliebt und geliebt zu sein, versteht man, warum es sich überall angenehm zu machen versucht, warum es oft eitel ist, warum es ihm schwerfällt, seine eigene, kritische Meinung zu äußern oder sich auf Konflikte einzulassen, warum es oft zur Notlüge greift und warum es immer auf Schmeicheleien, »Streicheleinheiten« oder Bewunderung aus ist.

Es ist so sehr auf erfreuliche Kontakte eingestellt, daß es ständig Geselligkeit oder Gesellschaft braucht, und leidet, wenn es allein sein muß – dann fühlt es sich einfach abgelehnt und ausgestoßen. Deshalb könnte es zum Beispiel sein, daß Ihr Kind in aufdringlicher Weise auf sich aufmerksam zu machen pflegt, sobald man sich nicht mit ihm beschäftigt, oder daß es abends, wenn Sie mit Ihren Freunden in gemütlicher Runde beisammensitzen, unter irgendeinem fadenscheinigen Vorwand auftaucht, um nicht ins Bett abgeschoben und vom menschlichen Umgang ausgeschlossen zu sein. Dabei versucht es dann auch noch, irgendeine Streichelei – wie »Ist das aber ein reizendes Kind!« – einzuheimsen.

Ablehnung oder Kritik machen das Waage-Kind krank. Es empfindet sie als Verstoßung, und sie gehen ihm oft buchstäblich an die Nieren. Betrachten Sie wiederholte Nierenerkrankungen als warnenden Hinweis dafür, daß Ihr Kind nicht genügend Zuwendung und Anerkennung bekommt oder zuviele Konflikte hat. Dieses Problem ist nicht nur in seinen ersten Lebensjahren gefährlich, sondern bleibt auch in seinem späteren Leben sein empfindlicher Punkt. Wenn Ihnen an seinem Wohlergehen gelegen ist, sollten Sie es daher nicht abweisen, wenn es Ihre wohlwollende Aufmerksamkeit sucht, und es auch nicht zwingen, sich mit Wahrheiten auseinanderzusetzen, die ihm offensichtlich unangenehm sind. Genauso schädlich ist es, seine eventuellen Versöhnungsversuche abzuweisen oder ihm längere Zeit zu grollen. Das wäre für Ihr Kind, wie wenn Sie einer Pflanze die Sonne nehmen, und deshalb ist es, wie Ihnen vielleicht schon aufgefallen ist, »um des lieben Friedens« willen zu manch scheinbar charakterlosem Einlenken bereit. Wer es sich mit niemandem verderben will, kann sich eben keinen Charakter leisten, mit dem er aneckt und den er gewaltsam behaupten muß.

Der Hang zum Angenehmen und Schönen herrscht nicht nur in seinen sozialen Beziehungen, sondern auch in allen anderen Lebensbereichen vor, weshalb es sich gerne mit schönen Dingen umgibt, einen Hang zu allem Dekorativem hat und sogar eine deutliche Neigung zum Luxus entwickelt.

Diese Tendenz spielt auch bei seinen Liebesbeziehungen eine Rolle. Die Waage will nicht nur möglichst einen vorzeigbaren Partner, sondern von ihm auch ständig umworben und umschmeichelt werden – wie sie ja selbst darauf eingestellt ist, dem Partner mit Liebreiz entgegenzukommen. Ihr Kind wünscht sich die Liebe als ein ewiges Fest mit sich selbst als Mittelpunkt und wird sehr unglücklich, wenn die Zuwendung nachläßt oder wenn es sogar schlecht behandelt wird. Da ihm aber jeder aktive Auseinandersetzung schwerfällt, besteht die Gefahr, daß es dann keine klaren Konsequenzen zieht, sondern in eine frustrierende Beziehung gerät, in der nie ein offenes, klärendes Wort fällt. Dann könnte es Ihre elterliche Aufgabe sein, Ihrem Kind die Augen für die Wahrheit und das zu erwartende Unglück zu öffnen und ihm den Rücken für eine klare Entscheidung – z. B. eine Auflösung der Partnerschaft – zu stärken. Voraussetzung hierfür wäre allerdings absolute Uneigennützigkeit Ihrerseits und ein ausgesprochenes Vertrauensverhältnis.

Auch bei der Berufswahl spielt das Sympathie-, Harmonie- und Schönheitsbedürfnis eine große Rolle. Ihr Kind braucht einen Beruf, der ihm entweder Zuwendung und Bewunderung einbringt, oder eine Tätigkeit, bei der es mit schönen Dingen tun hat (zum Beispiel Mode, Kunsthandwerk, Design). Dagegen eignet es sich für keine Tätigkeiten, die Schmutz, Streit, Konflikte, Probleme oder die Gefahr von Unbeliebtheit mit sich bringen.

Wenn Sie die positiven Eigenschaften Ihres Kindes – die Freundlichkeit, Versöhnlichkeit und Gerechtigkeit – fördern, kann es sich zu einem allseits beliebten Menschen entwickeln, der es versteht, harmonische, angenehme Verhältnisse zu schaffen. Wichtig ist dabei aber, ihm ein Gefühl für die schmale Grenze zwischen kontaktfreudiger Geselligkeit und lästiger Aufdringlichkeit, zwischen einem natürlichen Selbstbewußtsein und dummer Angeberei oder hohler Eitelkeit zu vermitteln. Äußere Schönheit und unbeschwertes Vergnügen sind fraglos die Seite des Lebens, zu der sich Ihr Kind – falls es eine typische Waage ist – hingezogen fühlt. Doch das genügt nicht, es muß auch eine Beziehung zu den unvergänglichen menschlichen Werten entwickeln, damit sein Leben eine tragende Basis hat.

Folgende Mittel der Bach-Blüten-Therapie kommen eventuell in Frage (weitere Informationen finden Sie im Kapitel Bach-Blüten-Therapie *bei dem betreffenden Mittel):*

Agrimony (Konfliktscheu, Feigheit, Verdrängung, Wehleidigkeit)
Beech (Beschönigungstendenz, Unfähigkeit zu Kritik)
Centaury (Unfähigkeit, »nein« zu sagen, Anpassung)
Crab Apple (Ablehnung von Häßlichkeit)
Gentian (Tendenz zum Aufgeben und Nachgeben)
Heather (Eitelkeit, Geltungssucht, Furcht vor Einsamkeit)
Larch (Minderwertigkeitsgefühle)
Scleranthus (Entscheidungsschwäche)
Star of Bethlehem (Unglücklich-Sein wegen Ablehnung)
Walnut (Beeinflußbarkeit aus Sympathiebedürfnis)

Das Skorpion-Kind

(Das Kind ist vom astrologischen Prinzip »Skorpion« geprägt: Es ist entweder in der Zeit vom 23. Oktober bis 21. November geboren, oder/und es hat Aszendent, Mond oder M.C. im Zeichen Skorpion, den Pluto als Maximalplaneten oder eine starke Betonung des 8. Hauses.)

Die charakteristischen Eigenschaften der Skorpion-Menschen sind: Wille und Macht, Geheimnis und Wahrheitssuche. Sie sind, mehr oder weniger stark ausgeprägt, auch bei Ihrem Kind vorhanden. Daß es, wenn es sich etwas in den Kopf gesetzt hat, nicht auf- oder nachgibt, sondern beharrlich oder penetrant solange »am Ball bleibt«, bis es Erfolg hat, wird Ihnen genauso bekannt sein wie sein Drang, auf andere – Freunde oder Familienangehörige – Einfluß auszuüben oder über sie zu bestimmen.

Man hat den Eindruck, daß es nie wirklich entspannt, unbewußt oder unbeschwert in den Tag hineinleben kann, sondern immer auf irgend etwas ausgerichtet ist. Dabei läßt es sich aber nicht in die Karten blicken oder zu naiven bzw. übereilten Handlungen hinreißen, sondern geht mit viel Umsicht und Fingerspitzengefühl vor. Diese Undurchschaubarkeit kann leicht Unbehagen und Mißtrauen wecken, zumal das Skorpion-Kind seinerseits die Menschen meist forschend oder mißtrauisch anblickt. Daher wäre es wichtig, seine Bereitschaft, anderen Menschen zu vertrauen und sich selbst zu offenbaren, zu fördern.

»Stille Wasser gründen tief« – dieses Sprichwort trifft auf Ihr Kind zu. Es hat ein sehr gefühlsintensives Innenleben, an dem es kaum jemanden teilhaben läßt. Diese Veranlagung kann unter günstigen Umständen ausgesprochene Selbständigkeit und Unabhängigkeit mit sich bringen, die es erwachsener erscheinen lassen, als es den Jahren nach ist; sie kann aber auch – wenn es unter schlechten Einfluß gerät – in Hinterhältigkeit, Intriganz und Skrupellosigkeit ausarten. Obwohl Ihr Kind seine

Probleme nicht nach außen zu zeigen pflegt, fühlt man doch oft, daß starke Leidenschaften in ihm lodern.

Es heißt, beim Skorpion sei die Spannweite zwischen Positiv und Negativ besonders groß. Einerseits kann er sich unerschrocken und heroisch in den Dienst der Schwachen stellen und starke Kräfte im Kampf gegen das »Böse« mobilisieren, andererseits aber kann sich seine Neigung, alles als böse zu betrachten, was sich ihm widersetzt, so übersteigern, daß er zum »totalen Krieg« mit allen Mitteln übergeht. Dabei hütet er sich jedoch, wie erwähnt, meist vor dem offenen Kampf, sondern schießt aus dem Hinterhalt. Hier Liebe – dort Haß, hier bedingungslose Selbstaufopferung – dort rücksichtslose Zerstörung. Beide Tendenzen schlummern in ihm, und Sie als Eltern sollten stets darauf bedacht sein, das Gefühl menschlicher Verbundenheit und das Bewußtsein sozialer Verantwortlichkeit bei ihm zu fördern, damit seine potentiell negative Seite nicht zu stark wird. Gerade ein Kind mit Skorpion-Veranlagung braucht seitens seiner Eltern und Bezugspersonen viele lebendige und überzeugende Beispiele von echter, selbstloser Liebe und großmütiger Versöhnlichkeit, damit es sie an bevorzugter Stelle in sein Weltbild übernehmen kann. Damit Ihnen dies gelingt, müssen Sie sich um absolute Aufrichtigkeit bemühen, weil Ihr Kind einen besonderen Spürsinn für Unwahrheit hat. Jede Lüge Ihrerseits bestärkt es in der latenten Meinung, daß alle Menschen schlecht seien und daß man also selbst auch nicht besser zu sein brauche. Hüten Sie sich auch davor, Ihr Kind zu unterdrücken, zu etwas zu zwingen oder ungerecht zu behandeln, denn erstens kriegen Sie es doch nie richtig »klein«, und zweitens vergißt es Ihnen dies nie.

Da Ihr Kind sehr selbständig und willensstark veranlagt ist, können Sie ihm Aufgaben übertragen, bei denen ein hohes Maß an Verantwortung und Selbständigkeit erforderlich ist. Ja, wenn Sie diese Eigenschaften möglichst oft mit einer sozial wertvollen Tat verknüpfen, programmieren Sie es auf »positiv« – zumal es ja wahrscheinlich auch noch andere Anlagen haben dürfte.

Im späteren Berufsleben würde ihm eine Position liegen, in der es verantwortlich arbeiten und in irgendeiner Weise Einfluß auf andere Menschen (seine Familie oder die ganze Welt) nehmen kann (Führungspositionen jeder Art, Psychologie u. ä.). Auch Tätigkeiten, bei denen es etwas zu erforschen oder aufzudecken gibt, könnten Ihr Kind anziehen, weil es ja in irgendeiner Form immer auf der Suche nach der Wahrheit ist. Eventuell kämen auch kämpferische Einsätze zugunsten von Schwächeren, Bedrohten oder Unterdrückten in Frage (Militär, Feuerwehr, Notfallmedizin o. ä.).

Die Neigung, in die Tiefe zu gehen und Einfluß auszuüben, zeigt sich auch in den Liebesbeziehungen Ihres Kindes. Wenn es – ob Junge oder Mädchen – einen Partner findet, mit dem es sich gefühlsmäßig gut versteht, wird es zu ihm eine ausgesprochen tiefe, fast unlösbare Beziehung knüpfen, ihm treu sein und ihn mit aller Kraft beschützen – dafür aber auch sehr eifersüchtig über ihn wachen. Die Sexualität spielt bei ihm eine wichtige Rolle; sie kann ihm unter günstigen Umständen tiefe, ekstatische Befriedigung bereiten, bei primitivem Charakterniveau aber auch als Mittel zur Beherrschung des Partners dienen oder in eine sogenannte Perversion umschlagen. In diesem Bereich ist Ihr Kind auch besonders krankheitsgefährdet. Hier ist wieder die rechtzeitige Entwicklung eines entsprechenden Niveaus entscheidend. Weiterhin besteht die Gefahr, daß Ihr Kind in eine Partnerschaft gerät, die von Machtkämpfen geprägt ist. Das wäre ausgesprochen fatal, weil dabei seine destruktiven Eigenschaften und seine Streitsucht überwertig werden und die Beziehung ihm viel Leid bringen wird. Obendrein würde es ihm ausgesprochen schwerfallen, sich daraus wieder zu lösen, weil sein Charakter auf Siegen und Beherrschen programmiert ist und ihm Loslassen oder Nachgeben als Niederlage erscheinen. Vielleicht können Sie, wenn Sie sich rechtzeitig sein Vertrauen erworben haben, ihm auch hierfür die Augen öffnen.

Folgende Mittel der Bach-Blüten-Therapie kommen eventuell in Frage (weitere Informationen finden Sie im Kapitel Bach-Blüten-Therapie *bei dem betreffenden Mittel):*

Agrimony (Tarnung, Undurchsichtigkeit, Unehrlichkeit)
Aspen (irrationale Bedrohungsgefühle)
Cherry Plum (Leidenschaftlichkeit)
Chicory (übertriebene Fürsorglichkeit, Gefühlsabhängigkeit, Eifersucht)
Holly (Rachsucht, Eifersucht, Destruktivität, Mißtrauen)
Elm (Selbstüberforderung)
Mustard (Schwermütigkeit)
Oak (Unbeugsamkeit, Verbissenheit, extreme Haltungen)
Rock Water (Selbstdisziplinierung)
Vervain (übertriebener Einsatz; gutgemeinte Vergewaltigung)
Water Violet (Kontaktprobleme; Asozialität; Platzangst)
White Chestnut (geistige Besessenheit, Fanatismus)
Willow (Rachsucht, Unversöhnlichkeit, Verbitterung)

Das Schütze-Kind

(Das Kind ist vom astrologischen Prinzip »Schütze« geprägt: Es ist entweder in der Zeit vom 22. November bis 21. Dezember geboren, oder/und es hat Aszendent, Mond oder M.C. im Zeichen Schütze, den Jupiter als Maximalplaneten oder eine starke Betonung des 9. Hauses.)

Der Schütze ist von Natur aus optimistisch eingestellt, denn er ist unter dem Planeten Jupiter geboren, dem in der Astrologie vor allem das Gute, Edle und das Glück zugeordnet wird. Dieses Prinzip wirkt (in dem Umfang, in dem bei ihm die Schütze-Anlage verwirklicht ist) auch in Ihrem Kind.
So besitzt es wahrscheinlich einen ausgesprochen vitalen, leistungsfähigen Körper, der auf Aktivität eingestellt ist und sich, falls er einmal krank wird, ziemlich

schnell wieder erholt. Es würde Ihrem Kind nicht bekommen, wenn Sie es verzärteln oder sehr vor dem rauhen Leben schützen würden – im Gegenteil, gerade dadurch, daß es gefordert wird, bleibt es gesund. Daß es viel Bewegung braucht, ist nicht zu übersehen, und wahrscheinlich wissen Sie auch inzwischen, daß es unruhig, ungeduldig oder sogar krank wird, wenn es sich nicht genügend austoben kann. Sport in jeder Form ist dazu geeignet, wobei Ihr Kind wahrscheinlich eine Sportart bevorzugt, die auf Wettkämpfe ausgerichtet und zudem allgemein angesehen ist. Denn Ihr Kind ist ehrgeizig und hat den Drang, andere zu übertrumpfen, was nicht nur auf seine große, nach vorne drängende Vitalität und die Freude an der eigenen Leistungsfähigkeit zurückzuführen ist, sondern auch auf seine geistige Grundhaltung, die ihm einen Hang zum Besonderen und Höheren gibt. So liebt es den »edlen« Wettkampf und sportlich-faires Verhalten.

Auch geistig fühlt es sich vom Besonderen oder Wertvollen angezogen und orientiert sich gerne an idealistischen Vorstellungen, die aber, wie das bei den Idealen üblich ist, oft etwas lebensfremd oder naiv sind. Diese Veranlagung, an das Gute im Menschen zu glauben und edle Ziele anzustreben, kann sein ganzes Leben bestimmen, sie kann sich aber auch nur in einem Hang zur gesellschaftlich gehobenen Position – sogar in seiner kindlichen Welt – ausdrücken. Dieser wird sich verstärken, je bewußter ihm wird, welche wichtige Rolle die Rangordnung in den menschlichen Beziehungen spielt. So wird es auch eine gewisse elitäre Eitelkeit an den Tag legen.

Man hat immer wieder den Eindruck, daß Schütze-Menschen irgendwie vom Glück begünstigt sind, und Ihr Kind wird Ihnen wahrscheinlich nicht viele Probleme machen, wenn Sie ihm genügend Raum für Aktivitäten geben. Es hat eine deutliche Vorliebe für Abenteuer und Reisen und lernt das Leben am besten kennen, indem es sich optimistisch, idealistisch oder begeistert hineinstürzt. Leider läßt es sich oft nicht vermeiden, daß es angesichts seiner naiven Gutgläubigkeit und seiner positiven Grundhaltung gelegentlich auf die Nase fällt. Das macht aber nicht viel, weil es auf diese Weise die Wirklichkeit hautnah kennenlernt und weil es außerdem zum Typ »Stehauf-Männchen« gehört. Seine lebensfrohe Unternehmungslust läßt es nicht verzagen oder verzweifeln, sondern gibt ihm immer wieder neuen Auftrieb.

Sein Hang zum Höheren sollte stets berücksichtigt werden. Zwingen Sie es zu nichts, was es als gemein, minderwertig oder niederträchtig empfindet. Sie würden nur helle Empörung und Opposition oder eine Beschädigung seines Weltbildes erreichen. Mit einem positiven, menschlich wertvollen oder Ehre verheißenden Ansatz wird man ein Schütze-Kind immer motivieren können. Daß die Freude daran, unter den Menschen einen besondere Rolle einzunehmen, Ihr Kind ausgesprochen extravertiert und gesellig macht, versteht sich von selbst, weshalb es viel mit anderen Kindern zusammenkommen oder Mitglied in einem Verein werden sollte. Seine optimistische, unkomplizierte Art, sein sportlich faires Verhalten und sein Idealismus verschaffen ihm Beliebtheit und sein Drang zu besonderen Taten erweckt Bewunderung. Dies sind die Lebensbedingungen, die Ihr Kind braucht und die auch später bei der Berufswahl (zum Beispiel als Spitzensportler, Redner, Direktor, Weltreisender oder in einer Vorbild-Funktion) berücksichtigt werden sollten.

Auch seine Liebesbeziehungen sind von Spontaneität, Vitalität und hohen Erwartungen gekennzeichnet. Dabei kann es allerdings vorkommen, daß sein Gefühlsleben wegen bestimmter idealistischer Vorstellungen oder wegen äußerlicher (oft gesellschaftlich orientierter) Erwartungen, die es auf den Partner projiziert, zu kurz kommt, daß es in der Liebe nicht den eigentlichen Menschen, sondern vor allem dessen äußere Erscheinung sucht. Wichtig wäre es in diesem Fall, seine Aufmerksamkeit auch auf die »inneren Werte« zu lenken, es daran zu gewöhnen, nicht nur mit den Augen und dem Geist, sondern auch mit dem Herzen zu sehen. Die Vernachlässigung der Gefühle, die eine tiefe Beziehung verhindert, ermöglicht dafür bei Bedarf eine relativ problemlose Trennung, sobald der Irrtum klar geworden ist. Es kann daher sein, daß Ihr Kind, solange es nur nach äußerlichen Kriterien wählt, öfter den Partner wechseln wird.

Folgende Mittel der Bach-Blüten-Therapie kommen eventuell in Frage (weitere Informationen finden Sie im Kapitel Bach-Blüten-Therapie *bei dem betreffenden Mittel):*

Beech (Vorurteile)
Elm (Selbstüberforderung)
Heather (Geltungssucht, Angeberei)
Impatiens (Ungeduld, Drängelei)
Vervain (Weltverbesserei; Streß durch Begeisterung)
Wild Oat (Frustration durch fehlendes Ziel)
Willow (Empörung, Selbstgerechtigkeit).

Das Steinbock-Kind

(Das Kind ist vom astrologischen Prinzip »Steinbock« geprägt: Es ist entweder in der Zeit vom 22. Dezember bis 19. Januar geboren, oder/und es hat Aszendent, Mond oder M.C. im Zeichen Steinbock, den Saturn als Maximalplaneten oder eine starke Betonung des 10. Hauses.)

Die wesentlichen Eigenschaften des Steinbocks sind Ernst, Disziplin und Wille. Sie sind – mehr oder weniger stark ausgeprägt – bereits im Kindesalter vorhanden und geben dem Steinbock-Kind oft eine gewisse erwachsene Art, die nicht so recht in das übliche Bild des unbekümmerten, verspielten Kindes paßt. Es ist ruhig und beherrscht, beständig und ordentlich, zuverlässig und konsequent, hat ein eher unbewegliches Temperament und ein Bedürfnis nach verlässlichen, überschaubaren Strukturen: in seinen menschlichen Beziehungen, seinem Weltbild und in der Tagesgestaltung, die wahrscheinlich von vielen festen Gewohnheiten geprägt ist. Diese sichere Ordnung läßt sich das Steinbock-Kind nicht gerne durch Gefühle und

Emotionen stören, weshalb es ihnen skeptisch gegenübersteht und – fast schon routinemäßig – starke Gefühlsäußerungen oder emotionales Verhalten bei sich und anderen sogleich zu bremsen oder unter Kontrolle zu bringen versucht. Dazu kommt noch ein anderes Charakter-Element, das man ebenfalls eher bei Erwachsenen erwartet: ein starker, unbeugsamer Wille. Sicher haben Sie schon bemerkt: wenn Ihr Kind etwas erreichen oder festhalten will, entwickelt es eine erstaunliche Kraft und Unbeirrbarkeit, die mit jedem Widerstand, den man ihm entgegenbringt, zunimmt.

Entsprechend Ihrer eigenen Veranlagung werden Sie diese typischen Eigenschaften unterschiedlich bewerten. Wenn Sie selbst eher nachgiebig oder willensschwach sind, werden Sie die Stärke Ihres Kindes bewundern und seinem Drängen stets nachgeben; wenn Sie dagegen selbst Ihren Willen durchzusetzen pflegen, könnten Sie Probleme mit Ihrem Kind wegen seines angeblichen Ungehorsams und seiner Sturheit bekommen und es vielleicht zu unterdrücken oder seinen Willen zu brechen versuchen. Hoffen wir, daß Sie dieser Versuchung widerstehen können, denn das würde einen ständigen Machtkampf heraufbeschwören, der entweder die angeborene Unnachgiebigkeit und Härte Ihres Kindes unverhältnismäßig verstärken würde oder in dem es, falls es unterliegt, psychische Schäden im Sinne von Verbitterung, Haß oder Minderwertigkeitsgefühlen erleiden würde.

Wer andere erzieht, muß Dogmatismus und Intoleranz meiden und darf nicht den Fehler machen, sich selbst als idealen Maßstab zu sehen. Alle charakterlichen Eigenschaften eines Kindes haben ihren Sinn und beeinflussen auch seinen Lebensweg. Eine bestimmte Veranlagung zu unterdrücken, weil sie einem nicht ins eigene Konzept paßt, bedeutet, das Kind charakterlich zu verbiegen und es fürs Leben zu schädigen. Die erzieherische Beeinflussung soll das Kind führen und es in seiner individuellen Selbstverwirklichung unterstützen. Dies verlangt von den Erziehenden oft viel Selbstkritik, Uneigennützigkeit und Toleranz, weil sie nicht nur ihr eigenes Weltbild, in dem vielleicht die persönliche Art des Kindes keinen Platz hat, korrigieren müssen, sondern weil sie ihm eventuell sogar einen Teil Ihres eigenen Lebensraums und Einflußbereichs abtreten müssen.

Die angeborenen Stärken Ihres Kindes sind sein starker Wille, seine Zuverlässigkeit, seine Sachlichkeit und seine Disziplin. Man braucht sie daher nicht noch vorsätzlich zu betonen. Wichtiger wäre es, seine Gefühls- und Kontaktfähigkeit zu fördern, damit es in seinem späteren Leben genügend Freude, Farbe und menschliche Beziehungen gibt. Denn seine Veranlagung trägt die Gefahr von Kontaktstörung und Vereinsamung in sich, die wiederum Minderwertigkeitsgefühle und Neid auf die lockeren, fröhlichen Menschen nach sich ziehen können. Ihr Kind braucht viel Wärme und Liebe, damit es seine Scheu vor Gefühlen verliert. Ein weiteres Problem könnte seine unbeugsame Willensstärke werden, die es ihm unmöglich machen könnte, auf- oder nachzugeben, wenn es die Umstände erfordern. Es sollte lernen, daß es nicht nur darauf ankommt, durchzuhalten und sich durchzusetzen, sondern daß ein solches Verhalten immer auch einen Sinn haben und aussichtsreich sein muß. Denn der Wunsch, alles perfekt zu machen, kann bei ihm ebenfalls Gefühle von Unzulänglichkeit und mangelndem Wert hervorrufen, die es dann eventuell durch gesteigertes Leistungsbemühen zu neutralisieren versucht.

Eine Liebesbeziehung aufzunehmen, wird ihm vielleicht wegen seiner Sprödigkeit und mangelnden Kontaktfreudigkeit schwerfallen, dafür wird es, wenn sich eine Beziehung entwickelt hat, Treue und Zuverlässigkeit an den Tag legen. Das sind gute Voraussetzungen für eine dauerhafte Beziehung; problematisch könnte dabei aber werden, daß, weil die Gefühle zu kurz kommen, seine Freundin oder sein Freund sich über zu starke Nüchternheit oder Unbeweglichkeit beschweren. Auch aus diesem Grunde sollten Sie, wo immer es geht, seine Scheu vor Gefühlen abzubauen versuchen.

Bei der Berufswahl wird wahrscheinlich der Schwerpunkt auf dem Bedürfnis, Ordnung zu schaffen und Verantwortung zu übernehmen, so daß zum Beispiel eine Tätigkeit im Staatsdienst oder einer ähnlichen Institution in Frage käme. Auch eine praktische, solide Tätigkeit wird ihm gefallen (z. B. Handwerker, Ingenieur).

Folgende Mittel der Bach-Blüten-Therapie kommen eventuell in Frage (weitere Informationen finden Sie im Kapitel Bach-Blüten-Therapie *bei dem betreffenden Mittel):*

Agrimony (spröde Undurchsichtigkeit)
Aspen (irrationale Ängste)
Crab Apple (Ordnungs- und Pflichtzwang, Perfektionismus)
Elm (Sebstüberforderung)
Holly (Neid, Eifersucht, Mißtrauen)
Larch (Minderwertigkeitsgefühle)
Mimulus (Angst vor Neuem und Veränderung)
Mustard (Schwermütigkeit)
Oak (Unnachgiebigkeit, Verbissenheit)
Pine (Schuldgefühle, Verpflichtungsgefühle)
Rock Water (Selbstkasteiung, Selbstdisziplin)
Vine (Rechthaberei, Intoleranz, Dogmatismus)
Water Violet (Kontaktstörung)
Willow (Verbitterung, Mißgunst)

Das Wassermann-Kind

(Das Kind ist vom astrologischen Prinzip »Wassermann« geprägt: Es ist entweder in der Zeit vom 20. Januar bis 18. Februar geboren, oder/und es hat Aszendent, Mond oder M.C. im Zeichen Wassermann, den Uranus als Maximalplaneten oder eine starke Betonung des 11. Hauses.)

Wenn Sie ein Wassermann-Kind haben, müssen Sie die Zügel locker lassen, denn Freiheit, Selbständigkeit und Unabhängigkeit sind wesentliche Grundbedingungen seines Lebens. Zu enge oder fesselnde Beziehungen gehen ihm ebenso gegen den Strich wie dauernde Bemutterung, Unterstützung oder gar Überwachung. Sein Verhältnis zu den Eltern beruht weniger auf Abhängigkeit oder Unterordnung als auf Gleichberechtigung und gegenseitigem Respekt. Das könnte Ihnen Probleme bereiten, wenn Sie selbst einen starken Betreuungsdrang haben oder mit Ihrem Kind gerne »ein Herz und eine Seele« wären, weil es sich Ihnen möglicherweise zu entziehen und eigene Wege zu gehen versucht. Sie werden es vielleicht sogar als untreu oder kalt empfinden, womit Sie ihm, wenn Sie damit seinen menschlichen Wert in Frage stellen, Unrecht tun würden. Denn Sie würden ja nur von sich auf andere schließen.

Eltern erwarten meist, daß ihre Kinder Ihnen gleichen, und versuchen, falls dies nicht zutrifft, sie entsprechend zu beeinflussen oder zurechtzustutzen. In ihrer Naivität meinen sie, ihr Weltbild und ihr Lebensgefühl habe Allgemeingültigkeit, und können nicht verstehen, wieso ihr Kind so aus der Art schlagen kann.

Da die Wassermann-Kinder gerne aus der Reihe tanzen und mit ihrer ausgefallenen, originellen Art auffallen, leiden sie oft unter ihren verständnislosen Eltern, die sie verurteilen, ablehnen oder unter Druck setzen. Gerade dadurch aber verstärkt sich die Kompromißlosigkeit des Wassermann-Kindes, das sich in seinem Lebenskern bedroht fühlt. Es muß sich widersetzen und revoltieren, um sich nicht selbst aufzugeben. So drängen immer wieder verständnislose, intolerante Eltern ihr Wassermann-Kind entweder in eine extreme Außenseiterrolle oder in tiefsitzende Depressionen.

Ihr Kind hat noch eine andere typische Eigenart, die für geruhsame Eltern problematisch sein kann: es braucht ständig Abwechslung. Wenn sein Leben zu sehr in gewohnten Bahnen verläuft, zum Beispiel dadurch, daß der Tagesablauf verplant ist, daß es immer dieselben Kleider anziehen muß oder immer das gleiche Essen vorgesetzt bekommt, fühlt es sich irgendwie eingesperrt und wird unruhig oder nörgelig. Sein Geist braucht ständig Anregungen, wechselnde und neue Eindrücke. Auch deshalb fügt es sich nicht gut in feststehende Familienstrukturen ein, lehnt Gewohnheiten und Traditionen ab, sucht neue Wege, verliert schnell das Interesse an einem bestimmten Spielzeug und läßt sich von allem, was neu und anders ist, faszinieren. Das Bedürfnis nach Abwechslung erzeugt bei ihm, wenn man es behindert, nervöse oder ungeduldige Reakionen und Störungen. Es ist sozusagen immer auf dem Sprung, bleibt nie ruhig und beständig bei einer Sache.

Auch kann man es ihm oft nicht recht machen, weil es sich meist für etwas Besonderes hält und weil seine Ansprüche selten im Rahmen des Üblichen liegen. Am besten wäre es, wenn Sie ihm weitgehende Selbstbestimmung und Freiheit zugestehen und sich so wenig wie möglich in seine Angelegenheiten einmischen würden, auch wenn Ihnen sein Verhalten manchmal unverständlich erscheint oder wenn Sie meinen, es sei noch zu jung für das, was es unternimmt. Wahrscheinlich hat Ihr Kind viel Freude am Reisen, weil das Abwechslung, neue Eindrücke und Freiheit bedeutet, und Sie können es schon relativ früh seine eigenen Wege gehen lassen. Erschrecken Sie nicht, falls es (obwohl es doch noch so klein ist!) wieder einmal zu selbständigen Unternehmungen, Wanderungen in die Umgebung oder einem Stadtbummel verschwindet. Wahrscheinlich kommt es mit der unbekannten Welt besser zurecht als Sie selbst.

Würden Sie es zu sehr unterjochen und beschneiden, dann könnte sich sein Bedürfnis nach Eigenständigkeit und Unabhängigkeit übersteigern und in eine unnormale, dauernde Opposition ausarten. Es würde sich zu einem Menschen entwickeln, der sich nirgends einordnen kann, der stets rebellieren und aus der Reihe tanzen muß.

Auch später bei der Berufswahl wird es für Ihr Kind auf eine nicht alltägliche und sehr abwechslungsreiche Tätigkeit ankommen, die ihm das Gefühl von Freiheit und Selbständigkeit vermittelt. Beständigkeit und Unterordnung erzeugen bei ihm auf Dauer Frustrationen, und Sie sollten auf keinen Fall versuchen, Ihr Kind durch den Beruf zu »zähmen«. Ein normales, geregeltes, bürgerliches Leben wird ihm suspekt sein, und es wird sich auch wahrscheinlich weigern, beruflich in den elterlichen Spuren zu wandeln oder Familientraditionen fortzuführen, weil ihm dies Einengung, Langeweile und Aufgabe der eigenen Individualität bedeuten würde.

Natürlich machen sich diese Eigenarten auch in seinen Liebesbeziehungen bemerkbar, die ebenfalls nicht dem üblichen Klischee entsprechen. Sie beruhen eher auf gegenseitigem Freilassen als auf engem Umklammern, mehr auf Freundschaft als auf leidenschaftlicher Liebe, und das Bedürfnis nach Abwechslung schließt im Prinzip bei ihm totale, beständige Treue aus. Die Liebe darf Ihrem Kind keine Verpflichtung, Einengung oder Selbstaufgabe auferlegen, sonst wird es, falls seine Wassermann-Anlage stark ist, nach kurzer Zeit ausbrechen oder sehr unglücklich werden. Da es dies spürt, scheut es meist davor zurück, sich zu binden, und Sie sollten sich davor hüten, es in eine Verbindung drängen, die es nicht ganz und gar freiwillig eingeht.

Folgende Mittel der Bach-Blüten-Therapie kommen eventuell in Frage (weitere Informationen finden Sie im Kapitel Bach-Blüten-Therapie *bei dem betreffenden Mittel):*

Cherry Plum (emotionaler Hochdruck, »Spinnerei«, Hysterie)
Impatiens (Ungeduld, Nervosität)
Scleranthus (Unbeständigkeit, Abwechslungsbedürfnis)
Water Violet (Einzelgängerei, Bindungsangst, Kontaktprobleme, Arroganz)
White Chestnut (Zwangsgedanken)

Das Fische-Kind

(Das Kind ist vom astrologischen Prinzip »Fische« geprägt: Es ist entweder in der Zeit vom 19. Februar bis 20. März geboren, oder/und es hat Aszendent, Mond oder M.C. im Zeichen Fische, den Neptun als Maximalplaneten oder eine starke Betonung des 12. Hauses.)

Das Fische-Kind fällt nicht besonders auf. Es führt meist ein unauffälliges, stilles Dasein, ist genügsam und für die Eltern angenehm. Aber es ist oft etwas sonderbar. Um es verstehen zu können, muß man die Grundstrukturen seiner Psyche kennen. Sie besteht in Transzendenz, Introversion, Sensibilität, Willensschwäche, Verständnisfähigkeit und Entgegenkommen.

Die Grundlage seiner Existenz ist ein transzendentes Element. Transzendent heißt: die Grenze zu einer »außerirdischen« Wirklichkeit oder zum »Jenseits« überschreitend. Und in der Tat kann man oft vom Fisch sagen, daß »sein Reich nicht von dieser Welt« ist. Das bedeutet, daß sich Ihr Kind weder geistig noch körperlich besonders für die vordergründige, praktische Realität interessiert. Es ist immer irgendwie auf der Suche nach dem Wunderbaren, fühlt sich zu allem, was formlos, rätselhaft, übernatürlich ist, hingezogen. Daher neigt es zu Träumereien, hat eine starke Vorliebe für die Kunst (vor allem die Musik) und ist von Märchen fasziniert, weil es in ihnen das findet, was ihm das nüchterne Leben nicht bieten kann.

Diese Lebensschau geht einher mit einem introvertierten Wesen, das Ihr Kind etwas verschlossen, in sich gekehrt und schweigsam macht. »Stumm wie ein Fisch« heißt es ja. Was Ihr Kind bewegt, läßt sich oft in Worten nicht ausdrücken, sie sind nicht reich genug dafür, und da es sich oft mißverstanden fühlt, gewöhnt es sich daran, vieles für sich zu behalten. Dazu kommt auch die unangenehme Erfahrung, von seinen Bezugspersonen anhand seiner zarten Gefühle und seiner schwachen Durchsetzungsfähigkeit mißbraucht oder unter Druck gesetzt zu werden. So offenbart es sich nur selten und nur jenen Menschen, bei denen es eine wortlose Verständigungsmöglichkeit fühlt.

Das Prinzip der Formlosigkeit zieht sich durch das ganze Wesen des Fische-Kindes. Es neigt es zu Unordentlichkeit und Unpünktlichkeit, weil in seiner inneren Welt diese nicht benötigt werden bzw. sogar störend sind, es drückt sich vor Verantwortung in jeder Form, weil es sich dadurch in eine Ordnung gepreßt fühlt, die nicht die seine ist. Termine und Planungen liegen ihm nicht, denn sie engen ein und legen fest. Selbst an seinem Gedächtnis erkennt man die mangelnde äußere Form, denn das Fische-Kind ist vergeßlich für Fakten und Daten; es erinnert sich vor allem an Stimmungen und Hintergründe. Das tägliche, festgelegte Leben ist ihm lästig, weshalb es die Veränderung liebt, die bei ihm (im Gegensatz zum Wassermann-Kind, das aus Neugier ständig etwas Neues braucht) dem Bedürfnis entspringt, beweglich und offen zu bleiben. Auch sein ausgeprägtes Freiheitsbedürfnis entspringt seiner Abneigung für die Form, es befindet sich auf einer Art dauernder

Flucht vor Festlegung und Strukturierung. Für Ihr Kind muß alles offenbleiben, nichts darf von vornherein oder für immer festgelegt sein. Deshalb ist ihm Besitz wahrscheinlich nicht sehr wichtig, und es ist bereit – auch unter dem Einfluß seiner selbstlosen und menschenfreundlichen Veranlagung – alles wegzuschenken.

Seine introvertierte Veranlagung macht Ihr Kind still und unauffällig; es stört selten, kann sich mit sich selbst beschäftigen, ist etwas menschenscheu, wenn es auf Fremde trifft oder wenn es sich nicht verstanden fühlt. Hat es aber einmal Vertrauen gefaßt, so fühlt es sich in Gesellschaft anderer wohl, oft allerdings, ohne sich an der Unterhaltung zu beteiligen. Es kann ohne Worte kommunizieren, zum Beispiel durch ein Lächeln oder sein Verhalten.

Eine weitere typische Eigenschaft ist seine Willensschwäche und mangelnde Durchsetzungskraft. Während andere Kinder um ihre Rechte oder ihren Besitz kämpfen oder versuchen, ihren Willen durchzusetzen, neigt das Fische-Kind zum Aufgeben und Verzichten, denn letztlich ist ihm das alles nicht so wichtig. Daher ist sein Überlebenswille nicht besonders stark, und es neigt dazu, häufig krank zu werden, oft am Lymph- oder Immunsystem. Seine Verzichtbereitschaft ist nicht nur eine Folge seiner empfindlichen Natur, die nicht zum Kämpfen gemacht ist, sondern auch seiner Abgeklärtheit gegenüber den weltlichen Werten.

Meist versteht es das Fische-Kind mit sicherem Instinkt, Menschen mitfühlend entgegenzukommen und ihnen nichts streitig zu machen. Seine entgegenkommende, wenn auch etwas scheue Art beruht auf einer weiteren Grundeigenschaft: seinem starken Altruismus. Dieses verzichtbereite Entgegenkommen ist nicht die Folge einer besonders guten Erziehung, sondern liegt dem Fische-Kind im Blut. Seine Haut ist zu dünn, sein Empfinden zu fein, es kann sich dem Wollen oder Leiden anderer nicht entziehen. Das verleitet egozentrische Eltern leicht dazu, es als seelischen Mülleimer zu benützen, es zum Mitleidenden und Trostpflaster zu mißbrauchen. Das Tragische ist daran, daß das Fische-Kind – introvertiert wie es ist – seinen Kummer und sein Leiden selbst nicht ausdrücken und nach außen tragen kann, um sich auf diese Weise zu entlasten, sondern sozusagen im eigenen Saft schmoren und alles mit sich selbst abmachen muß.

Genausowenig kann das Fische-Kind andere verurteilen, denn seine relativ ungeformte Gefühlsstruktur ist für alles offen und empfänglich; es gibt kaum etwas, was es nicht verstehen kann – wenn nicht intellektuell, so doch gefühlsmäßig. Daher fällt es ihm schwer, bei Familienproblemen oder Konflikten zwischen den Eltern eine eindeutige Position zu beziehen.

In seine Liebesbeziehungen wird Ihr Kind einen starken Hang zur Romantik einbringen. Es sucht nach einer echten Herzensverbindung, wobei es selten – scheu und schüchtern, wie es ist – die Initiative ergreift. Diese Passivität bringt allerdings die Gefahr mit sich, daß es sich – vor allem, wenn es ein Mädchen ist – leicht von einem »stärkeren«, das heißt gefühlsrobusteren Partner gefangennehmen oder beherrschen läßt. Daraus kann sich eine Beziehung entwickeln, in der es wegen der mangelnden Gefühlstiefe des Partners sehr unglücklich wird, und eventuell wird es dann richtig sein, wenn Sie ihm helfen, sich wieder daraus zu befreien.

Bei der Berufswahl sollte man berücksichtigen, daß das Fische-Kind genügend Freiraum für seine innere Welt – zum Träumen – braucht, wenig Verantwortung und Pflichten und viel Kontakt zur Kunst (zum Beispiel als Schriftsteller/in oder Musiker/in). Für Tätigkeiten, die große Zuverlässigkeit, Genauigkeit, Durchsetzungskraft und Besitzdenken erfordern, ist Ihr Kind (falls nicht andere Anlagen einen Ausgleich schaffen) wahrscheinlich weniger geeignet; dafür wird es sich überall dort, wo Mitgefühl und Hilfsbereitschaft nötig sind, wohlfühlen (Pflegeberuf, Kinderbetreuung, Medizin, Seelsorge o. ä.).

Folgende Mittel der Bach-Blüten-Therapie kommen eventuell in Frage (weitere Informationen finden Sie im Kapitel Bach-Blüten-Therapie *bei dem betreffenden Mittel):*

Agrimony (Unehrlichkeit, Tarnung; Überempfindlichkeit; Feigheit)
Centaury (Ausnützbarkeit, Anpassung)
Chestnut Bud (Lernprobleme, Unaufmerksamkeit)
Clematis (Tagträumerei, Illusionen)
Gentian (Willensschwäche, zu schnelles Aufgeben)
Honeysuckle (Sentimentalität, Trauer, Heimweh)
Hornbeam (Überforderungsgefühl)
Larch (Minderwertigkeitsgefühle)
Mimulus (Ängstlichkeit)
Mustard (Schwermütigkeit)
Pine (Schuldgefühle, Angst vor Strafe)
Red Chestnut (zu starkes Mitleid)
Star of Bethlehem (Verletzlichkeit, Verletzungen)
Walnut (Beeinflußbarkeit, Anpassung)
Water Violet (Einzelgängerei, Kontaktprobleme)
Wild Rose (Antriebsschwäche).

Literaturverzeichnis

Baby

Brunn, S.: *Die Kunst des Stillens.* Falken Verlag
Cramm, D. v.: *Unser Baby.* Gräfe und Unzer Verlag
Handbuch für stillende Mütter. La Leche Liga, Postfach 96, 81214 München
Kitzinger, S.: *Schwangerschaft und Geburt.* Kösel Verlag
Kitzinger, S.: *Die natürliche Alternative.*
Warum Hausgeburt? dtv Sachbuch
Lothrop, H.: *Das Stillbuch.* Kösel Verlag
Leboyer, F.: *Sanfte Hände. Die indische Babymassage.* Kösel Verlag
Messenger, Maire: *Stillen.* Ravensburger Verlag
Zimmer, K.: *Das wichtigste Jahr.* Kösel Verlag

Ernährung

Cramm, D. v.: *Für Babys. Was schmeckt und gut bekommt.* Gräfe und Unzer Verlag
Kollath, Prof. Dr. W.: *Die Ordnung unserer Nahrung.* Haug Verlag
Kurz, M.: *Vollwertküche – schnell und leicht.* Gräfe und Unzer Verlag
Kurz, M.: *Vollwertkost, die Kindern schmeckt.* Gräfe und Unzer Verlag
Renzenbrink, U.: *Ernährung unserer Kinder.* Verlag Freies Geistesleben

Kindergesundheit

Bach, R. u. Burghardt, L.: *Kneippen.* Gräfe und Unzer Verlag
Bultmann, A.: *Vergiftet und allein gelassen.* Knaur Verlag
Delarue, F. u. S.: *Impfungen, der unglaubliche Irrtum.* Hirthammer Verlag
Flade, Dr. S.: *Allergien natürlich behandeln.* Gräfe und Unzer Verlag
Flade, Dr. S.: *Neurodermitis natürlich behandeln.* Gräfe und Unzer Verlag
Glas, N.: *Lebensalter des Menschen;* Band 1: Frühe Kindheit. Mellinger Verlag
Goebel, W. u. Bockemühl, J.: *Zu den Impfungen.* Beratungen aus dem Gemeinnützigen Gemeinschaftskrankenhaus Herdecke. Zu beziehen über Frau W. Deggim, Rostesiepen 39, Herdecke.
Grätz, Dr. J.-F.: *Sind Impfungen sinnvoll?* Hirthammer Verlag

Hamer, Dr. R. G.: *Krebs, Krankheit der Seele*. Amici di Dirk Verlag, Köln
Hamer, Dr. R. G.: Vermächtnis einer Neuen Medizin. Amici di Dirk Verlag, Köln
Keudel, Dr. H.: *Kinderkrankheiten*. Gräfe und Unzer Verlag
Kötschau, K.: *Gewaltfreie Medizin*. Tritsch Verlag
Lange, P.: *Hausmittel für Kinder*. rororo
Markus, H.: Finck, H.: *Umweltmedizin*. Scherz Verlag
Markus, H.: *Pseudokrupp und Asthma bei Kindern natürlich behandeln*. Gräfe und Unzer Verlag
Mommsen, Prof. Dr. H.: *So bleibt mein Kind gesund*. Haug Verlag
Pollmächer, A. u. T.: *Mein Kind ist behindert – was tun?* Piper Verlag
Redies, Dr. H.: *Kinderkrankheiten*. Goldmann Verlag.
Rosival, V.: *Hyperaktivität natürlich behandeln*. Gräfe und Unzer Verlag
Stellmann, Dr. H. M.: *Kinderkrankheiten natürlich behandeln*. Gräfe und Unzer Verlag
Stoppard, Dr. M.: *Kinderkrankheiten*. Ravensburger Verlag
Zur Linden, Dr. W.: *Geburt und Kindheit*. Klostermann Verlag

Homöopathische Medizin

Hietkamp, Dr. S. u. Schüssler, Dr. F.: *Handbuch der REGENAPLEX-Therapie*, Bände I. und II. Zu beziehen bei: Buch und Info, Postfach, 97840 Hafenlohr
Indikationsliste für die REGENA-Arzneispezialitäten: Regenaplex GmbH, Postfach 5609, 78435 Konstanz
Stauffer, K.: *Stauffers homöopathisches Taschenbuch*. Haug Verlag
Stumpf, W.: *Homöopathie*. Gräfe und Unzer Verlag
Stumpf, W.: *Kinder mit Homöopathie natürlich behandeln*. Gräfe und Unzer Verlag
Ullman, Dana: *Homöopathie für Kinder*. Scherz Verlag
Vithoulkas, G.: *Medizin der Zukunft*. Wenderoth Verlag
Voegeli, Dr. A.: *Das ABC der Gesundheit*. Haug Verlag
Voegeli, Dr. A.: *Das Asthma und seine Behandlung*. Haug Verlag
Voegeli, Dr. A.: *Die korrekte homöopathische Behandlung in der täglichen Praxis*. Haug Verlag
Voegeli, Dr. A.: *Homöopathische Therapie der Kinderkrankheiten*. Haug Verlag

Bach-Blüten-Therapie

Blome, Dr. G.: *Mit Blumen heilen*. Verlag H. Bauer
Blome, Dr. G.: *Das neue Bach-Blüten-Buch*. Verlag H. Bauer
Bach, Dr. E.: *Blumen, die durch die Seele heilen*. Hugendubel Verlag
Bach, Dr. E.: *Gesammelte Werke*. Aquamarin Verlag
Howard, J.: *Bach-Blüten für Kinder und Jugendliche*. Aurum Verlag

Scheffer, M.: *Bach-Blüten-Therapie*. Hugendubel Verlag
Schmidt, S.: *Bach-Blüten für Kinder*. Gräfe und Unzer Verlag

Allgemeines

Blome, Dr. G.: *Bewährung in der Krankheit*. Verlag H. Bauer
Blome, Dr. G.: *Wirf ab, was dich krank macht*. Verlag H. Bauer
Gibran, Kahlil: *Der Prophet*. Aurum Verlag

Erziehung und Entwicklung

Alexander, F.M.: *Der Gebrauch des Selbst*. Kösel Verlag
Barlow, Dr. W.: *Die Alexander-Technik*. Kösel Verlag
Braecker, S.: *Sexueller Miábrauch an Mädchen und Jungen*. Beltz Verlag
Gelb, M.: *Köperdynamik. Einführung in die Alexander-Technik*. Ullstein Verlag
Gordon, T.: *Familienkonferenz. Die Lösung von Konflikten zwischen Eltern und Kind.*
  rororo
Hilsberg, R.: *Körpergefühl – Die Wurzeln der Kommunikation zwischen Mutter und
  Kind*. rororo
Liedloff, J.: *Auf der Suche nach dem verlorenen Glück*. C.H. Beck Verlag
Kammerer, D.: *Geschwister*. Mosaik Verlag
König, K.: *Die ersten drei Jahre des Kindes*. Fischer Verlag
Lievegod, B. C.: *Entwicklungsphasen des Kindes*. Mellinger Verlag
Montessori, Dr. M.: *Kinder sind anders*. dtv/Klett Cotta Verlag
Müller-Eckhard, H.: *Das unverstandene Kind*. Klett-Cotta Verlag
Müller-Wiedemann, H.: *Mitte der Kindheit*. Verlag Freies Geistesleben
Sanger/Kelley: *Das erste Lebensjahr*. Mosaik Verlag
Steiner, Dr. R.: *Die Erziehung des Kindes vom Gesichtspunkt der Geisteswissenschaft*.
  Rudolf Steiner Verlag
Wild, Rebecca: *Erziehung zum Sein*. Arbor Verlag
Wild, Rebecca: *Sein zum Erziehen*. Arbor Verlag
Wilmar, F.: *Wie wirken Rundfunk und Fernsehen auf Kinder?* Mellinger Verlag

Adressenverzeichnis

Notfälle

Notruf
Unfall 1 12 / Feuer 1 12 / Polizei 1 20

Giftinformationszentren und **Giftnotruf**
Berlin: 0 30 / 1 92 40 und 32 68 07 80
Bonn: 02 28 / 2 87 32 11 und 28 73 33
Braunschweig: 05 51 / 1 92 40 und 39 20 32
Bremen: 05 51 / 1 92 40 und 39 20 32
Erfurt: 03 61 / 73 07 30
Freiburg: 07 61 / 2 70 43 61
Göttingen: 05 51 / 39 62 39 und 39 62 10
Hamburg: 05 51 / 1 92 40 und 39 20 32
Homburg/Saar: 0 68 41 / 1 92 40
Kiel: 05 51-1 92 40 / 39 20 32
Koblenz: 0 61 31 / 1 92 40 und 23 24 66
Leipzig: 03 41 / 9 72 46 66 und 01 71-5 06 80 10
Luwigshafen 0 61 31 / 1 92 40 und 23 24 66
Mainz: 0 61 31 / 1 92 40 und 23 24 66
München: 0 89 / 1 92 40
Nürnberg: 09 11 / 3 98 24 51

Therapien

(Adressen von Therapeuten über die folgenden Verbände bzw. Adressen)

Deutsche Akademie für **Neuraltherapie**
St. Guido-Stift-Platz 6
67346 Speyer

Deutsche Akademie für **Akupunktur** und Aurikulomedizin
Feinhalsstraße 8
81247 München

G.L.A.T. Gesellschaft der Lehrer der F.M. **Alexander-Technik** e.V.
Postfach 5312
79020 Freiburg

Alternatives Branchenbuch
Altop Verlag
München

Bioresonanz-Ärzte-Gesellschaft
Föhren 2
79227 Schallstadt

Internationale Gesellschaft der Ärzte für **Elektroakupunktur** nach Voll
Postfach 1219
67098 Bad Dürkheim

Fachverband Deutscher **Heilpraktiker**
Heilsbachstraße 30
53123 Bonn

Organisation klassisch **homöopathisch arbeitender Heilpraktiker** e.V.
Grubmühler
Feldstraße 14a
82131 Gauting

Deutscher Zentralverein **homöopathischer Ärzte** e.V.
Münsterstraße 10
53111 Bonn

Deutsche Gesellschaft für **klassische Homöopathie**
Grundvigtstraße 39
33330 Gütersloh

Internationale medizin. Gesellschaft für **Neuraltherapie** nach Huneke
Alfredstraße 21
72250 Freudenstadt

Therapeuten-Adressen für **Regenaplex**-Therapie
Regenaplex GmbH
Postfach 5609
78435 Konstanz

Erika Hoffmann
»Didymos«-**Tragetücher**
Solitudestraße 55
71638 Ludwigsburg

Internationale Gesellschaft für **Ganzheitliche Zahnmedizin**
Föhren 2
79227 Schallstadt

Verbände, Vereine, Selbsthilfe

Verband **alleinstehender** Mütter und Väter e.V.
Von-Groote-Platz 20
53173 Bonn

Arbeitsgemeinschaft **allergiekrankes** Kind
Hauptstraße 29
35745 Herborn

Allergie-Verein Europa
Marienstraße 57
99817 Eisenach

Allergiker- und **Asthmatikerbund** e.V.
Hindenburgstraße 110
41061 Mönchengladbach

Bundesverband »Hilfe für das **autistische** Kind«
Bebelallee 141
22297 Hamburg

Bundesverband für Körper- und Mehrfach**behinderte**
Bremstraße 5–7
40239 Düsseldorf

Bund **diabetischer** Kinder und Jugendlicher
Hahnbrunner Straße 46
67659 Kaiserslautern

Deutscher **Diabetiker**-Bund
Bahnhofstraße 74/76
45879 Gelsenkirchen

Bundesverband der Elternkreise **drogen**gefährdeter und drogenabhängiger
Jugendlicher
Köthenerstraße 38
10963 Berlin

Bundesweiter Arbeitskreis **Down Syndrom** e.V.
Hegelstraße 19
33649 Bielefeld

Internationale Liga gegen **Epilepsie**
Postfach 6
77686 Kehl/Kork

Frankfurter Zentrum für **Eßstörungen**
Hansaallee 18
60322 Frankfurt

Aktionskreis **Eß-u. Magersucht** »Cinderella«
Westendstraße 35
80339 München

Pro Familia Deutsche Gesellschaft für **Sexualberatung** und Familienplanung
Stresemannallee 3
60596 Frankfurt

Bundesvereinigung Lebenshilfe für **geistig Behinderte** e.V.
Raiffeisenstraße 18
35043 Marburg

Deutsche **Hämophilie**-Gesellschaft zur Bekämpfung von Blutungskrankheiten
Halenseering 3
22149 Hamburg

Kinderherzstiftung in der Deutschen Herzstiftung
Wolfsgangstraße 20
60322 Frankfurt

Bundesverband Patienten für **Homöopathie**
Lange Straße 47
37181 Herdegsen

Arbeitsgemeinschaft **Kinderkrankenpflege Nord**
Sigrid Köck

Hopfenmarkt 31
20457 Hamburg
Mitte
Petra Opitz
Alte Kasseler Straße 43
35039 Marburg
West
Pflegestation des Caritasverbandes
Kilianstraße 28
33098 Paderborn
Süd
Die Johanniter
Kaiser-Josef-Straße 147
79098 Freiburg

Deutscher **Kinderschutz**bund
Schiffgraben 29
30159 Hamburg

Aktionskomitee **Kind im Krankenhaus**
Kirchenstraße 34
61440 Oberursel

La Leche Liga
Postfach 96
81214 München

Bundesverband **Legasthenie** e.V.
Königstraße 32
30175 Hannover
Tel. 05 11 / 85 34 65

Bundesverband zur Förderung **Lernbehinderter**
Rolandstraße. 61
50677 Köln

Deutsche **Leukämie**-Forschungshilfe-Aktion
Joachimstraße 20
53113 Bonn

Deutsche Gesellschaft zur Bekämpfung der **Mukoviszidose**
Bendenweg 101
53121 Bonn

Deutscher **Neurodermitiker**bund
Mozartstraße 11
22083 Hamburg

Arbeitskreis Eltern **rheuma**kranker Kinder
Deutsche Rheumaliga
Melanchtonstraße 31
24114 Kiel

Gesellschaft zur Erforschung des **plötzlichen Säuglingstodes**
Albrecht-Dürer-Straße 67
31515 Wunstorf

Bundesgemeinschaft der Eltern **schwerhöriger** Kinder
Pirolkamp 18
22397 Hamburg

Bundesverband **Skoliose**-Selbsthilfe
Mühlweg 12
74838 Limbach

Arbeitsgemeinschaft **Spina bifida** und **Hydrocephalus**
Feldstraße 31
58708 Menden

Bundesvereinigung **Stotterer**-Selbsthilfe
Weyerstraße 245
42719 Solingen

Bundesverband für **spastisch Gelähmte**
Kölner Landstraße 375
40589 Düsseldorf

Arbeitsgemeinschaft freier **Still**gruppen
Postfach 31 11 12
76141 Karlsruhe

Bundesarbeitsgemeinschaft **Teilleistungsstörungen**
Wendelinstraße 64
50933 Köln

Zentralkommitee zur Bekämpfung der **Tuberkulose**
III. Mediz. Universitätsklinik

Langenbeckstraße 1
55131 Mainz

Arbeitskreis **überaktives** Kind
Dieterichsstraße 9
30159 Hannover

Deutsche **Zoeliakie**-Gesellschaft e.V.
Filderhauptstraße 61
70599 Stuttgart

Baubiologie

Institut für **Baubiologie** und Ökologie,
Holzham 25
83115 Neubeuern

Medizinische Untersuchungen zum Nachweis von **Giften**
Dr. Schiwara
Haferwende 12
28357 Bremen

Eltern für **unbelastete Nahrung** e.V.
Königsweg 7
24103 Kiel

Initiative gegen Verletzung **ökologischer** Kinderrechte
Wundtstraße 40
14057 Berlin

Pestizid-Aktions-Netzwerk
Gaußstraße 17
22765 Hamburg

Umweltambulanz Deutschland GmbH
Wesloer Straße 112
23568 Lübeck
(mit mobilen Meßwagen in ganz Deutschland)

Medizinische Gesellschaft für **Umweltfragen**
Lützowstraße 7
47057 Duisburg

Österreich

Notruf
Unfall 144 / Feuer 118 / Polizei 117

Österreichische Lungenunion
Selbsthilfegruppe **Asthma, Bronchitis, Allergie**
Obere Augartenstraße 26–28
1020 Wien

Arbeitskreis Eltern **behinderter** Kinder und Jugendlicher
Kapuzinerstraße 84
4020 Linz

Österreichische **Morbus-Crohn / Colitis ulcerosa**-Vereinigung
Obere Augartenstraße 26–28
1020 Wien

Österreichische Gesellschaft zur Bekämpfung der **Cystischen Fibrose**
Obere Augartenstraße 26–28
1020 Wien

Österreichische **Diabetiker**vereinigung
Moosstraße 18/1
5020 Salzburg

Bundesverband Österreichischer **Elterninitiativen**
Hermanngasse 5
1070 Wien

Österreichische Liga gegen **Epilepsie**
Montlearstraße 37
1160 Wien

Österreichische Gesellschaft für **homöopathische Medizin**
Mariahilfer Straße 110
1070 Wien

Die Frau und ihre Wohnung – **Kinderpflege** daheim
Fischerstiege 1–7
1010 Wien

Kinderbegleitung **Kind im Krankenhaus**
Familienselbsthilfeverein

Stadtplatz 14
4840 Vöcklabruck

Verein Kinderbegleitung **Kind im Krankenhaus**
Pilzgasse 22
1150 Wien

La Leche Liga
Postfach
6500 Landeck

Verein für **Tagesmütter**
Gutzkowplatz 1/7
1130 Wien

Selbsthilfegruppe für **Neurodermitis**
Barthgasse 9/7
1030 Wien

Verein Initiative **Pflegefamilien**
Tagesmütterzentrum
Pfeilgasse 8/4
1080 Wien

Österreichische Gesellschaft für **Rheuma**tologie
Ketzergasse 200
1235 Wien

Elternselbsthilfe für **sehgeschädigte** Kinder
Hyrtlstraße 33/10
2340 Mödling

Österreichische Arbeitsgemeinschaft für **Zöliakie**
Anton-Baumgartner-Straße 44/C5/2302
1232 Wien

Schweiz

Notruf
Unfall 144/Feuer 122/Polizei 133

Schweizerische Elternvereinigung **asthma-** und **allergie**kranker Kinder
Schaufelgrabenweg 28
3033 Wohlen

Schweizerische Arbeitsgemeinschaft zur Eingliederung **Behinderter**
Bürglistraße 11
8002 Zürich

Homöopathischer Ärzteverein
Termer Weg 21
CH 3900 Brig-Glis
Sennweidstraße 45
6312 Steinhausen

Schweizerischer Verein **homöopathischer Ärzte**
Oberdorfstraße
CH 8940 Augst am Albis

La Leche Liga
Postfach 1097
8053 Zürich

Verein zur Weitervermittlung
an **Selbsthilfegruppen**
Dolderstraße 18
8032 Zürich

Register

Abenteuerlust 504
Abhängigkeit 90, 298
Abhärtung 136, 456
Ablehnung 288, 309, 468
Ablenkbarkeit 334
Absencen 299
Abstillen 360
Abtreibungsproblematik 61
Abwehr 508
Abwehrschwäche 386
Achtung 29, 70
Aconitum 269
Adoption 353
Ängste 286
Ängstlichkeit 320
Anhänglichkeit 427
Afterfissur 106, 120, 164
Aggression 468
Aggressivität 77, 505
Agrimony 283, 447, 457, 468, 477
Akne 126, 165, 354
Alexander-Technik 149, 206, 210, 431
Alleinsein 310
Allergien 165, 170, 184, 289
Allergischer Schnupfen 166
Allium Cepa 269
allopathische Therapie 81
Alpträume 132, 167, 354
Altruismus 28, 290, 427
Amalgamfüllungen 167, 169
Amalgamprobleme 168, 354
Anämie 107, 130, 169, 354
anderes Geschlecht 43
Anerkennung 31
Angeberei 309, 413, 505, 520
angeborene Hüftgelenksverrenkung 203
Angina 114, 220
Angst 117, 320, 355, 377, 422
Angst vor Fehlern 292
Angst vor Schmutz 301
Angst vor Unheil 329
Anlagen 504
Anleitungen 65
Anpassung 69, 290, 355, 412

Anständigkeit 69, 440
ansteigendes Fußbad 144
Antibiotika 86
antibiotische Behandlung 166
Antimonium crudum 269
Antrieb 350
Antriebslosigkeit 349
Apathie 349
Aphten 114, 169
Apis 270
Arnica 153, 159, 270
Arroganz 344
Arsenicum album 270
Arterien 117
Arzneimittelallergie 170
Arzneimittelbild 149
Arztpflicht 96
asoziale Einstellung 421
asoziales Verhalten 344, 356
Aspen 286, 457
Asthma 103, 117, 144f., 166, 170, 355, 380
Astrologie 501
Atemspende 155
Atemstillstand 154
Atemstörungen 321, 380
Aufdringlichkeit 309, 340, 356, 383
Aufgaben der Eltern 62
Aufgeregtheit 406
Augen 111
Augenentzündung durch Sonne 172
Augenmuskeln 111
Augenschmerzen 172
Augentränen 175
Augenverätzungen 161
Aura 186
Ausfluß/Scheidenentzündung 122f., 172
Ausnahmesituationen 331
Ausnahmezustände 338, 406
Ausscheidungen 79
Ausschlag 81, 99, 170
Ausspeien 187
Austrocknung 173
Ausweglosigkeit 338
Autismus 133, 173, 356

autoritäre Erziehung 449
Autorität 38, 66, 418
Autoritätsangst 290

Bach-Blüten-Therapie 276
Bakterien 85
Balanitis 255
Bangigkeit 286, 355
baubiologische Untersuchung 85 ff., 166, 175, 185, 205, 210, 212, 215 f., 231, 477
Bauchfellentzündung 176
Bauchschmerzen 97, 146
Bauchspeicheldrüse 118 ff.
Bauchspeicheldrüsen- oder Leberstörungen 125
Bauchwickel 146
Bedrücktheit 323
Bedürfnis 344
Beech 166, 288
Beeinflußbarkeit 342, 386
Befehle 448
Befindlichkeitsstörung 87
Begabungen 475, 504
Begehrlichkeit 298
Begeisterung 339
Beherrschtheit 333
Behinderung 83, 356
Beleidigtsein 351, 389
Belladonna 270
Benommenheit 299
Berufswahl 348
Berufung 348
Bescheidenheit 411, 430 f.
Beschönigung 288
Beschützen 64
Besessenheit 294
Besserwisserei 341
Bettnässen 122, 133, 174, 357
Bewunderung 309
Bewußtheit 473
Bewußtlosigkeit 97, 154, 175, 186
Bewußtseinstörung, Bewußtlosigkeit 100
Bewußtseinstrübung oder -verlust 109
Bewußtseinsverlust 299
Beziehungen 33, 453
Bilirubin 193
Bindehaut 112
Bindehautentzündung 104, 112, 175
Bindungsangst 344
Blähungen 146
Blase 121
Blasen- und Nierenbeckenentzündung 122, 196
Blinddarm 119, 131
Blinddarmentzündung 101, 106, 120, 176
Blut 130

Bluter-Krankheit 177
Blutgruppenunverträglichkeit 194
Blutkreislauf 117
Blutplättchen 130
Blutreinigung 301
Blutschwamm 127, 177
Blutstillung 177
Blutung 156, 177
Borreliose 126, 178
Brechdurchfall 100 ff., 106, 118, 120, 178
Bronchien 116
Bronchitis 102 f., 144 f., 179, 357
Bronchitis, chronische 103, 179
Bronchitis, spastische 103, 179
Brustbein 115
Brustkorb 115
Brustwickel 145
Bryonia 270
Buckel 258
Buße 444

Calendula 271
Cantharis 271
Centaury 290
Cerato 293, 481
Chamomilla 271
Chaos 491
Charakter 468
Charakterproblemen 280
chemische Medikamente 87
Cherry Plum 294, 496
Chestnut 464
Chestnut Bud 296
Chicory 298, 430
christliches Prinzip 472
Clematis 300, 464, 493
Colocynthis 271
Computerbildschirme 85
Crab Apple 302, 442, 447, 452
Cystische Fibrose 180, 225

Darm 118
Darmlähmung 180
Darmverschlingung (Invagination) 101, 106, 120, 180
Darmverschluß 101, 106, 180
Dauerstreß 79
Daumenlutschen 133, 180, 357
Dehydratation 173
Demütigung 89, 310
Depression 78, 117, 322, 391
Desensibilisierung 166
Diabetes mellitus 181
Dickdarm 119

Dickfelligkeit 507
Diphterie 105, 114f., 141, 181
Distanz 383
Disziplin 333, 395
Doktor-Spielen 441
Doppeltsehen 191
Down-Syndrom 225
Dreitagefieber 99, 102, 125, 182
Drogenmißbrauch 358
Druckverband 156
Drückebergerei 283, 458
Dünndarm 119
Durchfall 81, 97, 100, 120, 143, 146, 183, 358, 373
Durchhaltekraft 305
Durchschlafstörung 243
Durst 181

Egoismus 28, 298, 412, 427
egozentrisch 385
Ehrgeiz 303, 399
Ehrlichkeit 68, 505
Eichel 124
Eierstöcken 122
Eifersucht 57, 59, 298, 358, 400
eigensinnig 345
Eigenständigkeit 69, 479
Eileiter 122
Einfluß der Eltern 67
Einkoten 133, 183, 358, 373
Einlauf 143
Einschlafstörungen 143, 243
Einzelgängerei 344, 358, 421
Eitelkeit 309, 413, 520
Eiter 81
Eizelle 36
Ekel 438
Ekzem/Neurodermitis 81, 100, 126, 184, 359, 362
Elektroakupunktur nach Voll (EAV) 148, 168
Elektrosmog 85, 167
Elm 304, 461
Elterliche Partnerliebe 61
Eltern 60
Elternliebe 60
emotionale Nabelschnur 34, 68
emotionale Probleme 294
Empfindlichkeit 377, 380, 511
englische Krankheit 238
Engstirnigkeit 341
Entgiftung 78
Entmutigung 305, 497
Entscheidungsschwäche 334
Enttäuschung 351, 389, 487

Entwicklung 45
Entwicklungsstörungen 185, 359
Entzündungen 79, 81
Epidemien 95
Epilepsie 100, 103, 109, 128, 186
Erbmasse 31, 83
Erbrechen 81, 97, 101, 118, 143, 146, 187
Erdstrahlen 85, 168, 244
Erfahrung 461
Erfolgserlebnisse 430, 433, 497f.
Erinnerung 453, 455
Erkältungskrankheiten 144
Ernährung 84, 137
Erpreßbarkeit 290
Erpressung 359, 389
Ersatzbefriedigung 180
Erschöpfungszustände 325
Erste Hilfe 100, 109
erstgeborenes Kind 55
Erstickungsgefahr 157, 181
Erstickungsgefühle 170
Ertrinken 156
Erwachen 167
Erwachsene 26
Erythrozyten 130
Erzieher/innen 42
Erziehung 69, 386f., 447, 485
Eßprobleme 360
Euphrasia 271
eustachische Röhre 111
Extraversion 491
extravertiert 243, 491, 509

Fahrradanhängern 87
Familie 51
Familienprobleme 52, 360
faul 507
Faulecken 169
Fehlentwicklungen 280
Feigheit 283, 404
Fernsehen 84
Ferrum phosphoricum 271
Feuermal 127, 227
Fieber 81, 97, 102, 143, 145, 187
Fieberbläschen 189, 199
fieberhafte Krankheiten 143
Fieberkrämpfe 100, 103, 128, 189
Fische-Kind 530
Flucht in die Krankheit 458
Fontanelle 108, 173, 201, 256
Fototherapie 194
frech 290, 504
Freiheit 443
Freiheitsbedürfnis 344

Fremdkörper im Auge 157
Fremdkörper in den Atemwegen 157
Fremdkörper in Lunge 103
Fremdkörper in Magen-Darm 158
Freudlosigkeit 322
Freundschaften 42, 48
Frösteln 144
Frühsommermeningoencephalitis (FSME) 262
Frustration 78, 92
Führen 66
funktionelle Herzbeschwerden 105, 115, 118, 189
Furcht 320, 377 f.
Furcht vor Blamage 309
Furunkel 107, 111, 126, 190
Fußpilz 127, 190
Fußschäden 130, 191

Galle 119, 121
Gallenfarbstoff 193
Ganzheits-Diagnose 148
Gase und Abgase 161
Gastroenteritis 178
Gebärmutter 122
Geben 62
Geborgenheit 377
Gebote 60, 381, 447
Geburt 361
Gefahr 377 ff., 381
Gefühls-Abhängigkeit 427
Gefühlsausbrüche 406
Gefühlsdruck 377, 406
Gefühlskälte 421
Gefühlsnot 406
Gefühlsprobleme 406
Gefühlstyrannen 342
Geheimhaltung persönlicher Schwächen und Fehler 283
Gehirn 127
Gehirnentzündung 100, 102, 104, 109, 128, 191
Gehirnerschütterung 100, 109, 128, 192
Gehirnlähmung/Spastische Lähmung 129, 192
Gehörgang 110
Gehörgangsentzündung 104, 109, 111, 193
Gehörknöchelchen 110
Gehorsam 290, 321, 411
geistig 356
geistige Entwicklung 85
geistige Überaktivität 346
geistige Übererregung 346
Gelbsucht 112, 126, 193
Gelenkschmerzen 241
Gelenkschwellungen 239
Gelsemium 272
Geltungsbedürfnis 309

Geltungssucht 413, 515
Generationskonflikte 59
Genick 321
Gentian 306, 457, 461, 464, 500
Genußsucht 507
Gerstenkorn 104, 112, 194
Geschlossener Bruch 158
Geschwätzigkeit 309
Geschwister 39, 54
Geschwüre 169
Geselligkeitsbedürfnis 309
Gesicht 108
Gesichtsdampfbad 144
Gesundheit 76
Gesundheitspflege 136
Gewalt 73
Gewicht 45
Gewissen 447, 449, 452
Gewissensbisse 328
Giftbelastung 166
Gifte 86
giftige Substanzen 84
Glauben 494
Gleichgewicht 111
Glück 82
Gluten 263
Gneis 100, 110, 126, 195
Gorse 307, 438, 456
Gott 82, 447, 450
grand mal 186
Grenzen 66, 72 f., 383, 385, 396, 418 f., 447 f., 482
Grindflechte/Impetigo 126, 195
Grippe 79, 102, 126, 144, 196, 361
Grippeimpfung 196
Groll 351
Großeltern 41
Grünholzfraktur 158
Gruppenzwang 386
Gutgläubigkeit 342, 386
Gutmütigkeit 411

Hackordnung 89
Hämoglobin 130, 194
Hämophilie 177
Halswickel 145
Haltung 412
Harnblase 122 f.
Harndrang 196
Harnleiter 122
Harnröhre 122 f.
Harnwegsinfekt 102, 106 f., 122, 144, 196
Hasenscharte 217
Haß 468

Haus 342
Hausapotheke 153
Haut 124
Haut-Balsam rot a 268
Haut-Balsam türkis a 268
Hautblässe 169, 175, 217
Hautentzündung 144
Haut-Fluid G 268
Haut-Fluid W 153, 268
Hautgrieß 126, 197
Hautkrankheiten 301, 362
Hautreizungen 268
Hautverätzungen 161
Heather 309, 430, 433
Heidelbeeren 226, 263
heile Welt 26
Heilreaktionen 79, 81, 147
Heilung 79f., 485
Heimweh 310, 313, 453, 455
Heiserkeit 115, 197
Helfen 65
Hemmungen 362
Hepar sulfuris 272
Hepatitis 106, 121, 214
Herd-Belastungen 148, 198
Herde 198
Herpes 99, 113, 126, 199
Herrschsucht 341, 418, 515
Herz 117
Herzfehler 118, 199
Herzklappen 117
Herzklopfen 189
Herzmassage 155
Herzrhythmusstörung 118
Herzschwäche 118, 200
Herzstillstand 155
Hetzerei 317
Heuschnupfen 166, 201, 362
Hilfe 64
Hirnhaut 108
Hirnhautentzündung 100ff., 109, 128, 201
Hitzschlag 248
Hoden 123
Hodenentzündung 124, 202
Hodenhochstand 202
Hodenretention 124, 202
Hodensack 123
Hodenschmerzen 226
Hoffnung 437
Hoffnungslosigkeit 307, 437
Holly 311, 472
Homöopathie 149
homosexuelle Erfahrungen 43
Honeysuckle 313, 456

Hornbeam 315, 461
Hornhaut 112
Hornhautentzündung 104, 112, 203
Hüftdysplasie 130, 203
Hundebandwurm 260
Husten 81, 97, 103, 145, 204
hyperaktives Verhalten 340
Hyperaktivitäts-Syndrom / Hyperkinetisches Syndrom 133, 204, 362
Hypericum 272
hyperkinetische Kinder 347
hyperkinetisches Syndrom 204
Hysterie 294, 406

Ideale 496
Ignatia 272
Illusionen 299
Immunität 140
Impatiens 317
Impetigo 195
Impfplan 141
Impfung 140, 240
Infektanfälligkeit 143, 169, 198, 217, 233
Infektionskrankheiten mit deutlichen Hautreaktionen 125
Inkonsequenz 334
Innenohr 110
Innenohrerkrankung 110
innere Emigration 491
Insektenstich 205, 352
Insulin 120, 181
Intercostalneuralgie 105, 107, 115, 206
Interesselosigkeit 349, 491
Intoleranz 288, 341, 526
Introversion 491
introvertiert 491, 509
introvertierte Kinder 243
Inzest 40, 94
inzestuöse Bindung 91
inzestuöse Verhältnisse 92
Ipecacuanha 272
Iris 112
Isolation 345, 421

Jucken 259
Jucken des Gaumens 166
Juckreiz 81, 172, 184, 228, 231, 317
Jungfrau-Kind 516

Kahlil Gibran 65
Kalium bichromicum 273
kalte Füße 144
kalte Waschung 143
Kampfsport 379, 422

Register

Karies 113, 206
Kehlkopf 115
Kehlkopfentzündung 182
Keilbeinhöhle 108
Keuchhusten 101, 103, 116, 207
Keuschheit 442
Kieferhöhlen 108
Kieferprobleme 113, 208
Kindergarten 48
Kindergarten- und Schulkind 48
Kinderlähmung/Poliomyelitis 102, 128, 141, 208
Kindesmißhandlung 75
Kitzler 122
Klinikbehandlung 97
Klumpfuß 130, 209
Knick in der Lebenslinie 336
Knickfuß 191
Knochenbruch 158, 209
Bruch, offener 158
Knopfbatterien 161
Körper 76
Körperkontakt 34, 377, 382
körperliche Liebe 44
körperliche und psychische Verkrampfungen 283
Körpersprache 29, 458
Körpergröße 45
Kohlensäure 116
Konflikt 406
Konflikt, innerer 409
Konfliktscheu 283, 404
Konkurrenz 38
Konkurrenzkampf 89
Konstitutionstherapie 280
Kontaktekzem 185
Kontaktprobleme 344, 363, 421
Konzentrationsstörungen 346, 424
Kopf 108, 149
Kopfschmerzen 104, 108, 143, 172, 210, 346
Kot 119, 439, 444
Krätze 126, 211
Kräuter-Tees 138
Krampfanfälle 103
Krankheit 53, 77, 363
Krankheitsanfälligkeit 181
Krankheitserreger 81, 85
Krankheitsursachen 83
Kreativität 475
Krebs 211
Krebs-Kind 511
Kreislaufschwäche 107, 110, 213, 364
Krise 494
Kritik 328, 447
Krupphusten 236
künstlerische Beschäftigung 410

Künstlichkeit 283
Kunst 475
Kurzsichtigkeit 104, 109, 112, 213, 364

Labilität 406
Labyrinth 111
Lachesis 273
Lähmungen 182, 208
Läuse 110, 127, 214
Langsamkeit 507
Larch 318, 433, 447, 481
Lateralitäts-Störungen 334
Launenhaftigkeit 334
Lebensfreude 333, 391, 443
lebensgefährlich 88
Lebensmittelvergiftung 101
Lebensmüdigkeit 299
Leber 118
Leberentzündung 102, 106, 121, 214
Leber-Galle-Beschwerden 324
Leberkrankheiten 365
Leberschwäche 121, 126, 215
Ledum palustre 273
Legasthenie 128, 216, 296, 365 f.
Lehrer/innen 42
Leiden 80, 277, 390, 433 f.
Leidensdruck 277
Leidens-Erfahrungen 512
Leistenbruch/Wasserbruch 106, 120, 124, 216
Leistungsprobleme 365
Leistungsschwäche 169
Leistungszwang 324
Lernen 71, 461
Lernprobleme 366, 462
Lernschwäche 461
Lernschwierigkeiten 296
Leukämie 130, 217, 366
Leukozyten 130
Lichtempfindlichkeit 172, 201
Liebe 26, 28, 54, 69, 80, 87, 94, 400, 427
Liebesbedürfnis 427
Liebesentzug 74, 427, 447
Liebesgier 512
Liebesmangel 184
Linse 112
Lippen 113
Lippen-/Gaumenspalte 110, 217
Lob 31, 89, 309, 380, 417, 430
Löwe-Kind 514
Loslaßschmerz 176
Loslassen 389, 482 f., 485, 488, 494
Lügen 68, 464 f., 512
Luft 115
Luftröhre 115 f.

Lungen 116
Lungenentzündung 102 f., 105 f., 115 f., 218, 366
Lyme-Krankheit 178
Lymphgefäße 131
Lymphknoten 131
Lymphknotenschwellungen 131, 145, 218, 224, 235, 240
Lymphozyten 130
Lymphsystem 131

Machtkämpfe 261, 418, 422, 482, 484
Madenwürmer 259
männliche Geschlechtsorgane 123
Magen 118, 324
Magen, verdorbener 101, 254
Magen-/Darmverschluß, angeboren 219 f.
Magen-Darm-Katarrh 178
Magengeschwür/Zwölffingerdarmgeschwür 106, 118, 219, 367
Magenpförtnerkrampf 101, 219, 367
Magenschleimhautentzündung 105, 118, 219, 367
Magersucht 367
Magnesium phosphoricum 273
Mandelentzündung 102, 104 f., 109, 114, 145, 220
Mandeln 114, 131
Mandelabszeß 221
Maria Montessori 69
Masern 99, 102 f., 125, 222
Mattigkeit 79
Medikamente 84
Meningitis 201
Menschenscheu 421
Menstruation 123
Menstruationsbeschwerden 106
Menstruationsstörung 123, 222
Mercurius solubilis 273
Migräne 101, 104, 108, 223, 367
Mikrowellen 84
Milchbildungs-Tee 138
Milchschorf 184, 195, 223
Milchzähne 113
Milz 131
Milzriß 131, 224
Mimulus 320, 457, 468
Minderentwicklung 296, 356
Minderwertigkeitsgefühle 165, 399, 413, 421, 430
Minderwertigkeitskomplexe 311, 318, 515
Mißachtung 30
Mißbildungen 240
Mißbrauch 90
Mißhandlung 486

Mißstimmung 391
Mitgefühl 433 f., 512
Mitleid 329, 427, 429, 433
Mittelohr 110
Mittelohrentzündung 101 f., 104, 109, 111, 224
Möbel 72
Mongolismus 129, 225, 368
Moral 33, 50, 52, 442, 445
moralische Zwänge 327
Moral-Tabus 93
Müdigkeit 169
Mukoviszidose 101, 103, 120, 225
Mumps 102, 104, 106, 109, 121, 145, 202, 226
Mund und Hals 113
Mundgeruch 169
Mundgeschwüre 226
Mundpilz 227, 248
Muskelschwäche 208
Mustard 323, 456
Mut 377, 380
Mutter 34, 36
Mutter- oder Vater-Mangel 36
Mutterbrust 35
Muttermal 127, 227
Muttermilch 138
Muttermund 122

Nabel 119
Nabelbruch 120, 227
Nabeleiterung 119
Nabelkoliken 105, 119, 227, 368
nachgeborenes Kind 55
Nachgiebigkeit 290, 411
nachtragend 74
Nackensteifigkeit 191, 201
Nagelbettentzündung/Umlauf 127, 228
Nahrungsmittelallergie 106, 228
Nasen- und Nebenhöhlenentzündung 104, 229
Narben 198
narzistisch 415
Nasenbluten 229
Nasendiphtherie 182
Nasen-Nebenhöhlen 108
Natürlichkeit 438
Nebenhoden 123
Nebenhöhlenentzündungen 102, 109, 144, 213
Negative Emotionen 468
Nervensystem 127
Nervosität 100 f., 230, 317, 477
Nesselsucht 100, 127, 170, 231, 368
Nest 33
Netzhaut 111
Neue Medizin 211
Neugeborenen-Gelbsucht 193

Neuralgie 104, 107, 109, 128, 232
Neuraltherapie 86, 148
Neurasthenie 230
Neurodermitis 126, 184, 232
Neurosen 81, 132, 489
Nichtbeachtung 309
Niedergeschlagenheit 305, 323, 391
Nieren 121
Nierenbecken 122
Nierenbeckenentzündung 122
Nierenentzündung 107, 110, 122, 232
Nierenerkrankungen 519
Nierenschwäche 107, 126, 144, 233
Niesen 166
Nosoden 142, 148
Notfälle 331
Notfall 154, 352
Notlüge 466
Nux vomica 273

Oak 324, 485
Offenheit 386f., 505
Ohnmacht 175, 299
Ohr-Ekzem 234
Ohren 110
Ohrenschmalz 247
Ohrenschmerzen 145
Ohrenwickel 145
Ohrmuschel-Ekzem 111
Ohrtrompete 111, 224
Olive 326
Onanie 132, 234
Ordentlichkeit 438
Ordnung 508
Ordnungszwang 301
Organisation bei Krankheit 94
Oxyuren 259

Panik 286, 331
Papiertiger 377, 381, 404
Parasiten 86
parasympathisches Nervensystem 79, 128
Partner-Ersatz 90
Pendelhoden 202
Penis 123
Perfektionismus 327, 438
Persönlichkeitsdefizite 132, 281
Persönlichkeitsentwicklung 47, 149, 342
Persönlichkeitsstörungen 55
Persönlichkeit, labile 342
Perversionen 442
Pessimismus 307, 437
petit mal 186
Pfeiffersches Drüsenfieber 105, 114, 235

Pflichterfüllung 399
Phimose/Vorhautverengung 124, 235
Phosphorus 274
pH-Wert 233, 253
Physikalische Einflüsse 84
Pickel 165
Pilze 85
Pine 327, 442, 447, 452
Plattfuß 191
Platzangst 344f., 355
Podophyllum 274
Polio 141, 208
Polypen 236f.
Potenzierung 149
Prellung 159, 236
Problem 499
Problemtherapie 279
Procain 148
Prostata 123
Prüfungen 331
Pseudokrupp 103, 115f., 236
Psyche 76, 132
psychologische Struktur 501
Psychosen 81, 294, 406
Psychoterror 74, 447, 449
Pubertät 49, 56, 343, 368, 442
Pünktlichkeit 440
Pulsatilla 274
Puls, unregelmäßiger 200
Pulsveränderungen 200
Pupille 112
Pylorus 118
Pylorusstenose 219, 367
Pyrethroide 86

Quark 145
Quecksilber 168

Rache 73f.
Rachen 114
Rachenmandel 114
Rachenmandel-Wucherung 114, 237
Rachitis/englische Krankheit 107, 129, 238
Ratschläge 479
Raubtier 53
Raufereien 504
Realitätsverlust 299
Rechthaberei 418
Red Chestnut 329, 436
Regenaplex-Therapie 151
Regeneration 78
Reisekrankheit/Seekrankheit 101, 238, 369
Rescue Remedy 352
Reserviertheit 421

Resignation 78, 437
Respekt 29
Respektlosigkeit 505
Revieransprüche 54
Revierbedürfnisses 55
Reviere 41, 53
Revierkämpfe 55, 89
Revierprobleme 369
Rhesus-Unverträglichkeit 194
rheumatisches Fieber 129, 239
Rhus toxicodendron 274
Rhythmus 79, 243
Rinderbandwurm 260
Ringelröteln 99, 125, 239
Rippen 115
Rippenbruch 158
Rippenfell 116
Rippenfellentzündung 105, 107, 115, 240
Rock Rose 331
Rock Water 333, 442, 452
Röntgen 84
Röteln 99, 102, 125, 240
rote Blutkörperchen 130
Rückenmark 127, 129
Rückenschmerzen 149
Rückfallgefahr 305
Rücksichtslosigkeit 53, 504
Ruhr 100, 106, 120, 178, 240
Rundrücken (Morbus Scheuermann) 258

Salmonellen 106
Salmonelleninfektion 100, 120, 178, 241
Samen 36
Samenleiter 123
Samenstrang 123
Sand unter den Lidern 175
Sauberkeit 438
Sauberkeitszwang 301, 518
Sauerstoff 116
Schadstoffe 84
Schädelverletzung 159
schädigende Erlebnisse 369
Scham 370, 442
schamhaft 443
Schamhaftigkeit 518
Schamlippen 122
Scharlach 99, 102, 105, 114, 126, 148, 241
Scheide 122
Scheidenentzündung 172
Scheidung der Eltern 360
Scherpilzflechte/Trichophytie 110, 127, 242
Schicksal 64, 82, 88, 391
Schicksalshader 351
Schicksalsschlag 494

Schielen 182, 242
Schläfrigkeit 299
Schlafplatzsanierung 85
Schlafstörungen 132, 144, 204, 243, 346, 371
Schlag 159
schlechte Behandlung 60, 88
schlechte Gewohnheiten 342
schlechte Haltung 258, 375
schlechter Einfluß 42, 343
schlechtes Gewissen 75, 327, 512
Schluckstörungen 182
Schmeicheleien 413
Schmelz 113
Schmerzen 108, 244, 283, 371
Schmerzen im Bereich der Haut 107
Schmerzen im Bereich des Bauches 105
Schmerzen im Bereich des Brustkorbes 105
Schmerzen im Bereich des Rückens 107
Schmerzen im Bereich von Kopf und Gesicht 104
Schmerzen im Bereich von Mund und Hals 105
Schmollen 389
Schmutz 438
Schmutzigkeit 442
Schnarchen 237
Schnecke 111
Schnupfen 245
Schock 160
Schreien 133, 246
Schüchternheit 321, 372, 421
Schütze-Kind 523
Schuld 132, 459
Schulddenken 327
Schuldgefühle 327, 447, 450
Schule 48, 71
Schuppen 195, 242
Schutz 377, 386
Schutzbedürftigkeit 53
Schwangerschaft 123
Schwerhörigkeit 111, 237, 247
Schwermut 391
Schwindel, Benommenheit 107, 111, 247
Schwindelanfälle 169
Schwitzen 81, 107, 233, 252
Scleranthus 334
Seekrankheit 369
Seele 76
seelische Not 80
seelische Verletzung 390
seelischer Mülleimer 91
Sehnerven 111
Sehstörungen 172, 321, 377, 380
Seitenstrang 114
Selbstaufopferung 290
Selbstbehauptungsschwäche 290

Selbstbeherrschung 395
selbstbezogen 28
Selbstdisziplin 333
Selbstentfremdung 473 f.
Selbstgerechtigkeit 390
Selbstkontrolle 395
Selbstlosigkeit 28, 411, 427
Selbstmitleid 427, 429
Selbstmordgefahr 294
Selbstüberforderung 303, 399
Selbstunterdrückung 333, 391, 394, 397
Selbstverantwortlichkeit 328, 450 f.
Selbstverantwortung 447, 479, 481
Selbstvergewaltigung 333
Selbstvertrauen 47
Selbstverurteilung 327
Selbstverwirklichung 76, 396, 504
Selbstwerteinbrüche 515
Selbstwertgefühl 44, 89, 309, 379, 430
Selbstwertprobleme 413
sensible Phasen 46
sentimental 314
Sexualität 37, 49, 91, 333, 397, 409, 438, 440, 442, 445, 508
Sexualprobleme 372
Sexualstörungen 327
Sexualunterdrückung 395
sexualverneinende Erziehung 93
sexueller Mißbrauch 91
Siebbeinzellen 108, 112
Silicea 275
Sinn 476
Sinnlosigkeit 348
Situationstherapie 279
Sitzbad 144
Skoliose 129, 248, 258
Skorpion-Kind 521
Skrupel 327
Solarium 84
Sonnenbestrahlung 84
Sonnenbrand 352
Sonnenschutzfaktoren 84
Sonnenstich 107, 248
Soor 248
Sorge 329
Sorgenkinder 63
soziale Rangordnung 49
spastische Lähmung 192, 249
Speiseröhre 115
Spielen 71, 461
Spreizfuß 191
Spreizhöschen 203
Sprödigkeit 333
Sprunghaftigkeit 334

Spulwürmer 259
stabile Seitenlage 154
Staphisagria 275
Star of Bethlehem 336, 433, 452, 456, 490
Steinbock-Kind 525
Steine 81
Stier-Kind 506
Stillen 35, 62, 427, 429
Stimmbänder 115
Stimme 321
Stimmungen 406
Stimmung, schlechte 89
Stirnhöhlen 108, 112
Störfelder 86, 148
störrisch 508
Stolz 344
Storchenbiß 127, 227
Stottern 132, 249, 372
Strafe 73, 327 f., 447 f.
–, psychische 74
Strahlung 84
Streicheleinheiten 519
Streitereien 89, 360
Streptokokken 241
Streß 78, 133, 250, 324, 340, 373, 399
Stuhlprobleme 373
Sturheit 324, 507
Sünden 34, 44, 94, 447
Sulfur 275
Sweet Chestnut 338, 496
Sympathicus 78
Sympathie 383
sympathisches Nervensystem 128
Symptomunterdrückung 147

Tabus 377, 381, 396, 442
Tadel 385, 417
Tag/Nacht-Rhythmus 79
Tagträumereien 299
Teilnahmslosigkeit 173
Temperatur 188
Tetanus 141, 259
Tetanus-Impfung 156
Thermometer 188
Thrombozyten 130
Thymus 131
Tod 495
Todesangst 377, 382
Todessehnsucht 299
Toleranz 383
träge 507
Träume 473, 476
transzendente Dimension 82
Trauer 313, 453

Trauma 167, 335, 485
Traurigkeit 323
Trennung der Eltern 90
Trennungskonflikte 184
Trennungsschock 427
Trennungstrauma 485
Trichophytie 251
Trinkschwäche 251
Trost 83, 374, 488
Trostpflaster 433
trotzig 508
Trotzphase 46
Tubenkatarrh 247
Tuberkulose 107, 117, 126, 252
Tumoren 81
Typhus/Paratyphus 100, 102, 106, 120, 178, 252
Tyrann 418
Tyrannisierung 341

Überdrehtheit 294
Überempfindlichkeit 283, 374, 456, 512
Überforderungen 80, 458
Überforderungsgefühle 315
Überheblichkeit 345, 421
Überlebenskampf 52
Über-Toleranz 288
Überfürsorge 298
Umbruchsphasen 342
Umgebung 72
Umlauf (Panaritium) 228
Umweltgifte 167
Unaufmerksamkeit 204, 296, 461
Unehrlichkeit 69, 283, 464 f.
Unempfindlichkeit 507
Unfälle 83, 154, 352
Unfallgefahr 505
Unfreundlichkeit 468
Ungeduld 317
Unglück 82
Unglücklichsein 335
unheimliche Gefühle 286
uninteressiert 314
Unklarheit 348, 473
Unnachgiebigkeit 324, 482
Unordentlichkeit 374, 491 f.
Unordnung 438
Unrecht 389
Unruhe 204, 317, 375, 477
Unschuld 439
Unselbständigkeit 292, 438, 479
Unsicherheit 292
Unterdrückung 34
unterentwickelt 462
Unterordnung 411

Untröstlichkeit 335
unverschämt 443
Unverträglichkeit 288
Unwohlsein 78, 143
Unzufriedenheit 78, 348
Unzugänglichkeit 421
Urin 121
Urinmengen, große 181
Urinveränderungen 122, 252
Urtikaria 231
Urvertrauen 35, 88, 378, 381

Vater 35 f.
Vater- und Mutter-Beziehung 39
vegetatives Nervensystem 78
Venen 117
Verätzung 107, 161, 253
Veranlagung 475
Verantwortung 31, 44, 70, 96, 388, 447
Verantwortungsbewußtsein 303
Verbissenheit 324, 482
Verbitterung 351
Verbote 381, 447 f.
Verbrennungen 160, 253, 352
Verdrängung 283, 485
Verführung 343, 386
Vergiftung 107, 161
Verhalten 132, 280
Verhaltensauffälligkeiten 81, 132
Verhaltensstörung 468, 489
verinnerlichte oder »heruntergeschluckte«
   Qualen 283
Verletzlichkeit 330, 335, 377, 379, 456
Verletzungen 86, 335, 352, 453, 485
Verlust 453 f.
Verlust-Schmerzen 454
verquollene Augenlider 232
Verrücktheit 406
Versagensängste 303, 315
Verschämtheit 443
Verschlossenheit 421
Verspannungen 149
Verstimmung 323
Verstopfung 106, 120, 143, 254, 373
Verträumtheit 491
Vertrauen 29 f., 68, 73, 82, 386, 464, 466,
   496
Vervain 485
Verweigerung 30
Verwöhnung 427, 429
Verzicht 411
Verzichtbereitschaft 290
Verzweiflung 77, 338, 494
Vine 485

Viren 85
Vitalität 505
Vitamin D 238
Vorbilder 67, 496
Vorhaut 124
Vorhautentzündung/Balanitis 124, 144, 255
Vorhautverengung 235
Vorschriften 448
Vorsicht 380
Vorsorge 136, 139
Vorsorgeuntersuchungen 139
Vorurteile 288
Vorwürfe 447

Waage-Kind 519
Wachstum 447
Wachstumsschmerzen 129, 255
Wadenwickel 145
Wahrheit 69, 464f., 473
Walnut 342, 436
Wanderhoden 202
Warzen 127, 256
Wasser- oder Tautreten 137
Wasseradern 85
Wasserbruch 216
Wasserkopf 110, 256
Wassermann-Kind 527
Water Violet 344
wechselhafte Krankheiten 334
Wehleidigkeit 456
weibliche Geschlechtsorgane 122
weiße Blutkörperchen 130
Weltfremdheit 491
White Chestnut 346
Widder-Kind 503
Widerspruch 344, 412
Widerstand 418, 468
Wild Oat 348, 477
Wild Rose 438
Wille 324, 482
Willensschwäche 305, 497
Willow 351, 472
Windelausschlag 100, 257
Windelsoor 248
Windpocken 100, 102, 126, 257
Wirbelbruch 158

Wirbelsäule 129, 290
Wirbelsäulenstörungen 149
Wirbelsäulenprobleme 375, 430
Wirbelsäulenveränderungen 319
Wirbelsäulenverkrümmung 107, 130, 258
Wohlerzogenheit 447
Wolfsrachen 217
wortkarg 345
Würmer 106, 120, 205, 259, 375
Wunde 485
Wundheilung 488
Wundsein/Windelausschlag 127, 257
Wundstarrkrampf/Tetanus 128, 259
Wurmfortsatzes 176
Wutanfälle 133, 173, 260, 376

Zähne 113
Zähneknirschen 376
Zaghaftigkeit 321
Zahn- oder Kieferentzündung 104, 109
Zahnen 343
Zahnfüllungen 168
Zahnprobleme 376
Zahnschmerzen 105, 113, 261
Zahnungsbeschwerden 113, 262, 376
Zappelphilipp 477
Zecken 127, 262
Zerrissenheit 334
Zerstörungsfreude 505
Zöliakie 101, 106, 120, 263
Zuckerkrankheit 181
züchtig 443
Zunge 113
Zurechtweisung 74
Zurückhaltung 421
Zurückziehung 173
Zusammenbruch 303
Zuwendung 87, 389, 401
Zwang 73
Zwangsgedanken 346
Zwangshaltung 438
Zwerchfell 115
Zwiebeln 145
Zwietracht 58
Zwölffingerdarm 119
Zwölffingerdarmgeschwür 219

Bitte beachten Sie die folgenden Seiten

Verlag Hermann Bauer · Freiburg im Breisgau

Dr. med. Götz Blome

Das neue Bach-Blüten-Buch

477 Seiten, gebunden; ISBN 3-7626-0446-0

Dieses Buch ist sowohl für Anfänger als auch für Erfahrene bestimmt und stellt eine unentbehrliche Ergänzung zu jedem auf dem Markt befindlichen Bach-Blüten-Buch dar. Es stellt exclusiv drei wesentliche Neuerungen vor, die für eine seriöse Behandlung unerläßlich sind und vor allem die praktische Anwendung erleichtern.

Es enthält im ersten Teil eine neuartige, psychologisch fundierte und gut verständliche Erläuterung der einzelnen Mittel. Diese leicht verständliche Analyse geht weit über die üblichen schematischen Beschreibungen hinaus.

Der zweite Teil enthält eine genaue Beschreibung der über 200 Kombinationsmittel, deren Beschreibung und Erläuterung eine genauere, individuellere und damit effektivere Therapie ermöglichten.

In dem abschließenden umfangreichen Repertorium, eine Art Therapeutisches Stichwortverzeichnis, werden alle wichtigen Störungen und Krankheiten aufgeführt und die dafür geeigneten Bach-Blüten angegeben. Vor allem für Anfänger bedeutet dies eine wesentliche Erleichterung bei der Mittelbestimmung.

Dr. Götz Blome, gebürtiger Berliner, studierte Medizin in Freiburg und Bonn. Seit mehr als fünfzehn Jahren arbeitet er mit Naturheilverfahren, seit mehr als zehn Jahren intensiv mit Bach-Blüten. Seine Erfahrungen aus der eigenen Praxis fanden Eingang in mehrere sehr erfolgreiche Bücher.

Verlag Hermann Bauer · Freiburg im Breisgau

Götz Blome

Mit Blumen heilen

Die Blütentherapie nach Dr. Bach

360 Seiten, gebunden; ISBN 3-7626-0289-1

Krankheiten mit Blumen oder Blüten heilen zu wollen, erscheint dem aufgeklärten Zeitgenossen als naive Spielerei oder Aberglaube. Er ist an die Behandlung mit »wirksamen« Medikamenten, Operationen und Apparaten gewöhnt und kann sich kaum vorstellen, daß eine so einfache Methode, wie die von Dr. Edward Bach entwickelte Blütentherapie, ernstzunehmende Heilungen bewirken kann. Doch Bach gab gerade deswegen seine renommierte Londoner Arztpraxis auf, weil er ein Verfahren suchte, das dem eigentlichen Wesen der Krankheit gerechter würde als die bisher bekannten Therapien.

Die von ihm entwickelten Heilmittel, die nach einem unkomplizierten Verfahren aus wild wachsenden Blumen und Baumblüten hergestellt werden, unterdrücken oder bekämpfen nichts, sondern geben der natürlichen und gesunden seelischen Anlage ihre Entfaltungskraft zurück und verdrängen so das Krankhafte. Für jeden der von ihm beschriebenen krankhaften Seelenzustände entdeckte er die speziell wirkende Blüte.

Diese so ungefährliche und angenehme Heilmethode wird in diesem Buch ausführlich, unter besonderer Berücksichtigung der Wirkungsweise und ihres geistigen Hintergrundes, beschrieben. Verschiedene Menschentypen werden in Form einer persönlichen Anrede dargestellt, so daß sich der Leser selbst darin erkennen und sein geeignetes Mittel auswählen kann. Es wird kaum einen Leser geben, der sich nicht angesprochen fühlt, denn wer ist schon frei von seelischen Schwächen oder Spannungen?

Verlag Hermann Bauer · Freiburg im Breisgau

Verlag Hermann Bauer · Freiburg im Breisgau

Götz Blome
Bewährung in der Krankheit
187 Seiten, kart.; ISBN 3-7626-0296-4

Unser Leben führt uns immer wieder in Prüfungen, die wir bestehen müssen. So ist, besonders wenn wir krank geworden sind, die Stunde der Bewährung angebrochen: Wir sollen uns nicht nur um körperliche Gesundung bemühen, sondern vor allem die Möglichkeit zu innerem Wachstum nutzen. Unsere übliche Reaktion auf eine Krankheit besteht darin, sofort etwas zu tun, um sie wieder verschwinden zu lassen. Dabei vergessen wir aber, daß wir als geistig-seelische Wesen einen transzendenten Hintergrund besitzen und diesem Umstand mindestens genauso viel Aufmerksamkeit schenken müssen, wie unseren vordergründigen körperlichen Gegebenheiten.

Daß wir in Not geraten sind, sei es Krankheit oder ein Lebensproblem, zeigt uns, daß wir wieder nach der Verbindung zu jener geheimnisvollen Kraft, die sie uns geschickt hat, suchen und uns unserer Lebenssituation bewußter werden müssen. Der erste Schritt muß nach Innen gehen, ihm folgt dann der zweite, der praktisches Handeln und Behandeln bedeutet.

Dieses Buch wendet sich nicht nur an kranke Menschen und ihre mitbetroffenen Angehörigen und Ärzte, sondern auch an jene, die sich für gesund halten, denn die Krankheit ist, in welcher Form auch immer, ein wesentlicher Bestandteil unseres Lebens.

Verlag Hermann Bauer · Freiburg im Breisgau

Verlag Hermann Bauer · Freiburg im Breisgau

Dr. med. Götz Blome
Wirf ab, was dich krank macht
216 Seiten, gebunden; ISBN 3-7626-0358-8

Dieses Buch ist keine theoretische Abhandlung, sondern die Frucht täglicher Lebenserfahrung und jahrelanger Beobachtung. Ihm liegt die Erkenntnis zugrunde, daß nicht das Leid, sondern die Freude der Sinn des Lebens ist, und daß jeder, obwohl er seinem Schicksal ausgeliefert ist, in seiner Bewußtwerdung, seiner Suche nach Wahrheit und Klarheit eine gewisse Chance hat, sie zu finden. Dazu muß alles, was dieser Freude im Wege steht und den Menschen leiden läßt, unbestechlich auf seinen Wahrheitsgehalt überprüft und entweder aus dem Leben entfernt oder in einem anderen freudvolleren Licht gesehen werden.

Dabei geht es vor allem um die Grundlagen des Selbstverständnisses und Weltbildes, um den Glauben und um das Bild, das jeder von sich selbst hat. Jedes ehrliche Bewußtwerden der Wirklichkeit trägt dazu bei, den Konflikt zu lösen. Was man einmal als richtig erkannt hat, läßt einen nicht leiden, sondern bereichert den Menschen. Hinter dem Leiden steckt meist die Weigerung, die Dinge so zu nehmen, wie sie sind, und sie als richtig zu akzeptieren.